Zahnärztliche Prothetik

Karlheinz Körber

4., vollständig überarbeitete Auflage

486 Abbildungen
22 Tabellen

1995
Georg Thieme Verlag Stuttgart · New York

Prof. Dr. med K. H. Körber
Direktor der Abteilung Prothetik
im Klinikum der Universität Kiel
Arnold-Heller-Straße 16, 24105 Kiel

Zeichnungen von K. H. Körber

1. Auflage 1975
2. Auflage 1980
1. japanische Auflage 1982
3. Auflage 1985

Die Deutsche Bibliothek – CIP-Einheitsaufnahme

Körber, Karlheinz:
Zahnärztliche Prothetik: 22 Tabellen / Karlheinz Körber. –
4., vollst. überarb. Aufl. – Stuttgart; New York: Thieme, 1995

Wichtiger Hinweis:
Wie jede Wissenschaft ist die Medizin ständigen Entwicklungen unterworfen. Forschung und klinische Erfahrung erweitern unsere Erkenntnisse, insbesondere was Behandlung und medikamentöse Therapie anbelangt. Soweit in diesem Werk eine Dosierung oder eine Applikation erwähnt wird, darf der Leser zwar darauf vertrauen, daß Autoren, Herausgeber und Verlag große Sorgfalt darauf verwandt haben, daß diese Angabe **dem Wissensstand bei Fertigstellung des Werkes entspricht.**
Für Angaben über Dosierungsanweisungen und Applikationsformen kann vom Verlag jedoch keine Gewähr übernommen werden. **Jeder Benutzer ist angehalten**, durch sorgfältige Prüfung der Beipackzettel der verwendeten Präparate und gegebenenfalls nach Konsultation eines Spezialisten festzustellen, ob die dort gegebene Empfehlung für Dosierungen oder die Beachtung von Kontraindikationen gegenüber der Angabe in diesem Buch abweicht. Eine solche Prüfung ist besonders wichtig bei selten verwendeten Präparaten oder solchen, die neu auf den Markt gebracht worden sind. **Jede Dosierung oder Applikation erfolgt auf eigene Gefahr des Benutzers.** Autoren und Verlag appellieren an jeden Benutzer, ihm etwa auffallende Ungenauigkeiten dem Verlag mitzuteilen.

Geschützte Warennamen (Warenzeichen) werden **nicht** besonders kenntlich gemacht. Aus dem Fehlen eines solchen Hinweises kann also nicht geschlossen werden, daß es sich um einen freien Warennamen handele.

Printed in Germany
Satz: Gulde-Druck GmbH, Tübingen, System Macintosh mit Quark XPress 3.31
Druck: Druckhaus Götz GmbH, 71636 Ludwigsburg

IISBN 3-13-658804-5 1 2 3 4 5 6

Vorwort zur 4. Auflage

Auch in der zahnmedizinischen Restauration ist die Entwicklung in jüngster Zeit weiter fortgeschritten. Neuentwicklungen in der Behandlungstechnik betreffen insbesondere die Gebiete Ästhetik, Adhäsivtechnik, Implantologie, Schienentherapie und Hybridprothetik, um die der Inhalt dieses Buches erweitert wurde. Weil aber die Behandlungstechnik allein nicht immer zum Erfolg führen kann, wurde der Psychologie besondere Aufmerksamkeit gewidmet. Die bisherigen Inhalte des Fachgebietes konnten größtenteils didaktisch verfeinert werden.

Die Zielsetzung dieser 4. Auflage blieb unverändert: mit konzentriertem Informationsgehalt soll auch dieses Buch den umfangreichen Stoffgehalt der zahnärztlichen Prothetik verständlich machen. Damit soll es dem Studierenden und praktizierenden Zahnarzt gleichermaßen Hilfe sein in der Vielfalt restaurativer Planungen und Behandlungsschritte.

Besonderer Dank gilt Frau Dr. phil. G. Johnke für die wertvolle Hilfe bei der Verfassung des Abschnittes Psychologie. Dank gebührt Frau G. Orth für die Erstellung des Manuskriptes, des Sachregisters und der Literatur.

Für die ausgezeichnete Ausstattung auch dieser Auflage und die stets gute Zusammenarbeit danke ich dem Georg Thieme Verlag und seinen Mitarbeitern.

Kiel, im September 1995 Karlheinz Körber

Aus dem Vorwort zur 1. Auflage

Die zahnärztliche Prothetik ersetzt nicht allein fehlende Zähne, schließt nicht nur Lücken im Kiefer: jede prothetische Behandlungsmaßnahme nimmt Einfluß auf alle lebenden Gewebe des Kausystems. Die Prothetik baut auf der Gewebsreaktion auf, und die technischen Behandlungsabläufe können nur durch medizinische Denkweisen bestimmt werden. Für die Unterteilung des Lehrstoffes ergibt sich daher, Grundlagen über die Wirkungsweise des Kauorgans, wie z. B. Funktionslehre, Kauphysiologie und Gnathologie, ausführlich abzuhandeln. Wer sich mit Diagnose, Behandlungsplanung und prothetischer Wiederherstellung theoretisch und praktisch auseinandersetzen will, benötigt dieses Wissensgerüst. Es werden deswegen die für Funktionsdiagnose und okklusale Wiederherstellung wichtigen Gebiete – neuromuskuläre Kauphysiologie und Okklusion – so umfassend dargestellt, wie es in früheren Lehrbüchern nicht üblich war. Dafür werden keine speziellen anatomische und physiologische Vorkenntnisse vorausgesetzt, sondern es soll dem Studienanfänger ebenso wie dem praktizierenden Zahnarzt möglich sein, sich ohne eigene Literaturarbeit über neue Behandlungsrichtungen zu informieren.

Ziel dieses Buches ist es ferner, a) allgemeinverständlich zu erläutern, was heute über die Entstehung des Gewebetraumas und über die Auswirkung von Zahnersatzkonstruktionen auf die Gewebe der Mundhöhle bekannt ist, b) die wichtigsten Vorgänge und Zusammenhänge anhand didaktisch entwickelter Schemazeichnungen dem Leser einprägsam zu machen. Alle Darstellungen sind dafür so stark vereinfacht, daß sie dem Studierenden das Nachzeichnen ermöglichen.

Im zweiten Band wurde versucht, die Behandlungsplanung in Übereinstimmung mit parodontologischen und biotechnischen Fragestellungen in eine übersichtliche Gedankenfolge zu bringen. Es schließt sich dann eine streng gegliederte Darstellung der wichtigsten Behandlungsphasen des Kronen- und Brückenzahnersatzes, der partiellen Prothese und der Vollprothese an.

Der im Lehrplan vorgesehene Querschnitt durch die gesamte Prothetik erlaubt nur eine gewisse Themenauswahl: Manches mußte fortgelassen werden oder mag knapp erscheinen. Die oftmals kompendienartigen Unterteilungen mögen helfen, das Studium dieses umfangreichen Lehrstoffes zeitsparend zu gestalten; für jeden Verbesserungsvorschlag ist der Autor dankbar.

Kiel, im Dezember 1974 Karlheinz Körber

Inhaltsverzeichnis

1 Funktionslehre

Funktionelle Anatomie des Kausystems

Funktionskreis Kausystem

Als Kausystem wird die Gesamtheit aller Teilgewebe bezeichnet, die am Kauvorgang beteiligt sind: Zähne, Parodontien, Alveolarfortsätze, Oberkiefer, Unterkiefer, Kiefergelenke, Kaumuskulatur, neuronale Schalt- und Regelsysteme, Gefäßsystem mit den Terminalstrombahnen der einzelnen Systemteile, Lymphsystem, Schleimhaut der Mundhöhle und die Speicheldrüsen.

Das Kausystem ist keine anatomische Organeinheit, es läßt sich morphologisch nicht von seiner Umgebung abgrenzen. Nach Häupl ist das Bestehen funktionell orientierter, aufeinander abgestimmter Gewebsstrukturen ein Hinweis auf die *Systemzugehörigkeit* dieser Teilgewebe.

Weitere Bezeichnungen sind Kauorgan, Kauapparat, maxillofaziales System (Schön), mastikatorisches System, im anglo-amerikanischen Sprachgebrauch: stomatognathisches System (SGS).

Seinem Aufbau und seiner Wirkungsweise nach kann das Kausystem als *biologischer Funktionskreis* aufgefaßt werden (Abb. 1.**1**): Die Tätigkeit läuft nach strenger biologischer Gesetzmäßigkeit ab. Alle Systemteile stehen untereinander in vorgegebener Ordnung und beeinflussen sich gegenseitig.

Die graphische Darstellung des Kausystems als biologischer Funktionskreis zeigt den endlosen Ablauf auf einer Kreisbahn: Tätigkeit des Zentralnervensystems (ZNS), Muskelaktivität, Bewegung des Unterkiefers gegen den Oberkiefer in den Kiefergelenken, Kontakt der Zähne, Beanspruchung der Parodontien, Wahrnehmung der Funktion in den Rezeptorsystemen aller Teilgewebe und Rückmeldung zum ZNS.

Der Funktionskreis arbeitet nur dann störungsfrei, wenn alle seine Glieder vorhanden sind und entsprechend ihrer anatomischen bzw. physiologischen Aufgaben normal funktionieren.

Verlust von Kaueinheiten – Zähne, Parodontien und Knochengewebe des Alveolarfortsatzes – beeinflußt die Wirkungsweise des Funktionskreises ebenso wie lokale Störungen oder Erkrankungen in allen Teilsystemen.

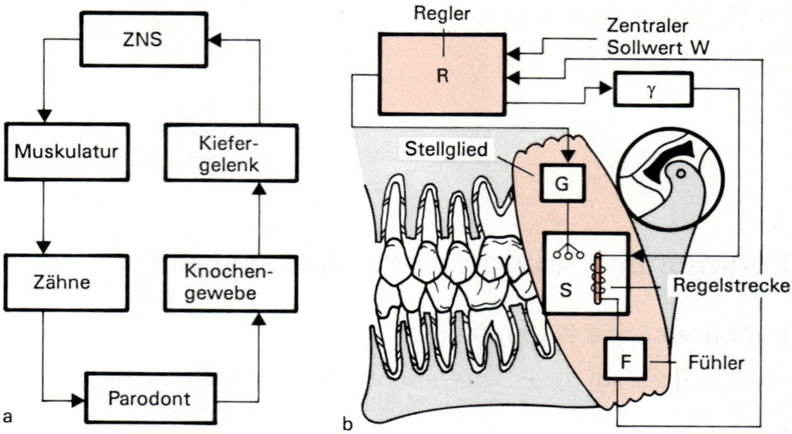

Abb. 1.**1** **a** Funktionskreis des Kausystems nach Eschler: Alle Teilsysteme sind kreisförmig zusammengeschlossen. **b** Vereinfachte, regeltechnische Darstellung mit zentralem Regler R, einem Stellglied G, der Regelstrecke S und einem Fühler F. W ist der vom ZNS vorgegebene Sollwert, γ die Empfindlichkeitseinstellung des Fühlers

Die wichtigsten Aufgaben des Kausystems können zusammengefaßt werden in:

- Gesichtsform, statische Abstützung des Gesichtsskelettes, Konstanthaltung der Vertikaldimension.
- Beißen und Kauen; mechanische Aufbereitung der Nahrung durch interokklusalen Quetschdruck.
- Einspeichelung des Speisebolus, Gleitendmachen, Vorbereiten zum Schlucken, Einmischung von Speichelfermenten.
- Geschmacksempfindung und Geschmacksstimulation.
- Schutzmechanismus; Erkennen und Aussortieren schädlicher oder ungeeigneter Stoffe im Speisebrei durch hochempfindliche Tastorgane.
- Oralhygiene; Selbstreinigung durch Zunge und Wange bei geeigneter Zahnform und Stellung.
- Sprachbildung; die geschlossene Zahnreihe und der Resonanzraum der Mundhöhle sind an der Klangfarbe der Sprache beteiligt.
- Gesichtsästhetik durch Form, Farbe und Stellung der Zähne.
- Psychologische Wirkung des Kauens als Luststillung.
- Gesichtsausdruck; Wiedergabe von Gefühlsempfindungen durch die mimische Gesichtsmuskulatur.

Funktionelle Betrachtung der Zähne

Biophysikalische Eigenschaften

Die Zähne sind die eigentlichen Werkzeuge des Kauapparates. Zwischen ihren Kronen entstehen die Kaukräfte, die von den Zahnwurzeln über das Desmodont in das Alveolenfach übertragen werden. Zahnwurzeln haben annähernd die Form eines Rotationsparaboloids.

Im Laufe der Entwicklung erfolgte beim Menschen eine Reduktion der Zahnzahl, funktionelle Orientierung im Gebiß und differenzierte Formgebung des Einzelzahnes (Abb. 1.**3**).

Die Hauptmasse jedes Zahnes besteht aus dem Dentinkern, der sich entsprechend seiner Lage zur Alveole in einen Kronen- und Wurzelbereich unterteilen läßt. Der Hohlraum im Inneren des Dentinkernes bildet das Pulpenkavum zur Aufnahme des Zahnmarkes (Pulpa). Der orale Bereich trägt zur Mundhöhle hin die Schmelzkappe, während der alveoläre Bereich von Wurzelzement umgeben ist.

Form und Gestalt der Zähne sind so charakteristisch, daß der Geübte jeden Zahn und seine Stellung im Gesamtgebiß genau bestimmen kann. Auf dieser artspezifischen Zahnform beruht die praktische Durchführung der wiederherstellenden Zahnheilkunde: Fehlende Zähne können nach Form

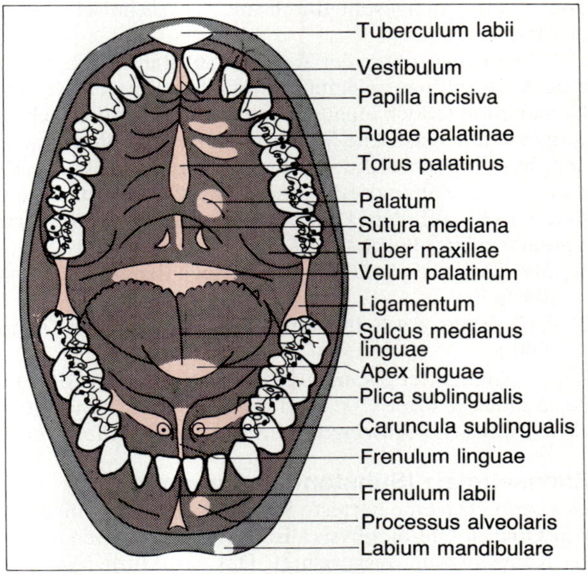

Abb. 1.**2** Anatomische Merkmale des Cavum oris proprium

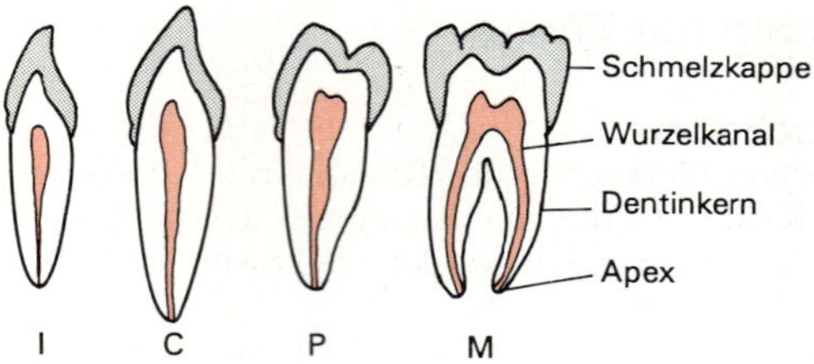

Abb. 1.**3** Innerhalb des Zahnbogens verschiedene, aber bezüglich der Zahnformel typische Zahnformen: unterer Schneidezahn I, Eckzahn C, Prämolar P und Molar M.

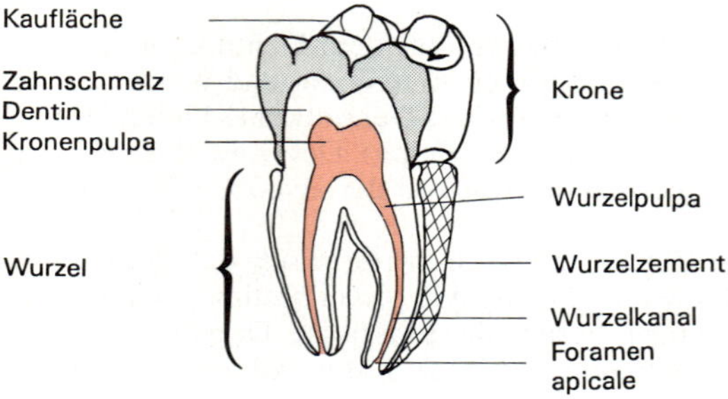

Abb. 1.**4** Makroskopischer Aufbau eines menschlichen Zahnes: Molar im Unterkiefer

und Oberflächengestalt durch analoge technische Konstruktionen ersetzt werden.

Die Feinstruktur der Zahnhartsubstanz ermöglicht eine gewisse elastische Verformung: im kaufunktionellen Bereich ist sie unverhältnismäßig klein, nimmt jedoch im ausbelasteten Zahnhaltegewebe linear mit der Belastung zu. Die elastische Verformung der Zahnhartgewebe nimmt Anteil an der physiologischen Zahnbeweglichkeit, sie spielt eine Rolle bei der Verbindung zweier Zähne durch „starre" Brückenkonstruktionen; sie übt eine Art Pumpeffekt auf den Dentinliquor aus. Diese Verformung eines vitalen Schneidezahnes beträgt:

1. Oberflächenveränderung im Bereich der Schmelzgrenze ca. 40 μm/m bei 1000 p.
2. Auslenkung der Schneidekante gegenüber der Zahnachse ca. 15 μm bei 1000 p.

Die Elastizität der Zahnhaltegewebe hängt vom Alter und von der Vitalität des Zahnes ab (Tab. 1.**1**). Die Frequenz der Zahnhartgewebe liegt, gemessen als mechanische Schwingung, im Bereich zwischen 2 und 4 kHz.

Zahnschmelz (Substantia adamantina)

Der Schmelz ist die härteste Substanz des menschlichen Organismus (Härte von Quarz). Die biophysikalischen Eigenschaften sind auf seine Aufgaben als Kauwerkzeug ausgerichtet. Das Strukturgefüge entsteht während der

Tabelle 1.**1** Biophysikalische Daten der Zahnhartgewebe Schmelz und Dentin

	Schmelz	Dentin
Vickershärte	250–550	60–70
Druckfestigkeit MPa (N · mm^{-2})	300–450	200–350
Zugfestigkeit MPa (N · mm^{-2})	40–60	10–20
Elastizitätsmodul MPa (N · mm^{-2})	50 000–85 000	15 000–20 000
Linearer thermischer Ausdehnungskoeffizient · 10^{-6} · $°C^{-1}$	11	8

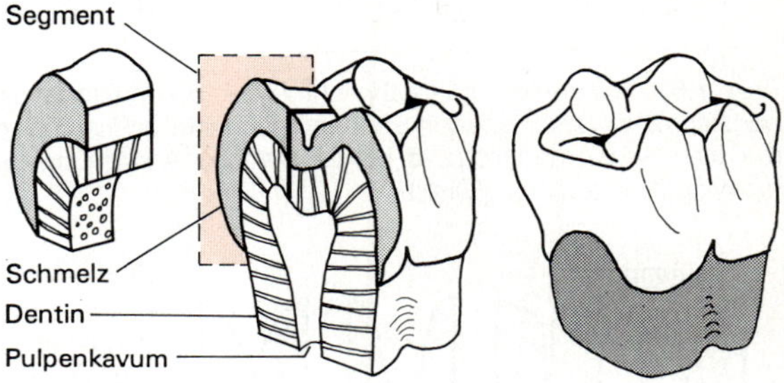

Abb. 1.**5** Makroskopische Struktur eines Kronensegmentes: Ausschnitt eines Zahnhöckers im Übergangsbereich zwischen Schmelz, Dentin und Pulpenkavum

Amelogenese und besteht aus einer typischen Anordnung von Schmelzprismen, Prismenscheiden und zwischenprismatischen Zonen. Die einzelnen Kristallite haben die Form von hexagonalen Stäbchen, die von einer strukturlosen, organischen Matrix, der Prismenscheide umschichtet sind (Abb. 1.**5** u. 1.**6**). Ihre Schichtstärke beträgt nur 0,1–0,2 µm und macht im Schmelzanteil nur etwa 2% aus. Die zwischenprismatische Substanz ergibt sich aus einer unterschiedlichen Kristallorientierung. Schmelzprismen und zwischenprismatische Zonen bestehen chemisch aus Hydroxylapatit ($Ca_{10}(PO_4)_6\,(OH)_2$).

Mikroskopische Merkmale des Zahnschmelzes sind die Hunter-Schregersche Streifung. Sie entstehen durch Lichtbrechung an den spiralförmig verflochtenen Schmelzprismen. Die als Parazonien und Diazonien bezeichneten helleren und dunkleren Streifen verlaufen stets senkrecht zur Schmelz-Dentin-Grenze. In stumpfem Winkel zur Dentinoberfläche dagegen finden sich die Retzius-Streifen (Anders-Retzius. Stockholm 1796–1860) als periodische Wachstumsstreifen, die aus einer Ruhephase zwischen zwei Sekretionsphasen während der Amelogenese entstanden sind. Nach Ausreifung des Zahnschmelzes ist die Schmelzbildung endgültig abgeschlossen, die Ameloblasten besitzen keine Regenerationsfähigkeit. Schmelzdefekte müssen deswegen stets mittels Ersatzwerkstoffen restauriert werden. Zur weiteren Orientierung wird auf die weiterführende Literatur verwiesen (H. E. Schroeder 1976).

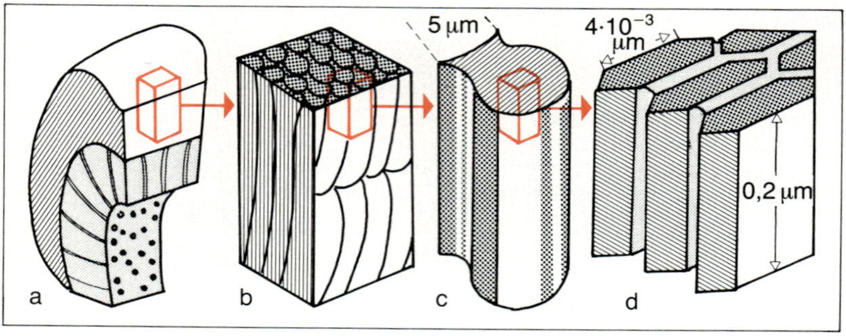

Abb. 1.**6** Feinstruktur des Zahnschmelzes. **a** Zahnkronensegment, **b** Zahnschmelzpartikel mit in verschiedenen Ebenen geschnittene Prismen, **c** einzelnes Schmelzprisma vom Schlüssellochtyp, **d** histochemische Anordnung des Schmelzminerals Hydroxylapatit ($Ca_{10}(PO_4)_6(OH)_2$)

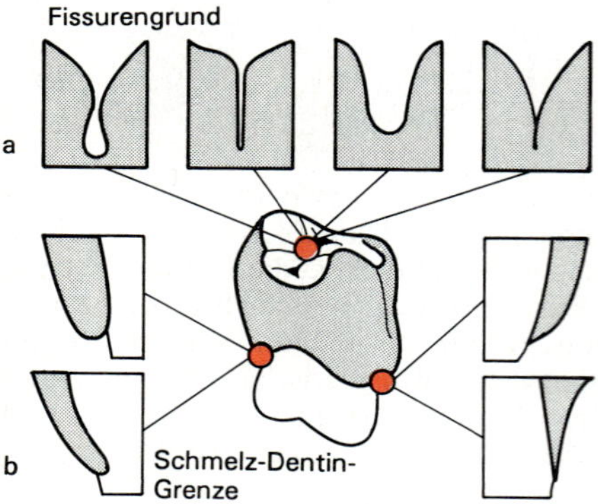

Abb. 1.**7** Verlauf der Schmelzprismen im makroskopischen Übergangsbereich nach Lehmann (a). Typische Formen von Schmelz-Dentin-Übergängen am Zahnhals (b), nach Riedel

Dentin (Substantia eburnea)

Das Zahnbein verfügt infolge seines hohen Anteiles an organischer Substanz über eine hohe Elastizität. Seine Strukturelemente sind: Odontoblasten und periodontoblastischer Raum, das interlobuläre Dentin, das peritubuläre Dentin sowie das Manteldentin. Das Dentin besteht als mineralisierte Hartsubstanz zu 91–92% aus Kollagen und nur zu 8–9% aus nichtkollagener Grundsubstanz. Die Hydroxylapatitkristalle bestehen aus Calcium und Phosphor sowie aus geringen Mengen von Magnesium und Carbonaten. Infolge der konzentrischen Anordnung nimmt die Dichte der Dentinkanälchen von außen nach innen zu: im Manteldentin beträgt ihre Verteilung $16\,000 \cdot mm^{-2}$ im zirkumpulpalen Dentin dagegen bis zu $64\,000 \cdot mm^{-2}$ (Abb. 1.**8**).

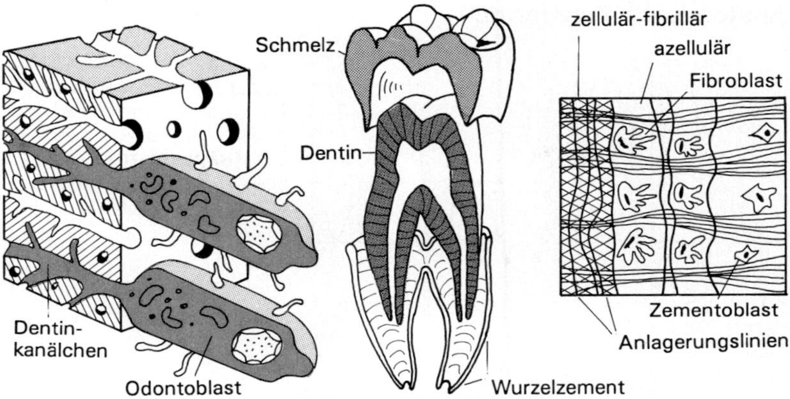

Abb. 1.**8** Didaktische Trennung der drei Hartgewebssubstanzen: Schmelzkappe, Dentinkern und das Wurzelsegment und ihre mikroskopische Feinstruktur. Dentin (**a**), **b** didaktische Aufteilung, **c** Histologie des Wurzelzementes

Pulpa

Die Pulpa wird topographisch unterteilt in Kronenpulpa und Wurzelpulpa und nimmt die entsprechenden Räume der Pulpenkammer ein. Für die Prothetik ist wichtig, daß die Form und räumliche Ausdehnung des Pulpenkavums im wesentlichen der verkleinerten Außenform des Zahnes entspricht. Das Pulpengewebe besteht aus markartig, locker gefügtem Bindegewebe, in das reichhaltig Zellen, interzelluläre Grundsubstanz mit retikulären und kollagenen Fibrillen und Gefäße und Nerven eingelagert sind. Der Wand des Pulpenkavums sind die Odontoblasten als dicke Zellschicht angelagert. Die Zellkerne stehen basal, je Zelle verläuft ein Odontoblastenfortsatz in das benachbarte Dentinkanälchen.

Die dentinbildenden Zellen behalten ihre Fähigkeit auch nach Ausreifung der Zahnhartgewebe. Auf chemische oder toxische Reize hin entstandenes, sekundäres Dentin (Sekundärdentin) wird auch als Reizdentin bezeichnet, das vor allem nach Präparation unter der provisorischen Krone entstehen soll. Den größten zellulären Anteil im Zahnmark nehmen die Fibroblasten ein. Daneben finden sich undifferenziertes Mesenchymgewebe sowie freie Zellen in Form von Histiozyten, Monozyten und Lymphozyten, die in eine gallertartige Grundsubstanz aus Glykosaminglykan und Glykoprotein eingebettet sind.

Anatomische Zahnformen

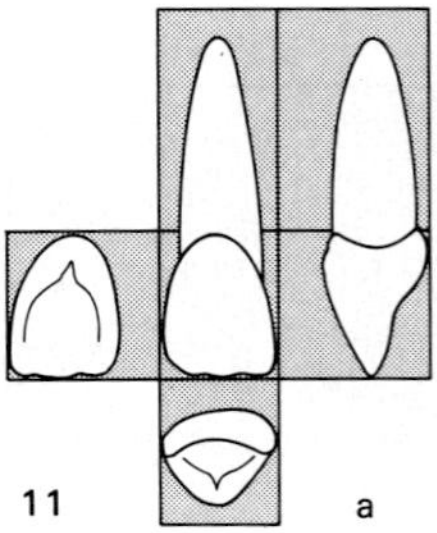

11 a

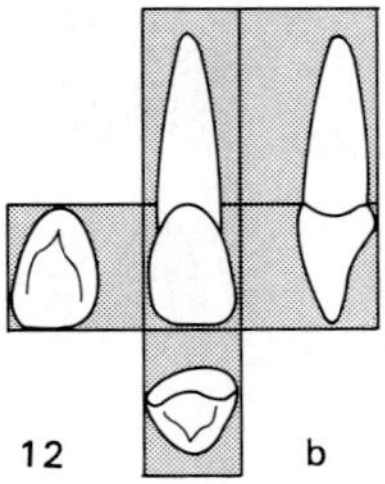

12 b

Abb. 1.**9** Vier-Flächen-Diagramm der anatomischen Zahnform des oberen rechten, mittleren Schneidezahnes: typische Schaufelform (**a**) und des oberen, rechten, seitlichen Schneidezahnes (**b**)

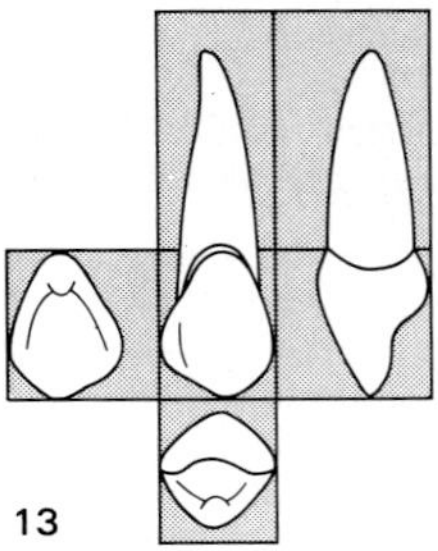

13

Abb. 1.**10** Merkmale des oberen Eckzahnes: die Eckzahnspitze teilt die Schneidekante. Gedrungene Gesamtform mit vergleichbar langer Wurzel

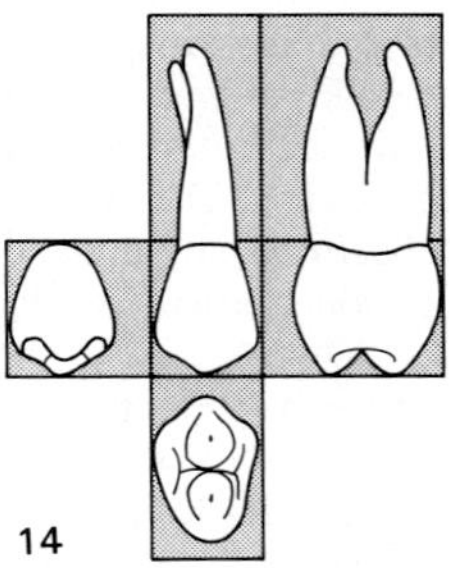

14

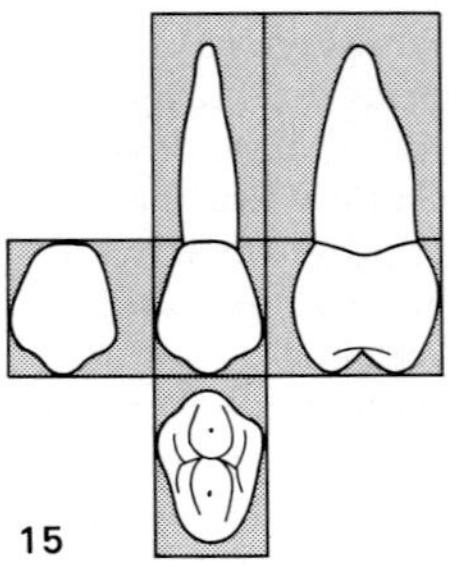

15

Abb. 1.**11** Typische Formen der oberen Prämolaren: Kauflächen mit zwei Höcker, wobei der tragende mehr rund ist. Der erste Prämolar hat zwei, der zweite nur einen Wurzelkanal

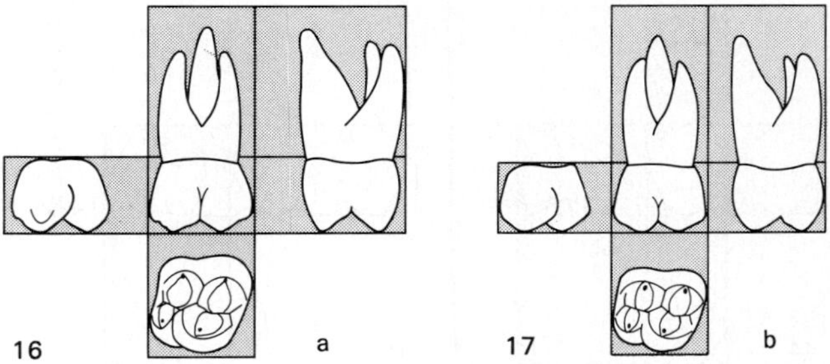

16 a 17 b

Abb. 1.**12** Vier Höcker und drei Wurzeln charakterisieren den ersten (**a**) und zweiten (**b**) oberen Molaren. Die Kauflächenbasisform ähnelt einem Rhombus

Abb. 1.**13** Die unteren Schneidezähne besitzen eine lange, schmale und meißelförmige Kronenform. Der Wurzelquerschnitt ist oval. Die Labialfacette des seitlichen unteren Schneidezahnes ist geringfügig breiter als die seines mesialen Einsers

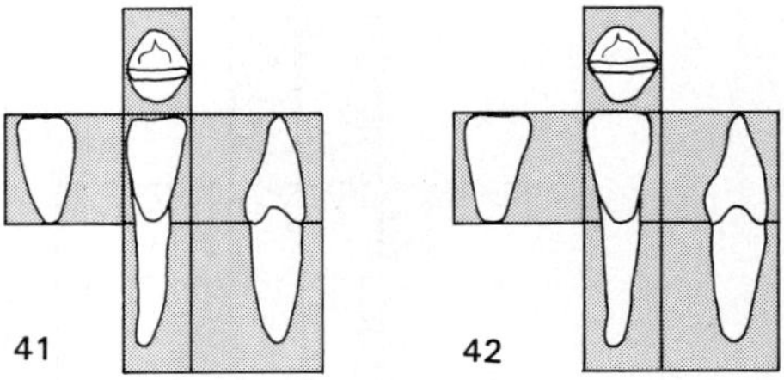

41 42

Abb. 1.**14** Die unteren Eckzähne haben die gleiche Grundform wie die oberen, sind jedoch schlanker und weniger massiv. Der Wurzelquerschnitt ist oval, gelegentlich findet sich eine zweite Wurzelspitze

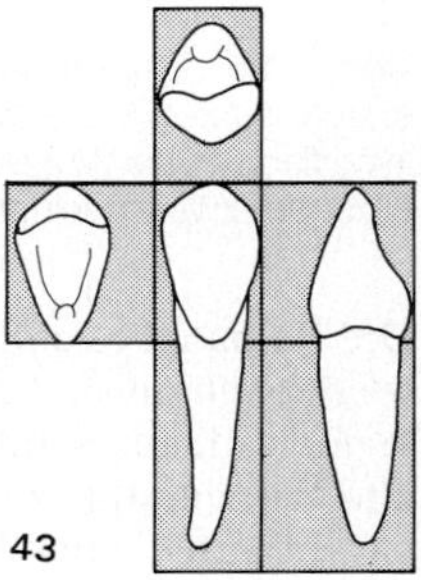

43

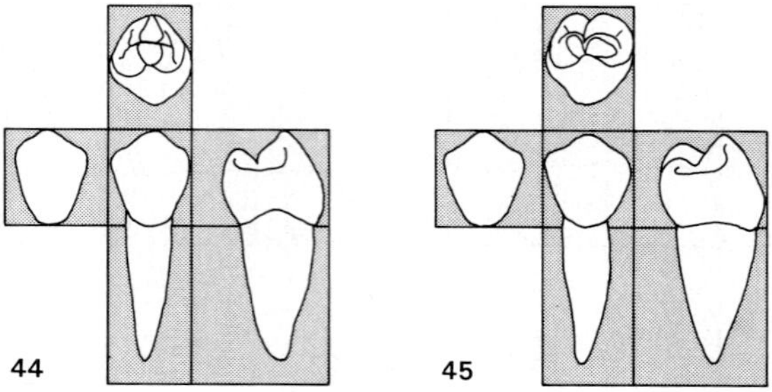

Abb. 1.**15** Die Kauflächen der unteren Prämolaren zeigen einen runden Querschnitt. Die Kronenflucht ist deutlich ausgeprägt, wodurch der vestibuläre Höcker über der Wurzelachse liegt. Die Wurzel ist rund und enthält einen Kanal. Beim zweiten unteren Prämolar ist der linguale Höcker zweigeteilt

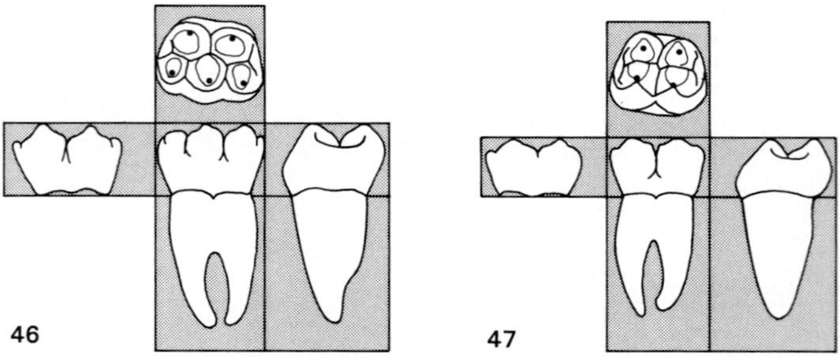

Abb. 1.**16** Der Kronenquerschnitt der unteren Molaren gleicht einem Rechteck. Beim ersten unteren Molar ist ein kleiner, dritter Höcker disto-labial ausgebildet. Sie besitzen zwei flach-ovale Wurzeln, die senkrecht zur Zentralfissur angeordnet sind. Intraindividuell ist der zweite kleiner als der erste untere Molar

Die Pulpa ist reichhaltig vaskularisiert durch kleine, enge Arterien und besonders dünnwandige Arteriolen und Venolen, die, aus dem Foramen apicale und z. T. aus Seitenkanälen kommend, sich in der Peripherie der Kronen- und Wurzelpulpa zu einem Kapillarplexus aufzweigen. Die Nerven der Pulpa verlaufen vom Foramen apicale in das Zahnmark und bestehen aus marklosen Faserbündeln zur Regulierung der Vasokonstriktion sowie aus markhaltigen Fasern, die als afferente Leitungen die Sensibilität bewirken. Das Pulpengewebe besteht zu 25% aus organischen Strukturen und zu 75% aus Wasser, steht mit 20–30 mm Hg unter einem vergleichsweise hohen Gewebsdruck und ist offensichtlich für die Gewebsfunktion in der allseitig geschlossenen Hartgewebskammer erforderlich (H. E. Schröder 1976). Eine anatomische Übersicht der Zähne ergeben die Abb. 1.**11**–1.**17**.

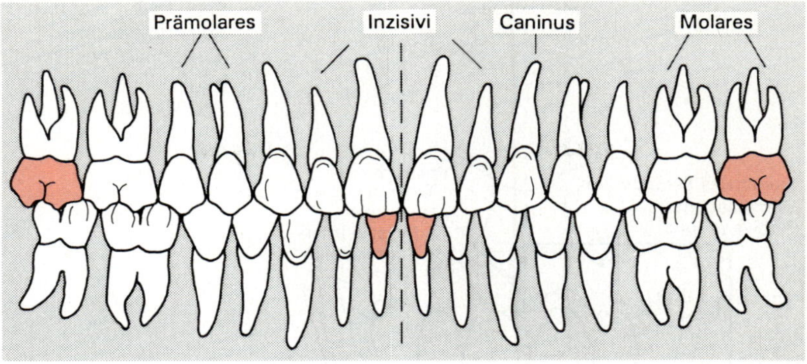

Abb. 1.**17** Panoramadarstellung der oberen und unteren Zahnreihe in Normalinterkuspidation mit zugehörigen Wurzeldimensionen in der Zahn-zu-Zweizahn-Anordnung: jeder Zahn hat zwei Antagonisten, ausgenommen die mittleren unteren Schneidezähne und die zweiten oberen Molaren

Wurzelzement (Substantia ossea dentis)

Das Wurzelzement umhüllt den Dentinkern der Zahnwurzel als einheitliche Schicht aus mineralisiertem Bindegwebe. Für die Zahnverankerung stellt es das knöcherne Widerlager der desmodontalen Syndesmose dar, indem es die Sharpeyschen Faserbündel wurzelwärts verankert. Dem Dentin unmittelbar aufgelagert findet sich eine dünne, zellfreie Schicht, die alveolenwärts, insbesondere zur Wurzelspitze hin in eine zellreiche Schicht übergeht. Das Wurzelzement ist strukturbiologisch dem Knochengewebe verwandt, jedoch selbst nicht vaskularisiert.

Aufgaben der Zahnkronen

Die Kronenform des menschlichen Zahnes erfüllt folgende Aufgaben:

1. Abstimmen der Antagonistenform auf den Gegenkiefer im Schlußbiß.
2. Hindernisfreies Gleiten der Zähne bei zahngeführten Unterkieferbewegungen.
3. Gleichzeitiges Zusammentreffen der Kauflächen von Ober- und Unterkieferzähnen.
4. Tasten von Speisen und Fremdstoffen zur Regulation von Kaubewegungen und Schutzmechanismen.
5. Schneiden der Speise mit den Schneidezähnen.
6. Schluckfertiges Aufbereiten der Speise mit den Kauflächenzähnen während des Einspeichelns.

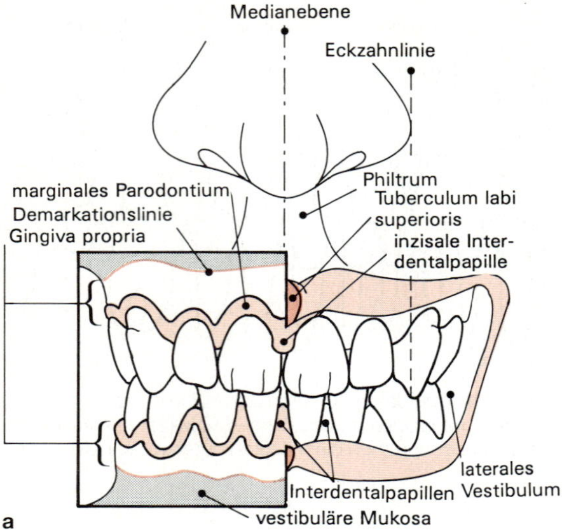

Abb. 1.**18** Vestibuläre Strukturbereiche.
a Intraoraler Ausschnitt,
b bei weitester Lippenspreizung

7. Physiologische Übertragung der Kaukräfte über die Parodontalgewebe in die Kieferfundamente.
8. Schutz des Zahnfleischrandes beim Kauen.
9. Selbstreinigung des Zahnsystems infolge einer glatten, abgerundeten, retentionsarmen Oberfläche.
10. Abstoppen der Kieferschlußbewegung. → Biostatik.
11. Bestimmung der Vertikaldimension des Kausystems bzw. des Untergesichtes.
12. Ästhetisches Aussehen.

Diese 12 Aufgaben der Zahnkrone sind mit jeder Art einer speziellen Ersatzkrone zu erfüllen.

Kronenform

Jede Kauflächenkrone läßt sich in drei funktionell unterschiedliche Abschnitte unterteilen: das Okklusionsrelief, die Umlaufform und der subgingivale Randbezirk. Das Okklusionsrelief ist vom tiefsten Punkt der Fissuren an auf dem Kronenquerschnitt aufgebaut, die Relieftiefe bestimmt die Steilheit der Höckerbahnwinkel. Zwischen Kronenrandquerschnitt Höhe Gingivalsaum und Okklusionsrelief enthält die Umlaufform der anatomischen Zahnkrone Krümmungen (Abb. 1.**19**), die für den Abtransport und die Ablenkung von Speisen und damit für den Schutz des marginalen Parodonti-

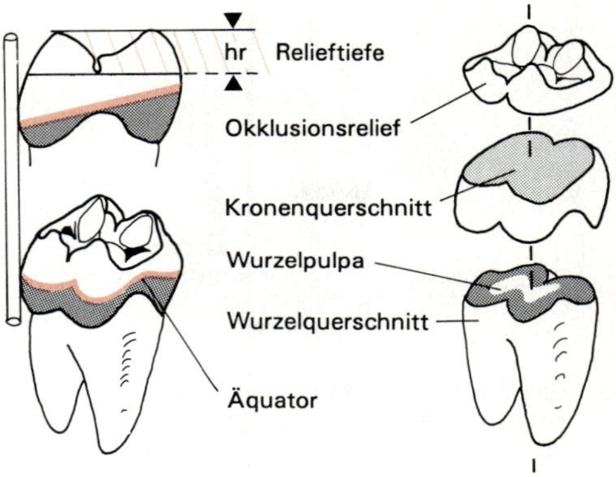

Abb. 1.**19** Funktionelle Unterteilung eines Seitenzahnes (2. unterer Molar) in seine horizontalen Strukturbereiche

ums unerläßlich sind. Die horizontalen Krümmungen ergeben sich aus den vier Anteilen des Wurzel- und Kronenquerschnittes und sind typisch für die Topographie und das harmonische Einfügen in den Zahnbogen (vgl. Abb. 1.**2** und 1.**23**). Die vertikalen Krümmungen verlaufen als okklusalmarginale Kontur und können im Vergleich zur physiologischen Idealform überkonturiert oder unterkonturiert sein. Die häufigste Überkonturierung findet sich bei Verblendkronen und führt zur Erhöhung der Plaqueretention.

Die marginale, subgingivale Verlaufsform muß sich dem normalen Gingivalverlauf anpassen, damit nach Eingliederung der Turgor eine drucklose Anlagerung des Saumepithels bewirken kann. Überkonturierung führt zur primären Pressung mit reaktiver Retraktion, Unterkonturierung dagegen zur subgingivalen Spaltbildung mit vermehrter Speiseeinkeilung und Plaqueablagerung.

Gemeinsame Merkmale

Die genetisch vorgegebene Anordnung jedes Zahnes an einem festen Platz im Zahnbogen hat zur Folge, daß die einzelnen Zahnkronen in sich der Gesamtbogenform angepaßt sind (vgl. Abb. 1.**2** und 1.**23**). So paßt z. B. ein oberer, rechter, erster Molar nur an diese Stelle. Man kennt drei gemeinsame Merkmale:

1. Das Krümmungsmerkmal
(Zahnkronen zeigen mesial einen größeren Durchmesser als distal, d. h., nach distal findet sich eine Art auslaufende Form),
2. das Wurzelmerkmal
(wenn man von Abnormitäten absieht, so liegt die Wurzelspitze nach distal abweichend außerhalb der Zahnachse),

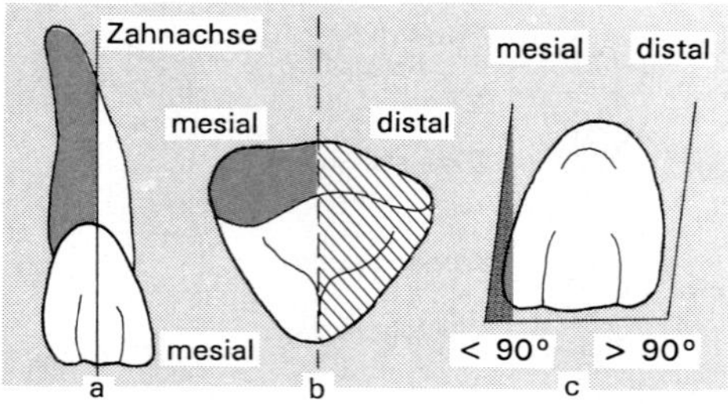

Abb. 1.**20 a** Wurzelmerkmal: Das apikale Wurzeldrittel ist zur Zahnachse nach distal abgekrümmt. **b** Krümmungs-Massenmerkmal: die Kronenmasse erscheint nach mesial verlagert. **c** Winkelmerkmal: die mesiale Facettenfläche bildet mit der Schneidekante einen Winkel von < 90°

3. das Winkelmerkmal
   (die mesiale Fläche der Zahnkrone bildet mit der Schneidekante einen Winkel, der kleiner ist als der entsprechende Winkel distal) (Abb. 1.**20**).

Natürlich nimmt der Zahnhals keinen geradlinigen, ebenen Verlauf. Die Schmelz-Dentin-Grenze verläuft im allgemeinen labial tiefer als oral bzw. lingual und macht approximal einen okklusal gerichteten Bogen. Alle Unterkieferzähne sind im Vergleich zur Zahnachse mit ihren Kronen nach lingual geneigt: die Kronenflucht. Als anatomischen Äquator bezeichnet man schließlich den weitesten Umfang einer jeden Zahnkrone, im Gegensatz zum sog. gemeinsamen Äquator als weitester Umfang der ganzen Zahnreihe oder einer Zahngruppe (Abb. 1.**21** und 1.**22**).

Funktion der Zahnreihe

Approximale Kronenkontakte

Dort, wo sich die Zähne innerhalb eines Zahnbogens berühren, entstehen die approximalen *Kontaktzonen.* Zwei Zähne berühren sich im Approximalkontakt (vgl. Abb. 1.**32**, S. 26)

Die anatomische Kronenform und ihre Anordnung im Zahnbogen kann zu vier verschiedenen Kontaktsituationen führen:

1. Kontaktlose Anordnung, die Approximalzähne berühren sich nicht. Zwischen ihren Kronen befindet sich ein mehr oder weniger breiter Approximalspalt.
2. Punktförmiger Kontakt, zwei Kronen berühren sich in ihrem horizontalen Umfang punktförmig. Aus dieser Kontaktsituation wurde die früher allgemein gebräuchliche Bezeichnung „Kontaktpunkt" abgeleitet.
3. Linienkontakt. Da die normalen Zähne keinen kreisförmigen Kronenquerschnitt besitzen, sondern einen ovalen bis rhomboiden Umfang, berühren sie sich über eine längere Distanz oftmals im Bereich ihrer approximalen Schmelzwülste.

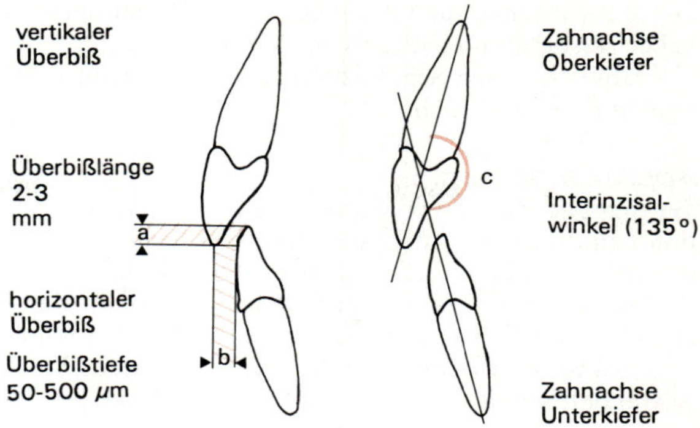

Abb. 1.**21** Physiologische Formen des vertikalen Überbisses der oberen über die unteren Schneidezähne im Schlußbiß.
a Überbißlänge (Overbite) und
b Überbißtiefe (Overjet),
c Achsenwinkel der Frontzähne

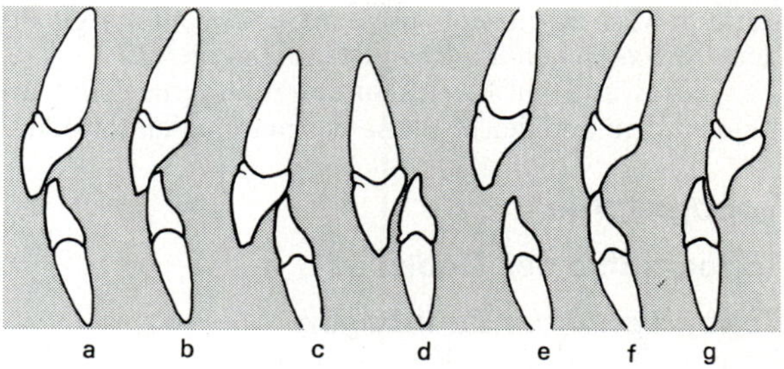

Abb. 1.**22** **a** Idealbiß in Zentrik,
b Scherenbiß in Kontakt,
c tiefer Biß,
d tiefer Deckbiß,
e offener Biß,
f Kopfbiß,
g umgekehrter Überbiß (Umzeichnung nach Lehmann)

4. Flächenkontakt. Zähne berühren sich über eine approximale Kontaktfläche, besonders wenn mit zunehmendem Lebensalter auch eine funktionelle Anpassung der Kronenform besteht.

Die dominierende Kaukraftkomponente ist wurzelwärts gerichtet und vermag dennoch einen Zahn in allen Richtungen zu kippen, sobald vom Unterkiefer horizontale bzw. laterale Bewegungen ausgeführt werden.

Die horizontale Stütze von Zahnkrone zu Zahnkrone in der Median-Sagittal-Ebene nennt man *sagittale Abstützung.*

Die physiologische Zahnbeweglichkeit ermöglicht ein transversales Gleiten der Zahnkronen: Die Kontaktzonen werden großflächiger und der Zahnbogen enger. Trifft ein Okklusionsstoß auf einen Zahn, so wird dessen Horizontalkomponente ähnlich dem elastischen Stoß von Krone zu Krone weitergegeben, bis seine Energie verbraucht ist. Nur die intakten Zahnreihen ermöglichen eine normale Biostatik des Kausystems, wobei der Unterkiefer gleichmäßig gegen den Oberkiefer abgestützt ist. Das lückenlose Aneinanderlagern der Approximalflächen aller Zahnkronen ist somit erforderlich für die Verteilung von Kaukräften innerhalb des ganzen Zahnbogens.

Die Wiederherstellung des lückenlosen Zahnbogenverlaufes ist ein wesentlicher Bestandteil prothetischer Maßnahmen.

Zwischen den Schmelzgrenzen zweier Approximalzähne erstreckt sich eine horizontale Fläche.

Approximalraum

Da sich alle Zähne von der Krone bis zur Wurzelspitze verjüngen, entsteht unter und zwischen den sich zusammenlagernden Kronen ein Hohlraum, der *Interdentalraum* genannt wird. Die Kontaktzone verschließt den Interdentalraum zum Okklusionsfeld hin. Oberhalb der Kontaktzone entsteht zwischen den Schmelzwülsten zweier Zähne die *Interdentalfurche.*

Sie ist der Boden einer Art Pyramide, deren Spitze oder längliche Kante von der Kontaktzone bzw. der Kontaktfläche gebildet wird.

Zwei Zahnkronen bilden von der Zungenseite her die *linguale Interdentalnische* und von außen die *vestibuläre Interdentalnische.* Der Interdentalraum wird im physiologischen Gebiß vom marginalen Parodontium, von der sog. *Interdentalpapille* vollständig ausgefüllt.

Form und Größe des Interdentalraumes sind durch die individuelle Kronenform und den Zustand des marginalen Parodontiums gegeben.

Topographie

Topographie des Gebisses

Topographie der Zahnbögen

Bonwill, Gysi, Körbitz, Pont, Schröder u. a. untersuchten die Geometrie des Zahnbogenverlaufes. Am bekanntesten wurde die Rekonstruktion des Unterkieferzahnbogens in Anlehnung an das Bonwillsche Dreieck. Die Zahnreihe des Oberkiefers deckt sich mit der des Unterkiefers: Ein Zahn trifft stets auf zwei Antagonisten, ausgenommen die ersten mittleren Schneidezähne des Unterkiefers und die letzten Molaren des Oberkiefers.

Die Zahnflächen

Zur genauen Kennzeichnung der einzelnen Kronenflächen und ihrer Lagebeziehung zu anderen Zähnen sowie innerhalb des gesamten Kauorgans verwendet man die sog. Terminologie (Abb. 1.**23**). Näherungsweise kann die Zahnkrone als kubischer Körper betrachtet werden, dessen 6. Fläche der Zahnwurzel aufsitzen. Jede Zahnkrone ragt deswegen mit fünf Flächen in die Mundhöhle.

Zahnbezogene Richtungsbezeichnungen sind:

inzisal = zur Schneidekante
okklusal = in Richtung auf die Kaufläche,
marginal = zum Rand hin (Kronenrand),

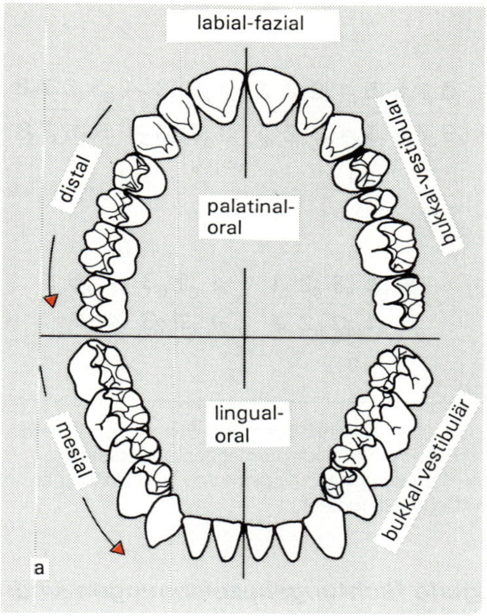

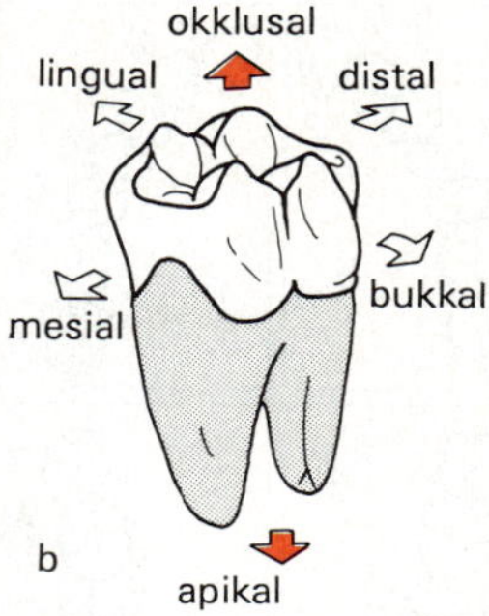

1.**23** **a** Anatomisch-topographische Bezeichnung der Zahnoberflächen innerhalb des oberen und unteren Zahnbogens
b Orientierungsrichtungen in der Horizontalebene am Beispiel eines unteren, zweiten Molaren

alveolär = im Bereich der Alveole,
apikal = in Richtung auf das Foramen apicale.

Zahnbogenbezogene Richtungsbezeichnungen sind:
mesial = zur Mittellinie hin,
distal = auf das offene Ende des Zahnbogens hin,
labial = zur Lippe gerichtet,
bukkal = auf die Wange gerichtet,
palatinal = zum Gaumen hin,
lingual = zur Zunge hin,
approximal = zum Nachbarzahn hin,
interdental = zwischen zwei Zahnkronen.

Schädelbezogene Richtungsbezeichnungen sind:
oral = zur Mundhöhle hin (enthält lingual und palatinal),
fazial = zur Gesichtsebene hin (enthält labial und bukkal),
vestibulär = zum Mundvorhof hin,
sagittal = innerhalb der Sagittalebene,
frontal = innerhalb der Frontalebene,
lateral = seitlich angeordnet.

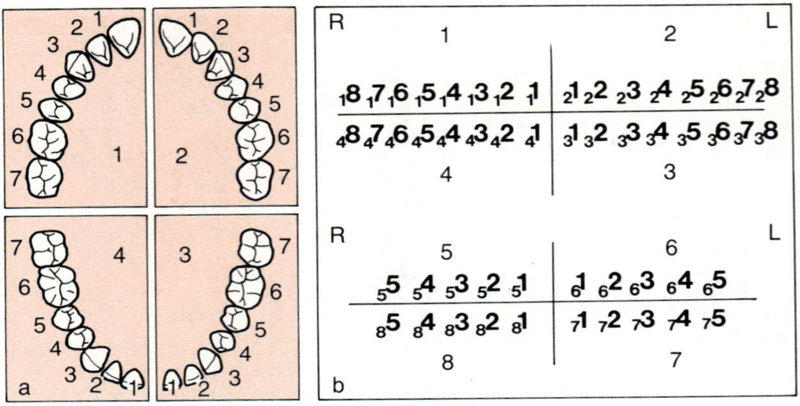

Abb. 1.**24** Quadranteneinteilung der OK-UK-Zahnbögen und Bezeichnung der einzelnen Zähne nach ihrer topographischen Anordnung (internationales Schema).
a Okklusalansicht, **b** Internationale Kodierung nach Quadranten und Zahntypen im permanenten Gebiß (oben) und im Milchgebiß (unten)

Auf das Cavum oris bezogene Richtungsbezeichnungen sind:

anterior = im vorderen Bereich,
posterior = im hinteren Bereich.

Das Zahnschema

Das Gebiß der Säugetiere und des Menschen besteht aus vier verschiedenen Zahnkronenformen, die in festgelegter Folge im Zahnbogen angeordnet sind. Aus der Anzahl der einzelnen, spezifischen Zahnformen kann leicht die sog. Gebißformel entwickelt werden:

Schneidezähne (Dentes incisivi) 2
Eckzähne (Dentes canini) 1
Backenzähne (Dentes praemolares) 2
Mahlzähne (Dentes molares) 3

$I_2\ C_1\ P_2\ M_3$

Das heute gebräuchliche Schema zur Kennzeichnung jedes Zahnes ist das internationale Zahnschema (Federation Dentaire Internationale [FDI] 1970). (Abb. 1.**24**).

Oberkiefer- und Unterkieferzahnbogen werden in der Okklusalansicht in der Reihenfolge von rechts oben über die linke Seite nach rechts unten in die vier Quadranten eingeteilt. In jedem Quadranten erhalten die Zähne von mesial nach distal die fortlaufenden Ziffern von 1–8.

Im Milchgebiß werden die Quadranten mit 5–8 weiternumeriert. Das lückenlose, permanente Gebiß enthält 32 Zähne. In der Draufsicht lassen sich beide Zahnbögen durch eine vertikale und sagittale Bezugslinie in die vier Quadranten unterteilen, die im Uhrzeigersinn numeriert sind.

Für jeden Quadranten ergibt sich folgende Anordnung:

1 mittlerer Schneidezahn	5 zweiter Prämolar
2 seitlicher Schneidezahn	6 erster Molar
3 Eckzahn	7 zweiter Molar
4 erster Prämolar	8 dritter Molar (Weisheitszahn)

Die Bißlage

Als Bißlage bezeichnet man die Verzahnungsfolge (Interkuspidation), wie sie sich übersichtlich in der Sagittalebene darstellen läßt, sobald der Unterkiefer zwanglos die Schlußbißstellung eingenommen hat. Im Normalfall einer eugnathen (natürlichen) Zahnstellung und Interkuspidation besteht auch in horizontalen Kauflächenarealen maximale Interkuspidation. Bezogen auf das volle Verzahnungsraster (Prämolarenbreite) treten bei verschiedenen Menschen drei Arten der Verzahnungsfolge auf: Neutralbißlage, Mesialbißlage und Distalbißlage (Abb. 1.**25**).

Sagittale Interkuspidation

Das einprägsamste Merkmal der Neutralbißlage ist: der obere Eckzahn greift hinter (distal) den unteren, während die mesiobukkale Höckerspitze des ersten oberen Molaren über der Bukkalfissur des ersten unteren Molaren steht. Setzt die Verzahnungsfolge mesial von dieser sagittalen Regelverzahnung ein, so liegt ein Mesialbiß (Mesialbißlage) vor, erfolgt sie um ein Verzahnungsraster nach distal, so besteht ein Distalbiß (Distalbißlage).

Transversale Interkuspidation

Im Normalfall ist der obere Zahnbogen um einen Höcker breiter als der untere, die obere Zahnreihe greift deshalb bukkal über die unteren Seitenzähne, während entsprechend die unteren Seitenzähne lingual die Oberkieferzähne umfassen. Infolge sog. dysgnather Zahnstellungen kann aber auch in transversaler Richtung die Regelinterkuspidation um ein halbes oder ein ganzes Verzahnungsraster verschoben sein. Greifen die Unterkieferzähne bukkal über die oberen Seitenzähne, so spricht man von Kreuzbiß, treffen sich die Höckerspitzen, so liegt ein sog. Kopfbiß vor.

Speesche Kurve

In der Sagittalebene projizieren sich die Zahnkronen in einem nach distal ansteigenden bogenförmigen Verlauf, der sich aus der gedachten Verbindungslinie aller Höckerspitzen ergibt. Der tiefste Punkt dieser sagittalen Okklusionskurve liegt im Bereich des ersten Molaren, die höchsten werden

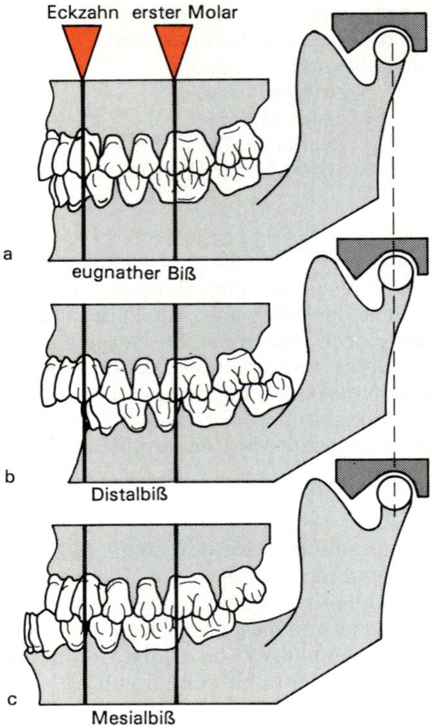

Abb. 1.**25** Die drei verschiedenen Interkuspidationsformen:
a eugnather Biß,
b Distalbiß,
c Mesialbiß. Klassifikation der Okklusionsformen nach der antagonistischen Lage der Eckzähne und der ersten Molaren als Okklusionsschlüssel

von den distobukkalen Höckerspitzen der unteren, zweiten Molaren gebildet (Abb. 1.**26**).

Verbindet man die Höckerspitzen in dieser Ebene, so entsteht die transversale Okklusionskurve.

Da aber die Definition der Speeschen Kurve nicht häufig zutrifft, wird sie als Sonderform der sagittalen Okklusionskurve bezeichnet, die im Normalfalle flacher verläuft.

Prothetische Bezugsebenen

Bonwillsches Dreieck

Bonwill fand, daß sich die Grundform des Unterkieferkorpus auf ein gleichseitiges und gleichschenkliges Dreieck der durchschnittlichen Seitenlänge von 10 cm zurückführen läßt, wenn man den vorderen Dreieckspunkt (Inzi-

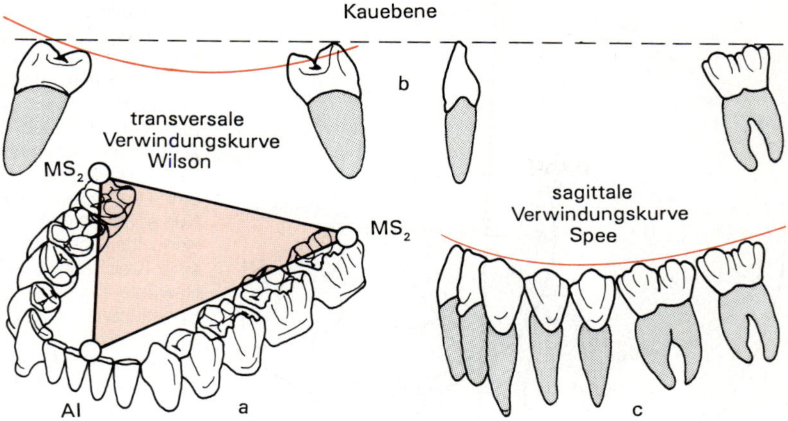

Abb. 1.**26** Die Kauebene als räumliche Verbindung zwischen dem anterioren Inzisalpunkt AI und den distobukkalen Höckerspitzen der unteren zweiten Molaren MS_2
b Transversale Verwindungskurve nach Wilson,
c sagittale Verwindungs- bzw. Kompensationskurve nach Spee

Abb. 1.**27** Räumliche Darstellung der Kieferrelation in den drei anatomischen Bezugsebenen des Schädels: Horizontal-, Sagittal- und Frontalebene

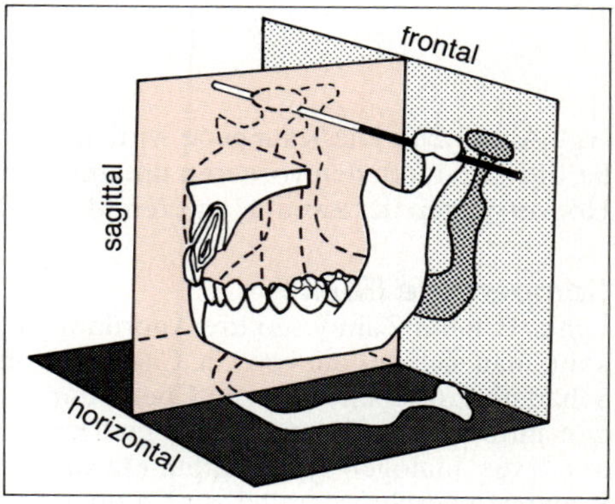

salpunkt) mit den Kondylenmitten verbindet. Das Bonwillsche Dreieck ist die geometrische Grundlage für den Bau von Artikulatoren.

Kauebene

Die Kauflächen der gegeneinander gerichteten Zahnreihen treffen sich im Schlußbiß annähernd in einer horizontalen Ebene, die leicht zur allgemeinen Horizontalebene (Horizont, Tischebene etc.) ausgerichtet werden kann.

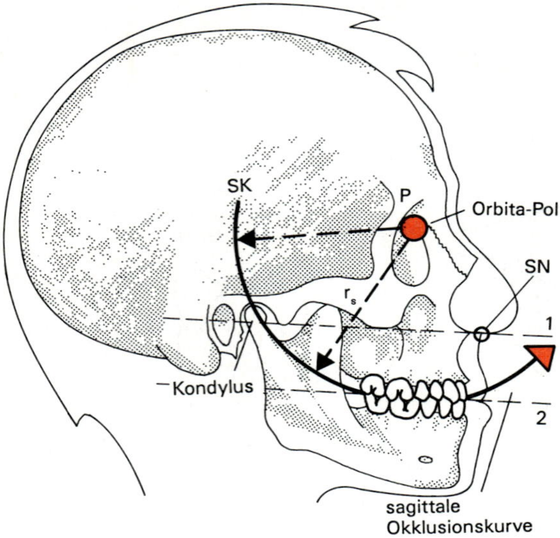

Abb. 1.**28** Speesche Kurve (SK) als bogenförmige Anordnung der Zahnreihen innerhalb der Medianebene. Harmonische Anordnung des Okklusionsfeldes im Sinne der Speeschen Kurve; Zähne und Kondylus liegen auf einer Kreisbahn.
P Mittelpunkt der Speeschen Kurve, r_s Krümmungsradius, 1 Campersche Ebene, 2 Kauebene, SN Subnasalpunkt

(vgl. Abb. 1.**26**). Die Kauebene wird am Unterkiefer festgelegt als die Ebene, die sich durch den vorderen unteren Inzisalpunkt und die distobukkalen Höckerspitzen der zweiten unteren Molaren erstreckt.

Campersche Ebene

Um z. B. beim Zahnlosen die Anordnung der Kauebene zu rekonstruieren, kann man sich auf die von Ch. Camper (Amsterdam 1727–1789) festgelegte Schädelbezugsebene stützen: Ebene durch die Spina nasalis anterior sowie den unteren Rand des rechten und linken Porus acusticus externus bzw. durch die analogen Weichteilpunkte subnasale und Tragus (Abb. 1.**28**). Die Kauebene verläuft parallel zur Camperschen Ebene und kann mit der Lippenschlußlinie zur Bipupillarlinie parallelisiert werden.

Frankfurter Ebene

Eine Ebene, die durch den jeweiligen Infraorbitalpunkt rechts und links und die oberen Pole der äußeren Gehörgänge verläuft. Durch ihre häufige Darstellung in der Sagittalebene ist sie als „Frankfurter Horizontale" bekannt geworden. Zwischen Kauebene und Camperscher Ebene einerseits und der Frankfurter Ebene ergibt sich ein Winkel von 10–15° (Abb. 1.**29**).

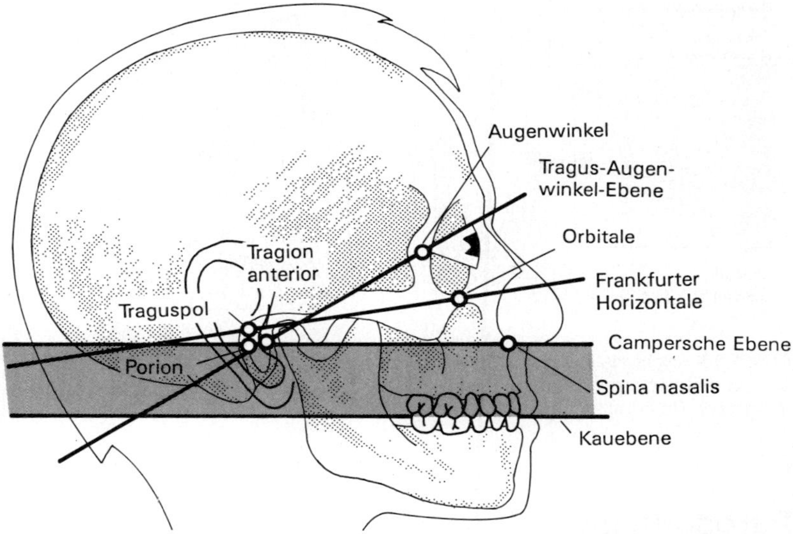

Abb. 1.**29** Verlauf prothetischer Bezugslinien und Ebenen zum Schädelskelett in der Sagittalebene

Achse-Orbital-Ebene

Die Achse-Orbital-Ebene bildet mit der Kauebene (Campersche Ebene) einen Winkel. Im Vergleich zum festen Oberkiefer bestimmt dieser Winkel den Vertikalabstand der Gelenkachse zur Kauebene. Davon aber hängt die Drehrichtung bzw. der Interkuspidations-Drehwinkel ab. Dieser gilt natürlich für den Inzisalpunkt innerhalb der Schneidezahnführung ebenso wie innerhalb des ganzen Okklusionsfeldes. Wie bei allen geometrischen Relationen werden Drehrichtungen und Winkelmaße durch Zusammenwirken mehrerer Komponenten in noch stärkerem Maße verändert: vertikale und gleichzeitig horizontale Achsendistanz des Okklusionsfeldes (Abb. 1.**29**).

So werden die Öffnungs- und Schließbewegungsbahnen der zentrischen Stopps aktiver Unterkieferhöcker, wie auch der vordere Dreieckspunkt von der räumlichen Lage des Rotationszentrums zur Kauebene bestimmt. Ändert sich diese Achsenlage zwischen biologischem und technischem System, so kann daraus eine relative Vorverlagerung des Inzisalpunktes in der Frontzahnrelation entstehen.

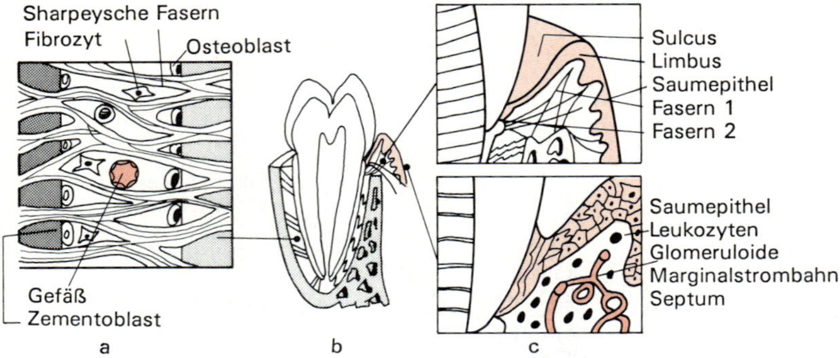

Abb. 1.**30** Schematische Übersicht über den feinstrukturellen Aufbau des Parodontiums. **a** Histologie des Desmodonts, **b** makroskopische Übersicht, **c** Feinstruktur des marginalen Parodonts

Parodontium

Feingeweblicher Aufbau

Das Parodontium bezeichnet die funktionelle Einheit aller Stützgewebe, die den Zahn im Kiefer verankern (Paradentium nach Weski).

Eine topographische Dreiteilung des Parodonts zeigt die unterschiedliche Wirkung prothetischer Maßnahmen in diesen drei Abschnitten

1. Marginales Parodont: Auswirkung der Kronenrandgestaltung, Präparationstrauma der Weichgewebe, mechanisches Drucktrauma durch Prothesenkörper und Klammer.
2. Alveoläres Parodont: Einfluß der Prothesenstatik und Dynamik auf Pfeilerzähne (funktionelle Periodontalspaltveränderung), Auswirkung okklusaler Belastungsänderungen.
3. Apikales Parodont: Spätwirkung des Präparationstraumas (Parodontitis apicalis chronica), funktionelle Erweiterung des Periodontalspaltes.

Im Bereich des Kronenrandes beginnt die Gingiva, deren Epitheloberfläche topographisch als parodontale Randzone (paradentale Zone nach Weski) aufgefaßt werden kann. Dieser Bereich des *marginalen Parodontiums* gewinnt in der prothetischen Behandlung große Bedeutung, da er bei der Konstruktion von partiellem Zahnersatz sehr sorgfältig berücksichtigt werden muß.

Noch vor fünf Jahrzehnten wurde angenommen, die Wurzel eines Zahnes sei in der Alveole knöchern fest verkeilt (Gomphose). Tatsächlich findet sich aber zwischen Zahn und Knochengewebe ein feiner Zwischenraum, der

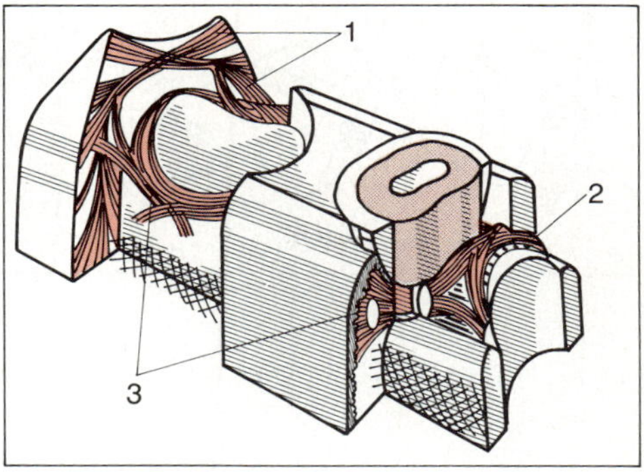

Abb. 1.**31** Modell der kollagenen Faserstruktur des marginalen Parodonts (nach Feneis).
1 kreuzförmige Fasern,
2 zirkuläre Fasern,
3 transversale Fasern

Periodontalspalt, im Röntgenbild als strichförmige Aufhellung konstanter Stärke.

Die Größendifferenz zwischen Wurzeloberfläche und Alveoleninnenfläche ermöglicht eine bindegewebliche Zahnverankerung, die *Syndesmose.*

Das Parodont läßt sich nach Häupl didaktisch unterteilen in:

1. das Wurzelzement
2. das Desmodont (Wurzelhaut),
3. die alveoläre Knochengewebskompakta des Alveolarfortsatzes
4. das marginale Parodont.

Das *Desmodont* bezeichnet die Gesamtheit des Bindegewebes im Periodontalspalt, es enthält den kollagenen Bandapparat. Die Desmodontalbänder sind keine Sehnen, da Knochengewebe miteinander verbunden wird und nicht Muskulatur mit Knochen (Abb. 1.**30**).

Die Hauptmenge dieser Faserbündel verläuft von der Alveole schräg apikalwärts gerichtet zum Wurzelzement. In der Hauptrichtung der Kaulast sind die Bänder funktionell ausgerichtet.

Das Desmodont eines nicht durchgebrochenen Zahnes ist zellreich und faserarm (Sicher, Orban, Fröhlich). Mit dem Zahndurchbruch und der Einstellung in die Okklusionsebene folgt eine funktionelle Orientierung bzw. Formierung des kollagenen Bandapparates.

Nach J. Eschler ist das Desmodont des durchgebrochenen Zahnes eine funktionelle Neubildung, die sich in der Struktur wesentlich vom lockeren, unformierten Gewebe im Wurzelhautspalt von Zähnen unterscheidet, die nicht zum Durchbruch gelangt sind.

Zum Nachweis einer funktionellen Beeinflussung der Struktur rekonstruierte E. Fröhlich aus histologischen Untersuchungen eine unterschiedliche Verlaufsform kollagener Bänder als Folge unterschiedlicher Beanspruchung.

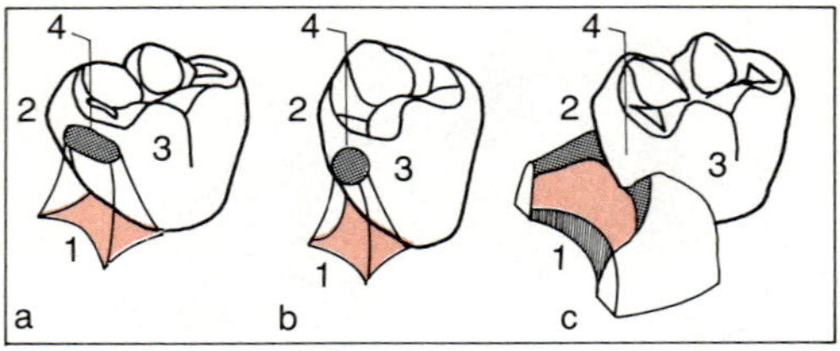

Abb. 1.**32** Räumliche Rekonstruktion des Interdentalraumes.
a Linienförmige Begrenzung;
b punktförmige Pyramidenspitze;
c die Form des marginalen Parodonts mit der Interdentalpapille ist den individuellen Kronenformen angepaßt.
1 Basisfläche, 2 vestibuläre Interdentalnische, 3 orale Interdentalnische, 4 approximale Interdentalfurche

Die Endstrombahn des Blutgefäßsystems nimmt im Desmodont einen ganz typischen Verlauf. Ein korbförmiges Netzwerk durchzieht den ganzen Wurzelhautspalt. Es finden sich zwei getrennte Endstrombahnen: 1. Gefäßbett des tiefen, alveolären Parodonts und 2. Gefäßbett des marginalen Parodonts. Beide Brückengefäße sind miteinander verbunden.

Im Limbus gingivae bildet sie eine Art Kranzgeflecht – analog den Glomeruloiden nach Schweitzer. Aufgabe des glomeruloiden Randkranzes ist wahrscheinlich die *Turgorregulation* zur Anlagerung des Limbus an den Zahn (vgl. Abb. 1.**34**).

G. J. Parfitt wies eine direkte Abhängigkeit der relativen Ruhelage von Kauflächenzähnen von den vorausgegangenen Ereignissen und von der Orthostatik nach. Während des Liegens werden Kauflächenzähne in den Alveolen orthostatisch angehoben. Am stehenden Patienten nehmen sie eine mittlere Lage ein. Unmittelbar nach einer Kauperiode sind sie in die Alveole versenkt.

Marginales Parodontium

Die Teilgewebe, die das Parodontium zur Mundhöhle hin abschließen und eine epitheliale Verbindung zwischen Zahnfleisch und Zahn ermöglichen, werden als *marginales Parodontium* zusammengefaßt. Der histologische Querschnitt eines Zahnhalsabschnittes läßt eine typische Gewebsstruktur erkennen. Vom oberen Rand des Wurzelzementes erstreckt sich auf dem Zahnschmelz ein kurzer Bereich der Epithelverbindung, sein oberer Abschluß ist die tiefste Stelle der Zahnfleischfurche, die koronalwärts mit dem inneren Saumepithel ausgekleidet, im Limbus gingivae endet. Die subepithelialen Strukturen sind geprägt durch die Randfaserstrukturen, den Leukozytenwall, den knöchernen Alveolenrand sowie den Eingang zum Desmodontalspalt (Abb. 1.**31**).

Aufgabe der prothetischen Behandlungsmethoden ist, die feinstrukturelle Form des marginalen Parodonts zu erhalten.

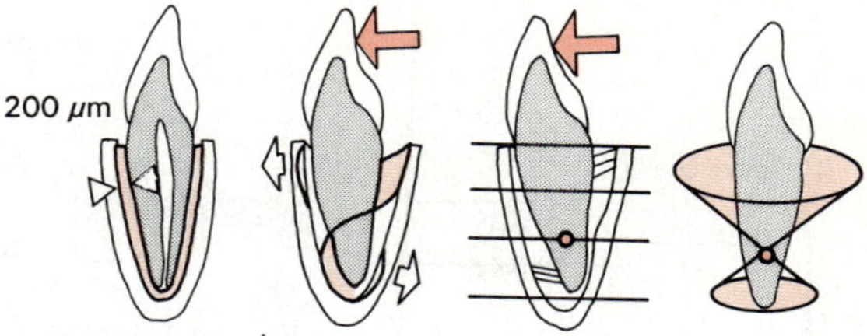

Abb. 1.**33** Funktionelle Relationen im Wurzelkanalspalt.
a Spaltbreite,
b Zug- und Druckzonen,
c Drehpunkt,
d Sanduhreffekt

- Die Faserstruktur des marginalen Parodonts kann mit Schleifinstrumenten leicht durchtrennt, angeschnitten oder völlig zerstört werden.
- Die feinstrukturelle Form dieses Gewebsabschnittes wurde von Feneis (Abb. 1.**31** und 1.**32**) ausführlich untersucht, und der systematische Faserverlauf wurde dargestellt als

Fibrae interdentales decussatae – kreuzförmige Fasern,
Fibrae circulares – zirkuläre Faserzüge,
Fibrae interdentales transversae – transversale Fasern.

Faserzüge werden schließlich unterschieden nach den Geweben, die sie miteinander verbinden:

Fibrae dentogingivales – Fasern vom Zahn zur Gingiva,
Fibrae dentolaveolares – Fasern vom Zahn zur Alveole,
Fibrae alveologingivales – Fasern von der Alveole zur Gingiva.

Das marginale Parodontium erfüllt die Aufgabe eines mechanischen und biologischen Gewebsabschlusses zur Mundhöhle hin durch dreierlei Mechanismen:

1. Epithelverwachsung im Bereich der Schmelz-Zement-Grenze;
2. zirkulärer hydrostatischer Anpreßdruck durch den Turgor, offensichtlich geregelt durch die glomeruloiden Kranzgefäße;
3. mechanische Schnürung durch die marginale Faserstruktur.

Die Grenze zwischen klinischer Krone und klinischer Wurzel – als Richtmaß für die Länge einer Ersatzkrone – ist nicht abhängig von einer anatomischen Grenzlinie oder Gewebsgrenze, sondern vom Durchbruchsstadium des Zahnes, d. h. von der Lage der klinischen Krone zum Epithelansatz.

Physiologische Zahnbeweglichkeit

Mechanismus der Zahnbeweglichkeit

Jede Kraft, die an der Zahnkrone angreift, verschiebt den ganzen Zahn innerhalb der Alveole. Die diesem syndesmotischen Mechanismus eigene Beweglichkeit wird als *physiologische Zahnbeweglichkeit* bezeichnet (Abb. 1.**33**): sie stellt eine deutliche Zustandsabgrenzung gegen die als *pathologische Zahnbeweglichkeit* bekannte, später einsetzende Zahnlockerung dar.

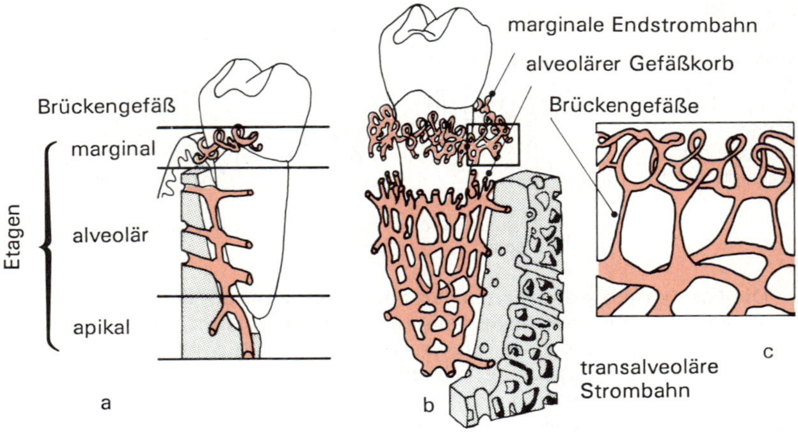

Abb. 1.**34** Aufbau der parodontalen Terminalstrombahn. **a** Die drei Versorgungsetagen, **b** marginale Kranzgefäße und alveolärer Gefäßkorb, **c** Verbindung der marginalen und alveolären Terminalstrombahnen durch Brückenarterien

Die Zahnbeweglichkeit ist ein wichtiges, metrisches Kriterium für den Gewebszustand des Parodontiums und ist deshalb Teil der systematischen Befunderhebung innerhalb der prothetischen Behandlungsplanung.

Die horizontale Verlagerung erfolgt immer in Richtung der einwirkenden Kraft:

- horizontale Zahnbeweglichkeit als Folge horizontaler Kräfte,
- axiale Zahnbeweglichkeit als Folge vertikal gerichteter Kräfte,
- rotatorische Zahnbeweglichkeit als Folge von Drehmomenten.

Die Addition der Beweglichkeitswerte in entgegengesetzter Richtung ergibt nach Mühlemann die horizontale, axiale und rotatorische Totalexkursion eines Zahnes in seinem Desmodont (Abb. 1.**35**).

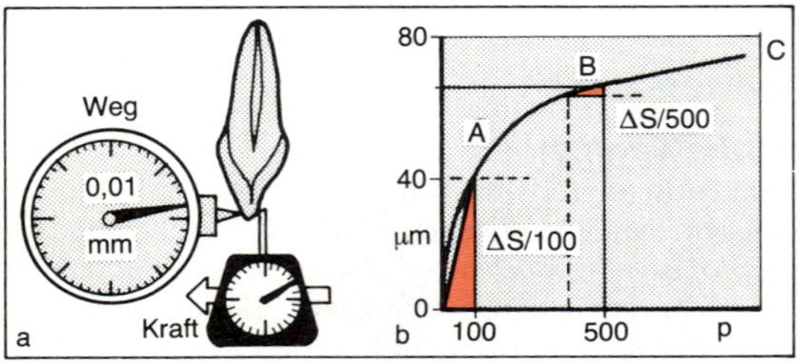

Abb. 1.**35** **a** Periodontometer: Zahnbeweglichkeitsmessung nach Mühlemann.
b Diagramm: Weg-Kraft-Kennlinie des Desmodonts mit initialem (A), intermediärem (B) und terminalem Bereich (C)

Tabelle 1.**2** Mittlere Periodontalspaltbreite nach Coolidge

Abhängigkeit vom Alter				
Alter (Jahre)	Alveolenrand	Wurzelmitte	Apex	d (Durchschnitt)
11–16	0,23 mm	0,17 mm	0,24 mm	0,21 mm
32–50	0,20 mm	0,14 mm	0,19 mm	0,18 mm
51–67	0,17 mm	0,12 mm	0,16 mm	0,15 mm
Abhängigkeit von der Funktion				
Belastung	Alveolenrand	Wurzelmitte	Apex	d (Durchschnitt)
stark	0,20 mm	0,14 mm	0,19 mm	0,18 mm
antagonistenlos	0,14 mm	0,11 mm	0,15 mm	0,13 mm
verlagerte Zähne	0,09 mm	0,07 mm	0,08 mm	0,08 mm

Nach Parfitt verläuft die funktionelle bzw. physiologische Zahnachse in der Belastungsrichtung, in der ein Zahn ohne Kippung ausschließlich intrudiert wird: sie ist von der funktionellen Orientierung, d. h. von der vorangegangenen Belastung des Desmodonts abhängig (Abb. 2.**13**).

Jeder Zahn wirkt als zweiarmiger Hebel mit einem Drehpunkt im apikalen Wurzeldrittel: Alle Punkte oberhalb bewegen sich stets entgegengesetzt zu denen unterhalb des Drehpunktes.

Die horizontale Zahnbeweglichkeit verursacht im Desmodont Zonen der Volumenzunahme, Zugzonen, da hier das Desmodont auf Zug beansprucht wird, und Gebiete der Einengung, Druckzonen, dort wird das Gewebe komprimiert. Die Verteilungskurve zwischen Druck- und Zugzonen wurde von H. Schröder erstmalig angegeben (vgl. Abb. 1.**33**).

In allen Richtungen abwechselnd einwirkende Horizontalkräfte lassen einen Zahn kreiselförmige Bewegungen in seinem Desmodont ausführen, wobei sich die Wurzelspitze entgegengesetzt zur Zahnkrone bewegt. Die Wurzel beschreibt um den Drehpunkt eine Figur von der Gestalt einer Sanduhr. Da die Alveole die äußere, funktionelle Form der Zahnwurzel dar-

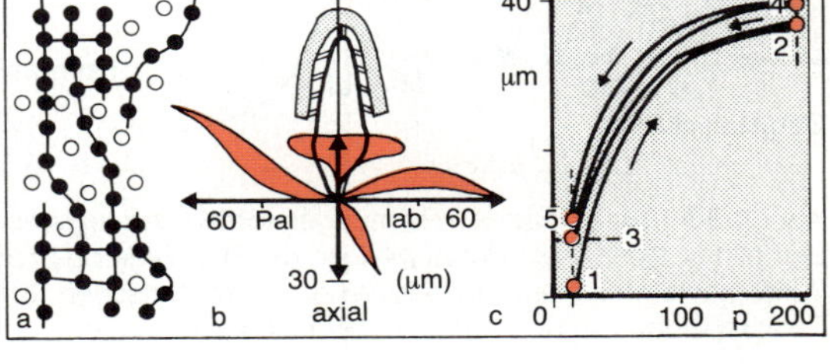

Abb. 1.**36** **a** Fadenmoleküle (Mizellarzellen) einer kollagenen Fibrille, **b** desmodontale Grenzbewegungen, **c** Hysterese des kollagenen Bandapparates nach Parfitt: Der Rücklauf erfolgt nicht in der Auslenkungsbahn

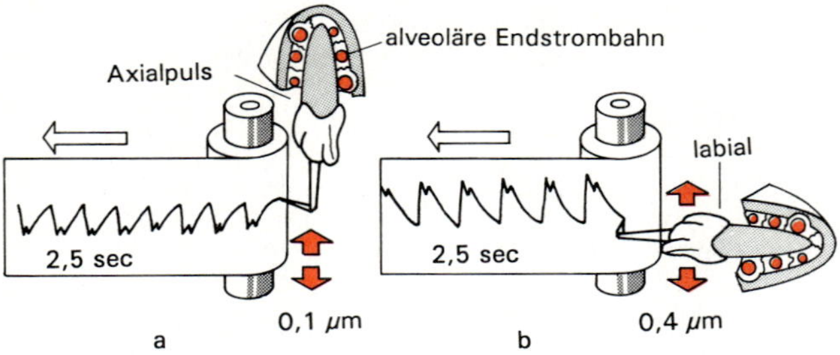

Abb. 1.**37** Wirkungsmechanismus der parodontalen Zahnpulsation, **a** Axialpuls, **b** aus der Ruhelage heraus nach labial gerichtete, horizontale Pulsamplituden

stellt, nimmt auch sie diese Sanduhrform an. Im Bereich des Alveolenrandes beansprucht die horizontale Zahnbeweglichkeit während extremer Krafteinwirkung (500–1000 p) nur etwa ein Viertel des Wurzelhautspaltes. In Abhängigkeit von der Bißlage und der Okklusionsform werden Kauflächenzähne beim Pressen 40–60 µm horizontal ausgelenkt, während ihre Intrusion, d. h. axiale Zahnbeweglichkeit, in der Größenordnung von 20–25 µm gemessen werden kann.

Zahnbeweglichkeitsmessung

Das Messen der physiologischen Zahnbeweglichkeit beruht darin, daß die Verschiebung einer Zahnkrone unter einer definierten Kraft relativ zum

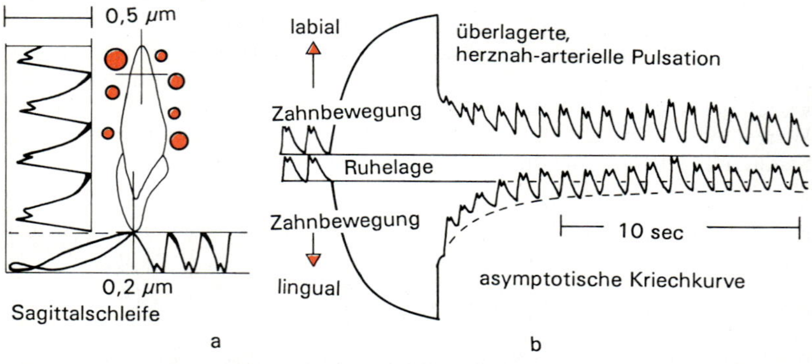

Abb. 1.**38** Die in einzelne Richtungen fortlaufend registrierten Parodontalpulsamplituden bilden die inzisale Pulsschleife in der Ruhelage des Zahnes (**a**). Nach Zahnauslenkung kehrt der Zahn mittels einer asymptotischen Kriechkurve mit überlagerter Pulsamplitude allmählich in seine Ruhelage zurück (**b**)

Zahnbogen gemessen wird. Die fortlaufende Aufzeichnung der Verlagerungswerte als Funktion der Kraft nennt man Parodontogramm oder parodontale Gewebskennlinie (Abb. 1.**36**).

Zwischen der Belastung N und der Verlagerung in µm als Ausdruck der Gewebswiderstandskraft besteht kein linearer Zusammenhang. Es ist vielmehr mit zunehmender Verlagerung eine immer größere Kraft erforderlich, um einen weiteren, gleichen Verschiebebetrag zu erhalten. Der exponentielle Beweglichkeitsabfall zeigt, daß immer mehr Kollagenanteile die Belastung auffangen. Die Zahnbeweglichkeit während der Belastung läßt sich nach Mühlemann in einen initialen, intermediaren und terminalen Abschnitt unterteilen, die unterschiedliche Steigungen besitzen. Die Aufzeichnung der Zahnbeweglichkeit über der Zeit, das Weg-Zeit-Beweglichkeitsdiagramm enthält die Belastungs- und Entlastungsphase. Das Weg-Zeit-Belastungsdiagramm des Desmodonts besteht aus vier Abschnitten (vgl. Abb. 1.**35**).

1. Ruhelage mit Pulsationsbewegung des Zahnes; im Punkt B Einsetzen der Belastung entweder nach labial L (oben) oder nach palatinal P (unten).
2. Bewegungscharakteristik des Haltesystems unter der Horizontalbelastung; im Punkt E Entlastung durch Wegnahme der Kraft.
3. Steile Rücklaufphase; sie enthält Rückformungsschwingungen der Hartgewebe, die man durch hohe Registriergeschwindigkeit sichtbar machen kann.
4. Langsame, flache Kriechphase mit überlagerter Pulsation; nach 1000 p Belastung erreicht der Zahn seine Ruhelage erst nach 3 Minuten (Abb. 1.**37** und 1.**38**).

Kiefergelenk

Makroskopischer Aufbau

Die paarig angeordneten Kiefergelenke ermöglichen die Bewegungen des Unterkiefers beim Kauen und allen anderen Funktionen. Während der Entwicklung des Kausystems sind Form und Stellung der Zähne genetisch vorprogrammiert. Die Gewebe des Kiefergelenkes entwickeln sich im Verlaufe dreier physiologischer Bißhebungen unter ständiger Anpassung an die biomechanische Führung der Okklusion. Im Erwachsenengebiß hat das Kiefergelenk nach Verknöcherung der Gelenkgewebe und des Kondylus seine permanente Form erreicht (Abb. 1.**39**). Nach teilweise oder ganzem Verlust der Zähne ist es Aufgabe der Prothetik, das künstliche Okklusionsfeld den vorgegebenen Gelenkbahnen anzupassen. Für die praktische Prothetik sind deswegen Kenntnisse über die Form und Funktion des Kiefergelenkes unerläßlich.

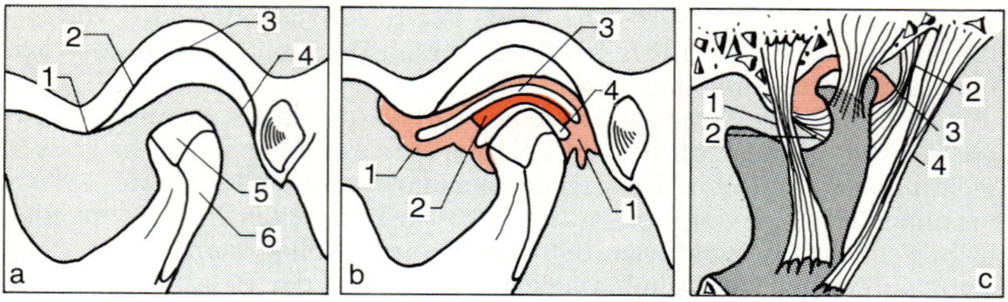

Abb. 1.**39** Makroskopische Struktur des Kiefergelenkes. **a** Die Skelettanteile: 1 Tuberculum articulare, 2 Facies glenoidalis, 3 Fossa mandibulae, 4 dorsale Begrenzungslinie, 5 Kondylus, 6 Kollum; **b** räumliche Beziehung zwischen Kapsel (1), Diskus (2), oberem (3) und unterem Gelenkspalt (4); **c** Bänderbefestigung des Unterkiefers: 1 Lig. sphenomandibulare, 2 Lig. capsulare, 3 Lig. laterale, 4 Lig. stylomandibulare. Der Bandapparat der Kiefergelenke begrenzt alle Unterkieferbewegungen.

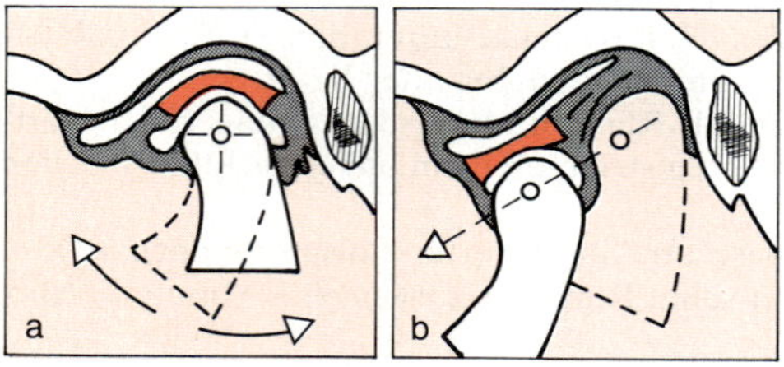

Abb. 1.**40** Funktionelle Darstellung des Kiefergelenkes.
a Kondylus und Diskus in Scharnierachsenposition,
b in Translationsbewegung

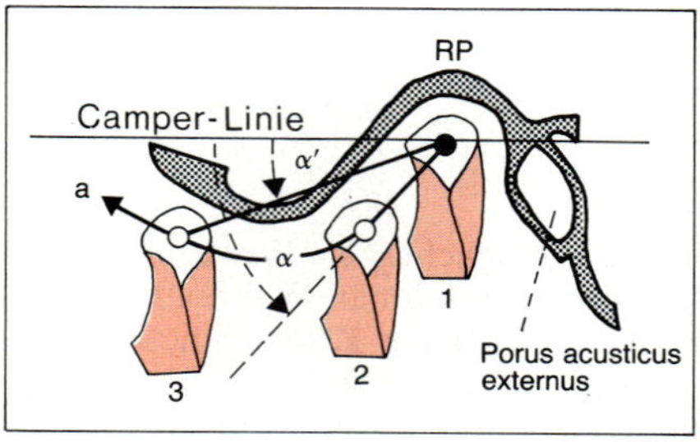

Abb. 1.**41** Geometrische Rekonstruktion der Kondylenbahn mit 1 Kraniallage in Retroposition (RP), 2 Abwärtsbewegung auf der Facies articularis und 3 wiederaufsteigender Bahn anterior vom Tuberkulum; eine zu weite Protrusion täuscht einen flachen Gelenkbahnwinkel α vor.
a Bewegungsbahn des Kondylus

Das Kiefergelenk des Omnivoren ist ein kombiniertes Gelenk, von der Natur ausgelegt für Scharnier- und Gleitbewegungen, es besteht aus dem Gelenkköpfchen *Kondylus,* der Schädelgelenkfläche *Fovea articularis,* der Zwischengelenkscheibe *Discus articularis,* der Gelenkkapsel *Capsula articularis* und einem speziellen Bandapparat (Abb. 1.**40** und 1.**41**).

Kondylus

Das Gelenkköpfchen hat ovale, walzenartige Form, seine Oberfläche ist in der frontalen und sagittalen Ebene konvex gekrümmt. In Richtung auf die Zahnreihe endet die eigentliche Artikulationsfläche mit deutlichem Rand über einer Grube, der *Fovea pterygoidea,* in welcher der tiefere Teil des seitlichen Flügelmuskels ansetzt. Der dorsale Abschnitt der Gelenkfläche geht gleichmäßig in den Gelenkhals *Collum mandibulae* über. Die anatomischen Achsen beider Kondylen schneiden sich unter einem Winkel von ca. 150° am vorderen Rand des Foramen occipitale magnum.

Schädelgelenkfläche

Die Schädelgelenkfläche ist Teil des Schläfenbeines und unterteilt sich in einen konkaven dorsalen und einen konvexen vorderen Abschnitt. Ein Knochenwulst, das *Tuberculum articulare,* bildet den vorderen Abschlußrand.

Die Schädelgelenkfläche ist vollständig mit Faserknorpel ausgekleidet. Vom höchsten Punkt der dorsalen Wölbung bis zum tiefsten Punkt auf dem *Tuberkulum* erstreckt sich in leicht geschwungenem Verlauf die eigentliche Gelenkbahn. Eine gerade Verbindungslinie beider Punkte schneidet eine horizontale Linie bzw. die Kauebene als sagittaler Gelenkbahnwinkel bzw. Kondylenbahnneigungswinkel in einem Winkel von durchschnittlich 33°.

Discus articularis

Zwischen Kondylus und Schädelgelenkfläche liegt die Zwischengelenkscheibe, sie besteht aus derbfaserigem Bindegewebe mit vereinzelt eingelagerten Knorpelzellen und gleicht in ihrer Form einer fast querovalen Scheibe. Ihre Querschnittsform entspricht einer bikonkaven Linse, sie ist in der Mitte vergleichsweise dünn und verdickt sich gleichmäßig nach anterior und posterior.

Der Diskus ist am medialen und lateralen Pol des Kondylus mittels straffer Fasern unmittelbar befestigt. Dagegen ist er mit der Kapsel nur anterior lose verbunden. Posterior geht er über in das Bindegewebe des retroartikulären Polsters. Dieses ist von kavernösem Venengeflecht durchzogen, dem möglicherweise eine dämpfende Wirkung während der Rückführungsbewegung zukommt.

Man nimmt an, daß die Schichtstärke des Diskusgewebes bzw. die darstellbare Breite des Gelenkspaltes ein Maß für den funktionellen Zustand eines Kiefergelenkes ist.

Gelenkkapsel

Die Kapsel des Kiefergelenkes stellt ein in sich geschlossenes Gehäuse dar, das von einer mehr oder weniger straffen Bindegewebshülle gebildet wird und das Gelenk nach außen völlig abschließt. Der *intrakapsuläre Raum* wird durch den Diskus, der seitlich mit den Kapselfasern fest verwachsen ist, in einen oberen und einen unteren Abschnitt getrennt. Die Kapsel beteiligt sich an der Begrenzung der Kieferbewegungen (vgl. Abb. 1.**40**).

Der Bandapparat des Unterkiefers

Unterkiefer und Schädelbasis sind durch mehrere Bänder straff miteinander verbunden (vgl. Abb. 1.**39 c**); ihre Aufgabe ist zweierlei: 1. den Unterkiefer am Schädel zu befestigen und 2. die Bewegungen des Unterkiefers zu begrenzen. Der Bandapparat besteht im einzelnen aus:

1. Lig. capsulare, *Gelenkkapsel.*
   Sie umgibt das ganze Kiefergelenk, enthält im hinteren Abschnitt viele elastische Fasern.
2. Lig. laterale.
   Vom Processus zygomaticus zum Kollum erstreckend begrenzt dieses Band die Unterkieferbewegungen.
3. Lig. sphenomandibulare.
   Es zieht von der Schädelbasis – Spina des Keilbeines – zur Lingula mandibulae.
4. Lig. stylomandibulare.
   Dieses langgestreckte Band verläuft vom Processus styloideus, *Griffelfortsatz,* zum Kieferwinkel.

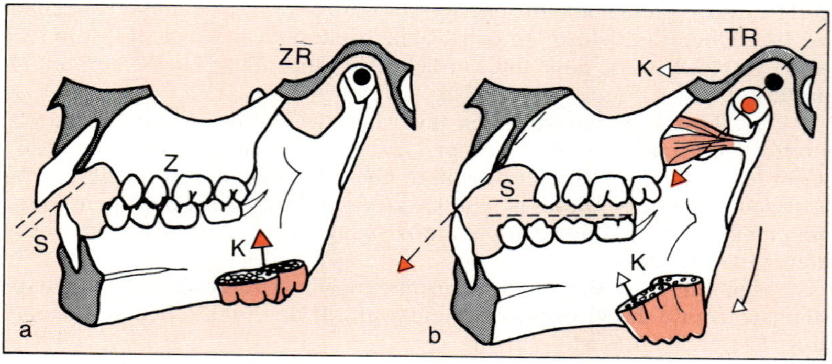

Abb. 1.**42** Wechselseitige Schutzokklusion. **a** Isometrische Wirkung der Kaukraft bei funktioneller Entlastung der Schneidezähne in der Zentrik. **b** Isotonisch-auxotonische Vorschubdynamik mit geringerer Kraft und Vermeidung von Horizontalschüben auf die Seitenzähne durch Disklusion unter Frontzahnführung. K Kaukraftkomponente, S Schneidezahnabstand, Z zentrische Okklusion, TR Translation, ZR zentrale Relation

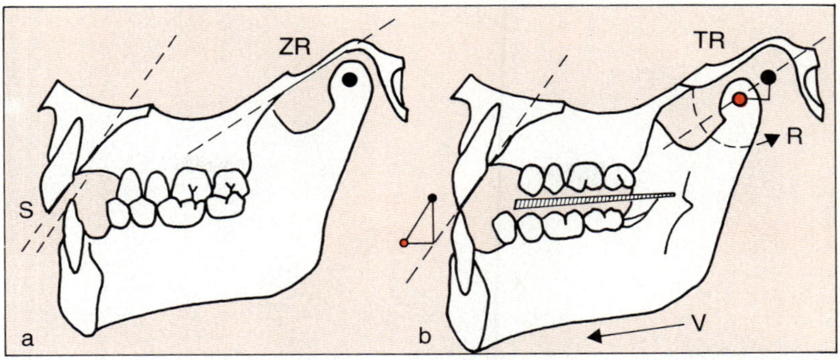

Abb. 1.**43** Ist der Schneidezahnführungswinkel S größer (steiler) als der Kondylenbahnwinkel (**a** Schneidezähne entlastet), so resultiert eine anteriore Vergrößerung des Interokklusalspaltes der Disklusion während der Schneidezahnführung (**b**). R Rotation, V Vorschub, TR Translation, ZR zentrale Relation, S Schneidezahnabstand. (Umzeichnung von Marxkors).

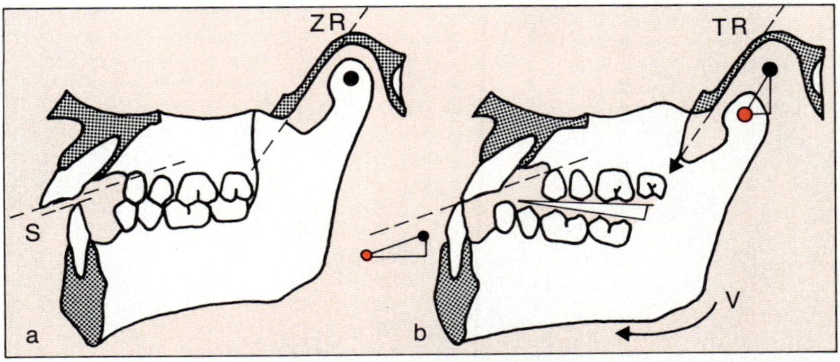

Abb. 1.**44** Ist der Schneidezahnführungswinkel S kleiner (flacher) als der Kondylenbahnwinkel (**a** Schneidezähne entlastet), so resultiert eine posteriore Vergrößerung des Interokklusalspaltes der Disklusion während der Schneidezahnführung (**b**). V Vorschub, TR Translation, ZR zentrale Relation.

Funktionelle Betrachtung des Kiefergelenkes

Eine Linie oder Ebene durch die Mitte des Discus articularis teilt das ganze Gelenk in einen oberen und einen unteren Gelenkabschnitt ein.

Der normale Bewegungsablauf setzt sich zusammen aus überwiegender Rotation zwischen Kondylus und Diskus sowie Translation zwischen

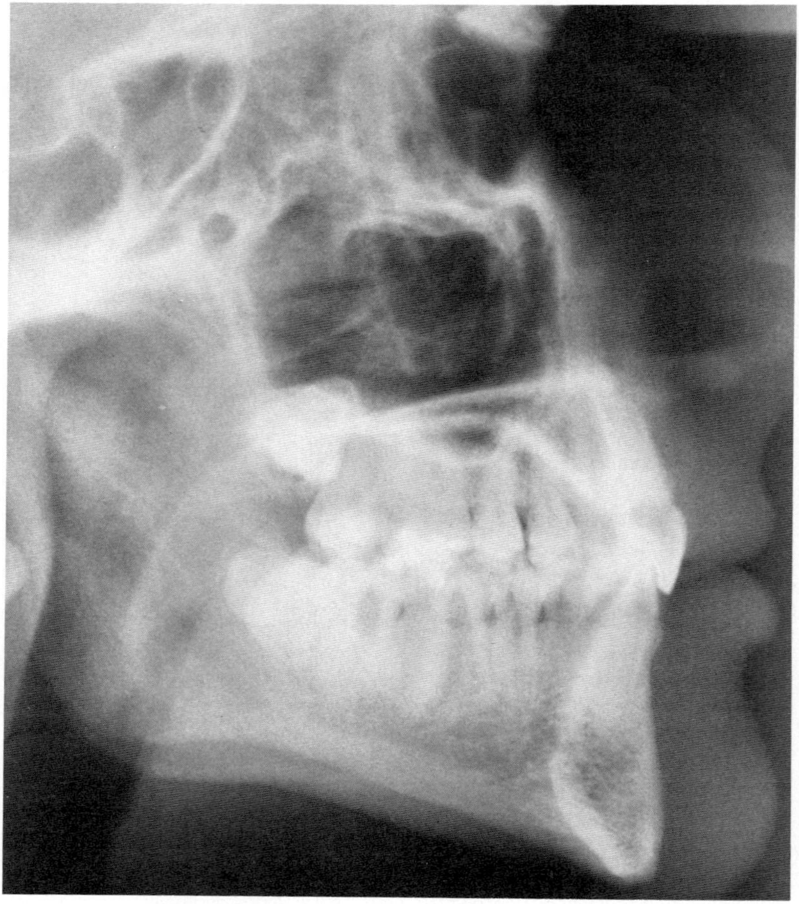

Abb. 1.**45** Das seitliche Fernröntgenbild zeigt die geometrischen Proportionen eines normalen Kausystems anhand kephalometrischer Meßebenen, Bezugspunkte und Markierungslinien (vgl. Abb. 1.**46**)

Diskus und Fossa. Daraus ergeben sich im oberen Abschnitt vorwiegend Gleitbewegungen, im unteren dagegen Rotation.

Die obere Gelenkkammer ist deswegen geräumiger als die untere, d.h., sie ist eher auf langgestreckte Bewegungen ausgerichtet.

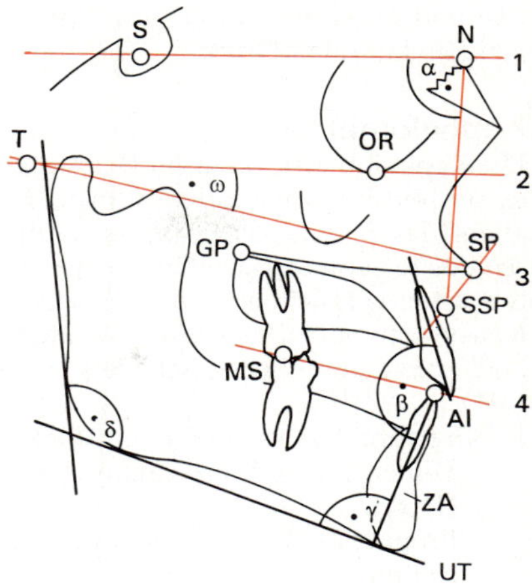

Abb. 1.**46** Kephalometrische Auflösung eines seitlichen Fernröntgenbildes des menschlichen Schädels. S Sella; N Nasion, T Tragus, OR tiefster Orbitarand, SP Spina nasalis anterior, GP Gaumenpunkt, SSP Subspinalpunkt, MS distale Molarenhöckerspitze, UT Unterkiefer, ZA Zahnachse.
1 Sella-Nasion,
2 Tragus-Orbita-Frankfurter Horizontale,
3 Tragus-Spina Campersche Ebene,
4 Kauebene. α SN-SSP 80°,
β Interinzisalwinkel 135°, γ UT-ZA 90°,
δ Kieferwinkel 130°, ω TOR-TSP 10°–15°

Während der Vorschubbewegung, die durch Kontraktion des unteren Teils des M. pterygoideus lateralis am Kondylus ausgelöst wird, zieht der obere Teil dieses Muskels den Diskus mit in die richtige Position. Jetzt kann der Kondylus in der Vorschublage gleichzeitig Rotationsbewegungen im unteren Gelenkabschnitt ausführen.

Die Rückführung des Diskus geschieht durch das Gelenkköpfchen selbst, d. h., die obere Gelenkkammer ist relativ weit und beweglich, die untere Kammer dagegen eng und straff.

Methoden zur externen Darstellung des Kondylus sind:

- Beobachtung der Kondylusbewegung unter der Haut bei mageren, alten Patienten;
- externe Palpation;
- Einlegen des Fingers in den Gehörgang;
- gnathologische Registriermethoden (s. Abb. 2.**79**, S. 138).

Die wichtigste Drehachse des Unterkiefers liegt im Bereich der *Foramina mandibulae.* Während der Funktion besitzen diese Eintrittspforten für Nerv und Gefäß in den Kieferkörper die ruhigste Lage. Diese Drehachse entsteht durch gleichzeitige Gleit- und Rotationsbewegung der Kondylen.

Nach neueren Theorien ist das Kiefergelenk während der aktiven Kaumuskeltätigkeit druckfrei und unterliegt keinen wesentlichen Kräften. Vielmehr ist der ganze Unterkieferkörper in einem ständigen, muskelgeführten Balancezustand. So scheint das Kiefergelenk demnach in erster Linie nur die Leerbewegungen des Unterkiefers zu führen.

Da Gelenkknorpel keine Regenerationsfähigkeit besitzt, unterliegt das menschliche Kiefergelenk nach Abschluß der Entwicklung des Kausystems wie alle anderen Gelenke einem kontinuierlichen Abbauprozeß. Degenerative und funktionell bedingte Formänderungen finden sich hierbei vorwiegend im lateralen Drittel.

Kephalometrie

Die Kephalometrie dient zur Beurteilung kraniofazialer Relationen der Schädelproportionen insbesondere in der Kieferorthopädie. Als Methode wird vor allem das planparallele, parallaxenfreie Fernröntgenbild verwendet. Verschiedene geometrische Größen werden gemessen und mit Norm- oder Mittelwerten verglichen, woraus Rückschlüsse auf den Entwicklungsgang des Kausystems getroffen werden können. Die Analysen der geometrischen Abmaße des menschlichen Schädels betreffen nach Rakosi, Th. (Abb. 1.**45** und 1.**46**).

1. Anguläre Analysen (Einheit Winkelmaße):
   - Dimensionale Winkelanalyse: isoliertes Messen vergleichbarer Winkel (Downs).
   - Proportionale Winkelanalyse: statische Berechnung signifikanter Beziehungen einzelner Skeletteile (Koski).
   - Winkelanalysen zur Lagebestimmung: Bestimmung der Lage von Teilen des Schädelskelettes.
2. Lineare Analysen (Einheit Millimeter):
   - Orthogoniale Analyse: Bezugsebene auf die durch zu bestimmende Teile eine Senkrechte errichtet wird.
   - Dimensionale-lineare Analyse: Bewertung von Maßen, die direkt am Röntgenbild oder in der Projektion abgelesen werden.
   - Proportionale lineare Analyse: Beurteilung und Bewertung relativer Beziehungen, dimensionslos.

Kaumuskulatur

Anatomische Struktur

Als Kaumuskulatur werden alle Muskeln bezeichnet, die in ihrem Zusammenwirken den Kauvorgang ermöglichen. Die Kaumuskulatur läßt sich nicht nur funktionell zu einer Einheit zusammenfassen, sie ist vielmehr auch genetisch gemeinsamen Ursprunges aus den Kiemenmuskeln. Ihre Innervation erfolgt bekanntlich über den N. V/3, den dritten, mandibulären Ast des N. trigeminus. Zu Topographie und Wirkungsrichtungen der Kaumuskulatur s. Abb. 1.**47**.

Die paarigen vier Kaumuskeln sind:

1. M. temporalis,
2. M. masseter,

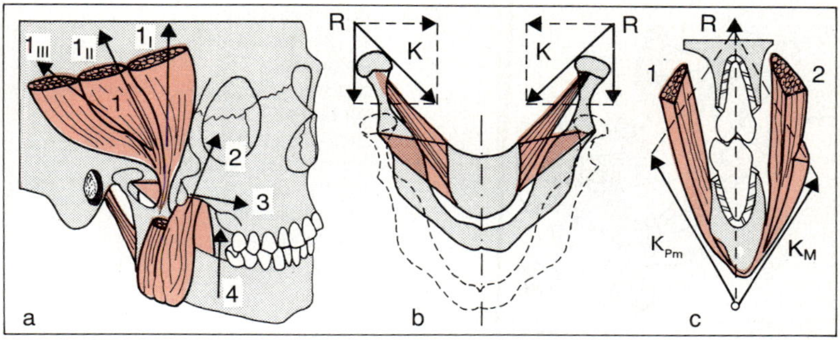

Abb. 1.**47** Topographie und Wirkungsrichtungen der Kaumuskulatur. **a** 1 M. temporalis, 2 M. masseter, 3 M. pterygoideus lateralis, 4 M. pterygoideus medialis. **b** Aus der Gelenkführung resultierende Protrusion bei symmetrischer Kontraktion (K) der Mm. pterygoidei laterales. **c** Okklusal-parodontale Zentrik bei isometrischer Kontraktion des Masseters (K_M) und Pterygoideus medialis (K_{pm}) als Wirkung der Pterygoideus-Masseter-Schlinge. R. resultierende Kraftrichtung

3. M. pterygoideus medialis,
4. M. pterygoideus lateralis.

Am Kauvorgang direkt beteiligt sind ferner:
M. mylohyoideus und
M. digastricus (biventer).

M. temporalis (Schläfenmuskel)

Der M. temporalis ist der stärkste Kaumuskel mit dem größten physiologischen Querschnitt. Beim Kauen kann man seine Tätigkeit in der Schläfengegend durch die Haut beobachten. Seine drei Portionen ergeben die drei Wirkungsrichtungen: mesiokranial, kranial und distokranial.

M. masseter (Kaumuskel)

Der M. masseter ist der eigentliche Kaumuskel und bedeckt als viereckiger Wulst den aufsteigenden Ast des Unterkiefers.

Er enthält zwei Portionen:
1. eine tiefe, senkrechte Portion
2. eine äußere, schräge Portion (Pars obliqua).

Der M. masseter erstreckt sich vom Kieferwinkel zum Jochbein. Zusammen mit dem M. pterygoideus medialis bildet er die Pterygoideus-Masseter-Schlinge.

Die mehrfach gefiederte äußere Schicht zieht schräg nach hinten an den Kieferwinkel (Angulus mandibulae), wo die Sehnenbündel an den Tuberositates massetericae ansetzen.

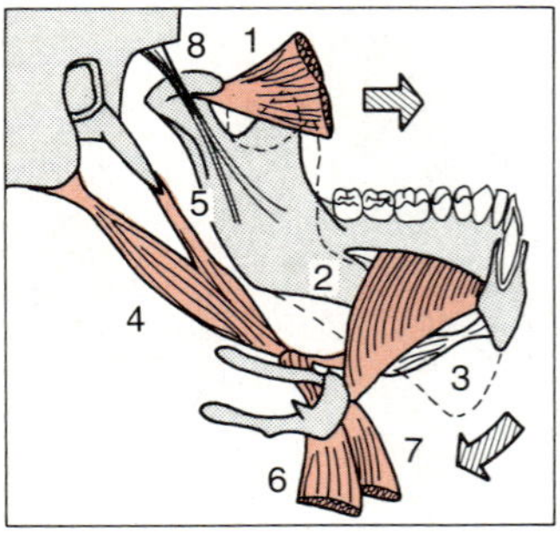

Abb. 1.**48** Kieferöffner:
1 M. pterygoideus lateralis,
2 M. mylohyoideus,
3 M. digastricus pars anterior, Feststeller des Zungenbeines:
4 M. digastricus pars posterior,
5 M. stylohyoideus,
6 M. sternohyoideus,
7 M. thyreohyeoideus,
8 Lig. stylomandibulare

M. pterygoideus medialis (mittlerer Flügelmuskel)

Der M. pterygoideus medialis entspringt als mittlerer Flügelmuskel von der ganzen Fossa pterygoidea und verläuft an die Innenseite des Kieferwinkels; dort endet er in der Sehne der schon erwähnten Pterygoideus-Masseter-Schlinge. Dies ermöglicht eine vertikal gerichtete Kaukraftkomponente in den Parodontien auch bei einseitigem Kauen auf der sog. Aktivseite.

M. pterygoideus lateralis (seitlicher Flügelmuskel)

Das wesentliche Merkmal dieses Muskels ist darin zu sehen, daß sein Verlauf sich etwa parallel innerhalb des Kieferbogens erstreckt; man sagt auch, sein Ansatz liegt vor seinem Ursprung.

Infolge dieser seiner räumlichen Lage können die fast horizontal verlaufenden Fasern den Kiefer nach vorn (mesial) ziehen.

Er entspringt vom *Planum infratemporale* und der Außenfläche der lateralen Lamelle des Flügelfortsatzes.

Der M. pterygoideus lateralis besteht aus zwei Portionen. Die obere Portion geht in den Diskus des Kiefergelenkes über. Der Diskus wurde daher auch als Sehnenplatte des M. pterygoideus lateralis aufgefaßt. Bei Kieferbewegungen mit horizontaler Gleitbewegung zieht diese obere Portion des M. pterygoideus lateralis den Diskus stets in die günstigste Lage über den Kondylus. Die untere Portion inseriert an der Vorderseite des Kieferhalses.

Der M. pterygoideus lateralis regelt – neben der mesiokranialen Portion des M. temporalis – die Verschiebung des Unterkiefers in der Vertikalebene. Beidseitige Ruhelage, symmetrische Aktivität oder aber einseitige Tätigkeit des paarigen M. pterygoideus lateralis erkennt man stets an der Lage der Mittellinie der Unterkiefer-Schneidezähne im Verhältnis zur Mitte der oberen Schneidezähne. Die symmetrische Ruheaktivität des M. pterygoideus lateralis spielt eine große Rolle bei der Bestimmung der Kieferrelationen.

M. mylohyoideus

Zweiteilig in der medianen Raphe endend, entspringt er an der Linea mylohyoidea der Unterkieferinnenseite. Er bewirkt bis zu seinem dorsalen Rand den Mundboden als Diaphragma oris. So bewirkt dieser Muskel als Mundbodenabschluß die Funktionsgrenze für Zahnersatz. Bei älteren Patienten ist sein dorsaler Rand besonders wichtig, da dort die Prothese mit sog. Retentionsflügeln in der Tiefe verankert werden kann (Abb. 1.**48**).

Die relative Höhe eines zahnlosen Kieferkammes wird praktisch vom Mundbodenmuskel festgelegt. Er stellt eine Art konstante *Horizontalbegrenzung* dar: die Resorption des zahnlosen Kieferkammes ist immer relativ zum M. mylohyoideus zu sehen. Der zahnlose Kieferkamm verläuft manchmal tiefer als die Ansatzlinie des M. mylohyoideus; dieses sind die sog. schwierigen Fälle in der praktischen Prothetik.

M. digastricus (biventer mandibulae; zweibauchiger Unterkiefermuskel)

Der hintere Bauch (2) entspringt in der *Incisura mastoidea* des Schläfenbeines, der vordere Bauch (1) kommt aus der *Fossa digastrica (musculi biventeris)*. Beide Muskeln vereinigen sich direkt oberhalb des Zungenbeines in einer hülsenförmigen Zwischensehne. Diese ist durch eine Faszienschlinge an das Zungenbein gefesselt. Bei fixiertem Zungenbein hilft der M. digastricus beim Kieferöffnen, sonst hebt er das Zungenbein hoch.

Funktionelle Betrachtung der Kaumuskulatur

Die Verlaufsrichtungen der einzelnen Kaumuskeln erlauben eine isolierte Betrachtung ihrer Wirkungsrichtungen innerhalb des koordinierten Mechanismus ihres Zusammenwirkens. Es lassen sich vereinfacht unterscheiden:

1. Heber – Schließer – Adduktoren
   Temporalis 1, 2; Masseter; Pterygoideus medialis
2. Senker – Öffner – Abduktoren
   Mylohyoideus; Digastrikus (Biventer) (Abb. 1.**48**)
3. Protraktoren
   Pterygoideus lateralis; Masseter pars obliqua
4. Retraktoren
   Temporalis pars dorsalis; vorderer Bauch des Digastrikus (Biventer)

Neuromuskuläre Physiologie des Kausystems

Feinstruktureller Aufbau der Kaumuskulatur

Als Teil des Bewegungsapparates besteht die Kaumuskulatur aus quergestreiftem Muskelgewebe. Das Grundelement ist die *Myofibrile*, ein zu Fäden aneinandergeketteter, sog. fibrillärer Struktureiweißkörper aus Myosin.

Die Querstreifung entsteht optisch durch verschieden starke Doppelbrechung unterschiedlicher Abschnitte (A-Band und I-Band).

Eine Menge *Myofibrillen* bilden durch paralleles Aneinanderlagern die eigentliche *Muskelzelle*, die *Muskelfaser*, die von einer erregbaren Membrane umgeben ist. Mehrere Muskelfasern sind zu *Faserbündeln* aneinandergereiht.

Eine Menge Faserbündel bilden den Muskel. Die Muskelfaser ist die neurophysiologische Grundeinheit des Muskels, sie ist mehrere Zentimeter lang, mit einem Durchmesser von 10 µm–100 µm (Abb. 1.**49**). Wird eine Muskelfaser durch einen elektrischen Impuls, z. B. 30 mV erregt, so kontrahiert sie sich. Die Kaukraft zwischen den Zahnreihen entsteht durch Summation der Kontraktionen einer bestimmten Menge dieser Muskelfasern. Die Tätigkeit der Kaumuskulatur wird bestimmt durch Entstehung, Fortpflanzung und Übertragung von Erregungen.

Motorische Einheit

Die Erregungsausbreitungen zur Kaumuskulatur nehmen folgenden Verlauf:

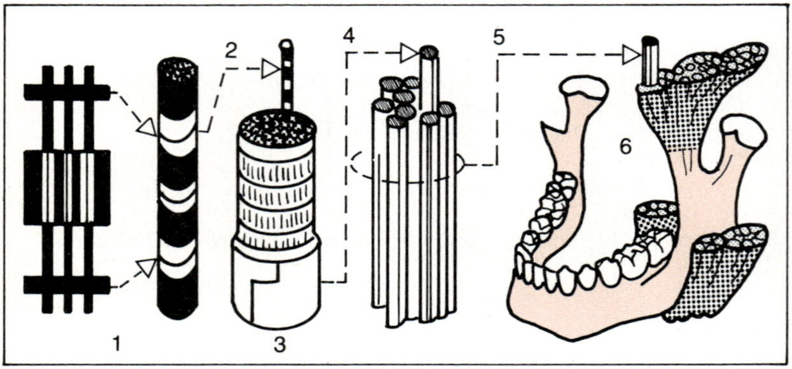

Abb. 1.**49** Feinstruktur des Kaumuskels. 1 Querstreifung, 2 einzelne Myofibrille, 3 Membran, 4 Muskelfaser, 5 Faserbündel, 6 Gesamtmuskel (nach R. F. Schmidt)

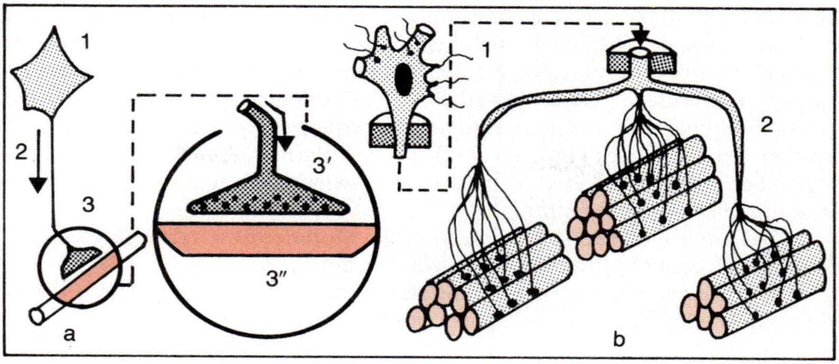

Abb. 1.**50** **a** Physiologisches Schema der motorischen Einheit. 1 Motoneuron, 2 Motoaxon, 3 Synapse mit präsynaptischer Endigung (3') und postsynaptischem Gebiet (3") (nach R. F. Schmidt).
b Neuroanatomische Darstellung. 1 Motoneuron, 2 motorische Endplatten

1. Erregung des *Motoneurons.*
2. Fortleitung der Erregung über das *Motoaxon.*
3. Übertragung der Erregung vom Motoaxon auf die *Muskelfaser.*
4. Erregung bzw. *Kontraktion* der Muskelfaser.

Die *Synapsen* der motorischen Nervenfasern werden *neuromuskuläre Endplatten* genannt.

Nach Erregungsüberleitung kommt es zum *postsynaptischen* Vorgang schon im Bereich der Muskelfaser. Nach neuesten Ergebnissen der Neurophysiologie findet keine direkte Kontaktüberleitung statt, die *präsynaptische Endigung* des Motoaxons ist durch einen synaptischen Spalt vom postsynaptischen Gebiet der Muskelfaser getrennt. Die Erregungsübertragung erfolgt durch Freisetzung von Übertragungssubstanzen, sog. Transmittersubstanzen. Nach Sherrington faßt man das motorische Neuron und die von ihm innervierten Muskelfasern als *motorische Einheit* (motounit) zusammen.

Die *neuromuskuläre Endplatte* ist also eine Synapse auf der Muskelfaser. Jede Muskelfaser besitzt eine Endplatte (Abb. 1.**50**).

Ein Motoneuron kann bis zu 150 Muskelfasern versorgen: Je weniger Muskelfasern von einem Motoneuron innerviert werden, je kleiner die motorische Einheit ist, um so genauer und feiner abgestimmt vermag ein Muskel zu arbeiten.

So finden sich bei den Augenmuskeln z. B. 5–8 Muskelfasern je Motoneuron. In der Kaumuskulatur ist die genaue Größe der motorischen Einheiten nicht bekannt. Aber es werden kleinere motorische Einheiten in den Muskeln feiner Lagefunktion, z. B. im Temporalis angenommen, als im

Kraftmuskel Masseter. Lagehaltung des Unterkiefers. Kauvorgänge und Stützkontakte der Zähne, die sich fast drucklos berühren können, erfordern nämlich fein regulierbare Muskelbewegungen. Motoneuronen zeigen regelmäßig *rhythmische Entladungen,* ihre Entladungsfrequenz bestimmt die *Muskelaktivität.* Die mittlere Entladungsfrequenz liegt bei 10 Hz. Sie entspricht der Grundschwingung der Kaumuskulatur mit 8–12 Hz, d. h., ein scheinbar ruhig gehaltener Unterkiefer schwingt 8–12mal in der Sekunde mit einer vertikalen Amplitude.

Bei einer Reflexauslösung senden die Motoneuronen dagegen wesentlich höherfrequente Impulse, bis zu 400 Hz, aus.

Der Bewegungsablauf während der Kaufunktion entsteht durch Koordination großer Neuronenkomplexe des Schaltneuronenapparates.

Rezeptorsysteme im neuromuskulären Kauapparat

Ein wesentlicher Bestandteil eines autonom funktionierenden biologischen Systems ist der *Führer* oder *Rezeptor,* eine oder mehrere differenzierte Zellen, die eine Reizeinwirkung oder einen Momentanzustand als Signal – wiederum über das Reizleitungssystem – zu zentralen Schaltstellen senden. Aufgaben der Rezeptoren sind:

- reflektorische Steuerung von Bewegungen,
- Übermittlung der Kieferhaltung und Kieferstellung,
- Steuerung der Kaukraft,
- Übermittlung sensorischer Reize aus der Mundhöhle,
- Regulation des Speichels,
- Auslösung von Schutzmechanismen.

Die meisten Rezeptoren arbeiten unterbewußt als Informations- bzw. Kontroll- und Steuerorgan innerhalb des komplexen physiologischen Ablaufes des Kauvorganges.

Tiefensensibilität

Alle Rezeptoren sind in einem kaum vorstellbar vielfältigen, aber sehr exakt arbeitenden Koordinationssystem zusammengeschlossen. Ihre räumliche Schichtung im System vermittelt die *Tiefensensibilität.* Afferente Bahnen aus dem *Ganglion semilunare,* deren periphere Rezeptorendigungen in der Tiefe des Kauapparates angeordnet sind, gelangen zum Kleinhirn. Sie übermitteln Reize aus verschiedenen räumlichen Muskelschichtungen, die im Kleinhirn zur Lage- und Bewegungskoordination verarbeitet werden.

Tiefensensibilität bedeutet also bewußtes Gefühl und unbewußte Regulation von Lage, Geschwindigkeit und Beschleunigung durch Muskel-, Gelenk- und Sehnenrezeptoren in allen Tiefenschichtungen.

Die Rezeptoren werden nach ihrer Lage und Funktion im Kausystem unterteilt in

- Muskelspindeln,
- Sehnenrezeptoren,
- Desmodontalrezeptoren,
- Rezeptoren im Diskus,
- Rezeptoren in der Gelenkkapsel,
- Rezeptoren in der Schleimhaut,
- Rezeptoren in der Pulpa.

Muskelspindeln

Muskelspindeln sind spezifisch abgewandelte Muskelfasern, die den Spannungszustand im Muskelinneren fühlen und als Impuls afferent zu zentralen Schaltstellen senden. Ihre Nervenzellen liegen nicht im Ganglion semilunare, sondern im *Nucleus mesencephalicus des N. trigeminus* (N. V.).

Die zur Rezeptorfunktion modifizierten Muskelfasern im Innern einer Muskelspindel bezeichnet man auch als *intrafusale Fasern,* im Gegensatz zu den eigentlichen Muskelfasern, die extrafusal verlaufen, Intrafusale und extrafusale Fasern erstrecken sich in paralleler Anordnung (Abb. 1.**51**).

Der propriorezeptive Mechanismus mit Muskelspindeln als Fühler für Tonus und Länge und damit aber für die ständige Kontrolle der Kieferhaltung und Kieferbewegung ist in der Kaumuskulatur differenziert ausgebildet. Die Muskelspindeln sind aber nicht gleichmäßig in allen Kaumuskeln verteilt. Aus ihrer recht unterschiedlichen Anzahl kann vielmehr auf unterschiedliche Funktionen der einzelnen, an der Kieferbewegung beteiligten Muskelpaare geschlossen werden. Größenordnungsmäßig konnte ihre Anzahl wie folgt bestimmt werden:

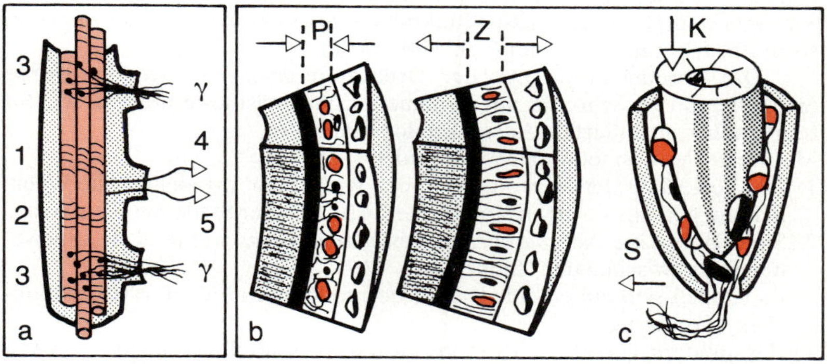

Abb. 1.**51** **a** Muskelspindel: 1 u. 2 primäre und sekundäre sensible Endigungen, 3 motorische Endplatten, 4 u. 5 afferente Fasern, γ dünne, motorische Fasern. **b** Druck- (P) und Zugrezeptoren (Z) im Desmodont.
c Umwandlung mechanischer Größen (K Kaukraft) in ein analoges Signal (S)

M. temporalis	217
M. pterygoideus medialis	155
M. masseter, vordere Portion	118
M. masseter, hintere Portion	42
M. pterygoideus lateralis	15
M. digastricus, Vorderbauch	10
M. mylohyoideus	6

Die Funktion des *feinen Tastens* und der *Lagekontrolle* wird dem M. temporalis aufgrund seiner größten Spindelzahl zugeschrieben. Auffallend ist die große Anzahl an Muskelspindeln in den Schließern und die sehr geringe Zahl in den Öffnern. Ein Teil der Fasern des mesenzephalen Traktes des sensorischen Trigeminuskernes kommt aus den Muskelspindeln (Szentágothai).

Im Tierexperiment konnte Kawamura durch direkte Reizung von Muskelspindeln eine spontane Entladung der *Trigeminus-Motoneuronen* auslösen, die nach Anwendung leichten Druckes auf den M. masseter gebahnt wurde; sie war proportional der Druckstärke, die auf den Masseter ausgeübt wurde. Schließlich wird die große Anzahl von Muskelspindeln im M. temporalis für die Regulation sehr schneller Kieferschlußbewegungen und für die feinabgestimmte Justierung der Kieferhaltung verantwortlich gemacht.

Propriorezeptoren in der Wurzelhaut

Das *Desmodont* nimmt eine typische Interposition zwischen den Hartgeweben Wurzelzement und alveolärer Knochenkompakta ein. Es ist deshalb besonders geeignet, Druckunterschiede aufzunehmen: die an der Zahnkrone angreifenden Kräfte bewegen die Zahnwurzel im Desmodont. Die Druckzunahmen in den entsprechenden Druckzonen werden von den Propriorezeptoren wahrgenommen und als taktile Reize direkt in den mesenzephalen Kern des Trigeminus gesandt (vgl. Abb. 1.**51 c**).

Das Vorhandensein nervaler Druckaufnehmer im Parodont wurde erstmalig von H. Schröder angenommen. Lokalanästhesie der Wurzelhaut führt zu unkontrolliertem Ansteigen der Kaukraft.

Merkmale des desmodontalen Rezeptorsystems:

1. Die Verteilung der Rezeptoren in der Wurzelhaut ermöglicht die Wahrnehmung kleinster Okklusionshindernisse an jeder Stelle der Kaufläche.
2. Sie erlaubt eine Art *räumlichen Bewegungstastens* während des Speiseumlaufes zwischen den Zahnreihen.
3. Es handelt sich um ein integriertes desmodontales Fühlersystem räumlicher Anordnung.

Im Desmodont lassen die Rezeptoren feinstrukturell verschiedene Arten erkennen. Bislang konnten histologisch folgende Typen nachgewiesen werden:

- ovoide, kapselartige Rezeptoren,
- freie Nervenendigungen,

- feine, netzartige Fasergeflechte,
- axonale Schwellungen bis zu 1 µm Durchmesser am Ende markloser und markhaltiger Nervenfasern.

Es wird heute allgemein angenommen, daß die Aufgabe der desmodontalen Rezeptoren vorwiegend zur Tastkontrolle der Lage des Speisebolus während des Abbisses und dem anschließenden Kau- und Mahlvorgang dient. Die Zähne tasten den Speisebolus, der durch diese Information in die günstigste Lage zwischen den Zahnhöckern eingependelt wird. Eine weitere Aufgabe erfüllen die Propriorezeptoren der Wurzelhaut im Sinne eines Schutzmechanismus bei der Erkennung von Fremdkörpern im Speisebrei.

Die Tatsache, daß in den Öffnungsmuskeln wenig Spindeln nachgewiesen werden können, führte zur Hypothese eines *polysynaptischen Öffnungsreflexes* vorwiegend als Folge der efferenten Signale parodontaler Rezeptoren. Während der Kieferschließreflex also auf einem *monosynaptischen Reflexbogen* beruht, wird der Öffnungsreflex über periphere Rezeptoren ausgelöst, deren Bahnen über das sensorische Trigeminuskerngebiet laufen.

Der Tastsinn der Parodontalgewebe mit den Zähnen als Fühlhebel ist sehr fein ausgebildet. Nach Kraft lassen sich Testkörper von einer Mindeststärke von nur 20 µm zwischen den Zähnen wahrnehmen, mit Kunstzähnen dagegen nur bis zu einer Stärke von 100 µm. Durch die direkte Verbindung mit dem hochsensiblen Desmodont ist deswegen der Brückenzahnersatz dem schleimhautgelagerten Zahnersatz in bezug auf *Tast-Raum-* und *Orientierungsgefühl* weit überlegen.

Sehnenrezeptoren

Sehnenrezeptoren, sog. Golgi-Organe, wirken ähnlich wie die Muskelspindeln als Dehnungs- und Spannungsrezeptoren. Sie sind stets parallel zur Verlaufsrichtung der Sehnenfasern und Sehnenstränge angeordnet. Golgi-Sehnenorgane wurden im Bereich der Kaumuskulatur erstmalig von Szentágothai nachgewiesen.

Sehnenrezeptoren finden sich neben den Bändern und Faszien recht zahlreich im *Diskus* und in der Gelenkkapsel. Ihre Hauptfunktion besteht zweifellos im Schutzreflex, der das ganze Kausystem, vor allem aber die Parodontalgewebe gegen Überbeanspruchung schützt. *Interneurone* verbinden deswegen die Nervenzellen der Sehnenorgane mit den Motoneuronen der Kieferschließer, deren Aktivität durch die Signale aus den Sehnenorganen gehemmt wird.

Rezeptoren der Schleimhaut

Schleimhautrezeptoren sind maßgeblich am Tastsinn in der Mundhöhle beteiligt. Man nimmt an, daß das Bewegungsprogramm des Kauvorganges

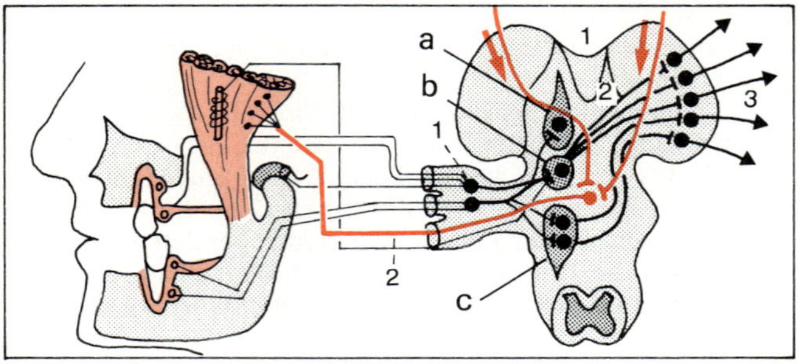

Abb. 1.**52** Neuromotorische Übersicht über die wichtigsten auf- und absteigenden Bahnen im Kausystem. Die absteigende Bahn ist aus zwei neuronalen Leitungen, die aufsteigende dagegen aus drei Neuronen zusammengesetzt. Die Zahlen 1–3 geben die Zahlenfolge der Neurone an. Drei sensorische Trigeminuskerne a Tractus mesencephalicus, b Hauptkern, c Tractus spinalis

durch Speiseberührung der Wangenschleimhaut beeinflußt wird: Rezeptoren der Schleimhaut wirken als Fühler zur Bewegungssteuerung der Kau- und Gesichtsmuskulatur.

Rezeptoren der Pulpa

Am Regulationsmechanismus der Kieferbewegung unter Zahnkontakt während der Kontroll- und Schluckkontakte im Bereich der okklusalen Zentrik sind offensichtlich Rezeptoren der Pulpa beteiligt. Die elastischen Zahnhartgewebe vermögen als Druckkapsel Okklusalstöße direkt aufzunehmen und als Druckschwankungen auf das Zahnmark zu übertragen. Hierbei spielt die Festkörperschalleitung eine gewisse Rolle. Beim avitalen Zahn sowie nach Überkronung fällt dieser Mechanismus aus.

Kaufunktion

Speiseaufbereitung

Die *Nahrungsaufnahme* ist ein wesentlicher Vorgang für die Erhaltung des lebenden Organismus. Alle physiologischen Einzelvorgänge, wie z. B. das Kräftespiel der Kaumuskulatur, Bewegungsformen des Unterkiefers beim Essen, der Speichelfluß u. a. werden zusammenfassend als Kaufunktion bezeichnet.

Die Tätigkeit des Kausystems besteht somit aus vielen, *koordiniert* ablaufenden Einzelvorgängen, wobei alle beweglichen Teile des eigentlichen Kausystems, des Gesichtes, der Zunge und des Schlundes, beteiligt sind.

Für die *Kaufunktion* ist ein koordinierter Ablauf von Kieferbewegungen, Zungenbewegungen, Wangenberührung des Speisebolus, Speichelfluß und Schluckbewegungen erforderlich. Für diese fein abgestimmte Koordination ist ein ständiger *Informationsfluß* notwendig, der aus allen *Rezeptorsystemen* der beteiligten Gewebe und der eigentlichen Sinnesempfindung der Mundhöhlengewebe während des Kauens dem Zentrum zugeleitet wird.

Während des normalen Kauzyklus wird der Kiefer zunächst mit einer Geschwindigkeit von 100 mm · sec^{-1} geschlossen. Die Initialbewegung wird mit zunehmender Verkleinerung des Interokklusalabstandes langsamer und noch vor Zahnkontakt stark abgebremst.

Bei dysfunktionellem Kieferschluß, z. B. zum Pressen und Knirschen, ist die Kieferschlußgeschwindigkeit bis auf 180 mm · sec^{-1} erhöht und wirkt ungedämpft bis zum okklusalen Abstoppen. Dieser rasche Kraftanstieg stellt naturgemäß eine extrem hohe Gewebsbelastung dar, von der angenommen werden muß, daß sie zur Traumatisierung der Terminalstrombahn und des kollagenen Bandapparates im Desmodont führt.

Die funktionellen Bewegungsmuster des Unterkiefers während des Kauvorganges sind rhythmisch wiederkehrende, schleifenförmige Bahnfiguren. Während des Kauens verläuft die Unterkieferbewegung jedoch nicht in genau reproduzierbaren Bahnen ab. Die Schleifenbahnen *rhythmischer Kaubewegungen* variieren stark, zeigen aber für jedes Individuum eine gewisse Ähnlichkeit im Grundmuster.

Rhythmisches Kauen wird durch ein Innervationsprogramm unterhalten, das durch eine bestimmte Aktivität – Zeit – Funktion der Motoneuronen gekennzeichnet ist. Das Programm wird über die im Kausystem vorhandenen Rezeptorsysteme geregelt, es ist schließlich abhängig von der Kaugewohnheit des Individuums und von der Art des Speisebolus. Der unbewußte Ablauf der Kaubewegungen wird während der Heranführung der Speise zum Munde durch einen kortikalen Impuls gestartet.

In Tierversuchen wurde das motorische Gebiet für die Kaumuskulatur im frontolateralen Bereich des Kortex lokalisiert. Durch elektrische Reizung eng umschriebener Zonen im Kortex können verschiedene Kieferbewegungen ausgelöst werden: Kieferöffnung, einzelne Zuckungen, Kieferschluß, Pressen sowie Lateralbewegungen nach beiden Seiten. *Rhythmische Kaubewegungen* können nach höherfrequenter Reizung durch Stimulation zahlreicher *kortikaler* und *subkortikaler Neurone* ausgelöst werden.

Schärer fand im hypothalamischen Gebiet umschriebene Zonen, in denen durch elektrische Reizung vorwiegend Kieferschluß und Lateralbewegungen ausgelöst werden.

Gebiete, in denen durch experimentelle Reizung Kieferbewegungen ausgelöst wurden, sind:
1. kortikale Gebiete,
2. hypothalamische Gebiete,
3. Gebiete im Hirnstamm.

Sherrington führte das rhythmische Kauen auf eine Folge von Kieferöffnungs- und -schließreflexen zurück.

Reflektorisches Öffnen des Mundes kann durch Reizung eines Rezeptors im Trigeminusbereich erreicht werden. Öffnet sich nunmehr der Kiefer, so werden die Schließer immer mehr gedehnt, bis der *Schließreflex* ausgelöst wird. Nach dieser Hypothese würde ein *reziprokes Reflexverhältnis* zwischen Öffnen und Schließen als Basismechanismus für rhythmische Kaubewegungen wirken.

Neuerdings wurde das Kauen als subkortikal gebahnte, automatische Funktion beschrieben, ähnlich wie der aufrechte Gang des Menschen, der ebenfalls durch einen bewußten *kortikalen Impuls* gestartet wird.

Während des Kauens von Speise berühren sich die Zahnoberflächen nicht, da die Kieferschlußbewegung unmittelbar vor der Kontaktaufnahme abgestoppt wird. Dagegen berühren sich die Zähne in der maximalen Interkuspidation während der Schluckabstützung und kurzzeitig als Kontrollkontakte.

Nach Siebert erfüllen die Kontrollkontakte in Form kurzzeitiger Fühlungnahme der Zähne zwei Aufgaben:
1. Lageorientierung der Kaumuskulatur an der Okklusion und
2. unterstützende Druckregulation bzw. Durchblutungsregulation des Desmodonts.

Während der ersten Fühlungnahme der Kontrollkontakte wirken die Okklusalflächen als Tast- und Führungsorgane, die Zähne selbst bewegen sich hierbei im Bereich ihrer initialen Beweglichkeit mit etwa 10 µm.

Neuromuskuläre Mechanismen

Kontraktionsformen der Kaumuskulatur

Eine spezielle Eigenart der Kaumuskulatur besteht darin, daß eine Kontraktion an völlig festsitzenden Skeletteilen erfolgen kann: beim *Zusammenschluß der Zähne.*

Bewegungen bei geöffnetem Kiefer unterscheiden sich grundsätzlich von der Muskelaktivität in der *Okklusion.*

Die physiologischen Kontraktionsformen dieser Bewegungszustände sind (Abb. 1.**53**):
- isometrische Kontraktion: Spannungsänderung bei gleichbleibender Muskellänge,

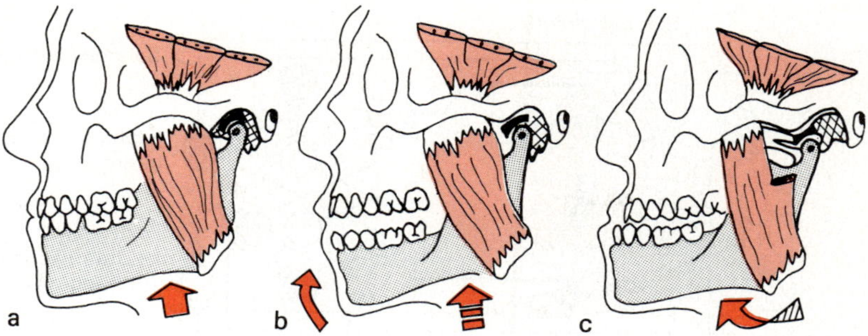

Abb. 1.**53** Kontraktionsformen der Kaumuskulatur. **a** Isometrische Kontraktion der Adduktoren – M. temporalis, M. masseter und M. pterygoideus internus mit Spannungsanstieg bei gleicher Länge,
b isotonische Kontraktion: Verkürzung unter gleicher Spannung,
c auxotonische Kontraktion bei Verkleinerung des Bolus: Muskelverkürzung unter Zunahme der Spannung

- isotonische Kontraktion: Längenänderung unter gleichbleibender Muskelspannung.

Isometrische Kontraktionen sind im ganzen Bewegungsapparat nur im Kausystem in dieser reinen Form möglich.

Kieferbewegungen ohne Zahnkontakt beruhen immer auf isotonischen Muskelkontraktionen. Zahnkontakte nach dem ersten *Okklusionsstoß*, z. B. beim Schlucken, Kontrollkontakte oder Stützkontakte beim Sprechen sind isometrische Kontraktionsformen der Schließer. Im koordinierten Bewegungsapparat verschiedener Einzelmuskeln und Muskelabschnitte können zur gleichen Zeit isometrische und isotonische Kontraktionen auftreten.

In biologischen Systemen gibt es im allgemeinen immer weiche Übergänge. Im zahnlosen Kiefer ist die Abgrenzung isotonisch-isometrisch nicht durchführbar. Die Kaumuskeln zeigen im vollbezahnten Kiefer in der isometrischen Kontraktion nach Schlußbiß die stärkste Aktivität: Offensichtlich sind während der Aktionszeit mit vertikal gerichteter Kraftkomponente viele Motoneuronen in Aktion.

Wechselwirkung verschiedener Rezeptoren

Die Propriorezeptoren des Desmodonts verhalten sich schaltungstechnisch ähnlich wie die Sehnenrezeptoren. Ob sie allerdings unter Zahnkontakt hinsichtlich der Geschwindigkeit der Reizübermittlung den Muskelspindeln nachgeschaltet sind, ist noch nicht erwiesen.

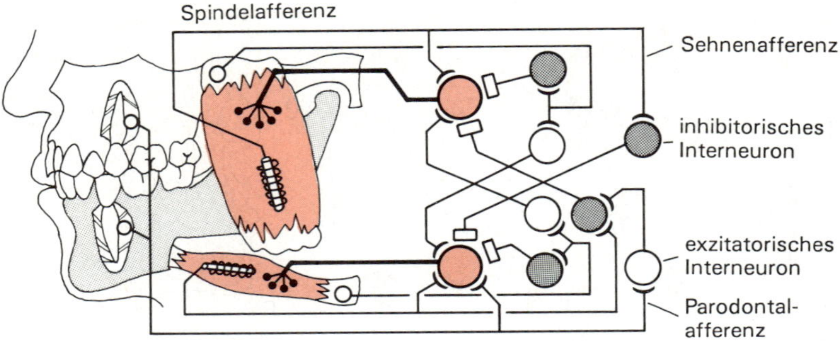

Abb. 1.**54** Modell der Regulation der Kaukraft über Propriorezeptoren, Sehnenrezeptoren und Muskelspindeln. Reziproke Innervation der Addukatoren und Abduktoren

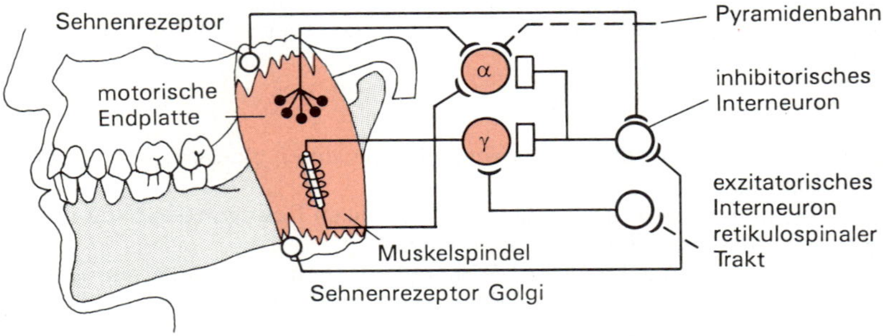

Abb. 1.**55** Regulation des Reflextonus der Kaumuskulatur. Aktivierung der efferenten γ-Impulse durch periphere Reize ergibt eine erhöhte α-Motorik

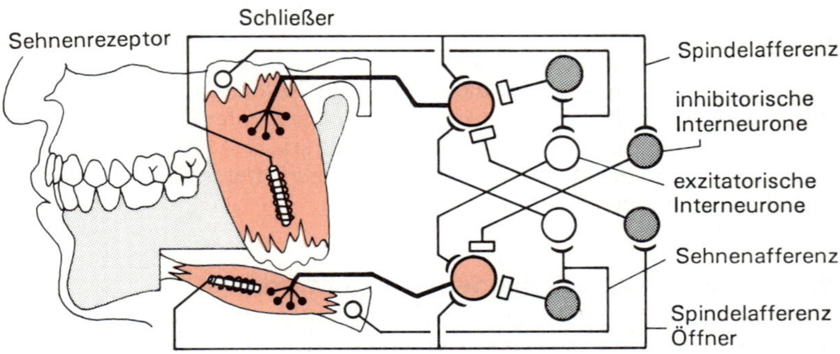

Abb. 1.**56** Reflextonusmodell der reziproken Innervation der Adduktoren und Abduktoren am Beispiel der M. masseter und M. biventer pars ant

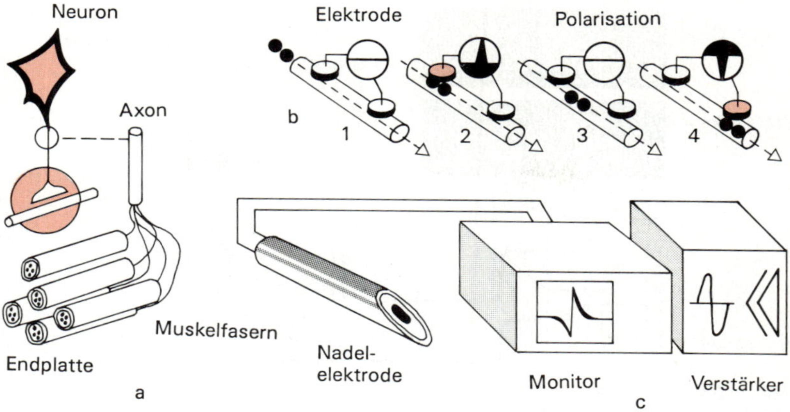

Abb. 1.**57** Elektromyographie. **a** Motorische Einheit, **b** bipolare Ableitung: 1 inaktive Faser, 2 interpolare Differenz, 3 Erregungsablauf, 4 Nulldurchgang; **c** konzentrische Nadelelektrode mit Differentialverstärker (Eingangsimpedanz 100–200 MΩ Frequenzbereich 2 Hz bis 10 kHz)

Während der Öffnungsphase sind die Druckrezeptoren im Desmodont nicht in Tätigkeit. Ob sie aber eine dauernde, niederfrequente Information analog *kein Kontakt* senden, ist noch nicht bekannt. Nach Zahnkontakt steigt der Desmodontaldruck bzw. die Beanspruchung des kollagenen Bandapparates proportional der Kaukraft immer weiter an, während die Muskelspindeln um den Betrag der axialen Zahnbeweglichkeit verkürzt werden.

Für die Kaukraftregulation haben die Propriorezeptoren des Desmodonts unter Zahn- bzw. Speisekontakt eine wichtige Funktion. Eine optimale Verkürzung der Muskelspindeln ist nur bei *Leerpressen* unter direktem Zahnkontakt möglich. Beim eigentlichen Kauvorgang berühren sich die Zähne aber nur selten, so daß die *Muskelspindeln* zur *Bewegungsregulation* ständig in Tätigkeit sind (Abb. 1.**54**–1.**56**).

Im Schlußbiß dagegen vermögen die Spindeln keine Dehnung mehr zu signalisieren, d. h., beim Zähnepressen zeigen die Muskelspindeln keine erhöhte Frequenz.

Das Pressen wird deswegen häufig als angenehm empfunden.

Sobald nun eine erhöhte Erregung der α-Motoneuronen ausgelöst wird, vermögen im Schlußbiß nur die Propriorezeptoren der Wurzelhaut und die nachgeschalteten Sehnenrezeptoren die Kaukraft bzw. Muskelaktivität über hemmende Synapsen an den α-Motoneuronen und erregende Synapsen an den Antagonisten-Motoneuronen zu reduzieren.

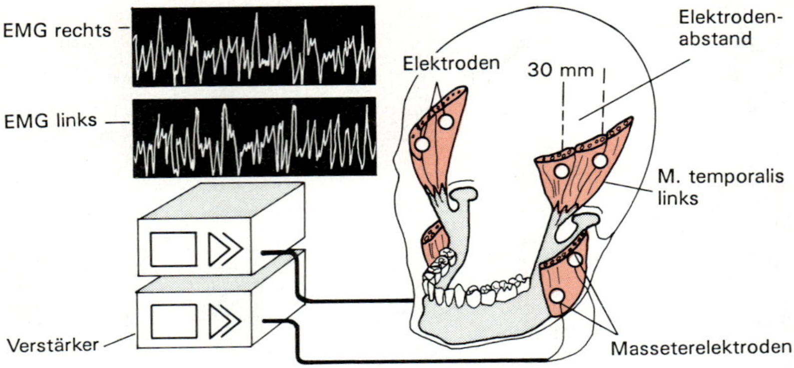

Abb. 1.**58** Myobalance. Monitor zur Diagnose einer ausgeglichenen Muskelfunktion: Ableitung der Aktionspotentiale durch Auflageelektroden. Bilaterale Balance: symmetrische Myogramme in Form vergleichbarer Interferenzmuster bei Willkürmotorik

Damit aber ist die Hemmung der α-Aktivität oder Hyperaktivität während des *Bruxismus* in der Schlußokklusion allein von der Reizschwelle der desmodontalen Propriorezeptoren und nachgeschalteten Sehnenrezeptoren abhängig.

Kontralaterale Muskelaktivität

Alle Kaumuskeln sind paarig auf der rechten und linken Kieferseite angeordnet. Zwischen den analogen Kaumuskeln beider Kieferseiten besteht eine direkte propriozeptive Beziehung. Diese wird durch Interneurone im supratrigeminalen Nucleus, einer speziellen Zellgruppe des sensorischen Trigeminuskernes, hergestellt. Nach Eccles haben die Neurone dieses Kernes ähnliche Funktion wie die spinalen Interneurone. So wird während einer Kaubewegung die spontane Aktivität eines Masseters durch Dehnung des kontralateralen Masseters gehemmt.

Aktionspotentiale der Kaumuskulatur

Jede Erregung beruht auf einer *Potentialdifferenz* zwischen dem Zellinnern und der extrazellulären Umgebung; diese Erregung läuft mit der *Reizleitungsgeschwindigkeit* längs der Erregungsrichtung ab. Auf der Oberfläche eines Kaumuskels kann die Erregung mittels Auflageelektroden gemessen und auf dem Schirm eines *Kathodenstrahloszillographen* sichtbar gemacht werden (Abb. 1:**57**).

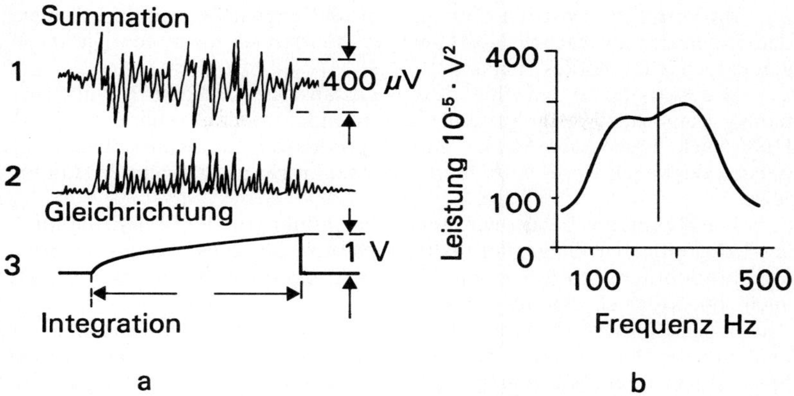

Abb. 1.**59** **a** Rechnermethoden zur Auswertung eines Elektromyogramms: 1 Summenaktionspotential, 2 Gleichrichtung, 3 Integration über der Zeit.
b Leistungs-Frequenzdiagramm eines Aktionspotentials

Im Prinzip wird die *Potentialdifferenz* zwischen den beiden Kontakten einer paarigen Auflageelektrode gemessen: an der unerregten Faser ist sie Null, die Erregung erreicht zuerst eine Kontaktelektrode, durchläuft die Zwischenstrecke, um dann die zweite Kontaktelektrode zu erreichen.

Aus der Summe beider *monophasischer Aktionspotentiale* unter den beiden Elektroden entsteht der *biphasische Aktionsstrom.* Das Elektromyogramm zeigt schnelle Primärausschläge nach oben, die gefolgt sind von kleineren Ausschlägen nach unten (Abb. 1.**58**).

Bei der Anwendung von Oberflächenelektroden auf der Haut über den Muskelabschnitten wird das Aktionspotential unter der Auflagefläche über eine Elektrode als *extrazelluläre Ableitung* registriert.

Durch das EMG läßt sich grundsätzlich die *Aktivität motorischer Einheiten* registrieren. Die Aktionspotentiale sind eine Folge fortlaufend registrierter Einzelimpulse. Bei sehr geringem Innervationsaufwand entladen sich nur eine oder sehr wenige motorische Einheiten. Die Kaumuskulatur befindet sich in einer Art Ruhelage, der Unterkiefer schwebt mit einem ziemlich konstanten Abstand der Zähne, dem sog. Interokklusalabstand.

Die Ruheschwebelage ist nach Göpfert eine reproduzierbare Kieferposition bei Restinnervation des neuromuskulären Systems (vgl. 2.**14**).

Gleiche Amplituden stammen von einer motorischen Einheit, verschiedene Amplituden (Impulshöhen) sind Ausdruck für die Summation mehrerer motorischer Einheiten, deren Impulsfolgen jetzt einander überlagert sind. Aktivitätszunahme im Muskel zeigt nicht allein eine Erhöhung der Erregungsfrequenz, sondern eine zunehmende *Rekrutierung* weiterer *motorischer Einheiten* (vgl. Abb. 1.**59**).

Im Vergleich zwischen Dysgnathien und eugnath bezahnten Probanden finden sich im Wachzustand keine veränderten Aktionspotentiale, dagegen jedoch während des Schlafes.

Die Aktivität der einzelnen Kaumuskelabschnitte ist natürlich auch abhängig vom Innervationszustand angrenzender Muskelsysteme wie z. B. Hals, Nacken und Oberkörper. Zur Reproduktion der Ruheschwebelage müssen deswegen Kopf- und Oberkörper senkrecht in entspannter Haltung sein.

Die Ruheschwebelage wird ferner beeinflußt von der oralen, habituellen Tätigkeit, der Bißlage, der Okklusionsform, dem Zustand des marginalen Parodontiums sowie von psychischen Affektionen und möglicherweise auch von stoffwechselbedingten Faktoren.

Von besonderer klinischer Bedeutung ist das Myomonitoring, d. h. die fortlaufende Beobachtung der Aktionspotentiale der Kaumuskulatur bei Myoarthropathien. Muskelhyperaktivität und Koordinationsstörungen können ebenso analysiert werden wie die Balance zwischen den rechts- und linksseitig angeordneten Kaumuskelgruppen.

Regeltechnische Betrachtung des Kausystems

Der Regelkreis

Feinstrukturelle Mechanismen lebender Systeme können während ihrer Funktion nicht eingesehen werden.

Die wichtigsten funktionellen Glieder eines *biologischen Funktionskreises* lassen sich aber durch analoge technische Baugruppen nachbilden.

Ein elektromechanisches Kaumodell (Kaubewegungssimulatur) bewegt, geregelt über elektronische Schaltungen, Kiefermodelle in gleicher zeitlicher und räumlicher Folge wie ein Patient seinen Unterkiefer.

Ergebnisse regeltechnischer Analogiebetrachtungen sind:

- Der elektronische Schaltplan erlaubt Rückschlüsse auf den neuromuskulären Schaltplan des Kausystems.
- Das *Innervationsprogramm* typischer Unterkieferbewegungen kann rekonstruiert werden.
- Funktionsstörungen können simuliert und ihr Einfluß auf die Funktionsbereiche des ganzen Systems untersucht werden.
- Kaubewegungssimulatoren ermöglichen
  a) *dynamische Funktionsdiagnostik*
  b) Untersuchungen über die Okklusion und
  c) Kauflächenrekonstruktion, orientiert an funktionellen Vorgängen.

Eine *Regelvorrichtung* hat die Aufgabe, eine physiologische Größe – Kraft, Temperatur, Stromstärke, Impulsfrequenz – konstant zu halten oder nach einem vorgegebenen Programm zu ändern. Das Prinzip besteht darin,

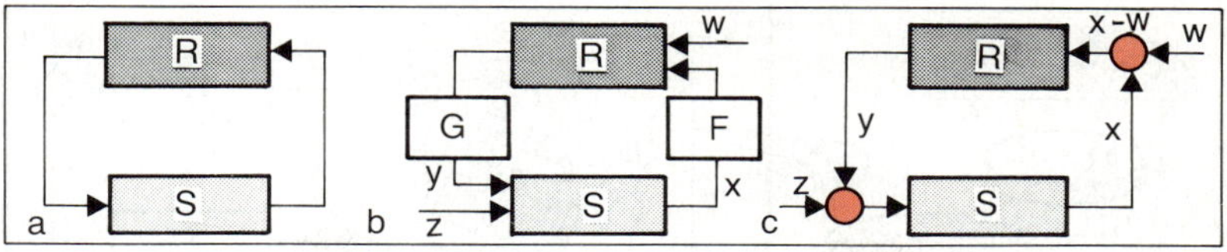

Abb. 1.**60** Regeltechnische Blockschaltbilder. **a** Einfacher Regelkreis mit Regelstrecke S und einem Regler R.
b Erweiterter Regelkreis; die in der Regelstrecke S durch den Fühler F gemessene Regelgröße x wird am Reglereingang mit einem Sollwert w verglichen, Abweichungen der Regelgröße x vom Sollwert w verursachen ein analoges „Öffnen" oder „Schließen" im Stellglied G, dessen Stellgröße y dadurch immer der Störgröße Z entgegenwirkt.
c Normierte Darstellungsweise des Regelkreises in der Regeltechnik

die zu regelnde Größe, die sog. *Regelgröße,* zu messen und mit einem *vorgegebenen Sollwert* zu vergleichen. Auf jede Differenz zwischen Ist- und Sollwert reagiert der Regler, indem er ein *Stellglied* so verändert, daß eine *Stellgröße* dem störenden Einfluß entgegenwirkt. Stimmt schließlich der gemessene Wert – *Istwert* – mit dem vorgegebenen, dem Sollwert, überein, so ist der gewünschte Zustand erreicht, der Regler schaltet seine Tätigkeit ab.

Jeder Regelkreis besteht aus der *Regelstrecke S,* dem Abschnitt, in dem eine Größe geregelt wird, und dem eigentlichen *Regler R.* Eine auf die Regelstrecke einwirkende Störung, *Störgröße z,* verfälscht die zu regelnde Größe positiv oder negativ. Ein *Fühler F* mißt die durch z abgeänderte Größe x als *Istwert,* der dann am Reglereingang mit der *Führungsgröße w* (Sollwert) verglichen wird (Abb. 1.**60**).

x-w, die sog. *Regelabweichung,* gibt an, wie stark und in welcher Richtung die Regelgröße vom Sollwert abweicht. Der *Regler* R bestätigt ein *Stellglied* G (z. B. Ventil, Schalter, Muskel) so weit und so lange, bis die *Stellgröße y* in der Regelstrecke S die *Störgröße z* ausgeschaltet hat.

Der Vorgang wiederholt sich ständig: Das Prinzip der *selbständigen Regelung* ist gegeben. In der Regeltechnik wendet man eine genormte Darstellungsweise an.

Der Regler, die zentrale Schaltstelle, sendet ein efferentes Signal, das der Störgröße entgegengerichtet ist, zu den motorischen Endplatten der Muskelfasern, die im regeltechnischen Sinne als Stellglieder wirken (Abb. 1.**61**).

Die komplexe Wirkungsweise der verschiedenen Strukturteile des Kausystems verlangt, daß mehrere zu regelnde Größen gleichzeitig den Erfordernissen entsprechend geführt oder konstant gehalten werden müssen. Es ist zu erwarten, daß die verschiedenen Regelkreise nicht unabhängig voneinander wirken können. Die einzelnen Regelkreise beeinflussen sich

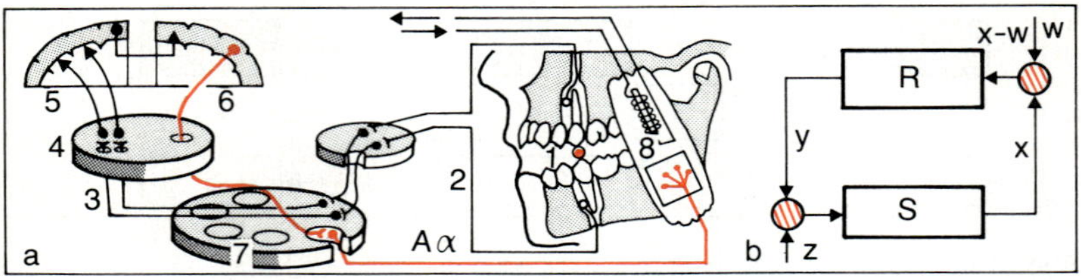

Abb. 1.**61** **a** Wirkungsweise eines neuronalen Schaltkreises am Beispiel der Festwertregelung der Kaukraft. 1 Empfindlicher Tastbolus, 2 taktiler Impuls aus den Propriorezeptoren, 3 Tractus nucleothalamicus, 4 Thalamus, 5 sensorischer Kortex, 6 Tractus corticobulbaris, 7 Motoneuron, 8 motorische Endplatte.
b Regeltechnische Darstellung des gleichen Schaltkreises

gegenseitig, sie sind über *Koppelungsglieder,* Teile des Kausystems, miteinander verbunden. Das Kausystem kann als *Mehrfachregelsystem* dargestellt werden, das aus einer Vielzahl miteinander vermaschter Regelkreise besteht (Abb. 1.**63**).

Während der Kaufunktion kann die gleichzeitige Tätigkeit von fünf wichtigen Regelmechanismen betrachtet werden, deren Eingangswerte x und Ausgangsgrößen y sich gegenseitig beeinflussen:

1. Okklusales *Einpendeln* eines Speisebolus zwischen die Zahnreihen durch eine optimale Lagehaltung des Unterkiefers.
2. Einregeln der Kaukraft auf den zur Verkleinerung erforderlichen ökonomischen Betrag.
3. Abstützung und Einschieben des Bolus durch Wangen- und Zungenmuskulatur.
4. *Kontrollregulation* der Kaubewegungen.
5. Einleitung des Schluckens.

Regelung der Kaumuskeltätigkeit und der Bereichseinstellung der Muskelspindeln durch die γ-Motoneuronen

Sinnesorgane zur Regelung der Kieferhaltung und des geordneten Kauablaufes sind die Muskelspindeln. Sie sind Fühler *neuromuskulärer Regelkreise* des Kausystems. Die Aktivität der Spindeln hängt ab von der Intensität der efferenten Reizfolge der γ-Motoneurone. Diese aber stehen in Relation zur Länge eines Muskels. Kontraktionszustand der intrafusalen Fasern und Empfindlichkeit der sensiblen Endigungen werden über Regelkreise eingestellt.

Die zentrale Kontrolle der α-Aktivität ist ziemlich unabhängig von der afferenten Rückmeldung. Die zentrale Kontrolle der γ-Aktivität aber ist abhängig von den afferenten Signalen. Nach Blasius ist deswegen ein erhebli-

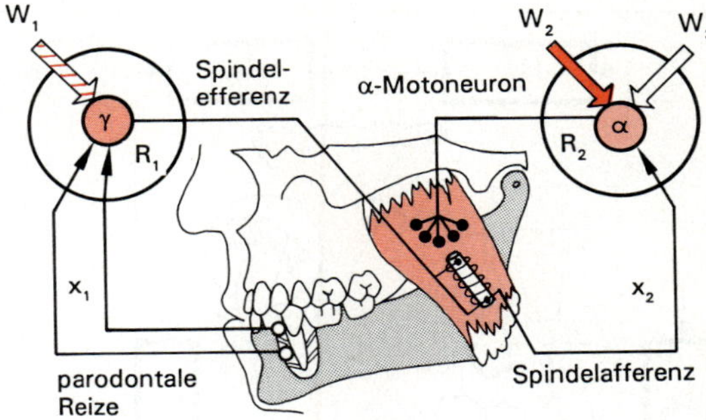

Abb. 1.**62** Didaktische Darstellung des γ-Systems im Kausystem mit Hilfe der Regeltechnik. R_1: Regler 1 zum Vergleich zwischen der in der Peripherie gemessenen Regelgröße x_1 mit der zentralen γ-Kontrolle W_1 und der als γ-Efferenz zu den Stellmotoren in der Spindel fließenden Stellgröße Y_1. R_2: Regler 2 mit der Spindelafferenz als Regelgröße x_2, den zentralen α-Kontrollen W_2 und W_3 als Führungsgrößen und der α-Efferenz als Stellgröße y_2

cher Teil der Muskelaktivität nicht auf dem direkten Weg der α-Motorik ausgelöst, sondern durch Aktivierung der efferenten γ-Impulse. Diese lösen über die Muskelspindeln einen erhöhten afferenten Reizstrom in die α-Motoneuronen aus, die ihrerseits aktiviert werden: der Muskel kontrahiert sich (Abb. 1.**62**).

Die Beeinflussung der Muskelaktivität über das γ-System wirkt über eine Reglervorrichtung: Regelgröße ist die Muskellänge, bzw. der Spannungszustand. Abweichungen von der vorgegebenen Länge werden über den monosynaptischen Dehnungsreflex kompensiert.

Eine Sollwertverstellung, wobei der Muskel vom zentralen Regler aus länger oder kürzer werden soll, erfolgt über die γ-Efferenz:

- Erhöhte γ-Efferenz, Erhöhung der Spindelafferenz, Auslösung des Dehnungsreflexes mit Kontraktion, bis der Sollwert wieder erreicht ist.
- Abnahme γ-Efferenz, Verminderung der Spindelafferenz, Nachlassen der Kontraktionen, Verlängerung des Muskels bis zum neuen Sollwert.

Funktionelle Anpassung als Regelvorgang

Die Funktion erhält die Form des Kausystems auf dem Wege eines *biologischen Regelvorganges.* Während der Leerbelastung können einzelne Zähne einer physiologischen Okklusion nicht mehr, andere auch nicht weniger belastet werden, da alle Zähne gleichzeitig und gleichmäßig in Kontakt treten. Aber beim Kauvorgang dürfen unregelmäßige Belastungen innerhalb der Zahnreihe erwartet werden, wenn man berücksichtigt, daß ein Zahn nach ei-

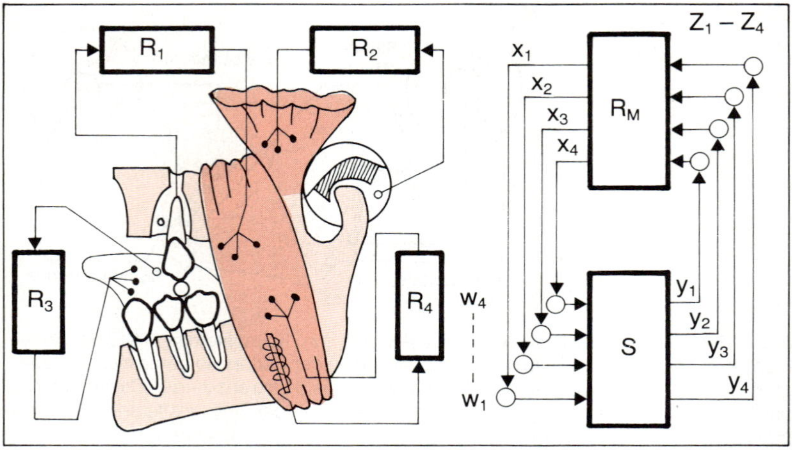

Abb. 1.**63** Kybernetisches Modell des Kausystems als Mehrfachregelkreis. Zahlreiche Regelkreise, gebildet durch die verschiedenen Muskeln und ihre unterschiedlichen Partien und deren motorischen Einheiten (vereinfacht dargestellt durch nur vier Kreise R_1-R_4) werden durch den zentralen Mehrfachregler (R_M) koordiniert. S zentrale Regelstrecke

nem einzigen Belastungsstoß erst in ca. 2 Min. seine Ruhelage im Desmodont erreicht hat.

Elektronische Zahnbeweglichkeitsmessungen während des Kauens hartzäher Speisen zeigten, daß alle Zähne schon 4 Min. nach der Kauserie auf 0,1 µm genau ihre Ruhelage – pulsierend – wieder eingenommen hatten. Der Mechanismus des normalen Parodonts in *physiologischer Okklusion* ermöglicht die Konstanthaltung eines gemeinsamen Kauflächenniveaus. Als Hypothese kann angenommen werden, daß die trophische Funktion, d. h. die Summe aller während einer Kauperiode auf ein Antagonistenpaar einwirkender funktioneller, überschwelliger Reize, über einen längeren Zeitraum für alle Parodontien annähernd gleich sein muß.

Kaukraft

Kaukraft ist die Bezeichnung für die zwischen den Kauflächen der Oberkiefer- und Unterkieferzähne meßbare, muskuläre Kraft. Sie ist in der Tab. 1.**3** übersichtlich dargestellt; die Tab. 1.**4** vermittelt eine Übersicht über die Muskelkraft und Arbeit der einzelnen Kaumuskeln. Die tatsächlichen funktionellen Kräfte unter okklusalem Kontakt sind unverhältnismäßig kleiner als

Tabelle 1.**3** Mittelwerte vergleichbarer Kaukraftmessungen der Literatur

	Mittlere max. Kaukraft			
Antagonistenpaar	244,5 N	(24,9 kp)	±	31 N (3,2 kp)
Brücken	221,4 N	(22,6 kp)	±	25 N (2,6 kp)
Schienen	735,0 N	(75,0 kp)		
Okklusionsfeld	490,0 N	(50,0 kp)		

Tabelle 1.**4** Muskelkraft und Arbeit der einzelnen Kaumuskeln nach Schumacher

	A		B	
	Kraft in N	(kp)	Arbeit in Nm	(mkp)
Masseter	284	(29)	3,98	(0,406)
Temporalis	353	(36)	6,71	(0,684)
Pteryg.med.	177	(18)	1,41	(0,144)
Pteryg.lat.	167	(17)	1,67	(0,17)
Summe	981	(100)	13,77	(1,404)

Tab. 1.**5** Übersicht über die maximalen Kaukraftwerte aus Ergebnisveröffentlichungen der Literatur, die mit reproduzierbaren Verfahren der Meßtechnik gewonnen wurden. Schraffierte Kreise: Schleimhaut-Druckmessungen. Schwarze Kreise: Messung intraokklusal. Weiße Kreise: Messung interokklusal und in Zahnersatzkonstruktionen

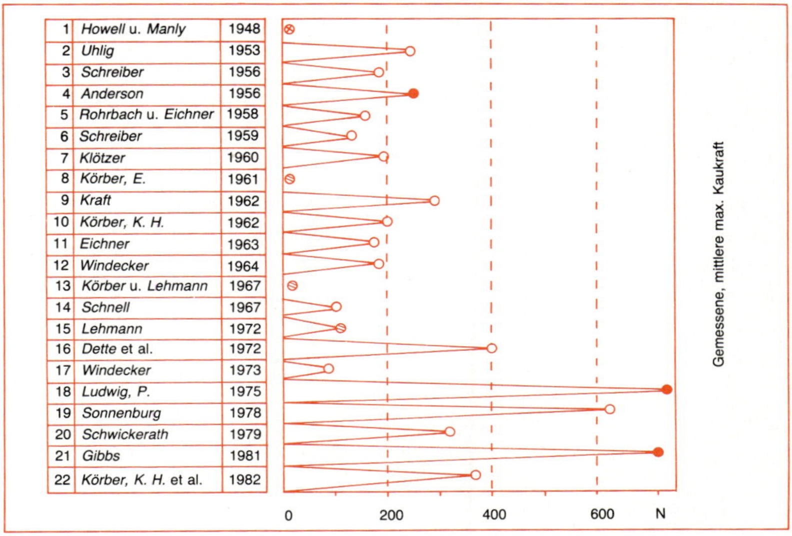

die im Bereich der parodontalen Schmerzgrenze gemessenen, maximalen Kaukräfte. Ihre durchschnittlichen Werte liegen bei 15, 20 N.

Die größten Kaukraftwerte während der normalen, unbewußten Kaufunktion treten nicht bei der Speiseaufbereitung auf, sondern während der Leerkontakte der Schluckabstützung und während der Lagekontrollkontakte. Die Kaukraftamplituden des eigentlichen Kauvorganges überschreiten die 20-N-Grenze (2 kp) nur selten (Eichner 1963, E. Körber 1961 und K. M. Lehmann 1972). Maximale Kaukraftwerte erhält man erst bei bewußt ausgelöstem Pressen.

Die maximale Kaukraft ist die Belastungsgrundlage für die optimale Dimensionierung von Zahnersatzkonstruktionen. Als Richtmaß dient die mittlere maximale Kaukraft mit 250 N. Um die Bruchlastsicherheit zu erhöhen wird ein Sicherheitsbetrag von 200 N beigemessen. Die zur Berechnung der mittleren max. Kaukraft herangezogenen Mittelwerte aus Einzelmessungen sind in der Tab. 1.**5** nach Autoren und Jahreszahlen aufgeführt.

2 Gnathologie

Bewegungslehre

Kinematik der Kieferbewegungen

Die drei Führungsgrößen im Kausystem

Das *Zusammenspiel* aller Teilgewebe des Kausystems wird deutlich beim Versuch, ein einzelnes Teil, z. B. die *Okklusion* der Zahnkronen, isoliert zu betrachten, da alle Bewegungen des Unterkiefers stets durch drei Führungsgrößen bestimmt werden (Abb. 2.**1**):

1. *Okklusion* bzw. Zahnführung. Sie führt eine Kieferbewegung, deren räumlicher Verlauf durch die Anordnung okkludierender Zahnoberflächen vorgegeben ist.
2. *Kiefergelenke* bzw. Bänderführung. Vorwiegend die freie Eigenbewegung läuft in Bahnen, die von den Kiefergelenken und den Bändern im Gelenkbereich begrenzt wird.
3. *Kaumuskulatur bzw. Muskelführung.* Die Kaumuskulatur ist die aktive Führungsgröße, da sie den zeitlich-räumlichen Verlauf aller Kieferbewegungen bestimmt.

Außerhalb der Okklusionsbahnen werden die freien Eigenbewegungen des Unterkiefers von der Muskulatur selbst geführt. Alle aktiven motorischen Einheiten werden einheitlich so geregelt, daß für den Unterkiefer eine einzige Kraft- bzw. Bewegungseinrichtung resultiert; sie ist das Ergebnis einer *neuromuskulären Koordination.* Das neuromuskuläre System vermag jeder Unterkieferbewegung eine Art Schienungseffekt für bestimmte Bewegungsbahnen zu geben.

Gelenkführung

Wie jede Bewegung eines anatomischen Skeletteiles ist die *Unterkieferbewegung* primär abhängig von der Art des Gelenkes. Die Kiefergelenke zeigen zwei verschiedene Arten von Bewegungscharakteristik:

1. *Rotation* bzw. Scharnierbewegung,
2. *Translation* bzw. Gleitbewegung.

Häufigste Bewegungsform ist die Kombination, d. h., *Rotation* bei gleichzeitiger *Translation* (Abb. 2.**2**).

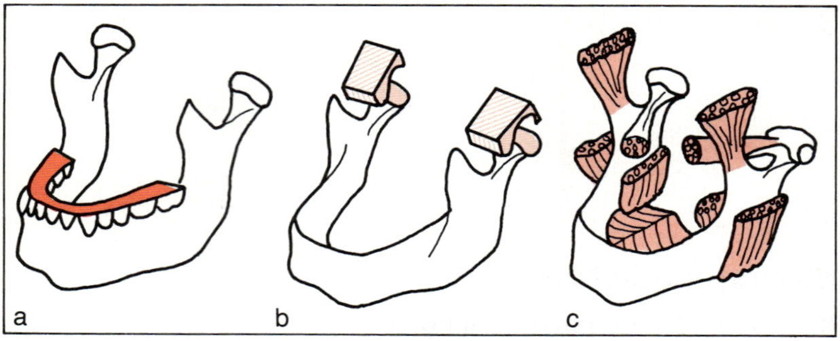

Abb. 2.**1** Isolierte Betrachtung der drei Führungsgrößen.
a Okklusale Führungsbahn für Unterkieferbewegungen unter Zahnkontakt.
b Gelenkführung und Bewegungsbegrenzung.
c Motorische Führung und Bestimmung der Bewegungsrichtung durch die Kaumuskulatur

Im Gegensatz zu allen anderen Skeletteilen des menschlichen Bewegungsapparates bewegt sich der Unterkiefer in zwei Gelenken gleichzeitig. Die *Gelenkachsen* sind über den Unterkieferkörper miteinander starr verbunden. Bewegung in nur einem Gelenk ist niemals möglich – ausgenommen bei Kieferfrakturen.

Prinzipiell sind die Kiefergelenke nicht mit einem starren Gelenkmechanismus zu vergleichen, da die Gewebe zwischen *Kondylus* und *Gelenkpfanne* mechanische Eigenschaften lebender Gewebe besitzen: Eigenbeweglichkeit und Kompressibilität.

Achsentheorie

Führt ein Unterkiefer reine Scharnierbewegungen aus, so liegt in jedem Kondylus ein *Rotationszentrum,* d. h., ein Punkt ständiger Ruhe, um den sich alle Massepunkte des Unterkiefers drehen.

Das rechte und das linke *Rotationszentrum* kann man sich durch eine Achse verbunden denken: die *funktionelle Gelenkachse* bzw. Scharnierachse. In der Praxis projiziert man das *Rotationszentrum* über jedem Kondylus auf die äußere Haut und verbindet beide Punkte durch einen Bügel genau so, wie die Natur die echten *Rotationszentren* durch den Unterkieferkörper miteinander verbindet (vgl. Abb. 2.**79**).

Der Unterkiefer bewegt sich im Raum um drei Achsen:

Rotation des Unterkiefers um die Scharnierachse

Eine Rotation des Unterkiefers findet um die beschriebene Gelenkachse bzw. *Scharnierachse* statt. Reine Scharnierbewegungen des Unterkiefers können ausgeführt werden um diese Rotationsachse, sobald die Vorschub-

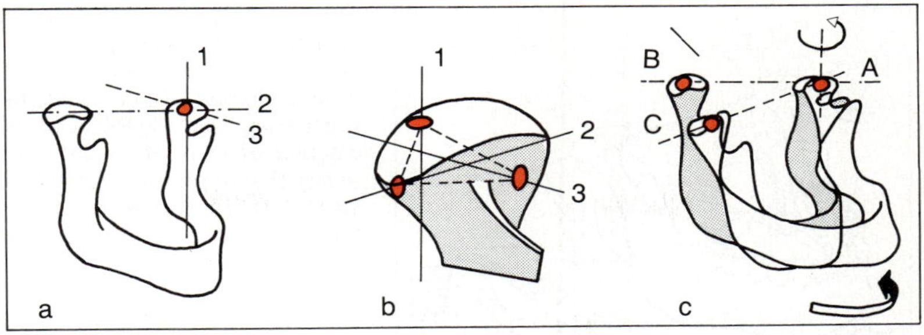

Abb. 2.**2** **a** Vertikale (1), horizontale (2) und sagittale (3) Gelenkachse treffen sich im Kondylus.
b Die drei funktionellen Gelenkachsen besitzen nicht immer einen gemeinsamen Schnittpunkt.
c Während der Lateralbewegung führt ein Kondylus Rotations- (A), sein Partner aber Translationsbewegung von B nach C aus

kräfte des M. pterygoideus lateralis, die von Anfang an Bestandteil der physiologischen Öffnungsbewegung sind, durch Handdruck auf die Kinnspitze kompensiert werden: im Bereich einer Öffnungsweite von 10 mm.

Bedingungen für reine Scharnierbewegungen sind:
- Kondylen in *Retroposition,*
- kleiner Öffnungswinkel,
- manueller Gegendruck.

Rotation um die Vertikalachse eines Kondylus

Eine Rotation dieser Art findet sich bei jeder Seitwärtsbewegung oder beim Seitbiß. Die Vertikalachse eines Kondylus ist die Achse der *dynamischen Okklusion;* ihr Rotationszentrum kann klinisch nicht bestimmt werden.

Zu unterscheiden sind:
- *Rotationskondylus* auf der Dreh- oder Aktivseite.
- *Translationskondylus* auf der Translations- oder Balanceseite.

Bei sehr starker Seitwärtsbewegung macht der Translationskondylus die insgesamt mögliche, abwärtsgerichtete Gleitbewegung durch.

Rotation um die Sagittalachse eines Kondylus

Reine Sagittalrotation ist nur in einem relativ kleinen Bewegungsbereich im Toleranzbereich des Kiefergelenkes möglich. Die sagittale Rotationsachse hat keine direkte klinische Bedeutung. Man nimmt an, daß unilaterale bzw. asymmetrische Okklusionsstörungen, z. B. bei Prothesen, zu einer sagittalen Rotationsposition auf der ungestörten Seite führen.

Ein gleicher Vorgang ist denkbar bei verschiedener Eindrückbarkeit. Nachgiebigkeit, Resilienz der Kieferkämme auf einer Seite.

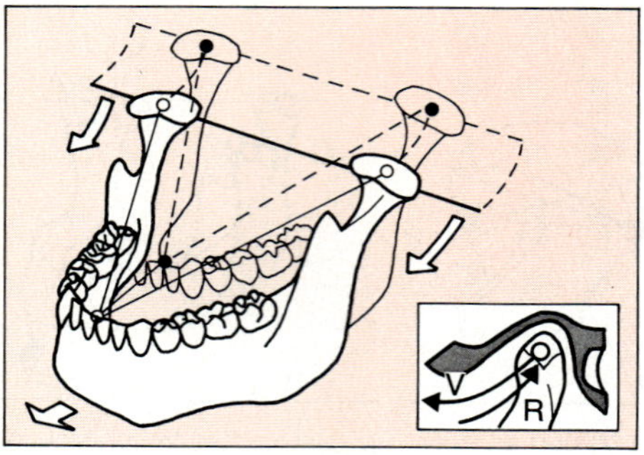

Abb. 2.**3** Vereinfachte Darstellung der Protrusionsbewegung des Unterkiefers entlang der Gelenkbahnführung. Die vergrößerte Darstellung zeigt: die Rücklaufbewegung erfolgt nicht auf der Protrusionsbahn, sondern dorsal von ihr. R Rücklaufbahn, V Vorschubbahn

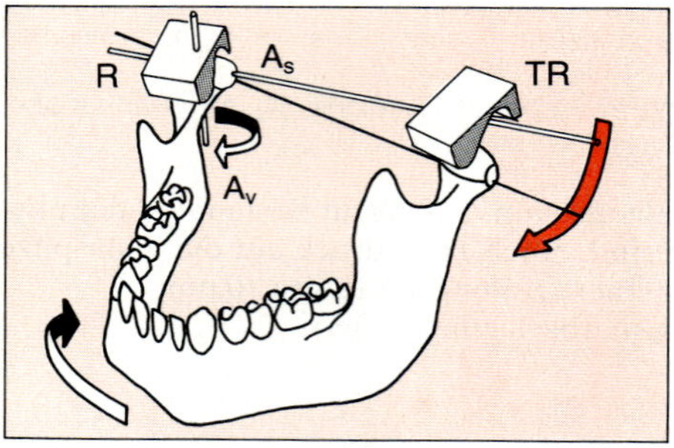

Abb. 2.**4** Vereinfachte Darstellung der Laterotrusionsbewegung nach rechts mit Rotationskondylus auf der Aktionsseite. R dreht sich um eine vertikale Achse A_v und der Translationskondylus TR folgt der Bewegung, indem sich der Kondylenpol in der sagittalen Gelenkbahn A_s vorwärts-abwärts bewegt

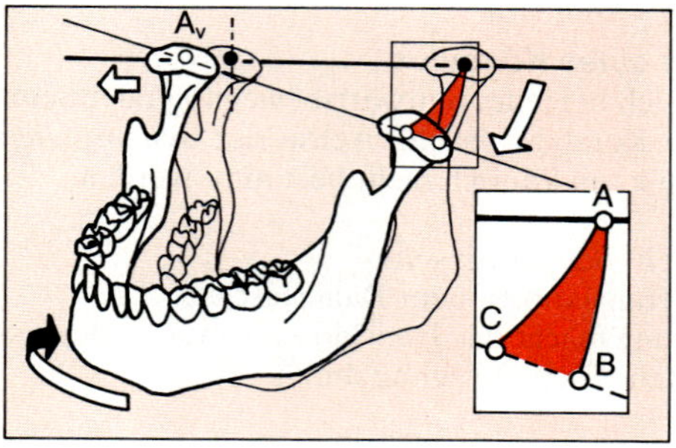

Abb. 2.**5** Rekonstruktion der Bennett-Bewegung am Translationskondylus der Balanceseite: A–B Drehbewegungsbahn bei angenommener, stationärer Rotation des Kondylus der Arbeitsseite um die Vertikalachse (A_v). A–C Tatsächliche Bahn bei gleichzeitiger Seitwärtsverlagerung

Das gemeinsame Rotationszentrum

Unter einem *gemeinsamen Rotationszentrum* versteht sich der Schnittpunkt aller drei Achsen in einem Kondylus, wie er als Idealfall oder zur vereinfachten kinematischen Darstellung angenommen wird. Tatsächlich aber können die Rotationsachsen durch den Kondylus laufen, ohne sich zu schneiden. Der zwischen den einzelnen Achsen unterschiedliche Abstand ist im allgemeinen sehr klein und wird daher vernachlässigt.

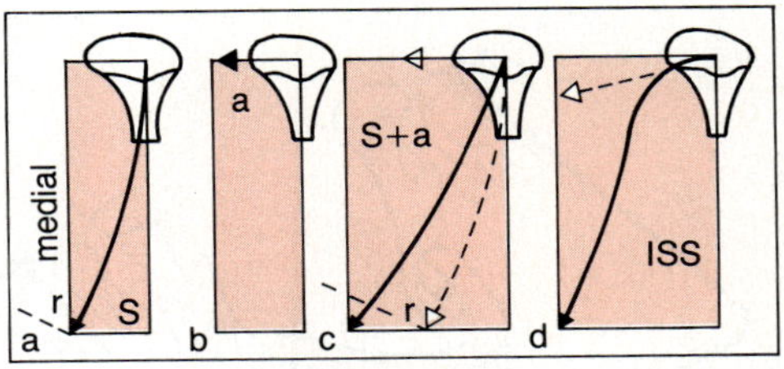

Abb. 2.**6** Bewegungsbahnen des Translationskondylus der Mediotrusions- bzw. Balanceseite.
a Reine Drehbahn mit dem Interkondylarabstand als Achse bei stehendem Rotationskondylus,
b reine Lateralvorlagerung innerhalb der Achse,
c tatsächliche, zusammengesetzte Bewegung,
d tatsächliche, unlineare Verlaufsform durch zeitlich primär einsetzende Lateralverlagerung (immediate side shifting) [ISS]. r Radius, S seitliche Verlagerung, a Transversalverschiebung.

Bennett-Bewegung

Simultanaktivität des M. pterygoideus lateralis rechts und links hat die Propulsionsbewegung, den Vorschub des ganzen Kiefers ohne Seitenabweichung zum Ergebnis (Abb. 2.**3**). Beide Kondylen führen in den *Gelenkbahnen* vorwärts und abwärts gleitende Bewegungen aus. Einzelaktivität eines M. pterygoideus lateralis zieht nur einen Kondylus längs der abwärts gerichteten Gelenkbahn, und der Unterkiefer führt um die Vertikalachse des gegenüberliegenden Kondylus eine Seitwärtsbewegung aus (vgl. Abb. 2.**6**).

Während dieser Lateralbewegung unterscheiden sich die Kondylen durch die Bewegungsarten:

- *Aktivseite* bzw. Seite, nach der sich der Unterkiefer bewegt: Rotation mit Rotationskondylus.
- *Balanceseite:* Translation mit Translationskondylus.

Das vertikale Rotationszentrum des Translationskondylus A bewegt sich gegenüber der beidseitigen Translationsbewegung AB auf der Bahn AC nach der Gegenseite (Abb. 2.**4**).

Bennett registrierte eine Lateralbewegung des ganzen Kiefers nach der Aktivseite, d. h., zusätzlich zur reinen Rotation. Die Lateralbewegung wird Bennett-Bewegung und der Winkel ABC als Bennett-Winkel bezeichnet. Der Bennett-Winkel ist also zusammengesetzt aus einem Betrag, der sich aus der reinen Rotation ergibt, und einem Betrag durch echte Lateralbewegung des *Rotationskondylus* (Abb. 2.**5**).

Die Bennett-Bewegung verläuft gleichförmig, die Lateralverschiebung ist zu Beginn der Laterotrusion stärker als am Ende, ein Vorgang, der als Initialverlagerung (Immediatesideshift) bezeichnet wird (Abb. 2.**7**).

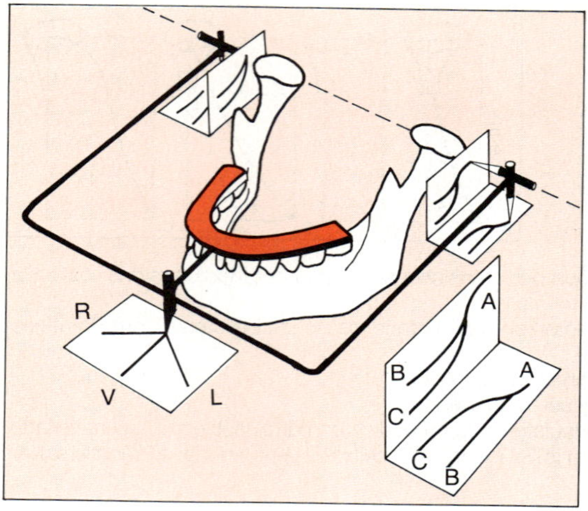

Abb. 2.**7** Extraorale Pfeilwinkelregistrierung nach Gysi mit Rechtslateralvorschub und Linkslateralbewegung, kombiniert mit zweidimensionaler Registrierung der Kondylenbewegung. Vergrößerung: A–B Protrusive, sagittale Kondylenbahn, A–C Mediotrusionsbahn. V Vorschub. Der Winkel R–L ist der Symphysenbahnwinkel

Grenzbewegungen des Unterkiefers

Unterkieferbewegungen werden begrenzt von der Gelenkbahn, dem Bandapparat (Ligamenta und Kapsel) der Gelenke und bei geschlossenem Kausystem durch die Okklusion. In den drei Ebenen des Schädels kinematisch aufgezeichnet ergeben die *Grenzbewegungen* charakteristische, reproduzierbare Bahnen (U. Posselt). Alle anderen Bewegungen des Unterkiefers, echte funktionelle Bewegungen im geregelten neuromuskulären Ablauf, Schlucken, Sprechen, Kontrollkontaktbewegungen, liegen in ihrer kinematischen Schleifenbahn innerhalb dieser *Grenzbewegungen.*

Grenzbewegungen des Unterkiefers in der Sagittalebene

Aus der Retrusionsposition (1) wandert der inzisale Meßpunkt cranial aufwärts nach (2), sobald die *zentrale Relation* eingenommen wird. Bis zu einer gewissen *Öffnungsweite* (3) führt der Kondylus reine *Scharnierbewegungen* aus, wenn er zurückgehalten wird. Weiteröffnen führt den Meßpunkt in die Position der Kantenstellung (4). Die *Grenzbewegung* läuft als Vorschubbewegung nach dem Punkte der weitesten Protrusionsstellung (5). Dieser wird auch erreicht, wenn der Meßpunkt unter *Schneidezahnführung* aus der zentrischen Okklusion (1) zunächst abwärts gleitet nach (4), um dann in der typischen Bahn nach (5) zu springen. Vom zentralen *Okklusionspunkt* (2) wird der Kiefer normal über (6) nach dem maximalen Öffnungspunkt (7) bewegt, bei normaler, willkürlicher Öffnung.

Die Abstände der einzelnen Grenzstationen sind in der Abb. 2.**8** u. 2.**9** aus Übersichtsgründen nicht genau maßstabgetreu zu den Zahnumrißlinien

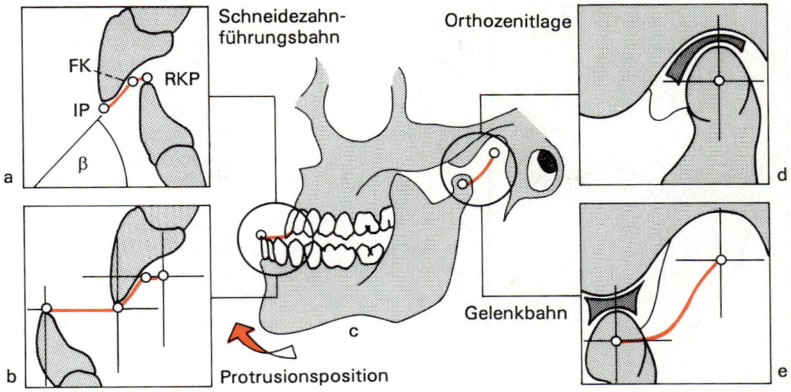

Abb. 2.**8** Artikulär-dentale Führungsbahnen. **a** Schneidezahnführungsbahn aus der retrudierten Kontaktposition (RKP) über den Frontzahnkontakt (FK) in die Inzisalposition (IP).
b Maximaler Vorschub aus der Inzisalposition.
c Übersicht.
d Ausgangsposition identisch mit der RKP und
e sagittale Gelenkbahn

dargestellt. Das *Grenzbewegungsmuster* entspricht dem *Aktionsradius* des Unterkiefers, jede Bewegung erfolgt innerhalb des Grenzlinienumfanges.

Die *Grenzstationen* (1, 2 u. 7) sowie die Ruheschwebelage (6) liegen auf der von H. Schröder angegebenen reflektorischen Kieferöffnungsbahn.

Abb. 2.**9** Vergrößerung der kranialen Funktionsbahn des Grenzbewegungsdiagramms (nach U. Posselt) in Relation zur Kontaktsituation; 1 retrudierte Kontaktposition (**b**), 2 Interkuspidation (**a**), 3 Schneidezahn-Führungskontakt mit beginnender Disklusion bis zur 4 Kanten-Abbißposition (**c**), 5 max. Vorschub, 6 Scharnieröffnungsweite

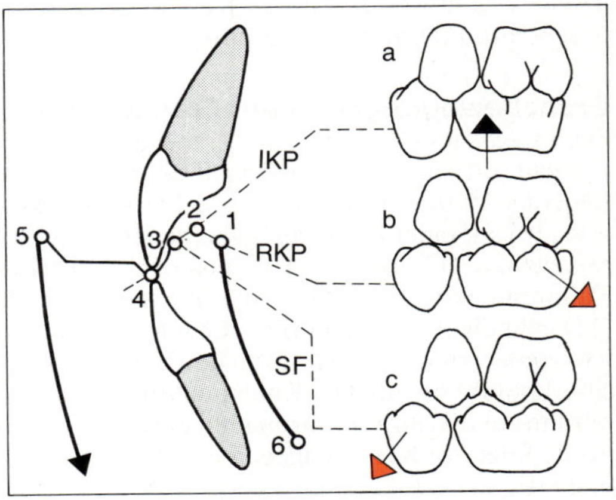

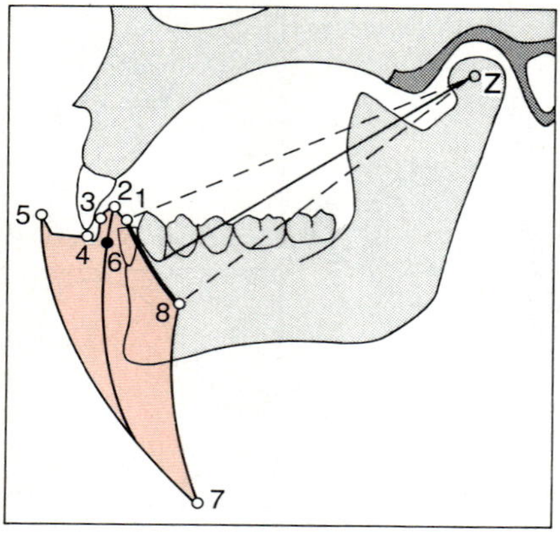

Abb. 2.**10** Stationen der Grenzbewegungsbahn des vorderen Dreieckspunktes in der Sagittalebene (nach U. Posselt).
1 Retroposition,
2 max. Interkuspidation,
3 Schneidezahnführungskontakt,
4 Abbißposition,
5 max. Protrusion,
6 Ruheschwebelage,
7 max. Öffnung,
8 kaudaler Scharnierpunkt,
Z zentrale Kondylenposition

Grenzbewegungsbahn in der Horizontalebene

In der Horizontalebene wird die Unterkieferbewegung durch eine fast symmetrische rhombische Bahn begrenzt. Sie entspricht dem *gotischen Bogen* von Gysi. Man erkennt zunächst die Grenzstationen in der Sagittalebene, praktisch in der Draufsicht: 1 u. 5.

Aus der *zentrischen Okklusion* heraus folgt der untere Dreieckspunkt (Meßpunkt) einer fast geraden Bahn in die seitlichen Grenzpositionen (9) und (10), um von dort jeweils auf der rhombusförmigen Bahn den Protrusionspunkt (5) zu erreichen (Abb. 2.**11**).

Die Punkte typischer Grenzpositionen sind also: 1: Terminalpunkt, zentrische Okklusion, 2: zentrale Relation, 5: Protrusionspunkt, 9: Lateralposition rechts, 10: Lateralposition links.

Grenzbewegungen in der Frontalebene

Die *sagittalen Grenzstationen* (1, 2, 7 und 5) (s. Abb. 2.**10**), liegen in frontaler Ansicht auf einer Linie, während die Unterkieferbewegung aus der *zentrischen Okklusion* heraus in die rechte und linke laterale Grenzposition (9) und (10) auf einer leicht geschwungenen transversalen Bahn erfolgt. Aus der *zentrischen Okklusion* (1) heraus nach (8) wird die Bewegung durch die Zahnreihenkontakte der Aktivseite geführt. In den Knickpunkten (11) und (12) geht die Abstützung verloren und der Unterkiefer bewegt sich – ähnlich wie von (1) und (6) nach (5) in der *sagittalen Grenzbahn* – über den Okklusionskontakt hinaus. Die Knickpunkte (11) und (12) hängen von der Schneidezahn- und Eckzahnführung ab, unter Vielpunkt-Artikulation beim Totalersatz folgt der Kiefer dagegen einer gleichmäßigen Kurve von (2) nach (9) und (10).

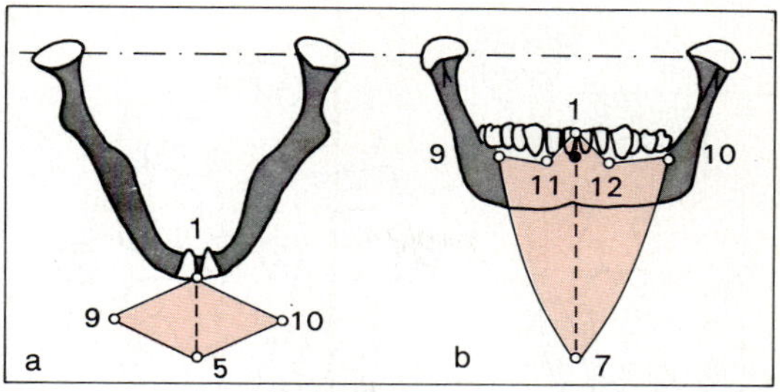

Abb. 2.**11** **a** Grenzbewegung in der Horizontalebene. Die Rhombusform mit den Punkten 1 Zentrik, 5 Vorschub, 9 lateral rechts, 10 lateral links. Die Strecken 1–9, 1–10 ergeben den Symphysenbahnwinkel.
b Grenzbewegung in der Frontalebene. 1 RKP, 9 und 10 laterale Grenzpunkte, 11 und 12 laterale Endpunkte der Frontzahnführung.

Biostatik des Kausystems

Stützzonentheorie

Als *Biostatik* bezeichnet man die Lehre vom Gleichgewicht der Kräfte in einem biologischen System. *Biostatik* zielt darauf ab, die Bedingungen zu definieren, unter denen *Gleichgewicht* zwischen *Kräften und Gewebswiderständen* herrscht. Die Biostatik des normalen Kausystems ist definiert durch:
- Kontakt der Kauflächenzähne,
- harmonisch-symmetrische Muskeltätigkeit,
- gleichzeitige und gleichmäßige Belastung der Parodontien,
- Übertragung der Kraft auf die Skelettbasis,
- symmetrisch-funktionell angepaßten Zustand der Gelenke.

Jedes Teil aus dem System hat seine eigenen *biostatischen Gesetzmäßigkeiten:*
- Zahnkronenstatik, z. B. *Okklusionszentrik;*
- muskuläre Biostatik, z. B. isometrische Kontraktion;
- *Parodontalstatik,* z. B. zentrische Parodontalbelastung in der physiologischen Zahnachse;
- Statik der Skeletteile, z. B. Spannungszustände und funktionelle Anpassung des Knochengewebes;
- Statik der Gelenke, z. B. Belastungszustände während der Gelenkfunktion.

Zentrale Stellung nehmen die Kauflächenzähne bzw. die *zentrische Okklusion* ein: Okklusionsstörungen führen zu Störungen des funktionellen Gleichgewichtes, genügend großer Verlust von Kauflächenzähnen zu Verlagerungen und Zahnverlust zum Zusammenbruch des biostatischen Systems.

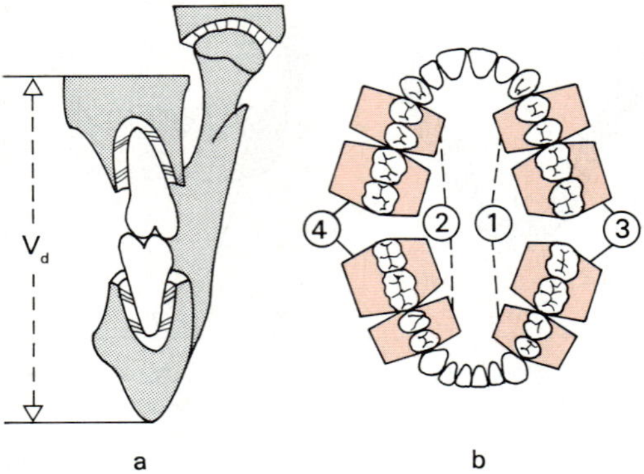

Abb. 2.**12** **a** Ein Antagonistenpaar von Kauflächenzähnen läßt das biostatische Prinzip der Kaukraftabstützung über Okklusion-Parodontalgewebe-Kiefer erkennen. Die Vertikaldimension V_d ist konstant.
b Systematische Unterteilung von Antagonistengruppen im Seitenzahnbereich; 1 Prämolaren links, 2 Prämolaren rechts, 3 Molaren links, 4 Molaren rechts

Nach Steinhard und Eichner ist der Unterkiefer während des biostatischen Gleichgewichtszustandes gegen den Oberkiefer gleichmäßig abgestützt. Diese Abstützung erfolgt über die Kauflächenzähne der Zahnbögen (Abb. 2.**12**).

Verbindet man die äußersten Kontaktpunkte des Okklusionsdoppelreihenmusters untereinander, so erhält man das okklusale Stützfeld. Im vollständigen eugnathen Gebiß hat das Stützfeld die Form eines Trapezes, welches beim Distalbiß (Angle Klasse II) sehr stark reduziert ist. Um das Kausystem statisch voll abstützen zu können, soll das okklusale Stützfeld immer symmetrisch sein. Nach Verlust einer posterioren Stützzone reicht aber nach klinischer Erfahrung der zweite Prämolar im Neutralbiß zur Vertikalabstützung gerade noch aus.

Kaukraftvektor

Aus einer koordinierten Muskelaktion mehrerer Kaumuskeln oder Muskelabschnitte läßt sich eine resultierende Kraft ableiten: der sog. *mittlere Kaukraftvektor.*

Er ist definiert durch seine Größe, d. h., durch die Muskelstärke (Länge des Pfeiles) und durch seine Richtung (Abb. 2.**13**).

Ein Kaukraftvektor wird also bestimmt durch die *Kraftgröße* und die *Richtung* der Unterkieferbewegung.

Im günstigsten Falle verläuft der *mittlere Kaukraftvektor* in einer *zentrischen Okklusion* in Richtung auf die *physiologische Zahnachse.* Diese ist nach Parfitt definiert als die Achse des Organum dentale, in der ein Zahn reine *Axialbewegungen* ausführt.

Will man die Belastungsvorgänge im Kausystem diskutieren, z. B. bei der Planung einer prothetischen Therapie, so spielen Kopfhaltung, Modellebene oder Tischebene, auf der ein Artikulator steht, zunächst keine Rolle.

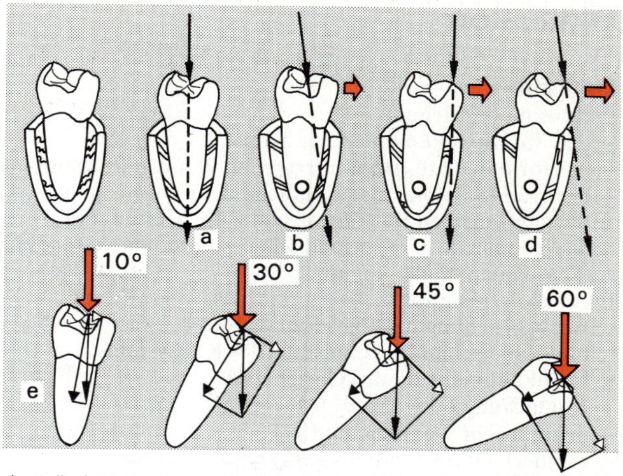

Abb. 2.**13** **a** Parodontalbelastung in der physiologischen Zahnachse ohne jede Seitenabweichung nach Parfitt, **b** bis **d** zunehmende extraalveolär gerichtete Kraftrichtung. **e** Axialbelastung an gekippten Zähnen. Nur bis 30°-Kippung ist der intraalveoläre Vektor noch größer als der die Kippung weiter verursachende Vektor

Für rekonstruktive Maßnahmen in der Zahntechnik hat sich die Annahme bewährt: Ein *„zentraler"* Kaukraftvektor wirke stets senkrecht zur Kauebene; er wird durch die Achse eines Parallelometers dargestellt.

Die *Vektoranalyse* der auf schräg oder gekippt stehende Zähne senkrecht wirkenden Kaukraft zeigt (Abb. 2.**13**): Mit zunehmendem Kippwinkel wird trotz gleichbleibender Kaukraft K die kippende, exzentrische Kraftkomponente K_1 immer größer, während die parodontal gerichtete Kraftkomponente K_2 kleiner wird. Oder: Je mehr ein Zahn zur Belastungsebene geneigt ist, um so stärker wird er fehlbelastet. Nach etwa 45°-Neigung beginnt die Kippkomponente K_1 größer zu werden als die physiologische Belastungskomponente K_2.

Die muskulär geführte Kontaktaufnahme muß im ganzen Stützfeld sofort gleichzeitig und gleichmäßig erfolgen: im anterioren und posterioren Bereich ebenso wie auf der rechten und linken Kieferseite. Diese Forderung entspricht dem okklusalen Gleichgewicht und erlaubt eine isometrische Muskelaktivität, sobald sich gleichzeitig die Kiefergelenke in einer kompressionsfreien Position befinden.

Okklusion

Definition

Okklusion bezeichnet:
- das *Zusammenkommen* der Zähne;
- das formanaloge *Ineinandergreifen* von Kauflächen;
- den *Zahnkontakt* als räumliche Definition, jede Art der punkt- oder flächenförmigen Berührung von Zahnkronen und
- das räumliche Gesamtbild aller zusammentreffenden Zahnoberflächen eines Kausystems.

Okklusion beeinflußt:
- Beanspruchung der Parodontalgewebe,
- physiologischen Mechanismus des Kausystems,
- Vertikaldimension des Gesichtes,
- Kauleistung,
- prothetische Therapie und
- Gesundheitszustand des ganzen Kausystems.

Die Kieferöffnungsbewegung hebt die Okklusion auf. Im *Bewegungsprogramm* des Unterkiefers unterscheidet man:
a) *freie Eigenbewegungen* unter Muskel- und Gelenkführung;
b) *Okklusionsbewegungen* des Kiefers unter Zahn- bzw. Kauflächeführung.

Die technische und anatomische Problematik der Okklusion liegt in der besonderen räumlichen Struktur aller Zahnberührungspunkte.

Kieferrelationen

Kieferrelation kennzeichnet die Lagebeziehung zwischen Ober- und Unterkiefer. Greift man aus einer *Bewegungsphase* einen augenblicklichen Zustand heraus, so erhält man eine beliebige Kieferrelation. In der Vielzahl möglicher *Lagezustände* finden sich einige typische Relationen, die durch besondere Merkmale genau definiert werden können.

Kieferrelationen liefern die Ausgangspunkte für Bewegungsanalysen. *Kieferrelationen* beschreiben ebenso stationäre und quasistationäre Zustände im Kausystem. Zur Definition der Kieferrelation teilt man den Schädel in die bekannten Orientierungsebenen ein: Horizontalebene, Sagittalebene und Frontalebene.

Vertikale Kieferrelation

Unter der *vertikalen Kieferrelation* versteht man das Lageverhältnis zwischen Oberkiefer und Unterkiefer in vertikaler Richtung. Praktisch findet sich der sog. Vertikalabstand als Strecke zwischen zwei Meßpunkten in jeder definierten Kieferhaltung. In den Behandlungsmethoden des zahnlosen Kausystems stellt sich der *Vertikalabstand* deutlich dar als Strecke zwischen zwei gegenüberliegenden Punkten der zahnlosen Kieferkämme. Dort wird die Meßstrecke vielfach „Bißhöhe“ genannt.

Horizontale Kieferrelation

Die *horizontale Kieferrelation* beschreibt das Lageverhältnis beider Kiefer in der *Horizontalebene.* Man veranschaulicht diese Relation am besten durch Projektion der Kammlinien zweier zahnloser Kieferkämme übereinander, oder, im vollbezahnten Kausystem, mit Hilfe einer graphischen Darstellung der *Okklusionsdoppelreihen* in der *zentrischen Okklusion.*

Die horizontale Kieferrelation kann in der Horizontalebene als

- Rechtsverlagerung,
- Linksverlagerung,
- Mesialverlagerung

ermittelt werden.

Eine Definition der horizontalen Kieferrelation ist möglich in der Sagittalebene und in der Frontalebene.

Bänderlage oder die Ligamentposition

Bewegt man einen Unterkiefer extrem weit in seine Rückwärtslage, so erreicht man einen Punkt, von dem an eine weitere Bewegung auch dann nicht mehr möglich ist, wenn durch ein Muskelrelaxans (Curare) die entgegenwirkende Muskelkraft ausgeschaltet ist.

In dieser sog. *Bänderlage* (Krogh-Poulsen) ist die Unterkieferbewegung durch den Bandapparat in den Gelenkregionen aufgefangen: Lig. capsulare. Lig. sphenomandibulare und Lig. stylomandibulare.

Die forcierte Retroposition stellt die retrale Grenzposition (Ligamentposition) dar, in der beide Kondylen die weitestmögliche Kraniallage ohne jede Seitenabweichung einnehmen. Man erreicht sie mittels des gnathologischen Handgriffes am Unterkiefer durch forcierte, manuelle Rückführung, wobei der Geübte die Scharnierbewegung der Gelenke über den Unterkieferkörper ertasten kann. Ob hierbei die retroartikulären Gewebe mehr oder weniger stark komprimiert werden oder eine Kompression durch Bänder- und Sehnenrezeptoren verhindert wird, ist noch nicht erwiesen. Sie erlaubt andererseits eine eindeutig definierte Scharnierposition, die für verschiedene Arbeitsschritte in der Artikulatortechnik unerläßlich ist. Ramfjord u. Ash (1968) empfehlen deshalb, diese Position durch leichten Druck auf die Unterkieferfrontzähne zu forcieren.

Ruheschwebelage

Ruhelage ist die wichtigste Kieferhaltung für die Prothetik überhaupt, denn sie ist auch beim Zahnlosen reproduzierbar, d. h., sie kann immer wieder eingenommen werden. Ruhelage ist eine *muskuläre Kieferhaltung* abhängig vom Reflextonus der Kaumuskulatur, wobei der M. temporalis dominiert (Abb. 2.**14**).

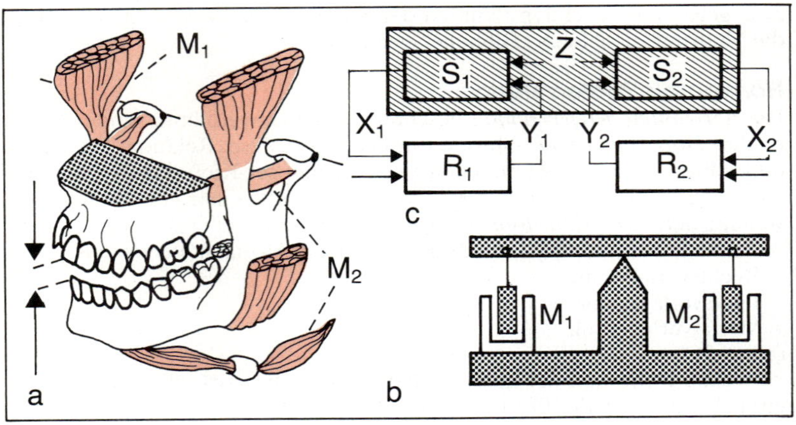

Abb. 2.**14** **a** Ruheschwebelage des Unterkiefers. Schwebehaltung des leicht geöffneten Unterkiefers durch die minimal aktivierte Muskulatur. Es entsteht ein nahezu konstanter Interokklusionsspalt zwischen oberer und unterer Zahnreihe. **b** Modellbetrachtung der Ruheschwebelage an einem Unterkiefermodell mit Agonist (M_1 Heber) und Antagonist (M_2 Öffner). Der Kiefer schwebt, während Heber und Öffner die geringste neuronale Aktivität besitzen. **c** Analoges, kybernetisches Modell, x_1 und x_2 sind die neuronalen Minimalimpulse, Z eine Störgröße in Form der Veränderung des physiologischen Interokklusalspaltes, y_1 und y_2 sind entgegengerichtete Muskelaktionen, R Regler, S muskelanaloge Regelstrecke

In der *Ruhelage* befindet sich die Muskulatur in völliger Entspannung, sie unterliegt einer *neutronalen Mindestaktivität,* die Muskelgruppen rechts und links sind symmetrisch ausbalanciert und weitestmöglich inaktiv. In dieser Ruhelage nimmt der Unterkiefer eine Lagebeziehung zum Oberkiefer ein, die man auch als *balancierte mediane Position* bezeichnet hat. Die Zähne sind etwas geöffnet, und die Kondylen liegen innerhalb oder einen geringen Betrag vor der *Retroposition.*

Man nimmt an, daß die Ruhelage eine zur Körperhaltung gehörende Kieferposition ist, die von zentralnervösen Mechanismen geregelt wird. Die Ruhelage hängt von Faktoren ab, die bezeichnet werden als

- kurzzeitig wirkende Faktoren: Körperhaltung, Atmung, Streß, nervöse Anspannung;
- langzeitig wirkende Faktoren: Verringerung des Vertikalabstandes (Intrusion, Involution und Abrasion).

Die Ruhelage ist durch den *Reflextonus* der Muskulatur bestimmt, wobei sich die Zähne des Ober- und Unterkiefers nicht berühren, der Unterkiefer schwebt also praktisch in seiner muskulären Aufhängung. Deswegen wurde die Kieferhaltung auch als *Ruheschwebelage* bezeichnet. Den Abstand zwischen den Zahnreihen nennt man den Interokklusalspalt.

Die kurzzeitig wirkenden Faktoren lassen die Größen des *Interokklusalspaltes* in kleineren Grenzen mit dem Tagesrhythmus und der Leistung des Kausystems bzw. des Gesamtorganismus schwanken.

Der *Interokklusalspalt* variiert aber auch stark von Individuum zu Individuum. Die graphische Darstellung der Häufigkeitsverteilung der Höhe des Interokklusalspaltes in Millimeter läßt erkennen, daß eine geringe Anzahl von Patienten keinen oder einen verhältnismäßig hohen *Interokklusalspalt* besitzt.

Der *Interokklusalspalt* ermöglicht der Kaumuskulatur eine Veränderung des Ruhe- bzw. Reflextonus, ohne daß die Okklusion bzw. Zahnkontakte die eingeregelte Muskellänge behindern. Der Interokklusalspalt wird in der englischen Literatur deswegen Free-way-space genannt.

Schlußbißstellung als eine Kieferrelation

Die anatomische Oberflächenform der Zähne unseres Gebisses hat die Eigenart, daß unter normalen Bedingungen die Zahnreihen in nur eine einzige Endlage zusammengeführt werden können.

Diese Endlage nennt man *Schlußbißstellung.* In der Schlußbißstellung ruhen Höckerspitzen in den analogen Gruben und Fissuren ihrer Gegenzähne, vergleichbar mit der stabilen Lage einer Kugel in einer Mulde. Die Schlußbißstellung ist deshalb definiert als die *mechanisch stabile Okklusion.*

Da im Normalfalle einer eugnathen Situation im Schlußbiß die größtmögliche Interkuspidation stattfindet, nennt man diese Endlage der vertikalen Abstützung auch bevorzugt „maximale Interkuspidation" oder kurz Interkuspidationsposition.

Zentrum der Kieferrelation – zentrale Relation

Die Okklusion steht in direkter Lagebeziehung zum Kiefergelenk; Unterkieferzahnbogen und Kondylus sind durch den Unterkieferkörper starr verbunden. Jede Verschiebung innerhalb *okkludierender Zahnflächen* zieht deswegen eine gleichmäßige und gleichgerichtete Verschiebung des Kondylus nach sich.

Wie anhand der *Grenzbewegungsdiagramme* gezeigt werden konnte, ist die Vorschubbewegung und die Rückwärtsbewegung des Unterkiefers unter Zahnkontakt begrenzt (vgl. Abb. 2.**8**). So endete die *Protrusion* im Punkt P_1 die Retrusionsbewegung im Punkt Z. Wenn aber der Meßpunkt einer Zahnreihe seine weiteste posteriore Lage einnimmt, so befinden sich die Kondylen ebenfalls in ihrer *Retroposition.*

Die Lagebeziehung zwischen Ober- und Unterkiefer ist nunmehr durch die größtmögliche Nähe des Unterkiefers zum Schädel beschrieben.

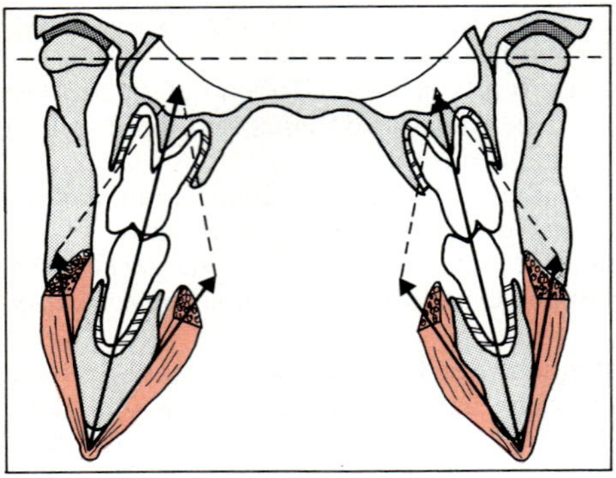

Abb. 2.**15** Biostatik der zentrischen Okklusion. Aus der Gelenk- und neuromuskulär geführten Kieferschlußbewegung treffen sich alle Zähne gleichzeitig und gleichmäßig. Unter isometrischer Muskelkontraktion besteht zwischen den Parodontalgeweben, den Kiefergelenken und dem neuromuskulären System ein biostatischer Gleichgewichtszustand.

In bezug auf den Schädel befindet sich jetzt der Unterkiefer in seiner *zentralsten Lage: Zentrum* ist ein Raumbegriff mit den beiden Möglichkeiten *zentral* und *peripher.*

Innerhalb der Grenzbewegungsbahnen kann der Unterkiefer jede beliebige Lagebeziehung zum Oberkiefer einnehmen, das *Zentrum* der *Kieferrelation* aber, kurz *zentrale Relation* genannt, ist die Ausgangslage für jeden peripheren Bewegungszustand.

Zentrik der Okklusion

Zentrieren nennt man in der Technik das Einstellen einer Kraft auf die Mitte.

Treten Zähne in *Okklusionskontakt,* so wird nach weiterer Muskelaktivität die Kaukraft auf die Parodontien übertragen. Treffen sich dabei die anatomisch zugehörigen Kauflächenformen, z. B. *Höcker* und *Mulden,* so kann man annehmen, daß die Kraft auf die Mitte der Parodontien *zentriert* ist (Abb. 2.**15**).

Balancekontakt ist z. B. eine *exzentrische* Berührungs- bzw. Belastungssituation.

Für zwei in der anatomisch richtigen Schlußbißstellung okkludierende Zahnreihen darf angenommen werden, daß die Kaukraft beim Pressen für alle Parodontien zentriert ist. Da man aber die Parodontien weder im Munde noch auf den Modellen sehen kann, wird von der anatomisch *stabilen Okklusion* der Zahnkronen auf eine zentrierte Kaukraftübertragung geschlossen, und man nennt das optimale Ineinandergreifen okkludierender Zahnreihen *zentrische Okklusion.*

Da die okklusale Zentrik von der Natur geschaffen, im System harmonisch gewachsen ist, muß angenommen werden, daß sie als *isometrische Ruheposition* des neuromuskulären Apparates wirkt. Aus weiter Öffnungslage heraus trifft das System *reflektorisch* in kontinuierlicher Schließbewegung mit erstaunlicher Präzision voll in die *okklusale Zentrik*. Nur wenige Bruchteile eines Millimeters vor dem harten Okklusionsstoß hat das neuromuskuläre System den Unterkiefer völlig frei in eine Lage geführt, die mit der zentrischen Okklusion exakt übereinstimmt.

Okklusale Zentrik bezeichnet also die Stabilität in der Kronenstatik, wobei die tatsächlich im Kausystem einwirkenden Kraftvektoren nicht berücksichtigt werden können. *Zentrierte Okklusion* ist der anatomische Normalzustand der Schlußbißstellung und wird in der technologischen Prothetik bei jeder Form des Kauflächenersatzes angestrebt.

Während der Modellation der Kauflächen nach den Prinzipien einer *zentrischen Okklusion* besteht keine direkte Beziehung zu den *physiologischen Zahnachsen,* auch nicht zur Richtung der tatsächlich einwirkenden Kaukraft.

Die *zentrische Okklusion* stellt aber das einzig mögliche Behandlungsoptimum bei der Wiederherstellung einer *physiologischen Okklusion* dar.

Zentrische Okklusion und zentrale Relation

Die Mehrzahl der Patienten zeigt Übereinstimmung zwischen *muskulärer Lage* und Schlußbißstellung, d. h., aus dem *Reflextonus* der Ruhelage wird die *Schlußbißstellung* sofort eingenommen.

Bei allen restaurativen Maßnahmen, gleichwohl bei der Funktionsdiagnose taucht immer wieder die Frage auf, in welcher Kieferrelation eine Wiederherstellung des *Okklusionsfeldes* erfolgen soll, d. h., in welcher Relation die Kiefer sich befinden, sobald die Zähne zentrisch okkludieren.

Nach den Untersuchungen von E. Körber stimmt im natürlichen, vollbezahnten Kausystem die *zentrische Okklusion* (maximale Interkuspidation) mit der *zentralen Relation* (manchmal noch *Zentralokklusion* genannt) in nur 20% überein. Dagegen finden 80% eines Probandenkollektives die *zentrische Okklusion* in einer Kieferlage, die etwa 0,8–1 mm vor der *zentralen Relation* bzw. *Retroposition* des Unterkiefers liegt.

Bis zur fertigen Entwicklung des permanenten Gebisses hat sich die okklusale Zentrik der maximalen Interkuspidation auf ein Optimum eingespielt, während sich die Kondylenposition bei der überwiegenden Mehrzahl der Menschen anterior ihrer weitesten Kraniallage einstellte (vgl. Abb. 2.**16**).

Die Differenz zwischen beiden, reproduzierbaren Kieferlagen unterliegt naturgemäß einer biologischen Streuung, sie wird offensichtlich mit zunehmendem Alter größer (Levy, Osborne, Blackwood).

Innerhalb der sagittalen Kieferhaltung unterscheidet Fuhr zwischen zwangloser Interkuspidation bzw. Adduktion, aktiver Rücknahme des Unterkiefers und dessen maximaler Rückstau, wobei sich die einzige sicher reproduzierbare Position in der maximalen Interkuspidation findet. Die aktive, reflektorische Rücknahme tritt bei Dorsalflexion des Kopfes spontan

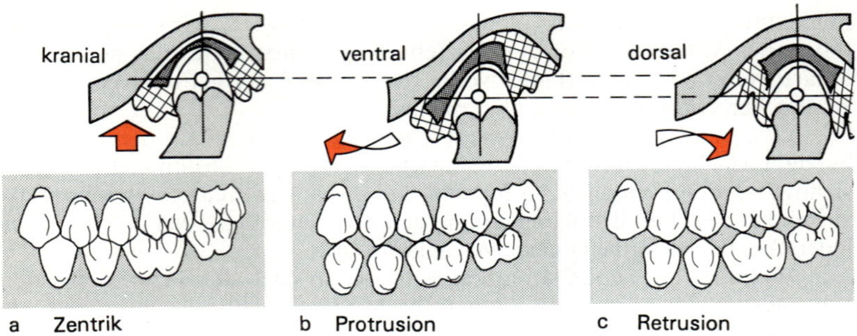

Abb. 2.**16** Artikulationsführung und Kondylenposition. Gleitet ein Unterkiefer gleichzeitig auf allen Protrusions- bzw. Retrusionsfacetten, so hat der Kondylus in der Interkuspidationsposition die höchste, d. h. kranialste Position, aus der heraus er in die Protrusion nach ventral abwärts in die retrudierte Kontaktposition nach dorsal abwärts gleitet.
a Zentrische Schlußbißposition,
b Gleiten auf den Protrusionsfacetten,
c Gleiten auf den Retrusionsfacetten

auf, wobei der Unterkiefer eine Position zwischen maximaler Interkuspidation und maximalem Rückstau einnimmt.

Daraus ergibt sich, daß im physiologisch normalen Kausystem nach Abschluß der permanenten Dentition der Kondylus sich auch dann allseitig in einer entlasteten, drucklosen Gewebsumgebung befindet, wenn die Zähne im Schlußbiß der maximalen Interkuspidation ineinandergreifen, ja sogar unter hoher Kaukraft zusammengepreßt werden.

Wird umgekehrt eine maximale Interkuspidation in Retroposition bzw. zentrale Relation aufgebaut, so kann aus der neuromuskulären Ruheschwebelage heraus diese prothetische Interkuspidation nicht unmittelbar eingenommen werden. Vielmehr treffen sich die Zähne des Ober- und Unterkiefers in einer protrudierten Kontaktsituation, aus der heraus sie durch kräftigen Muskelschluß erst in die maximale Interkuspidation (in Zentrik) geführt werden können. Diese Rückführung geschieht auch nicht etwa auf den Retrusionsfacetten, sondern erfolgt als unterbrochene Kieferschlußphase ebenfalls auf den Protrusionsfacetten.

Geht aber die genaue Okklusionsführung verloren, so ist die anlagebedingte Ruhelage des Gelenkköpfchens der früheren physiologischen Schlußbißstellung der Zähne nicht mehr festzustellen.

Die einzige, mechanisch reproduzierbare Lage der Kondylen ist dann ihre Scharnierlage bzw. Retroposition. Diese ist dann gleichzeitig auch die einzig sichere Relation, Ober- und Unterkiefermodelle als Abschluß jeder Kieferrelation gegeneinander zu fixieren (vgl. Abb. 2.**77**).

Daraus hat sich weiter die Erkenntnis ergeben, daß solchermaßen in Scharnierposition ausgeführte Kieferrelationen in der Artikulatortechnik die kleinere Fehlerquote z. B. als artifizielle Bißstörungen aufweisen.

Schließlich wurde aber daraus die gnathologische Hypothese abgeleitet, die Retroposition (Scharnierlage) sei die physiologische Ruhelage der Kondylen schlechthin, nämlich die natürliche, artikuläre Zentrik.

Die noch weitergehende Folgerung mancher gnathologischer Konzepte, jede maximale Interkuspidation anterior, d. h., außerhalb der artikulären Retroposition, sei als pathologisch zu bezeichnen und müsse durch Einschleiftherapie oder Vollrestaurationen behandelt werden, ist in hohem Maße übertrieben.

Andererseits liegt tatsächlich bei einem Patienten der Minderheitsgruppe (<20%) eine sog. zentrische Okklusion in zentraler Relation vor. Bei bestehender Abweichung zwischen mechanischer Interkuspidation und terminaler Scharnierachsenposition, aber gleichzeitig diagnostischer Symptome im Kausystem (Okklusionsfeld, Zahnlockerung, Muskelpartien und Gelenke), wird stets zuerst die terminale Scharnierachsenposition aufgesucht. Der wiederherzustellende Vertikalabstand muß dann im zweiten Behandlungsschritt innerhalb des Okklusionsfeldes stabilisiert werden: durch Zentrieren der okklusalen, biostatischen Abstützung.

Physiologische Okklusion

Grundsätzlich kann eine Okklusion als physiologisch bezeichnet werden, sobald keinerlei pathologische Veränderungen an den Hartgewebssubstanzen, an den Parodontalgeweben, den Kiefergelenken und der Kaumuskulatur diagnostiziert werden können.

In der systematischen Prothetik hat es sich als zweckmäßig erwiesen, die physiologische Okklusionsform des vollbezahnten, natürlichen Kauorgans der sog. prothetischen Okklusionsform von Plattenprothesen gegenüberzustellen.

So dient die physiologische Okklusion als Leitbild für die Kauflächenrestauration in der Kronen- und Brückenprothetik und in weiten Gebieten der Teilprothetik.

Bei Plattenprothesen dagegen wirken andere statische und dynamische Gesetzmäßigkeiten. Beide Okklusionsformen müssen darum nach strenger Indikation auseinandergehalten werden.

Auffällige Unterscheidungsmerkmale beider Formen sind:

- Physiologische Okklusion: wechselseitige Funktion zwischen Front- und Seitenzähnen (Abb. 2.**17**).
- Prothetische Okklusion: Balance, äquilibristische Beziehung und ständiger Vielpunktkontakt.

Die physiologische Okklusion des vollbezahnten Kausystems läßt sich anhand von sechs Merkmalen in ihrem biomechanischen Mechanismus didaktisch darstellen:

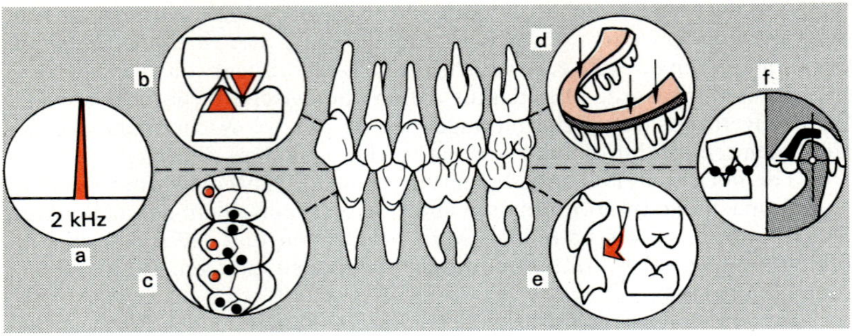

Abb. 2.**17** Die sechs Merkmale der physiologischen Okklusion: **a** Zeitfaktor, **b** Belastungsfaktor, **c** Mengenfaktor, **d** Kontinuitätsfaktor, **e** Schutzfaktor, **f** Formfaktor.

1. Gleichzeitiges Zusammentreffen aller Okklusionsmuster in den Stützarealen der Seitenzähne (Zeitfaktor). Kieferschlußbewegungen aus jedem beliebigen Öffnungszustand heraus werden durch den Kontaktschluß der Okklusion abgestoppt. Muskel- und Gelenkführung sind auf das ganze Kausystem so abgestimmt, daß alle *Okklusionsmuster* der Unterkiefer-Seitenzahnreihe *gleichzeitig* in die analogen Okklusionsreliefs der Oberkieferzähne eingeführt werden. Der *Okklusionsstoß* hört sich deswegen wie ein einzelner, klarer *Impulsschall* an.
2. Zusammentreffen der OK-UK-Seitenzähne in der Zentrik (Belastungsfaktor). Während der *isometrischen Kontraktionsphase* in zentrischer Okklusion kommt es zwischen den *Okklusionspunkten* zum *gleichmäßigen Anstieg* der Kaukraft und zur gleichförmigen Belastung der Parodontalgewebe.
3. Zentrische Okklusion durch maximale Interkuspidation in allen Kontaktarealen (Mengenfaktor). Um die von der Natur vorgesehene *gleichmäßige Kaukraftverteilung* auf alle *Parodontalgewebe* zu verwirklichen, tritt die Gesamtmenge aller in einer vollen Zahnreihe möglichen *Okklusionsmuster* in Kontakt.
4. Ununterbrochen fortlaufende Kauflächenkontinuität (Kontinuitätsfaktor). Nach Abschluß der dritten physiologischen Bißhebung stehen alle Zähne vertikal harmonisch im Okklusionsfeld, das deswegen als *kontinuierliche Kaufläche* der ganzen Zahnreihe aufgefaßt werden kann.
5. Zentrische Anordnung des Okklusionsfeldes in bezug auf die physiologischen Zahnachsen (Formfaktor). Die anatomischen Elemente der Kaufläche liegen innerhalb des Kronenquerschnittes eines zum Wurzelverlauf ungefähr senkrechten Okklusionsfeldes.
6. Getrennte räumliche Formierung zwischen Front- und Seitenzähnen (Schutzfaktor). Im Laufe der Entwicklung fügten sich alle Gewebsteile

zu einem *abgestimmten biologischen System* zusammen. Die in den *Kauflächenarealen* begonnene harmonische Kieferbewegung wird schließlich von der Schneidezahn- bzw. Eckzahnführung übernommen.

Alle sechs Faktoren der *physiologischen Okklusion* stehen miteinander in enger Beziehung, sie spielen die entscheidende Rolle bei der Ätiologie der *Funktionsstörungen im Kausystem.*

Harmonische Okklusion

Die Okklusion ist harmonisch, sobald alle Teilgewebe des Kausystems sich gegenseitig im Bereich ihrer physiologischen Toleranz beeinflussen.

Ein dominierendes Merkmal der harmonischen Okklusion ist also in der Feinabstimmung aller Gewebsteile während der maximalen Interkuspidation zu sehen. Während im ersten leichten Kontaktschluß aus der Ruheschwebelage heraus sich alle okklusalen Kontakte gleichzeitig treffen, erfolgt eine zunehmende Kraftentfaltung in Richtung der physiologischen Zahnachsen aller Parodontalgewebe. Auf der Basis des paßgenauen Okklusionsfeldes kann nunmehr auch die Kaumuskulatur ihre isometrische Kaukraft ökonomisch entfalten, ohne daß Rezeptoren (aus dem Desmodont, den Gelenken oder aus der Muskulatur selbst) afferente Störimpulse ableiten. Die vollkommende okklusale Passung ist deswegen die Basis der harmonischen Funktion aller Teilgewebe des Regelkreises Kausystem (vgl. Abb. 1.**63**).

Als Grundregeln einer idealen Okklusion faßt Motsch die wichtigsten Faktoren einer harmonischen Okklusion in 10 Regeln zusammen:

1. Eine harmonische Okklusion gewährleistet für ein Minimum an Muskelkraft ein Maximum an Effekt.
2. Eine physiologisch-funktionelle Höcker-Fossa-Beziehung lenkt die Kaukräfte möglichst in Richtung der Zahnwurzelachsen.
3. Alle Elemente einer Okklusion müssen funktionell-harmonisch aufeinander abgestimmt sein. Ein einzelnes Element darf dabei nicht vorherrschen oder andere Elemente fehlsteuern.
4. Form und Kontur der Zahnkronen, Kauflächen, Approximalflächen und Kontakte müssen karies- und parodontalprophylaktisch sinnvoll gestaltet werden.
5. Die Kauflächen müssen in bukko-lingualer Richtung schmal sein, damit die Kaukräfte möglichst nur entlang den Wurzelachsen wirken.
6. Die Berührung sich gegenüberstehender Zahngruppen muß gleichmäßig und gleichzeitig zustande kommen.
7. Die tragenden, zentrischen Höcker müssen ihre Antagonisten gleichmäßig und gleichzeitig treffen.
8. Breite okklusale Kontaktflächen müssen vermieden werden, denn eine harmonische Höcker-Fossa-Beziehung oder Höcker-Randleisten-Beziehung verlangt eine Vielzahl einzelner zentrischer Kontaktpunkte.

9. Die okklusalen zentrischen Kontakte dürfen nur in der rein vertikalen Beziehung der Seitenzähne zustande kommen (vgl. Abb. 2.**17** und 2.**19**).
10. Die Zähne sollen gruppenweise Kontaktfunktion ausüben: Beim Abbeißen mit den Schneidezähnen stehen die Seitenzähne außer Kontakt. Die Seitenzähne zerkleinern die Speisen, ohne daß hierbei die Eck- und Schneidezähne stören.

Habituelle Okklusion

Als habituelle Okklusion bezeichnet man die maximale Interkuspidation, d. h., die größtmögliche Stopp-Kontaktareal-Beziehung in reproduzierbarer, mechanischer Stabilität, unabhängig von der Kieferrelation. Gleichbedeutende Beziehungen sind Schlußbißstellung, habituelle Interkuspidation und neuerdings Interkuspidationsposition.

Funktionelle Anatomie der Okklusion

Anatomie der Okklusion

Die Zahnkronenoberfläche weist anatomische Details auf, die genetisch als günstigste Form gebildet worden sind. Zur prothetischen Rekonstruktion der Kauflächen sind Detailkenntnisse erforderlich, die im folgenden übersichtlich zusammengestellt werden:

- *Zahnhöcker.* Mehrere Höcker bilden das Grundgerüst einer *Okklusionsfläche,* die horizontale Anordnung der Höcker bestimmt die Zahnform.

Man unterscheidet (Abb. 2.**18**):

- *Höckerspitze.* Sie hat z. T. echte statische Funktion, nämlich als *Kontaktspitze* der *Stützhöcker.* Die Form bzw. die Höhe der Höckerspitze entscheidet über die mechanische Schärfe eines *Okklusionsfeldes.*
- *Höckergrat.* Bukkale und linguale Flächen aller Höcker sind durch einen Grat getrennt. Im Verlauf einer *„Gratwanderung"* gelangt man von einer Höckerspitze zur nächsten.
- *Dreieckswülste.* Mesiale und distale Arbeitsflächen aller Höcker werden von dreieckförmigen Schmelzwülsten gebildet. Sie sind die eigentlichen *artikulären Gleitflächen* für die Aktivhöcker der Antagonisten.
- *Höckerkamm.* Mesialer und distaler *Dreieckswulst* eines Höckers werden durch den Höckerkamm getrennt. Seine Krümmungsform ist dafür verantwortlich, ob der *okklusale Kontakt* punktförmig oder flächenförmig erfolgt.
- *Zentralfissur.* Die bukkale Höckerreihe ist von der lingualen Reihe durch eine Fissur getrennt. In ihr liegen die tiefsten Punkte eines jeden *Okklusionsfeldes,* in sie münden die einzelnen *Höckerkämme.*

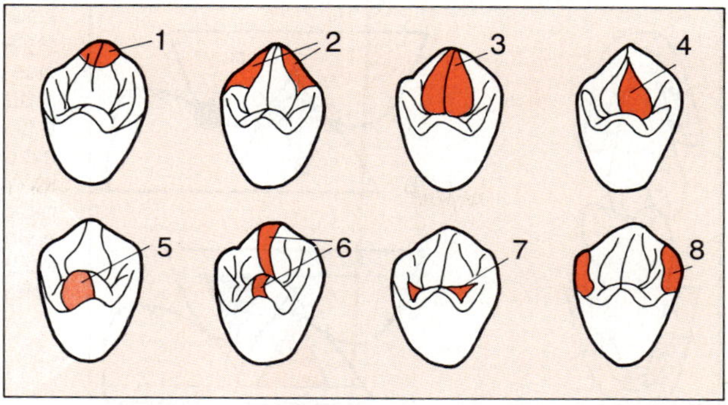

Abb. 2.**18** Funktionell-anatomische Abschnitte im Kauflächenrelief (Prämolar), 1 Höckerspitze, 2 sagittale Höckergrate, 3 linguale Wölbung, 4 mesialer Dreieckswulst, 5 distaler Dreieckswulst, 6 transversale Höckerkammlinie, 7 zentrale Grube, Zentralfissuren, 8 Randwülste

- *Zentrale Grube.* Dort, wo mehrere *Höckerkämme* zusammenlaufen, entsteht beim Molaren etwa in der Mitte der Kaufläche eine kleine, tiefe Grube, die wegen ihrer zentralen Lage zwischen den einzelnen Höckern „zentrale Grube" genannt wird.
- *Approximale Randwülste.* Jeder Zahn berührt seinen Nachbarzahn in der *approximalen Kontaktzone.* Sie wird zum Okklusionsfeld hin von den approximalen Randwülsten gebildet. Die approximalen Randwülste zweier Zähne sind durch eine *Approximalfurche* getrennt, die aus den Wölbungen zweier, sich berührender Randwülste entsteht.

Diese anatomischen Details sollen bei Kauflächenmodellationen und in Ersatzzähnen mehr oder weniger ausgeprägt vorhanden sein.

Didaktische Darstellung des Kauflächenreliefs

Die genetisch vorgesehene Grundform der Kaufläche eines jeden Seitenzahnes läßt sich einprägsam und übersichtlich aus dem Kronenquerschnitt und einem Höckergerüst herleiten, sobald das richtige Größenverhältnis der Höcker-Basis-Kreise in die Grundfläche des Okklusionsreliefs eingezeichnet ist. Aus dieser Anordnung, die man aus didaktischen Gründen weiter unterteilen kann in die aktiven Höckerkegel des Unter- und Oberkiefers, ergibt sich von selbst der richtige Verlauf der Fissuren, zentralen Gruben und Randwülste (Abb. 2.**20**).

Die normale Wölbung der Höckerneigungsflächen erlaubt es nicht, daß Höckerspitzen direkt in der Fossa auftreffen. Vielmehr findet der Punktkontakt stets auf den Dreieckswülsten über der zentralen Grube Dreipunktkontakte, während die Zweipunktkontakte durch das Eingreifen eines

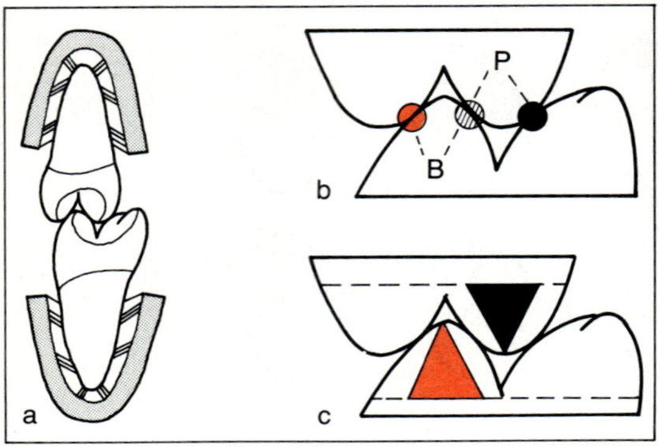

Abb. 2.**19** **a** Approximaler Querschnitt durch eine okklusal stabile Stützzone.
b Doppelreihenokklusion mit bukkalem (B), bukkal-lingualem (B–P) und palatinalem Kontakt.
c Unterkiefer- und Oberkiefer-Aktiv- bzw. zentrische Stützhöcker

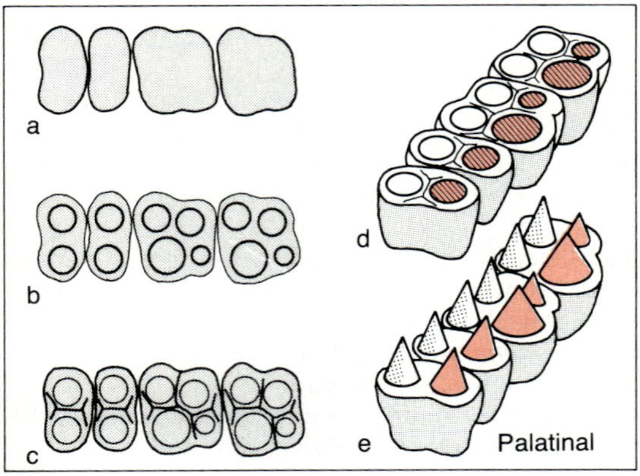

Abb. 2.**20** Rekonstruktion des anatomischen Okklusionsgerüstes auf dem Kronenquerschnitt eines Oberkiefer-Seitenquadranten (**a**). Aus der Höckerbasisfläche ergibt sich die Fissur (**b** und **c**). Räumliche Darstellung: **d** und **e**

gewölbten Höckers in die mesialen und distalen Randwülste zweier Zähne entstehen.

Bekanntlich sind die einzelnen Zahnhöcker keine glattwandigen, gradlinigen Kegelflächen. Sie verfügen vielmehr über eine vertikale und unterschiedliche horizontale Krümmung.

Im Bereich der Höckerarbeitsflächen nehmen sie teilweise dreieckförmigen, wulstförmigen Verlauf. Diese Abschnitte werden deswegen Höckerdreieckswülste genannt. Die genaue, individuelle anatomische Reliefform kann leicht aus dem inneren Kegelgerüst entwickelt werden. Diese Folge wird zur didaktischen Erklärung des Okklusionsreliefs herangezogen, insbesondere aber auch in der praktischen Modellationstechnik unmittelbar angewandt (Abb. 2.**21**). Dort ist es besonders wichtig, daß sog. Höckergrundgerüst lokal über dem Wurzelquerschnitt, in der Interaktion zum Gegenkie-

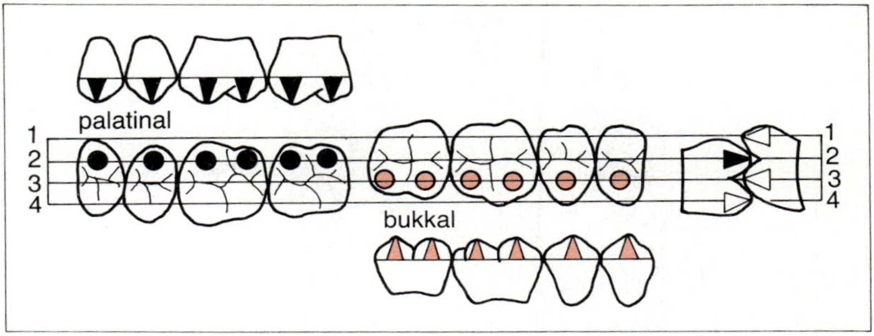

Abb. 2.**21** Didaktische Anleitung zum Verständnis und zur Rekonstruktion des Okklusionsgerüstes eines Seitenzahnquadranten, 1 Palatinale Blindhöckerlinie, 2 Linie der palatinalen zentrischen Stopps und der Unterkiefer-Zentralfissur, 3 Linie der bukkalen zentrischen Stopps und der Oberkiefer-Zentralfissur, 4 bukkale Blindhöckerlinie.

fer und innerhalb des Kaufeldes, also auch in bezug zu den Kiefergelenken, formrichtig zu gestalten.

Die individuelle, funktionelle Ausformung des Okklusionsreliefs folgt erst sekundär innerhalb des Okklusionsgerüstes. So läßt sich auch der einzelne Zahnhöcker räumlich und umgekehrt bei verschiedenen Modellationstechniken auf dem Höckergrundkegel aufbauen.

Antagonistenregel

Die bekannte anatomische Regel – jeder Zahn hat zwei Antagonisten – findet sich in der *„Ein-gegen-Zweizahn-Anordnung"* (Tooth-to-two-tooth-arrangement) wieder (Abb. 2.**22**):

Ein Unterkieferprämolar trifft mit den zentrischen Stopps seiner bukkalen Höckerspitzen in die Randwülste seiner beiden Antagonisten. Die disto-bukkalen Höcker unterer Molaren aber greifen in die zentrale Grube der oberen Molaren.

Eine „Zahn-gegen-Zahn-Anordnung" ist jedoch ebenfalls möglich.

Wie die aus der englischsprachigen Literatur übersetzten Bezeichnungen besagen, verteilen sich die okklusalen Kontaktpunkte im ersten Falle alternierend über stets zwei Zähne, entsprechend der bekannten Antagonistenregel normaler Interkuspidation. Aber auch bei gleicher räumlicher Anordnung eines Zahnes über stets zwei Antagonisten kann die okklusale Punktverteilung so ausgelegt werden, daß jeweils ein Zahn auf einen Gegenzahn trifft. Eine neuere Nomenklatur nennt die erste Beziehung auch nach den ineinandergreifenden Reliefmerkmalen: Kontaktpunktbeziehung in der Höcker-Fossa-Höcker-Randleisten-Okklusion (Payne u. Lundeen).

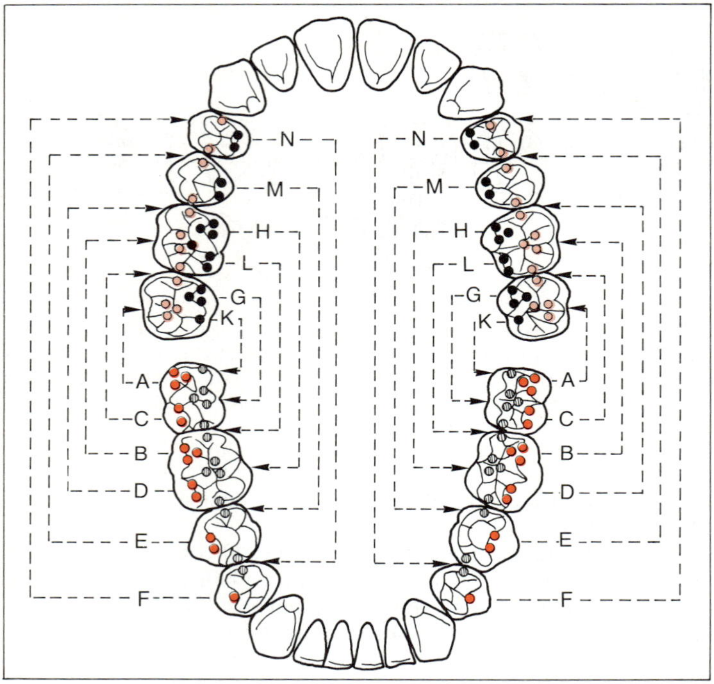

Abb. 2.**22** Physiologisches Okklusionsrelief der zentrischen Doppelreihenokklusion (vgl. Tab. 2.**1**)

Danach läßt sich die zweite, mögliche Kontaktbeziehung definieren als reine Höcker-Fossa-Okklusion (Motsch).

Doppelreihenmuster

Die räumliche Verteilung der Okklusionspunkte, die sich bei völliger Passung der Ober- und Unterkieferseitenzähne ergeben, kann als physiologisches Okklusionsmuster mittels eines einfachen Vorgehens didaktisch hergeleitet werden. Man betrachtet zunächst das Ineinandergreifen der Seitenzähne in der Frontalebene, wobei die punktförmige Passung angenommen wird. Aus der Doppelreihe okklusaler Kontaktpunkte ergeben sich in der Horizontalebene für jede Kieferseite drei Bezugslinien, in die nunmehr, mesial am unteren ersten Prämolaren beginnend, die Punktfolge der Verzahnung eingezeichnet wird.

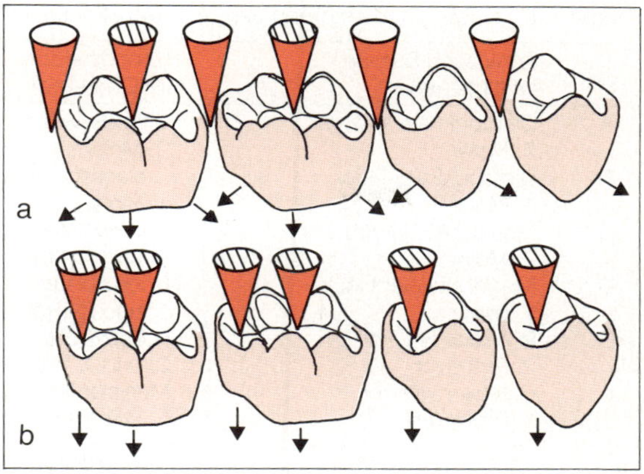

Abb. 2.**23** **a** In der Zahn-zu-zwei-Zahn-Höckerbeziehung wirken nur die mesiopalatinalen Oberkieferhöcker axial stabilisierend.
b In der Zahn-zu-Zahn-Beziehung dagegen alle (nach P. K. Thomas)

Für jede Art der Modellationstechnik über einem Höckerkegelgrundgerüst ist die genaue Anordnung der Höckerspitzen besonders wichtig.

Bei richtiger Applikation der Höckerkegel ergibt sich – als Sinn des Okklusionsgerüstes – die okklusale Passung durch Einfügen der transversalen und sagittalen Segmente gewissermaßen von selbst. Bei Prämolaren beträgt der Abstand der Höckerspitzen etwa die Hälfte des transversalen Durchmessers. Bei Molaren ist die Kronenflucht und die Interkuspidation innerhalb der Frontalebene zu beachten.

Lage der zentrischen Stopps der Oberkieferzähne

Zentrische Stopps der oberen Seitenzähne greifen von den mesiopalatinalen Höckern in die Dreieckswülste der lingualen Unterkieferhöcker nahe der *Zentralgrube,* der distopalatinale Molarenstopp und die der Prämolaren treffen in die Randwülste der Unterkieferzähne.

In der Okklusionsebene bilden die *zentrischen Stopps* und ihre *analogen Kontaktfelder* eine äußere (bukkale) Reihe und eine innere (linguale bzw. palatinale) Reihe. Diese Tatsache bezeichnet man als *„Doppelreihenbildung"* der Okklusion (Abb. 2.**22**). Aus Gründen einer didaktischen Übersicht teilen wir die zentrischen Stopps und ihre analogen Kontaktfelder in Gruppen ein (Tab. 2.**1**).

Zur Anwendung der *„Okklusionsmechanik"* als Grundlage einer physiologischen Okklusion in Praxis und Technik empfiehlt sich, nicht nur die reine Anatomie der Kaufläche zu erlernen. Man sollte in der Lage sein, Stopps und ihre analogen *Kontaktfelder* gedanklich auf das bekannte Kauflächenrelief zu projizieren, und zwar für jeden einzelnen Zahn.

Tabelle 2.**1** Übersichtsdarstellung der Okklusionskontakte

	Zentrische Stopps im Unterkiefer	Kontaktfelder im Oberkiefer
A	Distobukkaler Höcker 2. Molar	Dreieckswülste zur zentralen Grube 2. Molar
B	Distobukkaler Höcker 1. Molar	Dreieckspunkte zur zentralen Grube 1. Molar
C	Mesiobukkaler Höcker 2. Molar	Randwülste 2. und 1. Molar
D	Mesiobukkaler Höcker 1. Molar	Randwülste 1. und 2. Prämolar
E	Bukkaler Höcker 2. Prämolar	Randwülste 2. und 1. Prämolar
F	Bukkaler Höcker 1. Prämolar	Mesialer Randwulst 1. Prämolar
	Zentrische Stopps im Oberkiefer	**Kontaktfelder im Unterkiefer**
G	Mesiobukkaler Höcker 2. Molar	Linguale Dreieckswülste zur zentralen Grube 2. Molar
H	Mesiobukkaler Höcker 1. Molar	Linguale Dreieckswülste zur zentralen Grube 1. Molar
K	Distobukkaler Höcker 2. Molar	Distaler Randwulst 2. Molar
L	Distobukkaler Höcker 1. Molar	Randwülste 2. und 1. Molar
M	Palatinaler Höcker 2. Prämolar	Randwülste 1. Molar und 2. Prämolar
N	Palatinaler Höcker	Randwülste 2. und 1. Prämolar

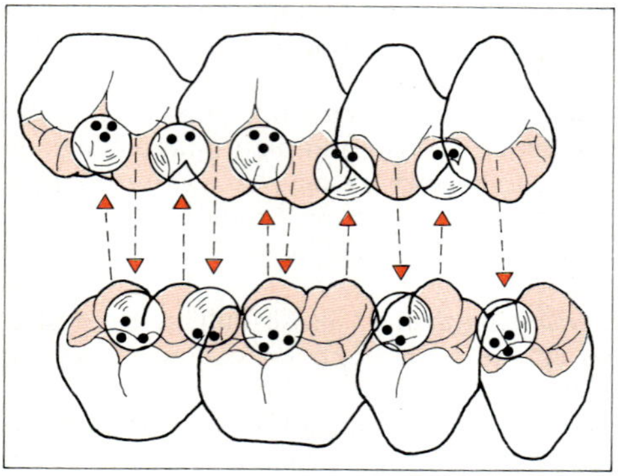

Abb. 2.**24** Höcker-Randleisten- und Höcker-Fossa-Beziehungen bukkaler zentrischer Unterkieferhöcker im Oberkiefer (oben). Höcker-Randleisten- und Höcker-Fossa-Beziehungen der palatinal-zentrischen Oberkieferhöcker im Unterkiefer (unten)

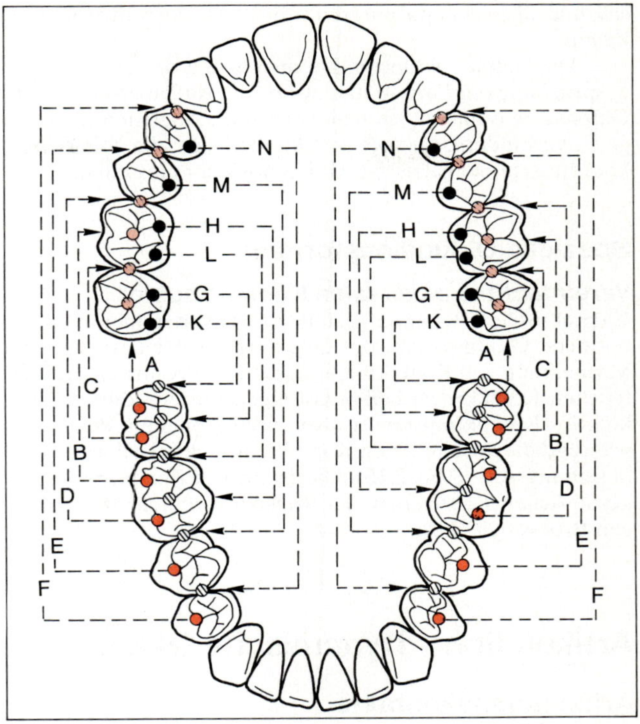

Abb. 2.**25** Reduziertes, aber zentrisch stabiles Okklusionsmuster, sog. okklusales Minimalprogramm eines stabilen Okklusionsfeldes. Die anatomisch bedingten Zwei- und Dreipunktkontakte der physiologischen Okklusion (vgl. Abb. 2.**22**) sind auf einen einzigen Kontaktpunkt reduziert

Lage der zentrischen Stopps der Unterkieferzähne

Die Lage aller *zentrischen Stopps,* d. h., aller Kontaktpunkte der bukkalen Höcker der Unterkieferzähne, kann wiederum durch Kugeln dargestellt werden. Diese ruhen in *stabiler Okklusion* (Abb. 2.**24**).

Die *zentrischen Stopps* der unteren Prämolaren liegen auf dem Grat dicht neben der Höckerspitze: am ersten Prämolar distal, am zweiten mesial und distal. Diese *zentrischen Stopps* beschreiben auf den Randwülsten der oberen Prämolaren *analoge Kontaktareale.*

Die distobukkalen Höcker der unteren Molaren besitzen drei *Kontaktfelder.* Die unteren distobukkalen Höcker haben drei zentrische Stopps: mesial und distal knapp unterhalb ihrer Höckerspitze und auf dem Höckerkamm.

Die stabile Okklusion hat also neben der erwähnten, trophischen Beanspruchung der Parodontalgewebe die Aufgabe, die zentrische Position der Gelenke zu erhalten, ein rezidivierendes Abgleiten in eine exzentrische Lage zu verhindern. Danach erst können sich alle Muskelabschnitte auf eine koordinierte, isometrische Aktivität wieder einstellen.

Spezielle Okklusionsformen

Vereinfachtes okklusales Kontaktmuster

Im praktischen Behandlungsfalle ist es nicht immer möglich, das theoretisch optimale Okklusionsmuster zu erreichen. Hier ist das oberste Gesetz die Vermeidung von Kontakten außerhalb der zentrischen Norm, da alle exzentrischen Kontakte zu Fehlbelastungen führen können. Ein reduziertes, okklusales Kontaktmuster ist also durch Abnahme der Gesamtzahl möglich, während die vorhandenen Kontakte in richtiger Form an der richtigen Stelle sein müssen (Abb. 2.**25**). Dieses Prinzip findet praktisch Anwendung bei keramischen Kauflächen, bei Kunststoffzähnen, aber auch bei weitspannigen Brückengliedern.

Artikulation – Dynamische Okklusion

Artikulationskontakte

Bewegen sich Zähne unter Kontakt, so spricht man von Artikulation. Die zentrischen Stopps artikulieren aus den zentrischen Kontaktarealen heraus auf den analogen Artikulationsflächen der Dreieckswülste antagonistischer Höcker, sobald die Eck- und Schneidezahnführung fehlt. Aber auch im sog. engen Bewegungsbereich bei sekundär einsetzender Frontzahnführung infolge einer weiten Frontzahnstufe kommt es im Seitenzahnbereich zu Artikulationsbewegungen.

Da die fehlende Frontzahnführung oft nicht aufgebaut werden kann, sind Kenntnisse über die artikulären Grundmuster notwendig, die bei balancierter Okklusion und bei Gruppenkontakt angewandt werden können.

Weil aber das Okklusionsrelief eine räumliche Anordnung darstellt, findet die Artikulation innerhalb des Okklusionsfeldes ebenfalls in räumlich getrennten Bahnen statt. Diese können in der Horizontal-, Sagittal- und Frontalebene projiziert werden. Für das Verständnis der Funktion, aber auch für eine spätere Okklusionsdiagnose erfolgt die wichtigste Darstellung der Artikulationsbahnen in der Horizontalebene (Abb. 2.**26**).

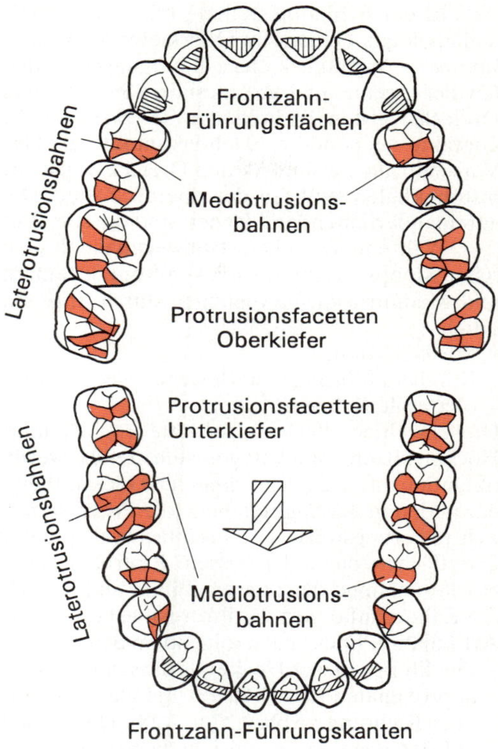

Abb. 2.**26** Retrusionsbahnen, Mediotrusions- und Laterotrusionsbahnen für obere und untere Seitenzähne der rechten und der linken Kieferseite

In der früheren Artikulationslehre waren für dynamische Vorgänge während der Vorschubbewegung „Protrusion", Propulsions- und Retropulsionsfacetten gebräuchlich, für den Zustand labialer Zahnstellung oder Wanderung dagegen Protrusion.

In Anlehnung an die englischsprachige Literatur verwendet man heute Protrusion für beides.

Eine korrelationsstatistische Untersuchung der artikulationsbestimmenden Faktoren zeigen signifikante Zusammenhänge während der protrusiven Bewegungsphase zwischen Oberkiefer – Inzisalwinkel, Frontzahnstufe, Frontzahnüberbiß –, sagittaler Kompensationskurve und Kondylenbahn (Fuhr).

Der Überbiß nimmt eine zentrale Stellung ein, während der transversalen Kompensationskurve bei der Protrusion keine Bedeutung zukommt.

In der Schlußbißstellung bilden die bukkalen Unterkieferstopps mit den analogen Feldern im Oberkiefer die Kontaktareale A, C, B, D, E und F. Im ersten Augenblick eines Bewegungsbeginns lösen sich die distalen Hälften der Areale, und die mesialen Stoppkontakte gleiten auf den distalen Dreieckswülsten der bukkalen Oberkieferhöcker. Nimmt man keine Punktkontakte an, sondern Flächenkontakte als Okklusionsform, so gleiten bei Vorschub alle mesiobukkalen Dreieckswülste der Unterkieferzähne auf den distobukkalen Wülsten der oberen Zähne. Diese während der Protrusion aufeinanderlaufenden Flächen sind die sog. Protrusionsfacetten.

Während der Seitwärtsbewegungen des Unterkiefers führen die zentrischen Stopps aus ihren analogen Kontaktfeldern heraus sog. Laterotrusions- und Mediotrusionsbewegungen durch. Ihre Bahnen sind genau festgelegt durch

- Muskelaktionen,
- Kondylenführung bzw. Bewegungsbegrenzung,
- okklusale Bahnen.

Die einzelnen Flächenabschnitte von Zahnhöckern, innerhalb derer die Höckerspitzen vom Antagonisten gleiten, werden als Arbeitsfelder oder Artikulationsfacetten bezeichnet. Die Gesamtheit gleichgerichteter Arbeitsfelder bilden in der Sagittalebene die Protrusions- und Retrusionsfacetten, die sich näherungsweise im vereinfachten Verzahnungsmuster als einheitliche Gleitflächen darstellen lassen. Protrusionsfacetten sind also alle distalen Höckerabhänge der oberen Zähne und mesialen Höckerflächen der unteren Zähne, auf denen die Protrusionsbewegung stattfindet.
Artikulation findet nach folgendem Schema statt:

- Die Stopps dieser Höcker verlassen ihre analogen Kontaktareale auf den approximalen Randwülsten und gleiten entlang der Zentralfissur in sagittaler Richtung (Abb. 2.**27** u. 2.**28**). Die bukkale Höckerreihe läuft hierbei auf den distalen Propulsionsflächen der bukkalen Oberkieferhöcker abwärts, so daß sich der Kiefer senkt.
- Zentrische Stopps lingualer Oberkieferhöcker. Diese aktiven Höckerspitzen verlassen ihre Kontaktareale auf den Randwülsten und in der Zahnfissur der Unterkieferzähne und gleiten auf den mesiolingualen Schrägflächen der Unterkieferzähne in posteriorer Richtung abwärts (Abb. 2.**28**).

Es gibt also zwei verschiedene Propulsionsflächen:

1. die *distalen Dreieckswülste* aller bukkalen Oberkieferhöcker für die bukkalen Stopps des Unterkiefers,
2. die *mesialen Dreieckswülste* aller lingualen Unterkieferhöcker für die lingualen Stopps des Oberkiefers.

Okklusionsbahnen der Rotationsseite (Arbeitsseite)

- Zentrische Stopps bukkaler Unterkieferhöcker:
- Bukkale Höcker unterer Prämolaren und mesiobukkale Höcker unterer Molaren:

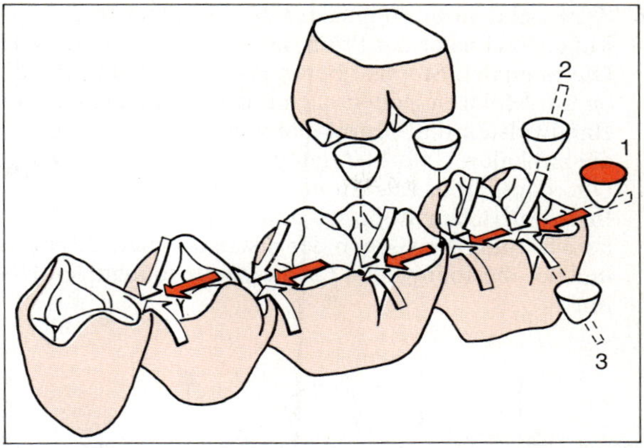

Abb. 2.**27** Rücklaufbahnen der palatinal-zentrischen Stopps des Oberkiefers im Unterkieferrelief nach 1 Vorschub, 2 Mediotrusion und 3 Laterotrusion

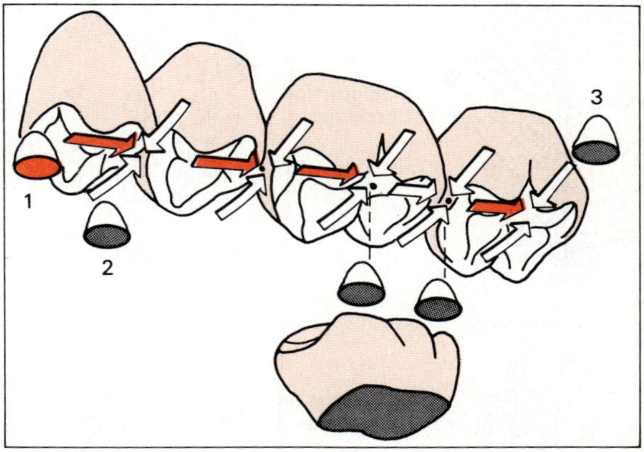

Abb. 2.**28** Rücklaufbahnen der lingualen-zentrischen Stopps des Unterkiefers im Oberkieferrelief nach 1 Vorschub, 2 Mediotrusion und 3 Laterotrusion

Die bukkalen zentrischen Stopps der Prämolaren und der mesiobukkalen Molarenhöcker führen einheitliche Bewegungen aus:
Zwischen den approximalen Randwülsten der Oberkieferzähne gleiten sie entlang nach bukkal, um dann den *Okklusionskontakt* zu verlieren, sobald der vordere Dreieckspunkt eine Lateralbewegung von etwa der Breite eines unteren Schneidezahnes ausgeführt hat.

- Untere distobukkale Molarenhöcker:
  Die Stopps der distobukkalen Höcker der Unterkiefermolaren gleiten aus der Zentralfissur heraus, entlang zwischen dem distalen Dreieckswulst des mesiobukkalen Höckers und dem mesialen Dreieckswulst des distobukkalen Höckers der oberen Molaren.

- Zentrische Stopps lingualer Oberkieferhöcker:
  - Linguale Höcker der Prämolaren und distolinguale Höcker der Molaren: Die lingualen Stopps oberer Prämolaren und die distolingualen Stopps oberer Molaren gleiten nach lingual entlang zwischen den approximalen Randwülsten der Unterkieferzähne, bis sie im gleichen Augenblick wie die bukkalen Unterkieferstopps den *Okklusionskontakt* verlieren.
  - Obere mesiobukkale Molarenhöcker:
    Ihre zentrischen Stopps gleiten nach lingual aus der unteren Zentralfissur heraus entlang zwischen der distalen Fläche des mesiolingualen Höckers und der mesiolingualen Fläche des distolingualen Höckers unterer Molaren.

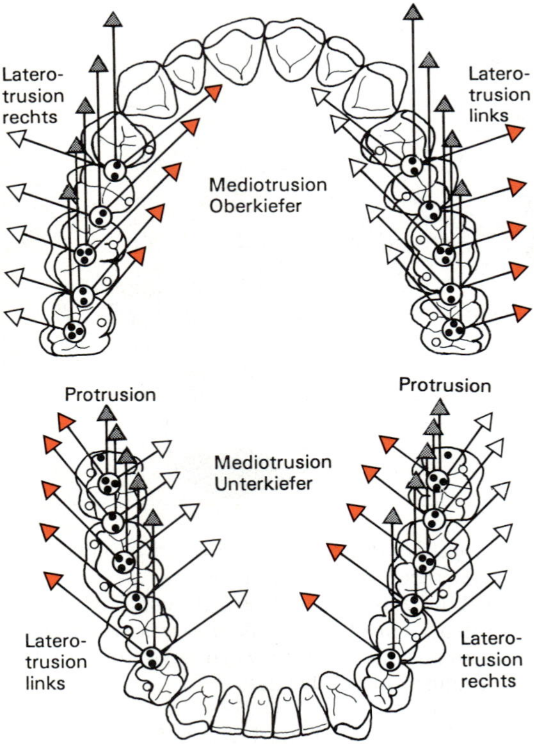

Abb. 2.**29** Bewegungsrichtungen der zentrischen Stopps (Pfeile) aus den Kontaktarealen des Gegenkiefers heraus. Bewegungsbahnen der Stopps der palatinalen Oberkieferhöcker in den unteren Kauflächen. Schwarze und rote Pfeile. Vorschub. Pfeile schraffiert: Bewegung der Stopps auf der Translationsseite. Pfeile weiß: Bewegung der Stopps auf der Rotationsseite. Die Pfeile zeigen die Bewegungsrichtungen der zentrischen Stopps des Gegenkiefers

Okklusionsbahnen der Translationsseite (Balanceseite)

Verursacht durch das Vorwärts-abwärts-Gleiten des Kondylus heben die *Stopphöcker* der *Translationsseite* von den Gegenzähnen vergleichbar früh ab. Zunächst aber artikulieren sie – je nach Steilheit der Gelenkbahn – um einen mehr oder weniger geringen Betrag mit den *Artikulationsflächen* der Gegenzähne.

- Zentrische Stopps bukkaler Unterkieferhöcker:
- – Bukkale Höcker unterer Prämolaren und mesiobukkale Höcker unterer Molaren:
  Die bukkalen zentrischen Stopps der Prämolaren und die mesiobukkalen Molarhöcker gleiten von den Randwülsten der oberen Zähne auf den distalen Flächen der distopalatinalen Oberkieferhöcker; der erste untere Prämolar verliert jedoch seinen Kontakt sofort.
- – Untere distobukkale Molarenhöcker:
  Die Stopps der distobukkalen Höcker der Unterkiefermolaren gleiten auf den mesialen Dreieckswülsten der oberen mesiopalatinalen Molarenhöcker.
- Zentrische Stopps lingualer Oberkieferhöcker:
- – Linguale Höcker der Prämolaren und distolinguale Höcker der Molaren:
  Die lingualen Stopps oberer Prämolaren und die distolingualen Stopps oberer Molaren gleiten aus den approximalen Randwülsten der unteren Zahnreihe heraus, entlang den mesialen Dreieckswülsten der mesiobukkalen Unterkieferhöcker.
- – Obere mesiobukkale Molarenhöcker:
  Diese zentrischen Stopps artikulieren – fast parallel zur Zentralfissur – mit den mesialen Artikulationsflächen der distobukkalen Höcker unterer Molaren.

Die Analyse artikulärer Bewegungen der Kauflächenzähne zeigt, daß bei Lateralbewegung des Unterkiefers jeder zentrische Stopp auf einer genau festgelegten artikulären Führungsbahn seines Antagonisten gleitet (Abb. 2.**29**).

1. Arbeitsseite:
   Die okklusalen Führungsbahnen der Arbeitsseite (Rotation) sind: die nach palatinal gerichteten Schrägflächen der Dreieckswülste oberer bukkaler Höcker und die nach bukkal zeigenden Schrägflächen der Dreieckswülste unterer lingualer Höcker.
2. Balanceseite:
   Die okklusalen Führungsbahnen der Balanceseite (Translation) sind: die nach bukkal gerichteten Schrägflächen der Dreieckswülste oberer Palatinalhöcker und die nach lingual zeigenden Schrägflächen unterer bukkaler Höcker.

Physiologische Okklusionsformen

Die dynamische Okklusion, d. h., die Zahnführung während artikulärer Bewegungen unter Zahnkontakt, kann drei verschiedene morphologische Formen aufweisen:

1. Front- und eckzahngeführte Okklusion (Abb. 2.**30** u. 2.**31**),
2. einseitig (unilateral) balancierte Okklusion,
3. beidseitig (bilateral) balancierte Okklusion.

Nach neueren Auffassungen über die Okklusion soll die Zahnreihe in Zähne mit horizontalen und vertikalen Arbeitsflächen unterteilt werden. Im Schlußbiß nehmen die horizontalen Kauflächen die quasistatischen Kräfte auf und schützen die im Überbiß stehenden oberen Schneidezähne gegen protrusive Überbelastung. Die mesiale Distanz soll je nach der Bißlage von 50–500 µm betragen.

Andererseits schützt die anteriore Führung die Seitenzähne während laterotrusiver und protrusiver Bewegungen vor exzentrischen Belastungen, indem die Seitenzähne nach Einsetzen der Frontzahnführung diskludieren. (vgl. Abb. 2.**32**).

Wechselseitige Schutzokklusion

Die wechselseitige Schutzokklusion zwischen Front- und Kauflächenzähnen (vgl. S. 81) ist bei Laterotrusionsbewegung die häufigste Form der natürlichen Okklusion im Kauorgan des Menschen mittleren Alters bei intakter Eckzahnführung (Abb. 2.**30**).

Prothetische Indikation:

– Keramikkauflächen,

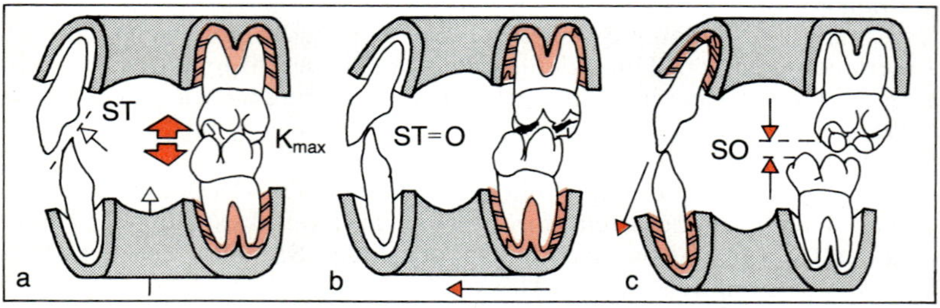

Abb. 2.**30** Mechanismus der gegenläufigen Schutzokklusion.

a In zentrischer Interkuspidation schützen die Seitenzähne die Front während der isometrischen Muskelaktion.

b Aus der Zentrik heraus gleiten die Aktivhöcker auf den Protrusionsbahnen innerhalb der Sagittaltoleranz (ST) (0,05–0,5 mm) bis zum Anschlag der Frontzahnführung.

c Nach Einsetzen der Frontzahnführung diskludieren die Seitenzähne; während der isotonischen Muskelaktion werden die Seitenzahnparodontien gegen Horizontalbelastung geschützt. SO Schutzokklusion, K_{max} Kaukraft

- therapeutische Okklusionsform nach Kiefergelenkbehandlung oder traumatischer Okklusion,
- angestrebte Grundform bei allen überwiegend parodontal abgestützten Vollrestaurationen,
- Beibehaltung bei Anfertigung kleiner Brücken oder Einzelkronen.

Die wechselseitige Schutzokklusion als Idealform des natürlichen, vollbezahnten Kauorgans und als Leitbild für die Kronen- und Brückenprothetik ist charakterisiert durch:

- die vertikale Abstützung im zentrischen Okklusionsfeld bei völliger Entlastung des Frontzahn-Führungsfeldes,
- die Übernahme der Bewegung durch die steilen palatinalen Führungsflächen der oberen Eck- und Frontzähne bei völliger Entlastung des okklusalen Stützfeldes der Seitenzähne. Die Bewegungstoleranz innerhalb der Frontzahnstufe soll mindestens 0,5 mm betragen.

Innerhalb der anterioren Führung wurde dem Eckzahn seit langem eine spekulative Sonderstellung eingeräumt, wenngleich im Eckzahndesmodont keine besondere Verteilung der Rezeptoren nachgewiesen werden konnte. Die antagonistische Eckzahnposition wurde oft als „vordere Führung“ des Gebisses bezeichnet. Diese macht sich besonders während der physiologischen Bißhebungen bei noch nicht ausgebildeten Gelenken als Führungsgröße bemerkbar.

Auch das Bewegungsmuster des unteren ersten Prämolaren reicht bei der Protrusionsbewegung in den Bereich der distalen Fossa des oberen Eckzahnes, wie Slavicek ermittelte; dieser Protrusionskontakt übt eine wichtige Schutzfunktion für die Frontzähne aus.

Nach abgeschlossener, zweiter Dentition behält die Eckzahnführung offensichtlich ihre dominierende Rolle, die auch bei prothetischen Rekon-

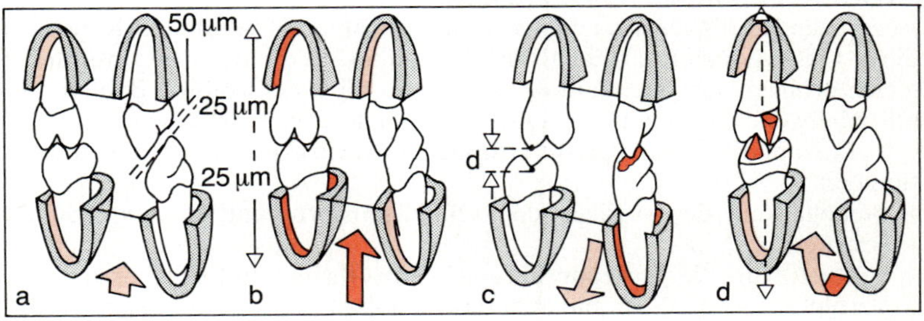

Abb. 2.**31** Mechanismen der Eckzahnführung.
a Kontaktnahme der zentrischen Okklusion – physiologische Eckzahndistanz von ca. 50 µm.
b Intrusion der Seitenzähne bis zur Kontaktaufnahme der Eckzahn-Führungspunkte.
c Eckzahngeschützte Seitenzähne durch Disklusion während der Laterotrusion.
d Initiale zentrische Okklusion der Seitenzähne ohne Horizontalbelastung

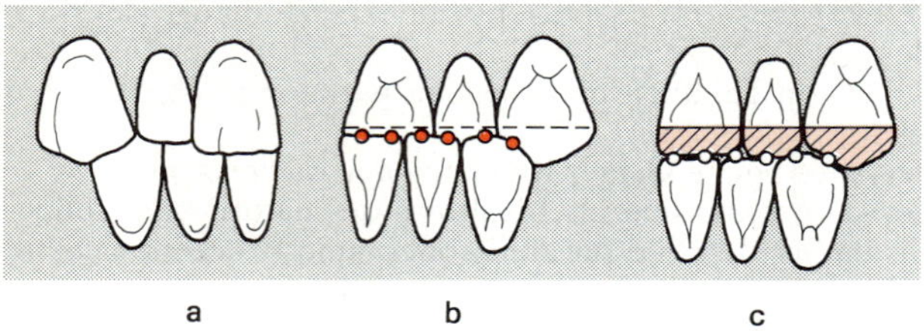

Abb. 2.**32** Frontzahnführung.
a Interkuspidationsposition mit sagittaler Frontzahnstufe und Überbiß.
b Gleichförmige initiale Kontaktaufnahme.
c Frontales Führungsareal

struktionen mittels parodontalgetragenem Ersatz angestrebt werden soll. Mechanismen der Eckzahnführung zeigt die Abb. 2.**31**.

Funktion der Frontzahnführung

In der physiologischen Okklusion hat die Frontzahnführung, zusammengesetzt aus Eck- und Schneidezahnführung, die Aufgabe, den Unterkiefer gleichförmig zu führen. Die wechselseitige Schutzfunktion kann nur bei gut erhaltener Frontzahnführung funktionieren. Die Führungsfunktion aus der IKP heraus nach erster Kontaktaufnahme erfolgt durch die unteren Schneidekanten auf den palatinalen Führungsflächen der oberen Frontzähne. In der physiologischen Frontzahnführung sind alle Zähne gleichmäßig beteiligt. Dadurch werden lokale Abrasionen und Fehlbelastungen einzelner Parodontien vermieden.

Unilateral balancierte Okklusion

In zweiter Häufigkeit findet sich im natürlichen, vollbezahnten Kauorgan diese Okklusionsform, indem die Zahnreihen der Laterotrusionsseite in gleichförmigen Gruppenkontakt treten, wo sie linienförmige Bahnen beschreiben. Gleichzeitig heben alle Stoppkontakte der Balanceseite ab.

Die unilateral balancierte Gruppenkontaktokklusion hat ihre Indikation bei:

- Beibehaltung der vorliegenden Okklusionsform und Planung kleiner Brücken,
- Unterstützung der Eckzahnführung bei insuffizientem Eckzahnparodont, Verblockung der Eckzähne mit den Prämolaren als anteriore Pfeilergruppe,
- Fehlen der Eckzahnführung bei Eckzahnhochstand oder fehlendem Eckzahn,
- Distalbiß, Engel Kl. II b.

Das dynamische Merkmal der unilateral abgestützten Okklusion besteht darin, daß sofort nach Einsetzen der Seitwärtsbewegung die Seitenzähne auf der Balanceseite (Mediotrusionsseite) diskludieren, während die Kieferbewegung durch die Eckzahnführung und Höckerbahnen der Seitenzähne der Arbeitsseite übernommen wird. Um dem Prinzip der sog. vorderen Führung der Zahnreihen (vgl. Abb. 2.**32**) gerecht zu werden, soll die Intensität des Gruppenkontaktes auf der Arbeitsseite von der Eckzahnführung nach distal allmählich abnehmen.

Motsch stellt fest, daß eine artifiziell oder durch Abrasion bzw. Parafunktion verlorengegangene Eckzahnführung in jedem Falle rekonstruiert werden muß.

Bilateral balancierte Okklusion

Unter der bilateralen Okklusionsbalance verstehen wir, daß die Laterotrusionsbewegungen nicht nur auf der Arbeitsseite geführt, sondern gleichzeitig auf der Balanceseite abgestützt bzw. ausbalanciert werden. Diese Okklusionsform wird bei eugnather Bißlage nur recht selten gefunden. Dort aber, wo sie naturgemäß auftritt, kann sie nicht grundsätzlich als pathologisch bezeichnet werden. Sie läßt sich rekonstruieren bei Distalbiß, Eckzahnhochstand, Protrusionsstellung der oberen Schneidezähne, kleinem Gelenkbahnwinkel und nicht ausgebildeter Speescher Kurve und im Abrasionsgebiß.

Für den Fall, daß die Mediotrusionsfacetten zur Okklusionsebene einen zu steilen Winkel aufweisen, die gegenüberliegenden Laterotrusionsfacetten dagegen flache Höckerwölbungen, spricht man von Hyperbalance, die zur Auslösung von Funktionsstörungen führen kann.

Im vollbezahnten Kauorgan und bei parodontalgetragenem Zahnersatz wird stets versucht, die bilateral balancierte Okklusion zu vermeiden. In unausweichlichen Fällen aber müssen ihre Grundmuster störungsfrei gestaltet werden können.

Indikation für Kronen- und Brückenzahnersatz:

- Planung einzelner, kleiner Brücken oder Einzelkronen im Abrasionsgebiß als lokale Schutzmaßnahmen, falls eine geplante okklusale Restauration im Abrasionsgebiß nicht möglich ist.

Artikulationsbewegungen bei Eck- und Schneidezahnführung

Analyse der Protrusionsbewegung

Entsprechend dem unterschiedlichen Wirkungsprinzip horizontal- und vertikal angeordneter Arbeitsflächen diskludieren die Seitenzähne, sobald nach initialer Protrusions- oder Laterotrusionsbewegung die unteren Schneide- oder Eckzähne auf den analogen palatinalen Führungsflächen der oberen Schneide- und Eckzähne auftreffen; die Protrusionskanten der unteren Schneide- und Eckzähne gleiten auf ihren palatinalen Frontzahnführungsbahnen abwärts bis zur Schneidekantenstellung (vgl. Abb. 2.**8**).

Zwischen der Schneidezahnführung und dem Gelenkbahnwinkel besteht ein Zusammenhang:

1. Gelenkbahn = Schneidezahnwinkel:
   Der Unterkiefer gleitet gleichförmig im anterioren und posterioren Bereich.
2. Gelenkbahnwinkel < Schneidezahnwinkel:
   Bezogen auf einen gleichen Protrusionsweg müssen sich die Schneidezähne etwas weiter kaudalwärts bewegen.
3. Gelenkbahnwinkel > Schneidezahnwinkel:
   Bezogen auf einen gleichen Protrusionsweg gleiten die Kondylen weiter abwärts als die Schneidezähne.
4. Gelenkbahnwinkel >> Schneidezahnwinkel:
   Es findet überwiegend eine Scharnieröffnungsbewegung statt, sog. Hackbeißertypus.

Natürlich müssen alle Höckerneigungswinkel der Seitenzähne stets kleiner sein als die Gelenkbahnneigung und der Schneidezahnführungswinkel, da im Okklusionsfeld die steilste Bahn stets die Führung übernimmt (vgl. S. 98). Ferner hängt die Funktion der Schneidezahnführung von der Relieftiefe des Okklusionsfeldes im Seitenzahnbereich ab. Da aber die Größe des Kronenquerschnittes, große Vollrestaurationen ausgenommen, nicht beliebig verändert werden kann, gilt: je tiefer das Okklusionsrelief, um so steiler der Höcker und damit um so größer ist der Höckerneigungswinkel.

Die Frage der Relieftiefe und des Höckerneigungswinkels wird in den Fällen der Bißhebung in besonderem Maße klinisch relevant.

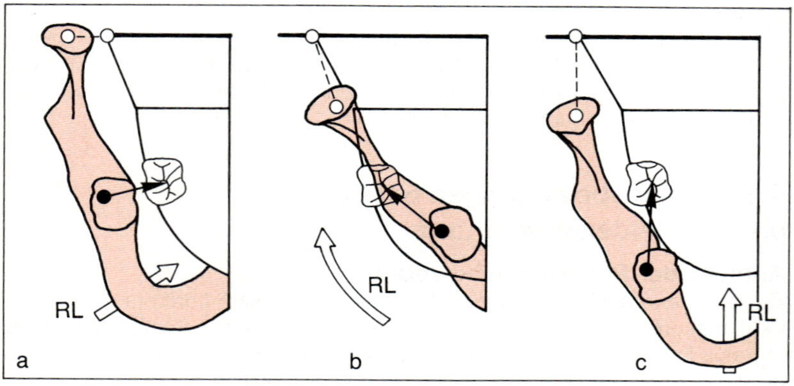

Abb. 2.**33** Rücklaufbahn (RL) des distobukkalen Unterkieferhöckers in die zentrale Grube des analogen Oberkieferareals bei Rückführung des Unterkiefers aus **a** Laterotrusion, **b** Mediotrusion und **c** Protrusion

Im Falle normaler Belastungsverteilung führen bei
- Protrusion alle sechs Schneidezähne,
- Lateroprotrusion Eckzähne und Schneidezähne der Arbeitsseite,
- Laterotrusion allein die Eckzähne.

Infolge der relativ gegenläufigen Bewegung sind natürlich die Arbeits- und Balancefelder der unteren Kauflächenzähne umgekehrt angeordnet: Arbeitsfelder lingual, Balancefelder für Balancekontakte oberer Palatinalhöcker der Mediotrusionsseite bukkal.

Analyse der Laterotrusionsbewegung

Wie erwähnt, dreht sich der ganze Unterkiefer um den Rotationskondylus nach der Arbeitsseite hin, während sich gleichzeitig eine Lateralverschiebung (Bennett-Bewegung) in diese Richtung hinzuaddiert (vgl. Abb. 2.**5** u. 2.**29**). Dadurch drehen sich alle gegenläufigen Okklusionspunkte um das nach lateral verschobene, vertikale Rotationszentrum auf der Arbeitsseite. Die Laterotrusionsbewegung innerhalb des Okklusionsfeldes läßt sich übersichtlich durch den Weg der zentrischen Stopps der unteren Zähne im Oberkieferrelief darstellen, wobei man praktisch von oben, d. h. aus den oberen Alveolen, auf die Oberkieferkauflächen sieht. Didaktisch kann man darüber hinaus die gegenläufigen Bewegungsbahnen der oberen, palatinalen Stopps in den unteren Laterotrusionsbahnen getrennt darstellen (Abb. 2.**33**).

Da man aber in dieser Projektion den Bewegungsablauf am Patienten nur schwer nachvollziehen kann, sind die Laterotrusionsbahnen zusammen mit den Protrusionsbewegungen in der Normalansicht der Zahnreihen in der Abb. 2.**34** vergrößert aufgezeichnet.

Während sich der Translationskondylus (schwingender Kondylus) nach vorn – innen – abwärts bewegt, treten die Seitenzähne auf seiner Kieferseite außer Kontakt, damit sich die Kaukraft ausschließlich auf die Arbeitsseite konzentrieren kann.

Die Laterotrusionsbewegung zeigt folgende Gesetzmäßigkeit:
- Translation (schwingender Kondylus) auf der Balanceseite (Mediotrusionsseite).
- Rotation (ruhender Kondylus) auf der Arbeitsseite (Laterotrusionsseite).

Auf der Arbeitsseite gleitet die untere, aktive Höckerreihe durch die interkuspidalen Räume der oberen Zähne.

Die gleichen Höcker der Gegenseite führen bei vorhandener Eckzahn-Frontzahn-Führung eine nach anterior-mediotrusal gerichtete freie Balancebewegung aus. Bei reiner, bilateral abgestützter Okklusion gleiten sie auf den räumlich durch die Gelenkführung vorgegebenen, gleichen Bahnen unter Kraftschluß auf den mesial-palatinalen Laterotrusionsfacetten der oberen Seitenzähne. Verursacht durch die unterschiedlichen Entfernungen bzw. Radien der Okklusionspunkte zum Rotationskondylus werden die Winkel zwischen Vorschubbahn V und Arbeitsbahn A vom Ende der Zahnreihe zu den Eckzähnen hin immer größer.

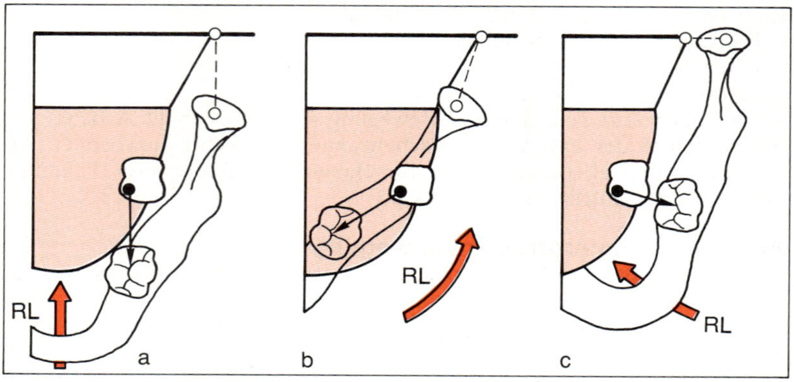

Abb. 2.**34** Gegenläufige Laufrichtung („Landebahn“ nach Gerber) des mesiopalatinalen Oberkieferhöckers in die zentrale Grube des analogen Unterkieferareals bei Rücklauf (RL) aus **a** Vorschub, **b** Mediotrusion und **c** Laterotrusion

Die Bewegungsfelder der Kauflächen sind somit begrenzt durch die Richtungspfeile der Grenzbewegungen des Unterkiefers. Sie stehen in direktem geometrischem Zusammenhang mit dem physiologischen Aktionsradius der Kondylen – als Translation und Rotation –, aus dem sich auch Form und Bewegungsweite des horizontalen Grenzbewegungsdiagramms des vorderen Dreieckspunktes ergeben (Abb. 2.**34**).

Retrusionsbewegung

In den meisten Fällen kann der Unterkiefer aus der Scharnierachsenposition die Zentrik erst einnehmen nach Durchlaufen der Distanz zwischen re-

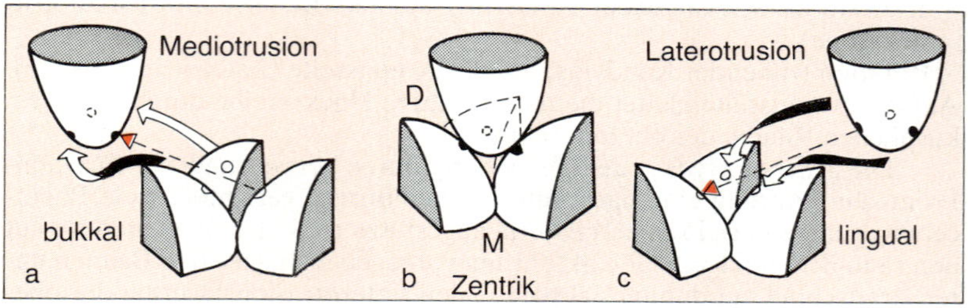

Abb. 2.**35** **a** Rücklauf (Landung) des Unterkiefer-Kontaktareals (46) gegen die zentrischen Kontakte des mesiopalatinalen Höckers (16) aus der Mediotrusion. **b** Zentrik, D Aktivhöcker, M Kontaktareal. **c** Entfernung (Start) des Kontaktareals während der Laterotrusion des Unterkiefers nach rechts

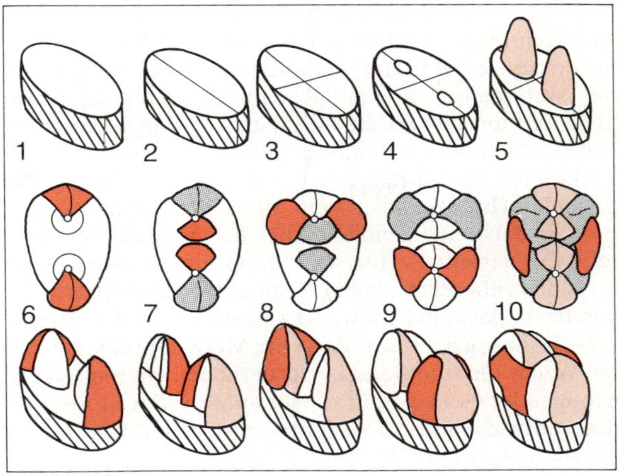

Abb. 2.**36** Nachbildung der funktionellen Anteile eines Kauflächenreliefs (Prämolar OK). 1 Kronenquerschnitt, 2 bis 5 Kauflächengerüst mit richtiger Lage der Grundkegel, 6 äußere, 7 innere transversale Segmente, 8 bukkale, 9 linguale sagittale Segmente, 10 Randwülste (nach Marxkors)

trudierter Kontaktposition (RKP, Scharnierachse) und maximaler Interkuspidation (IKP, Zentrik) (Abb. 2.**35**).

Umgekehrt ergibt sich eine rückläufige Bewegung aus der maximalen Interkuspidation heraus in die retrudierte Kontaktposition auf den Retrusionsbahnen. Diese werden gebildet von den oberen mesialen und unteren distalen Höckerabhängen. Da aber der normale, physiologische Kontakt punktförmig erfolgt, finden natürlich auch die artikulären Bewegungen durch Gleiten der punktförmigen Stopps auf den antagonistischen Höckergleitbahnen statt.

Nach Koeck erfolgt bei Belastung der Retrusionsfacetten keine axialzentrische Kraftübertragung auf die Parodontalgewebe. Vielmehr werden bei sagittaler Rückführung die Oberkieferseitenzähne nach lingual, die unteren dagegen nach bukkal ausgelenkt.

Systematische Rekonstruktion des Okklusionsfeldes

Aufwachstechnik in der Zahn-zu-zwei-Zahn-Relation

Jeder einzelne okklusale Berührungspunkt nimmt eine von der Natur vorgegebene Lage ein: Alle okklusalen Kontaktpunkte bilden gemeinsam das harmonisch im Kausystem angeordnete *Okklusionsfeld*, obwohl die Okklusionspunkte von verschiedenen Zähnen getragen werden.

Während der Rekonstruktion eines ganzen Okklusionsfeldes mit Hilfe zahntechnischer Verfahren ist es oft wenig zweckmäßig, jede einzelne Zahnkrone für sich getrennt voll auszumodellieren. Statt dessen kann man in einer systematischen Kauflächenmodellation die anatomischen Merkmale gleicher Funktion an allen Zähnen simultan aufbauen. Innerhalb des Okklusionsfeldes können nämlich diejenigen anatomischen Merkmale einander funktionell zugeordnet werden, die eine *gleiche Funktion* ausüben, z. B. alle lingualen Höckerspitzen der Unterkieferzähne.

So entsteht ein einheitliches, harmonisch funktionierendes Okklusionsfeld. Der einzelne zentrische Stopp nimmt hierbei einen Zweipunkt- oder, im Molarenbereich, einen Dreipunktkontakt ein, mit der Aufgabe, bei geringen Reibeflächen die Parodontalgewebe axial-zentrisch zu belasten.

Es hat sich gezeigt, daß eine Modellation von Kauflächen aus dem vollen Wachs die funktionell erforderlichen anatomischen Merkmale nicht mit genügender Genauigkeit wieder aufzubauen vermag. Payne und später Lundeen entwickelten ein Verfahren zum systematischen Aufbau der Okklusion auf die Träger des Okklusionsfeldes.

Dieses Verfahren ist als *„Aufwachstechnik“* bekannt geworden; es wird mit einem eigenen Instrumentarium ausgeführt. Die Rekonstruktion beginnt, nachdem die Kiefermodelle gelenkachsenbezogen in einen individuell einstellbaren Artikulator montiert worden sind.

Zwischen den planen Oberflächen der Zahnkronen erkennt man den sog. rekonstruktiven Interokklusalspalt (Abb. 2.**37**).

Die folgende didaktische Darstellung einer systematischen Kauflächenmodellation ist eine einfache Methode, die an die Darstellungsweise von E. V. Payne anlehnt. Die anatomischen Merkmale werden in der konstanten Reihenfolge schrittweise aufgebaut:

1. bukkale Höckerkegel im Unterkiefer
2. bukkale Höckerkegel im Oberkiefer,
3. bukkale Wölbungen der bukkalen Höcker im Unter- und Oberkiefer,
4. linguale Dreieckswülste der bukkalen Höcker im Oberkiefer,
5. mesiale und distale Grate der bukkalen Höcker im Unterkiefer,
6. mesiale und distale Grate der bukkalen Höcker im Oberkiefer,
7. linguale Höckerkegel im Oberkiefer,
8. mesiale und distale Grate der lingualen Höcker im Oberkiefer,
9. bukkale und linguale Grate der lingualen Höcker im Oberkiefer,
10. mesiale und distale Randwülste im Oberkiefer,
11. linguale Dreieckswülste der bukkalen Höcker im Unterkiefer,
12. linguale Höckerkegel im Unterkiefer,
13. bukkale und linguale Wölbungen der lingualen Höcker im Unterkiefer,
14. mesiale und distale Grate der lingualen Höcker im Unterkiefer,
15. mesiale und distale Randwülste im Unterkiefer,
16. verfeinerte Modellation der endgültigen Okklusionsform.

Abb. 2.**37** Anwendungsbeispiel für die systematische Rekonstruktion des Okklusionsfeldes. Arbeitsmodelle im individuellen Artikulator, die Kronenquerschnitte der Seitenzahnreihe sind durch den präparativen Interokklusalspalt Sp voneinander getrennt

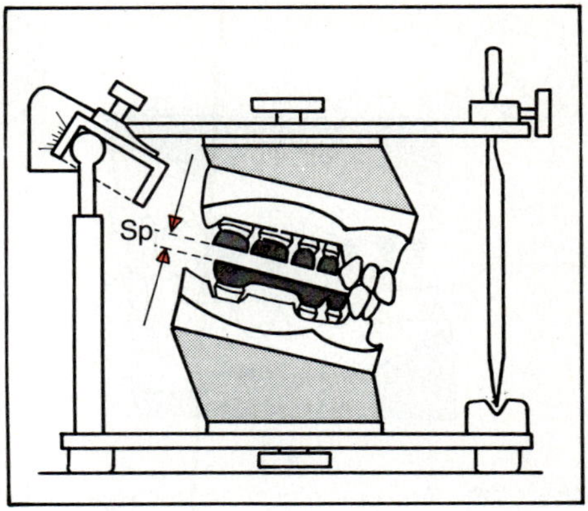

1. Aufbau bukkaler Höckerkegel im Unterkiefer

Die Spitze des oberen Eckzahnes zeigt in seitlicher Höcker-Höcker-Position des Unterkiefers, in Lateralpositon des Artikulators, den Beginn der bukkalen Höckerreihe (Abb. 2.**38** u. 2.**39b**). Die *Grundkegel* aus Wachs, die das *Höckergerüst* nach Lage, Länge und Breite festlegen, werden in Form konzentrischer Wachskegel in gleichen Abständen in ihrer richtigen mesiodistalen und bukkolingualen Lage auf dem Kronenquerschnitt angeordnet. Durch die Höhe der Grundkegel kann die sagittale Krümmung einer Art Verwindungskurve vorgegeben werden (Abb. 2.**40**)

2. Lagebestimmung der bukkalen Höckerkegel im Oberkiefer

In genau gleicher Lage des lateralen Arbeitskontaktes, definiert durch die Spitze des oberen Eckzahnes zum ersten unteren Prämolaren, werden die

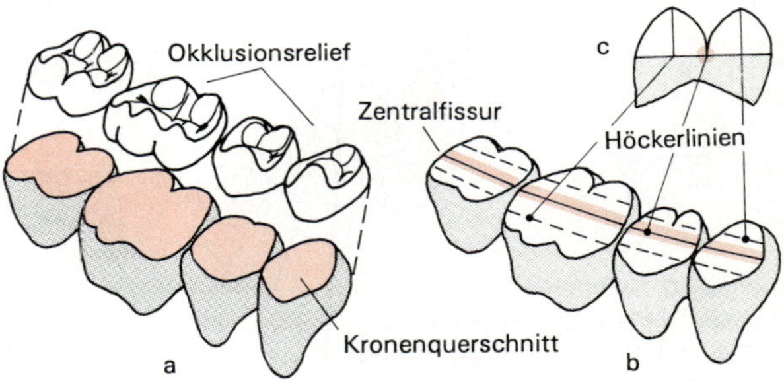

Abb. 2.**38** **a** Schema der Kronenquerschnitte im Quadrant 4.
b Zentralfissur und Halbierungslinien für die Lage bukkaler und lingualer Höckerspitzen.
c Transversale Hilfslinien zur Darstellung der Höckerspitzen

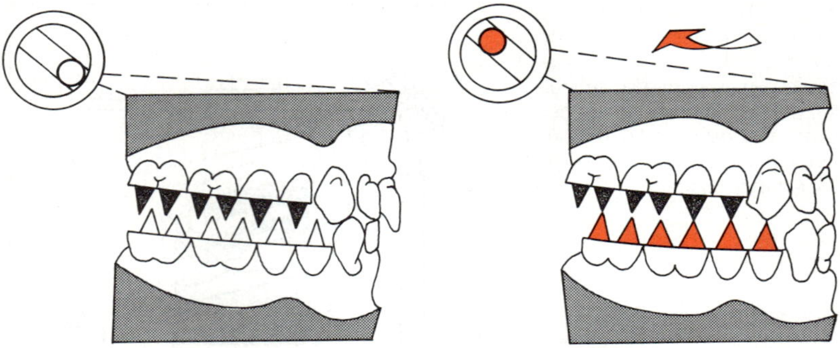

a b

Abb. 2.**39** Anordnung des Okklusionsgerüstes in der Sagittalebene
a in zentrischer Position,
b in Kanten-Kanten-Vorschubposition

Grundkegel der bukkalen Höcker der Oberkieferzähne festgelegt (Abb. 2.**41**). Beim Rücklauf des Artikulators in die zentrische Okklusion gleiten die Kegelspitzen störungsfrei, bis sie, in sagittaler Ansicht des Artikulators, symmetrisch zwischen den Kegelspitzen der Unterkieferhöcker zu stehen kommen.

3. Modellation der bukkalen Wölbungen bukkaler Höcker im Unterkiefer und im Oberkiefer

Die *bukkalen Wölbungen* der Höckerspitzen von unteren Seitenzähnen sind verantwortlich für eine ideale Kontaktform mit den lingualen Graten oder Dreieckswülsten der bukkalen Höcker im Oberkiefer (Abb. 2.**42**). Diese

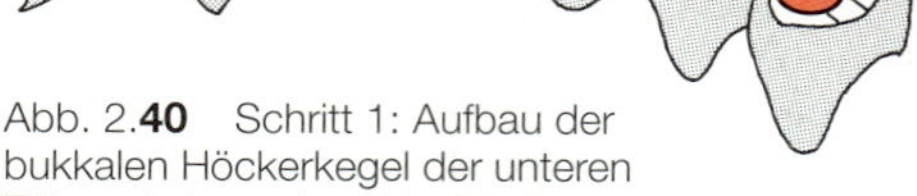

Abb. 2.**40** Schritt 1: Aufbau der bukkalen Höckerkegel der unteren Zähne. In Lateralposition im Artikulator zeigt die obere Eckzahnspitze die genaue Lage der Spitze des unteren Eckzahnes und damit den Beginn der bukkalen Höckerreihe an

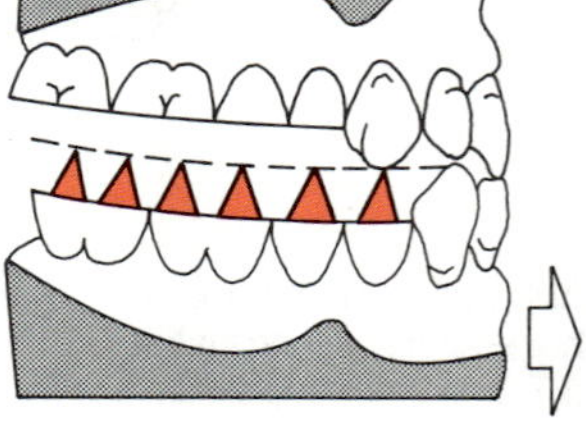

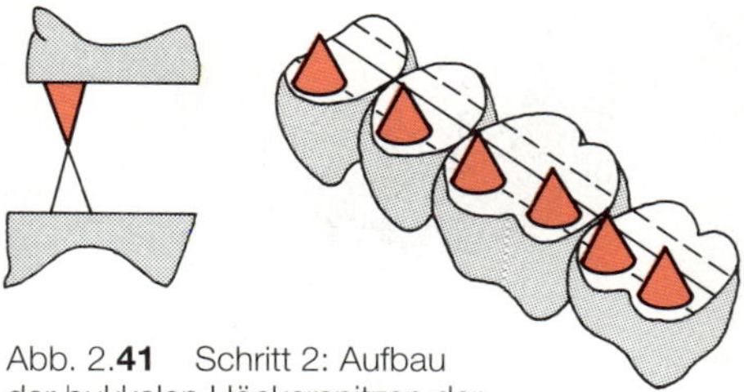

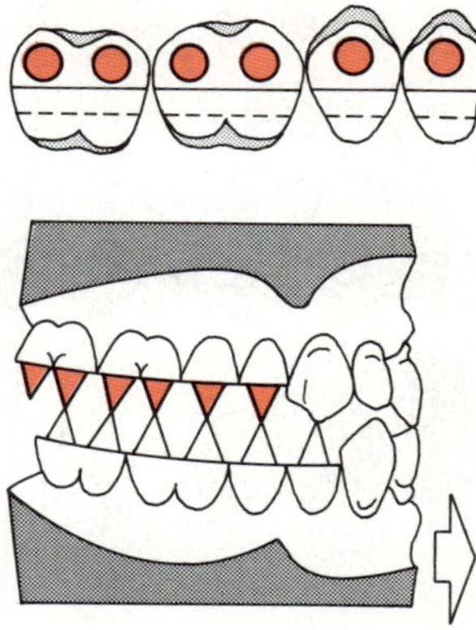

Abb. 2.**41** Schritt 2: Aufbau der bukkalen Höckerspitzen der Oberkieferzähne genau über den Höckerspitzen der Unterkieferzähne in gleicher Lateralposition des Unterkiefers

Wölbung verläuft konkav in Fortsetzung des anatomischen Zahnquerschnittes in approximaler Ansicht der Zahnreihe. Man beachte auch die Lingualneigung unterer Prämolaren und Molaren.

4. Modellation des lingualen Dreieckswulstes der bukkalen Höcker im Oberkiefer

In Nullstellung des Artikulators (zentrische Okklusion) zeigt die Spitze des Grundkegels der bukkalen Höcker im Unterkiefer die spätere Lage der Zentralfissur der Oberkieferzähne an (Abb. 2.**43**). Hierbei berühren sich Ober- und Unterkieferhöcker punktförmig an den konkaven Gratkrümmungen. Der linguale Grat der bukkalen Höcker erstreckt sich gleichmäßig gekrümmt von der Tiefe der Zentralfissur bis zur Spitze des Grundkegels. Die lingualen Grate und Dreieckswülste der distobukkalen Höcker im Oberkiefer sind leicht mesialwärts ausgerichtet.

5. Modellation der mesialen und distalen Grate der bukkalen Höcker im Unterkiefer

Der mesiale Grat des bukkalen Unterkieferhöckers wird, abermals parabolisch gekrümmt, harmonisch passend zur Eckzahnspitze aufgetragen (Abb. 2.**44**). Es folgen abwechselnd die distalen und mesialen Grate aller bukkalen Höcker im Unterkiefer. Im Schlußbiß zeigen die Grundkegel des Oberkiefers genau zentrisch zwischen diese Grate.

6. Modellation der mesialen und distalen Grate der bukkalen Höckerspitzen im Oberkiefer

Abwechselnd trägt man die mesialen und distalen Grate der bukkalen Oberkieferhöcker so weit auf, bis sie im Schlußbiß ihre analogen Grate der

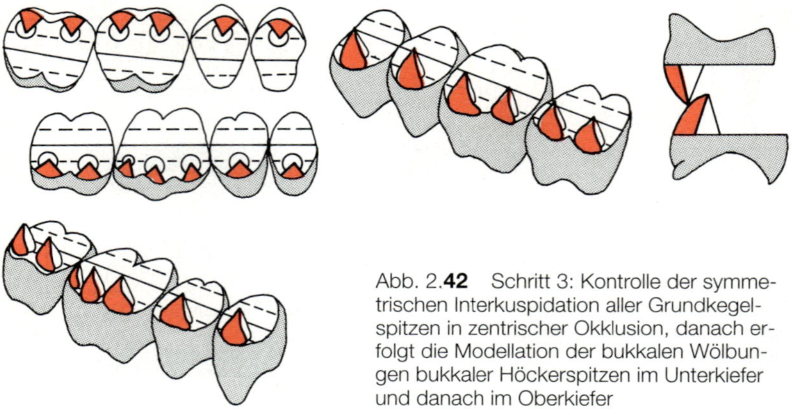

Abb. 2.**42** Schritt 3: Kontrolle der symmetrischen Interkuspidation aller Grundkegelspitzen in zentrischer Okklusion, danach erfolgt die Modellation der bukkalen Wölbungen bukkaler Höckerspitzen im Unterkiefer und danach im Oberkiefer

bukkalen Unterkieferhöcker punktförmig etwas zur halben Höhe berühren. Durch ständige Lateralbewegungen prüft man den gleichmäßigen Kontakt der ganzen Zahnreihe (Abb. 2.**45**).

7. Festlegen der lingualen Höckerspitzen im Oberkiefer

Die Breite der Zähne und das laterale Ausmaß des Okklusionsfeldes werden durch die Anordnung der lingualen Höckerspitzen auf dem *Kronenquerschnitt* der Oberkieferzähne bestimmt (Abb. 2.**46**). Ihre richtige Anordnung in bukkolingualer und mesiodistaler Richtung ergibt sich vorwiegend aus der Breite des Kronenquerschnittes. Die Grundkegel sollen deutlich innerhalb des Kronenquerschnittes aufgestellt werden, um zu vermeiden, daß später die

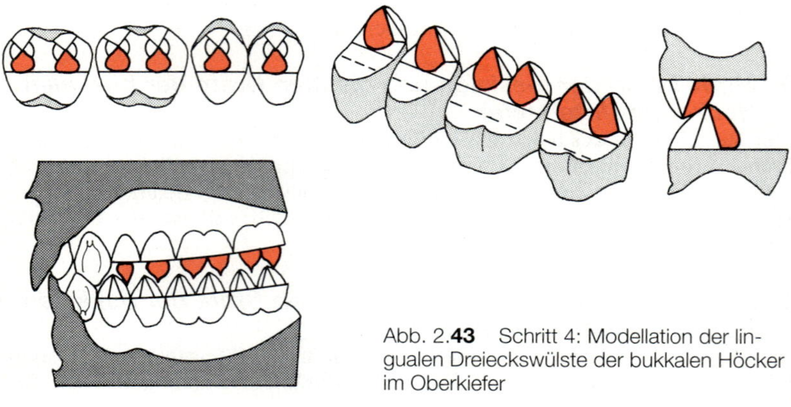

Abb. 2.**43** Schritt 4: Modellation der lingualen Dreieckswülste der bukkalen Höcker im Oberkiefer

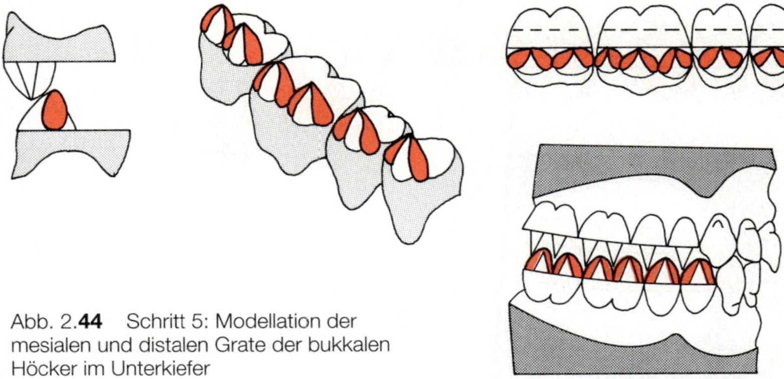

Abb. 2.**44** Schritt 5: Modellation der mesialen und distalen Grate der bukkalen Höcker im Unterkiefer

Parodontalgewebe traumatisch belastet werden. Während der lateralen *Kontrollbewegungen* im Artikulator nach der Gegenseite sollen die lingualen Grundkegel – die Balancehöcker – gerade eben außer Kontakt treten.

8. Modellation der mesialen und distalen Grate der lingualen Höckerspitzen im Oberkiefer

Zur Aufschichtung der mesialen und distalen Dreieckswülste und Grate der lingualen Höcker im Oberkiefer beachte man das Grundschema der Okklusion (Abb. 2.**47**). Die distalen Grate der mesiolingualen Oberkieferhöcker werden von den Grundkegeln aus auf die Grate der distobukkalen Höcker gerichtet. Ständige Kontrollbewegungen im Artikulator zeigen

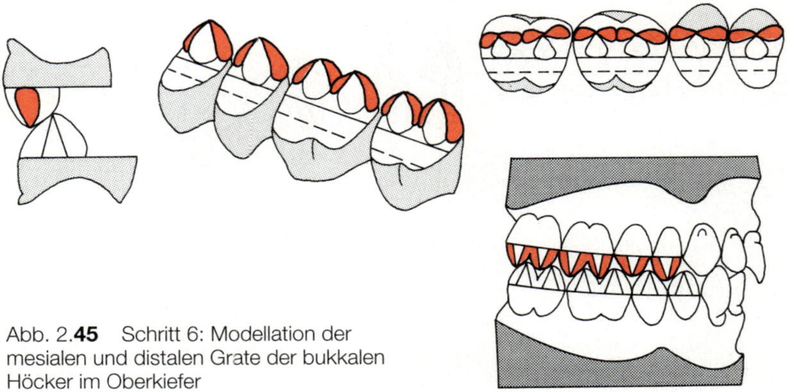

Abb. 2.**45** Schritt 6: Modellation der mesialen und distalen Grate der bukkalen Höcker im Oberkiefer

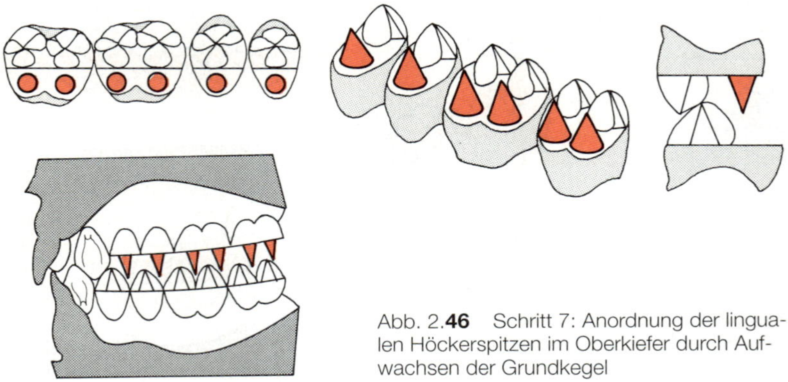

Abb. 2.**46** Schritt 7: Anordnung der lingualen Höckerspitzen im Oberkiefer durch Aufwachsen der Grundkegel

jetzt ein störungsfreies Gleiten dieser Höcker zwischen den lingualen Höckerspitzen und deren mesiodistalen Graten in lateraler Arbeitsposition dieser Seite.

9. *Modellation bukkaler und lingualer Grate der lingualen Höcker im Oberkiefer*

Nunmehr werden die bukkalen und lingualen Grate der lingualen Höcker im Oberkiefer auf ihre Grundkegel aufgewachst. Durch ihre Lage, Ausdehnung und Krümmung wird gleichzeitig die anatomische Kronenform in der Approximalansicht festgelegt. Der linguale Grat geht kontinuierlich in die Kronenbasis über, während der bukkale Grat in der Zentralfissur endet (Abb. 2.**48**).

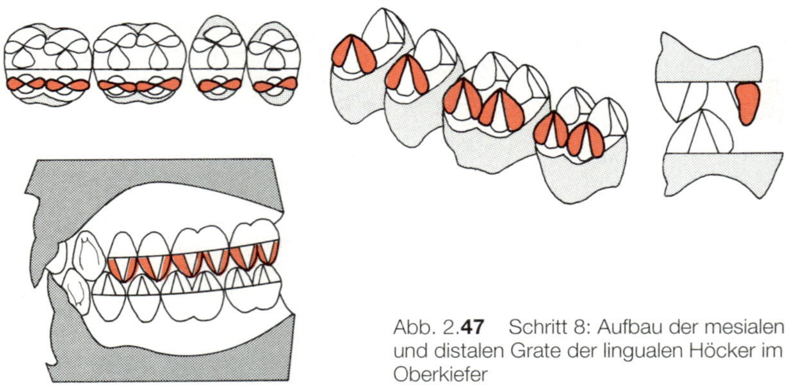

Abb. 2.**47** Schritt 8: Aufbau der mesialen und distalen Grate der lingualen Höcker im Oberkiefer

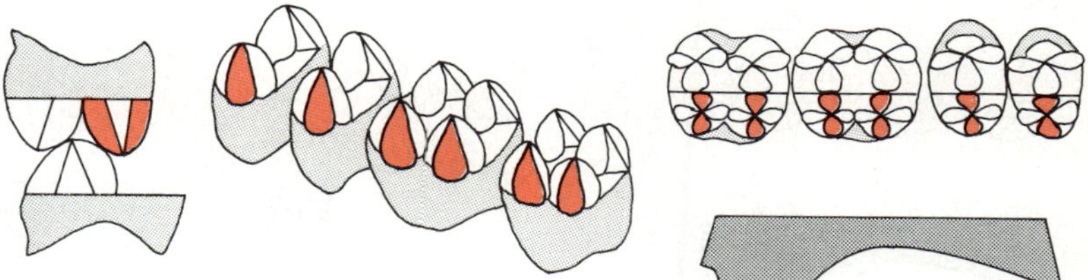

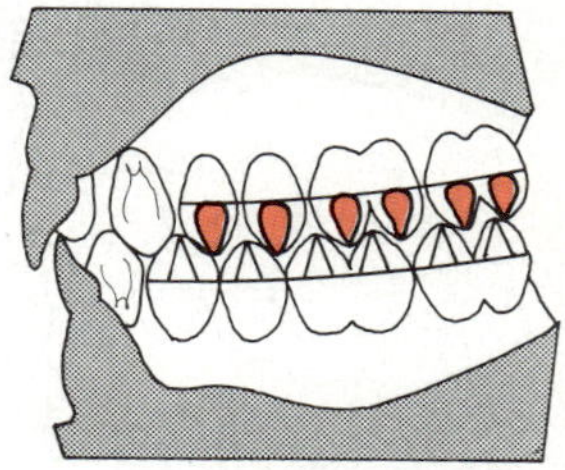

Abb. 2.**48** Schritt 9: Aufwachsen der bukkalen und lingualen Grate der lingualen Höcker im Oberkiefer

10. Modellation mesialer und distaler Randwülste der Zähne im Oberkiefer

Durch Verbindung der distalen Grate der distobukkalen und distolingualen Höcker der Molaren entsteht der distale Randwulst, während die analoge mesiale Verbindung die mesialen Randwülste liefert (Abb. 2.**49**). In Approximalansicht verlaufen die Oberflächen der Randwülste konvex. Beim Aufwachsen der Randwülste entsteht als deutliche Trennung von Zahn zu Zahn die *Approximalfurche.*

11. Modellation lingualer Dreieckswülste der bukkalen Höckerspitzen im Unterkiefer

Von der Spitze des bukkalen Grundkegels aus wird jetzt dieser Grat wiederum konkav gleichmäßig bis zur Zentralfissur herabgezogen. Eine Überhöhung der Grundkegelspitze während dieser Aufwachsphase ist zu vermeiden (Abb. 2.**50**). Bei gegenläufiger Arbeitsbewegung – diese Höckerspitze ist in Balanceposition – soll ein störungsfreies Gleiten mit leichtem Kontaktverlust stattfinden.

12. Modellation lingualer Höckerspitzen im Unterkiefer

Je nach der lateralen Ausdehnung des Wurzelquerschnittes werden die lingualen Grundkegel in fast gerader Reihe angeordnet (Abb. 2.**51**). Entsprechend der typischen approximalen Kronenform unterer Kauflächenzähne werden sie aber näher an den Rand des Grundrisses gelagert als die bukkalen Höckerspitzen. Es bleibt dem Einzelfall überlassen, ob der zweite untere Prämolar einen zweiten lingualen Höcker enthält.

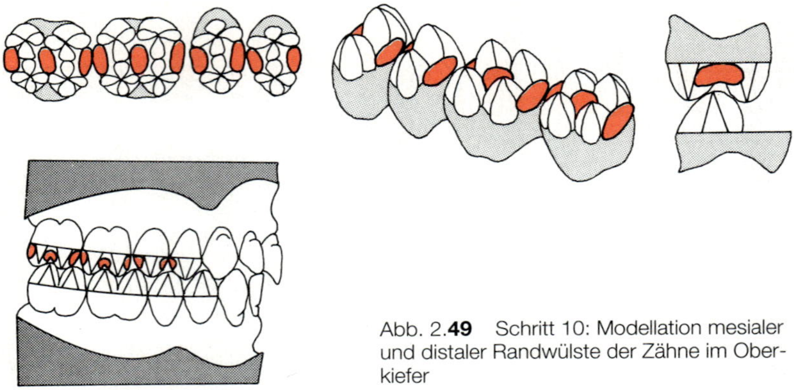

Abb. 2.**49** Schritt 10: Modellation mesialer und distaler Randwülste der Zähne im Oberkiefer

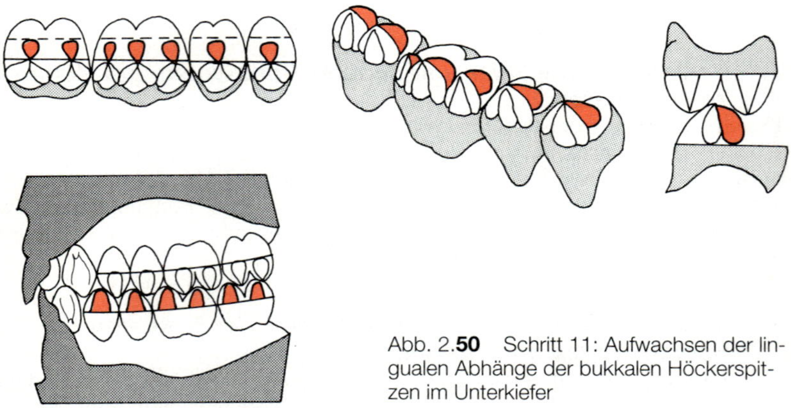

Abb. 2.**50** Schritt 11: Aufwachsen der lingualen Abhänge der bukkalen Höckerspitzen im Unterkiefer

13. Modellation bukkaler Wölbungen und lingualer Dreieckswülste der lingualen Höcker im Unterkiefer

Die bukkalen und lingualen Grate, die nunmehr auf die Grundkegel aufgewachst werden, vervollständigen die Kronenform in der Approximalansicht (Abb. 2.**52**). Die konkave Krümmung der bukkalen Grate soll bei kontrollierenden Seitwärtsbewegungen des Artikulators im engen Bewegungsbereich störungsfrei unter ständigem Punktkontakt in die Arbeitsposition gelangen.

14. Modellation mesialer und distaler Grate der lingualen Höckerspitzen im Unterkiefer

Die mesialen und distalen Grate dieser Höckerspitzen werden alternierend unter ständigen Kontrollbewegungen so aufgetragen, daß abermals ein

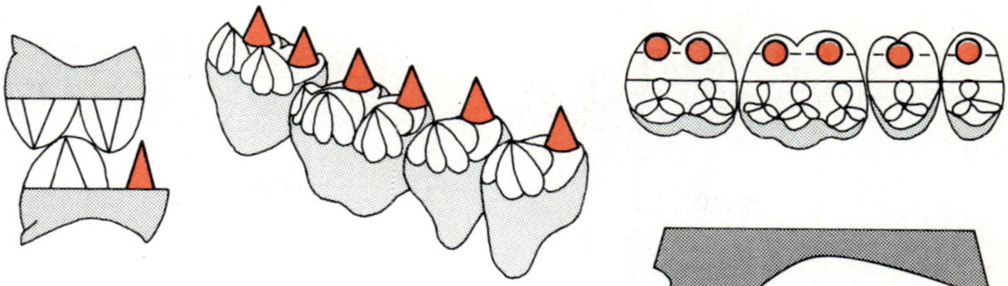

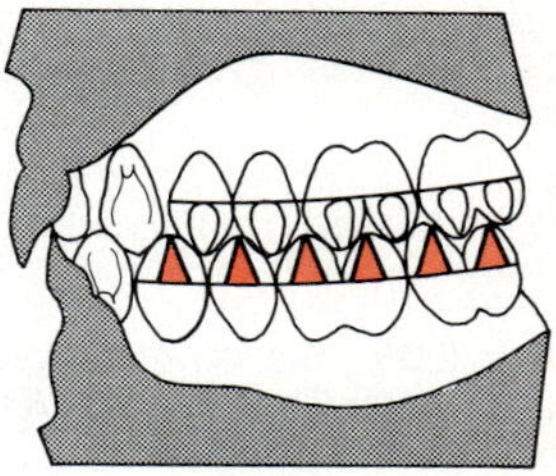

Abb. 2.**51** Schritt 12: Anordnung der lingualen Höckerspitzen im Unterkiefer durch Aufwachsen der Grundkegel

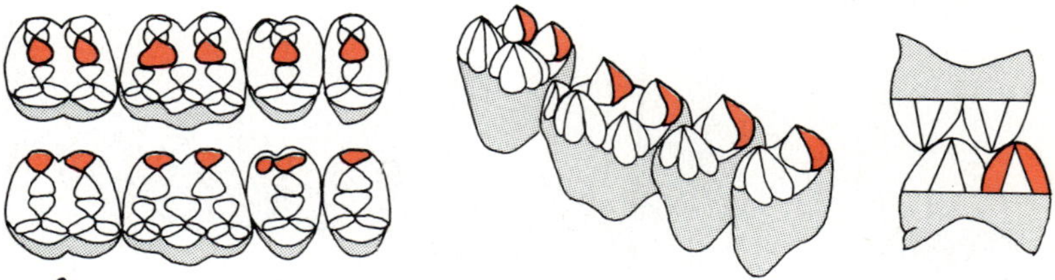

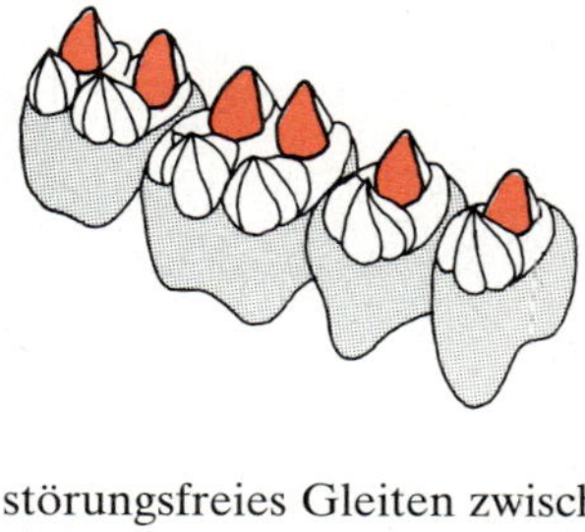

Abb. 2.**52** Schritt 13: Modellation bukkaler Wölbungen und lingualer Dreieckswülste der lingualen Höcker im Unterkiefer. Anordnen des distolingualen Höckers des 2. Prämolaren und des dritten bukkalen Höckers am ersten unteren Molaren

störungsfreies Gleiten zwischen den im Arbeitsschnitt 8 aufgetragenen mesialen und distalen Graten der lingualen Höcker im Oberkiefer sicher möglich ist (Abb. 2.**53**).

15. Modellation mesialer und distaler Randwülste der Zähne im Unterkiefer

Unter ständigen Kontrollbewegungen des Artikulators aus der Zentrik heraus in die laterale Arbeitsstellung und in die Balancestellung werden nunmehr die Randwülste in konvexer Grundform aufgetragen (Abb. 2.**54**). In gleicher Weise wie bei den Oberkieferzähnen (Arbeitsschritt 10) sind die Grate der Randwülste approximal deutlich zu trennen.

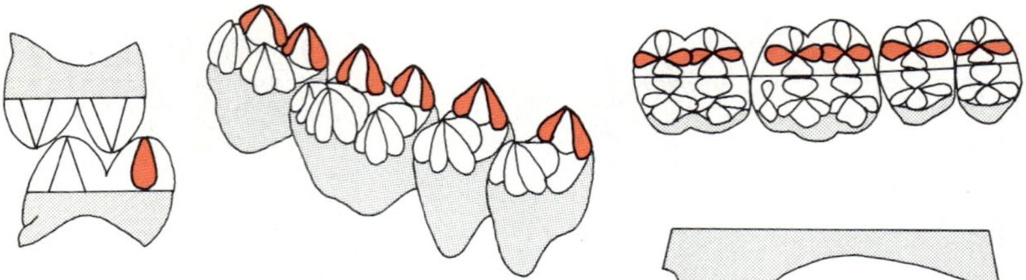

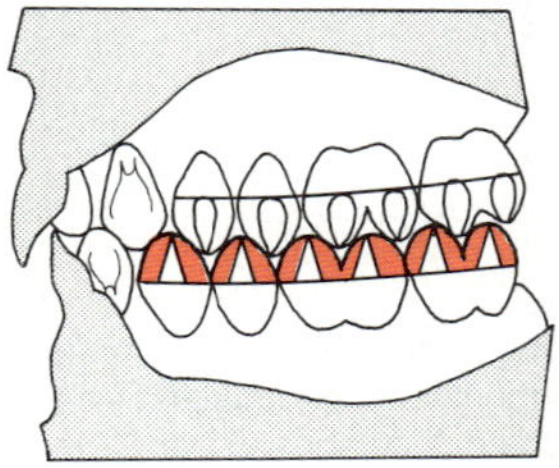

Abb. 2.**53** Schritt 14: Aufwachsen mesialer und distaler Grate der lingualen Höcker im Unterkiefer

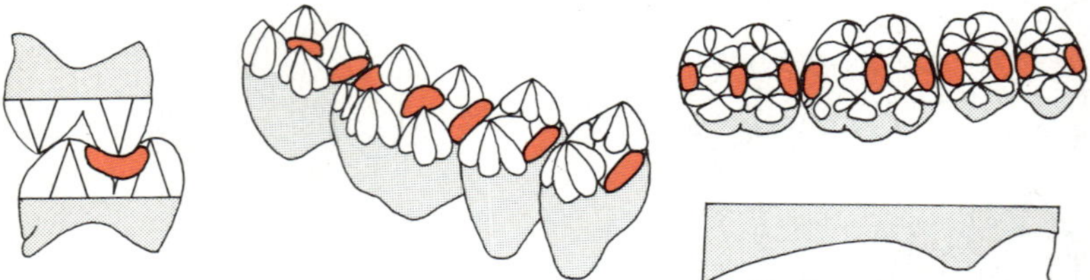

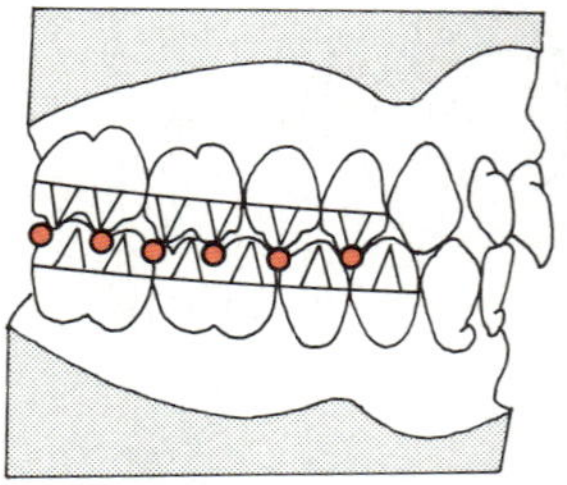

Abb. 2.**54** Schritt 15: Modellation der approximalen Randwülste der Unterkieferzähne

16. Verfeinerte Modellation der endgültigen Okklusionsform

In dieser *Abschlußphase* wird die okklusale Reliefform fein nachmodelliert und Übergänge, die sich aus den einzelnen Phasen ergaben, werden geglättet (Abb. 2.**55**). Hierbei gilt die Regel: Je feiner die Kaufläche in Wachs ausmodelliert wird, um so genauer ist das okklusive Relief, welches jetzt nur noch mit Politurgeräten in der feinen Oberfläche bearbeitet zu werden braucht. Grobe Schleifsteine beschädigen die Kaufläche.

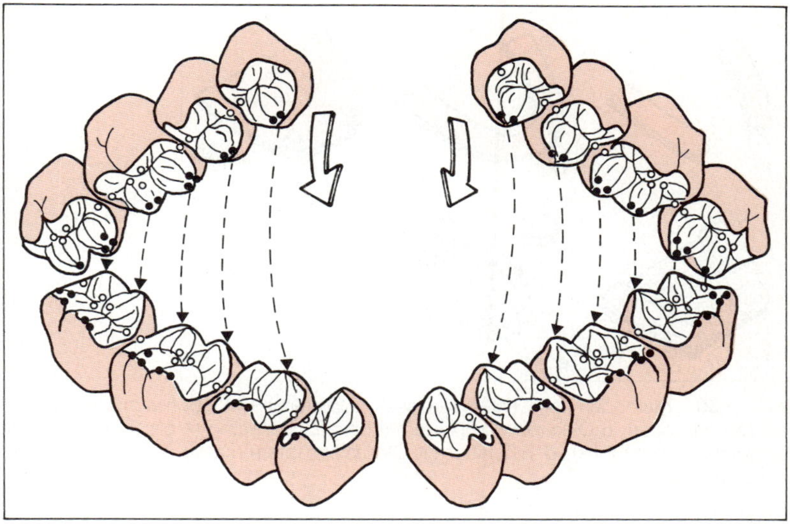

Abb. 2.**55** Schritt 16: Okklusale Feinpassung in Höcker-Randleisten- und Höcker-Fossa-Kontakt nach abgeschlossener Feinmodellation

Registrierverfahren der Kieferrelation

Didaktisches Vorgehen

Kieferrelation kennzeichnet die Lage des beweglichen Unterkiefers zum festen Oberkiefer. Im Grunde ist jede Momentaufnahme einer Kieferbewegung innerhalb des Grenzbewegungsraumes eine augenblickliche Relation.

Vernunftgemäß versteht man aber unter dem Begriff Kieferrelation die Lage des Unterkiefers in einer seiner definierten, beliebig wiederholt einnehmbaren (reproduzierbaren) Stellung. Entsprechend der drei Führungsgrößen im Kausystem sind dies:

- okklusionsbedingte Kieferrelation: maximale Interkuspidation,
- neuromuskuläre Kieferrelation: Ruheschwebelage,
- artikuläre Kieferrelation: balancierte, kompressionsfreie Kondylenlage.

Die Kieferrelation, die einer maximalen Interkuspidation des gesunden Kausystems in dieser harmonischen, artikulären Zentrik entspricht, ist also immer dann gegeben, sobald

- der Unterkiefer in zentrischer Position liegt und
- der isometrische Vertikalabstand (interkuspidationsanaloge Bißhöhe) besteht.

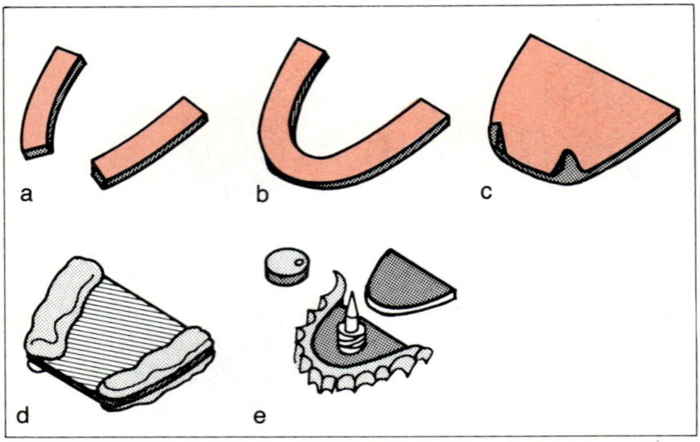

Abb. 2.**56** Methoden des Okklusionsbisses. **a** Bilaterale Okklusionsschlüssel, **b** Okklusionsbißbogen, **c** Okklusionsbißplatte mit Eckzahnhalterung (1 bis 3 bevorzugt in Bißwachs Beauty Pink), **d** Bißplatte mit Okklusionsabformmasse, **e** Stützstiftset für vollbezahnte Kiefer

Auf dieser didaktischen Zweiteilung beruht jede Methode der Kieferrelationsbestimmung und das praktische Vorgehen lautet: Einnehmen der terminalen Scharnierachsenposition und Auffinden des isometrischen Vertikalabstandes. Diese physiologische Scharnierposition kann am Patienten mittels vier verschiedener Maßnahmen veranlaßt oder kontrolliert werden:

1. Schlucken lassen. Während der Schluckabstützung befinden sich die Kondylen in der Scharnierposition.
2. Zunge an den Gaumen nehmen. Der Unterkiefer wird von den Retraktoren zurückgeführt.
3. Manuelle Scharnierbewegung ohne Forcierung.
4. Psychologischer Effekt: Aufforderung an den Patienten, den Oberkiefer vorzunehmen.

In der Ruheschwebelage berühren sich die Zähne im Okklusionsfeld nicht, ihre analogen Stopp-Areal-Punkte sind um den Betrag des physiologischen Interokklusalspaltes voneinander getrennt.

Ist die Vertikalabstützung verlorengegangen, so wird der isometrische Vertikalabstand immer aus der Ruheschwebelage heraus bestimmt nach der Regel:

Ruheschwebeabstand minus Interokklusalspalt ist gleich der isometrischen Vertikaldimension.

Die Ruheschwebelage wird wie folgt bestimmt:

– Oberkörper aufrecht, Kopf senkrecht, Blick horizontal,

- Hals-, Nacken-, Rücken- und Armmuskulatur entspannt,
- Lockerungsübungen der Kaumuskulatur,
- Unterkiefer so weit völlig entspannt schließen, bis sich die Lippen gerade eben wahrnehmbar berühren.

Die Bestimmung der Ruheschwebelage ist keine Behandlungsmaßnahme nur der Vollprothetik: Jede Okklusalrestauration muß einen deutlichen Interkuspidationsabstand im Bereich von mindestens 1,5 mm bis maximal 2,5 mm besitzen, um die physiologische Funktion zu erfüllen.

Technik des Okklusionsbisses

Nach Erfahrungswerten gilt: der Wachsschlüssel soll höchstens doppelt so hoch angefertigt werden wie der zu fixierende Interokklusalraum. Ist er zu dick, so ist ein kontrolliertes Schlußbißschlagen oder ein leichtes Einsenken nicht möglich, es entsteht der unbrauchbare Quetschbiß. Ist er aber zu dünn, so kühlt das Wachs zu rasch ab und die führungslose Einsenkung kann gestört werden (Abb. 2.**57**).

Für funktionsdiagnostische Maßnahmen beträgt die Einsenktiefe im Okklusionsschlüssel nur etwa 0,5–1 mm. In der Kronen-Brücken-Prothetik bevorzugt man einen geringfügig größeren Betrag von 1,5–2 mm. Jedoch darf diese Höhe niemals überschritten werden, um Zwangsführungen im Wachs zu vermeiden und um sicherzustellen, daß eine Modellreposition ungestört möglich ist.

Die absolute Paßgenauigkeit zwischen natürlichen Zähnen und ihrem analogen Gipsmodell gibt es nicht. Als Bißschlüssel sind deswegen vollkommen aushärtende Werkstoffe (Autopolymerisate) ungeeignet. So hat es sich auch bewährt, einen Wachsbißschlüssel vor dem Fügen der Modelle in seiner Oberfläche leicht anzuwärmen. Lokale Modellfehler im mikroskopischen Bereich werden dadurch innerhalb der Wachsoberfläche des ganzen Schlüssels integriert, ohne daß die Gesamtrelation verändert wird.

Das spezielle Bißwachs muß deswegen in erwärmtem Gebrauchszustand eine hohe Plastizität aufweisen, jedoch unter Mundtemperatur das abgeformte Relief verformungsfrei wiedergeben und bei Lagerung als Registrat diese Form behalten. Als Bißwachs finden Verwendung: Spezialbißwachs Beautypink und Wachse mit Metallpulverzusatz wie Cuprowax.

Um dem Registrat die gewünschte Eigenstabilität zu geben, kann das Bißwachs durch sog. Karkassen verstärkt werden, jedoch nur dann, wenn ein voller okklusaler Kontakt (Durchbiß) nicht angezeigt ist.

Zentrisches Registrat

Der Übertragungsbiß der genauen Lage des Unterkiefers zum Oberkiefer, während sich der Unterkiefer in der Zentrik befindet, wird zentrisches Registrat genannt. Es sei, um Verwechslungen auszuschließen, nochmals herausgestellt, daß die gnathologische Literatur unter zentrischer Position die

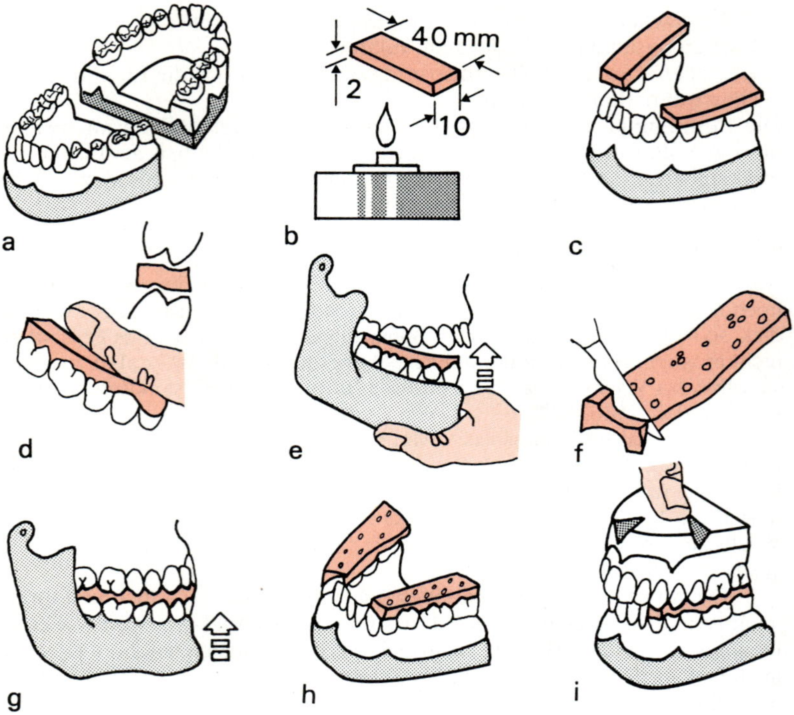

Abb. 2.**57** Technik des zentrischen Okklusionsbisses. **a** Kontrolle der Modellokklusion, **b** Erwärmen der Okklusionsschlüssel, **c** Ausrichten auf dem Unterkiefermodell, **d** richtiges Adaptieren zur Zentralfissur, **e** Kieferschluß in zentraler Relation ohne Zahnkontakt, **f** Abtrennen aller Wachsteile mit Gingivalberührung, **g** wiederholte Einokkludierung, **h** zentrische Schlüssel auf dem Unterkiefermodell, **i** Oberkiefermodell in zentrischer Position

Scharnierachsenposition versteht. Demgegenüber bezeichnen wir in der Artikulationslehre als zentrische Position diejenige Lage des Unterkiefers, in der maximale (physiologische) Interkuspidation bei gleichzeitig harmonischer Muskelkoordination und balancierter Kondylenlage ohne Seitenabweichung besteht. Hierbei können die Kondylen sehr wohl in der Scharnierposition sein, aber auch eine geringe anteriore Lage einnehmen. Gleichwohl ist also das zentrische Registrat immer die endgültige Verschlüsselung zwischen Ober- und Unterkiefer, von der aus im Artikulator alle Bewegungen gestartet werden und jede weitere Maßnahme ausgeführt wird.

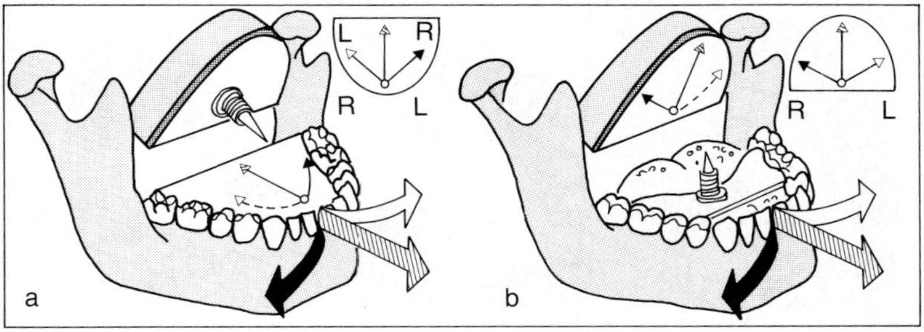

Abb. 2.**58** Intraorale Pfeilwinkelregistrierung. **a** Anordnung nach McGrane und Gerber mit Registrierplatte im Unterkiefer: gegenläufige Bewegungsaufzeichnung. **b** Kieler Methode: mehr Bewegungsfreiheit für die Zunge, richtungsgerechte Aufzeichnung

Die praktische Ausführung eines zentrischen Registrates oder Schlußbisses richtet sich nach dem Gebißzustand. Sind alle Stützzonen vorhanden, ist der Okklusionsbiß die Methode der Wahl, fehlende Stützzonen müssen durch Basisplatten ersetzt werden. Während der Okklusionsbiß ausschließlich Zahnschmelz berührt, dehnt sich der in der Kieferorthopädie bevorzugte Wachsquetschbiß auch auf Weichgewebspartien aus. Da aber Weichgewebe im Gipsmodell nicht reproduzierbar wiedergegeben wird, kann er zur genauen Übertragung des Okklusionsfeldes nicht verwendet werden, allenfalls zur ungefähren Lagefixierung von Situations-Anschauungsmodellen in der primären Planungsphase.

Habituelles Registrat

Das Verschlüsseln der habituellen Okklusion (vgl. Abb. 2.**77**) unter Beibehaltung des vorgegebenen Vertikalabstandes, z. B. bei Anfertigung von Zahnersatz innerhalb des Okklusionsfeldes, kann mittels des sog. akustischen Bißschlüssels vorgenommen werden: Das Bißwachs wird wiederholt so lange erwärmt, bis das mehrfache Okklusionsschlagen den gewünschten einheitlichen, vollen Klang ergibt. Nur dadurch können artifizielle Bißüberhöhungen vermieden werden. Dieses Vorgehen ist in der Kronen- und Brückenprothetik besonders wichtig bei Maßnahmen auf nur einer Kieferseite.

Stützstiftregistrat

Gysi, McGrane und Gerber schufen eine ideale Methode, den Unterkiefer in bezug auf seine drei Führungsgrößen, Muskel-, Gelenk- und Zahnführung, zu zentrieren bzw. zu äquilibrieren. Die Methode des zentrischen Stützstiftes beruht praktisch darin, die Vielzahl unkontrollierbarer Zahnkontakte aufzuheben und durch einen einzigen Punkt zu ersetzen (Abb. 2.**58**).

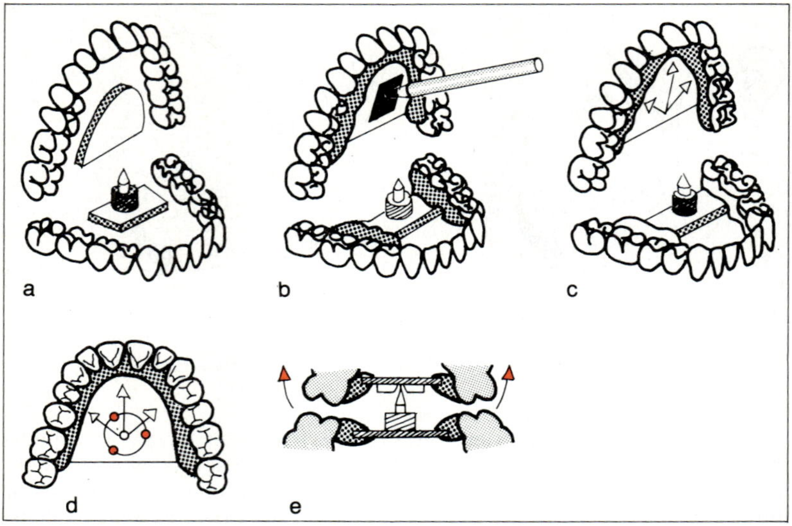

Abb. 2.**59** Neuromuskulär-artikuläre Ausbalancierung. **a** Set nach Gerber, **b** Befestigung im Schwerpunkt der Zahnbögen mittels Autopolymerisat, **c** zentrisches Stützstiftregistrat, **d** Fixation des Arretierungsplättchens über dem Zentrikschwerpunkt mittels Klebewachs, **e** Kieferposition frei von jeder okklusalen Zwangsführung, drucklose Verschlüsselung durch dünnfließenden Abformgips

Um die Gelenkköpfchen in eine für die Gelenkgewebe physiologische Ruhe- und Entspannungslage einpendeln zu lassen, während gleichzeitig die Muskulatur ihre Entspannungsruhehaltung oder die isometrische Ausgangshaltung einnimmt, wird der Stützstift im Schwerpunkt des Okklusionsfeldes angeordnet. Die Stützstiftmethode bietet zwei Indikationsmöglichkeiten:

- diagnostisch-therapeutische Vorrichtung zur Äquilibrierung des Kausystems,
- äußerst genau funktionierendes technisches Hilfsmittel zur Kieferrelationsbestimmung.

Bringt man in einem Kiefer einen Schreib- oder Gravierstift, im Gegenkiefer eine Registrierplatte an, so wird die Bewegung des Kontaktpunktes während der Unterkieferbewegung in der Horizontalebene aufgezeichnet. Befindet sich diese Anordnung in der Sagittalen, so entspricht die registrierte Kurve der Grenzbewegung des vorderen Dreieckspunktes. Die Vorschubbewegung wird als sagittal gerichtete Linie, die Laterotrusionsbewegung als Symphysenbahn aufgezeichnet. Das Bewegungsbild ähnelt einer Pfeilspitze, die auch „gotischer Bogen" oder „Symphysenbahnwinkel" (vgl. Abb. 7.**34** bis 7.**36**) genannt wird.

Die Stützstiftanordnung vermag folgende Kieferpositionen aufzuzeichnen:
- das Grenzbewegungsdiagramm in der Horizontalebene (Kauebene) (in ihm liegen alle funktionellen Bewegungsmuster),
- die terminale Scharnierachsenposition (sie ist identisch mit der Pfeilspitze),
- neuromuskuläre (habituell gebahnte) Kieferposition als Auftreffpunkt des Stützstiftes nach aktiver, rein muskelgeführter Kieferschlußbewegung.

Der Stützstift konzentriert das Okklusionsfeld auf einen einzigen Punkt und erlaubt dadurch erst eine Balancierung der Kiefergelenke ohne jede Zwangsführung des Okklusionsfeldes. Hierfür wird der Stift im geometrischen Mittelpunkt des Zahnbogens angeordnet, während die Registrierplatte horizontal, d. h. in der Kauebene, befestigt wird, um nicht als schiefe Ebene zu wirken.

Wir bevorzugen die Anordnung des Stiftes im Unterkiefer, da die Stifthalterplatte mehr Zungenfreiraum erlaubt und der Schreibstift auf dem beweglichen, zeichnenden Kiefer liegt. Das Kondylator-Set nach Gerber verfügt über verschiedene Registriersätze im vollbezahnten und teilbezahnten Kauorgan. Die Abb. 2.**59** demonstriert das Stützstiftregistrat für eine instrumentelle Funktionsdiagnose.

Zwei praktische Gesichtspunkte der Stützstiftmethode sind:
- Zentrieren der Kiefergelenke ohne okklusale Zwangsführung. Das Okklusionsfeld ist auf einen einzigen Punkt reduziert. Dieser bewirkt eine 3-Punkt-Abstützung des Unterkiefers am Schädel.
- Der zentrale Stützstift sorgt für ein balanciertes Aufliegen der Basisplatten bei zahnlosen Kieferkämmen.

Aus beiden Gründen wird der Stift im Schwerpunkt des Zahnbogens angebracht. Um den Effekt einer schiefen Ebene zu vermeiden, muß die Registrierplatte natürlich sehr genau nach der Camperschen Ebene ausgerichtet sein.

Allgemeine Artikulatortechnik

Geräte zur Nachbildung von Kieferbewegungen

Klassierung der Artikulationsgeräte: Nach ihren Möglichkeiten und Grenzen in der Reproduktion von Bewegungen des Kausystems können alle *Artikulationsgeräte* unterteilt werden in *Festwertgeräte, individuell einstellbare Artikulatoren und Kaubewegungssimulatoren.*

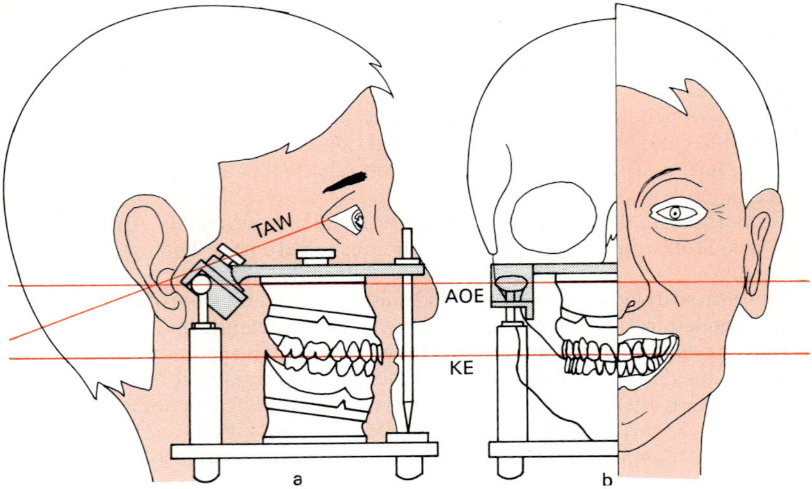

Abb. 2.**60** **a** u. **b** Nachbildung geometrisch mechanischer Größen des Kausystems und räumliche Konkordanz des Okklusionsfeldes zwischen biologischem und technischem System. AOE Achse-Orbital-Ebene, KE Kauebene, TAW Tragus- Augenwinkel-Linie

Festwertgeräte (Mittelwertgeräte)

Die Bezeichnung wurde der allgemeinen Technik entnommen und soll zum Ausdruck bringen, daß alle *geometrischen Werte* des Systems fest in diesen Geräten eingebaut sind. Die *Festwertgeräte* können weiter unterteilt werden in:

- *einfacher Okkludator:* Als Okkludator wird jede Vorrichtung bezeichnet, die es erlaubt, Kiefermodelle in zentrischer Okklusion reproduzierbar zu fixieren:
- *Scharnierokkludator:* Die Geräte ermöglichen das Öffnen des Modellpaares aus der Okklusionszentrik heraus mit Hilfe einer hinter dem Modellpaar angeordneten Scharnierachse;
- *Mittelwertartikulator:* Ein Mittelwertartikulator ermöglicht neben dem zentrischen Öffnen und Schließen der Modelle Artikulationsbewegungen in Form von Vorschub- und Seitwärtsbewegungen.

Mittelwertartikulatoren, sog. Festwertgeräte, erlauben Bewegungen auszuführen, die den mittleren geometrischen Verhältnissen entsprechen. Ihre wichtigsten Festwerte sind:

1. Bonwillsches Dreieck,
2. mittlerer Gelenkbahnwinkel (33°).

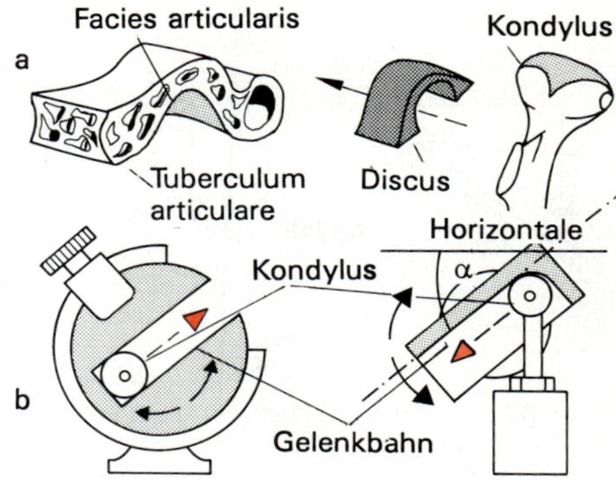

Abb. 2.**61** Nachbildung der natürlichen Gelenkbahn in Artikulatoren.
a Nonarcon-,
b Arcongeräte. Die Facies articularis wird durch plane Führungsflächen ersetzt, der Kondylus durch Kugeln oder Walzen. Die Neigung der Gelenkführungsflächen zur Horizontalen bildet den sagittalen Gelenkbahnwinkel α

Die Bewegungsabweichung individueller Modelle von den tatsächlichen Bewegungsbahnen dieses Kausystems ist so groß, wie das Individuum von den Festwerten des Mittelwertartikulators abweicht.

Regel: Wenigstens im Mittelwertartikulator angefertigter Zahnersatz kann durch entsprechenden Bearbeitungsaufwand in Grenzen funktionsfähig gestaltet werden. Die Anwendung von Mittelwertartikulatoren beschränkt sich aber im allgemeinen auf die Anfertigung einzelner Ersatzkronen und Inlays, deren Reliefform entsprechend der Nachbarzähne gestaltet wird. Eine weitere Anwendungsmöglichkeit ist die Vorjustierung von Bißnahmehilfsteilen vor deren Anwendung im Munde.

Teilweise individuell einstellbare Geräte

Die Artikulationslehre im bisherigen Abschnitt zeigte als wichtigstes Ergebnis, daß Kieferbewegungen eines individuellen Kausystems sehr genau analysiert und nachgebildet werden können. Das als Artikulator bezeichnete Gerät kann also die Bewegungsabläufe innerhalb der geometrischen Festwerte eines Kausystems nachvollziehen: Im Artikulator lassen sich die Zahnoberflächen der Ober- und Unterkiefermodelle eines Menschen in angenähert gleichen räumlichen Bahnen gegeneinander bewegen wie ihre natürlichen Vorbilder im biologischen System (Abb. 2.**60**). Der Artikulator ist ein klassisches Hilfsgerät der Prothetik und wurde in seinen wesentlichen Merkmalen von 1900–1930 aus der behandlungstechnischen Notwendigkeit heraus geschaffen, funktionell-paßgenauen Zahnersatz herzustellen, dessen Okklusion sich harmonisch in das Kauorgan einfügt.

Pioniere der klassischen Artikulationslehre sind Walter (1896), Parfitt (1903), Gysi (1910), Hanau (1920) und H. Schröder (1920). Artikulatoren finden Verwendung als:

– zahntechnisches Hilfsgerät zur Herstellung funktionell paßgenauer Zahnoberflächen eines individuellen Kausystems,

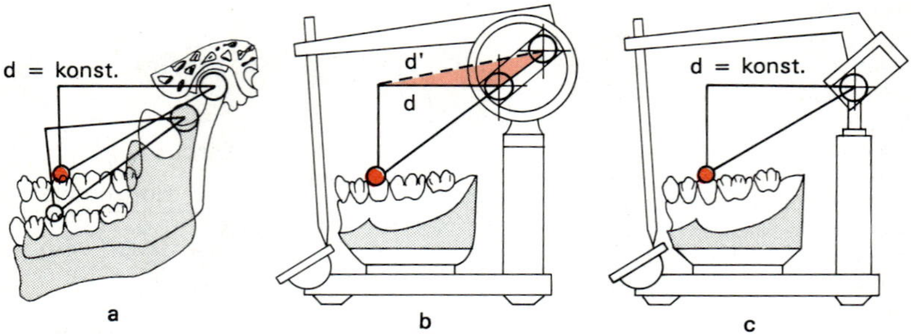

Abb. 2.**62** Im Kausystem ist der Abstand jedes Okklusionspunktes von der Gelenkachse konstant (**a**). Beim Nonarcongerät ändert er sich d' > d (**b**), während er bei allen Arcongeräten wie in der Natur konstant bleibt (**c**)

- Diagnosehilfsgerät zur Durchführung einer dynamischen Modellanalyse als Teil der Funktionsanalyse des Kausystems.

Bei individuellen Artikulatoren sind die mechanischen Größen des Kauorgans auch individuell einstellbar, nachdem sie als persönliches Registrat am Patienten festgelegt worden sind. Die Artikulatoren, obwohl im wesentlichen verschieden einstellbar, erlauben im allgemeinen nur die besondere Berücksichtigung der vier wichtigsten Größen:

1. Achsenbeziehung des Okklusionsfeldes bzw. des Modellpaares in zentrischer Okklusion (Abb. 2.**62** bis 2.**65**),
2. horizontale Gelenkbahnneigung rechts und links,
3. Bennett-Einstellung, Drehung der Gelenkbahn zur Medianebene,
4. Schneidezahnführung, Horizontalneigung der Tellerführung des Inzisalstiftes.

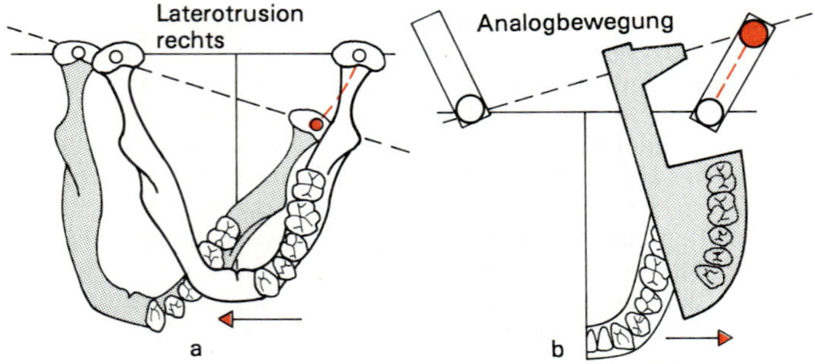

Abb. 2.**63** **a** Aus Rotation und Seitwärtsverlagerung zusammengesetzte Laterotrusionsbewegung, **b** analoge, aber gegenläufige Bewegung im Artikulator

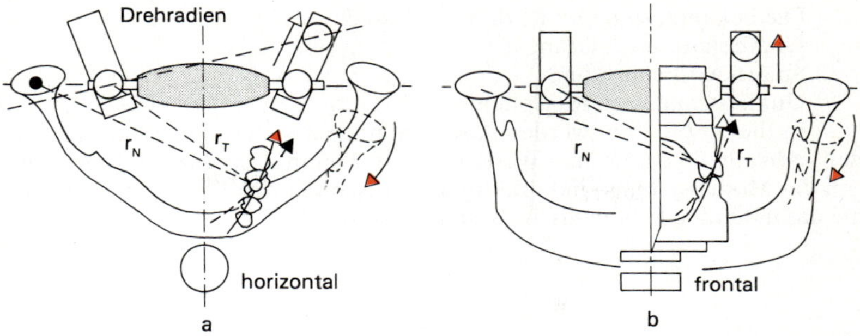

Abb. 2.**64** Die Drehradien der aktiven Stopps im Okklusionsfeld hängen von der Differenz des Interkondylarabstandes des natürlichen und des technischen Systems ab, r_N natürlicher Radius, r_T technischer Radius. **a** Aufsicht, **b** Frontalebene

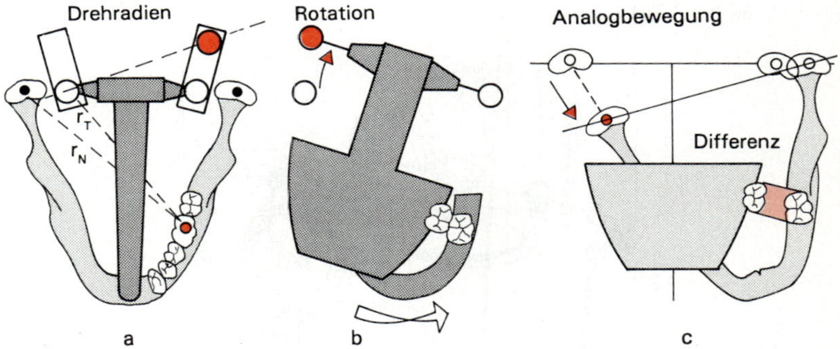

Abb. 2.**65** Geräte ohne Möglichkeit, natürliche Drehradien nachzubilden, täuschen laterale Stützkontakte vor, während die Bewegungsweite im natürlichen System viel größer ist. **a** Unterschiedliche Radien beider Systeme, **b** Zahnkontakt bei zu kleinem Interkondylarabstand, **c** natürliche Situation

Eine genauere Reproduktion der tatsächlichen natürlichen Relationen ist in Grenzen nur in den Kaubewegungssimulatoren möglich. Die Verwendung teilweise individuell einstellbarer Geräte führt im Normalfall nur zu Abweichungen im Toleranzbereich.

Abweichungen, die sich aus der Festwerteinstellung weiterer individueller Werte ergeben, können für die Praxis vernachlässigt werden (Abb. 2.**62**).

Kaubewegungssimulatoren

Geräte dieser Klasse sind in der Lage, Kieferbewegungen individueller Kausysteme nach entsprechender Registrier- und Modellübertragungstechnik genau nachzuahmen.

Die bekanntesten Geräte dieser Art sind:
Gnatholator nach Granger,
Stuart-Artikulator und
Gnathoscope nach McCollum

In diesen Geräten werden Abweichungen der Bewegungsbahnen von den individuell gemessenen Werten auf ein Minimum reduziert, Bewegungen des Modellsystems sind praktisch identisch mit den Bewegungsbahnen, die das individuelle biologische System ausführt.

Spezielle Artikulatoren

Teilweise individuell einstellbare Geräte unterscheiden sich durch herstellungsspezifische Konstruktionsmerkmale, weniger jedoch in ihrer Funktion. (Abb. 2.**66** bis 2.**70**).

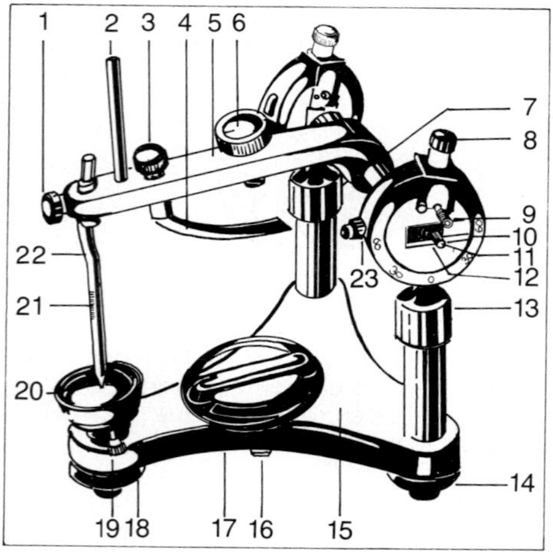

Abb. 2.**66** Individuell einstellbarer Artikulator Dentaus Arh. 1 Feststellschraube, 2 Montagestützstift, 3 Arretierungsschraube für die Orbitalebene, 4 Orbitalebene, 5 Oberkieferträger, 6 Feststellschraube für Modellsockelplatte, 7 Skala für den Bennett-Winkel, 8 Arrettierungsschraube für die Gelenkbahnneigung, 9 Kondylenarrettierung, 10 Gelenkbahn, 11 Gelenkachse, 12 Gelenkkugel, 13 Säule, 14 Feststellschraube für den Bennett-Winkel, 15 Unterkieferteil, 16 Feststellschraube für Modellsockelplatte, 17 Montageplatte für Modellsockel, 18 Arretierung der Tellerführung, 19 Neigungseinstellung der Tellerführung, 20 Führungsteller, 21 Horizontalmarkierung, 22 vertikaler Führungsstift, 23 Kondylenbahnbegrenzung

Abb. 2.**67** Artikulator Hanau: Nonarcongerät mit zusätzlicher Möglichkeit, den Interkondylarabstand individuell einzustellen. Das Artikulatoroberteil ist abnehmbar.
a Gerät,
b Gelenkmechanismus,
c in der Kondylenachse verschiebbare Gelenkkugel

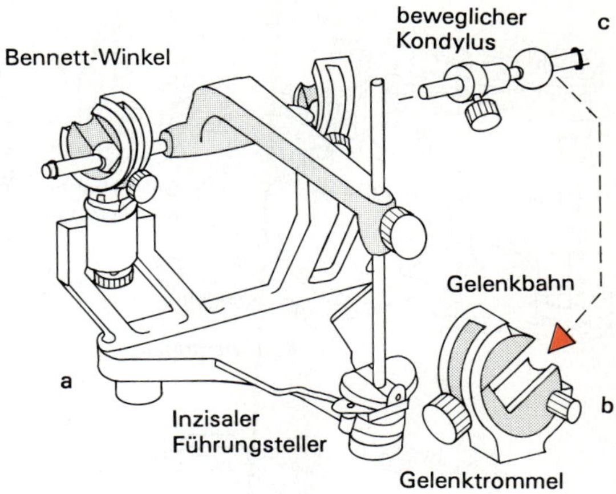

Abb. 2.**68** Artikulator Whipmix: Schulgerät für Arcontechnik mit frei beweglichem und sofort abnehmbarem Oberteil,
a Gerät,
b im Interkondylarabstand verstellbarer Kondylenträger, **c** Gelenkbahn mit Bennett-Einstellung

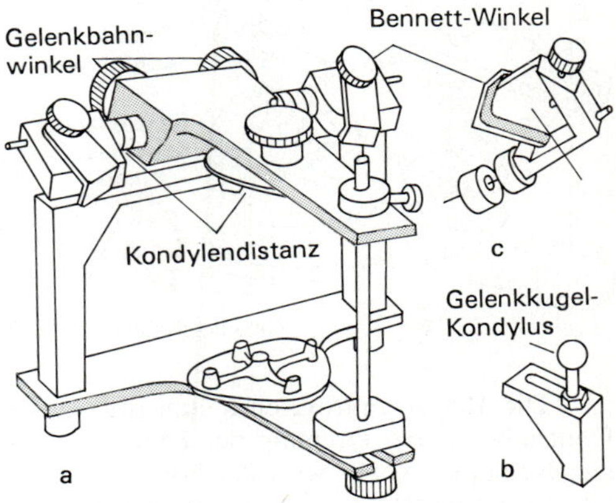

Gelenkachsen-Registriergeräte

Gesichtsbogen-Transferbogen

Der Registrierbogen dient zur Übertragung der natürlichen Gelenkachse in den Artikulator.

Technischer Aufbau

Das vollständige Registrier- und Übertragungsbesteck enthält die Bißgabel, das transversale Befestigungsgestänge (Querarm), den rechten und linken Registrierarm sowie den Orbitalzeiger. Die Registrierarme und der Orbitalzeiger sind mittels Klemmschrauben am Querarm befestigt (Abb. 2.**71**).

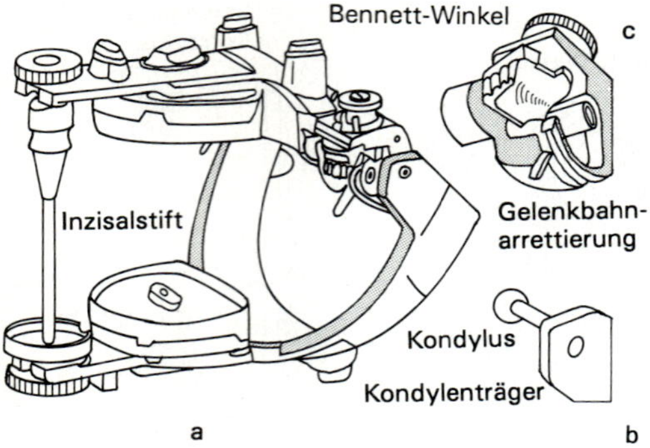

Abb. 2.**69** Artikulator KaVo: Arcongerät zur individuellen Einstellung der geometrischen Werte des Kausystems,
a Gerät,
b horizontaler Gelenkkugelträger,
c Gelenkmechanismus

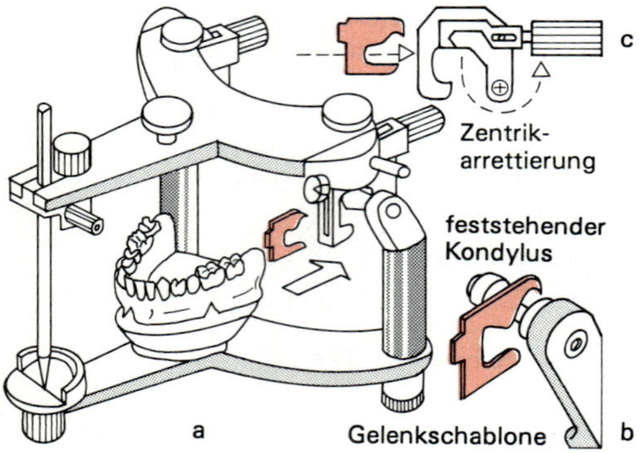

Abb. 2.**70** Artikulator Stratos 200: Arcongerät mit horizontal angeordneten Kondylenwalzen. Die auswechselbaren Gelenkschablonen sind nach Winkelbereichen farbkodiert und erlauben eine fast reibungsfreie Bewegung,
a Gerät,
b Kondylusträger mit Gelenkschablone,
c Gelenkschablonenhalterung mit Zentrikarretierung

Die Registrierarme enthalten die sagittal und vertikal verstellbaren Feintriebe. Durch Drehung der Feintriebrändelschraube in sagittaler Verlängerung des Armes wird das konzentrische Gestänge ausgefahren (nach distal verlängert) oder eingezogen (nach mesial verkürzt). Durch Drehung des horizontalen Feintriebrändels schwingt der Arm um die Achse seiner Wiege, wodurch das am Armende befestigte Meßnadellager nach kranial angehoben oder kaudal abgesenkt wird. Innerhalb des Aktionsradius der Meßnadel läßt sich somit durch Sagittal- und Vertikalverstellung des Registrierarmes jeder Punkt einstellen.

Zur Artikulatormontage bzw. Reponierung eines Achsenregistrates läßt sich der gesamte Gesichtsbogen über eine dritte Klemmschraube auf dem Montiertisch befestigen.

Aus Gründen einer unbehinderten Artikulatormontage wird die Abkröpfung der Trägergabel immer auf die normale Behandlerseite (rechte Seite des Patienten) ausgerichtet, während die mittlere Klemmschraube für die

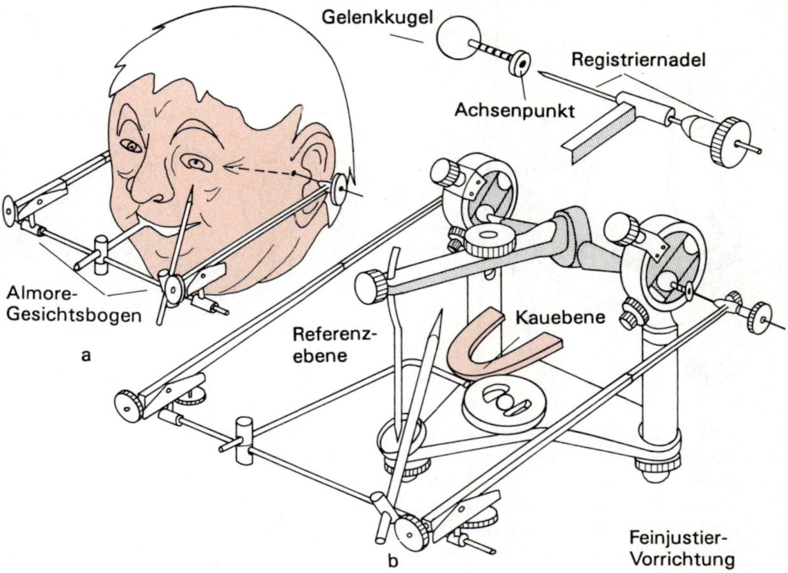

Abb. 2.**71** Gesichtsbogen Almore in Position (**a**). Die Achsenpunkte der Artikulatorachse werden exakt zwischen den Spitzen der Meßnadel justiert. Dadurch tritt Übereinstimmung zwischen der Gelenk- und der Artikulatorachse ein (**b**)

Montageplatte frei bleibt. Durch zusätzliche, konzentrische Arretierungsschrauben kann die vertikale und sagittale Einstellung arretiert werden.

Die Registriernadel kann in ihrem Futteral durch eine Stirnschraube in transversaler Richtung festgestellt werden. Der damit eingestellte Transversalabstand wird mittels zweier Stoppschrauben als Anschlag an der Futteralhülse begrenzt. Nach Lösen der Stirnschraube kann die Nadelspitze zurückgezogen werden, um später wieder durch den Begrenzungsanschlag auf denselben Transversalabstand zurückgestellt zu werden.

Die Anwendung des Almore-Gesichtsbogens beim Zahnlosen zeigt Abb. 7.**40**.

Achsenlokalisator

Der Achsenlokalisator ist praktisch ein reduzierter Almore-Gesichtsbogen, bei welchem Orbitalstift und Montiertisch-Befestigungsschraube fehlen. Aus Gewichtsgründen und um den Hebelarm zu reduzieren wird ein verkürzter Seitenarm bevorzugt.

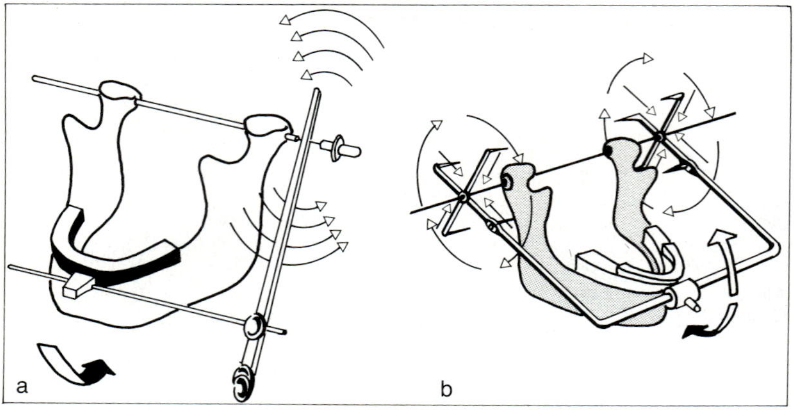

Abb. 2.**72** **a** Amplitudenprinzip zur Registrierung einer funktionellen Gelenkachse. Mit zunehmender Entfernung vom Rotationszentrum werden die Ausschläge eines Zeigers größer. **b** Didaktisches Modell zur Achsenortung. In reiner Scharnierbewegung des Unterkiefers in Retroposition führen vier rechtwinklig zueinander angeordnete Nadelspitzen Bewegungen in unterschiedlichen Richtungen aus. Daraus ergibt sich die jeweilige Richtungskorrektur zur Achse hin

Individuelle Achsenlokalisation

Zur individuellen Achsenlokalisation muß der Lokalisator über einen Abformlöffel als Halterung an der Unterkieferzahnreihe befestigt werden. Hierfür wird bevorzugt Silicon (Optosil-hart) verwendet. Bei Verwendung von Gips oder Thermoplast darf die Löffelhalterung keine Unterschnittretentionen aufweisen. Die Löffelhalterung wird in ihrer tiefsten Lage befestigt, um die anschließende Scharnierbewegung nicht zu behindern.

Auf den Schaft des Scharnierachsenlöffels wird der Querarm mit einem oder beiden Registrierarmen aufgeschraubt. Über dem arbiträren Ach-

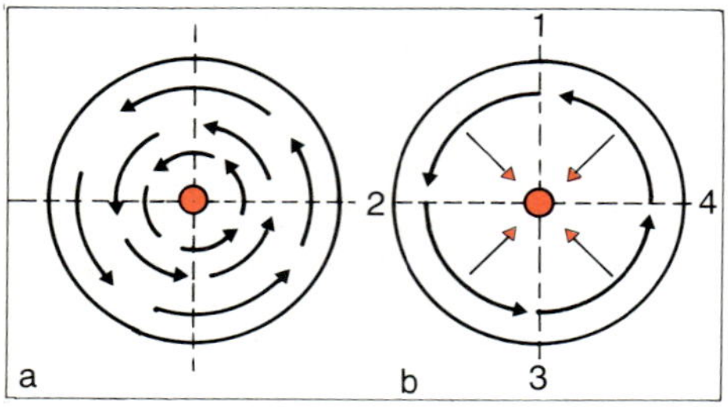

Abb. 2.**73** **a** Bewegungen der Registriernadel in der Sagittalebene während der Öffnungsphase einer Scharnierbewegung. **b** Richtungskorrektur der Registriernadel zum Rotationszentrum hin. 1 kranial, 2 mesial, 3 ventral, 4 distal

senpunkt – 12 mm vor dem Tragus – auf der Tragus-Orbital-Linie wird beidseitig ein Viereck aus Millimeterpapier mittels doppelseitigem Klebestreifen befestigt. Die Nadelspitzen werden auf die Mitte ausgerichtet. Während der Achsenlokalisation führt man am Unterkiefer Scharnierbewegungen durch: unter manueller Rückführung öffnet der Patient langsam bis zu max. 20 mm. Danach wird die mittels einer Lupe beobachtete Nadelspitze auf das Rotationszentrum (Ort der Ruhe) zentriert.

Nach Entfernen des Millimeterpapiers zeichnet die zwischenzeitlich gefärbte Nadelspitze durch leichtes Andrücken auf die Haut das Rotationszentrum an.

Nach Abtasten des unteren Randes des Orbitalbogens markiert man durch einen Farbpunkt am unbeweglichen Nasenrücken die Lage des dritten Referenzpunktes in der Ohr-Augen-Ebene.

Die arbiträre Achse

Für den klinischen Routinebetrieb ist die Bestimmung und Registrierung der individuellen Achse sehr aufwendig und bringt im Normalfalle keinen behandlungstechnischen Vorteil. Hier reicht die arbiträre, die sog. Mittelwertsachse aus, die individuellen Bewegungsbahnen im Artikulator nachzubilden. Der arbiträre Achsenpunkt liegt beiderseits 12 mm anterior auf der Verbindungslinie Tragus–Augenwinkel (McGrane, Gerber, A.).

Der arbiträre Gesichtsbogen

Schnellregistrier- und Montagbögen dienen dem raschen Abgreifen der arbiträren Achsenpunkte. Interkondylar vestellbar enthalten sie im Bereich der Registriergabel ein dreidimensional verstellbares Zentralgelenk zur raschen Einstellung der Achsen-Registrierspitzen auf die Achsenpunkte (vgl. Abb. 2.**74**).

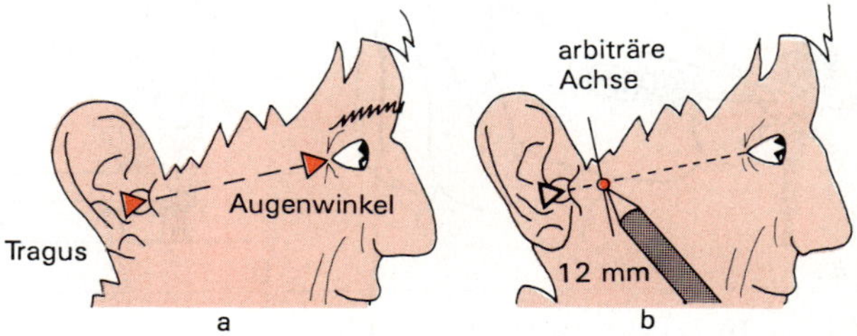

Abb. 2.**74** **a** Arbiträre Gelenkachse, **b** 12 mm anterior vor dem Tragus wird mittels eines feinen Filzschreibers auf der Tragus-Augenwinkelebene ein feiner Punkt markiert

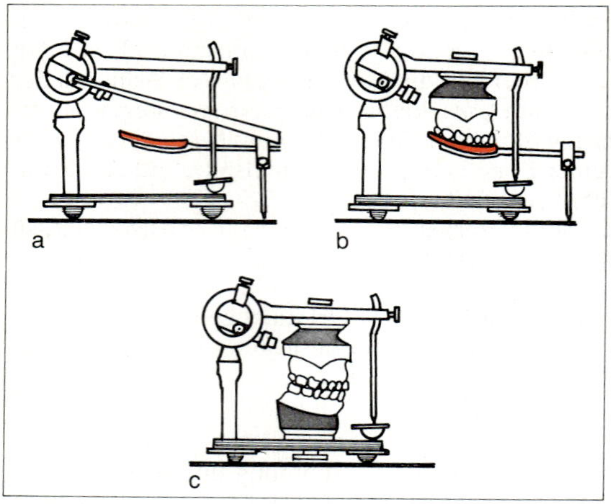

Abb. 2.**75** Montage der Kiefermodelle.
a Phase 1: Feststellen des Übertragungsbogens am Artikulator.
b Phase 2: Montage (Festgipsen) des Oberkiefermodells achsenbezogen in den Artikulator.
c Phase 3: Montage des Unterkiefers im zentrischen Registrat

Übertragungsbogen für die arbiträre Achse

Der Gesichtsbogen zur Übertragung der arbiträren Achse ist speziell für die rasche Handhabung am Patient ausgelegt. Er besteht deswegen aus einem U-förmigen Bogen, an dessen Ende Nadeln oder Schieber auf die arbiträren Achsenpunkte eingestellt werden. Die räumliche Justierung erfolgt aus Gründen der Vereinfachung über ein Zentralgelenk (Abb. 2.**75** u. 2.**76**).

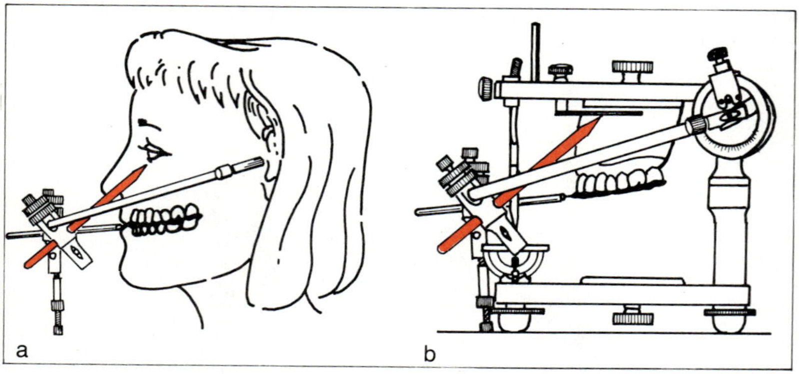

Abb. 2.**76** Seitenansicht des Mittelwert-Übertragungsbesteckes von Dentatus während der Registrierung **a** und während der achsenbezogenen Montage des Oberkiefermodells in den Artikulator **b**

Der Kontrollsockel (nach U. Posselt)

Unmittelbares Festgipsen des Oberkiefermodelles in einen Artikulator erlaubt keine Kontrolle der Übereinstimmung zwischen intraoral definierter Kieferposition einerseits und der Artikulatormontage andererseits: Wachsregistrate jeder Form ermöglichen keinen Einblick in die Interkuspidation zwischen den Zahnoberflächen der Modelle. Durch Unterteilung der Modellbasis in einen Primär- und Sekundärsockel dagegen wird die Okklusionspassung in die Sockelebene und dadurch in eine übersichtliche Meßebene gelegt. Nach Fügen des Primärmodelles in ein Wachsregistrat auf dem bereits montierten Unterkiefermodell läßt sich nunmehr nach Schließen des Artikulatoroberteils jegliche, auch die kleinste, Abweichung der Unterkieferposition zum achsenbezogenen montierten Oberkiefer zwischen Kauorgan und Artikulator in der Modell-Sockelebene räumlich erkennen. Der Kontrollsockel (Splitcast) wird grundsätzlich angewandt zur

- Kontrolle der Artikulator-Montagegenauigkeit mittels eines Kontroll-Wachsregistrates.
- Überprüfen der Reproduziergenauigkeit der Unterkieferposition nach mehrfach wiederholten Zentrikregistraten.
- Diagnose der Zentrikposition bei bestehender Zwangsführung nach Zentrikregistrat ohne okklusalen Kontakt.
- Abschätzen der Abweichung der Scharnierbewegung zwischen Artikulatorachse und registrierter funktioneller Gelenkachse mittels eines Überhöhungsregistrates (3–5 mm).
- Automatische Einstellung der individuellen Gelenkbahnneigung bzw. des sagittalen Gelenkbahnwinkels mittels eines Vorschubregistrates.
- Kontrolle der Abweichung bzw. Einstellung der Bennett-Winkel durch rechts- und linksseitige Laterotrusionsregistrate.
- Überprüfung der zentrischen Okklusion von Zahnersatz jeder Rekonstruktionsart nach Einprobe wie z. B. Keramikokklusion, Konuskronensattelbrücken oder Totalersatz.
- Analyse der Unterkieferposition in habitueller Interkuspidation zur instrumentellen Funktionsdiagnose und nach Remontage von Zahnersatz.

Eine praktikable Anfertigung des Kontrollsockels am Oberkiefermodell erfolgt durch Abtrimmen der Modellunterfläche bis zur Schichtstärke von ca. 5 mm an der tiefsten Stelle des Gaumengewölbes. In die plane Basis dieses Modellsockels werden Retentionsvertiefungen, bevorzugt in Dreiecksquerschnitt, aber auch halbkreisförmig eingeschnitten oder gefräst. Nach Isolation der primären Sockeloberfläche wird der sekundäre Sockelteil mittels einer elastischen Manschette oder durch Klebeband verlängert und in gefärbtem Hartgips ausgegossen (Abb. 2.**77**).

Zur Ausführung zahntechnischer Arbeiten hat sich der Kontrollsockel in Verbindung mit einem Magnet-Sockelsystem bewährt. Hierfür wird eine Magnet-Socklerschablone aus elastischem Werkstoff verwendet, in deren

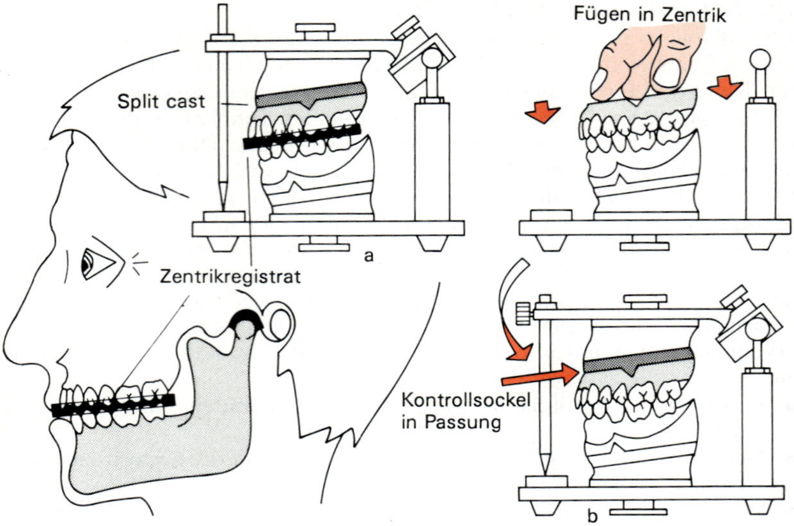

Abb. 2.**77** Zentrikkontrolle mit Hilfe des Kontrollsockels. **a** Übereinstimmung zwischen mechanischer Interkuspidation und zentraler Kondylenposition. **b** Der Kontrollsockel läßt sich sowohl mit zentrischem Wachsregistrat als auch in mechanischer Modellinterkuspidation perfekt schließen. Er überträgt die unsichtbare, interokklusale Passung in eine sichtbare Meßebene

Mitte ein Magnet eingelassen ist. Die keilförmigen Retentionen sind positiv ausgebildet (Abb. 2.**78**). Zuerst wird die ferromagnetische Konterscheibe auf diesen Hilfsmagneten aufgelegt und danach der zweiphasige Ausguß des zu sockelnden Modells zentriert abgesenkt. Nach Trimmen der seitlichen Überschußränder wird die plane Basis außerhalb der Metallscheibe isoliert, der Retentionsmagnet mit Halterungstopf auf den Magneten gelegt, eine elastische Manschette umgelegt und der Kontrollsockel ausgegossen. Der Halterungstopf erlaubt es später jederzeit, den Retentionsmagnet zu entfernen, um mittels des Kontrollsockels Artikulatoreinstellungen oder okklusale Kontrollmethoden leicht ausführen zu können. Für die Einstellung der Gelenkbahn und des Bennett-Winkels im Artikulator wird, ebenso wie bei Okklusionsmaßnahmen, der Retentionsmagnet vorübergehend aus seinem Halterungstopf herausgenommen. Über seine Kontrollfunktion hinaus erleichtert der Split-cast-Sockel die rasche Entnahme und Reposition des Modelles aus und in den Artikulator z. B. während der Feinmodellation der Okklusion in Keramik. In verschiedenen zahntechnischen Arbeitsabläufen ist es zweckmäßig, auch das Unterkiefermodell mittels Split-cast-Sockel geteilt herzustellen, um beide Modelle zur späteren Okklusionskontrolle, z. B. nach

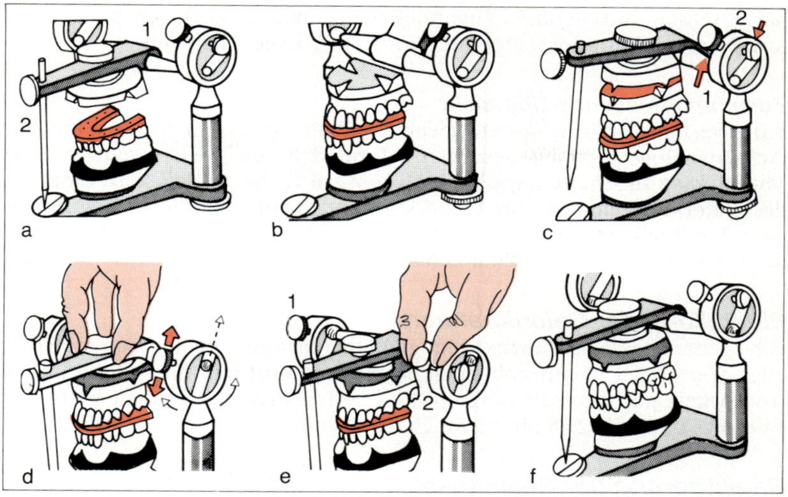

Abb. 2.**78** Einstellen der Gelenkbahn mit Hilfe des Protrusions-Checkbisses. **a** Lösen des Kontrollsockels (1). Auflegen des Checkbisses (2); **b** Einführen des Oberkiefermodells; **c** Sperren des Kontrollsockels des Artikulators in Achsenposition; Öffnen der Scharnier- und Bahnarretierungsschrauben (1 und 2); **d** Einführung des Kontrollsockels unter Einpendeln der Gelenkführung in die zur Unterkieferposition gehörige Gelenkbahnneigung; **e** Feststellen der Gelenkbahnneigung auf beiden Seiten (1 und 2); **f** Rückstellung des Artikulators in Achsenposition nach Entnahme des Checkbisses

Komplettierung von Teilprothesen oder nach Polymerisation von Vollprothesen, in den Artikulator reponieren zu können.

Modellmontage

Montage des Oberkiefermodells

In der achsenbezogenen Artikulatortechnik wird unabhängig vom Fabrikat des Gerätes grundsätzlich das Oberkiefermodell zuerst montiert, nämlich in der räumlichen Lage zur Artikulatorscharnierachse, die mit der im Gesichtsbogen übertragenen arbiträren oder individuellen Scharnierachse identisch ist. Der praktische Ablauf ist Schritt für Schritt in der Abb. 2.**75** fortlaufend dargestellt.

Artikulatormontage des Unterkiefermodells

Das Unterkiefermodell wird mittels des Registrates am achsenbezogen montierten Oberkiefermodell festgesetzt, welches vom Behandler im jeweiligen Einzelfalle intraoral als Kieferrelation festgelegt worden ist: in terminaler Achsenposition oder in habitueller, maximaler Interkuspidation. Letztere kann eine anteriore oder lateroprotrusive Lage darstellen.

Zusammenfassende Übersicht

Jedes Verfahren der Artikulatortechnik enthält zwei Arbeitsphasen. Phase I: Achsenanaloge Montage des Oberkiefermodells, um gleiche geometrische Verhältnisse zu schaffen, wie sie im Kauorgan vorliegen. Phase II: Montage des Unterkiefermodells zum Oberkiefermodell entweder in der ursprünglichen, habituellen Schlußbißlage, in der zentrischen Okklusion anterior von der Scharnierachse oder in der Scharnierposition selbst.

Einstellung der Gelenkbahnen

Eine genaue Gelenkbahneinstellung in Übereinstimmung mit den individuellen Werten der Kondylenbahnen des Patienten ist nur mit Hilfe des Kontrollsockels nach Posselt möglich. Das systematische Vorgehen ist in der Bildfolge der Abb. 2.**78** übersichtlich dargestellt.

Registrierung der Gelenkbahn

Das Aufzeichnen des Gelenkbahnverlaufs über der äußeren Haut im Bereich der Kiefergelenke erfolgt mittels einer Schreiberspitze auf Papier (vgl. Abb. 2.**79**) oder mittels einer axial durch Federdruck anpreßbaren Nadel auf einem mit Sprühfarbe (Okkluspray) beschichteten Glasplättchen. Anhand des Gelenkbahnverlaufs können Aussagen gemacht werden über den Funktionszustand eines Kiefergelenkes. Die Vorlaufbahn liegt zur Rücklaufbahn kranial, da andere Muskeln tätig sind.

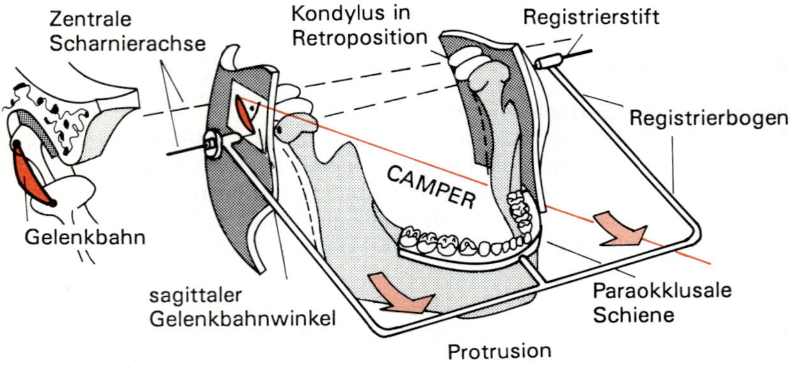

Abb. 2.**79** Räumliche Aufzeichnung der Gelenkbahnen mittels eines über eine paraokklusale Schiene am Unterkiefer starr befestigten Registrierbogens.

3 Das funktionsgestörte Kausystem

Gewebsfunktionen

Eine wesentliche Erkenntnis für die Prothetik ist: das normale Kausystem wird durch einen gewissen *Form-* und *Substanzverlust* auch ohne Mitwirkung von Krankheitserregern immer weiter unphysiologisch verändert.

Zur Konstanthaltung einer *Orthofunktion* ist ein gewisser anatomischer Strukturbestand des Systems erforderlich.

Am Beispiel der funktionalen Einheit Parodontium lassen sich vier Gewebsfunktionen darstellen:

1. *Stoffwechselfunktion,* sie hält das Gewebe lebend,
2. Wechsel im *feinstrukturellen Baubestand:* Relation Anbau-Abbau, hält das System anpassungsfähig,
3. *trophische Funktion:* funktioneller Reiz, erhält die Form,
4. *statische Funktion:* Einordnung in das übergeordnete System (Okklusion, Statik des ganzen Kausystems).

Jeder Funktionskreis läuft über eine Regelvorrichtung automatisch ab.

Der funktionelle Reiz

In jedem Stützgewebe finden sich fertiggebildetes, ausgereiftes *funktionell orientiertes Gewebe* und ein gewisser Bestandteil an lockerem, *unformiertem Keimgewebe.*

Die mechanische Beanspruchung eines Zahnes verursacht nach Häupl und Eschler sog. *funktionelle Erschütterungen* aller Zellen, so daß die in Bewegung geratenen, ausgereiften Gewebsteile auf das Keimgewebe mechanisch einwirken.

Der *funktionelle Reiz* ist für das Stützgewebe stets mechanischer Natur und damit biophysikalisch analysierbar.

Überschreitet der funktionell mechanische Reiz einen gewissen *Schwellenwert,* so reagiert das Keimgewebe mit Zellteilung, Gewebsbildung und Ausdifferenzierung.

Diese Lehre von der *formativen gewebsbildenden Wirkung* funktionell-mechanischer Reize wurde 1883 von Roux begründet.

Jede Veränderung in der Umgebung oder im System selbst nennt man *Reiz.* Überschreitet also die Größe der Veränderung einen vorgegebenen Schwellenwert (Reizschwelle), so reagiert das System mit einer *Reizantwort.*

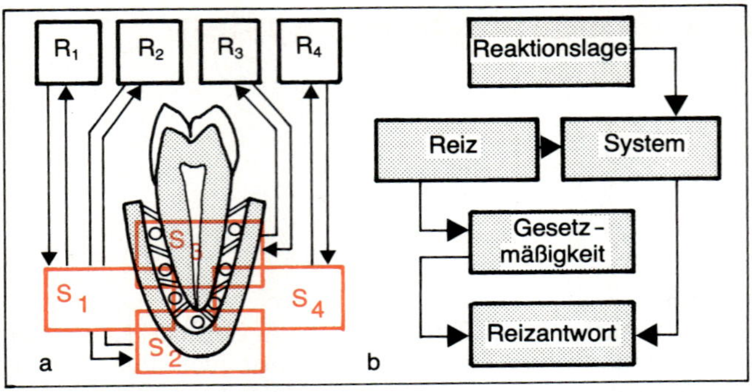

Abb. 3.**1** **a** Die Regelkreise der trophischen Gewebsfunktionen: 1 Stoffwechsel, 2 Anpassung, 3 Nutrition, 4 Statik (Form): S_1-S_4 die Regelkreise. **b** Gesetzmäßige Beziehung zwischen Reiz und Reizantwort eines biologischen Systems nach Beier

Die Beziehungen zwischen *Reiz, Reizschwellenniveau* und *Reizantwort* bestimmen die Gesetzmäßigkeiten (Zuordnungsvorschrift) der Funktion eines biologischen Systems bzw. Art und Umfang einer *Gewebsreaktion* (Abb. 3.**1**).

Die Gesetzmäßigkeit des Gewebsverhalten auf funktionell-mechanische Reize wird von allen Faktoren bestimmt, die auf das Zelleben einwirken können: Stoffwechsel, innere Atmung, Ernährungsangebot, Hormonhaushalt, allgemeine Konstitution, Anlage, Intoxikation, Senium.

Diese Faktoren bestimmen die sog. *Reaktionslage* des Systems: Allgemein bezeichnet man eine unter einem angenommenen Mittel liegende Reaktionslage als *Insuffizienz* (Parodontalinsuffizienz) und die mehr oder weniger weit darüber liegende als *Resistenz* (Parodontalresistenz). Der funktionell mechanische *Reiz* (Art und Stärke) verursacht eine gesetzmäßige *Reizantwort* (Abb. 3.**2**).

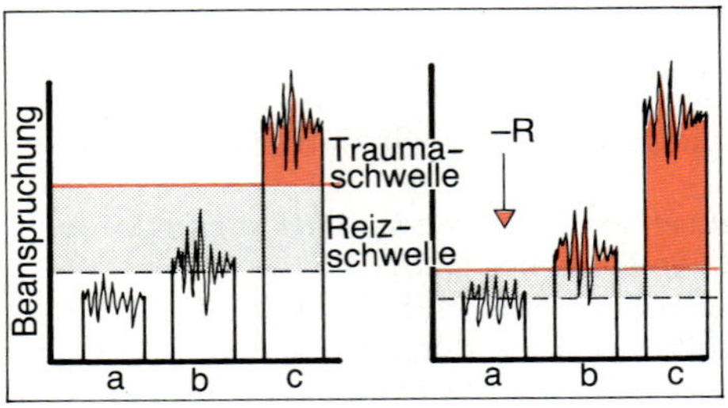

Abb. 3.**2** Links: Normalfunktion mit unterschwelliger **a**, reizwirksamer **b** und Überbeanspruchung **c**. Rechts: Verschlechterung der Gewebsreaktionslage mit Herabsetzung der Reiz- und Traumaschwelle; die gleiche Beanspruchung führt bei herabgesetzter Gewebswiderstandskraft zum Trauma

Funktionelle Anpassung

Man spricht von *funktioneller Gestalt,* wenn die äußere Gestalt für die Ausübung der Funktion wichtig ist: Das *Organum dentale* besitzt eine solche funktionelle Gestalt.

Funktionelle Struktur liegt vor, wenn das innere Gefüge der Tätigkeit angepaßt ist: Verlauf und Struktur der Parodontalfasern. *Funktionelle Anpassung* eines Gewebsverbandes ist eingetreten, sobald die Funktion gestaltend, formändernd wirkt (z. B. Zahnwanderungen) als Folge übersteigerter Beanspruchung.

Klassische Beispiele funktioneller Anpassung finden sich in der *Muskelfeinstruktur.* Nach erhöhter Leistung vergrößert sich der Durchmesser jeder Muskelfaser, der Muskel wird dicker: hervorspringende Masseterwülste beim Bruxisten.

Die gesetzmäßige Beziehung zwischen Reiz und Reizantwort drückt sich aus in:

Aktivitätshypertrophie: Der Muskel verstärkt, verdickt sich in der Richtung, die einer erhöhten Leistung dient;

Inaktivitätsatrophie: Bei Unterfunktion spart der Körper an hochorganisierter Substanz, der Muskel verliert an Masse (Muskelschwund);

Fehlende Teile im Kausystem müssen zur Erhaltung bzw. *Wiederherstellung* einer *Orthofunktion* durch technische Hilfsmittel ergänzt werden: Prothetik erhält die übergeordnete Orthofunktion des Gesamtsystems. Das Einfügen der *Kunstteile* aber ist nur durch *funktionelle Anpassung* aller Teilgewebe des lebenden Organismus möglich.

Gestörte Funktion

Ist der normale Ablauf aller Teilfunktionen im Kausystem an irgendeiner Stelle gestört, so spricht man von *Funktionsstörung,* Pathofunktion, Fehlfunktion oder Dysfunktion.

Man kennt zwei Arten krankhafter Veränderungen im Kausystem:

1. *selbständige Erkrankung* eines Gewebeabschnittes, z. B. unspezifische bzw. spezifische Infektion, Neoplasmen usw. mit eingeschränkter Funktion (Functio laesa) des erkrankten Teilsystems;
2. *funktionelle Erkrankung* eines Teilsystems infolge Störung im normalen Funktionsablauf: Pathologische Veränderungen treten erst als Folgeerscheinungen auf (Abb. 3.**3** u. 3.**4**).

In jedem Teilsystem kann eine Störung auftreten: Ort der Störgröße, *primäre Störgrößeneinwirkung* im System. Durch das Prinzip des Funktionskreises kann sich jedes gestörte Teilsystem auf die Funktion des Ganzen auswirken. Funktionelle Störfaktoren sind alle Ereignisse, die den physiologischen, geregelten Ablauf im Kausystem ungünstig beeinflussen.

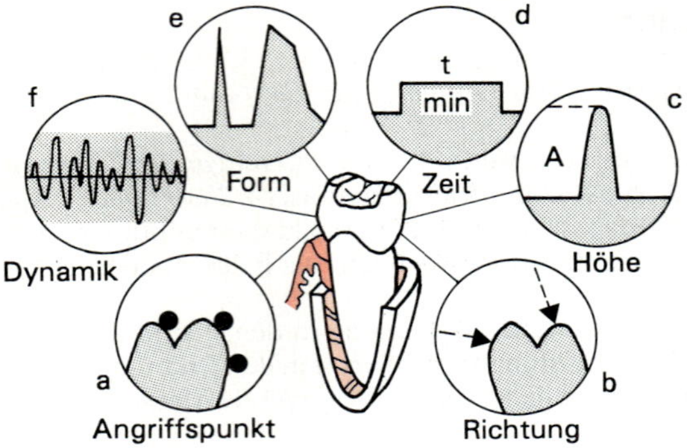

Abb. 3.**3** Biophysikalische Faktoren der Parodontalbelastung; statische Größen:
a Angriffspunkt,
b Kraftrichtung. Physiologische Größen:
c Krafthöhe,
d Dauer der Einwirkung,
e Impulsform,
f dynamische Erschütterungen wie Reibegeräusche und Muskelschwingungen

Störgröße (die störende Größe, Begriff aus der Regeltechnik) kann ein mechanisches Hindernis in der Okklusion sein: okklusale Störgröße oder jede störende Veränderung im System: neuromuskuläre Störgröße, neurotische Störgröße, nervale Störgröße, muskuläre Störgröße, artikuläre Störgröße (Knorpelusur), endogene Störfaktoren usw. (Abb. 3.**5** u. 3.**6**).

Häufigste Störung im Kausystem ist die *Okklusionsstörung.* Aber auch jede andere Störgröße wirkt über die Okklusion, da diese Träger der trophischen Funktion des ganzen Kausystems ist. Die Okklusionsstörung nimmt deshalb in der *Traumatologie des Kausystems* eine zentrale Stellung ein.

Motsch definiert die traumatisierende Okklusion als eine Okklusion, die durch Fehlbeanspruchung einzelner Zähne oder Zahngruppen zu Veränderungen im stomatognathen System führen kann. Mühlemann versteht darunter eine mikroskopische oder submikroskopische Veränderung der parodontalen Stützgewebe, die sich in einer erhöhten Zahnbeweglichkeit äußert (Abb. 3.**4**).

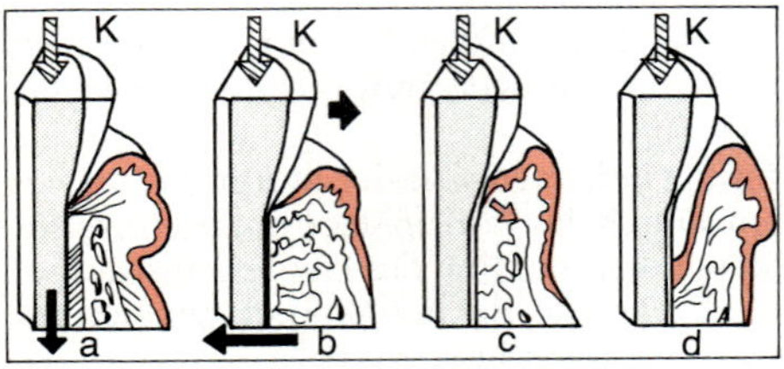

Abb. 3.**4** Hypothese der Gewebsreaktion des marginalen Parodontiums auf chronische Reize, Intrusion durch axiale Hyperfunktion (**a**), Lockerung durch horizontale Überbelastung (**b**), Drucktrauma (**c, d**) und Epitheltiefenwachstum infolge entzündlicher oder mechanischer Reize

Neuromuskuläre Mechanismen der Funktionsstörung

Reaktion biologischer Regelkreise auf Störgrößen

Normale, von der Natur vorgesehene Störgrößen

Nach den Grundlagentheorien von Uexküll's ist ein *biologisches System* seiner Umwelt angepaßt. Der Regelbereich eines biologischen Systems ist auf die von der Umgebung einwirkenden Störungen abgestimmt bzw. aus diesen entstanden. Dennoch können Störungen so groß werden, daß sie vom *Regelkreis* allmählich nicht mehr ausgeschaltet werden können. Ursachen hierfür können gleichermaßen Erkrankungen und Substanzverluste sein.

Schutzmechanismen

Der Organismus schützt sich gegen Überbeanspruchung durch sog. *Schutzmechanismen.* Bekanntester Schutzmechanismus ist die *Begrenzungsschaltung,* d. h. das System schaltet ab, sobald der äußere Einfluß eine gewisse Größe erreicht hat. Typisches Beispiel aus der Physiologie ist der Sehnenreflex: erreicht die I_a-Afferenz der Sehnenrezeptoren einen bestimmten Wert, so wird die α-Efferenz der Agonisten und Synergisten abgestoppt und über die reziproke Innervation die Aktivität der Antagonisten ausgelöst.

Als Schutzvorrichtung arbeitet der *biologische Regelkreis* mit *Störgrößenaufschaltung:* Die Störgröße wird mit weiteren Rezeptoren (Fühlern) gemessen und unmittelbar der zentralen Führungsgröße mitgeteilt (Abb. 3.**5**).

Störungen, die vom System selbst nicht weggeregelt werden können, verursachen:
- eine ständige Hyperaktivität der Stellmotoren und
- eine allmähliche Schädigung einzelner Systemteile.

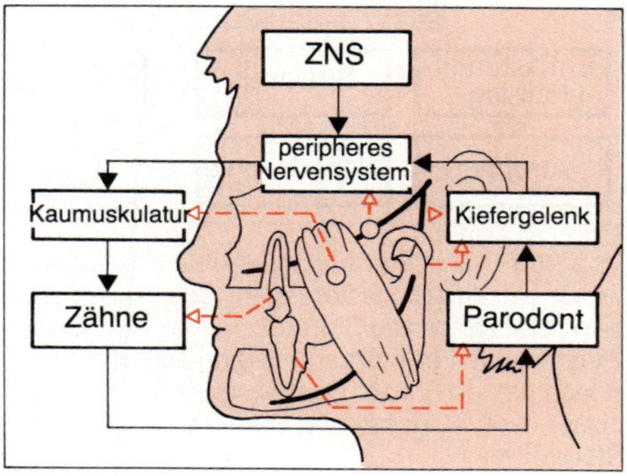

Abb. 3.**5** Nach Eschler verursacht eine primäre Störung im Funktionskreis Kausystem in dem peripheren Glied eine sekundäre Störung im gesamten biologischen Regelmechanismus

Störungen im Kausystem müssen erkannt – *Funktionsdiagnostik* – und beseitigt bzw. korrigiert werden – durch präprothetische und prothetische Maßnahmen.

Orthofunktion – Parafunktion – Funktionsstörung in der regeltechnischen Betrachtungsweise

Die Regeltechnik erlaubt eine exakte Analyse der Funktion eines biologischen Systems. Eine eigene Betrachtungsweise eines biologischen Systems durch die Zahnmedizin ist nicht möglich.

Für die Funktion eines Systems gilt:

- Ein Organsystem (bzw. Gewebssystem, neuromuskulärer Mechanismus usw.) funktioniert normal; Tätigkeit, Informationslage, funktionelle Aufgaben, physiologische Mechanismen usw. können zusammengefaßt werden als
  Normalfunktion *(Orthofunktion)*.
- Ein Organsystem übt neben seiner Hauptfunktion noch weitere Funktionen aus, die für das Gesamtsystem von sekundärer Bedeutung sind. Typisches Beispiel: Der neuromuskuläre Kauapparat ist neben der Kaufunktion durch Kieferbewegungen an der Sprachbildung, Mimik usw. beteiligt. Diese Tätigkeit wird in der Physiologie, Neurophysiologie, Elektronik usw. zusammengefaßt als
  Nebenfunktion *(Parafunktion)*.

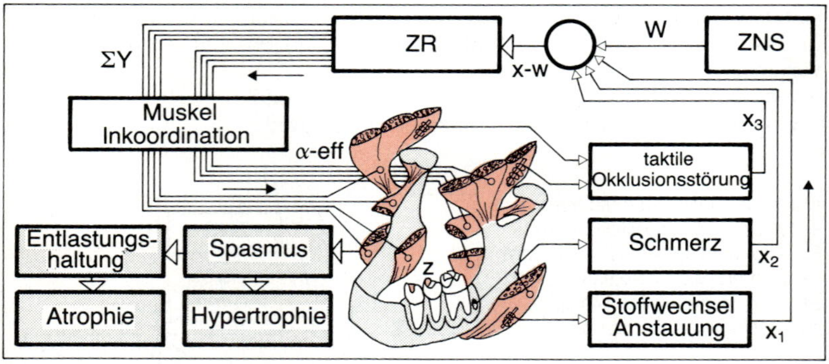

Abb. 3.**6** Gestörter Funktionskreis Kausystem. Taktile, auf die Muskelspindeln rückwirkende Okklusionsstörungen. Schmerzen und Stoffwechselstörungen in den Muskeln selbst führen zu Störgrößen, die vom System nicht mehr kompensiert werden. Die resultierende Fehlprogrammierung äußert sich in Muskelinkoordination mit stellenweise Spasmus und Entlastungshaltung (nach Eschler). ZR zentraler Regler, ΣY efferente Impulse, α-eff Alphamotorik, x-w Sollwertabgleich, W zentrale Sollwertvorgabe, x_1 – x_3 Störgrößen

Die Unterscheidung von Haupt- und Nebenfunktion hängt vom Standpunkt des Betrachters ab.

- Im Organsystem treten Störungen auf: Tätigkeit, Informationsfluß, Aufgaben und Wirkungsmechanismen sind teilweise oder ganz gestört. Dieser Vorgang wird als
  Funktionsstörung *(Dysfunktion, Pathofunktion)*
  eindeutig beschrieben.

Periphere Funktionsstörung

Funktionsstörungen durch entzündliche Gewebsveränderungen in der Mundhöhle

Fremdreflektorische Einwirkungen auf das γ-System entstehen durch die neuronalen Verbindungen zwischen peripheren Rezeptoren und den motorischen γ-Zellen in verschiedenen Niveaus des ZNS; die übergeordnete γ-Kontrolle, die *Formatio reticularis,* steht großflächig mit Schaltneuronen in Verbindung (vgl. Abb. 1.**62**).

Periphere Reize kommen aus dem Desmodont, der marginalen Gingiva, der Mund- und Wangenschleimhaut, der Zunge, der Gesichtshaut. Sie erhöhen über die Formatio reticularis die γ-Aktivität, die Spindelafferenz und über die α-Aktivität den Reflextonus.

Okklusionsstörungen

Die am häufigsten auftretende periphere Funktionsstörung im Kausystem hat ihre Ursache in der gestörten Okklusion. Auf dem Wege der intrafusalen Empfindlichkeitseinstellung (Bereicheinstellung) wird die Schwellenhöhe des Rezeptors verändert (Abb. 3.**7** u. 3.**8**).

Nach starker γ-Aktivität ist die Reizschwelle für die intrafusalen Fasern stark herabgesetzt, und *geringste Dehnungsreize* des Muskels wirken überschwellig zur Auslösung afferenter I_a-Aktionspotentiale.

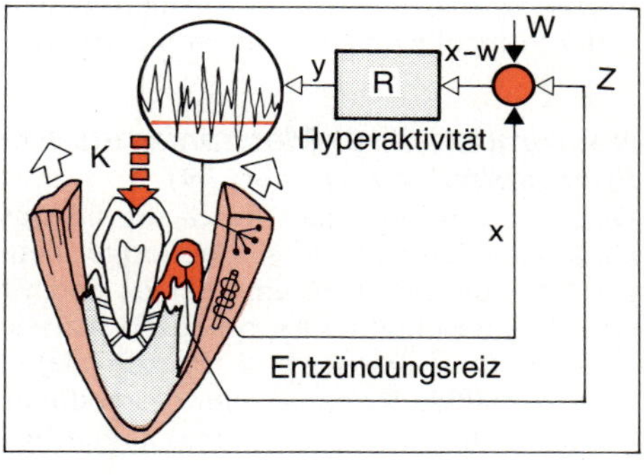

Abb. 3.**7** Nach EMG-Untersuchung von Eschler und Paul erhöht der marginalparodontale Entzündungsreiz die Muskelaktivität. Das vorgeschädigte Parodontalgewebe wird deswegen nach dem Mechanismus des biologischen Regelkreises mit Störgrößenaufschaltung immer weiter okklusal traumatisiert. K okklusale Störkraft, R zentraler Regler, y Hypermotorik, x-w Sollwertabgleich, W Sollwertvorgabe, X Spindelafferenz, Z Störgröße

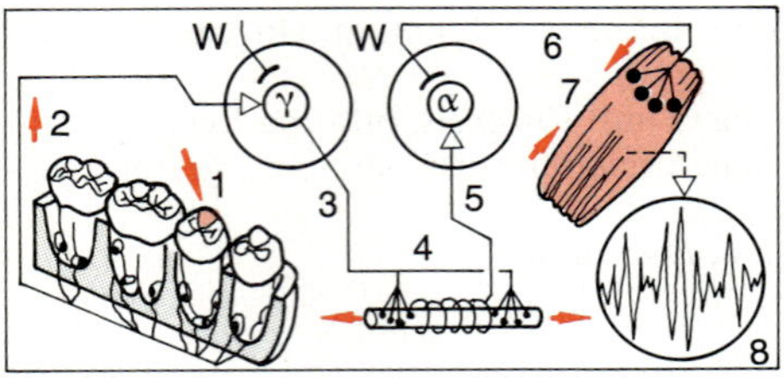

Abb. 3.**8** Motorische Unruhe, verursacht durch 1 vorzeitigen Kontakt, 2 erhöhter Reizfluß, 3 γ-Motoneuronen, 4 Empfindlichkeitserhöhung der Muskelspindeln, 5 taktile Impulse, 6 hohe α-Aktivität, 7 Hyperaktivität, 8 registrierte Hypermotorik, W Sollwertvorgabe von ZNS

Der Regelkreis des *monosynaptischen Dehnungsreflexes* ist für die physiologische Okklusion so eingestellt, daß im Schlußbiß die Muskelspindeln die Minimallänge – günstigste Bereichseinstellung für die isometrische Kontraktion – registrieren. Eine weitere Verkürzung ist nicht mehr möglich. Im ersten Augenblick des Zahnkontaktes, im *simultanen Okklusionsstoß,* beginnt die Erregung der desmodontalen Propriorezeptoren, nämlich genau dann, wenn die Muskelspindeln die geringste Länge der extrafusalen Muskelfasern wahrnehmen.

Die Abstimmung der Regelkreise mit den Muskelspindeln und den Rezeptoren als Fühler ist gestört, sobald ein *vorzeitiger Kontakt* vorhanden ist. Die Rezeptoren eines Parodontiums feuern in das noch laufende Programm des monosynaptischen Dehnungsreflexes, der die Muskellänge auf den Schlußbiß einstellen will.

Der Patient versucht, unbewußt durch Reiben und Pressen der Zähne auf der Störstelle, dieses Hindernis zu beseitigen.

Die *Hyperaktivität* der Kaumuskulatur auf der Basis einer peripheren, okklusalen Funktionsstörung kann dreierlei Folgen haben:
- *Überbeanspruchung* der Parodontalgewebe an der Störstelle selbst, deutlich erkennbar an einer erhöhten Zahnbeweglichkeit.
- *Fehlbelastung* parodontaler Gewebsstrukturen weit ab von der Störstelle, verursacht durch Ausweichbewegungen.
- *Trauma* mit manifestem Gewebsschaden in beiden Belastungszonen, an der Störstelle und am Ort ihrer Auswirkung.

Neuromuskulärer Mechanismus einer okklusalen Funktionsstörung (Abb. 3.**9**)

Der Mechanismus einer durch die Okklusion ausgelösten Systemstörung kann nach den Ergebnissen bisheriger neurophysiologischer Untersuchungen über die Schaltsysteme der α- und γ-Motoneuronen am Beispiel des vorzeitigen Kontaktes hypothetisch analysiert werden:
- *Okklusionsstörung:* Das Prinzip der Simultanreizung (gleichzeitige, gleichmäßige Reizung) aller desmodontalen Propriorezeptoren wird von den Kauflächen her mechanisch unterbrochen.

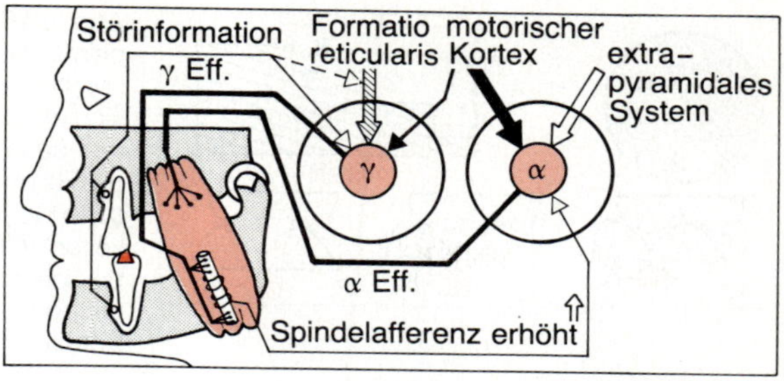

Abb. 3.**9** Neuroanatomisches Modell peripherer Funktionsstörung. Reizstromerhöhung durch z.B. vorzeitigen Kontakt, Erhöhung der γ-Motoneuronenaktivität, Erhöhung der Muskelaktivität durch Spindelafferenz. Bereitschaft zum Pressen und Knirschen

- Die Parodontien der vorzeitig okkludierenden Zähne signalisieren den Initialstoß, eine *überhöhte Reizfolge* nach Gesamtkontakt und eine Interferenz der Reizfolge, zum Zentrum.
- Die *Störinformation* erreicht über Zwischenschaltungen (Interneurone) schließlich die Formatio reticularis, möglicherweise auch über fremdreflektorische Verbindungen die γ-Motoneuronen.
- Eine γ-Aktivität wird durch diese Reize ausgelöst und läuft über die γ-Neuronen als γ-Efferenz zu den *Muskelspindeln.*
- Die *Muskelspindeln* werden durch die γ-Aktivität in ihrer Bereichseinstellung empfindlicher (Abb. 3.**9**).
- Die empfindlich eingestellten Muskelspindeln lösen einen erhöhten afferenten Einstrom in die Medulla aus – im Tractus mesencephalicus des sensorischen Nucleus n. trigemini.
- Der afferente Einstrom aktiviert auf dem Wege über die *Reflexkollateralen* vom sensorischen Kern zum motorischen Kern des N. trigeminus (Szentágothai) die α-Mononeuronen.
- Die erhöhte α-Aktivität läuft als *Erregungsimpuls* (α-Efferenz) in die Kaumuskulatur, die Kaumuskeln kontrahieren sich.
- Der Ablauf 1.–8. kann sich so lange wiederholen, wie der vorzeitige Kontakt die Schlußbißstellung stört – durch Unterbrechung der Simultanbelastung: Das System versucht die Störung durch Pressen und Knirschen reflektorisch zu beseitigen.

Es ist noch nicht erwiesen, ob die meisten reflektorischen Regelvorgänge zur Beseitigung okklusaler Störgrößen über die γ-Motoneuronen ablaufen. Man nimmt jedoch an, daß die feineren Regulationsvorgänge über die Bereichsverstellung der Muskelspindeln eine erhöhte Muskelaktivität verursachen. Grobe Störungen dagegen können wahrscheinlich alle peripheren Reflexbögen des Kausystems in Tätigkeit setzen.

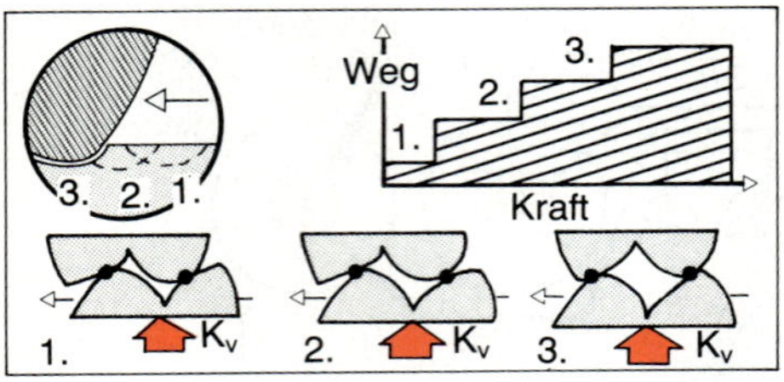

Abb. 3.**10** Slip-Slide-Effekt beim Knirschen. Unter extrem spastischem Kraftschluß beugen sich die Schmelzoberflächen immer dann ruckartig weiter, wenn der Reibungswiderstand (elastische Eindellung und Mikrorauhigkeiten) von der Muskelkraft gerade überwunden wird. 1–3 Kontaktpositionen, K dynamischer Kontaktschluß

Elektromyographische Untersuchungen haben aber gezeigt, daß Intensität und Häufigkeit der Kaumuskelkontraktionen durch *Okklusionsinterferenzen* signifikant erhöht werden.

Bruxismus (Abb. 3.**10** u. 3.**11**)
Im Gegensatz zur Bruxomanie, der Gewohnheit tagsüber bei schweren Anstrengungen die Zähne zusammenzupressen, ist der Bruxismus eine dysfunktionelle Erkrankungsform. Sie wird durch Dekompensation aller Regelkreise ausgelöst. Sein Auftreten ist direkt abhängig von der psychischen Konstitution und von der Reizeinwirkung aller psychogenen Faktoren.

Afferenzen aus der Peripherie – über Reflexbögen ebenso wie über das γ-System – können die Reizschwelle der α-Motoneuronen erheblich senken und damit Voraussetzung schaffen für zentralregulatorische Funktionsstörungen im Kausystem. Eine schwere Funktionsstörung neuromuskulärer Ursache entsteht im Kausystem in Form des nächtlichen Pressens und Knirschens der Zähne, *Bruxismus* genannt.

Die Kontraktionsform des schweren Bruxismus ist die Tetanie, krampfartiges Pressen und Knirschen.

Das tetanische Knirschen kann ausgelöst sein durch extreme Hyperaktivität der α-Motoneuronen. Diese Übererregung der α-Motoneuronen beruht auf einer Erhöhung der Reizfrequenz bis in den Bereich der Fusionsfrequenz in übergeordneten Zentren: EPS, Formatio reticularis.

In früheren Untersuchungen konnten wir zeigen, daß die kaufunktionellen Zahnkontakte durch übersteigerte Muskelaktivität das normale Zeitintervall extrem verlängern, wobei unphysiologische Dauerbelastungen von bis zu 40 Min. auftreten können.

Die im Bruxismus entwickelte Muskelaktivität läßt mit dem Absinken der Erregerfrequenz nach.

Anhand elektrophysiologischer Untersuchungen konnte beobachtet werden, daß während des Schlafes eine erhebliche Belastung des Kausystems auftreten kann:

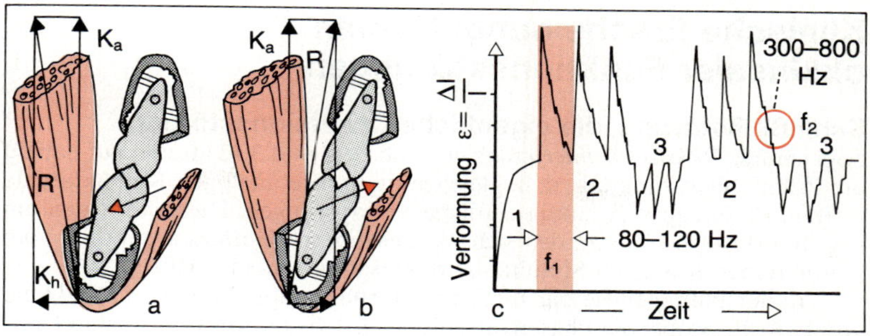

Abb. 3.**11** Mechanismus des unilateralen Bruxismus. **a** Laterotrusive Phase, **b** mediotrusive Phase, **c** elektronisch registrierte Knirschschwingungen am Dentin mit Grenzamplitude der Zahnbeweglichkeit (1), Verformungsschwingungen der Zahnhartsubstanz in der laterotrusiven (2) und mediotrusiven Phase (3) mit den registrierten niederfrequenten und hochdynamischen Bereichen. K_a Vertikalvektor, K_h Horizontalvektor, R Resultante, f_1, f_2 Reibungsfrequenzen

- Die Aktivität der Kaumuskulatur nimmt zwar mit zunehmender *Schlafvertiefung* ab, aber im Augenblick der *Schlafverflachung* wieder zu.
- *Muskelaktivitäten* sind über die ganze Nacht verteilt.
- Die Aktivität der Kaumuskulatur läuft synchron mit der *Schlafmotorik* der Extremitätenmuskeln.
- Die *Schluckfrequenz* nimmt im Schlaf ab, der *Schluckreflex* erreicht aber durch Verlängerung der Aktivitätsdauer gleiche Belastungsverhältnisse des Kausystems wie am Tage.

Die Intensität des Reflextonus, d. h. die unbewußte Muskelaktivität, ist das Ergebnis der Summe aller auf a-Motoneuronen einwirkenden Reize.

Die Faktoren, die ursächlich die *unbewußte Überaktivität* der Kaumuskulatur bewirken, sind in unübersehbarer Weise miteinander verknüpft. Die Ergebnisse neuester Untersuchungen heben aber die übergeordnete Bedeutung des γ-Systems für die Entstehung *zentralregulatorischer Funktionsstörungen* des Kausystems deutlich hervor.

Die Empfindlichkeit der Muskelspindeln gegen Spannungsänderungen der Kaumuskulatur wird über die Formatio reticularis – Trägersches Weckzentrum – geregelt: Der Zustand der Hirnrinde – Wachen, Schlafen, Erinnerung – greift über die Formatio reticularis, also über das γ-System, in den Ruhetonus und die *Reflexerregbarkeit* der Kaumuskulatur ein.

Auch die angrenzenden neuromuskulären Systeme: Zunge und mimische Gesichtsmuskulatur, vor allem der Orbicularis oris, vermögen zentralregulatorisch Funktionsstörungen im Kausystem hervorzurufen: *Orofaziale Dyskinesien* – Zungenpressen und Lippensaugen an den Zähnen.

Klinische Erscheinungsformen okklusaler Funktionsstörungen

Schlußbißstörung, die eigentliche Okklusionsstörung

Sogenannte *Okklusionsinterferenzen* (Abb. 3.**12** und 3.**13**) treten auf, sobald die Zähne nicht simultan, d. h. gleichzeitig in ihre analogen Kontaktareale treffen. Es finden sich häufig zeitliche Verlagerungen. Diese hört man am sog. Interferenzgeräusch, das sich als unsauberes Geräusch deutlich vom klaren reinen Klang des Simultankontaktes unterscheiden läßt.

In der Pathogenese der Funktionsstörungen spielt der *Vorkontakt* die größte Rolle, wobei die Phasenverschiebung, d. h. der zeitliche Abstand zwischen Vor- und Hauptkontakt, ein Maß für die Größe der Störung ist.

Der *Vorkontakt* zeigt verschiedene Abläufe in der Endphase der Unterkieferbewegung: Die Zahnreihe schlägt im Vorkontakt zusammen und gleitet dann in die zentrische, d. h. mechanisch-stabile Okklusion hinein.

Die zweite Art: Durch die Energie des Vorkontaktstoßes weicht der okklusionsgestörte Zahn durch erhöhte Beweglichkeit aus, und der Unterkiefer setzt seine Bewegung bis zum Simultankontakt fort.

Vorkontakte versuchen also entweder
- Ausweichbewegungen des ganzen Unterkiefers oder
- Ausweichbewegungen des im Vorkontakt stehenden Zahnes.

Aber nicht immer gleitet im ersten Falle der Unterkiefer einfach in die Zentrik. Oft wird er in eine sog. Zwangsokklusion geführt, d. h. der Vorkontakt wirkt als Schlußbißstörung weiter (Abb. 3.**14**).

Vorkontakte verhindern also häufig das Eintreten der zentrischen Stopps in ihre analogen, anatomischen Kontaktareale.

Im Zahnsystem wirkt sich eine Okklusionstörung nicht immer am *primären Entstehungsort* aus. Oft liegt eine Gewebsschädigung – ein okklusales Trauma – in einer entfernten Zone vor.

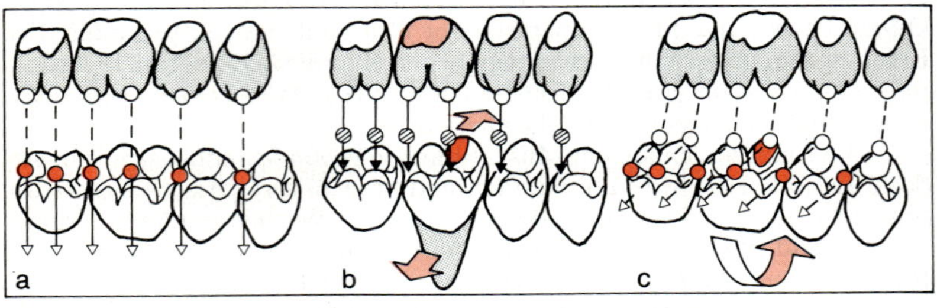

Abb. 3.**12** **a** Gleichzeitige Kontaktnahme in zentrischer Okklusion,
b gegenläufiges Ausweichen der Antagonisten bei vorzeitigem Kontakt,
c Gleiten des ganzen Unterkiefers über den vorzeitigen Kontakt in zentrische oder in habituelle Okklusion

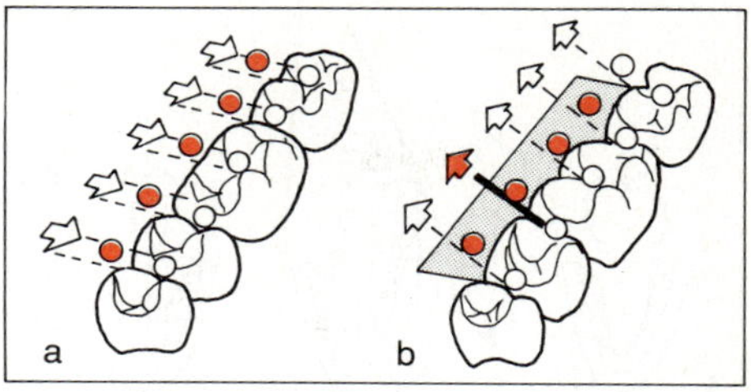

Abb. 3.**13** **a** Harmonisch gebahnte Artikulationsbewegung beim Eingleiten der zentrischen Stops der bukkalen Oberkieferhöcker auf der Mediotrusionsseite in die Zentrik.
b Störung im artikulären Grenzbereich – die steilste Höckerbahn übernimmt die Führung, alle anderen heben ab

Abänderungen der normalen, okklusalen Beanspruchung der Zahnreihe durch okklusale Störzonen führen stets zu Über-, Unter- oder Fehlbelastungen. Mühlemann nennt den Ort der verursachenden Okklusions- oder Bewegungsstörung die *traumatogene Zone* und das Gebiet, wo der Schaden sichtbar wird, die *traumatisierte Zone.*

In ähnlicher Weise wirken sich Behinderungen des Bewegungsbeginns aus: Gleithindernis als Zahnreihenbegrenzung verursacht nach dem *Diagonalgesetz* von Thielemann häufig Störungen diagonal auf der Gegenseite.

Okklusionsstörungen im vollbezahnten Kausystem und nach prothetischen Restaurationen

Kauflächenverlust

Vereinzelt oder in größeren Abschnitten können Kauflächen fehlen: Der Verlust an Kauflächensubstanz führt grundsätzlich zur Störung der normalen biostatischen Beziehung zwischen Antagonisten. Kleiner Kauflächendefekt oder Verlust kleiner Okklusionsmuster wirken sich zunächst begrenzt

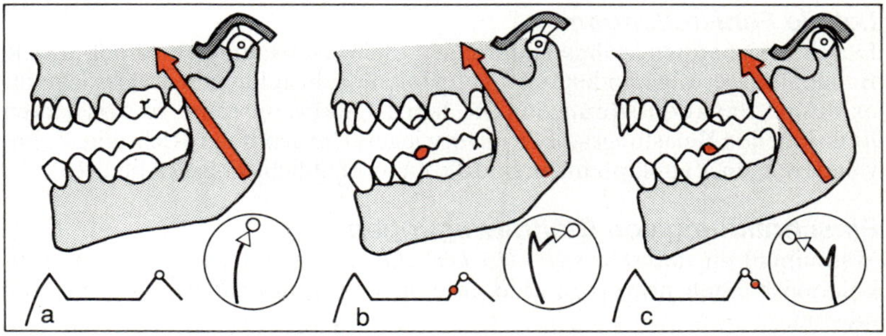

Abb. 3.**14** Schlußbißstörung: Muskulär geführte, reflektorische Kieferschlußbewegung zur Schluckabstützung.
a Aus der Entspannungslage heraus in die zentrische Okklusion (Interkuspidationsposition),
b Gleiten in die zentrische Okklusion nach protrusivem Vorkontakt,
c nach retrusivem Vorkontakt

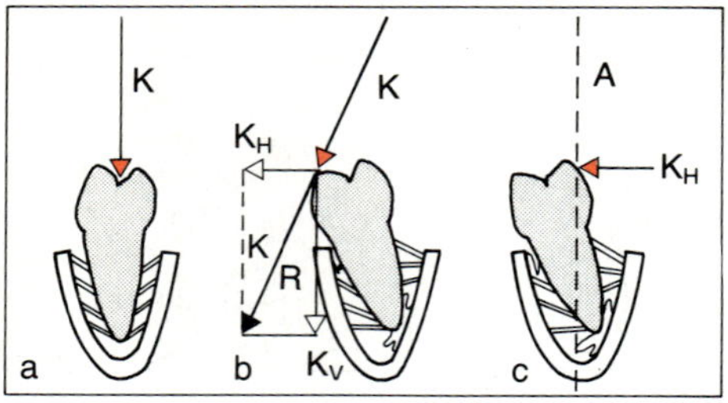

Abb. 3.**15** Desmodontale Parodontalbeanspruchung.
a Parodontalzentrische, intraalveoläre Kraftrichtung,
b außerhalb der physiologischen Achse (nach Parfitt) wirkende exzentrische Kraft,
c reine Horizontalbelastung gleicher Wirkung, K_a Resultante des Kraftangriffspunktes. K Axialer Kraftvektor, K_e extraalveoläre Belastung, K_H Horizontalvektor, K_a Vertikalvektor, R = K_e, A physiologische Zahnachse

auf die Gewebe aus. Zerstörte, fehlerhaft gestaltete oder außer Okklusion gesetzte Kaufeldabschnitte, etwa in ganzen Stützzonengebieten, führen aber stets zur Funktionsstörung erheblichen Ausmaßes.

Infraokklusion

Infraokklusionen finden sich bei Dysgnathien, fehlerhafter Einschleiftherapie und Kronenzahnersatz ohne ausreichende Kauflächenmodellation. Je nach Verlust stützender Kontaktbeziehungen kommt es zu Zahnkippungen und Wanderungen.

Lokale Fehlstellungen

Durch Dysgnathien, Zahnwanderungen und unvollständige orthodontische Behandlungserfolge finden sich häufig lokale Fehlstellungen als Ursache für okklusale Funktionsstörungen: Die labile Okklusion führt zu konstanten funktionellen Belastungsstößen in vorwiegend horizontaler Richtung: Zahnwanderungen, Zahnkippungen sind die unausbleibliche Folge (Abb. 3.**15**).

Einschränkung von Gleitbewegungen

Man nimmt an, daß sehr *steile Höckerbahnen* im Vergleich zu flachen Artikulationsbahnen prinzipiell eine erhebliche *Parodontalbelastung* auslösen müssen.

Es muß allerdings berücksichtigt werden, daß das neuromuskuläre System die Bewegungsmuster des Unterkiefers auf diese steilen Interkuspidationsbahnen abgestimmt haben kann und deswegen vorwiegend vertikal gerichtete Belastungsimpulse ausgelöst werden.

Horizontale Gleitbewegungen sind eingeschränkt bei der tiefen Höckerinterkuspidation und bei der steilen Schneidezahnführung.

Okklusionsstörungen im Lückengebiß

Durch Unterbrechung der Kontinuität des Kaufeldes kommt es zu *sekundären Okklusionsstörungen,* die dann in erster Linie zu einer fortschreitenden Destruktion führen. Während eine einfache Schaltlücke nicht notwendig zu einer gestörten Okklusion führen muß, finden sich deutliche Störkontakte immer dann ein, wenn sagittale oder okklusale Stützfunktionen innerhalb der Zahnreihen verloren gegangen sind.

Eine fortschreitende Destruktion im Lückengebiß kündigt sich an durch auffallende klinische Symptome, die in der Abb. 3.**3** dargestellt sind.

Merkmale einer gestörten Okklusion

(Vgl. Merkmale der physiologischen Okklusion, S. 82)

Die *gestörte Okklusion* weicht vom Idealzustand des menschlichen Kausystems ab und ist gekennzeichnet durch ganz typische Störungen:

- *Kontaktinterferenz* (Störung im Zeitfaktor). Während der Kieferschlußbewegung in die Zentrik treffen nicht alle Okklusionsmuster gleichzeitig in ihre Kontaktareale. Einige treten vorzeitig in Kontakt, andere verspätet.
- *Ungleichmäßige Kraftverteilung* zwischen den verschiedenen Okklusionspunkten des Kaufeldes (Störung im Belastungsfaktor).

Keine klare zentrische Okklusion vorhanden: Während der vorzeitigen Kontakte erfolgt horizontale Ausweichbewegung der Zähne und Gleiten in eine bestmögliche Zentrik: die Harmonie im stomatognathen System ist gestört.

- Nicht alle anatomischen Okklusionspunkte treten in Kontakt (Störung im Mengenfaktor). Einige werden überfunktionell, andere unterfunktionell beansprucht, die okklusale Stabilität kann verlorengegangen sein und

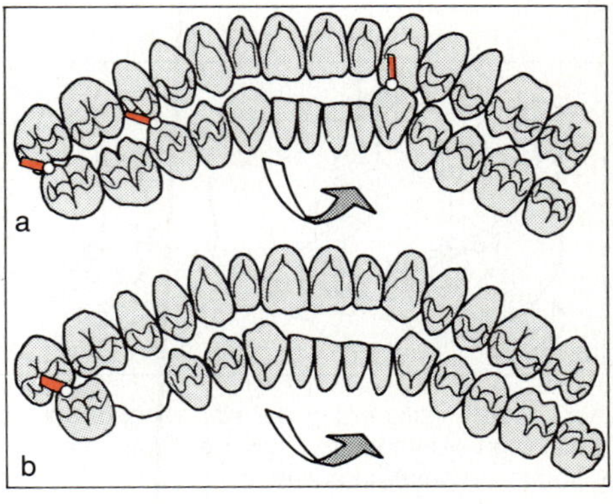

Abb. 3.**16** Okklusionsstörung durch **a** Hyperbalancekontakte: Die Kontakte auf der Balanceseite sind stärker als die Eckzahnführung, die erst bei stärkerer Muskelkraft in Kontakt tritt.
b Hyperbalancekontakt eines prolongierten Zahnes

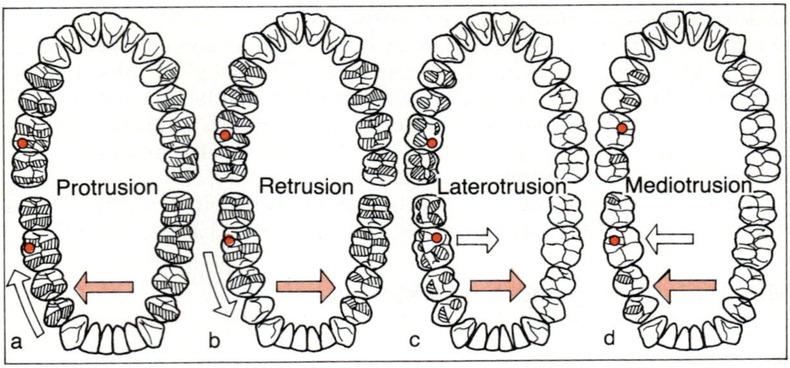

Abb. 3.**17** Ermittlung der Vorkontaktlage aus der Bewegungsabweichung des Unterkiefers nach Marxkors. **a** Protrusionsfacetten: Abgleiten nach dorsolateral. **b** Retrusionsfacetten: Abgleiten nach medioventral. **c** Laterotrusionsfacetten: Abgleiten nach medial. **d** Mediotrusionsfacetten: Abgleiten nach laterial

wird als pseudostabile Interkuspidation durch Kontakt einzelner Punkte zwischen verschiedenen Zähnen vorgetäuscht.

- *Diskontinuität* des Kaufeldes; die Zahnreihen sind an einer oder mehreren Stellen unterbrochen (Störung des Kontinuitätsfaktors) (Abb. 3.**16**). Es fehlt die sagittale Abstützung, Zahnkippungen und Wanderungen mit weiteren Folgeschäden treten auf.
- Die axiale Belastung aller Zähne als sog. Parodontalzentrik ist gestört (Störung im Richtungsfaktor). Im Schlußbiß und während der intensiven funktionellen oder sogar parafunktionellen Beanspruchung werden einige Zähne mit extraalveolär gerichteter Kraftkomponente beansprucht.

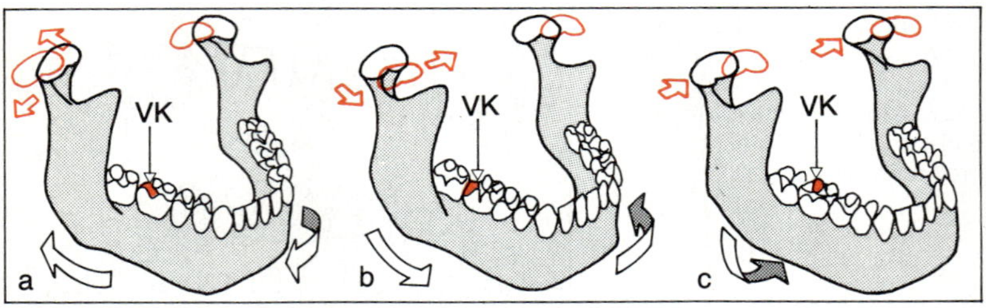

Abb. 3.**18** Verlagerung der Kondylenposition durch Abgleiten des Unterkiefers auf deflektiven Vorkontakten (VK). **a** Protrusions-Vorkontakt, **b** Restrusionsvorkontakt, **c** Laterotrusions-Vorkontakt

- Diskrepanz innerhalb der drei Führungsgrößen des Kausystems (Störung im Formfaktor). Das Kaufeld ist in seiner räumlichen Anordnung dem harmonisch entwickelten Kausystem nicht angepaßt. Häufigste Ursache ist eine umfangreiche Rekonstruktion im stark reduzierten Restgebiß!

Höckerinterferenzen und Gelenkführung

Da ein Kondylus während einer Seitwärts- oder Vorschubbewegung den hinteren Abhang des Gelenkhöckers abwärts gleitet, gleiten alle Unterkieferzähne auf den posterioren Schrägflächen ihrer oberen Antagonisten abwärts.

Alle Höckerbahnen, die nicht in dieser räumlichen Relation angeordnet sind, verlieren bei jeder Bewegung ihren Kontakt mit den gleitenden Stopps der Antagonisten.

Daher gilt:

Die steilste Neigungsbahn, entweder im Frontzahn-, Eckzahn- oder Seitenzahnbereich, bestimmt die Kieferführung und setzt alle anderen Zähne außer Okklusion.

Wird Kronen- und Brückenzahnersatz eingegliedert, dessen Interkuspidation zwar im Artikulator mechanisch stabil angefertigt wurde, jedoch nicht identisch ist mit der Adduktionsposition der Kondylen in ihrer Orthozenitlage, so wird eine permanente dysfunktionelle Störung zementiert. Ur-

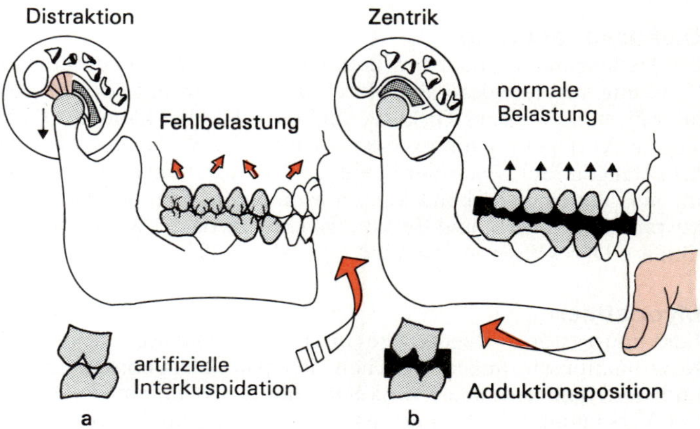

Abb. 3.**19** **a** Maximale Interkuspidation in einer Zwangsposition als Folge einer Seitenabweichung des Unterkiefers während der Kieferrelationsbestimmung: Dysfunktion mit Kondylusverlagerung.
b Ermittlung der tatsächlichen Interkuspidationsposition zur lagerichtigen Montage der Modelle in den Artikulator

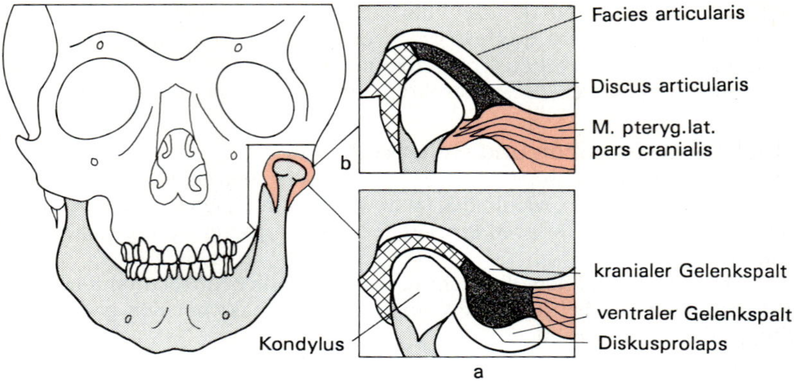

Abb. 3.**20** **a** Beispiel einer anterioren Diskusverlagerung als Ursache einer linksseitigen Arthropathie im Vergleich zur Normalposition (**b**)

sache sind die nicht erkannte Abweichung des Unterkiefers während der Kieferrelationsbestimmung und das Unterlassen der Rückkontrolle nach Artikulatormontage. Die muskulär geführte Kieferschlußbewegung endet nach okklusaler Zwangsführung in dieser artifiziellen Interkuspidation.

Diskusverlagerung

Infolge langandauernder okklusaler Störungen, durch autonome Gelenkerkrankung, insbesondere aber durch die Hypertrophie des M. pterygoideus lateralis kommt es zur Diskusverlagerung. Hierbei kann der Diskus als posteriore Verlagerung hinter- oder als anteriore Verlagerung vor den Kondylus gelangen. Bei Diskusverlagerung (Prolaps, Relaps) treten zwei Symptome auf: akutes Gelenkknacken im Moment, in dem der Kondylus den Diskusrand überspringt, und Belastungsschmerz, da der Kondylus seine intraartikuläre Druckbasis verloren hat (vgl. Abb. 3.**20**).

Myopathien

Funktionsgestörte Regelkreise im neuromuskulären System führen zu Koordinationsstörungen zwischen den paarig angeordneten Kaumuskeln und innerhalb einzelner Muskelabschnitte. Es kommt zu Fehlfunktionen mit Verspannungen, Verhärtungen, Störungen im Stoffwechselabbau und den damit verbundenen Muskelschmerzen. Weil die Kaumuskulatur und insbesondere die mimische Gesichtsmuskulatur eine große Dichte an motorischen Einheiten besitzt, werden auch allgemeine Myopathien in der Gewebsumgebung des Kausystems auffällig. Hierbei werden unterschieden:

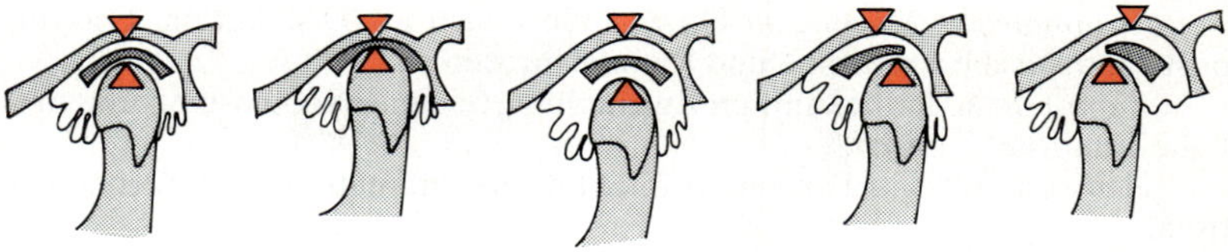

Abb. 3.**21** Okklusionsbedingte Ortho- und Pathopositionen der Kondylen nach Gerber: **a** Orthozenitlage, **b** Pathozenitlage mit Kompression, **c** Pathoextensionslage, **d** pathologische Posterior-kaudal-Lage, **e** pathologische Anterior-kaudal-Lage

Metabolische: hereditäre Myopathie, durch einen Enzymdefekt hervorgerufene, erblich bedingte Stoffwechselstörung in der Kau- und Gesichtsmuskulatur mit krampfartig auftretenden Muskelschmerzen.

Myositis: Entzündliche Erkrankung eines oder mehrerer Muskeln.

1. Myositis mit bekannter Ätiologie:
   - Viruserkrankung im Anschluß an einen grippalen Infekt,
   - bakterielle Infektion, z. B. Myobakterien,
   - Pilzinfektionen, z. B. Actinomycetes,
   - parasitäre Infektion, z. B. Trichinose.
2. Myositis unbekannter Ätiologie
   - Dermatomyositis, Kollogenose,
   - granulomatöse Myositis.

Symptome: Palpationsschmerz, Triggerzonen, Bewegungsschmerz, Verhärtungen, Muskelschwäche und Muskelatrophie und Kontrakturen im Bereich der Muskelbegrenzungen. Bei therapieresistenten, anhaltenden Symptomen ist die Behandlung durch den Internisten unumgänglich. Zahnärztliche Maßnahmen können nur in gewissen Grenzen eine Erleichterung verschaffen.

Funktionszustand der Gelenke (Abb. 3.21)

Statistisch gesicherte Untersuchungen, die einen Zusammenhang zwischen Gelenkstörungen, Gelenkerkrankungen und degenerativen Gelenkprozessen einerseits und okklusalen Funktionsstörungen andererseits nachweisen, sind nicht bekannt.

Es ist deswegen noch nicht möglich, innerhalb der prothetischen Planung Richtlinien zu geben über spezifische Behandlungsmaßnahmen bei typischen Gelenkerkrankungen.

Die Klassifikation der Gelenkstörungen nach Yale vermittelt einen generellen Überblick:

Entwicklungsanomalien: Sie enthalten a) Agenesie, Defektbildung und Ankylosen, b) Hypoplasien und c) Hyperplasien.

Traumatische Störungen: Diese äußern sich als Dislokation, Fraktur, posttraumatische Syndrome und Pseudarthrosen.

Tumoren: in der bekannten Zweiteilung, benigne Neoplasmen und maligne Tumoren.

Arthritis: mit den Formen a) infektiös, b) traumatisch und c) rheumatisch.

Degenerative Arthrosen, oft unbekannter Genese.

Myofaziale Schmerz-Dysfuktions-Syndrome.

Letztere werden nach Elroy u. Malone unterteilt in:

- Positive Symptome mit: a) Schmerzen in der Ohrumgebung, b) Schmerzausstrahlung in Nacken und Schläfengegend, c) größte Schmerzintervalle morgens, d) Druckempfindlichkeit über der Gelenkregion.
- Negative Symptome: a) Röntgenologisch keine Veränderungen darstellbar, b) kein direkter Druckschmerz im Gelenk, c) keine Reaktion auf intramuskuläre Injektionen von Lokalanästhetika in den M. pterygoideus lateralis.

Das Costen-Syndrom mit dem Symptomenkomplex: a) Schwindel, b) neuralgieforme Schmerzen in Schädel und Schläfengegend, c) Hörstörungen, d) Globusgefühl, e) abnorme Kondylenbeweglichkeit und f) Mundtrockenheit.

Die spezielle Gelenkfunktionsprüfung wiederholt einige Phasen der Muskeluntersuchung und enthält insgesamt Symmetrie und Amplituden der Grenzbewegungen. Palpation der Gelenkregion von extraoral vor dem Gehörgang. Tasten der Kondylen im Gehörgang in Retroposition und in verschiedenen Bewegungsphasen.

4 Behandlungsplanung

Praktische Psychologie in der Prothetik

Psychologische Grundlagen

Die Psychologie als Wissenschaft vom Erleben und Verhalten des Menschen lehrt, daß Erregbarkeit und Sensibilität im ganzen Organismus und damit auch im Kausystem in hohem Maße vom psychischen Zustand beeinflußt werden. Das motorische Verhalten, die taktile Sensibilität, die periphere Durchblutung und die Fremdkörperadaption unterliegen ebenso der Psyche wie dysfunktionsbedingte Erkrankungen des Kausystems. Technologisch optimal ausgeführte prothetische Restaurationen führen nicht zum Behandlungserfolg, wenn die psychischen Voraussetzungen nicht gegeben sind. Deshalb sind psychologische Kenntnisse, insbesondere in der prothetischen Behandlungsplanung, von hohem Nutzen.

Psyche und Kausystem

Die Gesetzmäßigkeiten des Verhaltens spiegeln sich, als Ausdruck der neuromuskulären Aktivität der mimischen Gesichts- und Kaumuskulatur, direkt im Mienenspiel wider.

Der *Reflextonus* wird durch Impulse ausgelöst, die den Kaumuskeln auch bei völliger Ruhe zufließen. Seine Stärke hängt ab von der Summe aller Impulse, die auf die α-Motoneuronen einwirken. Neben den beschriebenen Impulsen aus der Peripherie unterliegt die Motorik der zentralen Kontrolle durch den motorischen Kortex (Tractus corticobulbaris) und das EPS (extrapyramidales System). Das EPS ist gleichzeitig der Angriffsort psychischer Faktoren (vgl. Abb. 4.**1**). Bei nervösen und leicht erregbaren Personen ist die *Ruheaktivität* der Kaumuskulatur größer als bei normalen Versuchspersonen.

Die leichte Erregbarkeit als Folge einer niederen Reizschwelle erhöht die Empfindlichkeit gegenüber prothetischen Werkstoffen und deren funktionellen Eigenschaften nach Eingliederung. Die Schutzfunktion der Rezeptoren im gesamten Bereich des Cavum oris, die ja einerseits zum Schutz des Intestinums Fremdstoffe orten und aussortieren soll, richtet sich dann leicht gegen die Oberflächenwahrnehmbarkeit bis hin zur Unverträglichkeit.

Das limbische System

Verschiedene zerebrale Gebiete und Bereiche sind durch anatomisch nachgewiesene, neuronale Bahnen eng miteinander vernetzt. Diese strukturelle Vernetzung wurde von Akert funktionell nachgewiesen. Der funktionelle Zusammenschluß zerebraler Segmente, die von propriozeptiven und exterozeptiven Systemen ihre Impulse erhalten und diese mit emotionalen und psychischen Abläufen verbinden und verarbeiten, wird als das limbische System bezeichnet.

Birkmayer analysierte das limbische System als einen integralen, komplex zusammengesetzten Regelkreis, der alle Anpassungen des Gesamtorganismus auf äußere und innere Reize auslöst. Psychische Faktoren wie Freude, Angst, Aversion, Aggression werden auf diesem Wege somatisch. Das limbische System nimmt direkten Einfluß auf neuronale und hormonale Mechanismen.

Streß

Streß ist eine Ureigenschaft aller Lebewesen mit dem Ziel, im Moment einer akuten Gefahr zu überleben. Unter Streß wird die ökonomische Funktion jedes physiologischen Regelkreises abgeschaltet und durch Freisetzen aller Energiereserven defizitär ersetzt. Im heutigen Leben bewirkt Streß die Mobilisierung aller Reserven, um selbstgestellte hohe Forderungen erfüllen und immer neuen Anforderungen gegenüber bestehen zu können. Streß bewirkt eine hohe Ausschüttung von Adrenalin, erhöht die Kreislaufwerte und den Muskeltonus.

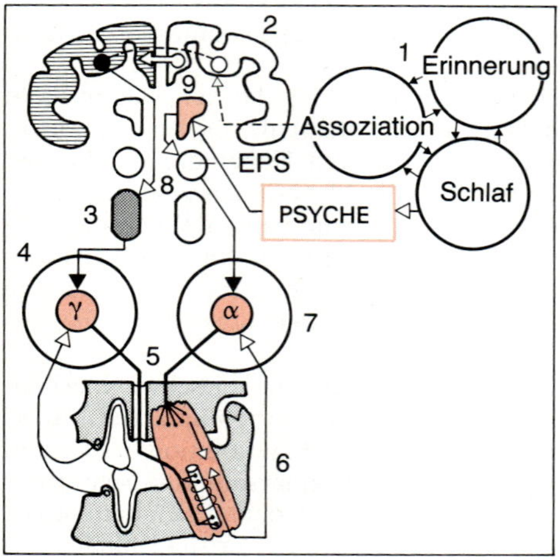

Abb. 4.**1** Neuroanatomisches Modell einer zentral ausgelösten Funktionsstörung.
1 Übergeordnete zentrale Gebiete greifen über den sensorischen Kortex und tiefere Regionen in die Regelkreise der α-Motorik ein,
2 sensorischer Kortex,
3 Formatio reticularis,
4 γ-Motoneuronen,
5 Spindelefferenz,
6 Spindelafferenz,
7 α-Motoneuronen,
8 extrapyramidales System (EPS),
9 Thalamus

Das Verdrängen der Ureigenschaften wie Fluchtreflex oder offene Aggression in der Zivilisation führt zur unbewußten, defizitären Organfunktion. Intestinalerkrankungen, Magengeschwüre, chronische und akute Herzkreislauferkrankungen, Hypertonie und Herzinfarkt sind häufige Folgen. Andere Auswirkungen sind neuromuskuläre Hyperaktivitäten, insbesondere in der Kaumuskulatur, und die beschriebene Hypersensibilität.

Bei der streßbedingten Hyperaktivität sind nicht alle Teilmuskelsysteme oder Muskelabschnitte gleichermaßen beteiligt. Vielmehr zeigten elektromyographische Untersuchungen eine dominante Hyperaktivität des M. masseter unter Streß.

Graber unterscheidet:

- Akuter Streß; die Reaktion des Individuums hängt hierbei von seiner vegetativen Ausgangslage ab.
- Chronischer Streß; mit dem von Selye beschriebenen Adaptationssyndrom:
  - Alarmreaktion,
  - Widerstand,
  - Erschöpfung.

Die Wirkungsintensität streßauslösender Faktoren und Ereignisse ist nicht meßbar. Um aber Streß therapeutisch abbauen zu können, sollten Streßfaktoren analysiert werden. Hierfür dient die „Social Readjustment Rating Scale“ (SRRS), eine aufgrund psychologisch-statistischer Erhebungen erstellte Skala, in der bedrohliche Ereignisse ihrer Intensität nach aufgelistet sind (Tab. 4.**1**).

Angst

Im limbischen System erfolgt die Verarbeitung der Angst ebenso wie im Hypothalamus. Dort werden efferente Impulse des vegetativen Nervensystems eine Reaktion auslösen: Der Angstschweiß z.B. ist eine anschauliche, psychosomatische Reaktion. Angst ist ein psychophysiologischer Erregungszustand, der durch Situationsstimuli, wie die Spritze, die Extraktionszange, der Behandlungsstuhl, der Bohrer, aber auch akustisch durch die hohen Fre-

Tabelle 4.**1** Beispiele aus der Bewertungsskala von Lebenseingriffen auf die Psyche des Menschen – Social Readjustment Rating Scale nach Holmes u. Rahe.

Durchschnittswerte			Durchschnittswerte		
Rang	Ereignis	Punkte	Rang	Ereignis	Punkte
1	Tod des Partners	100	7	Tod eines Freundes	37
2	Trennung	65	8	Berufswechsel	36
3	Tod in der Familie	63	9	soziale Änderung	25
4	Krankheit	53	10	Probleme im Beruf	23
5	Arbeitsplatzverlust	47	11	Gesellschaftlicher Verlust	18
6	Sexuelle Probleme	39	12	Urlaub	13

quenzanteile im Pfeifgeräusch der Präparationsturbine, ausgelöst wird. Auch die Angst beruht auf einem Lernprozeß: Angst vor Behandlungsmaßnahmen oder Angst vor dem Tragen eines Totalersatzes beruht darauf, daß eine negative Erfahrung selbst gemacht oder sekundär vermittelt worden ist (Tab. 4.**2**).

Die Angst, sich an einen Zahnersatz nicht gewöhnen zu können, kann eine Spätfolge der Angst vor dem Zahnarzt sein, wie Korrelationsanalysen zwischen negativer Erfahrung bei Zahnbehandlungen als Kind und späten Inkorporationsstörungen von Zahnersatz zeigten (Johnke). Angstbewältigung ist deshalb eine vordringliche Aufgabe des psychologisch orientierten Zahnarztes während der Präprothetik.

Tabelle 4.**2** Fünf Kriterien zur Früherkennung psychosomatischer Ursachen bei Problempatienten; nach Müller-Fahlbusch

1.	Diskrepanz zwischen Befund und Befinden
2.	Fluktuation der Beschwerden im Verlauf der Beobachtungen
3.	Ausbleiben therapieadäquater Erfolge
4.	Emotionale Überreaktion des Patienten
5.	Konkordanz – Zusammentreffen des Zeitpunktes einer Restauration mit einem Lebenseingriff

Psychosomatik

Die Auslösung oder Verstärkung von dysfunktionellen Erkrankungen im Kausystem kann der Psychosomatik zugeordnet werden. Sie beschreibt nach Heinroth (1818) die Relation von Körper und Seele, d. h. die Lehre der psychischen Einflüsse auf somatische Mechanismen und Vorgänge.

Früherkennung und Zahnarztreaktion

Der erste Untersuchungstermin ist der günstigste Zeitpunkt, eine psychosomatische Ursache zu diagnostizieren. Deutliche Hinweise liefern die fünf Kriterien nach Müller-Fahlbusch.

Finden sich in der Erstuntersuchung restaurative Probleme oder Störungen, so ist es höchst unzweckmäßig, mit einer neuen Restauration einen Therapieerfolg in Aussicht zu stellen. Bei Vorliegen von nur einem Kriterium ist jede technologische Maßnahme zunächst kontraindiziert. Erfährt der/die Patient/in erst nach wiederholten, vergeblichen technischen Verbesserungsversuchen, daß psychogene Ursachen vermutet werden, verliert er/sie jegliches Vertrauen.

Die emotionale Überreaktion ist nicht immer eindeutig zu werten, da die Äußerung einer Angstreaktion sehr individuell geprägt ist. Steht aber der Wunsch nach einer Restauration in zeitlichem Zusammenhang mit einem tiefgreifenden Ereignis, sollte der Beginn aus psychologischen prophylaktischen Gründen lange hinausgezögert oder abgelehnt werden.

Beschwerden ohne Befunde

Bei 8–12% der Patienten mit Beschwerden nach Ersteingliederung einer Restauration konnten psychogene Faktoren als Ursache ermittelt werden. Einengungsgefühle, Druckschmerzen, Parodontalschmerzen an Pfeilern und Biß- bzw. Okklusionsprobleme sind die häufigsten Phantomsymptome.

Die echten psychischen Ursachen hierfür sind:

- *Depressionen*
  Auslösender Faktor ist eine Änderung im Leben, auf die der Patient nicht adäquat reagieren kann, z. B. Tod in der Familie, ohne trauern zu können; Selbstvorwürfe bei unverschuldeter Arbeitslosigkeit; Einsamkeit. Wird gleichzeitig eine Restauration eingegliedert, somatisiert er seine Probleme und versteckt sie in Form der larvierten Depression hinter ständigen Beschwerden.
- *Persönlichkeitsdefizite*
  Bei Persönlichkeitsdefiziten erfüllen die Beschwerden einen bestimmten Zweck: Der Patient kann einer unangenehmen Pflicht aus dem Wege gehen – primärer Symptomerfolg; es wird auf ihn Rücksicht genommen – sekundärer Symptomerfolg.

Gerade ältere, einsame Patienten nutzen Zahnarzttermine, um soziale Kontakte aufrechtzuerhalten; die Beschwerden fluktuieren bei wiederholten Terminen; nach Abklärung der Befundlosigkeit konzentriert er sich auf ein ganz anderes Beschwerdebild.

Liegt eine psychiatrische Erkrankung vor, z. B. Schizophrenie, werden oft unmögliche Ereignisse geschildert: Nach Eingliederung einer Ersatzkrone hört er Stimmen, die ihn zu manipulieren versuchen.

Eine sichere Diagnosemethode ist die Placebobehandlung: Entnahme einer herausnehmbaren Restauration, Kühlen in kaltem Wasser im Labor

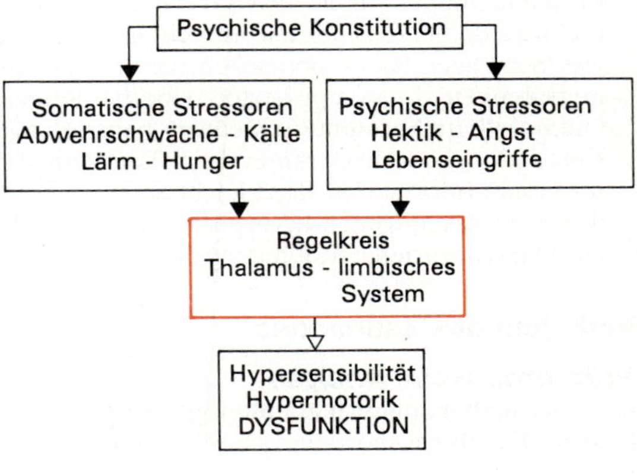

Abb. 4.**2** Wirkungsschema der Beteiligung psychogener Faktoren an der Auslösung dysfunktioneller Erkrankungen

und Wiedereinsetzen mit dem Hinweis auf eine technische Korrektur. Nach Vorliegen einer psychogenen Ursache sind nunmehr die akuten Beschwerden behoben – für diese Behandlungssitzung.
Wichtig ist:
- Der Patient darf nicht überführt werden, sich nicht ertappt fühlen; er würde sonst das Vertrauen verlieren.
- Der Behandler akzeptiert die scheinbaren Beschwerden, eine Therapie ist nicht erfolgt.

Placebobehandlungen sind berechtigt, sobald der Behandler bereit und in der Lage ist, einen Patienten durch Kontrollsitzungen länger zu betreuen. Werden schließlich sichtbare Änderungen verlangt, so sollte dem Patienten eröffnet werden, daß keine zahnmedizinische Therapie erfolgen kann, da keine nachvollziehbaren Befunde vorlägen.

Psychogene Prothesenunverträglichkeit

Ursachen

Beschwerden, die sich mit intraoralen Befunden decken, z. B. Druckstellen, Abhebeln oder Abkippen einer Prothese bei Seitwärtsbewegungen, sind weitaus häufiger als befundlose Beschwerden. Nach Korrekturmaßnahmen tritt jedoch keine Besserung ein. Dieser Vorgang kann verschiedene Ursachen haben:
- *Polypragmasie:* Die sog. Vielgeschäftigkeit beinhaltet z. B. eine Behandlung mit zahlreichen Arzneimitteln. Die Patienten wollen unbegrenzt neu angefertigten Zahnersatz mit dem Ergebnis des klassischen „Prothesensäckchens". Durch die ständige Umgewöhnung ist das neuromuskuläre System desorientiert und kann nicht mehr als normaler Regelkreis funktionieren.
- *Interaktive Ursachen:* Im Verlauf der geforderten, meist unnötigen Korrekturmaßnahmen befindet sich der Patient in einer sog. Behandlungsmühle und wird derart sensibel, daß er nicht mehr tolerieren kann. Die Angst, etwas Schädigendes zu übersehen, verursacht eine gesteigerte Selbstaufmerksamkeit. In komplizierten Überbetonungen versucht er, kleinste, kaum tastbare Formunterschiede als behandlungsnotwendig darzustellen. Eine andere Ursache der Interaktion liegt beim Behandler selbst: Die unzureichende Information führt leicht zu einer Art Überrumpelung und dadurch zur psychogenen Inkorporationsstörung. Beide, Zahnarzt und Patient, müssen von jeder Maßnahme überzeugt sein.

Verhalten des Zahnarztes

Präprothetische Analyse

Bei noch unbekannten Patienten gibt es in der Planungsphase kaum Anhaltspunkte für psychosomatische Faktoren. Nicht selten wird die Neuanfer-

tigung einer erst kürzlich vom Kollegen eingegliederten Restauration verlangt. Folgende Schritte sind dann empfehlenswert:
- Kontaktierung des Vorbehandlers zur Aufklärung der bisherigen Behandlungsproblematik.
- Anleitung der Helferin zur Intensivbetreuung, in einer persönlich vertrauten Beziehung Ängste abzubauen und Hintergrundinformationen zu erhalten.
- Probebehandlungen in Form kleinerer Korrekturen zur Klärung der Diskrepanz zwischen Befund und Befinden.

Erbringen diese Schritte einen Verdacht auf psychogene Fixierung der Beschwerden, so sollte eher ein Psychotherapeut konsultiert werden, als die Restauration zu wiederholen.

Postrestauratives Verhalten (Abb. 4.**3**)
Konnten psychogene Kriterien vor Behandlungsbeginn nicht ermittelt werden oder wurden sie erst während der Behandlung manifest, so muß die Relevanz der Patientenangaben sehr exakt überprüft werden:
- Hinzuziehen eines Fachkollegen, Überweisung zum Gutachter mit dem Ziel der objektiven Beurteilung der behandlungstechnischen Qualität.
- Niemals den Patienten durch Korrekturen beruhigen, die nach Fachkenntnissen unnötig sind.
- Alle Dokumente sichern, bereit zur forensischen Vorlage.

Überweisung zum Psychotherapeuten
Psychische Erkrankungen werden heute fast immer noch als Tabu behandelt. Deshalb wird sich eine Überweisung zum Psychotherapeuten als schwierig oder nicht durchführbar erweisen, wenn der Zahnart seinen Patienten nicht

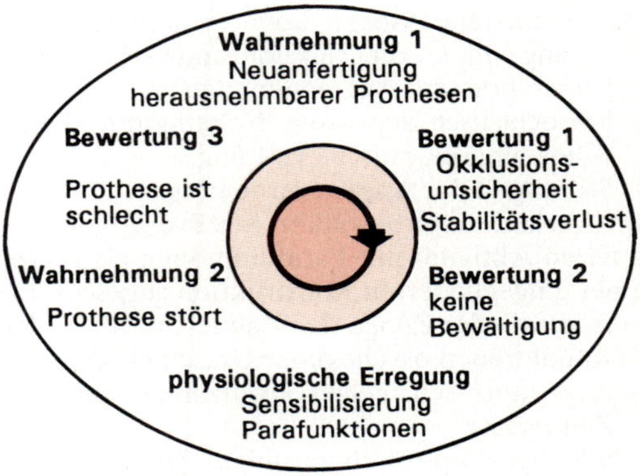

Abb. 4.**3** Entwicklung der Prothesenunverträglichkeit über die negativen Vorahnungen, die körperlichen Anspannungen und die letztendliche Konzentration auf die Prothese als Auslöser aller Probleme

Tabelle 4.**3** Standardisierte Fragen zur Verstärkung des emotionalen Leidensdruckes

Emotional evokative Fragen 1 • Wie kommen Sie damit zurecht, so lange ohne wirkliche Hilfe zu sein? • Wie gehen Ihre Angehörigen damit um? • Hat jemand Verständnis für Sie – oder können Sie nur mir sagen, wie schlecht es Ihnen geht? • Wie gehen Sie mit den starken Schmerzen um – ist Ihr Tablettenkonsum sehr groß? • Können Sie noch sozial aktiv sein – oder beabsichtigen Sie, vorzeitig in den Ruhestand zu treten?

ausreichend schonend vorbereitet hat. Der Patient willigt im allgemeinen problemlos ein unter emotionalem Leidensdruck, bei gutem Vertrauen zum Behandler und wenn er über keine Behandlerkarriere verfügt.

Der emotionale Leidensdruck kann durch den Fragenkatalog der Tab. 4.**3** verstärkt werden:

Hat der Behandler Vertrauen aufgebaut, so erklärt er deutlich, daß er die Weiterbehandlung in einem derart schwierigen Fall nicht mehr allein verantworten kann, und empfiehlt, einen Psychologen hinzuzuziehen – zunächst zur Diagnose und, je nach deren Ergebnis, auch zu einer Therapie. Lehnt der Patient ab, so ist eine Weiterbehandlung nicht mehr möglich.

Parafunktionen

In der komplexen Ätiopathogenese dysfunktioneller Erkrankungen des Kausystems spielen neben den peripheren okklusalen Störfaktoren psychogene Komponenten eine vergleichbar große Rolle. Bei diesen Patienten finden sich nach Graber oft Korrelationen zwischen Charakterzügen und aggressiven Grundkonflikten.

Als psychogene Aspekte konnten herausgefunden werden:

- Zwang zum Überperfektionismus, scheinbare Anpassung, aber aggressive Frustration und Aggressionsstau.
- Masochistisch depressive Neigung mit Hang zum übertriebenen Helferwillen, übermoralische Haltung.
- Störung in der Angstverarbeitung.

Im Verlauf unterbewußter Streßverarbeitung kommt es zur neuromuskulären Aktivität mit Parafunktionen als Folge. Vielfach wird die Ursache einer eingegliederten Konstruktion zugeschrieben, besonders wenn die Hypermotorik der Zunge den Zahnersatz als Widerlager nimmt.

Parafunktionen psychogener Ursache können sein:

- Zungenpressen, gegen Frontzähne oder gegen Konstruktionsteile von Zahnersatz.
- Ständiges, motorisch unruhiges Zungenspiel.

- Verschiebung des Kiefers in eine habituelle Zwangsposition, z. B. Vorschieben des Unterkiefers bei älteren Menschen, sog. Mummlern.
- Pressen der Kaumuskulatur (vgl. S. 147).
- Knirschen und Pressen der Zahnreihen außerhalb der Kaufunktion.

Streß wirkt stärker Bruxismus auslösend als die individuelle psychische Konstitution selbst. Zwischen abnormem Gewerbsverhalten und Streß als Auslöser besteht ein linearer Zusammenhang.

Scheinbar grundlos, aber ständig auftretende Druckstellen, entzündliche Schleimhautrötungen im Bereich der Kontaktflächen von Teilprothesensätteln und totalen Platten, Zungenbrennen, Gaumenbrennen, Abrasionserscheinungen, Schmerzen in der Gesichts- und Kaumuskulatur sowie Gelenkschmerzen können als Folge von Parafunktionen mit und ohne Restaurationen auftreten. Nicht selten werden die Beschwerden auf die Restauration als „Sündenbock" projiziert.

Therapieansatz bei Parafunktionen

Das Bewußtmachen der Parafunktionen, die vom Patienten weit von sich gewiesen werden, ist der erste Schritt zu einer möglichen Therapie. Zur Bewußtwerdung können dem Patienten zwei parallele Hilfen angeboten werden:

- Das Befundprotokoll. In ihm wird täglich zu fünf verschiedenen Zeitpunkten notiert, ob die Beschwerden vorhanden sind oder nicht. Daneben wird registriert, welche Tätigkeit gerade ausgeführt wird und wer außerdem anwesend ist.
- Die Entspannungstechnik. Autogenes Training (AT), Muskelentspannungsprogramme, konzentriertes Atemtraining.

Diese Entspannungstechniken sollen dann in der kritischen Zeitspanne oder bei auslösenden Situationen angewandt werden.

Psyche und Okklusionsstörungen

Infolge starker Erniedrigung der Reizschwelle für taktile Rezeptoren als Folge einer Überreizbarkeit findet ein Mensch gelegentlich das Zusammenkommen der Zähne an sich als störend. Geringe Verlagerungen der Unterkieferposition aus der Zentrik in eine protrusiv-laterale Ausweichstellung bringen nur kurzzeitig Erleichterung. Die motorische Unruhe ist ein Symptom des gestörten Regelkreises. Patienten sind dann auf ihre Okklusion fixiert, für sie ist die Interkuspidation die Ursache aller Beschwerden.

Ständig wiederholtes Einschleifen der okklusalen Passung in einer anderen Ausweichsituation führt zur Katastrophe. Patienten mit Okklusionsneurose sind auf eine okklusale Rehabilitation konzentriert wie der zahnlose Problempatient auf eine neue Vollprothese. Die wiederholte Rekonstruktion führt in jedem Falle zum Behandlungsmißerfolg. Schienentherapie mit kombinierter Psychotherapie muß deshalb der prothetischen Definitivplanung vorangehen.

Zahnärztliche Gesprächsführung

Die Gesprächstherapie

Ein Gespräch zwischen Arzt und Patient ist fast immer schon Teil einer therapeutischen Maßnahme. Während der Darlegung des subjektiven Empfindens, der Probleme oder gar Schmerzen muß beim Patienten das Gefühl aufkommen, verstanden und akzeptiert zu werden. Das Verhältnis zwischen den Gesprächspartnern, die sog. Interaktion, ist gekennzeichnet durch Empathie, d. h. die bewußte Einfühlung in die Erlebnisweise des Patienten, die Echtheit sowie menschliche Anteilnahme und Akzeptanz.

Eine bevorzugte Technik der Gesprächstherapie ist das Spiegeln: Der Arzt gibt die wesentlichen Inhalte der Patientenaussagen wieder und verstärkt sie durch gezielte Nachfragen. Der Arzt stellt sich ferner die Aufgabe, unausgesprochene Gefühle wie Begeisterung, Freude, Abwehr oder Angst, die in der Körpersprache des Patienten zum Ausdruck kommen, zu verbalisieren.

Der Gesprächsverlauf

Einführungsgespräch

Schon in der Begrüßung versuchen die Gesprächspartner, sich zu öffnen und zu finden. Der Arzt schätzt die Patientensituation ab und hegt schon ein bestimmtes Therapieziel. Der Patient versucht, seine Leiden so glaubhaft wie nur möglich zu machen, und hofft auf lange Zuwendung und Akzeptanz.

Das Gespräch wird zu Beginn allgemeiner gehalten; das Wetter in seiner Vielzahl der Variationsmöglichkeiten steht immer bereit. Ziel dieser Einleitung ist eine empathische Gesprächs- und Gefühlsatmosphäre. Von Vorteil sind persönliche Patientendaten und Begebenheiten, die vor dem Gespräch der Karteikarte entnommen worden sind.

Die Suchrede

Ist es gelungen, eine angenehme Beziehungssituation aufzubauen, wird bald der Konsultationsgrund vorgetragen. Keinesfalls sollte mit fachspezifischen, gezielten Fragen wie z. B. „Hält die Prothese"? begonnen werden. Vielmehr erlauben nur offene, allgemeiner gehaltene Fragen wie z. B.

- beim Erstbesuch: „Was führt Sie zu mir"?
- beim Folgetermin: „Wie geht es Ihnen heute"?

dem Patienten, seine Probleme frei zu äußern. Gezielte Fragen dagegen betreffen immer die Zähne – die nicht unbedingt die primäre Problemursache sein müssen.

Reaktionen und Nachfragen

Im allgemeinen sollte der Gesprächspartner ausreden dürfen. Nur so kann er alle Probleme erörtern und fühlt gleichzeitig, daß er ernstgenommen

Tabelle 4.**4** Die Entstehung kraniomandibulärer Beschwerden ist von psychischen und somatischen Faktoren abhängig. Diese bewirken sich gegenseitig und haben auch rückwirkende Folgen

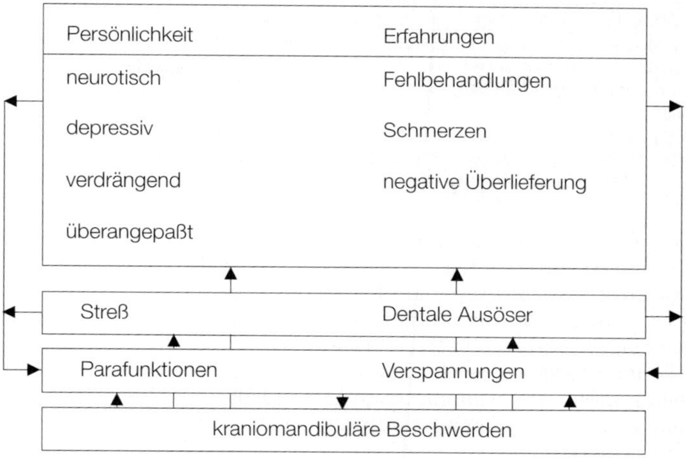

wird. Der Behandler zeigt Verständnis und schaut den Patienten aufmunternd an, stellt gegebenenfalls Verständnisfragen.

Zur Ausgrenzung oder Bestätigung psychogener Faktoren werden wiederum die Fragen der Tab. 4.**2** gestellt, die in besonderen Problemfällen durch einen persönlichen Bezug erweitert werden können (Tab. 4.**4**).

Gegenrede und Argumentation

Eine Rechtfertigung des Zahnarztes ist bei Beschwerden ohne Befund, Klagen über die Behandlung, allgemein ungerechtfertigte Kritik sind ebensowenig angebracht wie komplizierte Erklärungen. Phantomschmerzen und Ängste sind gleichermaßen existent und belastend wie Zahnschmerzen. Der Problempatient leidet, er will darüber sprechen, sich sogar beschweren. Argumentiert der Arzt dagegen, entwickelt sich eine fruchtlose Auseinandersetzung, oder der Patient zieht sich unverstanden zurück.

Das ruhige Verständniszeigen führt nicht zur Behandlungskonsequenz. Vielmehr wird der beruhigte Patient wieder zugänglich sein für logische Argumente. Nur in entspannter Situation mit gegenseitigem Vertrauen können ärztliche Informationen nützlich sein (Tab. 4.**5**).

Psychosomatische Anamnese im Gespräch

Besteht nunmehr die Indikation für eine Restauration, wird eine Anamnese bezüglich psychischer Aspekte durchgeführt. Eine unerfüllbare Er-

Tabelle 4.**5** Durch persönlichen Bezug erweiterte, emotional provokative Fragen und Feststellungen

Emotional evokative Fragen und Feststellungen
• Wie geht es Ihnen allgemein zur Zeit?
• Wie geht Ihre Familie – Partner, Freunde, Kollegen – mit Ihnen um, wenn Sie Beschwerden haben?
• Ich könnte mir vorstellen, daß Ihre momentane Situation für Sie sehr belastend ist.
• Ich vermute, daß Sie in der Zwischenzeit viele Zweifel haben.
• Ich denke auch, daß Sie mit Ihrer Geschichte nur noch schwer Vertrauen zu einem Zahnarzt fassen können.

wartungshaltung kann auch bei psychisch unauffälligen Patienten zur Inkorporationsstörung führen.
Die folgenden Anamnesepunkte klären die Situation:
- *Lebenssituation.* Warum kommt der Patient gerade jetzt mit dem Wunsch nach einer prothetischen Restauration?
- *Erwartungshaltung.* Welche Erwartungen stellt der Patient an eine neue Restauration – was wünscht er auf keinen Fall?
- *Zahnverlust.* Wird es ihm schwerfallen, nicht mehr erhaltungsfähige Zähne zu verlieren?

Menschen mit instabilem Selbstwert empfinden die Zähne übertrieben als Machtsymbol und machen später den Zahnarzt für den Zahnverlust verantwortlich. Die volle Wiederherstellung des Selbstwertgefühls ist bei vorprogrammierten Problempatienten mit Totalersatz nicht zu erreichen.

Oralhygiene

Im Verlauf der ersten Planungsschritte und der folgenden präprothetischen Maßnahmen muß die Motivierbarkeit des Patienten zur ausreichenden Oralhygiene getestet werden. Verschiedene Ergebnisse kommen bei der späteren definitiven Versorgung zusammen:
- Die Sensibilität für Mundbeläge, Plaque und die manuelle Fähigkeit zur Reinigung, aber auch die visuelle Wahrnehmung einer gereinigten Oberfläche können im Alter sehr stark reduziert sein.
- Labile und sensibilitätsgestörte Menschen, auch im jüngeren und mittleren Alter, finden keine Energie und sehen keine Notwendigkeit der mehrfachen täglichen Oralhygiene.

Jede Restauration verlangt verstärkte oralhygienische Maßnahmen, da Form und Oberflächenbeschaffenheit jeder Restauration die natürliche Selbstreinigung stark behindern.

Ursachen für mangelhafte Oralhygiene können ferner sein: Informationsmangel, grundsätzliche Defizite in der allgemeinen Körperhygiene, Angstverdrängung von allem, was die Zähne betrifft, sowie Unfähigkeit zur Selbstorganisation.

Maßnahmen zur Prüfung der Oralhygienefähigkeit können sein:
- Klinische Erhebung der parodontalen Istbefunde (SBI, API).
- Information und Gespräche über die individuellen Möglichkeiten.
- Demonstration der Oralhygiene an Modellen.
- Visuelles und manuelles Training.
- Generelles Lob und selektive Kritik mit Verbesserungsvorschlag.
- Erfolgsnachweis durch gemeinsame Kontrollen (API).
- Ausdehnung der Kontrollintervalle zur Verantwortungsübertragung.

Äußert der Patient keine Bereitschaft und zeigen die objektiven Befunde keine Besserung, so ist von der oralen Rehabilitation schon in der Planungsphase Abstand zu nehmen.

Systematik der prothetischen Behandlungsplanung

Jede prothetische Behandlung hat zum Ziel, fehlende Gewebsteile in ihrer Form und Funktion mit Hilfe von Ersatzmaterialien wiederherzustellen. So zielen alle restaurativen Behandlungsmethoden auf eine normale, störungsfreie Tätigkeit des biologischen Funktionskreises, in dem sämtliche Gewebsstrukturen wieder harmonisch aufeinander abgestimmt sind.

Eine Planung kann aber niemals darin bestehen, einige Prothesenkonstruktionen als Universallösung anzugeben. Vielmehr muß als Ergebnis einer exakten Befund- und Datenerhebung erst der Zustand jedes individuellen Einzelfalles analysiert werden. Darauf baut sich dann die systematische Planung auf in Form einer logischen Reihe einzelner Gedankenschritte, in denen versucht wird, alle erfaßbaren Faktoren in bezug auf die Auswirkung auf den Funktionskreis Kausystem zu berücksichtigen.

Den Ablauf einer systematischen Behandlungsplanung zeigt Abb. 4.**4**.

Das normale Kausystem ist im wesentlichen gekennzeichnet durch:
- volle Zahnzahl,
- Funktion intakter Kauflächen und Schneidekanten,
- klinisch festen Halteapparat (Desmodont),
- sagittal abgestützte Zahnreihen,
- normale Kieferrelation,
- physiologische Okklusion,
- störungsfreie Artikulation,
- ausgeglichene Biostatik,
- normale neuromuskuläre Funktion,
- gute Mund- und Parodontalhygiene,
- Kariesresistenz,
- ästhetisch vollwertiges Aussehen.

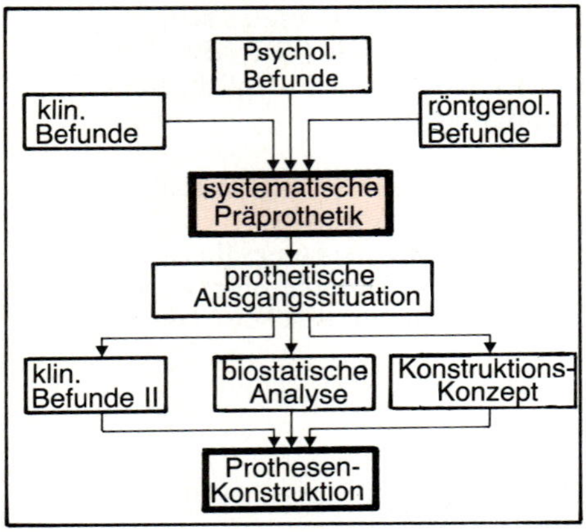

Abb. 4.**4** Schematische Darstellung eines Koordinationsschemas von Befunddaten und Maßnahmen eines Planungsfalles

Die Planungsrichtlinien für eine prothetische Behandlung erhält man aus dem Vergleich einer vorliegenden Patientensituation mit dem normalen System, d. h. die wesentlichen Merkmale, die einen physiologischen Zustand bezeichnen, werden den analogen Daten des Patientenfalles gegenübergestellt.

Die zwölf wesentlichen Merkmale des Normalsystems ergeben als Fragenkatalog eine didaktische Charakteristik, die in jedem Patientenfall angewandt werden kann:

Die 12 Fragen der prothetischen Planung

Die vordringlichsten Gesichtspunkte zur prothetischen Behandlungsplanung orientieren sich an den Kenntnissen über das gesunde physiologische Kauorgan und können in 12 Fragen zusammengefaßt werden:

1. Volle Zahnzahl. – Wo fehlen Zähne?
2. Funktion intakter Kauflächen und Schneidekanten. – Sind Kauflächen oder Schneidekanten defekt?
3. Parodontale Abstützung jedes Zahnes mit physiologischer Festigkeit. – Welche Zähne sind gelockert?
4. Sagittal abgestützte Zahnreihen. – Müssen Restzähne verblockt werden?
5. Normale Kieferrelation. – Ist die Kieferrelation ungünstig für Biß, Artikulation oder Muskulatur?
6. Physiologische Okklusion. – Ist die Okklusion gestört?

7. Physiologische Artikulation. – Ist die Artikulation gestört?
8. Ausgeglichene Biostatik. – Wo fehlen Stützzonen?
9. Normale, neuromuskuläre Funktion. – Finden sich Störungen im neuromuskulären Funktionsablauf?
10. Mund- und Oralhygiene. – Sind besondere hygienische Faktoren zu berücksichtigen?
11. Kariesprophylaxe. – Müssen alle Restzähne gegen Karies geschützt werden?
12. Individuell ästhetisches Äußeres. – Kann das Aussehen verbessert werden?

Klassierung des Lückengebisses

Die vielfältigen Möglichkeiten von Kombinationen zwischen Zahnlücken veranlaßten viele Prothetiker, eine Normierung ähnlicher Lückengebißsituationen als Planungsgrundlage zu nehmen.

Tatsächlich sind Menge und Ort fehlender Kaueinheiten entscheidend für die Planung. Zum Beispiel ist das System als normal zu bezeichnen, wenn nur die vier Weisheitszähne fehlen. Sind dagegen die Schneidezähne nicht vorhanden, so ist die Biostatik normal, aber Abbißfunktion, Sprachfunktion und Ästhetik sind gestört. Diese Funktionen sind wiederum normal, aber die Biostatik ist gestört, sobald eine gewisse Anzahl von Kauflächen fehlt.

Das vollbezahnte Kausystem mit 28 Zähnen ergibt bis zur Zahnlosigkeit, von einer Zahnlücke an jeder nur möglichen Stelle bis zu einem einzelnen Restzahn, mehr als 268 Millionen Möglichkeiten, d. h.
$2^{28} = 2^{10} \cdot 2^{10} \cdot 2^{8} = 1024 \cdot 1024 \cdot 256 = 268\,435\,456$
Beweis: Für ein Gebiß mit n Zähnen und mit k Lücken gibt es
$\binom{n}{k}$-Möglichkeiten.
Die Summe aller Möglichkeiten:

$$\sum_{k=0}^{n} \binom{n}{k} = 2^n$$

Allgemeines zur Terminologie und Nomenklatur des Lückengebisses

Schaltlücke

Mit Schaltlücke kennzeichnet man das Fehlen eines oder mehrerer Zähne innerhalb einer Zahnreihe; die Lücke ist also immer von Zähnen begrenzt.

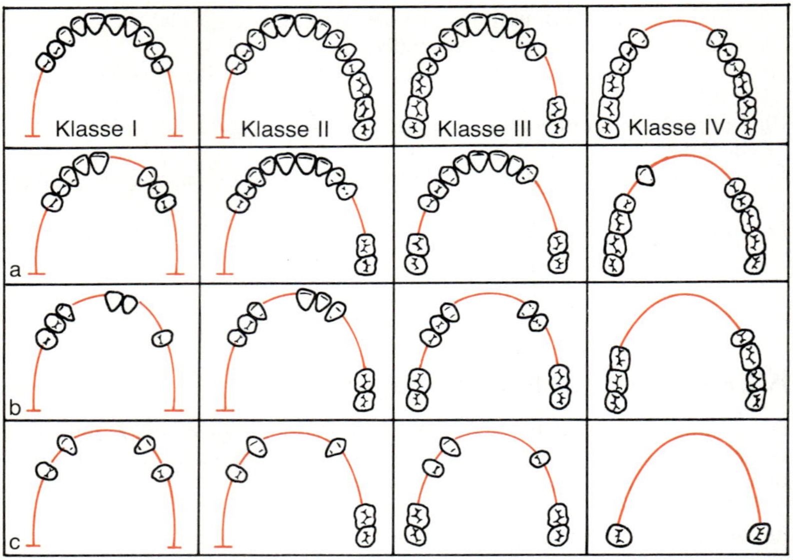

Abb. 4.**5** Einteilung des Lückengebisses nach Kennedy. Klasse I: beidseitig verkürzte Zahnreihen, Klasse II: einseitig verkürzte Zahnreihen, Klasse III: Schaltlücke im Seitenzahnbereich, Klasse IV: frontale Schaltlücken, a mit kleiner Schaltlücke, b mit mehreren Schaltlücken, c Restbezahnung

Man unterscheidet frontale Schaltlücken und Seitenzahnschaltlücken. Kombination: Latero-fronto-latero-Schaltlücken.

Verkürzte Zahnreihen

Verkürzte Zahnreihen entstehen nach Zahnverlust endständiger, die Zahnreihe begrenzender Zähne. Man unterscheidet einseitig verkürzte Zahnreihe und doppelseitig verkürzte Zahnreihe.

Kombination aus Schaltlücke und verkürzter Zahnreihe

Das gleichzeitige Auftreten von Schaltlücken und verkürzter Zahnreihe in einem Kiefer ist möglich a) mit einseitig verkürzter Zahnreihe und b) mit doppelseitig verkürzter Zahnreihe.

Die funktionelle Wertigkeit eines Lückengebisses ergibt sich aus der Zahl der noch vorhandenen Zähne, ihrer topographischen Verteilung im Kieferbogen und der daraus resultierenden Antagonistenkontakte. Grundsätzlich unterscheiden wir im einzelnen Kiefer:

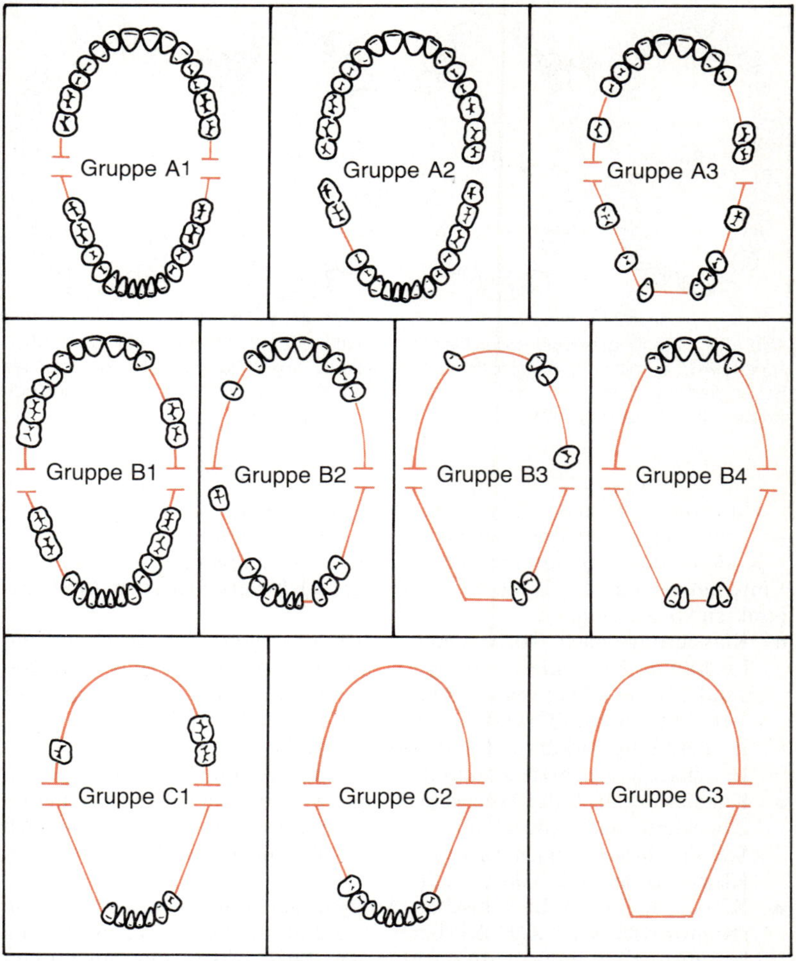

Abb. 4.**6** Klassierung des Lückengebisses *Eichner,* Klasse A, Gruppen A1–A3: antagonistischer Kontakt in allen vier Stützzonen; Klasse B, Gruppen B1–B4: antagonistischer Kontakt nicht aller vier Stützzonen; Klasse C, Gruppen C1–C3: kein antagonistischer Kontakt

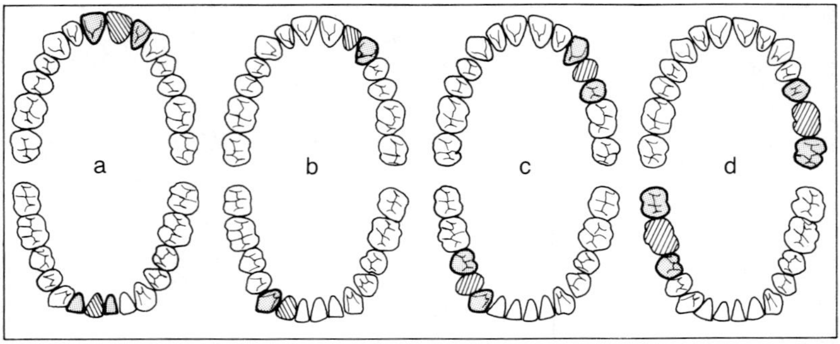

Abb. 4.**7** Planungsbeispiele der kleinen Schaltlücke. Indikation mit nur einem Zwischenglied: **a** mittlerer, **b** seitlicher Schneidezahn ersetzt, **c** Prämolar, **d** Molar als Schaltglied im Oberkiefer und im Unterkiefer. Einzige Ausnahme einer endständigen Brücke ist der Planungsfall **b**

- Unterbrechungen der Zahnreihe, sog. Schaltlücken.
- Verkürzungen der Zahnreihe, sog. Freiendsituation und
- Kombination von Unterbrechungen und Verkürzungen.

Einteilungen des Lückengebisses wurden nach verschiedenen Gesichtspunkten vorgenommen:

- Klassierung nach vorliegender Verteilung von Zahngruppen und Lücken im Einzelkiefer erfolgte u. a. von Kummer, Kennedy, Wild, Vachuda, Becket, Svenson u. Terkla. Die gebräuchlichste Einteilung dieser Art ergibt die vier Grundklassen nach Kennedy (Abb. 4.**5**)
  I. beidseitig verkürzte Zahnreihe III. seitliche Schaltlücke
  II. einseitig verkürzte Zahnreihe IV. frontale Schaltlücke
- Klassierung nach der Wechselwirkung zwischen Lückenverzahnung im Oberkiefer und Unterkiefer, entsprechend der Stützzonentheorie nach Steinhardt sowie nach Eichner (Abb. 4.**6**). Die Einteilung in Eichner-Klassen ist auf S. 175 dargestellt.
- Klassierung nach biostatischer Analyse der Zahnersatzkonstruktion (Kantorovicz, Voss, K. H. Körber). Unsere für die Konstruktionsplanung bewährte Einteilung berücksichtigt die starre Abstützung des Okklusionsfeldes auf den Pfeilern des Lückengebisses, woraus sich vier unterschiedliche Grundklassen ergeben.
- Klassierung nach der biostatischen Erfolgswahrscheinlichkeit (E. Körber, Kerschbaum): Diese Klasseneinteilung des Lückengebisses gibt den wahrscheinlichen Behandlungserfolg an für verschiedene Konstruktionen bei typischer Lückengebißsituation, nachgewiesen durch klinisch-statistische Nachuntersuchungen.

Brückenplanung

Festsitzende Brücken

Die Planung festsitzender Brücken beruht auf der Eignung der Brückenpfeiler zur Aufnahme der erhöhten Belastung durch Brückenglieder (vgl. Tab. 4.**8** u. 4.**9** S. 177), der Wiederherstellung der Zentrik, der sagittalen Abstützung, der Kauflächenkontinuität und auf ästhetischen Erfordernissen. Die Pfeilerindikation ergibt sich aus dem klinischen und röntgenologischen Befund der zu überkronenden Zähne und deren Parodontalgewebe.

Abnehmbare Brücken

Infolge Gewebsresorption und ungünstiger Bißverhältnisse ist die Indikation fester Brücken oftmals überschritten. Die abnehmbare Sattelbrücke, insbesondere verankert mittels Konuskronen, ist dann die Methode der Wahl. Die abnehmbare Frontzahnbrücke wird stets auf die bilateral symmetrische Zweipfeilersituation ausgelegt, bei großer frontaler Schaltlücke 14, 13 und 23, 24 oder 34, 33 und 43, 44. Die Ausführung erfolgt, ohne daß Gerüstteile außerhalb des Zahnbogens geführt werden. Im Seitenzahnbereich enthält sie oft einen unilateralen Freiendsattel. Die einseitig weit verkürzte Zahnreihe ist nur mit extra*arkusalen* Verbindern möglich, da ein transversaler Stabilisator unumgänglich ist.

Klinische Funktionsanalyse

Systematik

Eine klinische Funktionsanalyse hat die Aufgabe, den Funktionszustand eines Kausystems zu ermitteln. Es soll dabei festgestellt werden, ob in einzelnen Gewebsabschnitten Veränderungen eingetreten sind, die als Funktionsstörungen wirken können (Abb. 4.**15**).

Die klinische Funktionsanalyse umfaßt 1. freie Unterkieferbewegungen mit den Grenzbewegungen, dem Funktionszustand der Muskulatur und der Gelenke. 2. Unterkieferbewegungen unter Zahnführung mit Kieferrelation, zentrischer und dynamischer Okklusion. Die Funktionsanalyse wird praktisch erläutert durch den Fragenkomplex von Krough-Poulsen:

a) Sind Korrekturen im Okklusionsrelief des Restgebisses erforderlich?
b) Ist eine Behandlung der Muskulatur notwendig?
c) Bedürfen die Kiefergelenke einer speziellen Behandlung?
d) Muß die Kieferrelation bzw. die Schlußbißstellung geändert werden?

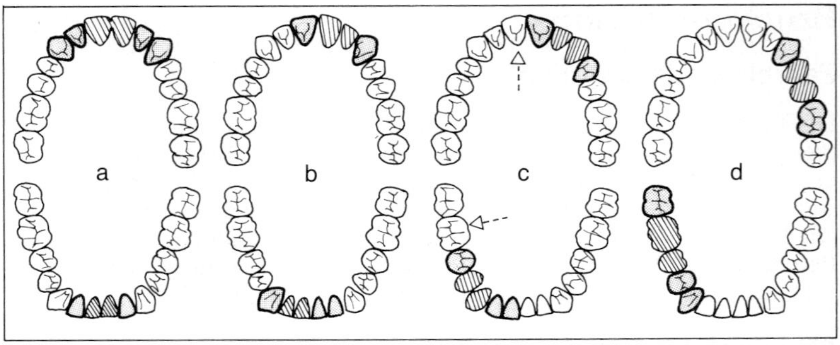

Abb. 4.**8** Indikation der zweigliedrigen Schaltbrücke. **a–c** im Frontzahnbereich, **d** die häufigste Form der Seitenzahnbrücke. Der 1. Prämolar im Unterkiefer reicht als alleiniger Brückenpfeiler nicht aus, sobald der Röntgenbefund eine kurze, keilförmige Wurzel zeigt

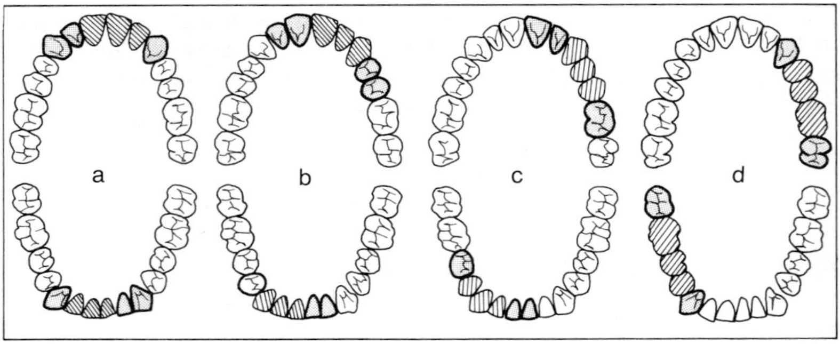

Abb. 4.**9** Planung einer Schaltbrücke mit max. Anzahl ersetzter Zähne: das dreiteilige Brückenglied. **a** Schneidezahnersatz, **b** Schneidezahn und Eckzahn unilateral, **c** Eckzahn und Prämolaren ersetzt (der seitliche Schneidezahn kann als alleiniger Pfeiler nicht verwendet werden), **d** Grenzfall (aber praktikabel) der Seitenzahnschaltbrücke von 3 nach 7

e) Wie groß ist die Steigung der Höckerbahnen?

Die wichtigste Vorbereitung für eine Funktionsprüfung besteht darin, daß die Kaumuskulatur systematisch gelockert wird. Die Entspannungsübungen werden nach folgendem Schema durchgeführt: Der Patient nimmt eine entspannte Sitzposition ein, hält den Oberkörper aufrecht und die Halsmuskulatur entspannt, der Blick ist horizontal in die Ferne gerichtet. Nach Ent-

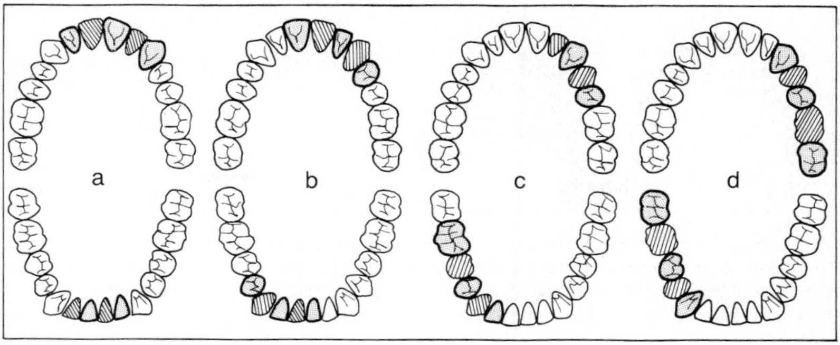

Abb. 4.**10** Alternierende Schaltlücken mit mittelständigem Pfeiler. **a** Drei, **b** und **c** zwei, **d** drei Pfeiler erforderlich

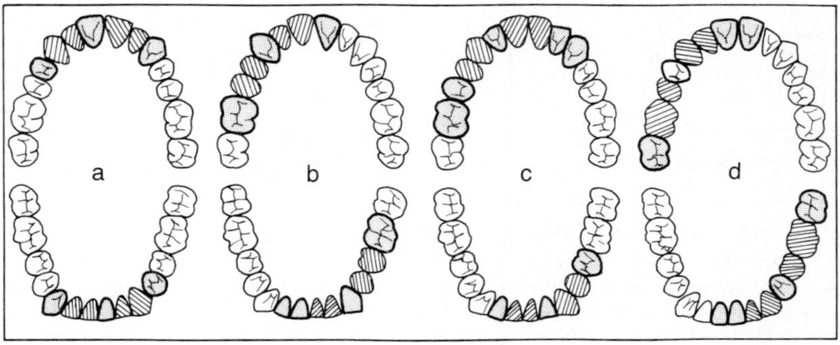

Abb. 4.**11** Grenzfälle der festsitzenden Brücke. Ihre Indikation ist ausschließlich abhängig vom Parodontalzustand des mittleren Stützpfeilers, also nur bei gesundem, lokalem Fundament und allgemeiner positiver Gewebsresistenz

spannungsübung durch etwa 10maliges Öffnen und Schließen des Mundes wird schließlich die Ruheschwebelage eingenommen.

Freie Unterkieferbewegungen

Als erstes läßt man den Patienten die Grenzbewegungspositionen einnehmen. Symmetrie der Bewegungsweiten rechts und links sowie die Grundformen der Verkehrswege während der maximalen Öffnungsbewegung können durch wiederholte Bewegungen untersucht werden, indem eine Schublehre

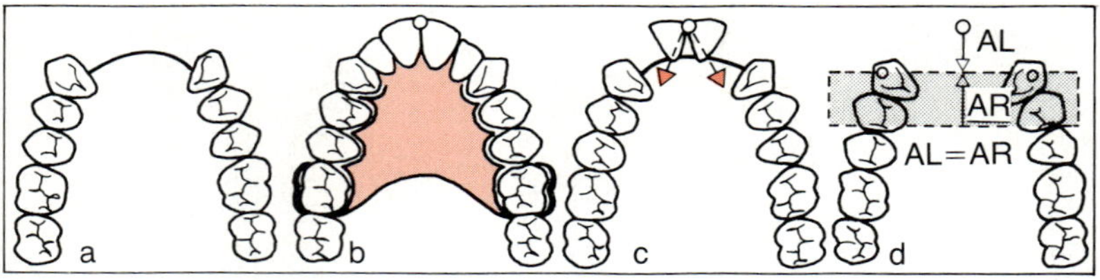

Abb. 4.**12** Differentialplanung: festsitzende oder abnehmbare Brücke. **a** Schaltlückensituation, **b** diagnostische Aufstellung und Einprobe nach Form, Größe und Stellung der Schneidezähne, **c** Entscheidung, ob Sattelauflage oder Tangentialglied möglich ist, **d** Einbeziehung der ersten Prämolaren als Pfeiler. AL Lastarm, AR Retentionsarm

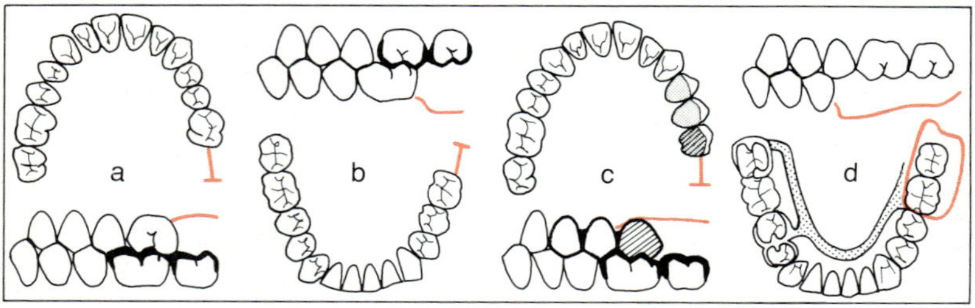

Abb. 4.**13** Die einseitig verkürzte Zahnreihe: **a** und **b** Fehlen jeweils einer Kaueinheit im Ober- oder Unterkiefer: Approximalverblockung durch Inlay, Onlay oder Teilkronen, **c** Fehlen zweier Molaren im Oberkiefer: distalisierte bzw. Freiendbrücke im Oberkiefer, Approximalverblockung im Unterkiefer, **d** Fehlen beider Molaren im Unterkiefer: Ersatz durch abnehmbare Teilprothese bei Normalbiß, bei Distalbiß gleiche Situation wie **c**

fest an den Inzisalpunkt der oberen mittleren Schneidezähne angedrückt wird.

Asymmetrie der horizontalen Grenzbewegungen deutet auf zwei Möglichkeiten hin:

- Bewegungseinschränkung durch schmerzhaftes Hindernis – muskulär oder artikulär.
- Aufgrund langjähriger Funktionsstörungen stattgefundene funktionelle Umbauvorgänge.

Man achtet auf Gelenkgeräusche, die später mit dem Stethoskop einzeln untersucht werden können. Der Patient versucht, das Geräusch zu wiederholen.

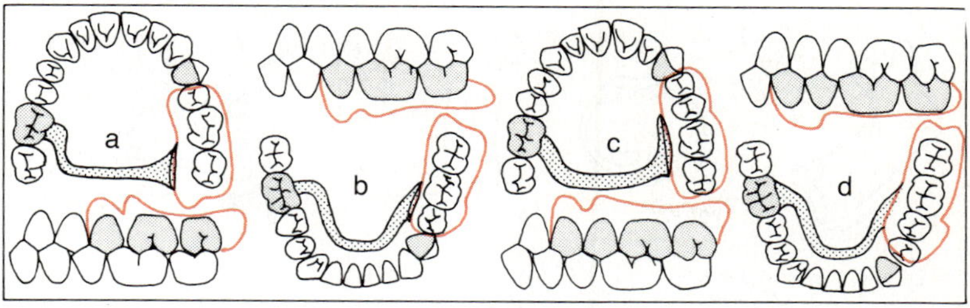

Abb. 4.**14** **a–d** Endseitig verkürzte Zahnreihe, Fehlen von drei oder allen Seitenzähnen einer Zahnreihe entweder im Ober- oder Unterkiefer: abnehmbare Teilprothese, entweder starr abgestützt mittels Konuskronen 1–4 oder Modellgußprothesen.

Gelenkgeräusche können in verschiedenen Stadien der Öffnungsbewegung auftreten: das initiale, das intermediäre und das terminale Geräusch, wobei unterschieden wird zwischen Reibegeräusch, Knacken und Geräusch mit Knacken.

Funktionszustand des neuromuskulären Systems

Nach Krough-Poulsen wird eine systematische Untersuchung der Kaumuskulatur in verschiedenen Schritten durchgeführt:

1. Bewegungsbeobachtung
2. systematische Palpation der Muskulatur
   A. von extraoral:
      a) M. temporalis,
      b) M. masseter,
      c) M. pterygoideus medialis,
      d) M. digastricus,
      e) Hals- und Nackenmuskulatur.
   B. von intraoral:
      a) Zungenmuskulatur,
      b) Temporalissehne (Vordersehne des aufsteigenden Unterkieferastes),
      c) Pterygoideus lateralis (Druck mit der Fingerkuppe hinter dem Tuber maxillaris in kranialer Richtung).

Es läßt sich immer wieder ein direkter Zusammenhang zwischen schmerzhaften Palpationsstellen und bestimmten okklusalen Schliffstellen finden. Die lang anhaltenden Preß- und Knirschbelastungen wirken nicht gleichmäßig auf das ganze Okklusionsfeld, sondern nur in einigen Kontaktzonen. Dort aber verursachen sie eine lokale Überbeanspruchung. Dies führt unweigerlich zu ungleichmäßigen Aktionen der zugehörigen Muskelabschnitte mit anschließenden Ernährungsstörungen.

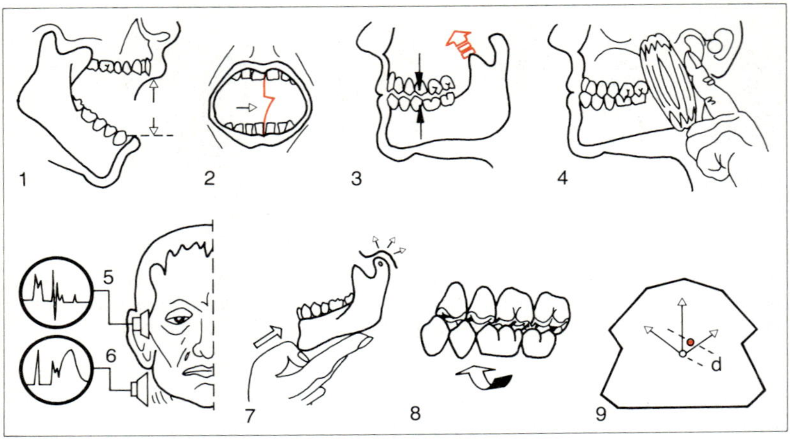

Abb. 4.**15** Graphische Darstellung der neun Testmaßnahmen klinischer Funktionsdiagnose nach Krough-Poulsen. **1** Öffnungsweite, **2** Abweichung in der Sagittalen, **3** Interokklusalspalt, **4** Gelenk- und Muskelpalpation, **5** Gelenkgeräusche, **6** okklusale Interferenzen, **7** schmerzloses Einnehmen der Retroposition, **8** Abgleiten in eine habituelle Position, **9** Interkuspidationsabstand d von der Retroposition (< 1 mm).

Häufige Relation zwischen muskulären Schmerzpunkten und Bruxofacetten sind:

- Vorderkante des Temporalis und Temporalissehne; Suprakontakte nahe bei der Interkuspidationsstellung.
- Vorderkante des Masseters; Suprakontakte im lateralen Funktionsgebiet der Okklusion.
- Pterygoideus lateralis; Reibekontakt in der kontralateralen Lateral-Eckzahn-Prämolaren-Gegend.
- M. digastricus pars posterior; Reibekontakt an Retrusionsfacetten.

Störungen im oralen Rezeptorsystem führen zu Muskelspasmen, die einen Stau chemischer Abbauprodukte verursachen, die selbst wieder als erneute Reize spastische Kontraktionen auslösen können. Im Rezeptorsystem des vollbezahnten Kauorgans übernehmen die Propriorezeptoren des Desmodonts und der Pulpa die Führung und sind deshalb das regeltechnische Glied zwischen Okklusion und neuromuskulärem System.

Gelenkgeräusch und Gelenkknacken haben ihre Ursache in Oberflächenveränderungen des Gelenkknorpels.

Während der mehrfach wiederholten weiten Öffnungsbewegung verfolgt man die Bewegung des unteren Schneidezahnpunktes im Vergleich zum normalen, geradlinien Weg durch Anlegen eines transparenten Meßstabes.

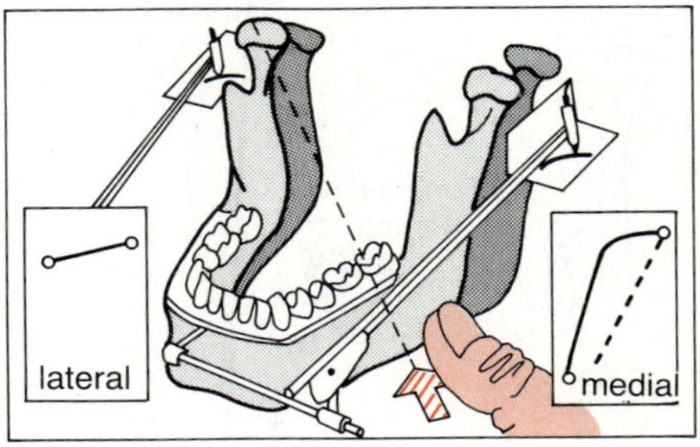

Abb. 4.**16** Druck auf den Kieferwinkel in Richtung des Rotationskondylus nach Motsch zur Markierung der Bennett-Bewegung: funktionelle Okklusionskontrolle

Wird der Kondylus infolge einer Knorpelusur auf einer Seite kurzzeitig festgehalten – meistens löst er sich dann plötzlich mit dem Knackgeräusch –, so weicht der Meßpunkt zackenförmig von der Vertikalbahn ab.

Kieferrelation

Funktionsdiagnostisch von Bedeutung sind die drei definierten Kieferpositionen: Schlußbißstellung bzw. habituelle, maximale Interkuspidation; retrudierte Kontaktposition bzw. Scharnierachsenlage und Ruheschwebelage. Zweck dieses Teils der Funktionsdiagnose ist es, die räumliche Differenz dieser definierten Lagen herauszufinden (Abb. 4.**16**).

Eine sichere Ausgangslage zur Bestimmung der Kieferrelation ist die Ruheschwebelage. Auch sie ist keine absolut konstante Größe. Sie verändert sich vielmehr, wenn auch geringfügig, durch Störung des Ruhetonus infolge Zahnschmerzen, Hautreizen, zentraler Erregungsbereitschaft nach Streß und durch psychische Einflüsse. Sie ist außerdem verändert bei Inkoordination und Muskelhypertrophie einzelner Kaumuskelabschnitte. Die einzig sichere Methode, die Ruheschwebelage zu kontrollieren, ist der leichte, drucklose Lippenschluß. Der Weg, den die Unterkieferzähne bis zum Okklusionskontakt durchlaufen, ist der Interokklusalabstand. Nach Hotz u. Mühlemann werden Ruhelage und Interokklusalabstand durch die relative Lage des Kopfes stark beeinflußt, während Spuntoff die einzig reproduzierbare Ruhelage elektromyographisch in aufrechter Haltung mit Horizontaljustierung der Kauebene fand. Die ungestörte Ruheschwebelage bestimmt die Kieferrelation insofern, als aus ihr heraus durch leichte Schlußbewegung die maximale Interkuspidation angenommen werden kann.

Zentrische Okklusion

Schließt der Unterkiefer bei aufrechter Haltung in der horizontal eingestellten Kauebene aus der Ruhelage heraus, so trifft er in die zentrische Okklusion, deren biomechanisches Hauptmerkmal durch den maximalen Viel-

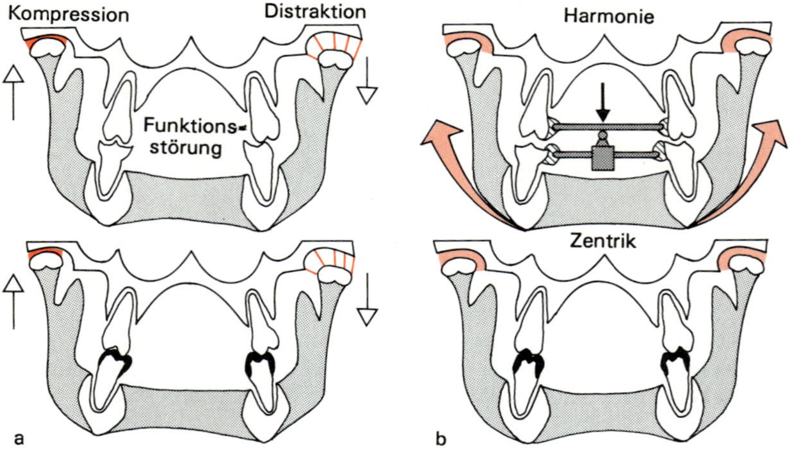

Abb. 4.**17** **a** Traumatische Okklusion mit Kompression des einen und Destruktion des anderen Gelenkes: Übernahme der traumatisch-habituellen Position als Schlußbißlage einer Versorgung. **b** Äquilibrierung: artikulär muskulöses Einpendeln in eine harmonische Zentrik für die richtige Versorgung

punktkontakt im Doppelreihenmuster gegeben ist – bei gleichzeitig harmonischer, kompressionsfreier Lage der Gelenke. Bei dieser aktiven Bewegung des Unterkiefers aus der Ruhelage in die Zentrik fand Ricketts in nur 50% der Fälle eine reine Scharnierbewegung. Fehlen einzelne Okklusionspunkte, so können sich vorhandene trotz ihrer richtigen Lage als exzentrisch auswirken, da die zentrische Stabilisierung fehlt. Dies gilt vor allem, sobald ein normaler Tristopp oder Bistopp nur noch einen einzigen Kontaktpunkt besitzt. Tritt dieser Unistopp gar vorzeitig in Kontakt, so schließt der Unterkiefer nicht sofort in die Zentrik, sondern gleitet über die Ausweichbewegung hinein.

Einerseits setzt sich diese Bewegung bis in die Gelenkgewebe fort, andererseits führt der Zahn mit vorzeitigem Kontakt eine Anpassungsbewegung im Desmodont aus, die um so intensiver ist, je langsamer und kräftiger in die Zentrik gepreßt wird (vgl. S. 154). Die Abgleitbewegung des Unterkiefers kann lateral, protrusiv oder gar retrusiv erfolgen.

Es ist die Aufgabe der Restauration, die richtige Kontaktform und -zahl herzustellen. Beim natürlichen Vollbezahnten ist die Verminderung der Punktezahl mit Vorsicht zu interpretieren, insbesondere müssen Bißlage und dysgnathe Fehlstellungen berücksichtigt werden.

Sobald der Unterkiefer aus der Ruheschwebelage heraus in die maximale Interkuspidation eine Seitenabweichung ausführt, vermerkt die Funktionsdiagnose eine exzentrische Okklusion, die sich habituell als adaptive Zwangsokklusion entwickelt hat (Abb. 4.**17**). Bei Patienten mit Übereinstimmung zwischen der Scharnierposition und der Interkuspidation können die zentrischen Kontakte durch Okklusionsschlagen aus der Scharnierbewegung heraus geprüft werden. Diese akustische Prüfung wie auch die optische Darstellung zentrischer Okklusionskontakte mittels Wachs und Einfärben werden nachfolgend beschrieben.

Instrumentelle Modellanalyse

Die instrumentelle Modellanalyse kennzeichnet die Anwendung der Geräte der Artikulationslehre: Achsenlokalisator, Gesichtsbogen, individuell einstellbare Artikulatoren sowie neuere, spezielle Auswertungsgeräte für die im Artikulator ermittelten zentrischen und dynamischen Okklusionsmuster sowie deren Korrelation zur Scharnierachse bzw. zur zentralen Relation.

Die instrumentelle Modellanalyse enthält damit folgende Verfahrensschritte:

1. Registrierung oder Aufzeichnen (arbiträr) der funktionellen Gelenkachse, achsenbezogene Montage des Oberkiefermodells, Montage des Unterkiefermodells in habitueller Interkuspidation, Einstellen der individuellen Artikulatorwerte (vgl. Abb. 2.**78**, S. 137).
2. Okklusions- und Artikulationsprüfung im Artikulator, in gleicher Durchführung wie die klinische Prüfung der Zentrik und der dynamischen Artikulation.

Spezielle Auswertungsgeräte werden neuerdings im SAM-Instrumentensatz angeboten. Mittels einer Feinmeßuhr kann die kraniomandibuläre Beziehung (Kieferrelation) als Vergleich der dreidimensionalen Lageveränderung der Kondylen zwischen Interkuspidationsposition (IKP) und retrudierter Kontaktposition (RKP) ermittelt werden: Mandibular-Positions-Indikator (SAM-Axiograph).

Funktionelle Modellanalyse

Unter einer Modellanalyse versteht man den Versuch, das feine Okklusionsspiel zentrischer Höcker in den Kontaktarealen der Antagonisten außerhalb des Mundes anhand von Kiefermodellen zu untersuchen, mit den Vorteilen:

- Das okkludierende Modellpaar ist von allen Seiten frei zugänglich.
- Man kann das Verzahnungsgleiten während kleinster Bewegungen in den Händen spüren.
- Störfaktoren, Gleithindernisse und Schaukelbewegungen können durch Bewegung eines Modells auf dem anderen studiert werden.
- Nur das Modell erlaubt einen Einblick in die linguale bzw. palatinale Ansicht des Okklusionsgeschehens.

– Okklusionsdetails der einzelnen Kaufläche können am Modell genauer geprüft werden als im Mund, da das Modell beliebig nahe betrachtet werden kann.

Zur Durchführung einer Modellanalyse müssen die Modelle folgende Eigenschaften besitzen:

– Formgenauigkeit der Zahnreihen.
– Oberflächenschärfe des Okklusionsreliefs.
– Hartgipsausführung, um Verfälschungen durch Gipsabrieb zu vermeiden.
– Sorgfältige Erhaltung der Okklusalflächen durch entsprechende Lagerung.

Beliebige, zufällig vorhandene Situationsmodelle sind für eine Modellanalyse ungeeignet. Die Situationsabformung für paßgenaue Analysenmodelle ist in hoher Präzision verformungsfrei, bevorzugt mit Hilfe von Alginat, auszuführen.

Einfache Modellanalyse durch Handführung

Die einfache Modellanalyse wird durch manuelles Zusammenfügen der Situationsmodelle ausgeführt:

– Bewegung des Oberkiefermodells von Hand gegen das auf der Tischplatte angedrückte Unterkiefermodell.
– Armführung nach Krough-Poulsen; die angewinkelten Oberarme werden fest gegen den Körper gedrückt, während beide Hände die Modelle tastend gegeneinanderbewegen.

Der Behandler versucht, über Finger-Hand-Unterarm-Muskulatur die okklusalen Verhältnisse zu tasten, ähnlich wie die Kaumuskulatur des Patienten.

Untersuchung: Okklusion, Zahnreihenrelation, Artikulation. Handführung erlaubt dem Geübten sehr feine Bewegungsanalysen, da man räumlich verteilte Unebenheiten besser tasten als sehen kann.

Einen weiteren Überblick über die makroskopischen Verzahnungsmuster der Höcker gestattet die Innenansicht eines Modellpaares.

Befundregistrierung im Kausystem

Klinische Befunderhebung

Die systematische prothetische Behandlungsplanung enthält zwei Abschnitte: a) Beurteilung eines präprothetischen Erstzustandes mit der Entscheidung der Erhaltungsfähigkeit einzelner Zähne, der sog. Pfeilerselektion als Schwerpunkt (Abb. 4.**23**), b) Planung einer geeigneten prothetischen Versorgung, nachdem durch präprothetische Maßnahmen die prothetische Aus-

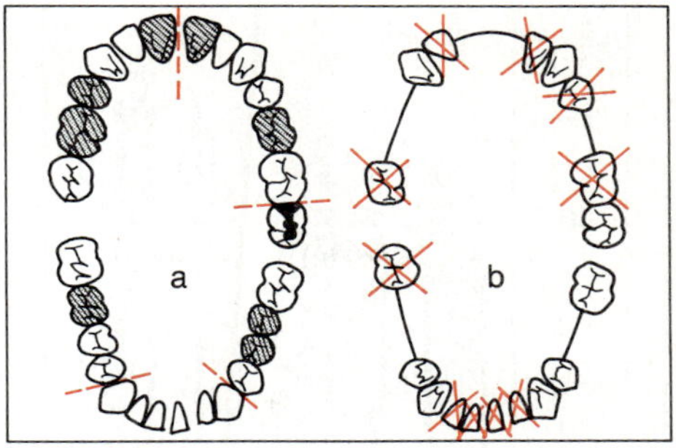

Abb. 4.**18** Planungsfall: **a** Bisherige prothetische Versorgung mit festsitzendem Brückenzahnersatz, **b** Situation nach Abtrennen der Brücken, Zahnbeweglichkeitsprüfung. Extraktionsplan als Ergebnis klinischer und röntgenologischer Befunde

gangssituation eines Lückengebisses, frei von pathologischen Prozessen, geschaffen worden ist.

Der klinische Befund des Kauorgans vor der präprothetischen Versorgung ist Unterrichtsgegenstand der Zahn-, Mund- und Kieferheilkunde; er muß deshalb, ebenso wie der Parodontalbefund, hier als bekannt vorausgesetzt werden. Kronenbefund und Röntgenbefund können nur insoweit dargestellt werden, als sie für die spezielle prothetische Behandlungsplanung von Wichtigkeit sind.

Kronenbefund

Der Kronenbefund ist für die Planung jeder Versorgung von Bedeutung, weil die mechanische Beanspruchung als Pfeiler größer ist als beim natürlichen Zahn. Hinzu kommt, daß wir eine Mindestlänge des präparierten Zahnstumpfes von etwa 8 mm anstreben und den Zahnstumpf intraoral aufbauen müssen, um unvertretbar dicke Kronendeckel – bei gleichzeitig niederer Haftfläche – zu vermeiden.

Der Kronenbefund entscheidet darüber, ob bisherige Füllungen belassen werden können, ein Stumpfaufbau erforderlich ist oder zusätzliche Stiftverankerungen eingeplant werden müssen.

Vitalitätsprüfung

Im Verlauf der intraoralen Untersuchung wird bekanntlich die Vitalität aller Zähne mit Hilfe des elektrischen Vitalitätsprüfgerätes getestet und im Zahnschema als Positiv- oder Negativbefund eingezeichnet. Im Zweifelsfalle, in dem die Reaktion auf den faradischen Strom nicht eindeutig ist, wenden wir den Kältetest mit Kohlensäureschnee an. Die Vitalitätsprüfung ist für die Planung von Konuspfeilern unerläßlich, weil ein chronisch latenter Entzündungszustand unter der abgeänderten Funktion plötzliche Reaktionen zeigen und die fertige Prothesenkonstruktion in Frage stellen kann. Schon in dieser Phase wird festgelegt, welche Pfeiler einen prothetischen

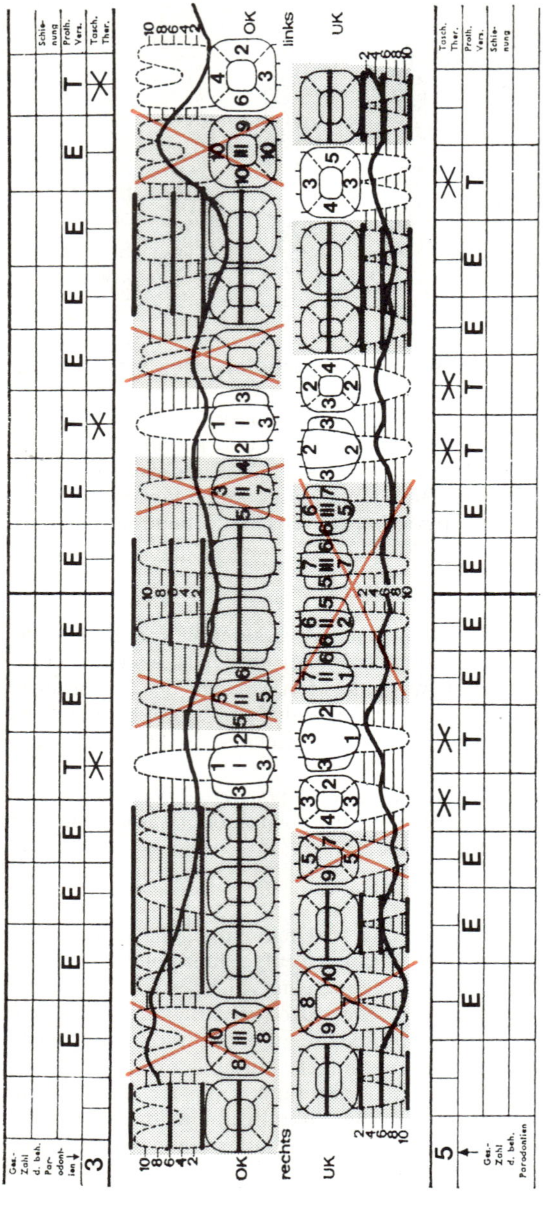

Abb. 4.19 PAR-Status des Planungsfalles als Dokument des Erstbefundes

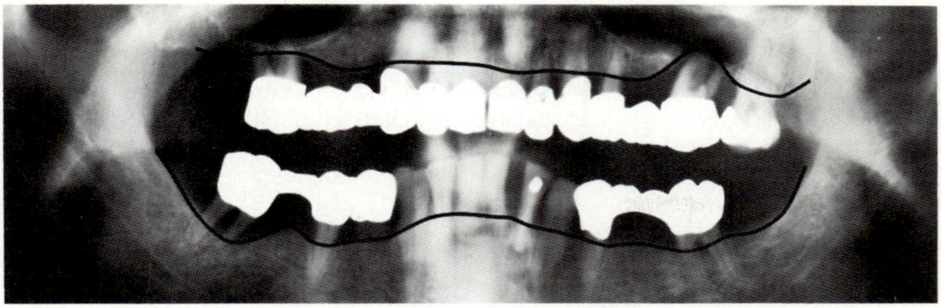

Abb. 4.**20** Röntgenbefund: Generalisierter Knochenabbau, unregelmäßiger Verlauf des Limbus alveolaris im Oberkiefer und Unterkiefer mit tiefen lokalen Einbrüchen an den Pfeilerzähnen 17, 27 und 37. Abstehende Kronenränder sowie apikale Aufhellung an 22 und 32

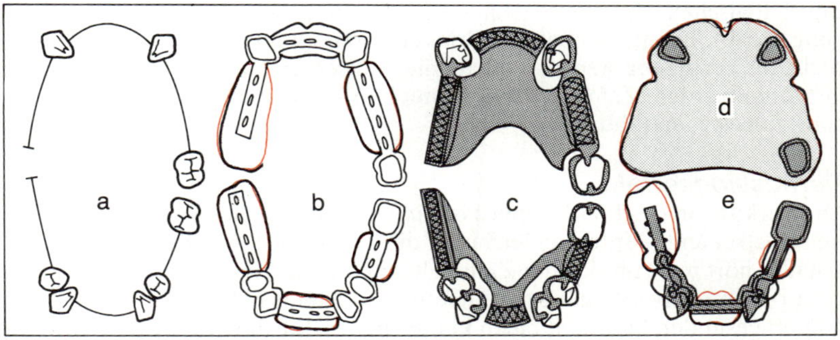

Abb. 4.**21** Planungsfall: Pfeilersituation (**a**) und verschiedene Konstruktionsmöglichkeiten für das stark reduzierte Restgebiß mit oralhygienischen, abnehmbaren Sekundärkonstruktionen: Konuskronen mit Sattelbrücken (**b**), Kombinationsprothesen, Kronen mit einmodellierten Umfangs- und Auflagekavitäten (**c**), Deckprothese mit innerhalb des Funktionsrandes liegenden Resilienzteleskopen (**d**), Steghülsen, Friktionsstifte und aktivierbare Geschiebematrize (**e**)

Stiftkernaufbau erhalten müssen, nachdem sie endodontisch oder mittels einer Wurzelspitzenresektion behandelt worden sind.

Parodontalbefund

Die Auswertung des Parodontalstatus (vgl. Abb. 4.**19**, S. 188) entscheidet darüber, ob eine präprothetische Parodontalbehandlung erforderlich ist. Sie gibt Aufschluß über die Oralhygiene des Patienten, seine Motivation und

Tabelle 4.**6** Klassierung der Zahnbeweglichkeit bzw. Zahnlockerung.
Links: Arpa 1960, rechts: Parodontalstatus

Grad 0	klinisch fest, physiol. Beweglichkeit	Grad I	fühlbare Beweglichkeit
Grad 1	Vibration, Beweglichkeitszunahme	Grad II	sichtbare Beweglichkeit
Grad 2	sichtbare Beweglichkeit	Grad III	Beweglichkeit bei Lippen-, Zungen- und Axialdruck
Grad 3	Beweglichkeit bei Zungendruck		
Grad 4	extreme Lockerung, Zahn nicht mehr funktionsfähig		

muß in der speziellen Konstruktionsplanung berücksichtigt werden, insbesondere bei der Frage nach festsitzendem oder abnehmbarem Ersatz.

Zahnbeweglichkeit

Die Prognose über die Erhaltungsfähigkeit eines Pfeilerzahnes hängt wesentlich von der Gewebsfestigkeit seines Desmodonts ab, die sich in der physiologischen Zahnbeweglichkeit oder der pathologischen Zahnlockerung äußert. Da meßtechnische Prüfverfahren in der täglichen Praxis noch nicht zur Verfügung stehen, muß auf die klinisch-manuelle Methode zurückgegriffen werden, Zähne einzeln manuell in horizontaler und axialer Richtung zu bewegen (Tab. 4.**6**).

Perkussionseffekt

Die Perkussion des Pfeilerzahnes ist ein aufschlußreiches Verfahren: Mit einem Instrument klopft man leicht auf die Zahnkrone. Am Klang des Klopfschalles hört man, ob sich der Zahnhalteapparat im Normalzustand befindet oder ob resorptive Vorgänge sein Gefüge verändert haben. Der vitale Zahn gibt im gesunden Parodont einen klaren, hellen Ton, im erkrankten Gewebe jedoch einen dumpfen, unklaren Schall. In den physiologischen Grundlagen wurde das Entstehen dieses Effektes erklärt (S. 28).

Röntgenbefund

Übersichtsdarstellung

Die systematische Behandlungsplanung stützt sich auf den Röntgenbefund des Kauorgans. Wenngleich der vitale Pfeilerzahn grundsätzlich keiner röntgenologischen Untersuchung bedarf, so zeigt doch das Röntgenbild Ausdehnungen und Begrenzungen von anatomischen Bereichen, die für den Behandlungsgang wichtig sind: Verhältnis zwischen klinischer Krone und Wurzel, Ausdehnung des Pulpenkavums, Form und Länge der Zahnwurzel sowie äußerlich unerkannte Besonderheiten, wie z. B. Veränderungen in der umgebenden Knochenstruktur (vgl. Abb. 4.**20**).

Im Lückengebiß bevorzugt die prothetische Planung das Panoramaübersichtsbild oder den aus einer Einzelbildfolge zusammengesetzten Röntgenstatus. Eine lückenlose Übersichtsdarstellung ist insbesondere vor umfangreichen Restaurationen unerläßlich. Für die prothetische Planung sind das Panoramaschichtverfahren (Orthopantomographie) und das Panoramavergrößerungsverfahren gleichermaßen geeignet. Das letztere Verfahren bietet den Vorteil, Ober- und Unterkiefer getrennt, übersichtlich darstellen zu können.

Aus technischen Gründen sind im Panoramabild kleinere lokale Bezirke gelegentlich unscharf oder verzeichnet, speziell von dieser Region wird dann ein zusätzliches Einzelbild angefertigt.

Eine für die Röntgendiagnose wichtige Größe ist die Kontinuität von Projektionslinien, wie z. B. die ununterbrochene Verlaufsform jedes Zahnes in der Projektionsebene, die Kontinuität des Wurzelhautspaltes und die Linea bzw. Lamina externa, d. h. die kontinuierlich als einheitliche Linie dargestellte orale Begrenzung des Knochenfaches bzw. des knöchernen Alveolarfortsatzes.

Der Wert von Panoramaschichtaufnahmen für die prothetische Planung hängt von der Bildgüte ab. Im Lückengebiß und beim Zahnlosen weichen aber Struktur und Form vom im Gerät standardisierten Zahnbogenverlauf oft stark ab, so daß die Panoramaaufnahme nur einen Teil der gewünschten Befunddetails erbringt. Sie ist aber hinsichtlich ihres Detailreichtums ein brauchbares Hilfsmittel (Jung).

Röntgendarstellung des Einzelpfeilers

Die Pfeilerselektion im Lückengebiß beruht neben den klinischen Befunden in erster Linie auf dem röntgenologisch darstellbaren Zustand der Zahnhartgewebe und der knöchernen Alveole. Bekanntlich zeigen Strukturen geringer Strahlendurchlässigkeit einen hohen Helligkeitswert (Verschattung). So findet sich zunächst die Schmelzkappe mit dem größten Verschattungseffekt im approximalen Bereich der Zahnkrone. Der Dentinkern umschließt in ziemlich einheitlicher Helligkeitskonstanz das Pulpenkavum, das als aufgehelltes Lumen seine Ausdehnung horizontal und vertikal zur Schneidekante bzw. zu den Höckerspitzen erkennen läßt. Im Zahnhalsbereich ist der Dentinkern für die Röntgenstrahlen frei zugänglich im Gegensatz zum alveolen und koronalen Bereich, wo er von der Alveole oder dem Zahnschmelz überlagert wird. Deshalb findet man am Margo fast immer diffus verlaufende Aufhellungen, die nicht als Strukturstörungen oder gar Karies gedeutet werden dürfen (sog. Burn-out-Effekt). Für den Einzelpfeiler ist vor allem der kontinuierliche Aufhellungsraum des Wurzelhautspaltes wichtig, dessen Verlaufsform besonders im apikalen Umschlag sehr genau analysiert wird. Die röntgenologisch dargestellte Wurzelhautspaltbreite des Pfeilerzahnes liegt im gesunden Parodontalgewebe in der Größenordnung von 0,1 mm. Zur röntgenologischen Beurteilung des Einzelpfeilers hat sich abermals die bekannte Unterteilung des Knochenfaches in ihren marginalen, alveolären und apikalen Bereich bewährt. Zur Beurteilung von Zahn-

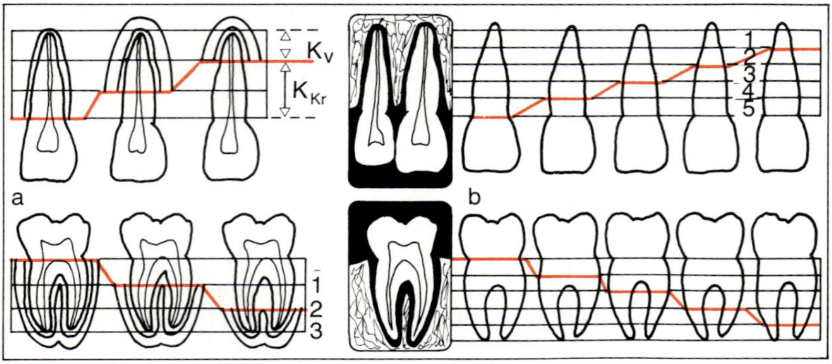

Abb. 4.**22** Klassierung des röntgenologischen Verlaufes des Limbus alveolaris zur Pfeilerselektion. **a** Einteilung in bezug auf das marginale (1), alveoläre (2) und apikale Wurzeldrittel (3). Die Lamina externa unterteilt die Kaueinheit in klinische Krone K_{Kr} und klinische Wurzel K_V. **b** Verlaufsdarstellung für den Parodontalstatus

gruppen, meist sog. Restzahngruppen im stark reduzierten Lückengebiß, auf ihre Langzeitverwendbarkeit als Pfeiler werden die Strukturanteile der knöchernen Alveole und angrenzenden Knochenpartien einer eingehenden Analyse unterzogen (Abb. 4.**22**).

Die Röntgenzeichen eines gesunden Brückenpfeilers sind im wesentlichen:

1. Kontinuierliche, scharf begrenzte Umlaufform der Zahnhartgewebe,
2. Verschattungslinien des Zahnschmelzes,
3. marginale Aufhellung infolge des „Burn-out-Effektes“,
4. Horizontalkontinuität des alveolären Knochenseptums,
5. kompaktes, interradikuläres Septum,
6. ununterbrochene Verlaufslinie der alveolären Knochengewebskompakta als dichte, strukturlose Verschattung,
7. einheitlich strichförmig aufgehellter Desmodontalspalt,

Tabelle 4.**7** Übersicht der einzelnen Planungsschritte nach R. Voss

Anamnese	Planung des Behandlungsablaufes
Befundaufnahme	Optimierung der Therapie
Pflegegewohnheiten	Prognose des Erfolges
Wertigkeit des Kauorgans	Aufwand der Maßnahmen
Individuelle Diagnose	Planungsalternativen
Systematische Behandlungsplanung	

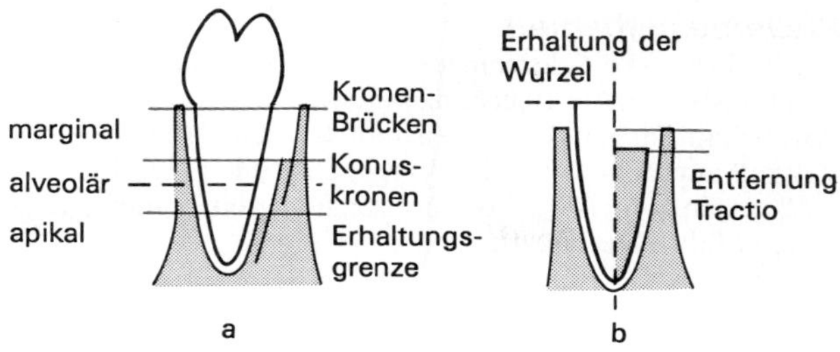

Abb. 4.**23**
a Statische Kriterien der Pfeilererhaltung mit Indikation.
b Wurzelselektion: gesundes Dentin über dem Alveolenrand und Erhaltung, darunter Extraktion.

8. einheitliche Strukturzeichnung der Spongiosa durch Projektion von Knochenbälkchen und Markräumen,
9. kontinuierliche Linienprojektion – Desmodontalspalt (7.) und alveoläre Kompakta (8.) – im apikalen Umlauf,
10. einheitlich aufgehelltes Pulpenkavum mit Höhe h und Breite b (vgl. Präparationsform).

Jeder Röntgenbefund ist nur Teil der Gesamtplanung und bedarf einer Sicherung durch die klinischen Befunde.

Pfeilerselektion durch Koordination der Befunddaten

Neben dem Gesamteindruck über die biologische Wertigkeit des Gewebsfundamentes kann jede Pfeilerselektion näherungsweise aus den realen Daten der Zahnbeweglichkeit und des röntgenologisch darstellbaren Verlaufes der Lamina externa der Alveole abgeleitet werden. Das Zusammenspiel der wichtigsten Befunddaten ist nach Voss in der Tab. 4.**7** wiedergegeben.

Statische Pfeilerselektion

Ausgehend von einer annehmbaren Relation zwischen klinischer Krone und klinischer Wurzel, gilt für die Pfeilerselektion von Brückenankern die Regel: Das Überschreiten der marginalen Drittel-Begrenzungslinie durch den Knochenabbau besagt im Normalfall Kontraindikation. Für starr abgestützte Teilprothesen kann die Indikation weitergefaßt werden: Knochenabbau bis zur Mitte des alveolären Drittels für Konuskronen. Vorausgesetzt: Pfeilerfestigkeit, Ausheilung parodontaler Erkrankungen und plaquefreie Oralhygiene.

Wurzelselektion

Zur Frage der Belassung präprothetisch behandelbarer Zahnwurzeln gilt die Regel: Kariöser Defekt unterhalb bzw. apikal von der knöchernen Alveolenbegrenzungslinie bedeutet nicht haltbar, oberhalb bzw. oral vom Alveolenrand liegendes, kariesfrei exkaviertes Dentin heißt Erhaltung und Restauration.

Pfeilerbelastbarkeit

Die Belastbarkeit der einzelnen, topographisch unterschiedlichen Zähne durch festsitzenden Brückenzahnersatz kann durch Vergleich der mittleren Wurzelhautflächen derart beurteilt werden, daß nach VEST die Summe der Wurzelhautfläche bzw. der Vergleichszahlen der Pfeiler stets gleich oder größer sein soll als die Summe der analogen Zahlen der fehlenden Kaueinheiten (Tab. 4.**8** und 4.**9**).

Tabelle 4.**8** Mittlere Wurzelhautflächen in mm^2 der Oberkiefer- und Unterkieferzähne nach Jepsen

f	1,1	1,0	1,5	1,3	1,2	2,4	2,4
Wq (mm^2)	154	168	268	180	207	431	426
Zähne OK/UK	1	2	3	4	5	6	7
Wq (mm^2)	204	179	273	234	220	433	431
f	1,0	1,1	1,7	1,2	1,3	2,8	2,8

Tabelle 4.**9** Dimensionslose Belastbarkeitswerte der einzelnen Zähne, zusammengestellt nach Wurzelhautflächen und klinischen Erfahrungswerten nach Vest

Belastungswert	4	3	5	4	4	6	6	4
Zähne OK	1	2	3	4	5	6	7	8
Zähne UK	1	2	3	4	5	6	7	8
Belastungswert	1	2	5	4	4	6	6	4

Prothetische Planung im parodontal insuffizienten Gebiß

Parodontaltherapie und prothetische Behandlung

Zahlreiche Untersuchungen haben bewiesen, daß die primäre Durchführung prothetischer Behandlungsschritte im parodontal erkrankten Gebiß und die anschließende Parodontaltherapie nicht möglich ist. Grundsätzlich können Präparationen, Eingliederungen und andere Maßnahmen erst nach abgeschlossener Parodontalbehandlung begonnen werden (Rateitschak, Rengli, Mühlemann).

Der Gewebszustand im Lückengebiß entspricht nach Behandlungsabschluß einer progressiven marginalen Parodontopathie natürlich nicht mehr dem gesunden, resistenten Kauorgan, in dem selbst fehlerhafte Zahnersatzkonstruktionen gelegentlich symptomlos getragen werden können.

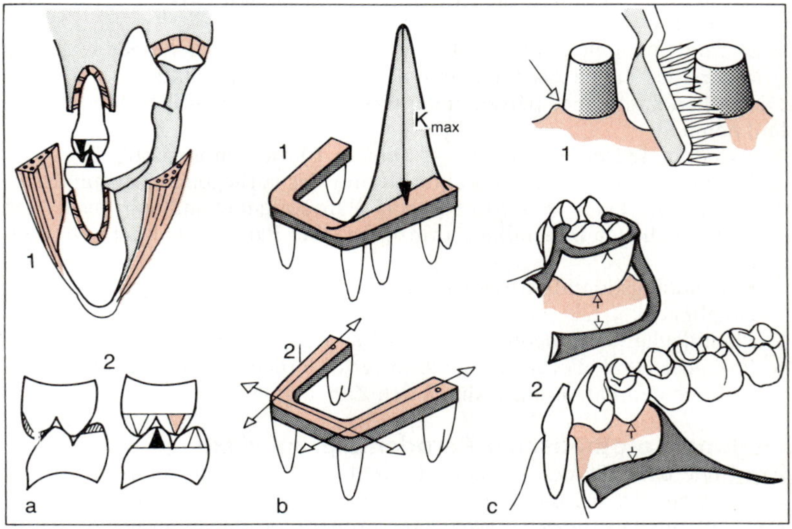

Abb. 4.**24** **a** Ausschaltung okklusaler Störfaktoren. Physiologische Belastung der Parodontalgewebe durch axiale Zentrik im Schlußbiß (1), Reduzierung horizontaler Kraftkomponenten durch Einschleifen und Okklussionsgestaltung (2). **b** Gleichmäßige Belastungsverteilung infolge einer Kauflächenkontinuität (1). Einschränkung der Zahnbeweglichkeit in allen horizontalen Richtungen durch Pfeilerverblockung (2). **c** Planung einer Konstruktion, die es erlaubt, alle marginalen Parodontien zirkulär zu reinigen und zu massieren (1). Freilassen der marginalen Parodontalgewebe innerhalb des Gerüstes einer partiellen Prothese mit Sicherheitsabstand des oralen Gerüstrandes zum Gingivalsaum von ca. 6 mm (2)

Das parodontal behandelte Lückengebiß ist in seiner Gewebswiderstandskraft immer geschwächt und reagiert gegen ein prothetisches Trauma sehr empfindlich, gleichzeitig können die primären Ursachen häufig nicht erfaßt werden. Unter parodontaler Insuffizienz verstehen wir deshalb die verminderte Gewebswiderstandskraft insbesondere gegenüber okklusalen und konstruktiven Belastungen. Als parodontal insuffizientes Lückengebiß bezeichnen wir in der prothetischen Behandlungsplanung den Zustand nach abgeschlossener Parodontaltherapie, bei dem besondere Sorgfalt auf eine parodontal-axiale Kraftübertragung an einzelnen Pfeilern und Restzahngruppen verwendet werden muß.
Die klinische Beobachtung zeigt:
- Die Parodontopathie wird durch prothetische Arbeiten oft begünstigt, z.B. durch Retentionsräume festsitzender Brücken.
- Sie schreitet unabhängig von prothetischen Maßnahmen weiter in die Tiefe fort.
- Bei marginalen Entzündungen kann die Kronenrandgrenze nicht genau definiert werden.
- Das unbehandelte, entzündete Gewebe führt über kurz oder lang zum Verlust der Zähne zusammen mit der Prothesenkonstruktion.

Die Behandlung eines parodontalerkrankten Gebisses soll folgenden Verlauf nehmen:
1. Parodontale Befunderhebung a) klinisch, b) röntgenologisch.
2. Diagnose; d. h. genaue Charakterisierung des vorliegenden Zustandes.
3. Festlegung einer präprothetischen Parodontalbehandlung nach den grundsätzlichen Behandlungsprinzipien einer Parodonthaltherapie (Lange).
4. Behandlungsdurchführung mit einer prothetischen Ausgangssituation als Ergebnis.
5. Planung der permanenten prothetischen Behandlung.
6. Prognose und Festlegen laufend erforderlicher Lokalbehandlungen a) durch den Patienten, b) durch den Zahnarzt.

Merkmale prothetischer Parodontalprophylaxe

Am Ende einer Parodontaltherapie steht ein Restgebiß mit verminderter Parodontalresistenz, das nunmehr durch kontinuierliche Pflege erhalten werden kann. Die danach einsetzende prothetische Behandlung muß natürlich berücksichtigen, daß allzuleicht erneute Gewebsschäden am Parodontium entstehen können, die unmittelbar vom Zahnersatz selbst ausgelöst werden. Aber auch im parodontal gesunden Restgebiß ist eine Parodontalprophylaxe erforderlich, wenn man vermeiden will, daß späterhin Gewebsveränderungen auftreten.
Die Merkmale einer prothetischen Parodontalprophylaxe sind:
- *Beseitigung marginaler Reize.* Vor dem eigentlichen prothetischen Behandlungsbeginn muß sichergestellt werden, daß alle marginalen Reize,

z. B. in Form überstehender Füllungen und Kronenränder, beseitigt worden sind. Alle weiteren prothetischen Behandlungsgänge sind danach so auszuführen, daß keine erneuten marginalen Reize entstehen können.

- *Ausschalten okklusaler Störfaktoren.* Im Rahmen einer Okklusionsdiagnostik wird festgelegt, ob Okklusionsstörungen durch eine Einschleiftherapie oder dadurch beseitigt werden, daß eine völlige Neugestaltung der Kaufläche durchgeführt werden muß. Jede Zahnersatzkonstruktion wird einem genauen okklusalen Funktionstest unterzogen.
- *Gleichmäßige Beanspruchung aller Restzähne.* Die konstruktive Planung berücksichtigt, daß mit Hilfe einer kontinuierlichen Kauflächenverbindung eine Art integrierte Beanspruchung aller Restzähne und Restzahngruppen erfolgt, wobei alle Parodontalgewebe gleichzeitig und nahezu gleichmäßig belastet werden.
- *Einschränkung der Zahnbeweglichkeit durch Verblockung.* Eine therapeutische Maßnahme besteht darin, Restzähne miteinander starr zu verblocken. Auf diese Weise werden horizontal wirkende Kraftkomponenten in den alveolären Parodontalgeweben nahezu ausgeschlossen.
- *Parodontalhygiene.* Während der Planung wird man sich für die Konstruktion entscheiden, die es am besten erlaubt, einzelne marginale Parodontien von allen Seiten frei zugänglich zu reinigen und zu pflegen. Im allgemeinen kann diese Forderung nur mit Hilfe von abnehmbarem Zahnersatz erfüllt werden.
- *Freilassen der marginalen Parodontalgewebe.* Auch dann, wenn die Zahnersatzkonstruktion in das Kausystem eingefügt worden ist, müssen alle marginalen Gewebspartien weitestgehend frei, d. h. von der Konstruktion unberührt, mit der Mundhöhle in Verbindung sein – so beschränkt sich die Prothesenkonstruktion ausschließlich auf die zahnlosen Kieferabschnitte. Verbindende Gerüstteile verlaufen in genügendem Sicherheitsabstand von den Randgeweben der Restzähne.
- *Supragingivale Kronenrandgrenze.* Sobald eine hinreichende Kariesresistenz zu erwarten ist, die immer anhand eines vorliegenden Zustandsbildes im Vergleich zum Patientenalter und der Reinigungstendenz beurteilt werden muß, kann für Kronen, Doppelanker und Brückenzahnersatz vorab festgelegt werden, daß jeder Kronenrand oberhalb des Limbus gingivae verlaufen soll. Damit werden Reizungen der marginalen Parodontalgewebe vollständig ausgeschlossen. Im Sichtbereich muß allerdings die Kronenrandgrenze aus ästhetischen Gründen fast immer unter den Zahnfleischsaum verlagert werden.
- *Ausschalten orthodontischer Prothesenwirkungen.* Konstante Kräfte, wie sie von gewissen Halteelementen, aber auch durch Passungsfehler an Pfeilerzähnen hervorgerufen werden, können zu parodontalen Gewebsstörungen führen, um so mehr, je geringer eine gewebliche Widerstandskraft zu erwarten ist. Die parodontalprophylaktisch geplante Prothese

verbindet in der Ruhelage alle Restzähne vollkommen kraft- und spannungsfrei miteinander. Dagegen wirken sich kaufunktionelle Kräfte vorwiegend in Wurzelrichtung aus.

- *Vermeiden abnormer Prothesendynamik.* Bewegliche partielle Prothesen lösen horizontal gerichtete Schübe aus, während sie unter Kaubewegungen ständig an die Kronen der Restzahngruppen stoßen. Nur bei sehr hoher Gewebswiderstandskraft vermögen einzelne Restzähne dieser abnormen Beanspruchung standzuhalten. Restpfeiler und Prothesenkonstruktion sollen zu einem starren, verwindungssteifen Block vereinigt werden.
- *Anwendung physikalisch definierter Halteelemente.* Starre Verbindung, spannungsfreie Paßgenauigkeit und biostatische Symmetrie über dem Zahnbogen können nur verwirklicht werden, wenn Halte- und Stützelemente angewandt werden, deren physikalische Eigenschaften in bezug auf Bewegungsart, Bewegungsgrad und Haftkraft untersucht und genau festgelegt worden sind.

Präprothetik

Präprothetische Vorbehandlung

Unter der Präprothetik verstehen wir die Zusammenfassung aller Behandlungsmaßnahmen, die zur prothetischen Ausgangssituation führen. Sie stellen ein übersichtliches Behandlungsfeld her, frei von entzündlichen Prozessen und frei von jeglichen unklaren Verhältnissen. Je umfangreicher und aufwendiger eine Rekonstruktion ist, um so radikaler soll die präprothetische Planung durchgeführt werden. Ziel ist das gesunde biologische Fundament im Lückengebiß als Voraussetzung für die mittlere Verweildauer von festem Kronen- und Brückenzahnersatz von 10 Jahren und für Teilprothesen von 5 Jahren. Die systematische Präprothetik umfaßt:

Zahnärztlich chirurgische Präprothetik: Zahnextraktionen, Entfernung von Wurzelresten und apikaler Prozesse. Wurzelspitzenresektionen, Segmentosteotomie, Vestibulumplastik und Vorbereitung des zahnlosen Kieferkammes.

Konservierende Präprothetik: Entfernung aller insuffizienten Restaurationen, Endodontie, Vorbereitung erhaltungsfähiger Zähne, Einschleiftherapie des Gegenkiefers, prophylaktische Maßnahmen.

Parodontologische Präprothetik: Elektrochirurgische Vorbereitung des Pfeilerparodontiums, Parodontaltherapie im ganzen Lückengebiß, Motivation und Anleitung zur Oral- bzw. Parodontalhygiene.

Zahnärztlich-chirurgische Präprothetik

Die häufigste Maßnahme der Überführung eines erkrankten und destruktiven Kauorgans in ein gesundes Lückengebiß ist die Extraktion nicht mehr erhaltungsfähiger Zähne. Aus der Sicht späterer prothetischer Versorgung muß jede Zahnentfernung außerordentlich schonend in bezug auf die bukkale Wand des Alveolarfortsatzes ausgeführt werden. Die Form des zahnlosen Kieferkammes spielt eine wichtige Rolle bei der Planung festsitzender Brücken und bestimmt schließlich die Funktion einer Vollprothese.

Formende Eingriffe: Die eigentliche präprothetische Chirurgie soll das Prothesenlager durch modellierende Eingriffe verbessern. Nach Böttger sollte eine präprothetisch-chirurgische Behandlung erst dann erfolgen, wenn alle prothetischen Möglichkeiten ausgeschöpft sind. Gleichzeitig ist zu berücksichtigen, daß der prothetische Behandlungserfolg nicht gesichert werden kann, sobald andere Gründe, z. B. psychische Faktoren, den Patienten mit dem Zahnersatz nicht zurechtkommen lassen. Eine formende Vorbereitung des Prothesenlagers und der Brückengliedauflage wird schon bei der Zahnextraktion durch Abtragen scharfer Knochenspitzen und Kanten des Alveolarrandes und während der leichten Kammkorrektur nach Protrusionsstellung berücksichtigt. Ein formender Eingriff ist erforderlich bei uneeignetem Prothesenlager, bei sehr flachem Mundvorhof, beim Fehlen jeglicher mechanischer Retention und falls kein Saugeffekt zu erreichen ist. Hier stehen zur Indikation die Vestibulumplastik und die Versenkung des Mundbodens nach Obwegeser.

Korrigierende Eingriffe: Sie umfassen das Entfernen von Schleimhautfalten und Schleimhautduplikationen, die beim Lappenfibrom entstehen, Gewebsproliferationen und störende Exostosen sowie das Abtragen des unspezifischen Granulationsgewebes eines Schlotterkammes. Mit dem Abbau des Schlotterkammes entsteht aber erst das eigentliche Problem, sobald der ganze Alveolarknochen geschwunden ist und das Vestibulum plan in das Cavum oris übergeht. Erst daraus ergibt sich die Indikation eines größeren plastischen Eingriffes, z. B. der Visierosteotomie nach Härle.

Weil die Ventilrandwirkung für den Halt der Prothese entscheidend ist, können chirurgische Eingriffe noch im Bereich der geschlossenen Zahnreihe, z. B. Aufklappungen oder Kieferhöhlenschluß, zu weiteren Problemen führen, wenn das Vestibulum verkleinert wird oder es zu Narben kommt, die im Randbereich einer späteren Prothese liegen. Im Kap. 6 werden viele Faktoren besprochen, von denen die Funktion einer Vollprothese abhängt. Das Kieferkammprofil ist nur einer dieser Faktoren, dessen alleinige Verbesserung durch chirurgische Eingriffe insofern keine absolute Erfolgsgarantie geben kann. Böttger weist deshalb darauf hin, daß nach wie vor die Forderung gilt: Ein Zahnarzt muß alles tun, um die Restzähne möglichst lange zu erhalten, auch einen einzigen Zahn, selbst wenn dieser schon gelockert ist.

Parodontologische Präprothetik

Die prothetische Ausgangssituation setzt ein entzündungsfreies Parodontium mit einer normalen Zahnfleischfurche im Lückengebiß voraus. So hat Mühlemann schon sehr früh darauf hingewiesen, daß jede prothetische Maßnahme im parodontal unbehandelten Gebiß als Behandlungsfehler zu bezeichnen ist, und empfahl als ersten Schritt zur Einleitung einer Parodontaltherapie, überstehende Kronenränder bis über die Gingiva wegzuschleifen.

Die präprothetische Parodontaltherapie betrifft das ganze Lückengebiß, aber auch eine selektive parodontalchirurgische Vorbereitung des einzelnen Pfeilerzahnes. Diagnostik und Therapie parodontaler Erkrankungen sind ausführlich in der Literatur dargestellt (z. B. in Rateitschak und Mitarb. 1978).

Kieferorthopädische Präprothetik

Die kieferorthopädische Präprothetik hat ihre Indikation vorwiegend im Oberkiefer-Frontzahnbereich. Sie entscheidet häufig darüber, ob festsitzender Brückenzahnersatz noch möglich ist oder lückig protrudierte Schneidezähne in eine festsitzende Verblockung einbezogen werden können. Aber auch die Frage, ob Frontzähne in lückiger Protrusion bei fortschreitender Wanderungstendenz und Gewebsabbau überhaupt noch erhalten werden können, kann letztlich erst nach abgeschlossener Stellungskorrektur entschieden werden. Nach Zusammenbruch der desmodontalen Gewebswiderstandskraft unter orthodontischen Kräften tritt hochgradige Zahnlockerung ein.

Die kieferorthopädische Präprothetik findet Anwendung im Lückengebiß mit Zahnwanderungen, okklusalem Trauma und Parodontolyse mit dem Ziel, die eingestellten Zähne zu verblocken. Da aber jede Kraft eine analoge Gegenkraft im Widerlager hervorruft, muß im parodontal insuffizienten Lückengebiß unbedingt eine reaktive Fehlbelastung der Zahngruppen im Seitenzahnbereich vermieden werden.

Primäre Dysgnathien sollten immer vom Kieferorthopäden behandelt werden, die Indikation der präprothetischen Stellungskorrektur ist vor allem bei sekundären Dysgnathien gegeben:
- Zahnkippungen, Spreizstellungen und Wanderungen der Oberkieferfrontzähne nach okklusalem Trauma, Verlust der Stützzonen und frontale Überbelastung,
- Zahnwanderungen, die durch das prothetische Mikrotrauma als Folge unzweckmäßiger Klammerkonstruktion entstanden sind,
- Zahnwanderungen im Lückengebiß als Folge von Okklusions- und Artikulationsstörungen, entsprechend dem Diagonalgesetz von Thielemann.

Entfernen von festzementiertem Zahnersatz

Permanent zementierter Zahnersatz soll ohne jede Krafteinwirkung, in der kürzest möglichen Zeit und ohne jede Fraktur der Pfeilerhartgewebe abgenommen werden. Hirtenstab und Bleihammer sind untersagt!

Einzelkronen

Mit Hilfe eines dünnen konischen Präparationsinstrumentes wird eine bukale Rille in Kronenmitte bis auf den Haftzement, leicht oberhalb der Gingiva, eingefräst. Nach Lingualdrehung des Instrumentes folgt die Okklusalrille, die bei massiven Vollgußkronen dicker Deckelstärke als zweite, aber kürzere Vertikalrille weitergeführt wird. Als Schleifinstrument sollte der Geübte eine Hartstahlfräse mit Querhieb verwenden, der Ungeübte dagegen – wie auch grundsätzlich bei schwierigen Situationen – ein diamantiertes Instrument.

Mit einem meißelförmigen Instrument wird die Kronenpassung durch leichte Axialdrehung aufgelöst. Falls dies nur in einer Richtung gelingt, setzt man die Zahnfleischkralle unter den okklusalen Kronenrand, nachdem die Okklusalrille einen leichten Unterschnitt erhalten hat, und hebt die zweite Hälfte abermals durch Axialdrehung hoch. Beide Drehkräfte sind relativ an der Zahnkrone abgestützt und belasten weder das Parodontium noch die Zahnhartgewebe (vgl. Abb. 4.**25**).

Brückenzahnersatz und Kronenblöcke

Nach Durchtrennen aller Anker in der beschriebenen Weise separieren wir Brückenglieder und Kronenblöcke (Abb. 4.**25 e**) in genau gleicher Anordnung wie bei der Einzelankereinprobe. Nur so läßt sich jede Konstruktion rasch und gewebsschonend abnehmen, jedes andere Vorgehen dauert am Ende länger und führt leicht zu einem überraschenden Trauma.

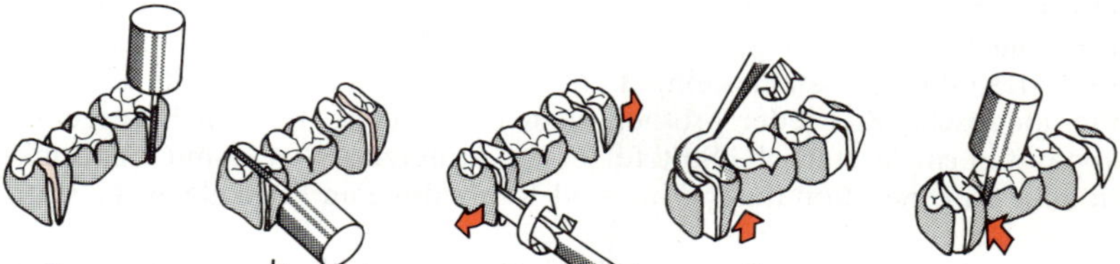

a b c d e

Abb. 4.**25** Systematik der Entfernung von Kronen- und Brückenzahnersatz. **a** Vertikales Durchtrennen der Ringretention bis auf den Befestigungszement, **b** horizontale Trennung der Okklusalfläche, **c** Aufdrehen der mesialen und distalen Kronenpartien durch Drehung eines meißelförmigen Instrumentes, **d** Anheben der Innenteile durch Auswärtsdrehen einer Zahnsteinkralle, **e** bei divergierenden Pfeilern und Kronenblöcken zusätzliche Vertikaltrennung der Verblockung

Bei Metallkeramik legen wir Zellstoffmoulagen lingualwärts, damit keine Splitter in die Mundhöhle eindringen können.

Stiftanker

Wenn in einer Praxis jahrzehntelang der schulmäßige, glattwandige Konusstift aus V_2A-Stahl verwendet wurde, so läßt sich jeder Stiftanker leicht dadurch abnehmen, daß man das Kronengerüst durchtrennt, die Hilfskavität unter Belassung eines ausreichend langen Stiftendes herausfräst und danach den Stift mit einer feinen Spitzzange axial herausdreht.

Funktionelle Therapie im Kauorgan

Funktionelle Anpassung der Kaumuskulatur

Von längjährigen destruktiven Veränderungen im Okklusionsfeld über das stark reduzierte Lückengebiß bis zur Zahnlosigkeit finden ständig Anpassungsprozesse statt, auch im neuromuskulären System und in den Gelenkgeweben. Aus der Muskelphysiologie ist bekannt, daß nach Änderung oder gar Störung der Biostatik als Teil der isometrischen Muskeltätigkeit einzelne Abschnitte der Inaktivitätsatrophie, andere dagegen einer Aktivitätshypertrophie unterliegen. Daraus ergibt sich:
- Formänderungen in der okklusalen Zentrik können zur anpassungsbedingten Form- und Funktionsänderung der Kaumuskulatur führen.
- Großräumige Veränderungen innerhalb der Stützzonen führen zu unterschiedlicher Aktivität der einzelnen Kaumuskelabschnitte, die sich als habituelle Schlußbißhaltung einprogrammieren kann.

Ob und in welchem Zeitraum muskuläre Veränderungen beim gealterten, nicht mehr anpassungsfähigen Gewebe durch mechanische Neugestaltung eines harmonischen Okklusionsfeldes rückgängig gemacht und Diskoordinationen wieder harmonisiert werden können, ist noch nicht bekannt. Doch steht außer Zweifel, daß das veränderte bzw. auf eine frühere Situation angepaßte Muskelgewebe nicht sofort auf eine schematische Idealform des Okklusionsfeldes eingestellt werden kann. Andererseits ist es das therapeutische Ziel jeder prothetischen Behandlung, für den Bewegungsapparat normale, statische Stützfelder wiederherzustellen, damit eine funktionelle Regeneration durch Um- und Neubildung an Muskelgewebe stattfinden kann.

Das hindernisfreie Einpendeln der muskelgeführten Unterkieferhaltung – aus der Ruheschwebelage heraus in eine punktuell balancierte bzw. äquilibrierte Zentrik – vermag am ehesten eine optimale Näherung an eine augenblicklich gebahnte Muskelharmonie zu reproduzieren (Abb. 2.**59**, S. 122).

Die schrittweise Näherungstherapie erlaubt der Muskulatur eine rückläufige Anpassung an eine bilateral und systemintern harmonische Struktur:

Änderungen in der Statik (z. B. Vertikalabstand, Kieferlage bei maximaler Interkuspidation) werden jeweils nur als Mittelwert zwischen einem augenblicklichen Zustand und einer angenommenen Idealform ausgeführt, nach Wiederholung ist schließlich eine optimale Näherung erreicht.

Ist z. B. nach durchgeführter prothetischer Rekonstruktion durch Kronen- und Brückenzahnersatz der „Schlußbiß“ als mechanische Interkuspidation nur während einer Zwangshaltung mit Seitenabweichung möglich, so besteht keine Harmonie. Obwohl die maximale Interkuspidation technisch fehlerfrei ausgeführt wurde, werden nunmehr die Parodontalgewebe in der Schlußbißstellung exzentrisch belastet, die Kaumuskulatur ist einseitig aktiv, und die Kondylen befinden sich in einer zufälligen, dezentralen Position.

Einstellung einer Zentrik

Die exakte Übereinstimmung der maximalen Interkuspidation mit der neuromuskulär geführten Kieferschlußbewegung führt z. B. bei plattengestützter Okklusion zu einer okklusal-tegumentalen Zentrik, indem nicht mehr die Desmodontalgewebe, sondern das Prothesenlagergewebe ohne horizontale Schubkräfte mithin zentrisch belastet wird.

Nach den Untersuchungen von Glickmann ist die gnathologische Auffassung, daß der Patient in die retrudierte Kontaktposition zurück will, durch vorzeitige Kontakte und andere Okklusionsstörungen aber daran gehindert würde, nicht aufrechtzuerhalten.

Jede Führungsgröße hat ihre eigene physiologische Grundhaltung, die für prothetische Maßnahmen als Nullposition übernommen werden kann. Das Kauorgan ist in Harmonie, sobald alle drei Führungsgrößen aufeinander abgestimmt sind bzw. sich in ihren Toleranzbreiten überlappen.

Wir haben deswegen stets die harmonische Übereinstimmung zwischen der okklusal-stabilen Interkuspidation mit den physiologischen Zahnachsen und der isometrisch abgestimmten Muskelführung als parodontal-okklusale Zentrik bezeichnet, unabhängig davon, ob sich die Kondylen in ihrer retrudierten Scharnierachsenposition (zentrale Relation) befinden oder in anteriorer Position.

So ist die Horizontaldimension, d. h. die Lage des Unterkiefers zum Oberkiefer innerhalb der Kauebene und die daraus sich ergebende Kondylenposition, nur eine sekundäre Meßgröße für die okklusal-parodontale Zentrik, wenn man eine gewisse Toleranz der Gelenkführung voraussetzt.

Stimmt also die Endphase der Kieferschlußbewegung mit der mechanischen Interkuspidation räumlich nicht überein, so werden weder die Zahnkronen selbst noch die Parodontalgewebe zentrisch belastet, und die Muskulatur findet keine isometrische Basis.

Hieraus kann umgekehrt in logischer Konsequenz die Berechtigung für folgende Bezeichnung abgeleitet werden:

- Zentrik ist die räumliche Übereinstimmung zwischen neuromuskulär geführter Kieferschlußbewegung und ihrer isometrischen Harmonie einerseits und der mechanischen, maximalen Interkuspidation mit axialzentrischer Parodontalbelastung andererseits.
- Zentrale Relation ist die weitestmögliche Dorsallage des Unterkiefers ohne Kompression der retroartikulären Gewebe, in der die Kondylen ihre weiteste Kraniallage ohne Seitenabweichung einnehmen.

Die weiteste physiologische Retrallage des Unterkiefers bezüglich der Schädelbasis nennen wir zentrale Relation: Der Unterkiefer ist dem Zentrum nahe, unabhängig davon, wie die Zähne ineinandergreifen, die Muskelabschnitte aktiv sind und die Parodontalgewebe belastet werden.

Da sich die Parodontalgewebe unter der Muskelaktivität nach dem Höckerrelief funktionell formierten, muß zunächst tatsächlich zentrische Harmonie bestehen. Exzentrische Okklusionszustände müssen also sekundär im Verlauf der Nutzungsperiode des permanenten Kauorgans erst entstanden sein, während zentral-regulatorisch ausgelöste Fehlbelastungen durch Pressen und Knirschen die Harmonie stören, nicht aber im Funktionskreis Kausystem ihren Ursprung haben.

Therapiegrundlage neuromuskulärer Funktionsstörungen

Erkennen und Behandeln *neuromuskulärer Funktionsstörungen* gehört zu den präprothetischen Maßnahmen. Der Erfolg der Behandlung entscheidet beim Preßpatienten über die Prognose bzw. darüber, ob das prothetische Behandlungsziel später erreicht werden kann.

Weiterbestehen des Bruxismus führt zu nicht vorhersehbaren Störungen, die den Behandlungserfolg in Frage stellen können.

Die Behandlung des Bruxismus und anderer neuromuskulärer Funktionsstörungen ergibt sich aus unseren Kenntnissen über die neuromus-

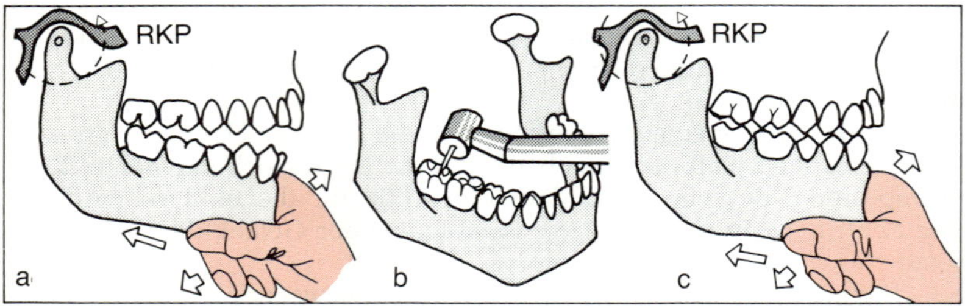

Abb. 4.**26** **a** Scharnierbewegung des Unterkiefers unter leichter Retralführung bis zur ersten, tastenden Kontaktaufnahme trifft auf den vorzeitigen Kontakt, auf dem bei weiterem Schließen ein Abgleiten erfolgen würde. **b** Modellierendes Beschleifen des Störhöckers nach Motsch. **c** Gleichzeitiger und gleichmäßiger Kontakt aller Zähne in der retrudierten Kontaktposition (RKP)

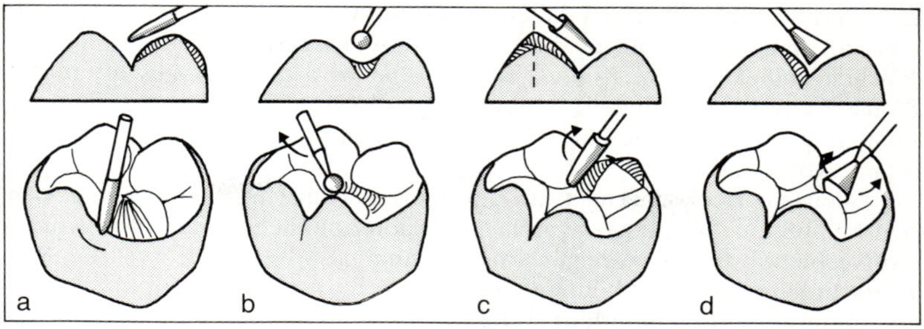

Abb. 4.**27** Modellierendes Korrekturschleifen im Kauflächenrelief nach Motsch: **a** Zuspitzen von Höckern, **b** Vertiefen von Gruben, **c** Abflachen von Höckern unter Beibehaltung der Position ihrer Spitze, **d** Vertiefen von Fissuren und Gruben

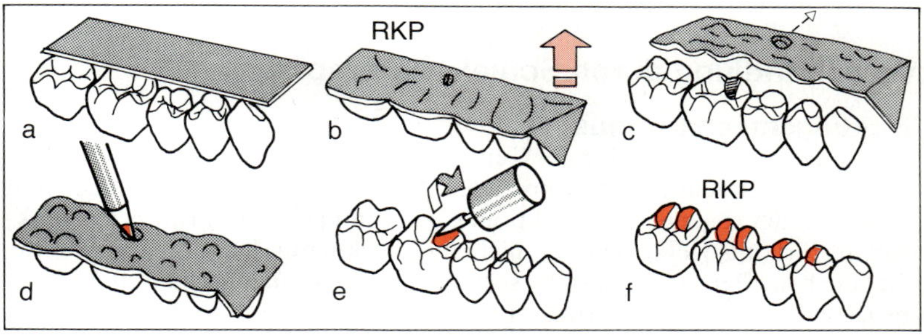

Abb. 4.**28** Darstellung und Einschleifen eines Vorkontaktes auf einer Retrusionsfacette in der Kronen-Brücken-Prothetik. **a** Leichte Adaption des Kerr-Okklusionswachsstreifens, **b** Kontaktfühlen in der retrudierten Kontaktposition (RKP), **c** Durchschlag des Vorkontaktes im Wachsstreifen, **d** Reponieren des Wachsstreifens und Zeichnen des Vorkontaktes mittels eines Filzstiftes, **e** modellierendes Feineinschleifen, **f** gleichmäßige Retrusionsfacetten während Scharnierbewegungen in der RKP

kulären Mechanismen. Die Grundprinzipien der Behandlungsmaßnahmen, die im Detail den Rahmen des Buches überschreiten würden, sind:

- *Unterbrechung des Reflexbogens*, über den das Knirschen abläuft – nicht morphologisch, sondern durch Ausschalten reflexauslösender Reize (Abb. 4.**33**).
- *Verminderung der Reflexbereitschaft* des neuromuskulären Systems, indem periphere Störungen, z. B. Parodontopathien, Okklusionsstörungen usw., beseitigt werden, der Reflextonus wird dadurch herabgesetzt.
- *Dämpfung bzw.* Herabsetzen psychischer Erregungen (Behandlung durch einen Psychiater bzw. Psychologen).

Der *Knirschreiz* kann durch die Größe okklusaler Kontaktzonen verursacht werden, indem Rezeptoren eine größere Flächenrauhigkeit tasten. Die Flächenrauhigkeit bzw. *Kontaktflächengröße* wird als analoges afferentes Signal zentralen Schaltstellen zugeleitet und führt dort zum unterbewußt unangenehmen Reiz, der die α-Motoneuronen zum reflektorischen Knirschen aktiviert.

Neueste Beobachtungen an abradierten Kunststoffkauflächen lassen den Schluß zu, daß plane, typische Abrasionskauflächenbilder von Kunststoffverblendbrücken weniger Auswirkung als vielmehr Ursache des Knirschphänomens sein können.

Eine Unterbrechung des Reflextonus ergibt sich durch Umwandlung der großflächigen Schleifkontakte in eine punktförmige Auflage.

Zahnverlust im Bereich der Stützzonen kann eine Lageänderung der Kondylen in ihren Gelenkgruben verursachen.

Vorbehandlung durch Schienentherapie

Wirkungsmechanismus

Die allmähliche Destruktion des Kauorgans verändert nicht nur dessen Form, sondern beeinträchtigt in zunehmendem Maße die Funktion. Neben den rein zahnkronenbezogenen Fehlfunktionen werden nach dem Prinzip des funktionsgestörten Regelkreises vor allem die Muskulatur, Kiefergelenkgewebe, aber auch die Parodontalgewebe strukturelle Änderungen erfahren. So ist es insbesondere nach länger bestehenden Fehlfunktionen durch insuffiziente Versorgungen oder nach Verlust von Stützpfeilern nicht möglich, den früheren Vertikalabstand und die vormalige Zentrik restaurativ unmittelbar wieder einzustellen. Aus der täglichen Praxis ist bekannt, daß sofortige definitive Restaurationen häufig zum Behandlungsmißerfolg führen. So wie sich die Teilgewebssysteme an die durch Zahn- oder Kauflächenverlust geänderte Funktion erst allmählich anpassen, so benötigen sie Zeit, sich wieder langsam an eine rekonstruktive Okklussionsform zu adaptieren.

Zeitfaktor und funktionelle Anpassung sind darum die wichtigsten Größen der präprothetischen Schienentherapie. Okklusale Interferenzen führen zunächst immer zur Hyperaktivität in der Kaumuskulatur. Dadurch, daß das normale neuromuskuläre Programm gestört ist, kommt es zur Inkoordination in vielen Kaumuskelabschnitten. Die Koordinationsstörung führt zu einem neuromuskulären Ausweich- bzw. Anpassungsprogramm, das schließlich gebahnt wird.

Durch Fehlfunktion entstehen Muskelerkrankungen, sog. Myopathien, die sich nicht selten destruktiv auf die Gelenkgewebe auswirken. Eine im Rahmen einer klinischen Diagnose identifizierte Myoarthropathie bedarf in jedem Falle einer präprothetischen Schienungstherapie, ehe mit der eigentli-

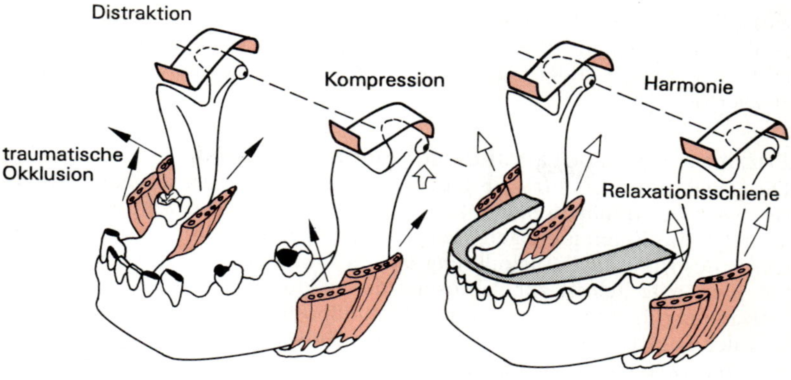

Abb. 4.**29** Therapieziel einer Schiene bei Myoarthropathie: **a** Ausgangssituation mit traumatischer Okklusion und Fehlbelastung der Gelenke. **b** Wiederherstellung einer biostatischen Basis für eine ausgeglichene Muskelfunktion und entlastete Gelenke.

chen Restauration begonnen werden kann. So verlangt jede umfangreiche Wiederherstellung des Okklusionsfeldes, daß sich alle Teilgewebssysteme über einen langen Therapiezeitraum an die neue Form anpassen können. Okklussionsinterferenzen können über die Hyperaktivität zu Pressen und Knirschen führen. Umfangreiche okklusale Destruktionen führen häufig zum Verlust des Vertikalabstandes und stets zu einer Positionsänderung im Schlußbiß, aus der heraus das neuromuskuläre System seine Anpassungs- bzw. Ausweichfunktion einleiten muß. So ist die erste Aufgabe jeder Schienungstherapie, die gebahnten, atypischen Reflexbögen dadurch zu unterbrechen, daß eine neue Oberfläche die Störgrößen im Regelkreis Kausystem ausschaltet. Das Herantasten an den früheren Vertikalabstand schaltet nicht allein Bewegungshindernisse aus, sondern erlaubt es der Muskulatur, die normale isometrische Balance allmählich wiederzufinden. Indem okklusale Zwangsführungen beseitigt werden, sinkt die muskuläre Hyperaktivität ab, und die Kondylen können sich unbehindert in Richtung auf ihre sog. Orthozenitlage einpendeln (Abb. 4.**29**).

Mit dem Eintreten einer muskulären Entkrampfung eines mehr und mehr störungsfreien Bewegungsablaufes und einer parodontalen Normalbelastung schwinden die Schmerzsymptome der Myoarthropathie, und es stellt sich schließlich eine harmonische Situation ein, unter der alle Muskelpartien wieder ihre normalen Koordinationsmuster bilden können. Schließlich ist es das Ziel jeder präprothetischen Schienungstherapie, diejenige Bißlage einzustellen, die als isometrische Basis für die definitive Restauration übernommen werden kann.

Einteilung von Aufbißschienen nach ihrem Therapieziel

Aufbißschienen können je nach der Diagnose der orofazialen Störungen und nach dem Grad der Gebißdestruktion ein unterschiedliches Therapieziel verfolgen.

Entzahnungs-Deokklusionsschienen

Die gleichförmige, zentrische Okklusion der physiologischen Kontaktmuster wird bei traumatischer Okklusion abgelöst durch exzentrische Fehlkontakte mit Zahnkippungen, Zahnwanderungen und Prolongationen. Von dieser destruktiven Formänderung ist das Lückengebiß besonders betroffen. Der erste Schritt zur Auflösung der okklusalen Fehlfunktion ist die Entzahnung in einer temporären Schlußbißposition: Nur durch Entschlüsseln der Fehlverzahnung kann eine erste Entspannung eintreten. Hierbei ist vorerst *keine* Fixierung anzustreben, da diese neue Position wahrscheinlich wiederum die zentrale Relation der Kondyle stören würde. Deokklusionsschienen sind deshalb durch eine fast plane Oberfläche gekennzeichnet, auf der unbehinderte Entlastungsbewegungen ausgeführt werden können.

Rückführungs-Retrusionsschienen

Der Folgeschritt einer Schienungstherapie besteht darin, den Unterkiefer allmählich immer mehr in Richtung auf die zentrale Relation der Kondylen zurückzuführen. Das komplexe Rezeptorsystem der Kiefergelenke und der Kaumuskulatur kann die normale Bewegungsrückkoppelung erst wieder nach Feinabstimmung der physiologischen Kondylenposition mit dem Ruhetonus der gesamten Kaumuskulatur regeln. Normalerweise übernimmt die Deokklusionsschiene allmählich diese Aufgabe, sofern ihre Oberflächenform eine Retrusion in die Kranialposition der Kondylen während der Schluckkontrollkontakte erlaubt. Die aus der Praxis der Kieferrelationsbestimmung bekannten Hilfsmaßnahmen wie

1. „Nehmen Sie den Oberkiefer vor“! – der Patient führt reflektorisch den Unterkiefer zurück;
2. häufiges Schluckenlassen – während der Schluckabstützung retrudiert die Mandibula infolge der großen Kraft der Schlundmuskulatur, Kaumuskulatur und angrenzender Gewebe;
3. mit der Zungenspitze den Gaumen tasten;

sind wichtige Anteile eines Trainingsprogramms mit Retrusionsschienen. (Abb. 4.**30**).

Bißhebungs-Vertikalisierungsschienen

Durch Anhebung eines sekundär abgesunkenen Vertikalabstandes, der sog. Bißlagerekonstruktion, erhält die Kaumuskulatur die biostatische Basis für ihre isometrische Wirkungslänge wieder zurück. Dieser Mechanismus er-

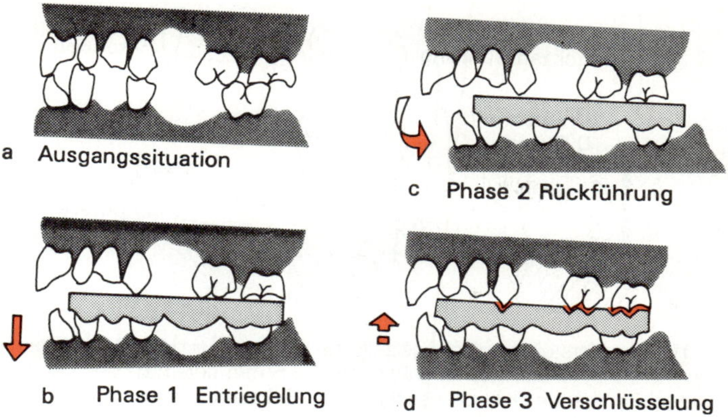

Abb. 4.**30** Ablauffolge einer funktionellen Anpassung an eine beabsichtigte restaurative Okklusionsform: **a** und **b** Aufheben der okklusalen Zwangsverzahnung, **c** Rückführung in eine zentrische Position, **d** erste okklusale Fixierung

scheint besonders wichtig zur Regulation der motorischen Hypervalenz durch die Muskelspindeln. Bei stark abgesunkener Vertikalhöhe, z. B. durch Seitenzahnverlust, generalisierte Abrasion und Prolongation einiger Zähne in antagonäre Lücken, ist eine initiale Anhebung auf völlige Bewegungsfreiheit oftmals nicht möglich. Insbesonders der stark abgesunkene „Biß" verlangt ein schrittweises Anheben im Sinne einer „Einschleichtherapie". Bißhebungsschienen werden streng nach dem Interokklusalabstand der Ruheschwebelage kontrolliert. Bereits ihre labortechnische Herstellung in einem teilweise individuell einstellbaren Artikulator erfolgt nach dem bewährten Schema: Höhe der Ruheschwebelage abzüglich 2–3 mm. Überhöhungsschienen, wie sie gelegentlich zur Anpassungsbeschleunigung angewandt wurden, sind kontraindiziert.

Entspannungs-Myorelaxationsschienen

Zur Beruhigung der hypertonischen Kau- und mimischen Gesichtsmuskulatur muß diejenige Unterkieferposition gesucht bzw. erprobt werden, die ein Patient als sehr angenehm empfindet und in der er schmerzfrei ist. Da aber nach langem Bestehen von muskulären Fehlfunktionen Hypotrophien und funktionell bedingte Atrophien in den einzelnen Muskelabschnitten vorhanden sind, wird diese Kieferposition einer sog. Momentan-Zentrik entsprechen. Sie ist ein therapeutisches Zwischenstadium und dient keinesfalls der funktionellen Anpassung aller Teilgewebe an diese Position für die spätere Restauration.

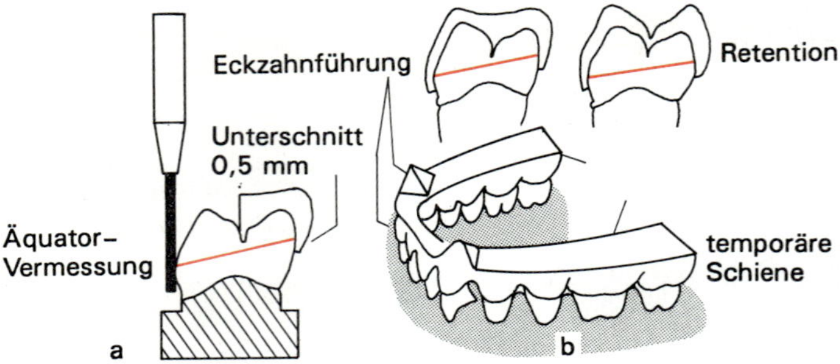

Abb. 4.**31** Zur Herstellung einer unelastischen Schiene wird das Modell vermessen. Der Schienenrand verläuft interdental frei etwa 0,5 mm unterhalb des gemeinsamen Äquators **(a)**.Zentrische Okklusionsschiene mit Eckzahnführung nach Motsch **(b)**.

Entlastungs-Kiefergelenkschienen

Wenngleich die selektive Betrachtung aller Teilgewebe des Regelkreises Kausystem nur didaktisch möglich ist, müssen häufig die Kiefergelenke isoliert betrachtet werden. Dieser Fall tritt ein, sobald sich Arthropathien verselbständigt und resistent manifestiert haben. Auch hier muß wieder diejenige momentane Schlußbißposition zugrunde gelegt werden, in der eine erkennbare Erleichterung mit Schmerzfreiheit eintritt. Grundlage der Entlastungsschiene ist die Dekompression der Gelenke oder eines einzelnen Kondylus.

Ihre Anfertigung erfolgt entweder durch Auflegung von Folien oder definierten Meßplättchen auf die jeweils posterioren Stützpfeiler. Damit wird versucht – bilateral getrennt –, die Vertikalposition zu finden, in der ein Kondylus seine Entlastungs- bzw. Ausweichposition schmerzfrei einnehmen kann. Eine andere bevorzugte Methode ist die Anwendung des zentrischen Stützstiftes (vgl. S. 184). Indem jegliche okklusale Zwangsführung ausgeschlosen wird, können sich die Kondylen völlig frei, nur geführt von der Muskulatur, um die im funktionellen Schwerpunkt angeordnete Stiftspitze in die Entlastungsposition einpendeln. Voraussetzung für eine erfolgreiche Anwendung ist wiederum eine hinreichend auf Entspannung trainierte Muskulatur. Die Langzeit-Entlastungsschiene wird aus Gründen der Oberflächengenauigkeit nach Montage des Stützstift-Zentrikregistrates im Artikulator hergestellt.

Fixierungs-Zentrikschienen

Von besonderem Wert für eine systematische Präprothetik sind Schienen, die eine definitive Zentrik fixieren, wie sie in die endgültige Restauration übernommen werden kann. Umfangreiche Restaurationen, verbunden mit Bißlagerekonstruktion, stellen für jedes Kausystem die Anforderung einer hohen Toleranz und Adaptationsfähigkeit. Von großem Einfluß ist der Okklusions-

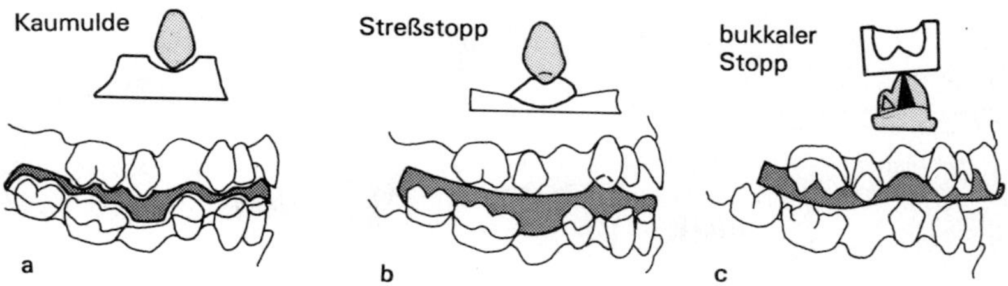

Abb. 4.**32** Methoden der okklusalen Führung in Aufbißschienen. **a** Kaumulden zur Selbstzentrierung der Stopps im Gegenkiefer und **b** Streßstopp nach Graber. **c** Balanceschiene im Oberkiefer mit Abstützung auf den bukkalen Stopps der Unterkieferzähne

werkstoff – Edelmetallegierung oder dentale Keramik. Die klinische Erfahrung lehrt, daß die Härte des Werkstoffes im Vergleich zur adaptierten Form und physiologischen, d. h. interferenzfreien Okklusion tatsächlich unbedeutend ist: eine Feststellung, die durch neuere Untersuchungen erhärtet wird. Sobald aber noch geringe Abweichungen von der idealen Zentrik und vom harmonischen Bewegungsablauf vorhanden sind, machen sich harte Okklusionswerkstoffe ungleich traumatischer bemerkbar als der vergleichsweise weiche Kunststoff einer vorangegangenen Schienentherapie. Fixierungs-Zentrikschienen sind demnach dadurch gekennzeichnet, daß sie unter Schluckkontrollkontakten eine eindeutig festgelegte, mechanische Interkuspidation aufweisen. Zentrikschienen sind die Endform jeder Schienentherapie und sollten vor Beginn einer definitiven Restauration einige Monate (3–6) in einwandfreiem Zustand getragen worden sein. Sie verlangen eine außergewöhnlich feine Okklusionskontrolle, die zweckmäßig durch Mattierung der Oberfläche leicht vorgenommen werden kann, so daß sich geringste Kontaktstörungen in der Oberfläche abzeichnen. Zentrikschienen sind – in Anlehnung an die okklusaltaktile Sensibilität einer späteren Metall- oder Keramikkaufläche – aus möglichst hartem Kunststoff oder sprödem Komposite anzufertigen. Die Härte des temporären Werkstoffs erlaubt schließlich die akustische Kontrolle des interferenzfreien Okklusionsklanges in der physiologischen Adduktion.

Spezielle Aufbißschienen

Zentrische Okklusionsschienen (Motsch) (Abb. 4.**31**)

Schienen mit rein zentrischem Charakter können entweder im Ober- oder im Unterkiefer eingegliedert werden. Die Bißsperre liegt innerhalb des Ruheschwebeabstandes, eine Forderung, die beim Lückengebiß mit abgesunke-

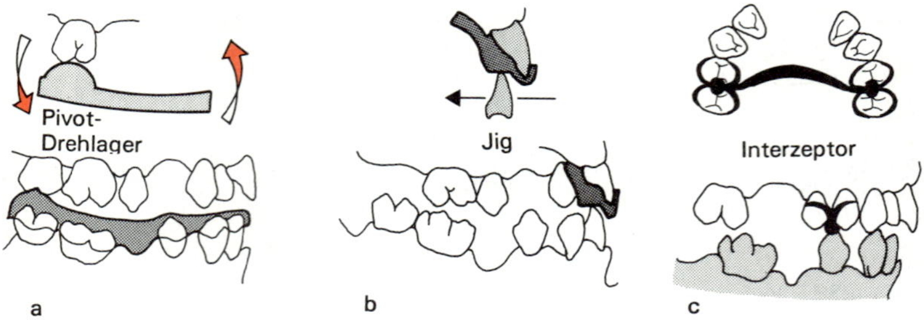

Abb. 4.**33** **a** Pivotschiene, posteriores Drehlager zur Dekompression der Kondylen nach Sears. **b** Anterior-Jig nach Lucia, retiniert im Oberkiefer-Frontbereich mit Führungsplateau der unteren Schneidezähne. **c** Interzeptor nach Schulte. CoCr-Klammerbügel mit Walzen- oder Kugelstopps zur Unterbrechung einer gebahnten Zwangsokklusion

nem Vertikalabstand leicht zu erfüllen ist. Die horizontale Relation wird auf der anpolymerisierbaren Tiefziehschiene in der bestmöglichen Momentan-Zentrik während der Adduktionsbewegung eingeschliffen oder mittels Autopolymerisat oder lichthärtendem Komposite korrigiert.

Merkmal: Kontaktareale auf der Schienenoberfläche erhalten im Sinne einer okklusalen „Zentrierung" Mulden mit größeren Radien als die aktiven Höckerspitzen (Abb. 4.**32 a**). Dieser Schienentyp wird in Zeitabständen der sich ändernden Kieferrelation angepaßt.

Kaumuskelsynchronisator (Graber)

Mit dem therapeutischen Ziel, den neuromuskulären Bewegungsablauf zu synchronisieren, wird der Kaumuskelsynchronisator überwiegend im Unterkiefer als Okkusionsschiene mit dominanter Front- und Eckzahnführung eingesetzt. Ihre Indikation ist vorwiegend bei psychogen überlagerten Parafunktionen gegeben, die im Kausystem auch ohne initiale Okklusionsstörungen traumatisch wirken können. Hierbei wird versucht, habituell-parafunktionelle Bewegungsmuster durch gezielt geänderte Eck- und Frontzahnführungen umzuprogrammieren.

Merkmal: Die Dysfunktionssperre. Sie ist ein in die Front- oder Eckzahnführung eingebautes Hindernis, das die eingefahrenen Parafunktionen blockiert (Abb. 4.**32 b**).

Balanceschiene (Gerber)

Die Vielzahl aller klassichen Aufbißschienen ist als Therapeutikum auf die Merkmale der physiologischen Okklusion ausgerichtet: Eck- und Frontzahnführung mit gezielter Disklusion der Seitenzähne. Die Balanceschiene dagegen stellt eine bewußte bilaterale Abstützung im Sinne des prothetischen Okklusionsfeldes her. Gerber verfolgt damit den sog. Belastungsausgleich und versucht, den Unterkiefer und damit beide Kondylen auch bei weiten Seitwärtsbewegungen zu führen und abzustützen. Neben ihrer Verwendung in der herkömmlichen Funktionstherapie bei Myoarthropathien, für die gezielte Änderung der Kondylenposition und als Entlastungsschiene wird sie in der Präprothetik insbesondere dann angewandt, wenn die spätere Definitivversorgung ein prothetisches, vollbalanciertes Okklusionsfeld verlangt. Eine bevorzugte Indikation ist gegeben bei unterbrochenem oder dysfunktionellem Okklusionsfeld im Unterkiefer bei gleichzeitig zahnlosem Oberkiefer, wiewohl grundsätzlich im stark reduzierten Restgebiß mit temporärem Zahnersatz.

Merkmal: Vollbalance, d. h. bilateral abgestützt, bevorzugte Herstellung nach Stützstiftregistrat im Artikulator.

Michiganschiene

Um Interferenzen und Hyperbalancekontakte sicherer ausschließen zu können, wurde in der Michiganschiene das Prinzip der Doppelreihenokklusion verlassen und der Zahnkontakt auf die aktiven Höckerspitzen der unteren Zähne beschränkt. Die Michiganschiene hat eine deutliche Eckzahnführung, allerdings mit bis zu 2 mm Horizontalstufe im Sinne einer „long centric". Sie wird im Oberkiefer getragen. Die Michiganschiene wird ebenfalls angewandt zur Ausschaltung okklusaler Interferenzen und in allen Fällen der Myoarthropathie.

Merkmal: Oberkieferschiene, planes Okklusionsfeld, Okklusalkontakte durch die bukkalen stabilen Höckerspitzen.

Pivotschiene (Sears)

Auf der Vorstellung, durch ein posteriores Drehlager (Pivot) dem Unterkiefer anterior näherzukommen, bei gleichzeitiger Abstandsvergrößerung im posterioren Bereich, beruht das Wirkungsprinzip einer Pivotschiene. Infolge der Abwärtsverlagerung der Kieferwinkel soll es zu einer Distraktion der Kondylen kommen. Gegen die Spontanwirkung des Pivoteffektes spricht allerdings die Tatsache, daß stets der höchste Punkt im Okklusionsfeld – gleichgültig, ob posterior oder anterior – den Vertikalabstand bestimmt: Die okkludierenden Zahnbögen liegen vor dem Hauptwirkungsvektor der den Kiefer schließenden Kaumuskeln. Daß in klinischer Anwendung dennoch eine Distraktion beobachtet wurde, kann auf das komplexe Reflexbogensystem aller beteiligten Muskeln zurückgeführt werden (Abb. 4.**33 a**).

Merkmale: Walzen- bzw. kugelförmige Erhöhung der Schiene im Bereich der letzten Zähne.

Partielle Aufbißbehelfe

Anterior-Jig (Lucia)

Um ohne jeden Seitenzahnkontakt die bestmögliche Momentan-Zentrik zu fixieren und gleichzeitig zwischen den Schneidezähnen und den Kondylen eine Art Dreipunktabstützung zu erreichen, wird der Anterior-Jig angewandt. Er entsteht dadurch, daß Autopolymerisat auf die oberen mittleren Schneidezähne gelegt wird und der Unterkiefer während der Scharnieradduktion bis zu einem definierten Interokklusalabstand von 1–1,8 mm eingesenkt wird. Nach Polymerisation wird der Jig derart beschliffen, daß eine Art inzisale Horizontalführung entsteht, die sowohl Retral- als auch leichte Protrusionsbewegungen erlaubt. Als reines inzisales Fixierungselement ist der Anterior-Jig identisch mit dem klassischen Frontzahnschlüssel aus Thermoplast-Stents oder -Kerr zur Reproduktion der Zentrik bei prothetischen Maßnahmen (Rehm) (Abb. 4.**33 b**).

Merkmal: Partieller Schlüssel im Inzisalbereich

Interzeptor (Schulte)

Zur Unterbrechung eines eingefahrenen Parafunktionsprogrammes der Kaumuskulatur dient der Interzeptor. Seine Wirkung besteht darin, daß alle Zähne des Kausystems außer Kontakt gestellt werden, indem ein kugel- oder walzenförmiges Auflager im Prämolarenbereich bevorzugt im Oberkiefer angeordnet wird. Ein Kontakt ist nur durch die bilateralen Höckerspitzen des rechten und linken unteren Molars möglich. Um keine neuen Parafunktionen zu bahnen, soll die walzenförmige Kontaktzone Seitwärtsbewegungen ohne Abgleiten des Unterkiefers ermöglichen. Die Normalausführung erfolgt in Modellguß mittels eines leichten Palatinalbügels zur Verbindung der rechten und linken Auflage. In Verlängerung der kleinen Verbinder liegt die Okklusionsauflage, von der aus eine modifizierte Doppel-E-Klammer modelliert wird. Der Interzeptor dient nur zur kurzzeitigen Unterbrechung der Kieferschluß- und Bewegungsmuster. Er soll höchstens 2 Wochen ständig getragen werden (Abb. 4.**33 c**).

Merkmal: Modellguß-Gaumenbügel, klammerverankert mit bilateraler Auflage.

Aufbißplatten

Hawley-Platte (Abb. 4.35)

Im funktionsgestörten Kauorgan ist es oft zur Protrusionswanderung eines oder mehrerer Schneidezähne gekommen. Mit Hilfe der Hawley-Platte kann die Aufbißtherapie mit der orthopädischen Rückführung von Frontzähnen in einem Gerät kombiniert werden: Eine Gaumenplatte wird mittels einfacher Klammern an den oberen Molaren retiniert. Zwischen dem ersten

Abb. 4.**34** Frontzahnschlüssel-Anterior-Jig. Anwendung im Oberkiefer nach Lucia. Durch Einschleifen der palatinalen Auflage wird der Disklusionsbetrag festgelegt

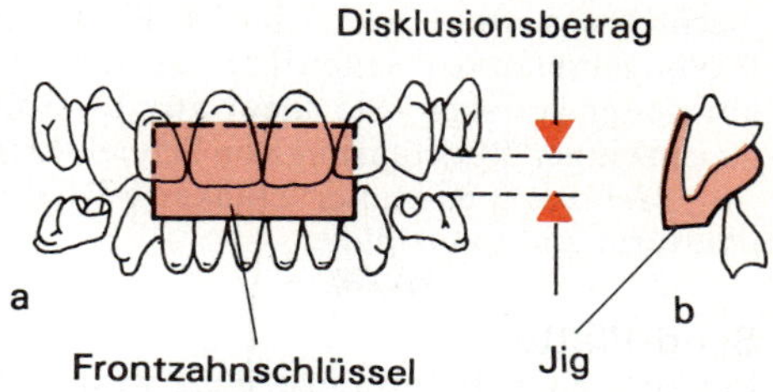

Prämolar und dem Eckzahn jeder Seite verläuft ein Labialbogendraht mit seitlicher Entlastungsschlaufe, der allen Frontzähnen im labialen Kronendrittel exakt anliegt. Von besonderer Bedeutung ist der Frontzahntisch, ein inzisales Aufbißplateau für die unteren Schneidezähne. Durch palatinales Freilegen entsteht im Verlauf aller funktionellen Erschütterungen über den Labialbogen eine Kraftfolge, die die Schneidezähne in alveolärer Richtung bewegt. Bei reiner Rückführung von Frontzähnen endet die Gaumenplatte paraokklusal und erlaubt normalen Zahnkontakt. In kombinierter Anwendung wirkt die Gaumenplatte im Frontzahnniveau als Aufbißplatte derart, daß die Seitenzähne außer Störkontakt liegen. Im Lückengebiß erhält die Aufbißplatte die Grundform der früheren, schleimhautgetragenen Klam-

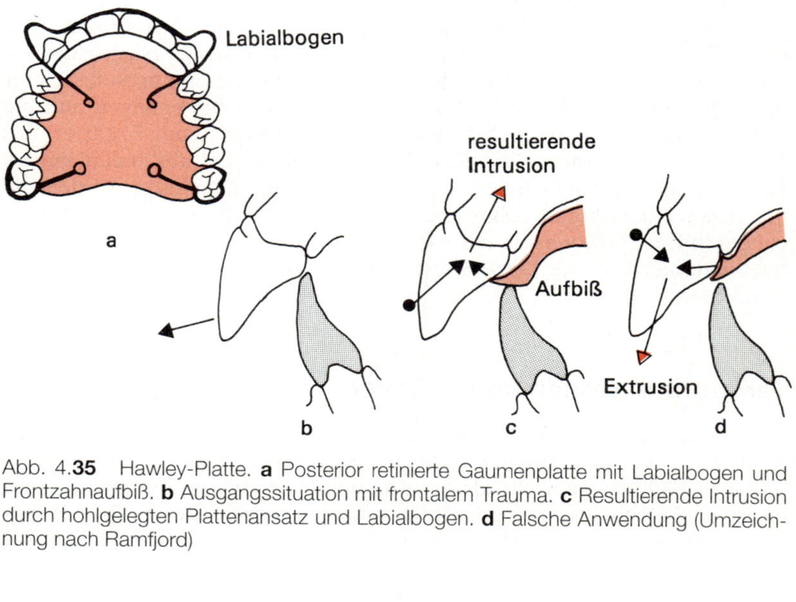

Abb. 4.**35** Hawley-Platte. **a** Posterior retinierte Gaumenplatte mit Labialbogen und Frontzahnaufbiß. **b** Ausgangssituation mit frontalem Trauma. **c** Resultierende Intrusion durch hohlgelegten Plattenansatz und Labialbogen. **d** Falsche Anwendung (Umzeichnung nach Ramfjord)

merprothese. Ihre Indikation ist: Rückführung von Schneidezähnen. Um Prolongationen der Seitenzähne zu vermeiden, wird die Hawley-Platte nur kurzzeitig getragen. Sie dient zur Koordination der Kaumuskulatur bei gleichzeitiger Rückführung von Schneidezähnen.

Merkmale: Klammerverankerte Palatinalplatte mit Frontzahn-Aufbißplattform und Labialbügel.

Sved-Platte

Bei konstanter Frontzahnstellung wird mittels der Sved-Platte ein Aufbißplateau für die unteren Schneidezähne geschaffen. Hierbei sind die oberen Frontzähne von der – aus ästhetischen Gründen in glasklarem Kunststoff ausgeführten – Gaumenplatte krallenförmig umfaßt. Während des Frontzahnaufbisses besteht wiederum ein Disklusionsabstand von < 2 mm. Die Sved-Platte wird vorwiegend zur Sofortbehandlung von akuten Myopathien eingesetzt. Das Aufbißplateau wird als schwach geneigte, schiefe Ebene ausgeführt und erlaubt dem Unterkiefer eine Retrusionsbewegung.

Merkmal: Transparente Oberkieferplatte mit Einfassung der oberen und Aufbißplateau für die unteren Schneidezähne.

Shore-Platte

Die Shore-Platte wird überwiegend zur Therapie muskulärer Fehlfunktionen beim Vollbezahnten angewandt. Die auch als Kaupfadplatte bezeichnete Methode besteht aus einer im Labor gefertigten dünnen Schiene, die lingual bzw. palatinal etwa 10 mm das Weichgewebe überdeckt. Auf diese meist tiefgezogenen Primärschienen wird ein fingerdicker Strang plastisches Autopolymerisat aufgetragen und die Schiene im Oberkiefer eingesetzt. Unter manueller Führung führt der Patient Laterotrusionsbewegungen aus, die sich nunmehr als Bahnen bzw. als sog. Kaupfade bis zum Erhärten des Kunststoffes einformen. Die Kaupfade werden in Zeitabständen mittels Farbfolie markiert und fein nachgearbeitet. Beim Zahnlosen werden die Seitenzähne der oberen Vollprothese entfernt und mittels des gleichen Vorganges in Kaupfade verwandelt, mit dem besonderen Ziel einer fast absoluten bilateralen Balance. Diese Shore-Kaupfadprothese wird bei Myopathien Zahnloser angewandt.

Temporäre Kronen und Brücken

Aufbißschienen werden nicht von jedem Patienten im erforderlichen Zeitraum getragen. Diese Beobachtung wird bei präprothetischen Anpassungsschienen häufiger gemacht als bei Therapieschienen zur Behandlung des myofazialen Schmerzsyndroms. Aufbißschienen werden oft als störend empfunden und erhöhen den Speichelfluß. Im Schaltlückengebiß, in dem die er-

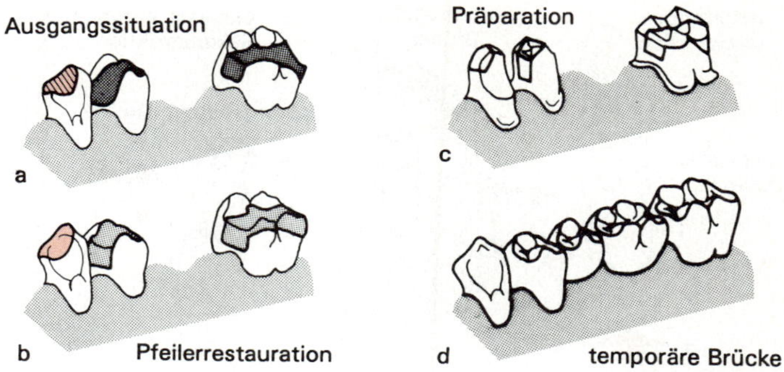

Abb. 4.**36** Herstellungsfolge einer temporären Brücke. Zur Bißlagerekonstruktion mit funktioneller Anpassung über einen längeren Zeitraum wird die temporäre Brücke grundsätzlich bilateral angewandt

ste prothetische Planung anhand erhaltungsfähiger Pfeiler Kronen- und Brückenzahnersatz als definitive Therapieform vorsieht, können weitaus vorteilhafter temporäre Brücken zur funktionellen Anpassung an eine neue Zentrik und einen wiederhergestellten Vertikalabstand eingesetzt werden. Diese bieten die Möglichkeit einer initialen Inkorporation, der Eingewöhnung an die spätere Brückenform und vor allem an die rekonstruierte Okklusionsform. Im Lückengebiß mit bestehender Myopathie oder Myoarthropathie wird man immer zuerst eine Aufbißschiene anwenden, um eine Therapieprognose mit geringem Zeit- und Kostenaufwand abschätzen zu können. Ist jedoch Kronen- und Brückenzahnersatz vorhanden, der im Verlauf der präprothetischen Behandlung entfernt werden muß, so ist die Eingliederung temporärer Brücken für einen Anpassungszeitraum von 6–9 Monaten die Methode der Wahl (Abb. 4.**36**).

Temporäre Brücken werden im Normalfall aus Komposite in Massivausführung gefertigt. Der therapeutische Bedarf rechtfertigt nur in Ausnahmefällen den Aufwand von Metallbrücken, z. B. in einer über Jahre sich erstreckenden Kiefergelenktherapie bei gleichzeitig großen Brückenspannweiten.

Der konservierenden Pfeilervorbereitung folgt die Nachpräparation vormaliger Kronen- und Brückenpfeiler und die Erstpräparation von Zähnen, die nach Behandlungsplan in die spätere Rekonstruktion einbezogen werden sollen. Auch für temporäre Brücken ist häufig das Legen von Retraktionsfäden erforderlich, um ausreichend genaue Kronenränder herstellen zu können. Nach Ausgießen eines einphasigen Doppelmischabdruckes wird kein Sägeschnittmodell hergestellt. Es folgt vielmehr die Modellation mittels Einkomponenten-Komposite in der entsprechenden Zahnfarbe auf dem paßgenauen Massivmodell im Artikulator. Mit nur einem Arbeitsgang kann die

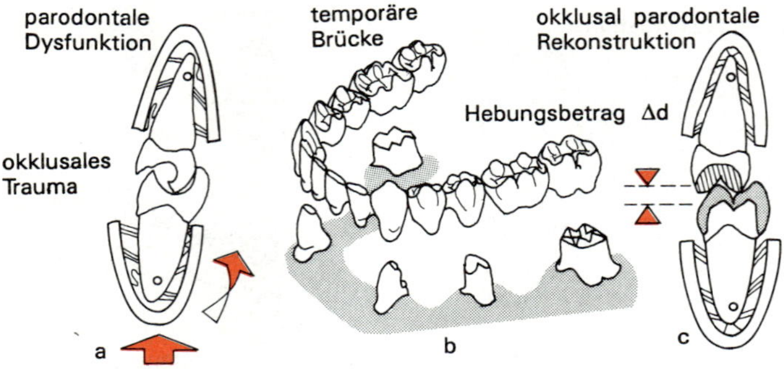

Abb. 4.**37** Temporäre Langzeitbrücke zur Versorgung nach präprothetischer Pfeilervorbereitung, PAR-Behandlung und zur funktionellen Anpassung an eine neue therapeutische Bißlage

Kompositebrücke im Polymerisationsdrucktopf hergestellt und anschließend poliert werden. Temporäre Brücken sind für weitere Korrekturen okklusal aufbaufähig. Das Festsetzen erfolgt bis zur funktionellen Anpassung mittels temporärem Befestigungszement. Ein definitives Befestigen mittels Phosphatzement wird nur dann empfohlen, wenn die Brücke sich leicht ablöst, soll sie doch später während der Restauration weiter als provisorischer Ersatz dienen.

Ästhetik und Farbwahl

Ästhetische Faktoren der Restauration

Eine vordringliche Aufgabe der zahnärztlichen Prothetik besteht in der Wiederherstellung des natürlichen Aussehens von Patienten nach Destruktion des Kausystems. So bestimmt das äußere Erscheinungsbild der Zähne weitestgehend die Ästhetik des Gesichtes. Ästhetik ist bekanntermaßen die Lehre oder Wahrnehmung des Schönen in allen Erscheinungsformen. So nimmt die harmonische Dreiteilung des Gesichtes in Untergesicht, Mittelgesicht und Obergesicht großen Einfluß auf die Gesichtsästhetik. Von den geometrischen Faktoren ist in erster Linie der Vertikalabstand entscheidend für diese harmonische Relation.

Der Vertikalabstand

Der Vertikalabstand kann durch Ausbleiben einer der drei physiologischen Bißhebungen primär vermindert sein: 1. Ausbildung des Milchgebisses, 2. Durchbruchhöhe der Sechsjahrmolaren und 3. Interkuspidation des vollständigen permanenten Gebisses ohne Seitenzahn/Eckzahnstufe. Die pro-

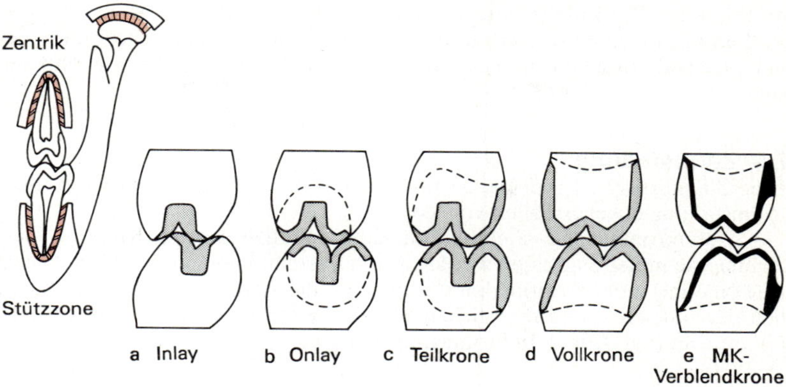

Abb. 4.**38** Die Methoden zur Wiederherstellung der Stützzonen im Anschluß an eine Schienentherapie: Rekonstruktion des physiologischen Okklusionsfeldes

thetische Korrektur besteht dann in Form der echten Bißhebung nach primärer Dysgnathie (Eichner). Die weitaus häufigere Erscheinug ist aber der Verlust oder Zusammenbruch des Vertikalabstandes nach Verlust von Stützpfeilern, Karies und/oder Abrasion. In diesen Situationen erfolgt dann die prothetische Restauration als Bißlagerekonstruktion eines sekundär reduzierten Vertikalbstandes. Nach beiden Ursachen aber ist das Ziel jeder Rekonstruktionsart – neben der physiologischen Funktion – die Wiederherstellung harmonischer, ästhetisch annehmbarer Gesichtsproportionen.

Die Zahnform

In der ästhetischen Wirkung der Zähne spielt als weiteres rekonstruktives Merkmal die Zahnform eine bedeutende Rolle. Die Unterteilung der Zahnformen, insbesondere der oberen mittleren Schneidezähne, in Übereinstimmung mit den drei Grundtypen des menschlichen Körperbaues – Athlet=quadratische, Pykniker=dreieckige und Leptosomer=länglich-ovale Schneidezahnfacetten – konnte biostatisch nicht signifikant belegt werden.

Die Auswahl der für einen Patienten typischen Zahnform erfolgt besser durch Vergleich mit den vormaligen, eigenen Zähnen unmittelbar vor Präparation oder Extraktion anhand eines Situationsmodells als Ausgangsdokument. Sind im sichtbaren Bereich keine eigenen Zähne vorhanden, so darf im allgemeinen vorausgesetzt werden, daß der Vorbehandler den nunmehr länger getragenen Ersatz nach diesem Gesichtspunkt ausführte. In diesem Fall dient eine Abformung über den bestehenden Ersatz als Vergleichsvorlage. Schließlich kann eine diagnostische Zahnaufstellung mittels einer Basisplatte und in weichem, verschiebbarem Wachs aufgestellten Frontzähnen sowohl für die ästhetische Wirkung der Facettengröße bei Frontzahnbrücken als auch bei Teil- und Vollprothesen von Nutzen sein.

Die Zahnstellung

Eine diagnostische Einprobe ist für den Teil der ästhetisch bestmöglichen Zahnstellung gleichermaßen von Vorteil.

Zahnkronenlänge, Sichtbarkeit des Zahnhalses und Kippung der Zahnachse in der Sagittalen werden durch Verschiebung im flexiblen Wachs (Flexaponal) in ihrer optimalen Wirkung auf die Ästhetik, aber auch bezüglich der statischen und räumlichen Möglichkeiten im individuellen Einzelfall erprobt (vgl. Abb. 1.**18** Frontzahnrelation).

Die Zahngröße

Bekanntlich können Zahnkronen, von der funktionellen Kauflächenform und der ästhetischen Erscheinungsform her gesehen, unterschiedlich groß modelliert oder als Ersatzzähne ausgewählt werden. Letztere stehen in sechs verschiedenen Garniturgrößen zur Verfügung. Auch die Größe einer Zahnkrone bzw. Garnitur richtet sich nach der Restaurationstrias:

1. Ausgangstypus,
2. biostatische Situation und
3. Raumverhältnisse innerhalb des Zahnbogens.

Im destruktiv und involutiv stark veränderten Kausystem muß infolge des Gewebsverlustes oftmals ein Kompromiß zugunsten der Funktion eingegangen werden, was ein einfühlsames, psychologisch fundiertes Verständlichmachen gegenüber dem Patienten erfordert. Dieser oftmals schwer zu vermittelnde Zusammenhang wurde von Rehm auf eine einfache Formel gebracht: „Eine Prothese zum Schauen und eine zweite Prothese zum Kauen."

Ästhetik der natürlichen Zahnkrone

Zahnfarbe

Natürliche Zähne besitzen eine charakteristische Farbe, die sich aus der anatomischen Struktur und Schichtung der Zahnhartgewebe über dem Pulpengewebe im jeweils auffallenden Licht ergibt. In dieser natürlichen Zahnfarbe sind die Farbtöne Weiß, Schwarz, Braun, Grün, Gelb und Rot zu unterschiedlichen Anteilen gemischt. Im sichtbaren Bereich jeder Art von Zahnersatz muß die individuelle, natürliche Zahnfarbe durch entsprechende Einfärbung der Ersatzmaterialien Keramik oder Kunststoff sehr genau nachgebildet werden. Hierzu dienen sog. Farbringe, in denen bis zu 24 Vergleichszähne in den häufigsten Farbtönen nach Nummern und Buchstaben kodiert worden sind. Diese reproduzierbaren Farbtonmischungen sind in industriell vorgefertigten Ersatzzähnen enthalten sowie in Anmischpulver von Kunststoff oder Keramik vorgegeben.

In der restaurativen Zahnheilkunde ist die Wahl der Zahnfarbe einer Teil- oder einer vollständigen Restauration häufig Anlaß eines Behandlungsmißerfolges oder gar eines Regresses. Die moderne Restaurierung setzt deshalb Grundkenntnisse der Farbwirkung und der Farbtheorie voraus.

Farbtheorie

Farbton. Als Farbton wird die als Rot, Orange, Gelb, Grün, Blau, Indigo und Violett empfundene Farbe bezeichnet. Der Farbton ergibt sich aus der unterschiedlichen Wahrnehmung der verschiedenen Wellenlängen des einfallenden Lichtes. Weißes Licht ist aus allen Spektralanteilen zusammengesetzt und kann durch ein Prisma in das kontinuierliche Spektrum der sechs Hauptfarben zerlegt werden (Abb. 4.**34**). Das dispersive Spektrum entsteht praktisch dadurch, daß die Farbanteile innerhalb des Spektrums unterschiedlich stark im Prisma gebeugt werden; Rot am geringsten, Violett am stärksten. Weiß ist immer ein Mischlicht aus Frequenzanteilen. Alle farbigen Anteile des kontinuierlichen Spektrums können wieder zu Weiß vereinigt werden. Eine einzelne Spektralfarbe, z. B. Gelb, wird durch monochromatische Strahlung ihres Frequenzbereiches, einer sog. Spektrallinie, verursacht (vgl. Abb. 4.**39**).

Farbintensität. Eine beleuchtete Frontzahnfacette kann ein und denselben Farbton (Frequenzanteil) mehr oder weniger intensiv ausstrahlen. Es entsteht daraus eine Art Sättigung der Grundfarbe, z. B. sattes Rot oder ganz schwache Rotfärbung.

Farbhelligkeit. Die Helligkeit einer Farbe gibt an, wieviel Weiß- bzw. Schwarzanteil in einer Farbe vorhanden ist. Die prozentuale Mischung zwischen Schwarz und Weiß ergibt die Grauleiter bzw. Graureihe, ihre Einzelfelder bezeichnet man als unbunte Farben.

Farbmischung. Wird eine ideal weiße Oberfläche mit verschiedenfarbigen Lichtquellen angestrahlt, dann überlagern sich die Farbreize im Auge zur additiven Farbmischung (Abb. 4.**40**). So läßt sich jede Farbe aus drei Grundfarben zusammensetzen, und zwar durch additive Mischung der Farben Rot, Grün und Blau oder durch subtraktive Mischung der Farben Blaugrün, Purpur und Gelb. Zwei Spektralbereiche, d. h. zwei verschiedenfarbige Lichtquellen, die auf einer weißen Facette durch additive Mischung Weiß ergeben, sind sog. Komplementär- oder Ergänzungsfarben, z. B. Gelb-Violettblau oder Rot-Blaugrün. Die Farbe jeder Zahnkrone, die sog. Zahnkörperfarbe, entsteht als Auflicht- oder Durchlichtfarbe infolge selektiver Remission oder Absoprtion von Frequenzanteilen in der Tiefe des Dentinkernes

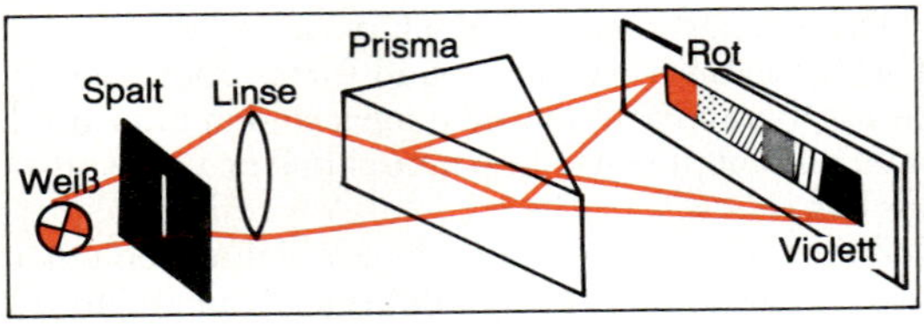

Abb. 4.**39** Dispersion des weißen Lichtes in das kontinuierliche Spektrum mit Rot, Orange, Gelb, Grün, Blau und Violett

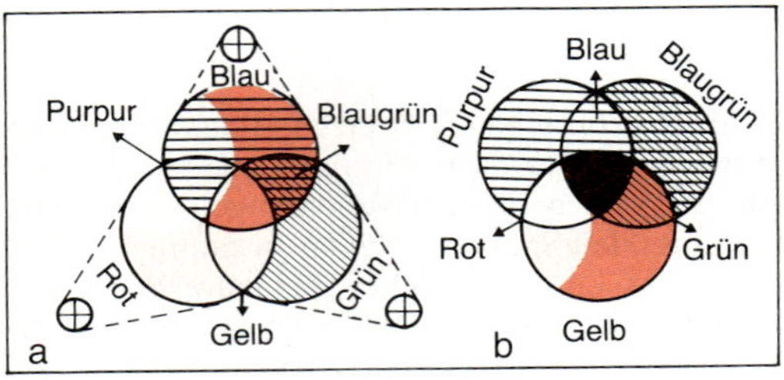

Abb. 4.**40** Farbmischung.
a Additive Mischung der farbigen Lichter Rot, Grün und Blau.
b Subtraktive Mischung der Farben Blaugrün, Purpur und Gelb

sowie durch Interferenzen an einer dünnen Oberflächenschicht, z. B. innerhalb der Schmelzhülle. Die Farben transparenter Kronenanteile kommen durch subtraktive Farbmischung zustande. Eine Facette ist weiß, wenn sie etwa 90% oder mehr des auffallenden weißen Lichtes reflektiert. Sie erscheint schwarz, sobald etwa 6% oder weniger Licht reflektiert wird. Dazwischen liegen alle Grautöne der Grauleiter.

Bunte Farben sind also alle Farben des kontinuierlichen Spektrums sowie deren Mischfarben. Verhüllte Farben sind alle Mischungen bunter Farben mit Schwarz und Weiß (Abb. 4.**41** u. 4.**42**).

Metamere Farben

Zwei Farben, die im natürlichen, mittleren Tageslicht von der Sinnesempfindung als völlig gleich wahrgenommen werden, können plötzlich recht unterschiedlich wirken, sobald sie mit einem Licht angestrahlt werden, dessen Frequenzanteile vom Tageslicht abweichen. Dieser sog. Metamereffekt ist um so stärker, je größer diese Abweichung ist. In der Zahntechnik kann die Metamerie dazu verwendet werden, die Abweichung einer Behandlungsleuchte vom natürlichen, mittleren Tageslicht dadurch zu bestimmen, daß zwei metamere Farbtafeln beleuchtet werden. Je mehr sich beide Farben gleichen, um so mehr sind die Frequenzbereiche dem mittleren Tageslicht angeglichen. Lichtvergleichstafeln werden in der Metallkeramik zur Farbwahl unter standardisiertem Licht verwendet.

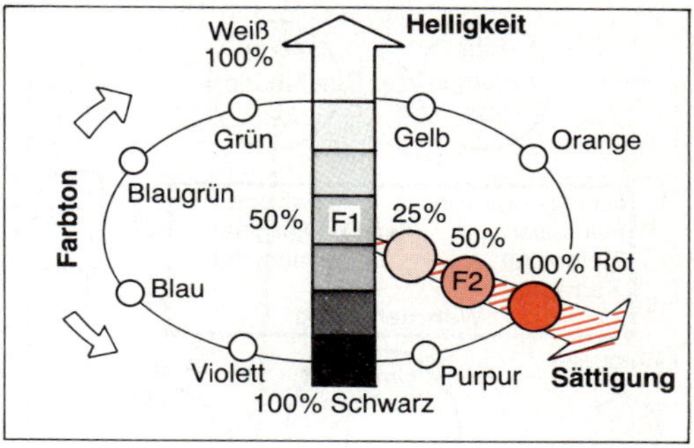

Abb. 4.**41** Farbordnung nach den physiologischen Farbempfindungen Farbton, Sättigung und Helligkeit. Die Farben F1 und F2 erscheinen gleich hell, da sie den gleichen Grauwert bzw. den gleichen prozentualen Farbtonanteil haben

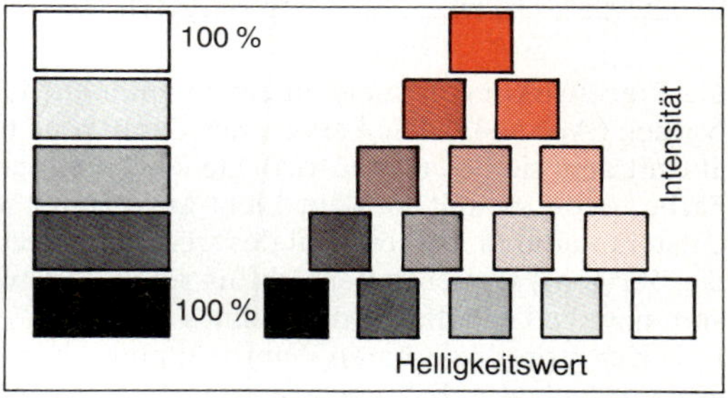

Abb. 4.**42** Grauleiter: Mischung von Weiß und Schwarz in verschiedenen prozentualen Abstufungen. Verhüllungsdreieck: Über der Grauleiter als Basis kann mit jeder bunten Farbe ein solches Verhüllungsdreieck aufgebaut werden

Physiologische Farbempfindung

Licht verursacht in den Rezeptoren der Netzhaut chemische Vorgänge, die über den Sehnerv im ZNS die Sehempfindung hervorrufen. Der Farbreiz selbst wird durch elektromagnetische Strahlung des sichtbaren Spektralbereiches der Wellenlänge zwischen 770 nm (Rot) und 380 nm (Violett) bewirkt. Die spektrale Strahlungsfunktion S_λ verursacht im Auge einen analogen Farbreiz und die Farbreizfunktion $\varphi_\lambda = S_\lambda \cdot \beta_\lambda$.

Sie hängt vom Remissionsgrad μ_λ einer beleuchteten Zahnoberfläche ab, d. h. davon, wieviel Licht in die Netzhaut zurückgestrahlt wird, oder vom Transmissionsgrad r_λ seiner transparenten Schichtung ($\varphi_\lambda = S_\lambda \cdot r_\lambda$).

Auge und ZNS bewerten jede Farbe immer nach Farbton, Helligkeit und Intensität.

Entsprechend der sog. Dreifarbentheorie sieht das Auge trichromatisch. Der Rezeptorapparat der Netzhaut ist so aufgebaut, daß die Farbreize nach den drei voneinander unabhängigen, spektral verschiedenen Wirkungsfunktionen, einem Rot-, Grün- und Blauanteil, wahrgenommen und

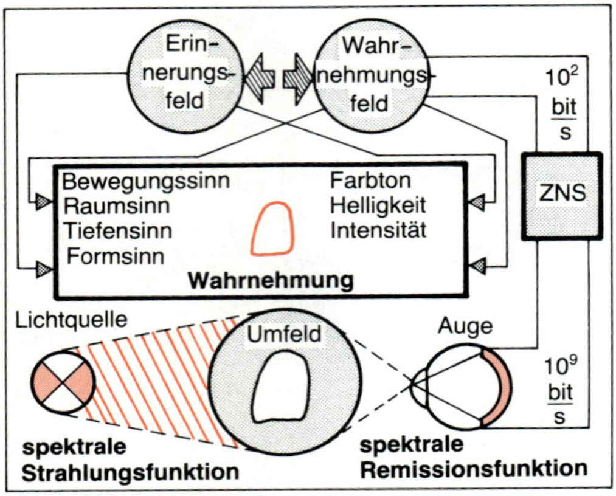

Abb. 4.**43** Farbwahrnehmungsmodell nach Leopold. Ihrer Farbigkeit nach gleiche Gegenstände erscheinen als Folge von Bewegungs-, Raum-, Tiefen- und Formsinn unterschiedlich

die Einzelwirkungen linear zu einem einheitlichen Farbeindruck überlagert werden (Abb. 4.**43**). Die Farbe einer Zahnkrone hängt schließlich vom Licht ab, mit dem sie beleuchtet wird: Sie erscheint nur dann in ihrer natürlichen Farbe, wenn sie mit weißem Licht angestrahlt wird. Die natürliche Farbe entsteht dadurch, daß ein Teil des weißen Lichtes absorbiert wird, während die übrigen Frequenzanteile diffus reflektiert werden und als Mischfarbe vereinigt die Grundfarbe des Zahnes ergeben.

Zur reproduzierbaren Wahrnehmung einer Zahnfarbe sind Normlichtarten festgelegt, z. B. Sonnenlicht in der Zeit von 12–14 Uhr, künstliches Tageslicht bestehend aus UV-Anteilen und Warmlicht mit Rotanteil.

Farbadaption. Durch hinreichend langes Betrachten einer Zahnoberfläche oder einer Vergleichsfarbe verliert das Farbrezeptorsystem immer mehr seine Empfindlichkeit gegenüber feineren Unterschieden des Frequenzbereiches sowie gegenüber dessen Verhüllungsanteilen, d. h. prozentualen Mischungsanteilen mit Schwarz und Weiß. Nach längerem Fixieren verlieren alle Farben an Intensität.

Lichtoptische Wirkung

Der Zahnschmelz wirkt optisch als eine getrübte, glasige Substanz, in dem das auffallende Licht größtenteils hindurchscheinen kann, insbesondere durch die transparente Schneidekante. Die Trübung entsteht im Vergleich z. B. zu Quarzglas aus dem über 90% starken Anteil an Hydroxylapatitkristallen ($Ca_{10}(PO_4)_6(OH)_2$) die, nur 5–200 nm groß, durch kollagene Grundsubstanz verbunden sind. Das auftreffende Licht wird z. T. gebrochen und teilweise reflektiert. Lichtbrechung, Reflexion und Durchlässigkeit ergeben zusammen den sichtbaren Effekt der Transluzenz. Die Lichtbündel, die an prismatischen Kristallen im gleichen Winkel reflektiert werden, unter dem sie auftreffen,

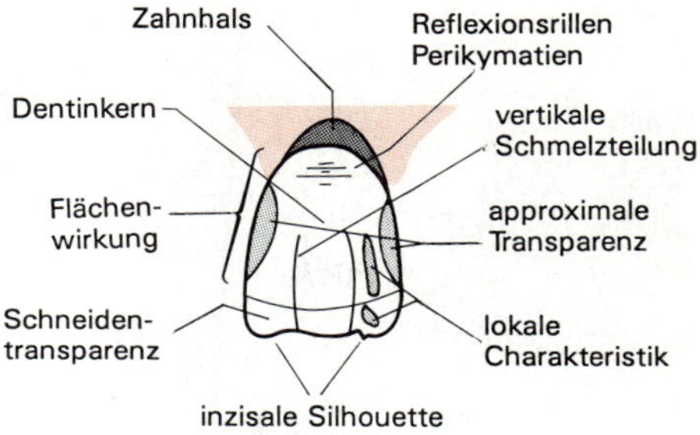

Abb. 4.**44** Facettencharakteristik. Ästhetische Merkmale als Vorlage für Frontzahnkronen und Verblendungen

verursachen die Spiegelreflexion. Dagegen entsteht in der Schmelzschicht selbst eine Lichtstreuung, die als diffuse Reflexion sichtbar wird. Schließlich wird ein Teil des Lichtes an der Schmelz-Dentin-Grenzschicht absorbiert.

Manche Zähne erscheinen heller, andere wieder dunkler, da die spektralen Anteile des auftreffenden Lichtes entsprechend dem individuellen Aufbau des Einzelzahnes unterschiedlich reflektiert oder gebeugt werden. Die Lichtanteile, die die Schmelzschicht durchdringen, werden am Dentin teilweise reflektiert (Teilreflexion aus tieferen Schichten), jedoch abermals gebrochen (Transluzenz) und dringen zu einem geringen Teil sogar durch den Dentinkern hindurch (Transmission durch das Dentin).

Die Labialfacetten erscheinen in ihrer typischen natürlichen Form und Farbe, weil sie einen Teil des auffallenden Lichtes zurückwerfen. Die Erscheinung, daß das Licht nach allen Seiten reflektiert wird, bezeichnet man als diffuse Reflexion. Wird das Licht strahlenförmig in nur eine Richtung zurückgeworfen, so spricht man von regelmäßiger Reflexion bzw. Spiegelreflexion. Zum Beispiel können Lichtstreifen auf einer weißen Fläche von allen Seiten und von verschiedenen Beobachtern gesehen werden, Glanzstriche und Glanzpunkte auf einer Spiegeloberfläche jedoch nur aus einer einzigen Richtung.

Die spezielle anatomische Schichtung der Zahnhartgewebe verursacht in den verschiedenen Abschnitten einer Zahnkrone – marginal, koronal und inzisal – recht unterschiedliche lichtoptische Wirkungen, die aber für topographisch gleiche Zähne ziemlich konstant sind.

Trifft Licht auf die Zahnoberflächen, so wird ein Teil diffus, ein Teil regelmäßig reflektiert, während andere Lichtanteile absorbiert, z. T. sogar als Transmission durch die Zahnkrone hindurchtreten. Die lichtoptische Wirkung ist eben, der Gewebsschichtung naturgemäß, von der Schichtstärke der einzelnen Gewebsteile und dem labial-oralen Kronendurchmesser sowie von der Ausdehnung des Pulpenkavums und der Vitalität abhängig. In ästhetisch vollwertigen Verblendkronen wird versucht, die charakteristischen Merkmale der natürlichen Frontzahnfacette nachzubilden. Diese Merkmale sind in Facettencharakteristik enthalten (Abb. 4.**44**).

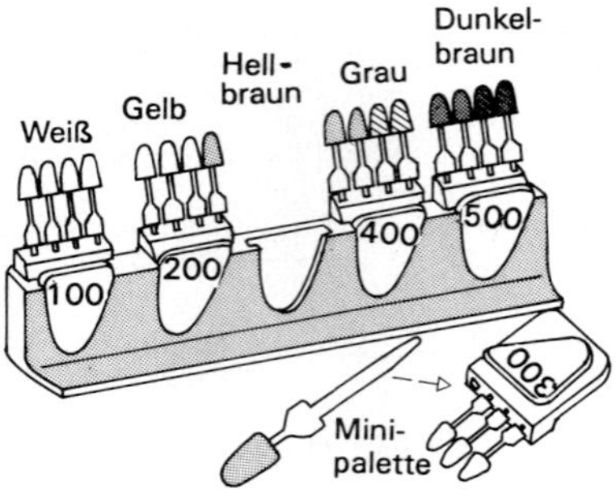

Abb. 4.**45** Chromaskop-Farbschlüssel mit 5 Farbgruppen mit jeweils vier Vergleichszähnen unterschiedlicher Farbintensität. Farbwahl: Zuordnung in eine dieser Gruppen und danach Feindifferenzierung

Systematisierung der Farbwahl

Der fehlerfreien Farbwahl kommt insbesondere bei der Keramik und Metallkeramik eine besondere Bedeutung zu, da die in einer Brennfolge hergestellte Keramik mit ihrer lichtoptischen Tiefenwirkung nach der Ersteinprobe nicht einfach wieder geändert werden kann, wie z. B. durch Auswahl einer anderen Garnitur bei Teil- und Vollprothesen. Zur Rationalisierung und Fehlervermeidung wurde das Vierersystem (Keraskop) entwickelt. Hierbei wurden alle Vergleichszähne eines Farbringes in fünf Gruppen unterteilt, die jeweils als Bereich der Eingrenzung individueller lichtoptischer Farbwirkung dienen. Die fünf Wirkungsgruppen dominierender Grundkernfarbe sind:

1. Weiß, 2. Gelb, 3. Hellbraun, 4. Grau und 5. Dunkelbraun.

Innerhalb jeder dieser Bereiche sind vier Vergleichszähne nach ihrer Farbintensität geordnet, wobei die einzelnen Farbgruppen die Kennziffern 100 bis 500 und die darin enthaltenen Farbintensitäten die Ziffern 10, 20, 30 und 40 enthalten. Die Farbwahl unter Anwendung des Chromaskops erfolgt rascher und sicherer als mittels eines kontinuierlichen Farbringes (Abb. 4.**45**).

Praktisches Vorgehen zur Farbbestimmung

Zur richtigen Farbbestimmung hat sich das Einhalten eines bestimmten Ablaufes bewährt:

1. Reinigung der Facettenflächen

Um die lokalen Faktoren der Facettencharakteristik überhaupt erkennen und in das zahntechnische Laboratorium weiterleiten zu können, müssen die restlichen Zähne eines zu versorgenden Kiefers mittels der Rotierbürste und der sog. ZP (Zahnpolitur)-Paste gesäubert sein.

2. Art des auffallenden Lichtes

Entsprechend der Farbtheorie erfolgt die Farbwahl zweckmäßig bei Tageslicht ohne direkte Sonneneinstrahlung, da Zähne am häufigsten unter Tageslichteinwirkung gesehen werden. Unterstützt werden kann die Farbwahl durch spezielles Kunstlicht der Wärme 5000 °K bei einer Stärke von 1200 bis 1500 Lux.

3. Nordlicht
Das Licht aus Norden enthält alle spektralen Anteile des natürlichen Tageslichtes unverfälscht. Die günstigste Lichteinwirkung erfolgt deswegen unter Nordlicht.

4. Tageszeit
Weil das Tageslicht in Mitteleuropa nur zwischen 11.00 und 15.00 die optimale spektrale Zusammensetzung zeigt, sollte eine Farbwahl für definitive Restaurationen in diesem Tageszeitraum vorgenommen werden. Farbwahl frühmorgens oder abends ist unzweckmäßig.

5. Dunkelgrünes Umfeld
Um Lichtreflexionen zu vermeiden und gleichzeitig die Farbadaption wieder aufzuheben, trägt der Patient zur Farbwahl ein dunkelgrünes Tuch als Umhang. Die farbauswählenden Personen unterbrechen die Farbwahl und blicken kurzzeitig auf das grüne Feld.

6. Zeitfaktor
Der eigentliche Farbvergleich zwischen einem Vergleichszahn eines Farbringes und einem natürlichen Zahn sollte nur 2–3 Sek. dauern, um eine Farbadaption auszuschließen. Zwischenzeitlich sollte daher wiederholt das grüne Tuch fixiert werden.

7. Farbwählende Personen
Der Patient muß die Zahnfarbe mit auswählen, damit er sie nach Eingliederung der definitiven Restauration als seine eigene Entscheidung ansieht. Weil Frauen eine um mindestens 30% bessere Farbunterscheidung als Männer besitzen, wird die Farbwahl in erster Linie von der Zahnärztin bzw. der erfahrenen zahnärztlichen Helferin vorgenommen oder zumindest in einem unabhängigen Ablauf bestätigt.

Implantate

Funktion der Implantate
Als Implantat bezeichnet man eine Metallkonstruktion, die als künstliche Wurzel in die Alveole im Bereich eines zahnlosen Kieferkammabschnittes eingelassen wird. Im Gegensatz zum Parodontium der natürlichen Kauein-

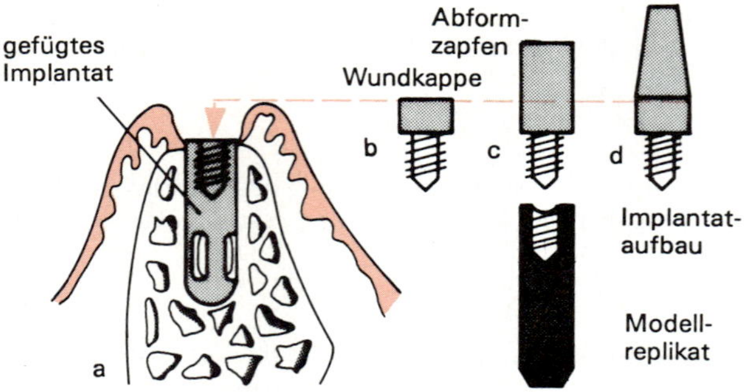

Abb. 4.**46** **a** Gefügtes Zylinderimplantat nach Einheilung und operativer Eröffnung. **b** Wundschutzkappe für die Einheilungszeit. **c** Modell-Übertragungszapfen und **d** permanenter, konfektionierter Aufbauzapfen

heit, aber auch zur Sattellagerung auf dem Tegument entsteht daraus die reine ossale Lagerung. Nach einer gewissen Einheilungszeit bildet sich um das Implantat und vor allem in seinen Verankerungsretentionen neues, alveoläres Knochengewebe, das das Implantat fest umschließt und damit ossal verankert (Abb. 4.**46**).

Als Werkstoff wird überwiegend Titan verwendet bzw. eine Titanlegierung ($TiAl_6V_4$). Aus Titan oder aus einer Titanbasislegierung hergestellte Implantate sind neuerdings mit Hydroxylapatit feinbeschichtet. Daneben werden Implantate aus Keramik verwendet. Dentale Implantate werden generell mittels genormter Paßbohrer in ein paßgenaues Bohrloch im alveolären Knochengewebe in Form einer Preßpassung eingefügt. Der Durchmesser des Bohrloches richtet sich nach der Schichtdicke der alveolären Knochensubstanz und den Auswahlgrößen des zugehörigen Implantattypes.

Unter der „Osseointegration" versteht man die vollständige ossale Impaktierung eines Implantates ohne jede bindegewebige Trennschicht. Die knöcherne Umrandung eines Implantates soll die 1,5-mm-Grenze nicht unterschreiten. In sagittaler Richtung ist eine knöcherne Distanz von mindestens 4 mm zwischen zwei Implantaten anzustreben. Die Länge eines Implantates sollte der Länge einer natürlichen Zahnwurzel entsprechen. Implantate werden überwiegend in Form von Längszylindern entweder auf festen, passiven Knochenkontakt oder als Implantatschrauben verwendet. Die plattenförmigen Implantate sind in den Hintergrund getreten; sie hatten die Aufgabe, den Kaudruck auf eine möglichst große Knochenfläche zu übertragen. Ihr Einfügen ist jedoch mit einem höheren operativen Aufwand verbunden und auf einen ausgedehnten Alveolarfortsatz begrenzt. Die Be-

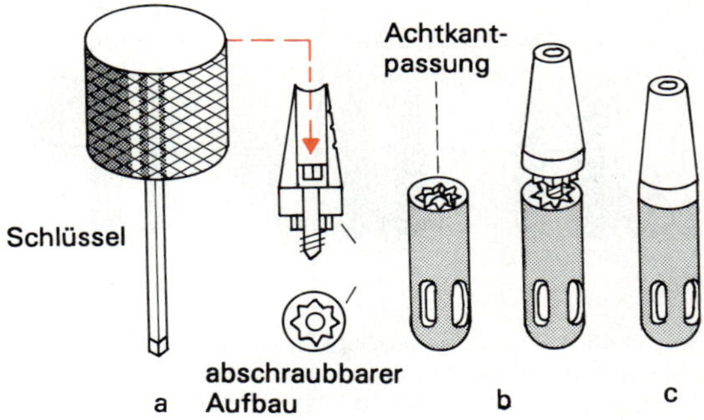

Abb. 4.**47** **a** Inbus-Schraubsystem im Innern eines bedingt abnehmbaren Aufbaukopfes, **b** Achtkant-Rotationssicherung und **c** Implantat mit verschraubtem, gegen Drehung gesicherten Aufbau

lastung von Einzelimplantaten durch die spätere Suprakonstruktion stellt die gleichen Anforderungen wie die Parodontalstatik: Über 15° gekippte Implantate sind, wenn möglich, zu vermeiden. Die Anordnung eines Implantates richtet sich deswegen nicht allein nach der Form und Substanzstärke des Alveolenknochens, sondern in erster Linie nach dem Verlauf des späteren Okklusionsfeldes. Es hat sich als zweckmäßig erwiesen, eine transparente Basisplatte als Lochlehre zu verwenden, in der präzise Perforationen die Lage und Richtung der Bohrlöcher bzw. der Implantate angeben. Die genaue Ausführung der Lochlehre richtet sich nach der klinischen und röntgenologischen Analyse der Knochensubstanz ebenso wie nach dem Verlauf der diagnostischen Einprobe der Wachsaufstellung, die nach allen Regeln der Prothetik (vgl. Kap. Totalersatz, S. 547) im Artikulator aufgestellt worden sind. Einzelzahnimplantate richten sich nach den Zahnachsen der Approximalzähne. Eine besondere Bedeutung wird den intraoperativen Implantaten unmittelbar nach Extraktion zur Erhaltung der Kieferkammform, insbesondere im sichtbaren Frontalbereich, zugeschrieben.

Spezielle Indikation

Einzelzahnimplantat

Implantate sind indiziert zum Zahnreihenschluß, z. B. nach Verlust eines einzelnen Zahnes innerhalb einer intakten, füllungs- und kariesfreien Zahnreihe. Das Einzelzahnimplantat erspart den Verlust an natürlicher Zahnsubstanz, z. B. bei Schneidezähnen, und führt unter normalen Bedingungen zu besseren Ergebnissen als eine entsprechende Versorgung durch die Frontzahnbrücke.

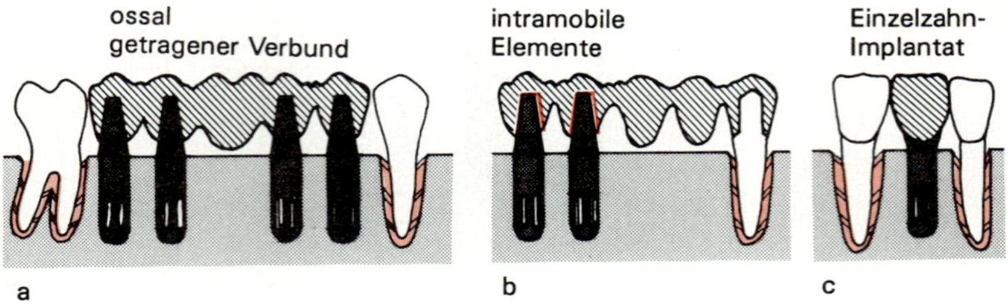

Abb. 4.**48** Anwendungsbeispiele von Implantaten für Kronen- und Brückenzahnersatz: **a** rein ossal getragene Restauration, **b** gemischte Lagerung mit intramobilen Druckausgleichselementen, **c** Einzelzahnimplantat

Implantate als Brückenpfeiler

Bei Vorliegen einer größeren seitlichen Schaltlücke oder einer meist einseitig verkürzten Zahnreihe haben sich zur Wiederherstellung des vollständigen Zahnbogenverlaufes Implantate bewährt.
Zwei Ausführungsformen sind möglich:

1. *Die gemischte Lagerung*
   Ein oder zwei Brückenpfeiler, meist anterior, werden mit ein oder zwei posterioren Implantaten zur Brücke verbunden. Um infolge erhöhter Zahnbeweglichkeit der parodontal gelagerten Zähne eine ossale Überlastung zu vermeiden, werden bewegliche, sog. intramobile Elemente zwischen Implantat und Brücke verwendet.
2. *Die direkte, ossal gelagerte Brücke*
   Eine offensichtlich günstigere Lösung bietet die Schaltbrücke, die nur auf Implantaten fest verankert ist, wobei keine direkte Verbindung mit den natürlichen Approximalzähnen besteht.

Bei richtiger Indikation und Ausführung und einer guten Oralhygiene sind über ossal gelagerte Brücken keine Nachteile bekannt (Abb. 4.**48**).

Implantate in der Teilprothetik

Im stark reduzierten Lückengebiß, in dem aufgrund fehlender Pfeilerzähne kein festsitzender Brückenzahnersatz mehr möglich ist, fehlt im allgemeinen auch die letzte Möglichkeit der Restauration eines starr abgestützten Okklusionsfeldes.

In diesen Fällen hat sich, insbesondere in Verbindung mit Konuskronen, eine Langzeitverbesserung der Statik herausgestellt. Um die paßgenaue Einschubrichtung mit parodontal getragenen Konuspfeilern problemlos durchführen zu können, werden industriell vorgefertigte, selbstzentrierbare Konuskronen aus Titan zwischen Implantat und Suprakonstruktion verwendet.

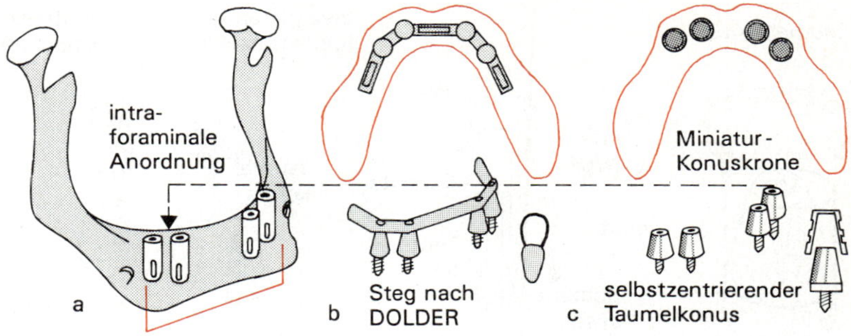

Abb. 4.**49** **a** Vier intraforaminale Zylinderimplantate, **b** und **c** die häufigsten Retentionselemente für Suprakonstruktionen im zahnlosen Kauorgan: Steg nach Dolder und konfektionierte Konuskronen mit vorgegebener Haftkraft

Implantate im zahnlosen Kiefer

Im Falle eines zahnlosen Kieferkammes mit geweblicher und psychogener Indikation für Implantate wird seit geraumer Zeit eine implantatgestützte Vollprothese, bevorzugt im Unterkiefer, eingegliedert. Mit geringen Ausnahmen eignet sich für die Implantattiefe nur noch der anteriore, zahnlose Kieferkammabschnitt zwischen beiden Foramina apicalia. In diesem Bereich werden wenigstens zwei, gelegentlich vier Zylinderimplantate gesetzt. Als bewährte Methode der Suprakonstruktion gilt der nach distal verlängerte Resilienzsteg nach Dolder. Eine andere bevorzugte Methode ist die Verwendung der Titan-Konuskronen-Fertigteile, die bis zu 15° Pfeilerdivergenz durch Selbstzentrierung auszugleichen vermögen. Die Konusinnenanker sind Teil des transgingivalen Implantatgerüstes, die Konusaußenkronen werden in Umfassungen des Gerüstes der Suprakonstruktion eingeklebt. Die Suprakonstruktion selbst ist ein satteloffenes Modellgußgerüst in Form der abnehmbaren Sattelbrücke (Abb. 4.**49**).

Sowohl bei Brückenzahnersatz und Teilprothesen als auch bei Totalersatz werden Implantate überwiegend im Unterkiefer eingesetzt. Ursachen sind die häufige tiefe Ausdehnung des Recessus alveolaris der Kieferhöhle und das in seiner Struktur im Verhältnis zum Unterkiefer weniger kompakte Knochengewebe. Alle Suprakonstruktionen müssen, da keine parodontale Impulsdämpfung vorliegt, nach den strengen Regeln der Okklusion komplettiert werden: Kronen und Brückenzahnersatz nach den Merkmalen der physiologischen, Teil- und Vollprothesen nach den Merkmalen der prothetischen, vollbalancierten Okklusion.

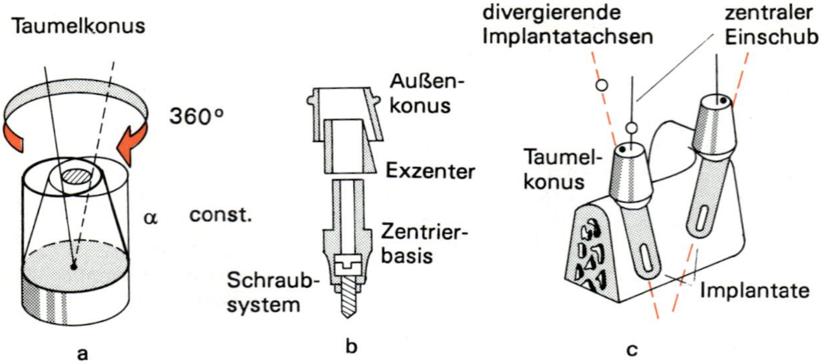

Abb. 4.**50** Taumelkonus zur Kompensation divergierender Implant-Pfeiler-Achsen bei konstantem Konuswinkel. **a** Wirkungsprinzip, **b** konfektionierte Konstruktion, **c** Anwendungsbeispiel

Taumelkonus

(Abb. 4.**50**)

Nicht immer ist es möglich, mehrere Implantate in übereinstimmender Pfeilerachse in das Knochengewebe zu fügen. Die Gründe hierfür sind vielfältig: ungleicher Verlauf auf Distanz liegender Knochenstrukturen, variierende Stärke der Knochenkortikalis, operative Technik, Abweichung des Röntgenbefundes von der tatsächlichen klinischen Situation und schließlich nicht ausreichende Vorbereitung. Die Anwendung von Implantat-Aufbauzapfen, die, gegen die Basis abgewinkelt, im Achtkant um 8 Raster verdreht gefügt werden können, erlaubt nur eine Kompensation innerhalb des 8-Kant-Drehwinkels und keine vollständige Angleichung.

Für abnehmbare, ossal gelagerte Sattelbrücken und Totalprothesen eignet sich die konfektionierte, präfabrizierte Miniaturkonuskrone aus Titanlegierung.

Zur Kompensation abweichender Implantatachsen ist der Innenkonus im Basisfertigteil exzentrisch angeordnet. Der vorgefertigte Außenkonus kann infolge seiner rotationssymmetrischen Form um 360° beliebig gedreht werden.

Einschubrichtung und der vorgefertigte Außenkonus taumeln um ihre zentrale Achse. Mittels einer Passungslehre oder in einem Parallelometer kann sofort die zentrale Einschubrichtung beliebig vieler Implantatpfeiler zentriert und fixiert werden.

Die Merkmale des Taumelkonus sind:

1. Selbsttätige oder metrisch einstellbare Zentrierung auf den zentralen Einschub.

2. Miniaturausführung – Raum für ästhetische Suprakonstruktion.
3. Durch Präfabrikation mit industriell konstantem Konuswinkel reproduzierbare Haftkraft.

Der Taumelkonus kann auch zum Zementieren fester Brücken bei divergierenden Implantatachsen verwendet werden.

5 Kronen- und Brückenzahnersatz

Indikation und Kontraindikation

Kronenzahnersatz

Aufgaben künstlicher Zahnkronen

Ist das Zahnhartgewebe der natürlichen Krone weitgehend zerstört, kann die mechanische Festigkeit gegen kaufunktionelle Kräfte nur noch durch vollständige Überdeckung durch künstliche Werkstoffe erhalten oder wiedergewonnen werden.

Die künstliche Zahnkrone ersetzt die organische Schmelzschicht der natürlichen Krone. Sie übernimmt also eine natürliche Funktion des biologischen Systems und unterscheidet sich in ihrer äußeren Form nicht von einer natürlichen Krone. Mit dem Dentinkern des Kronenstumpfes und der Zahnwurzel bildet sie eine funktionelle Einheit.

Ihre wichtigsten Funktionen können wie folgt zusammengefaßt werden:

- Anpassung der Okklusionsfläche an die Form der Antagonisten des Gegenkiefers,
- störungsfreies Gleiten bei zahngeführten Kieferbewegungen,
- voller Okklusionskontakt in der Zentrik zur gleichen Zeit wie alle anderen Zähne,
- Tasten von Speisen und Fremdkörpern zur Regulation von Kaubewegungen und von Schutzmechanismen,
- Aufbereitung der Speise während der Kaufunktion,
- physiologische Übertragung von Kaukräften auf das Desmodont in bezug auf Größe und Richtung,
- Schutz des Zahnfleischsaumes,
- Selbstreinigung des Gebisses infolge einer glatten, abgerundeten Oberfläche,
- Abstoppen der Kieferschlußbewegung in der zentrischen Okklusion und Konstanthaltung der Vertikaldimension,
- Erfüllung aller biostatischen Aufgaben, insbesondere im Bereich der Stützzonen,
- Erhalten der Zahnbogenkontinuität durch die sagittale Abstützung,
- Wiederherstellung eines normalen ästhetischen Äußeren.

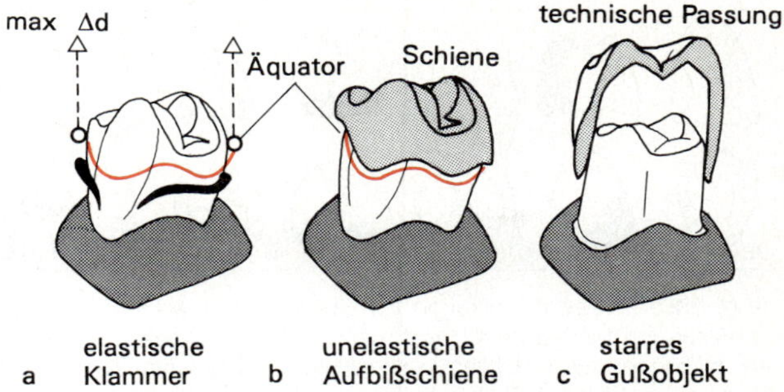

Abb. 5.**1** Auf eine unpräparierte Zahnkrone können nur elastische Elemente unterhalb des Äquators (**a**) und unelastische oberhalb gefügt werden (**b**). Die paßgenaue Umfassung erfordert die technisch stilisierte Zahnkronenform (**c**).

Indikation des Kronenzahnersatzes

Bei der Behandlungsplanung künstlicher Kronen muß immer der Nutzen einem möglichen Schaden gegenübergestellt werden: Künstliche Kronen sind immer verbunden mit hohem Verlust an natürlicher Zahnsubstanz und mit der Gefahr einer möglichen Pulpenschädigung durch die Präparation. Ihre Tragedauer hängt außerdem ab von der technischen Herstellungsgenauigkeit, insbesondere im Bereich des Kronenrandes. Nach heutiger Auffassung sollte daher die Indikation zur Überkronung nach strengen Kriterien erfolgen. Hierzu unterscheidet man die allgemeine Überkronungsindikation und die spezielle Indikation im Einzelfalle.

Allgemeine Überkronungsindikation. Natürliche Zahnkronen können nur durch Überkronung erhalten werden, sobald ihre Substanz zum großen Teil zerstört ist, keine Resistenz gegen weiteren kariösen Verfall besteht, Fehlbelastungen ihrer Parodontalgewebe nur durch Wiederaufbau der Kaufläche ausgeschaltet wird. Eine Überkronung ist nur möglich, nachdem die anatomische Zahnkrone durch Präparation in eine technische stilisierte Form gebracht wurde (Abb. 5.**1**).

Brückenzahnersatz kann im allgemeinen nur durch Überkronen der Pfeiler oder Verankerungszähne ausgeführt werden, eine Entscheidung, die um so leichter fällt, je mehr die allgemeine Überkronungsindikation auf die Pfeiler selbst zutrifft.

Zusammenfassend findet sich die strenge Indikation zur Überkronung natürlicher Zähne in der grundsätzlichen Einteilung des Kronenzahnersatzes in:

- *Ersatzkronen.* Sie ersetzen verlorengegangene Hartsubstanz, die durch konservierende Behandlung nicht mehr ergänzt werden kann.

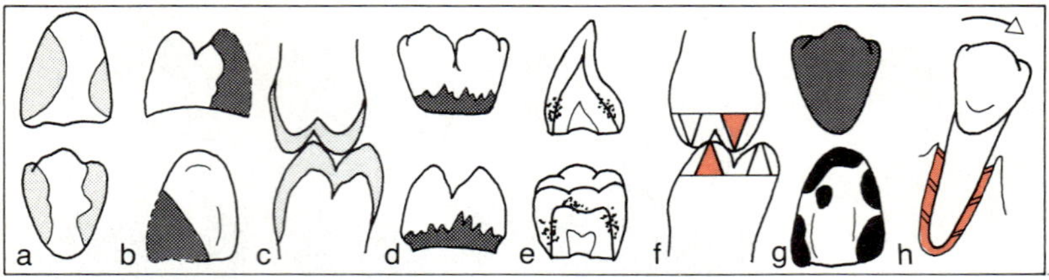

Abb. 5.**2** Spezielle Indikation zur Überkronung: **a** Hartgewebsdefekte, die mit konservierenden Maßnahmen nicht mehr restauriert werden können, **b** statische Indikation, **c** Bißhebungen – Bißlagerekonstruktion, **d** zirkuläre Zahnhalskaries, **e** generalisierter, kariöser Befall, **f** Okklusalrekonstruktion, **g** Ästhetik: verfärbte Zähne, multiple Füllungen, **h** Abstützung bei Parodontolyse

- *Schutzkronen.* Sie schützen den Dentinkern gegen zerstörende Einflüsse aus der Mundhöhle, indem sie die organische Zahnsubstanz vollständig bedecken.
- *Stütz- und Verankerungskronen.* Sie sind die Mittel, mit denen Brückenzahnersatz und partielle Prothesen am Restgebiß befestigt werden. Man nennt sie deswegen auch Brückenanker.

Spezielle Überkronungsindikation im Einzelfalle. Im einzelnen Behandlungsfalle treten verschiedene Defektformen auf, die häufig künstliche Kronen erforderlich machen.

Ersatzkronen

Aufgaben künstlicher Zahnkronen (Abb. 5.**2**):

- Ersatz von Schneidekantendefekten.
  Frakturierte Schneidekanten können aus Gründen der Ästhetik, aber auch der mechanischen Festigkeit wegen, oft nur durch Überkronen des ganzen Schneidezahnes ersetzt werden.
- Ersatz multipler Füllungen.
  Diese Aufgabe dient vorwiegend der Ästhetik, aber auch der Prophylaxe gegen einen weiter fortschreitenden Verfall der organischen Zahnsubstanz.
- Ersatz verfärbter avitaler Zahnkronen.
  Die mechanische Festigkeit verlangt in diesem Falle immer die Indikation einer Stiftverankerung.
- Ersatz abgenützter Kauflächen.
  Im Abrasionsgebiß ist eine okklusale Korrektur nur durch eine grundsätzlich umfangreiche Rekonstruktion des Okklusionsfeldes möglich.
- Ersatz ausgedehnter, kariöser Kronendefekte.
  Umfangreiche Verluste an organischer Kronensubstanz müssen dann mit Hilfe von Ersatzkronen ersetzt werden, wenn für konservative Wieder-

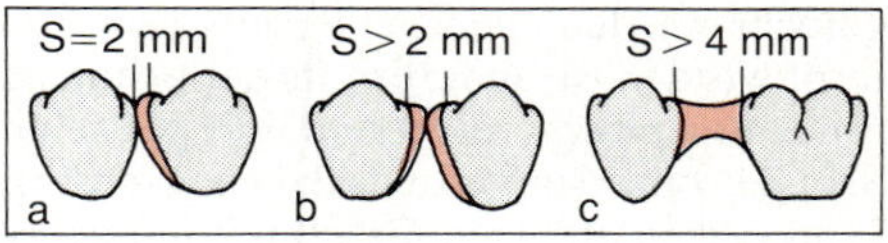

Abb. 5.**3** Regeln für die Approximalspaltkorrektur nach Vest.
a Spalt bis zu 2 mm, Korrektur einer Approximalfläche;
b Spalt größer als 2 mm, Korrektur an beiden Kronen;
c Spalt größer als 4 mm, Korrektur durch Brückenglied

herstellungen keine hinreichend sichere mechanische Verankerung mehr besteht.

- Form- und Stellungskorrektur.
  Während im jugendlichen Gebiß Stellungsanomalien keine Veränderungen im marginalen Parodont zeigt, ist im Erwachsenengebiß fast immer eine Form- und Stellungskorrektur aus Gründen einer Parodontalprophylaxe angezeigt.
- Aufbau fehlender oder verlorener Stützzonen.
  Sobald in einem Bereich der Zahnreihe der Vertikalabstand durch Substanzverlust verändert wurde, ist die Wiederherstellung normaler biostatischer Bedingungen mit Hilfe von Kronenzahnersatz unerläßlich, wenn umfangreiche Systemstörungen vermieden werden sollen.
- Aufbau verlorener Okklusionsreliefs.
  Verlust okklusaler Kontaktmuster kann nur durch prothetische Wiederherstellung korrigiert werden.

Kontaktkorrektur: Im normalen Gebiß sind die Interdentalräume durch die Interdentalpapille voll ausgefüllt. Bei bestimmten Formen der Parodontopathie finden sich interdentale Hohlräume, die als Schmutznischen den chronisch-interdentalen Abbauprozeß beschleunigen; ihre Beseitigung mittels Ersatzkronen erfolgt nach der Regel von Vest (Abb. 5.**3**):

1. Der Interdentalspalt bis zu 2 mm kann mittels einer Ersatzkrone geschlossen werden.
2. Ist der Interdentalspalt aber größer als 2 mm, so muß der Verschluß von beiden Seiten her erfolgen.
3. Bei einem Interdentalspalt größer als 4 mm ist die Indikation eines Brückengliedes gegeben.

Die Verbesserung oder Wiederherstellung approximaler Kronenkontakte führt zur erweiterten Indikation der Ersatzkrone, indem fehlende Zahnsubstanz in sagittaler Ausdehnung ersetzt werden muß.

Schutzkronen

Die vollständige Umkleidung der in der Mundhöhle frei zugänglichen Zahnhartgewebe mit einem mundbeständigen Ersatzwerkstoff bezeichnet man als Schutzkrone. Jede Schutzüberkronung kann ihrer Aufgabe nur dann

gerecht werden, wenn einerseits kariös infiziertes Dentin vollständig entfernt worden ist, andererseits der Schutzmantel bis auf den Boden des inneren Saumepithels reicht und dort paßgenau und randdicht abschließt.
Schutzkronen sind grundsätzlich erforderlich:
- im kariesanfälligen Gebiß mit umfangreichen Zahnhalsdefekten und bei erneuten kariösen Defekten an Füllungsrändern,
- bei Substanzverlust durch neuromuskuläre Funktionsstörungen, z. B. Bruxismus, sobald die okklusale Schmelzschicht bereits verlorengegangen ist,
- als Schutz gegen Abriebvorgänge und Substanzverlust durch Halteelemente, wie z. B. Klammern: die Frage aber, ob Klammerzähne grundsätzlich überkront werden müssen, stößt jedoch auf keine einheitliche Lehrmeinung.

Nachuntersuchungen von Voss und Kerschbaum haben gezeigt, daß 40% überkronter Klammerzähne weniger verlorengehen als nichtüberkronte. Gleichwohl gilt die Lehrmeinung, wonach Klammerzähne im kariesresistenten Lückengebiß und nach Umstellung des Patienten auf intensive Oralhygiene eine Schutzüberkronung für Klammer-Pfeilerzähne keine Indikation hat: Der durch Präparation und Kronenrandungenauigkeit mögliche Gewebsschaden rechtfertigt nicht die grundsätzliche Schutzüberkronung.

Aus parodontologischer Sicht wird neuerdings der subgingivale Schutzkronenrand in Frage gestellt und der supragingivalen Randgestaltung nach Orton der Vorrang gegeben.

Diese Kronenform aber hat bis heute in der Lehrmeinung ihre Kontraindikation im kariesanfälligen Gebiß aufrechterhalten. Nur nach Erfüllung folgender Forderungen kann die Schutzfunktion zurückgestellt werden:
- Kariesresistenz, d. h. kein Kariesbefall im Lückengebiß. Oralhygiene im allgemeinen ausreichend, da Kronen- und Brückenzahnersatz zur Änderung der Selbstreinigung führen kann.
- Der prothetisch versorgte Patient unterliegt nach Eingliederung supragingivaler Kronenränder einer ständigen, systematischen Karies- und Parodontalprophylaxe.

Die klinische Erfahrung lehrt, daß ein absoluter Schutz gegen Karies auch durch Kronenzahnersatz nicht möglich ist. Kariesprophylaktische Schutzkronen sind durch subgingivalen Kronenrandverlauf gekennzeichnet.

Nach Voss werden Haltezähne, die nicht überkront wurden, zu 47% wegen Karies, zu 22% wegen Karies und Zahnlockerung und zu 31% wegen Lockerung entfernt.

Stütz- und Verankerungskronen

Es ist die Aufgabe der Stützkronen, Zahnersatz auf dem Pfeilerzahn bzw. an den Restzahngruppen abzustützen. Brückenanker, Kronen mit einmodellierten Auflagekavitäten, Teleskopkronen und Kronen mit ein- oder angefügten Verbindungselementen erfüllen diese Aufgabe.

Unter der Kraftwirkung unsachgemäßer Konstruktionen können Stütz- und Verankerungskronen vorzeitig verlorengehen. So ist bekannt, daß die alleinige Tatsache der Überkronung den Stützzahn nicht vor dem Verlust bewahren kann.

Stützkronen sind deswegen untrennbarer Bestandteil der Gesamtkonstruktion, zu der sie im Einzelfalle geplant und zahntechnisch entsprechend ausgeführt werden müssen.

In der Kombinationsprothetik, die aus Einzelkronen bzw. Kronenblöcken und herausnehmbaren Teilprothesen besteht, muß deswegen die Stütz- und Verankerungskrone mit dem Basisgerüst eine feste, funktionelle Einheit bilden.

Kontraindikation von Kronenzahnersatz

Aus der klinischen Erfahrung kennt man eine Reihe von Situationen, in denen die prothetische Behandlung mit Kronenzahnersatz unzweckmäßig ist und darüber hinaus sogar den Gebißschaden erheblich vergrößern kann.

Eine strenge Kontraindikation für Ersatzkronen jeder Art besteht in den folgenden Fällen:

- Pathologische apikale Prozesse.
  Die mechanische Einkapselung eines pathologischen apikalen Prozesses durch Aufzementieren einer Ersatzkrone wird als Kunstfehler angesehen.
- Unvollständige oder unkorrekte endodontische Versorgung.
  Die prothetische Behandlung beginnt erst dann, wenn alle präprothetischen Maßnahmen abgeschlossen worden sind.
- Marginale Entzündungen.
  Es gelten die gleichen Grundsätze wie 1. und 2.: Die Präparation ist nur nach erfolgreicher Parodontaltherapie möglich.
- Zahnlockerung.
  Es ist Aufgabe der Behandlungsplanung, aufgrund der Befunddaten festzulegen, ob ein gelockerter Zahn in eine Schienungskonstruktion einbezogen oder entfernt werden soll.

Die wichtigsten Funktionen, die der Brückenzahnersatz ausübt, sind:

- Lückenschluß, Wiederherstellen einer vollständigen Zahnreihe,
- Vermeidung von Kippungen der Restzähne,
- sagittale Abstützung der Zahnreihe über den ganzen Zahnbogen,
- Schutz der zahnlosen Kieferkammabschnitte, der marginalen Parodontien und im Bereich der Schaltlücken gegen kaumechanische Insulte.

Die Funktion in bezug auf die Gegenkieferzahnreihe sind:

- Vermeidung von Extrusionswanderungen antagonistenloser Zähne mit der Entstehung von Gleithindernissen, Auflockerung der Gegenzahnreihe und marginalen Parodontopathien.
- Erhöhung der Kaufunktion nach Wiederherstellung eines vollständigen Okklusionsfeldes.

- Zahnfleisch- und Knochentaschen.
  Bei Taschentiefen über 2 mm Tiefe eines normalen Sulkus muß eine erneute Parodontaltherapie eingeleitet werden.
- Zahnkippung über 30° gegen die Kauebene.
  Zähne, die ungefähr im Bereich von 30° gegen die Kauebene gekippt sind, unterliegen auch dann einer ständigen Fehlbelastung, wenn sie starr in einen Brückenverband einbezogen worden sind.
- Antagonistenlose Zähne.
  Einzelstehende antagonistenlose Zähne führen auch dann zur Unterbrechung des Okklusionsfeldes, wenn sie überkront worden sind. Ausnahme: Ein antagonistenloser Molar wird als zweiter Pfeiler in eine normal belastete Brücke einbezogen.
- Großer Substanzverlust ohne Gewähr für mechanische Retention.
  Eine vollkommen exkavierte und wiedergefüllte Molarenkrone verliert bei zirkulärer Präparation jede mechanische Verankerung. Hier ist es zweckmäßiger, mittels eines Mod-Kuppelinlays die bukkale und linguale Kronenwand zu belassen.
- Alveolenabbau über das apikale Wurzeldrittel.
  Das apikale Wurzeldrittel dient in der Planung als ungefähre Richtgröße für die Erhaltungsfähigkeit eines Zahnes bei Abbau des marginalen Parodontiums.
- Jugendliche unter 16 Jahren.
  Infolge der Weite der Dentinkanälchen, der Größe des Pulpenkavums und des oftmals noch nicht abgeschlossenen Wurzelwachstums kann beim Jugendlichen häufig nur eine temporäre Überkronung mittels einer Schutzkappe durchgeführt werden.

Diese zehn Faktoren der Kontraindikation jeder Art des Kronenzahnersatzes sind gedankliches Grundgerüst einer systematischen prothetischen Behandlungsplanung.

Brückenzahnersatz

Funktionelle Charakteristik

Brückenzahnersatz verbindet einzelne Zähne oder Zahngruppen über die Schaltlücke hinweg untereinander und stellt so die Kontinuität der Kaufläche wieder her. Die Brückenkonstruktion bewirkt, daß die Pfeilerzähne völlig starr miteinander verbunden sind. Es entsteht eine funktionelle Einheit, in der die Brückenbelastung auf beide Pfeiler und Stützgewebe verteilt wird (Abb. 5.**4**).

Indikation des Brückenzahnersatzes

In der Wiederherstellung der Kaufunktion, in der Ästhetik, bezüglich der Belastungsverteilung und der Gewebserhaltung nimmt der Brückenzahner-

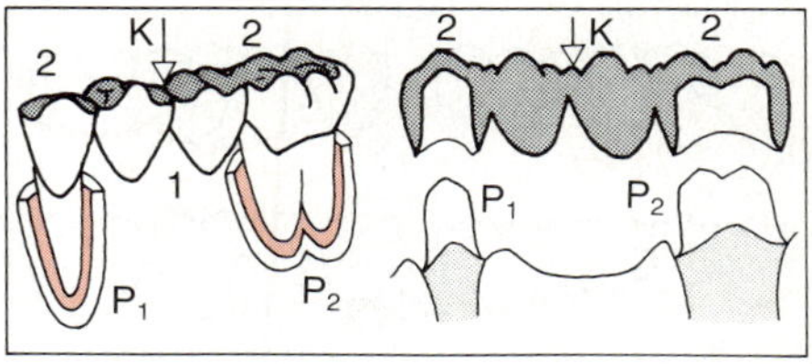

Abb. 5.**4** Das Brückenglied (1) verbindet die Brückenpfeiler P_1 und P_2 über die Brückenanker (2) völlig starr miteinander zu einem mehrwurzeligen Verband. Die an den ersetzten Kaueinheiten wirkende Kaukraft K wird vollständig auf die Pfeiler P_1 und P_2 übertragen

Abb. 5.**5** **a** Gebißdestruktion infolge Kippung und Wanderung mit Parodontolyse.
b Prophylaktische Brückenindikation nach Vest: stabiles, parodontal abgestütztes Okklusionsfeld

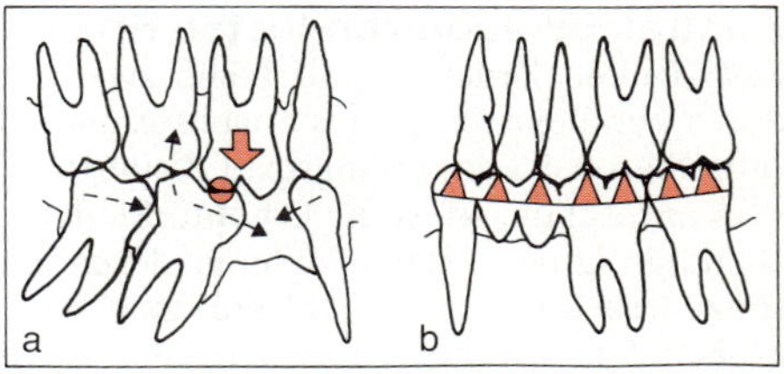

satz von allen prothetischen Konstruktionsformen den höchsten Stellenwert ein (Abb. 5.**5**).

Neuere Untersuchungen zeigen, daß bei parodontaler Insuffizienz die festsitzende Zahnersatzkonstruktion bei guter Oralhygiene von Vorteil ist. Im Vergleich zu nichtüberkronten Zahngruppen sind Plaquesindex und Entzündungsgrad nach De Beoever nicht erhöht.

Die klassische Indikation der festsitzenden Brücke wurde von Vest festgelegt:

1. Gerader Verlauf der Pfeilerverbindungslinie,
2. biologisches Fundament der Pfeiler positiv,

Abb. 5.**6** Die verschiedenen Brückenkonstruktionen:
a einspannige Brücke mit einem,
b mit zwei Zwischengliedern,
c mehrspannige Brücke mit drei Pfeilern und alternierend angeordneten Zwischengliedern,
d einspannige Brücke mit anteriorer und posteriorer Kronenverblockung

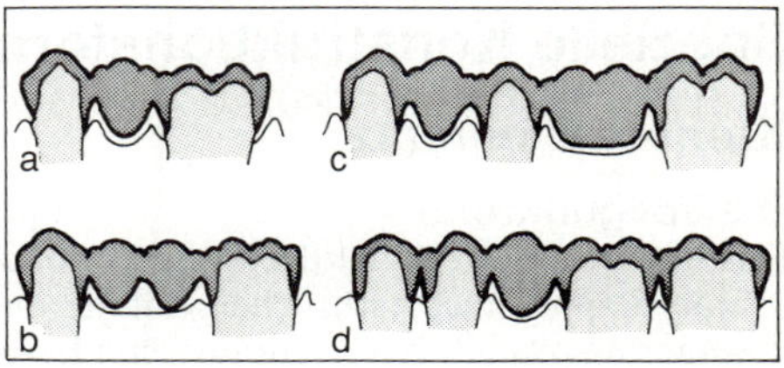

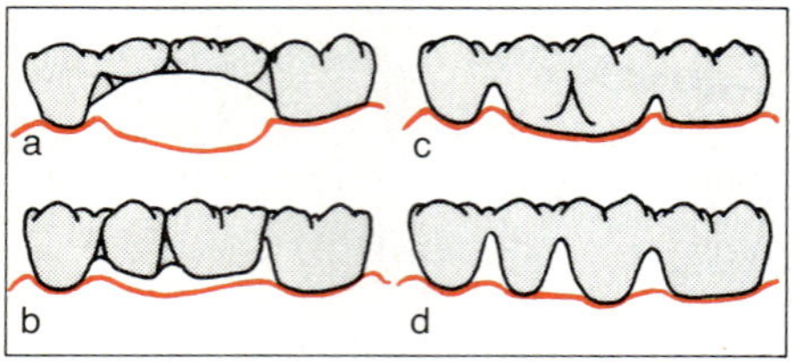

Abb. 5.**7** **a** Schwebebrücke mit zweckmäßiger Form nach Hupfauf, **b** unzweckmäßige Spaltbrücke, **c** unzweckmäßige Basisbrücke mit massivem Brückenglied, **d** zweckmäßige Berührungsbrücke mit oralhygienischen Interdentalräumen

3. Brückenspannweite in Übereinstimmung mit den Pfeilerbelastungswerten,
4. Hygiene: Gestaltung des Brückengliedes.

Kontraindikation von festen Brücken

Festsitzende Brücken sind keine zweckmäßigen Konstruktionen, falls sie durch Fehlbelastung eines bogenförmigen Brückengliedes zur Pfeilerlockerung führen. Ist das biologische Pfeilerfundament nicht resistent bzw. als positiv anzusehen, so ist die erhöhte Pfeilerbelastung kontraindiziert, desgleichen häufig bei avitalen Zähnen, deren nachträgliche Entfernung (Wurzelspitzenresektion = 4% Fehlrate) zum Verlust der ganzen Brücke führt. Bei großen Spannweiten muß der zahnlose Kieferkamm zur Kraftverteilung herangezogen werden. Schleimhautsättel haben aber aus hygienischen Gründen bei festsitzenden Brücken keine Indikation. Bei unzureichender Oralhygiene, die sich schon bei vorbereitenden Maßnahmen zeigt, ist ebenso wie bei allgemeiner Neigung zur Schleimhautentzündung die abnehmbare Konstruktion wegen ihrer besseren Reinigungsmöglichkeit von Vorteil. Bei schwierigen Bißverhältnissen, extremen lokalen Belastungen sowie Erhaltung von Zahngruppen als Übergangslösung, kann eine reparatur- und erweiterungsfähige Konstruktion nur abnehmbar ausgeführt werden. Diese Leitpunkte der Kontraindikation für festsitzenden Zahnersatz entsprechen der Umkehrung der Indikationsmerkmale für abnehmbare Sattelbrücken.

Spezielle Konstruktionsformen

Kronenzahnersatz

Die Vollgußkrone

Das besondere Merkmal der Vollgußkrone besteht darin, daß die gesamte Schmelzkappe eines natürlichen Zahnes durch eine gegossene Metallkrone in seiner ursprünglichen anatomischen Form ersetzt wird (Abb. 5.**8**).

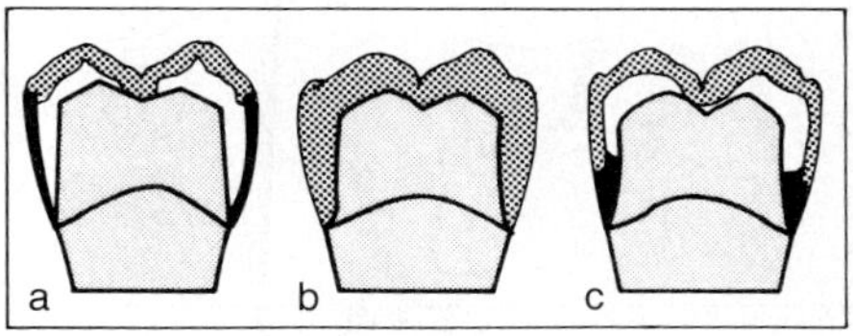

Abb. 5.**8** **a** Ringdeckelkronen mit gewalztem, oberflächendichtem Kronenblech am Gingivalsaum,
b Vollgußkrone (hoher Edelmetallverbrauch),
c rationelle Herstellung von Vollgußkronen aus Wachsfertigteilen, Kronenrandmodellation mittels speziellem Randwachs

Die Vollgußkrone wurde von Orton als erste kontrollierte Krone entwickelt, nachdem man schon um die Jahrhundertwende die schädigende Wirkung von Hülsenrändern erkannte, die unter die Gingiva verlegt worden waren.

Die Original Orton-Krone ist gekennzeichnet durch:
- Vollguß, d. h. die Krone ist in einem Guß gegossen, die präparativ entfernte Zahnsubstanz wird voll durch Metall ersetzt,
- der Kronenrand liegt deutlich über dem Zahnfleischrand,
- als Präparationsform dient die Hohlkehlpräparation.

Vollgußkronen sind generell durch das indirekte Herstellungsverfahren ausgezeichnet. Die vollständige Krone wird im Labor auf einem Modellstumpf hergestellt, der in Form und Lage dem beschliffenen Zahnstumpf entspricht (Abb. 5.**8**).

Als kariesprophylaktische Schutzkrone wird heute die Guß-Hülsenkrone ebenso als Stütz- und Verankerungskrone, vornehmlich beim Brückenzahnersatz, angewandt.

Gegenüber der Orton-Krone unterscheidet sich die normale Gußkrone dadurch, daß der Kronenrand schon während der Präparation in Form der Demarkationsgrenze unter den Zahnfleischsaum gelegt wird.

Um das Gewicht und den Edelmetallverbrauch zu reduzieren, vor allem aber um einen exakten Kronenrandschluß zu erreichen, wurde von Voss eine Sonderform der Vollgußkrone beschrieben, die den Zahnstumpf selbst nur im Bereich des Randschlusses bedeckt. Diese Grundform wird vielfach in Wachsfertigteilen bevorzugt angewandt (vgl. Abb. 5.**8**).

Jede Vollgußkrone muß aus funktionellen, oralhygienischen und ästhetischen Gründen ihrer topographisch entsprechenden Naturform nachgebildet werden. Die Vollgußkrone wird heute ausschließlich im nichtsichtbaren Teil des Zahnbogens angewandt. Sie ist die Kronenform mit der höchsten mechanischen Festigkeit und Mundbeständigkeit.

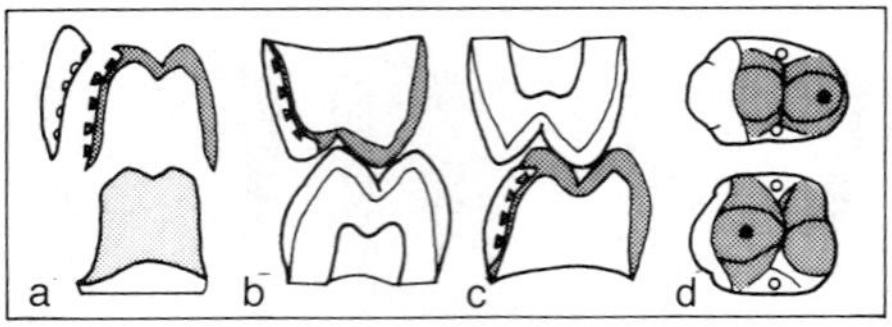

Abb. 5.**9** Merkmale der kunststoffverblendeten Vollgußkrone:
a Kronengerüst,
b und **c** unterschiedliche okklusale Gestaltung im Ober- und Unterkiefer,
d Areale und Stops müssen bei Kunststoffverblendungen deutlich im Metall liegen

Die Verblendkrone

Die Verblendkrone ist eine Vollgußkrone, die zusätzlich auf ihrer labialen Wand nach oral hin mittels eines Werkstoffes in natürlicher Zahnfarbe verblendet wird (Abb. 5.**9**).

Kunststoffverblendete Ersatzkrone

Das Kronengerüst aus Edelmetall hat die gleiche mechanische Festigkeit wie die Vollgußkrone. Insofern wurden mit der Verblendkrone die Vorteile der Vollhülsenkrone mit der ästhetischen Wirkung einer Jacket- oder Mantelkrone (S. 307) verbunden. Die Kunststoffverblendkrone enthält das Kronengerüst und die Aussparung für die Verblendung, die grundsätzlich dem natürlichen Verlauf und Umfang der anatomischen Kronenform entsprechen muß. Wichtiger Bestandteil für die Tragedauer sind die Retentionen, die als Kugelretentionen (Kunststoffperlen auf der Wachsmodellation) oder Mikrostegretentionen (angußfähige Edelmetalldrähte) bestehen können, sowie die Randeinfassung, die durch Unterschnitt im gesamten Verlauf der Aussparung in das Vollgußkronengerüst eingelassen ist.

Die Kunststoffverblendung ist deshalb allseitig, d. h. auch im Bereich der Gingiva vom Metallrand eingefaßt, um Verfärbungen und unterminierende Einlagerungen einerseits, Gingivalrandirritationen durch Quellprozesse andererseits auszuschalten (Abb. 5.**9**).

Die Metallkeramikkrone ist deswegen in jedem Falle, langfristig gesehen, die Methode der Wahl.

Metallkeramische Kronen

Ein vordringliches Ziel jeder prothetischen Wiederherstellung ist es, die zu ersetzenden natürlichen Zähne in ihrer Form und ästhetischen Wirkung nachzubilden, nicht nur bei Frontzähnen, sondern im Verlauf des gesamten sichtbaren Zahnbogens, insbesondere im Unterkiefer-Kauflächenbereich. Der Wunsch des Patienten, Gold sehen zu lassen, gehört der Vergangenheit an. Während Kunststoff als Kauflächenmaterial im Normalfall nicht verwendet werden kann, zeigen auch reine Labialverblendungen eine nur sehr bedingte Farbtreue und Abriebfestigkeit gegenüber Zahnbürsten, obwohl gerade die intensive Reinigung beim Brückenzahnersatz die reduzierte Selbstreinigung ersetzen soll.

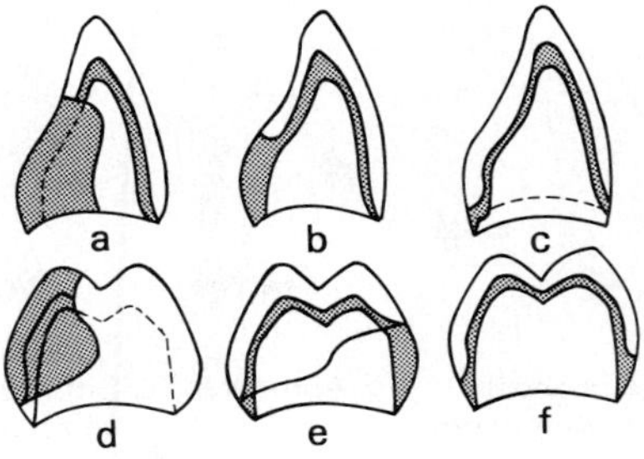

Abb. 5.**10** Metalkeramik-Kronengerüstformen nach Degussa. An allen Metall-Keramik-Übergängen sollte das Metallgerüst kehlförmig gerundet ausgeformt werden.
a–c Schneidezahnkronen,
d–f Kauflächen Metallkeramik-Kronen

Dentalkeramische Massen haben ein dem natürlichen Zahnschmelz ähnliches Aussehen, sie sind absolut oberflächendicht und zeitlich unbegrenzt farbtreu. Aufgrund der hohen Härtezahl (Brinell 600) ist Dentalkeramik praktisch abriebfest. Die metallkeramische Krone (Abb. 5.**10**) besteht aus einem Metallgerüst aus einer Hochtemperatur-Aufbrennlegierung, auf welches die Zahnform in optisch geeigneter Schichtung aus keramischer Masse aufgebrannt worden ist. Im Frontzahnbereich wurde durch die Vita-Metallkeramik-Krone (VMK-Krone) schon sehr früh eine ästhetisch optimale Kronenform geschaffen, die wissenschaftlich begründet ist (Eichner, McLean). Metallkeramische Kronen haben im Frontzahnbereich eine ausreichende Festigkeit gegen Biege- und Scherkräfte und im Seitenzahnbereich gegen kaufunktionelle Beanspruchungen, wie die Untersuchungen von Voss gezeigt haben. Haftmechanismus und Technologie der metallkeramischen Krone sind in der Literatur (z. B. K. Körber u. K. Ludwig 1982) dort ausführlich beschrieben worden.

Metallkeramische Kronen werden heute in der Planung des festsitzenden Kronen- und Brückenzahnersatzes bevorzugt. Infolge der hohen Härte und aus Gründen der Verarbeitungsgenauigkeit wird Dentalkeramik verschiedentlich als Kauflächenmaterial in Frage gestellt, und es wird der Anwendung der bukkal und labial verblendeten metallkeramischen Krone mit Edelmetallkaufläche der Vorrang eingeräumt.

Folienkronen

(Abb. 5.**11**)

Um die Präparationstiefe eines Frontzahnes voll und ganz für die Schichtstärke der Keramik nutzen zu können, wurde als Sonderform der Metallkeramik die Folienkrone entwickelt. Anstatt einen Großteil der Präparationstiefe durch ein graues Gußgerüst wieder aufzufüllen, bietet insbesondere die Ultraleicht-Folienkrone als Weiterentwicklung der vormaligen Sternfolie Ceplatec den Vorteil, nahezu den gesamten Verblendraum für die farb- und lichtoptische Tiefenwirkung ohne jegliche Verdickung zu nutzen. Die Ultraleichtbau-(U-Lite-)Folienkrone besteht aus einem nur 60 µm dicken,

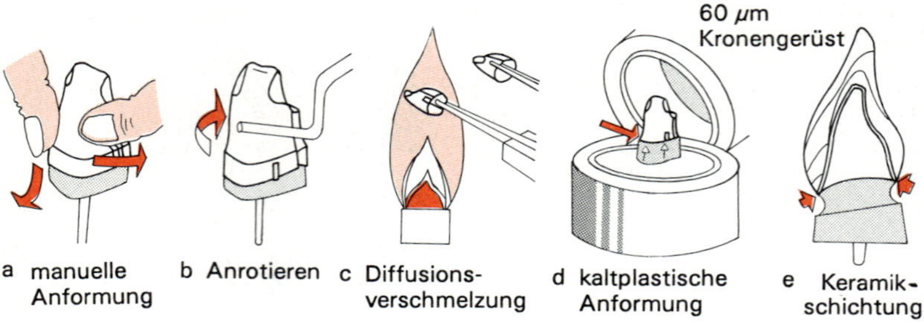

Abb. 5.**11** Zusammengefaßte Herstellungsfolge der Ultraleichtkrone, **a** Anformen der Halbschalen, **b** Rotierinstrument, **c** Flammenverschmelzung 1005 °C, **d** Swagen, **e** Querschnitt durch die Goldfolienkrone

fünfschichtig, aus reinem Edelmetall lunkerfrei gewalztem Kronengerüst. Zwei okklusal verbundene Halbschalen erlauben die faltenfreie Anformung an einem präparierten Zahnstumpf.

Die dominierenden technischen Merkmale der Ultralite-EM-Folienkrone sind:

- Kronengerüst faltenfrei, der Zahnstumpf wird mit nur einfacher Folienstärke von 60 μm überzogen.
- Primär selbsttätige Formanpassung, fehlerfrei und ohne zeitraubende Falttechnik.
- Durch Fingerdruck in großer Annäherung an unterschiedliche Zahnstumpfformen anpaßbar.
- Homogenes Kronengerüst nach Diffusionsverschmelzung ohne Innenhohlräume – daher mechanisch fest mit paßgenauem Kronenrand ohne Gerüstverzug.
- Automatische Formfixation durch geeignete Strukturteile.
  Stets scharfes Durchzeichnen der Präparationsgrenze des Modellstumpfes durch einfache, faltenfreie Folienschichtstärke von nur 60 μm Edelmetall.
- Geringe Fehlermöglichkeit im Routinebetrieb.

Besonders bemerkenswert erscheint die Genauigkeit des Kronenrandes nach abgeschlossenem Keramikbrand. Infolge eines gegenläufigen Bimetalleffektes zwischen den fünf verschiedenen Edelmetallschichten der Folie wird eine außergewöhnliche thermische Konstanz selbst bei beliebig großer Brennfolge erreicht. Untersuchungen mittels eines Interferenz-Laserstrahl-Mikroskops zeigen eine mittlere Randtoleranz, die kleiner ist als 40 μm. Damit liegt die technische Randgenauigkeit im bestmöglichen Bereich der erforderlichen Zementfuge. Natürlich muß in der Praxis streng auf eine fehlerfreie Präparationsform geachtet werden. Ein anderer, neuerdings wieder stark in den Vordergrund getretener Effekt ist die auch nach der Diffusionsverschmelzung in der Bunsenflamme noch voll vorhandene Feingoldschicht der Folienoberfläche, einerseits aus Gründen der Gewebskontaktsituation, andererseits um eine goldwarme Vitalitätswirkung als Verblendhintergrund zu erhalten.

Die klinischen Merkmale der Ulralite-Folienkrone können wie folgt übersichtlich dargestellt werden:

- Absolute Organ- und Gewebsverträglichkeit, insbesondere am Zahnfleischsaum, weil oxidfreies Edelmetall in gewalzter, homogener Mikrostruktur, frei von jeglichem Mikrolunker, verwendet wird.
- Physiologisch gewebsgünstige Gestaltung des Kronenrandes ohne Überkonturierung, weil die Folie am Rand selbst nicht aufträgt.
- Vitalerhaltende Präparationsform ohne tiefe Stufe, eine leichte Hohlkehlung an der weitesten Zirkumferenz ist völlig ausreichend.
- Ohne Facettenverdickung kann immer lichtoptisch wirksam und farbtreu modelliert werden, ein verdickender Deckopaquer, z. B. zum Abdecken eines grauen Oxidgerüstes, ist nicht erforderlich.
- Nach dem Brand steht die Folienkrone sofort gebrauchsfertig zur Verfügung, da keine Oxidschicht innen entstanden ist.
- Hohe Bruchfestigkeit, weil die Keramik mit einem knitterfreien, glatten Basisgerüst mittels des Bonders physikalisch verbunden wird. Hohe Randschlußgenauigkeit.
- Im Vergleich zur VMK-Gußkeramikkrone stets signifikant kostengünstig.

In neueren technischen Ausführungen wird die Ultralite-Folienkappe über dem Präparationsrand des Modellstumpfes etwa 1 mm gekürzt und der Kronenrand selbst in Schultermassenkeramik gebrannt. Unter Verwendung lichthärtender Schultermassenkeramik kann die alte Vorstellung der stufenlosen Jacketkrone tatsächlich verwirklicht werden.

Metallfreie Keramikkronen

Indikation

Die historische Porzellan-Jacketkrone ist in der praktischen Prothetik nahezu in Vergessenheit geraten, obwohl sie vor einigen Jahrzehnten die Methode der Wahl war, wenn es galt, die vollkommene Ästhetik mit einzigartiger, lichtoptischer Wirkung von Ersatzkronen zu verbinden. Ursache waren die *Nachteile:* Tiefe Stufenpräparation, die vielfach zum sekundären Vitalitätsverlust mit Fraktur des spröden, devitalen Reststumpfes führte, sowie der kariesprophylaktisch recht ungünstige, rechtwinklige Stufenrand. Die stufenlose Jacketkrone mit ausreichend starker Dentinschutzschicht über der vitalen Pulpa war darum der Wunsch der frühen Prothetik, der in neuerer Zeit durch die Vermeidung oxidhaltiger Aufbrennlegierungen wieder im Vordergrund steht.

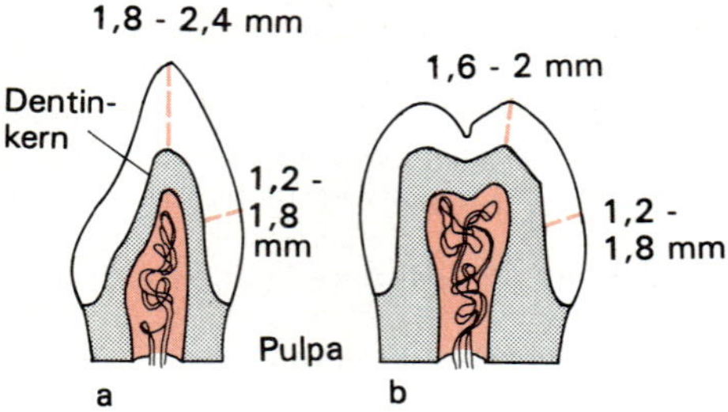

Abb. 5.**12** Indikationseinschränkung vollkeramischer Kronen bezüglich der röntgenologisch geprüften Ausdehnung des Pulpenkavums: durchschnittliche Kronenschichtstärken
a Frontzahn
b Seitenzahn

Vollkeramische Kronen sind im Vergleich zu Metallkronen oder keramikverblendeten Gußgerüsten gekennzeichnet durch eine überragende chemische Stabilität und eine hohe Biokompatibilität und eine sehr geringe Plaqueakkumulation. Spannungspotentiale mit anderen Restaurationen sind nicht möglich.

Verfahrenstechniken

Um vergleichsweise stufenlose Keramikkronen anwenden zu können, ist eine dentalkeramische Masse erforderlich, die auch in dünnen Schichten eine sehr hohe Bruchfestigkeit besitzt, daß sie den vergleichsweise hohen Kaukräften standhalten kann (vgl. Tab. 13, S. 61). Das Problem der dentaltechnisch verarbeiteten Keramik besteht in der Bildung sog. Mikrodefekte wie z. B. feinste Risse, Poren, Bläschen und Spalten, auf die sich die Spannungen unter Beanspruchung konzentrieren. Die kritische Schwellenbeanspruchung vollkeramischer Systeme in dünnen Schichten hängt damit in erster Linie von der kristallinen Homogenität ab. Ziel neuerer Entwicklungen wa-

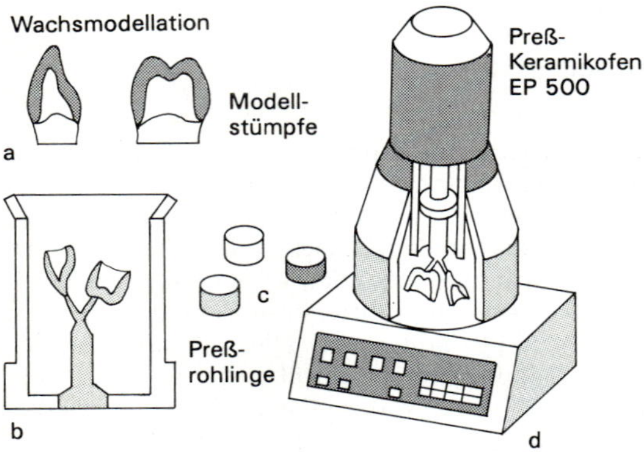

Abb. 5.**13** Beispiel der Verarbeitungstechnik von leucitverstärkter Preßkeramik: IPS Empress.
a Modellation der Kronen in Wachs.
b Einbettung in Spezialmasse,
c Preß-Keramikmaterial-Rohlinge,
d Preß-Keramikofen EP 500

ren deswegen vollkeramische Systeme mit extrem hoher kritischer Bruchzähigkeit. Um dieses zu erreichen, werden sog. kristallitverstärkte Keramikmassen angewandt: leucitverstärkte und aluminiumoxidverstärkte Werkstoffe. Nach ihrer Anwendung werden unterschieden:

1. Schichtkeramik

Duceram (66% SiO_2, 14% Al_2O_3, 13% K_2O, 5%Na_20, 1% CaO). Die Modellation der Keramikmasse erfolgt in historischer Form durch Auftragen auf eine Platinfolie oder einen Modellstumpf aus Löteinbettmasse.

Vitadur (Jacketkronenkeramik mit hohem Al_2O_3-Anteil). Schichtkeramik und Brandführung erfolgen wie bei der bisherigen Jacketkrone.

2. Hartkernsysteme

Hi-Ceram (Feldspatkeramik mit Al_2O_3-Anteil > 40%). Modellation einer Hartkernkappe auf einem doublierten Stumpf aus Löteinbettmasse. Der gesinterte Hartkern wird mit Jacketkronen-Porzellan (Vitadur N) in herkömmlicher Weise verblendet.

In-Ceram (Glasinfiltrierte Al_2O_3-Keramik mit Zirkonoxid verstärkt). Die labortechnische Verarbeitung erfolgt in 2 Schritten: Sintern eines porösen Al_2O_3-Gerüstes bei 1120 °C, Infiltrationsbrand bei 1100 °C mit Diffusion einer Lanthan-Glasschmelze in den porösen Primärkern.

3. Preß- und gießbare Keramik

Cerestore (schrumpfungsfreie Keramik mit bis zu 70% Al_2O_3 und 10% MgO_2, die sich beim Sintern zu Spinellkristallen verbinden). Die labortechnische Verarbeitung erfolgt im Spritzguß mittels einer mit Silicon vermischten Kernmasse bei 180 °C und anschließendem Nachbrennen über 12 Std. bei 1300 °C.

Dicor (Kristallisation von fluorhaltigem Glimmerglas). Die technische Verarbeitung entspricht dem dentalen Metallguß: die Kronenform wird in Wachs modelliert, in feuerfester Masse eingebettet und ausgeschmolzen. In diese Form wird die Glaskeramik mittels einer Zentrifugalschleuder durch 4stündiges Tempern keramisiert. Die ästhetische Charakterisierung wird durch Bemalen mit Keramikfarbe und anschließendem Farbbrand vollzogen.

IPS-Empress (Leucit-Kristall-Preßkeramik). Die Krone wird in Wachs modelliert und in eine spezielle Keramikeinbettmasse eingebettet. Nach dem Ausschmelzen des Wachses wird die keramische Masse aus vorgewärmten und erweichten Leucitkristallrohlingen in einem Spezialofen in den Muffelhohlraum gepreßt (Abb. 5.**13**).

Vollkeramische Systeme unterliegen einer ständigen werkstofftechnischen Weiterentwicklung.

Verblendschalentechnik

Indikation

Aus dem Bestreben heraus, möglichst viel natürliches Zahnhartgewebe zu erhalten und bei ästhetischen Frontzahnkorrekturen nicht mehr die Zahnkrone vollständig zirkulär zu präparieren, wurde die Veneertechnik entwickelt. Veneers sind vorgefertigte Halbschalen, sog. Verblendschalen zum Ersatz der labialen Schneidezahnfacette.

Sie erfüllen die Forderung nach Erhaltung der eigentlichen Zahnkrone bei gleichzeitig optimaler ästhetischer Verbesserung. Verblendschalen wurden bisher aus Kunststoff und Komposits und neuerdings vermehrt aus Keramik gefertigt.

Die Indikation für Verblendschalen ist gegeben bei

- Schmelzrißbildungen,
- Facettenverfärbungen,
- Zahnkronen-Formkorrekturen,
- Stellungskorrekturen und
- Korrektur multipler, kleinerer Facettendefekte.

Behandlungstechnik

Vorbehandlung: Sie umfaßt die maschinelle Zahnreinigung der gesamten Region, ggf. eine gingivale Vorbehandlung und die Entfernung bisheriger Frontzahnfüllungen. Es empfiehlt sich, die aufbereiteten Kavitäten nach entsprechender Versorgung mittels Unterfüllungen durch ein Kompositmaterial zu restaurieren, welches mit dem Befestigungsmaterial eine chemische Verbindung eingeht. Entsprechend der Form und Ausdehnung von Frontzahnfüllungen können Aufbaurestaurationen erst in der Sitzung der definitiven Befestigung der Schale, zusammen mit dem Komposit-Zement gelegt werden. Sie wirken dann wie eine Art Befestigungszapfen.

Präparation: Für die Form eines „Veneerstumpfes“ ist es wichtig, eine größtmögliche, retentive Zementschicht zu erhalten. Gleichzeitig sind Unterschnitte und Kanten jeder Art zu vermeiden, die Basisfläche der Ver-

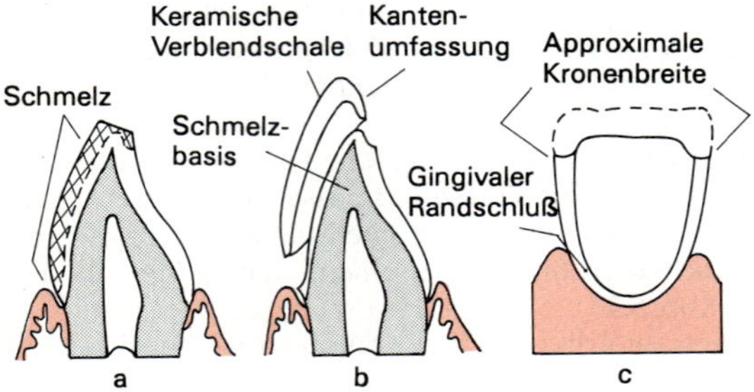

Abb. 5.**14** Verblendschalentechnik zum Facettenersatz:
a natürliche Dimension,
b Schmelzbasis nach Präparation und
c Erhaltung der approximalen Kronenbreite

blendschale entspricht einer leicht gekrümmten Fläche mit marginal-inzisaler und mesiodistaler Krümmungskontur. Approximal verläuft der Rand der Präparierfläche leicht geschwungen konvex aus. Gingival und inzisal endet die Form mit einer deutlichen Hohlkehlung (Abb. 5.**14**).

Bei intakten und unverfärbten Approximalzonen kann die labiale Hälfte des Approximalkontaktes bestehen bleiben. Die Präparierhilfe sollte in der Größenordnung von 0,8 mm liegen, die Rauhtiefe des Diamantinstrumentes bei 70 bis 100 μm. Nachfinieren ist nicht erforderlich.

Abformung: Mittels der bekannten Technik der Silicon-Korrekturabformung wird die präparative Schalenbasis abgeformt. Es ist zweckmäßig, zwei Abformungen vorzunehmen: die typische Kieferabformung für die erforderliche Artikulatortechnik und ein zweiter, verkleinerter, partieller Doppelabdruck zur Herstellung des Lötsockelmodelles. In beiden Fällen wird der Primärabdruck schon vor der Schalenpräparation vorgenommen, um elastische Rückstellungen der Werkstoffe zu vermeiden.

Auf dem Lötsockelmodell erfolgt nunmehr die Keramikschichtung mit entsprechender Brandführung. Die fertig ausgearbeitete Keramikverblendschale wird abschließend in das achsenbezogen im Artikulator montierte Meistermodell gefügt, mit Fingerdruck adaptiert und die Inzisalkante in der analogen Vorschub- und Laterotrusionsposition feineingeschliffen. Diese Maßnahme verhindert eine intraorale Scherbelastung mit späterer Absprengung.

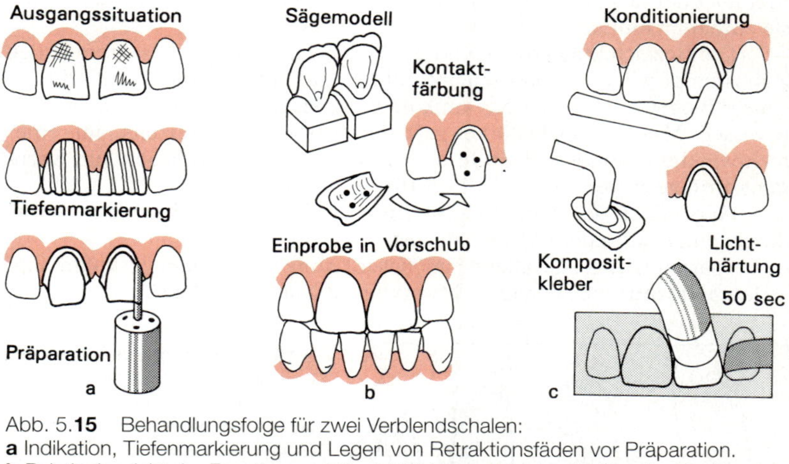

Abb. 5.**15** Behandlungsfolge für zwei Verblendschalen:
a Indikation, Tiefenmarkierung und Legen von Retraktionsfäden vor Präparation.
b Palatinalansicht der Facetten und Kontaktfärbung, Feineinschleifen der Berührungsfläche,
c Schmelzätzung, Beschichtung des Kompositklebers und Lichthärtung für 50 Min

Einprobe und adhäsive Befestigung: Die Feinpassung der keramischen Verblendschale kann dadurch verbessert werden, daß die präparierte Fläche mit Kontaktpulver (Zinkstearat) bestrichen und die Schale unter Fingerdruck rotierend belastet wird. Einzelne Kontaktpunkte können leicht erkannt, beschliffen und somit in die große Kontaktfläche einbezogen werden.

Die Konditionierung der adhäsiven Kontaktflächen erfolgt labortechnisch durch Anätzung mit Flußsäure 5%ig. Es folgt das Silanisieren der gesamten Fläche mit einem Haftsilan (Spektralink, Silicoater) (Abb. 5.**15**).

Abschließend benetzt man das Silan mit einer feinen Schicht Kompositbonding. Nach Legen von Kofferdam wird die Schmelzfläche für 50–60 Sek. mittels Orthophosphorsäuregel angeätzt (Emaille-Separator) und schließlich gut abgesprüht und luftgetrocknet. Möglicherweise freigelegte Dentinzonen wurden mit Dentinbonding abgedeckt. Zur adhäsiven Befestigung können Dualzement mit autopolymerisativer Komponente oder ein dünn-viskoser Kompositzement mit nur lichthärtendem Starteffekt verwendet werden. Der Befestigungszement wird in dünn-viskoser Schicht gleichmäßig aufgetragen und die Verblendschale unter rotierendem Fingerdruck gefügt und für > 1 Min. angedrückt. Die Mündung des Halogenlichtleiters wird von palatinal dem Zahn aufgesetzt, um die Polymerisation von der Präparationsfläche aus zu starten. Auf diese Weise wird die Verblendschale durch Polymerisationsschrumpfung vom Präparationsstumpf angezogen.

Mantelkronen – Jacketkronen

Mantel- oder Jacketkronen bestehen nur aus dem reinen Verblendwerkstoff, sie enthalten mithin kein Kronengerüst.

Die Bezeichnung kommt von der Vorstellung, daß die Ersatzkrone den Zahnstumpf wie ein Jacket umgibt. Infolge der hohen Druck- und sehr geringen Biegefestigkeit der Keramik muß die Jacketkrone einerseits in einer gewissen Mindestschichtstärke gefertigt werden, andererseits auf einer rechtwinklig präparierten Stufe dem Zahnbein exakt aufliegen, um Spannungsprünge zu vermeiden (Abb. 5.**16**).

Gegenüber der Metall-Hülsenkrone zeichnet sich die Mantelkrone durch einige besondere Merkmale aus:

– Präparation: Das Auffallende an dieser Krone ist die plane, zirkuläre umlaufende Stufe, die genau rechtwinklig zur Zahnachse liegt.

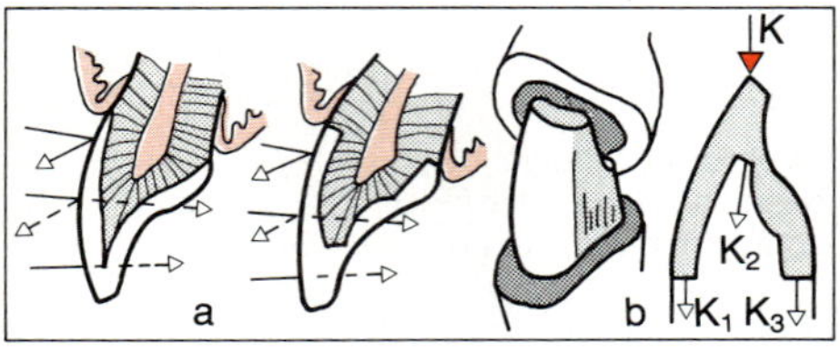

5.**16** Jacketkrone. **a** Beste lichtoptische Wirkung im Vergleich zum vitalen Zahn durch Totalreflexion mit Rotanteil aus Pulpa und Gingiva, Teilreflexion und Transparenz. **b** Kraftaufnahme (K) durch die rechtwinklige Stufe und Schneidekante ohne Keilwirkung

- Kronenform: Es sind Massivkronen, gerüstlos, in der vom Material vorgegebenen Mindestschichtstärke.
- Voller Ersatz der organischen Schmelzkrone durch Porzellan bzw. Kunststoff: Das Ersatzmaterial wird in den Zahn verlegt, daher entstehen keine gingivalen Reize, sofern ein spaltloser Abschluß auf der Stufe erreicht wird.
- Die zirkuläre Stufenpräparation schafft aber von allen Präparationsformen die größte Dentinwunde, birgt die Gefahr einer präparativen Pulpenschädigung und macht den höchsten Aufwand an Können erforderlich. Ihre Indikation ist deshalb im Vergleich zur VMK-Krone stark in den Hintergrund getreten und richtet sich streng nach der röntgenologisch darstellbaren Pulpenausdehnung.

Neben den Allgemeinbefunden werden systematisch verglichen:
- Breite der Kronenpulpa bzw. Ausdehnung des Pulpenkavums,
- Zustand und Lage des Alveolarrandes,
- die Wurzelform.

Einen besonderen Einfluß auf die Stufenbreite haben Wurzelform und Lage des Alveolenrandes: Ungünstige Verhältnisse liegen vor bei langer klinischer Krone und gleichzeitiger keilförmiger Wurzel.

An oberen ersten Prämolaren, unteren Schneidezähnen und allen individuell stark verjüngten Wurzelformen wird die Stufe approximal nur angedeutet.

Die Stufenbreite variiert zwischen 0,8 mm und 1,2 mm.

Stiftkrone

Die klassische Stiftkrone wird im Gegensatz zum präprothetischen Stiftkern als kompakte Einzelkrone angefertigt und im Verbund mit dem Verankerungsstift zementiert.

Die Berührungsflächen zwischen natürlichem Zahnstumpf und Ersatzkrone sind entscheidend für die Haltbarkeit des Stiftkronenersatzes (Abb. 5.**17**).

Die Stiftkrone muß deshalb im Übergangsbereich der Berührungsflächen eine ähnliche Form erhalten wie die Hülsenkrone: Die Übergangsflächen werden vertikal aufgerichtet.

Stiftverankerte Ersatzkronen ohne seitliche Umfassung des Wurzelstumpfes führen zum Verlust von Ersatzkronen und natürlichem Wurzel-

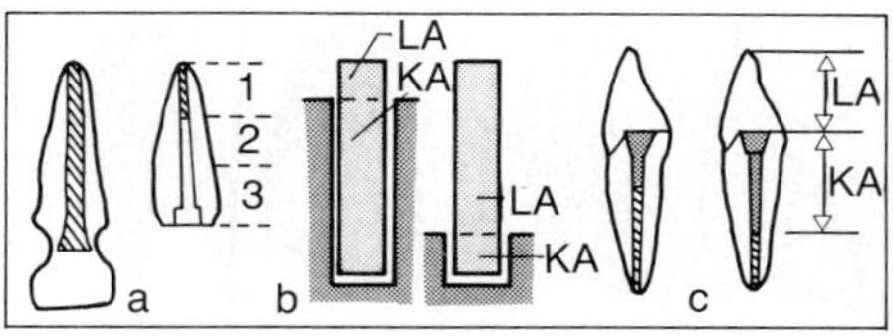

Abb. 5.**17** Bedingungen der Stiftverankerung: **a** Endodontie – das apikale Drittel bleibt restaurativ unangetastet. **b** Lastarm (LA)-Kraftarm (KA)-Verhältnis. **c** Die Stiftretention muß mindestens so lang sein wie die klinische Krone

stumpf. Durch Abschrägen der labialen Stumpfoberfläche erhält man zusätzlich eine fraktursichere Kraftübertragung bei Biegebeanspruchung: Die mechanische Einheit wird durch seitliche Umfassung des Wurzelstumpfes weiter verstärkt.

Da Rotationsbeanspruchungen beim Kauakt und im Schlußbiß ständig auftreten können, bedarf es einer speziellen Vorrichtung zur Sicherung einer Stiftkrone gegen Rotation, die zum einen Teil in der Ringumfassung des nicht rotationssymmetrischen Wurzelstumpfes, zum anderen durch die sog. Hilfskavität, einer exzentrischen, kastenförmigen Erweiterung des Kanaleinganges, besteht. Die Stiftkrone findet als Einzelkrone und als Brückenanker Verwendung.

Stiftkernkrone

Die Kernkrone (Abb. 5.**18**) vereinigt die Haltbarkeit der stiftverankerten Krone mit den Vorteilen und dem Herstellungsverfahren der Jacketkrone. Sie wird deswegen auch Jacketkrone mit Stiftverankerung oder Kernaufbau genannt. Sie verfügt über folgende Merkmale: plane okklusale Stufenfläche mit Hilfskavität, labiale Dachschrägung bzw. Verlaufsform des Kieferkammes, die Form des Metallkernes entspricht der eines zur Stufenkrone präparierten Zahnes. Nach Zementieren des Kernes erfolgt die Abformung und Fertigstellung wie bei einer normalen Jacketkrone.

Teilkrone

Indikation

Nachdem in jüngster Zeit die Plaquetheorie Allgemeingut wurde und die Notwendigkeit der Parodontal- und Oralhygiene in breitester Öffentlichkeit großen Anklang gefunden hat, aber auch aus Gründen der Gewebserhaltung, wird neuerdings der Teilkrone wieder vermehrt eine Indikation eingeräumt. Ihr Vorteil ist in der Erhaltung der intakten Labialwand zu sehen, mit der vollen ästhetischen Wirkung des ursprünglichen, natürlichen Zahnes. Eingeteilt wurde sie nach der Anzahl der Kronenflächen, die von Ersatzwerkstoff bedeckt sind: Vierfünftel-, Dreiviertel- und Halbkrone, sie findet Anwendung als partielle Frontzahn- und Kauflächenkrone. Die grundsätzlichen Merkmale der Teilkrone sind:

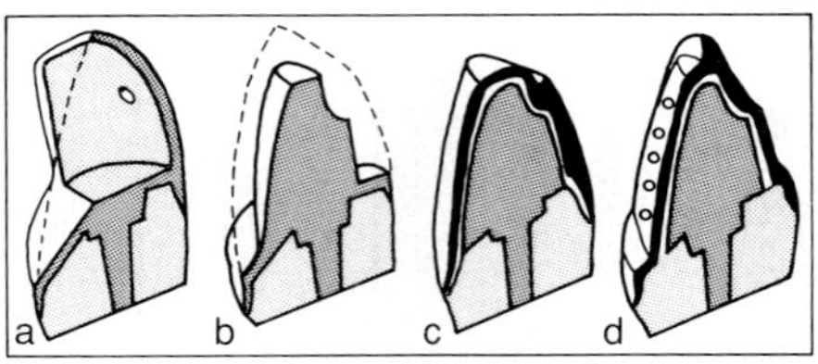

Abb. 5.**18** Schnittmodelle der verschiedenen Stiftkronen.
- **a** und **b** Stiftkrone mit Stumpfkappe nach Richmond,
- **c** Stiftkern mit Stumpfkappe für Porzellan-Jacketkrone oder Kunststoff-Mantelkrone,
- **d** Stiftkern mit getrennt zementierter Kunststoff-Verblendkrone

- Erhaltung der ästhetischen Wirkung der natürlichen Krone,
- Erhaltung eines Großteiles natürlicher Zahnsubstanz,
- später jederzeit durchführbare Vitalitätskontrolle,
- Lage des Kronenrandes im Selbstreinigungsbezirk,
- technische Kronenrandgestaltung unter Sichtkontrolle.

Für Teilkronen besteht eine strenge Kontraindikation bei
- Kariesanfälligkeit,
- sehr kurzen Kronen, d. h., es ist keine mechanische Retention zu erwarten,
- sehr ausgedehnten Brückenkörpern,
- stark zerstörten Kronen.

Rillen-Schulter-Halbkrone

Die Rillen-Schulter-Halbkrone ist die Teilkrone mit der stärksten mechanischen Retention und Eigenfestigkeit (Abb. 5.**19**). Die Teilkrone muß grundsätzlich mit einer besonderen Konstruktion versehen sein, die scharf und deutlich von der normalen Schlifffläche abgesetzt sein soll. Diese Retention ist so ausgelegt, daß sie die Haft-Stütz-Funktion der freien labialen Fläche ersetzen soll bzw. deren mechanische Aufgabe übernehmen kann. Während bei der Vollhülsenkrone die Retention und die mechanische Festigkeit, vor allen Dingen aber die Biegesteifigkeit in erster Linie durch den geschlossenen Ring verursacht wird, macht die Öffnung dieses Ringes bei der Teilkrone eine zusätzliche Verankerung erforderlich.

Öffnet man einen geschlossenen Ring, so ist die Aufbiegesteifigkeit reduziert.

Die Versteifung des geöffneten Ringes, des Teilringes also, geschieht damit durch eine Art Brückeneffekt. Die Rillen-Schulter-Führung erlaubt das Aufsetzen der Teilkronen in nur einer einzigen und damit genau definierten Richtung.

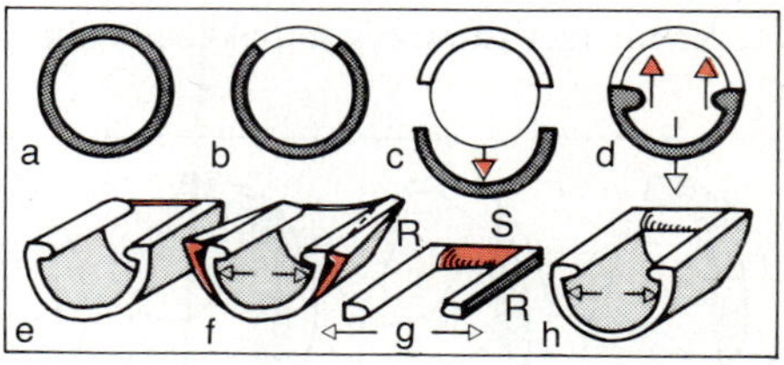

Abb. 5.**19** Mechanische Festigkeit der Halbkrone. **a** Geschlossene Ringkrone, **b** Teilumfassung mit mechanischer Retention, **c** Halbring ohne Retention, **d** Retention durch approximale Rillenpassung, **e** und **f** Aufbiegung im Bereich des Kronenrandes, **g** Rillen (R)-Schulter (S)-Rillen-Prinzip als Brückenversteifung, **h** mechanisches Prinzip der Teilkrone

Brückenzahnersatz

Wahl der Anker

Die Wahl einer speziellen Ersatzkronenform als Brückenanker richtet sich nach:

mechanischer Festigkeit: Art des Zahnes (Front- oder Schneidezahn), Größe und Spannweite der Brücke. Vitalität des Pfeilers, abnorme Beanspruchung bei schwierigen Bißverhältnissen, Kronenbefund;

Ästhetik: topographische Lage des Pfeilers zur Sichtgrenze im Zahnbogen, Kauflächen sichtbar.

Prophylaxe: Parodontal- und Oralhygiene des Patienten, Neigung zur Brückenstomatopathie, Kariesresistenz bzw. Anfälligkeit.

Nach Herrmann sollte ein Brückenanker für Zahn und Zahnhalteapparat unschädlich sein, die Funktion des natürlichen Zahnes wiederherstellen, die physiologische Kontur wiedergeben. Schutz gegen äußere Insulte geben, gegen Frakturen auch in den Schmelzpartien sichern, die Reinigung leicht ermöglichen und zu einem ästhetisch vollwertigen Aussehen führen.

Vollkronen als Brückenanker

Metallhülsenkronen bzw. Vollkronen sind die Anker größter mechanischer Festigkeit und höchster Verankerungskraft bei normaler Kronenlänge und schwach konischer Pfeilerpräparation.

Außerhalb des Sichtbereiches sind Vollkronen die idealen Brückenanker. Es gibt keine Indikation für Verblendkronen im nicht sichtbaren Bereich des Zahnbogens.

Verblendkronen als Brückenanker

Im sichtbaren Bereich der Zähne sollen Brückenanker das Aussehen natürlicher Zähne besitzen. Die beschriebenen Eigenschaften der Vollkronen können im wesentlichen durch Verblendkronen erreicht werden, allerdings: das Kronengerüst muß kompakt sein, ohne Perforationen.

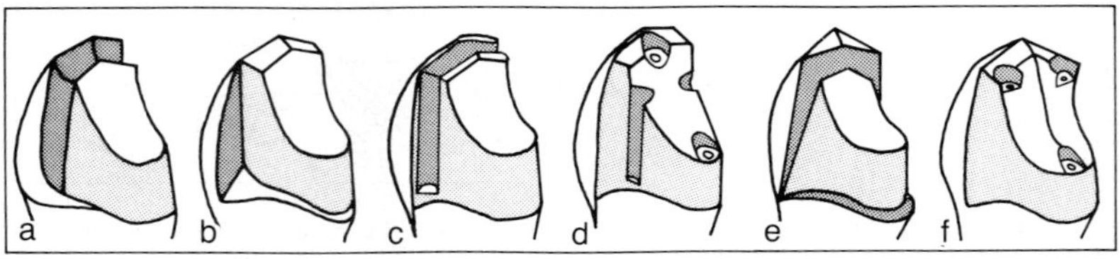

Abb. 5.**20** Historische Präparationsformen für Teilkronen. **a** Teilkrone nach Brekhus, **b** Krallenteilkrone nach Vest, **c** Teilkrone nach Carmichael, **d** Halbkrone nach Rank, **e** Fournierhalbkrone nach Vest und Brekhus, **f** „pinledge“-verankerte Palatinalplatte

Verblendkronen bedürfen als Brückenanker einer sorgfältigen zahntechnischen Herstellung hinsichtlich der Haltbarkeit der Verblendung; die Schalentechnik wird deshalb heute nur noch selten angewandt.

Im Vergleich zu einzelnen Verblendkronen wirft die herausgelöste Verblendung eines Brückenankers ungelöste Probleme dadurch auf, daß der Anker nur nach Verlust der ganzen Brücke erneuert werden kann.

Verblendkronen als Brückenanker sind besonders für obere Front- und Eckzähne geeignet; Vollkronen sind im Sichtbereich kontraindiziert.

Fingerhutkronen

Die Fingerhutkrone ist ein spezieller Brückenanker, sie wurde deshalb unter Einzelkronen nicht aufgeführt. Die Fingerhutkrone besteht aus einer fingerhutähnlichen Metallkappe, die einem Zahnstumpf als Vollhülse aufzementiert wird. Die Fingerhuthülse hat eine konische Gesamtform, über die ein Stumpfabdruck genommen werden kann. Die eigentliche äußere Krone in der Zahnfarbe wird aus Porzellan oder Kunststoff als Jacketkrone separat hergestellt und über den Fingerhut zementiert (Abb. 5.**21**).

Vorteil: Nach Abnützung oder Zerstörung der verhältnismäßig dünnen Jacketkrone bei Brücken kann über den Anker leicht eine erneute Krone hergestellt und zementiert werden. Die Fingerhutbrücke trägt also als kompaktes Gerüst einzelne Jacketkronen. Merkmale des Fingerhutankers: Um mehrere Fingerhutanker miteinander oder zur Schaltlücke hin mit dem Brückenkörper verbinden zu können, erhalten die Fingerhutkappen sog. Lotsegmente. Die Mantelkronen werden über den Lotsegmenten ausgespart. Fingerhutanker sind besonders angezeigt bei Frontzähnen und Eckzähnen. Weniger geeignet sind sie dagegen bei Molaren, da die Präparation mit tiefer Stufe erfolgen muß. Man unterscheidet ferner nach der Ausführung des Fingerhutes volle, okklusal offene und ringlose Fingerhutkappen.

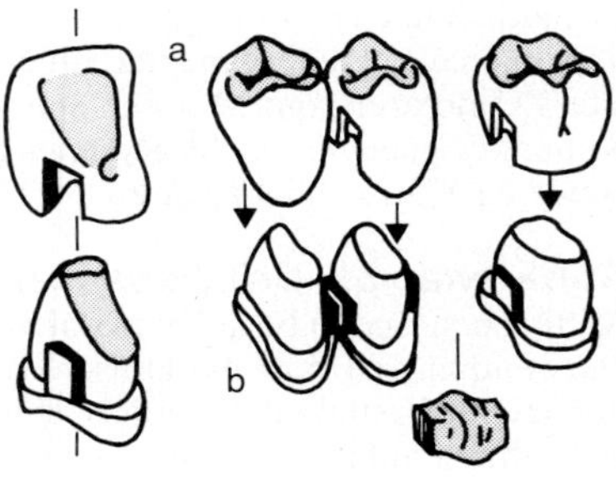

Abb. 5.**21** Fingerhutkronen als Brückenanker.
a Mantelkrone mit Segmentaussparung, Fingerhutkrone mit Lotsegment und präparierter Zahnstumpf mit umlaufender Stufe.
b Drei Fingerhutkronen mit Lotsegmenten und Brückengerüst

Mantelkronen

In jüngster Zeit fand die Mantelkrone aus Kunststoff als Brückenanker speziell in der sog. Massivkunststoffbrücke nach Schreiber Verwendung. Massivkunststoffbrücken haben sich bewährt als kleine frontale Schaltbrücken.

Vorteile: ausgezeichnete ästhetische Wirkung natürlicher Zähne; kompakte stabile Ausführung ohne schwächende Gerüstteile.

Mantelkronenanker sind für große Brückenverbände ebenso abzulehnen wie für fortlaufende Brücken: Die Paßungenauigkeit an einem Pfeiler wirkt sich, multipliziert mit der Länge l der Brücke, verstärkt am anderen Pfeiler aus. Horizontale Spaltbildungen sind bei langen Mantelkronenbrücken bzw. Mantelkronenverbänden nicht völlig auszuschließen.

Teilkronen als Brückenanker

Teilkronen sind ausgezeichnete und bestens bewährte Vollanker für festen Brückenzahnersatz.

Folgende Voraussetzungen müssen jedoch erfüllt sein:

- vitaler Pfeilerzahn,
- kariesresistentes Gebiß,
- zerstörungsfreie klinische Krone,
- normale Kronenlänge,
- fehlerfreie Präparation nach den theoretischen Richtlinien,
- paßgenaue Herstellung der Anker und der Brücke.

Zur Aufnahme von Teilkronen sind besonders die Schneide- und Eckzähne geeignet; aber auch im Prämolaren- und Molarenbereich können Teilkronen als Brückenanker jederzeit angewandt werden. Eine besondere Indikation ist dann gegeben, wenn die labile Facette von frontalen Brückenankern erhalten werden soll, wenn parodontale Gewebsretraktionen bestehen oder zu erwarten sind und sobald eine Zirkumferenzpräparation den Pfeilerzahn schwächen würde.

Besonders wichtig für die mechanische Verankerung sind:

- fast parallele Approximalflächen,
- hinreichend tiefe Approximalflächen,
- deutlich und scharf begrenzte Vertikalrillen,
- paßgenaue Wiedergabe der Rillenmatrizen in der gegossenen Teilkrone.

Für Prämolaren und Molaren sind Halbkronen und Vierfünftelkronen als Vollanker geeignet, nicht geeignet dagegen sind Teilinlays (MO oder DO) sowie die Carmichael-Krone.

Stiftkronen als Brückenanker

Stiftkronen finden bei allen avitalen einwurzligen Zähnen als Brückenanker Verwendung, da dort die Hülsenkrone auf dem spröden Reststumpf keine genügende Festigkeit garantiert. Häufigste Indikation findet sich bei avitalen Eckzähnen, auf die aus biostatischen Gründen nicht verzichtet werden kann.

Als Brückenpfeiler verlangt die Stiftkrone besondere Merkmale:
- Stiftlänge bis zum apikalen Wurzeldrittel,
- deutliche, kastenförmige, ca. 3 mm tiefe Hilfskavität,
- gegossene Ringstiftkappe,
- harter, seitlich umfaßbarer Wurzelstumpf.

Besondere Berücksichtigung findet die Verlaufsrichtung des Wurzelkanals, da die Stiftrichtung innerhalb der Einschubrichtung an dem Brückenanker liegen muß.

Zweckmäßig ist folgendes Vorgehen: zuerst Präparation der Stiftkrone, danach Einfügen eines Stiftes oder Aufbereitungsinstrumentes in den Wurzelkanal als Richtungsanzeiger für die Präparation der folgenden Pfeiler.

Inlaybrücke

Nach Eichner ist die Inlaybrücke eine spezielle und brauchbare Methode zur Versorgung einer kleinen Lücke im annähernd vollbezahnten Gebiß; sie ist besonders bei jüngeren Patienten angezeigt. Sie bewährt sich über viele Jahre, wenn die Besonderheiten beachtet werden, die ein Inlay zu einem mechanisch ausreichend festen Brückenanker machen:
- quasiparallele Slice-cut-Retentionsflächen mit Kasten- oder Rillenretention,
- vertikal tiefreichende Präparationsflächen,
- paßgenaue Abformung und zahntechnische Herstellung,
- Einzelankereinprobe mit Trennung des Brückengliedes distal vom anterioren Anker, Verbindung durch Autopolymerisat, Paßgenauigkeitsprüfung im Verband und Verlöten,
- beide Anker in vollständiger MOD-Anordnung,
- gute Oralhygiene durch den Patienten.

Die Vorteile der Inlaybrücke sind das geringere Präparationstrauma, der geringe Hartgewebsverlust und vor allem die Beibehaltung des natürlichen Kronenrandes ohne Schädigung des marginalen Parodontiums.

Zur Sprachabstützung der Zunge ist eine geschlossene Zahnreihe zumindest im anterioren Bereich, also etwa in der Breite der Mundöffnung erforderlich, um ein Auspressen von Speichel zu verhindern. Zwischen der Forderung nach druckloser Auflage und einem kapillaren Spalt kann bei der Brückengliedstellung nicht unterschieden werden.

Verlauf des Brückengliedes: Die grundsätzliche Regel des geradlinigen Verlaufes eines Brückengliedes darf bei Frontzahnbrücken verlassen werden, da die Eck- und Schneidezähne keine horizontalen Arbeitsflächen haben und im Gegensatz zu den Kauflächenzähnen von der Natur primär nicht zur Aufnahme überwiegender Axialkräfte vorgesehen sind.

Breite des Brückengliedes: Die Breite des Brückengliedes richtet sich nach dem Okklusionsfeld bzw. nach der Kaufläche des Antagonistenkiefers. Nach vollständigem Aufbau des Okklusionsfeldes in der Doppelreihenanordnung aktiver Stopp-Areal-Beziehung kann das Zwischenglied im allgemeinen etwa 30% schmaler gestaltet werden als die ursprünglichen Zähne. Je geringer die orovestibuläre Ausdehnung ist, um so günstiger bzw. stumpfwinkliger ergibt sich der sog. Speiseöffnungswinkel zwischen Vertikalfläche des Brückengliedes und Oberfläche des zahnlosen Kieferkammes.

Folgerichtig ergibt sich die Notwendigkeit, ein Brückenglied so schmal wie möglich zu modellieren, sobald
- die Vertikaldimension sehr niedrig ist,
- der Kieferkamm eine ausgedehnte, horizontale Wölbung aufweist.

Formgestaltung und Gewebsbeziehung

Berührungsbrücken

Der linien- oder punktförmige Kontakt des Brückengliedes mit der Schleimhaut des zahnlosen Kieferkammes wird als ideale Kontaktbeziehung bezeichnet (Rumpel, Reichenbach, Vest und Guth).

Da die Unterfläche des Brückengliedes in der Querschnittsdarstellung die Schleimhaut praktisch tangiert, wird diese Anordnung auch als Tangentialbeziehung, das Brückenglied als Tangentialglied und die Brücke selbst als Tangentialbrücke bezeichnet (Abb. 5.**22**).

Die lineare Kontaktform verursacht die bestmögliche Oralhygiene, da labiale und orale Unterfläche des Brückengliedes von innen und von außen der Reinigung zugänglich sind. Bei breitflächiger Anlagerung ist die gesamte Auflagefläche abgedeckt und steht mit der Gingiva unter ständigem Druckkontakt, der zu Randproliferationen (Vachatwucherungen) führen kann. Die drucklose Anlage ist deshalb eine zweite Forderung.

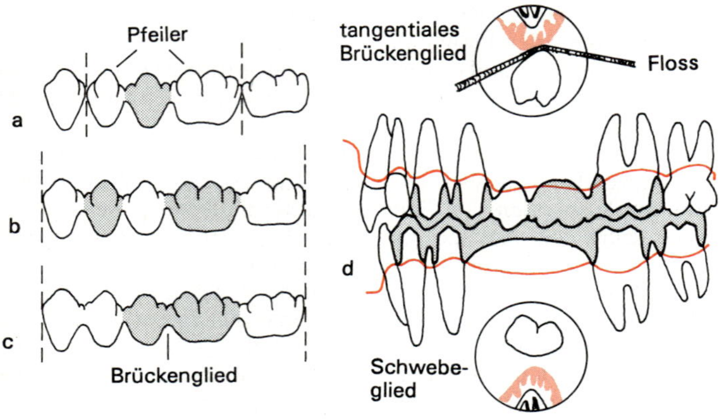

Abb. 5.**22** Parodontal getragene Rekonstruktion des Okklusionsfeldes:
a dreigliedrige, 2 und 3 fünfgliedrige Brücken.
b Berührungsbrücke mit verblendetem Brückenglied 5 im Oberkiefer und Schwebebrücke im Unterkiefer

Auflagebrücken

Die idealen Kontaktverhältnisse zwischen Werkstoff und Schleimhaut der linearen Berührung müssen in speziellen Behandlungsfällen verlassen werden, indem die Berührungslinie zu einer schmalen Auflagefläche ausgedehnt werden muß. Diese Lösung ist angezeigt, sobald ein flacher breiter Kieferkamm vorliegt, die Zentralfissur des Brückengliedes von der Kieferkammitte stark abweicht, bei sehr hohem, zahnlosem Alveolarfortsatz sowie bei ganz kurzen Schaltlücken (Abb. 5.**23**).

Auch für die Auflagebrücke gilt die Forderung einer drucklosen Auflage. Die Auflagebrücke sollte so klein bzw. schmal wie möglich sein und muß durch deutliche Abrundungen in die Vertikalflächen des Brückengliedes übergehen.

Die Gestaltung des Brückengliedes in breitbasiger Auflagefläche mit nur mäßiger Einziehung in der Basis, wie sie bei metallkeramischen Brücken aus funktionellen und ästhetischen Gründen bevorzugt wird, hat also dreierlei Effekte:

- Gewebserhaltung des zahnlosen Kieferkammes durch funktionellen Reiz,
- hygienisch für die Schleimhautspülfunktion des Speichels ausreichende kapillare Saugwirkung,
- ästhetisch vollwertige Wiederherstellung des früheren Zahnbogenverlaufes, insbesondere im Sichtbereich.

Damit ist die metallkeramische Auflagebrücke jeder Form einer Schwebebrücke weit überlegen.

Schwebebrücken

Im Molarenbereich des Unterkiefers liegen die gingivalen Flächen der Brückenglieder außerhalb des Sichtbereiches. Nach Jüde, Kühl und Rossbach sind deshalb dort Schwebebrücken angezeigt, bei denen keine Berührung mit der Gingiva stattfindet.

Frei schwebende Brücken üben keinerlei funktionellen Reiz auf den zahnlosen Kieferkamm aus und zeigen einen unterschiedlichen Abstand zur Kammitte. Man unterscheidet:

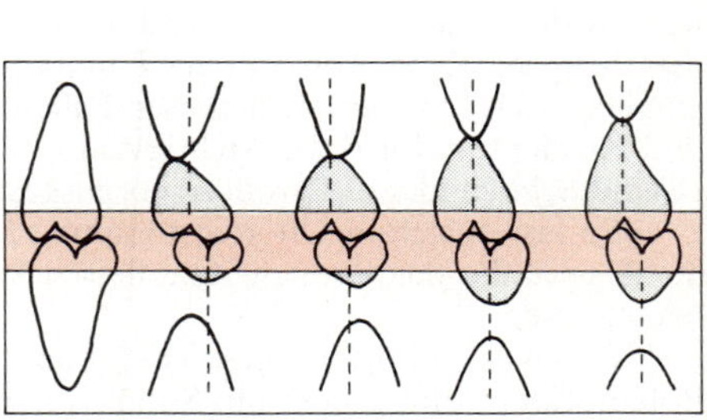

Abb. 5.**23** Das Okklusionsfeld ist konstant, die Querschnittsform des Brückengliedes richtet sich nach Form, Höhe und Stellung des Kieferkammes zum Okklusionsfeld

Spaltbrücken: Der Querschnitt des Brückenkörpers unterscheidet sich fast nicht von der symmetrischen Berührungsbrücke, es findet sich lediglich ein Spalt von etwa 1 mm zwischen Schleimhaut und tiefster Linie des Brückengliedes. Sie ist aus oralhygienischen Gründen beim planen Kieferkamm kontraindiziert, das Brückenglied muß sich beidseitig stark verjüngen.

Spaltbrücken bieten den ästhetischen Vorteil einer gleichen Verblendtechnik wie Berührungsbrücken.

Kronenrand und marginales Parodontium

Gewebsstruktur und Ersatzkronenrand

Das marginale Parodont, der feingewebliche Abschluß des Desmodonts zur Mundhöhle hin, zeigt einen charakteristischen strukturellen Aufbau (s. S. 24), der mit den Hartgeweben des natürlichen Kronenrandes eine feste Einheit bildet. Präparation und Ersatzkronenrand können dieses Gefüge wesentlich verändern und beträchtliche Schäden setzen. Reaktionslose Adaption des Zahnersatzes einerseits oder chronische Entzündung andererseits hängen neben der individuellen Resistenz und Reaktionslage von der Paßgenauigkeit zwischen dem Rand der Schutzkrone und Hartgewebssubstanz, Schmelz und Dentin ab.

Nach Gernet kann unter Praxisbedingungen in nur 26% aller Fälle der Kronenrand supragingival gelegt werden.

Das Ziel einer optimalen Kronenrandgestaltung sehen wir heute in der Nachbildung der Natur, indem das Ersatzmaterial nicht nur so genau abschließen soll wie der gewachsene Zahnschmelz, sondern im Bereich des Sulkus auch noch die gleiche Form haben soll (Abb. 5.**24**), so daß funktionell kein Unterschied besteht. Da aber der Zustand des Parodonts sowie auch die Lage der natürlichen Schmelz-Dentin-Grenze von zahlreichen klinischen Faktoren und vom Alter des Patienten abhängen, trifft der künstliche Kronenrand recht unterschiedliche Gewebssituationen an. Aus verschiedenen prothetischen Gründen, wie z. B. mechanische Retention, ist es unvermeidlich, den Kronenrand in die Zahnfleischfurche, d. h. unter den Limbus gingivae, zu legen. Gerade in diesen Fällen sind technische Randgenauigkeit und Kronenrandform die wichtigsten Größen der Gewebserhaltung – ein gesundes, behandeltes Parodont vorausgesetzt.

So lassen sich in Übereinstimmung mit Eichner die Faktoren zusammenfassen, die das Kronen-Zahnfleisch-Verhältnis günstig oder ungünstig beeinflussen:

Einmalige Einwirkungen: Vorbehandlung (Kauterisierung, Kürettage), Präparation, Abformmethode, Stumpfversorgung, Zementiervorgang.

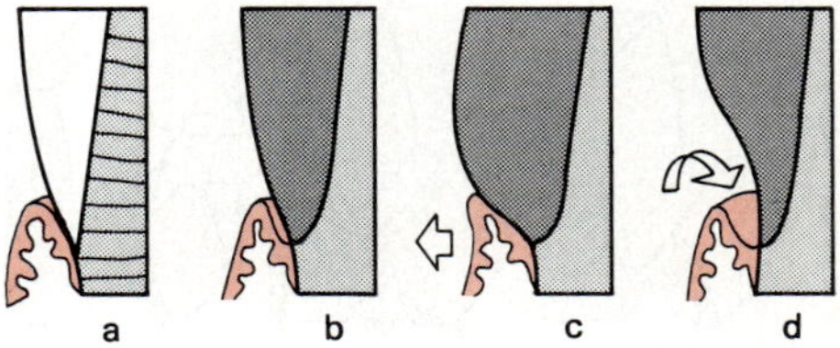

Abb. 5.**24** Kronenrandkontur im marginalen Parodontium:
a Natürliches Leitbild,
b Nachbildung,
c Über-,
d Unterkonturierung

Dauerwirkung auf Zahnfleischrand: ungenügende Vorbehandlung, Probemaßnahmen, falsche anatomische Kronenform, Paßungenauigkeit des Kronenrandes, Zementfuge und Zementreste, Werkstoffeigenschaften.

Vertikalrelation des Kronenrandes

Die bisherige Lehrmeinung, ein Ersatzkronenrand sei 1,5–2 mm tief unter den Limbus zu verlegen, ist ebensowenig aufrechtzuerhalten wie die aus der Parodontologie kommende Forderung nach grundsätzlichem Abstand. Zwei Eigenschaften des Kronenrandes stehen sich gegenüber: kariesprophylaktische Schutzfunktion und mögliche Schädigung der Parodontalgewebe (Abb. 5.**24**). Wenngleich eine neuere Untersuchung zeigt, daß bei supragingivalem Kronenrandverlauf und guter Mundhygiene kein signifikant höherer Kariesbefall zu verzeichnen ist als bei subgingivalem Verlauf, so darf die viele jahrzehntealte praktische Erfahrung des Kariesschutzes bei Kronen und Brücken nicht einfach ignoriert werden. Nur aus der systematischen Behandlungsplanung, in der alle individuellen Patientenbefunde berücksichtigt worden sind, läßt sich eine Indikation der vertikalen Kronenrandrelation festlegen.

Gingivale Kronenrandlage (Abb. 5.**25**)

Der Rand endet im Bereich des Limbus, so daß er mittels einer Verdrängungsmethode visuell kontrolliert werden kann. Diese auch vom Verfasser angestrebte Lage ist für das Parodont atraumatisch, erlaubt die reproduzierbare Darstellung der Präparationsgrenze mit exaktem Randschluß, ist ästhetisch befriedigend und reicht bei entsprechender Formgebung für die Kariesprophylaxe aus. Natürlich muß streng darauf geachtet werden, daß der Abschlußrand niemals in verfärbtem Dentin oder auf einer Zahnhalsfüllung endet.

Supragingivale Kronenrandlage

Der Kronenrand endet in deutlichem Seitenabstand > 1 mm über dem Limbus. Dem Vorteil, alle klinischen und technischen Maßnahmen unter Sichtkontrolle ausführen zu können, stehen entgegen: die schlechte Ästhetik, Zahnhalsempfindlichkeit, kein Schutz gegen Karies bei Plaquebelag.

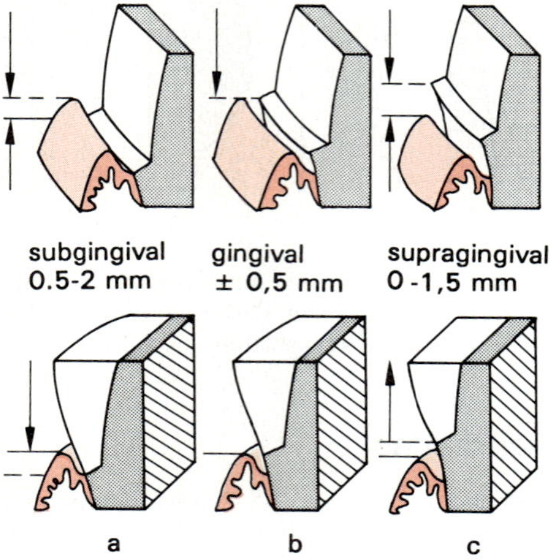

Abb. 5.**25** Die drei möglichen Vertikallagen der Präparationsgrenze: subgingival **a**, gingival **b** und supragingival **c** und ihre Restauration

Subgingivale Kronenrandlage

Hier endet der Kronenrand deutlich und weit unter dem Limbus. Die Kariesprophylaxe ist sehr gut – wie jahrzehntelange Erfahrungen gezeigt haben – insbesondere bei spät einsetzender Sekundärretraktion der Gingiva. Dagegen kann der Kronenrandabschluß nicht visuell kontrolliert werden.

Eine absolut strenge Unterteilung läßt sich nicht immer einhalten. So wird z. B. beim physiologischen Sulcus gingivae, dessen Tiefe nach Fröhlich nur 0,5 mm beträgt, der Präparationsrand auf den Boden des Saumepithels gelegt, obwohl wir von gingivaler Lage sprechen. Bei vertieften physiologischen Zahnfleischtaschen (> 2 mm) darf dagegen die Präparationsgrenze trotz eindeutig subgingivaler Randlage niemals bis auf den Taschenboden reichen.

Die allgemeine Indikation der vertikalen Kronenrandlage kann mithin zusammengefaßt werden in:

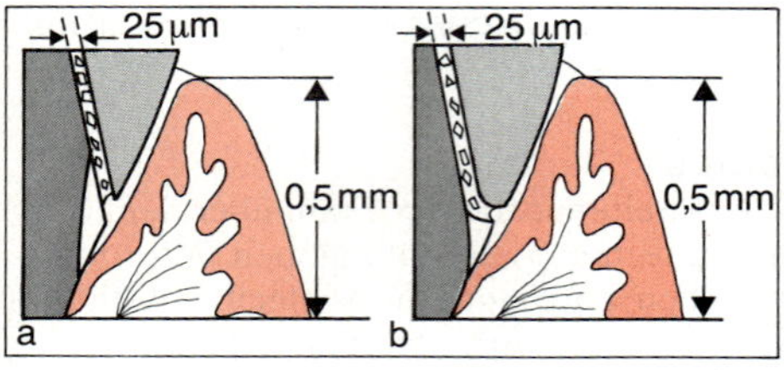

Abb. 5.**26** Maßstabsgetreue Darstellung der optimalen Zementierfuge von Vollgußkronen mit 25 µm Übermaß und einer Auspressung des Zementes auf die Mindestkorngröße von 25 µm.
a Tangentiale Demarkationslinie,
b Hohlkehlung

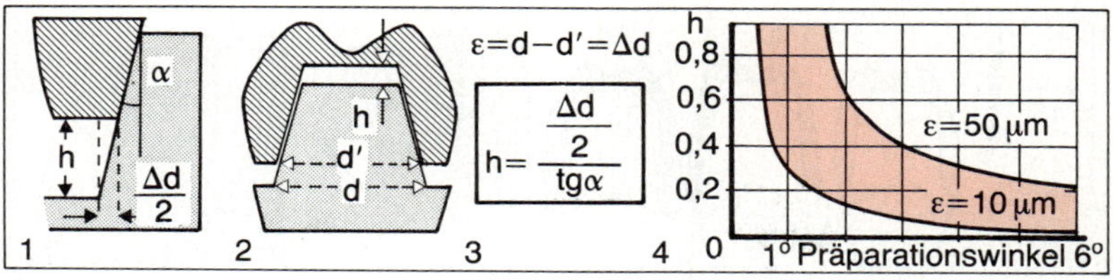

Abb. 5.**27** Gußkontraktion und Mikrospalthöhe des Kronenrandes. 1. Spalthöhe h, Präparationswinkel α und Dimensionsänderung an einer Seite $\frac{\Delta d}{2}$; 2 Gesamtansicht einer kontrahierten Krone; 3 geometrische Beziehung; 4 Spalthöhe h als Funktion des Präparationswinkels α bei drei verschiedenen Kontraktionsbeträgen: bei α = 2° und ε nur 10 µm beträgt der Spalt über 0,143 mm, bei 50 µm Kontraktion bereits 0,71 mm

gingival: als Normalrelation,

supragingival: im parodontal insuffizienten, aber plaquefreien Gebiß bei ausreichender Retention,

subgingival: bei zwingender Kariesprophylaxe und vertiefter Zahnfleischfurche.

Kronenrandgenauigkeit

Die Horizontalrelation läßt sich ebenfalls durch Einzeichnen der Präparationsfläche in die schematische Profildarstellung des marginalen Parodontiums darstellen.

Der Horizontalspalt ist immer der schädlichste. Daraus ergibt sich, die Darstellung der Präparationsgrenze sollte stets in dem Winkel zur Vertikal-

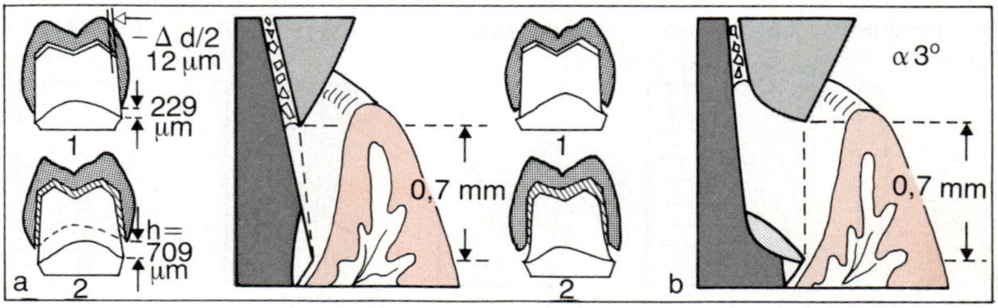

Abb. 5.**28** **a** Der Durchmesser einer Vollgußkrone (Ø 12 mm) kann nach dem Präzisionsguß (Toleranzbereich ± 0,2%) um Δ d 24 µm kleiner sein. Daraus resultiert für α = 3° schon bei der Einprobe eine Spalthöhe von 229 µm (1), die durch Zementieren in der Mindestfuge von 25 µm auf 709 µm (2) unvermeidlich vergrößert wird. **b** Bezüglich Plaqueretention und Gingivalrandreizung ist der vertikalisierte Abschluß günstiger als eine tiefe Hohlkehlung, sobald der Befestigungszement ausgewaschen worden ist

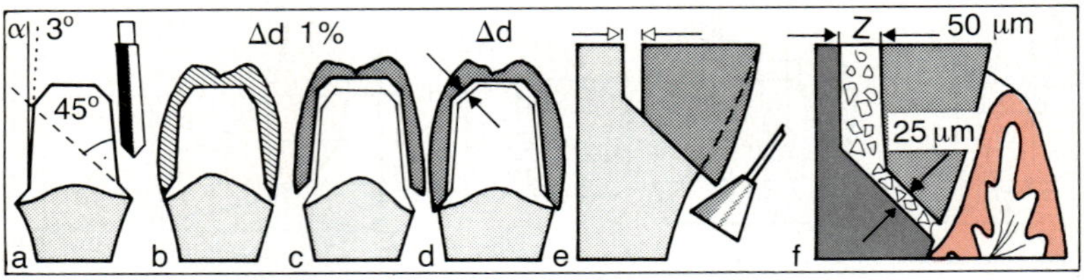

Abb. 5.**29** Optimierung der Kronenrandgenauigkeit. **a** Präparation mittels des 45° granatförmigen Diamanten nach Marxkors, **b** Wachsmodellation, **c** definiertes Übermaß um 1%, **d** Übermaßspalt von ca. 100 μm, **e** Anschleifen des Kronenrandes am Modellstumpf, **f** minimaler Zementspalt (Z) (ca. 25 μm) durch Pressung auf der 45°-Schrägstufe

fläche vorgenommen werden, der zur Sichtbarkeit eben ausreicht, und dies ist bei etwa 45° gegeben (Abb. 5.**27** u. 5.**28**).

Die endgültige Paßgenauigkeit wird schließlich von der Mindestschichtstärke des Haftzementes beeinflußt, die sowohl beim Phosphatzement als auch beim Carboxylatzement von der Korngröße im Bereich von 23–40 μm begrenzt wird. Aus mechanischen Gründen erhält man deshalb eine besonders gute Randschlußgenauigkeit bei der Vollgußkrone, deren Stumpfpassung hohl gelegt ist, die uneingeschränkt in optimale Preßpassung am Kronenrand treten kann; sie wurde zuerst von Voss beschrieben.

Das Fehlen der Stumpfpassung kann während des Zementierens zu einem seitlichen Verschieben führen. Dies kann durch einen punktuellen Auflagekontakt im Kronendeckel verhindert werden (vgl. Abb. 5.**8**).

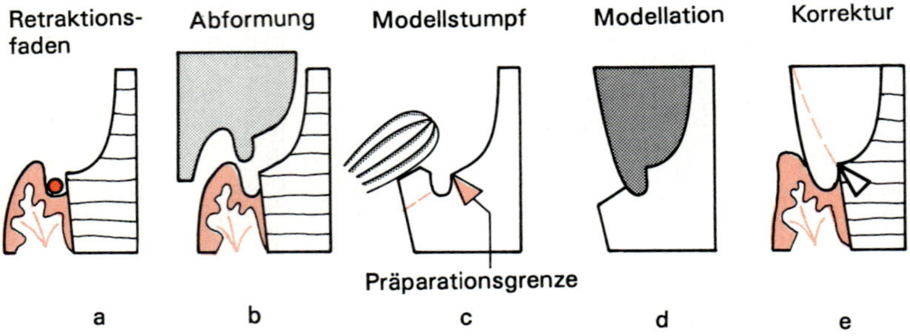

Abb. 5.**30** Technische Ursache eines traumatischen Kronenrandes: **a** Kronenrand mit Retraktionsfaden, **b** analoge Abformregion, **c** und **d** Anlegen einer artifiziellen Präparationsgrenze und des falschen Kronenrandes auf dem Modellstumpf, **e** korrigierbarer Herstellungsfehler

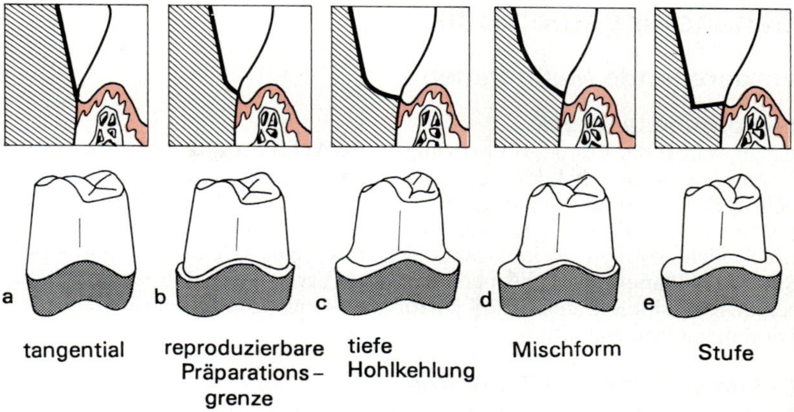

Abb. 5.**31** Die fünf klassischen Präparationsformen. **a** Nur bei Jugendlichen mit ausgedehntem Pulpenkavum. **b** Vitalitätserhaltende Normalform. **c** Vorteilsloser Behandlungsaufwand. **d** Trennung in labial Ästhetikform und oral mechanische Festigkeit. **e** Seltene Form der Jacketkrone

Unsere neueren Untersuchungen zeigen, daß die natürliche Grenzform des Zahnschmelzes keinen absolut kontinuierlichen Linienverlauf aufweist.

Es finden sich vielmehr Übergänge in Form abgerundeter Treppen und Stufen mit einer Tiefe bis zu 200 µm.

Bei vollkommenem Randschluß der Ersatzkrone und geeigneter Randform ist es gleichgültig, wie der Kronenrand zum Zahnfleischsaum in Beziehung steht. Es wird deswegen die Genauigkeit der Randpassung (Abb. 5.**25**) in den Vordergrund der Kronen- und Brückenprothetik gestellt. Voss kennzeichnet den exakten Kronenrandschluß als makroskopisch fugenloses Anliegen am Zahn, während Untersuchungen zeigten, daß die zahntechnische Ausführung immer eine Genauigkeitsgrenze hat, die sich durch Auftreten eines Mikrospaltes oder einer Mikrostufe äußert. Größere Spalten und Stufen als sie einerseits unvermeidlich sind, andererseits vom Gewebe nicht mehr reaktionslos toleriert werden, bezeichnen wir als Makrostufen und Makrospalt. Weitere Untersuchungen an Vollgußkronen, die nach Hohlkehlpräparation und Doppelmischtechnik hergestellt und zementiert wurden, zeigen nach Extraktion der Pfeiler, daß die theoretisch wünschenswerte Genauigkeit unter Praxisbedingungen nur selten erreicht werden kann. Andererseits fanden sich bei einer mittleren Genauigkeitsgrenze von 200 µm keine signifikanten marginalen Parodontopathien.

Behandlungsmethodik

Vorbereitende Maßnahmen

Versorgungsabdruck

Erster Schritt der Präparationssitzung ist die Abformung des Kiefers, indem Zähne präpariert werden sollen, um nach der Präparation temporäre Kronen in Form und Stellung der ursprünglichen Zähne herstellen zu können (Abb. 5.**55**). Stellt man nach der Präparation fest, daß der Versorgungsabdruck nicht vorliegt, so kann man sich durch eine Alginatabformung des Situations-Planungsmodells behelfen. Der Versorgungsabdruck wird vor seiner Reposition in den Mund palatinal und entsprechend im Unterkiefer paralingual freigeschnitten.

Dokumentation und Zahnfarbe

Vor Präparationsbeginn kann eine photographische Aufnahme einem späteren Vergleich zwischen Ausgangsbefund und Behandlungsergebnis von Nutzen sein. Die in einer präprothetischen Sitzung registrierte Zahnfarbe wird mit dem wiederholten Wert verglichen.

Ausdehnung der Kronenpulpa

Für den raschen und störungsfreien Ablauf der Präparation ist ein Überblick über die Ausdehnung der Kronenpulpa wichtig. Näherungsweise läßt sich die Hartgewebssubstanz in der Projektionsebene eines orthoradialen Röntgenbildes abschätzen.

Vollkronen

Präparation

Allgemeine Präparationsregeln

Jede Präparation muß atraumatisch erfolgen und hat die Vitalerhaltung des Zahnes zum Ziel. Um ein thermisches Präparationstrauma zu vermeiden, muß das Kühlsystem vor Präparationsbeginn sorgfältig überprüft werden (vgl. K. Körber u. K. Ludwig 1982).

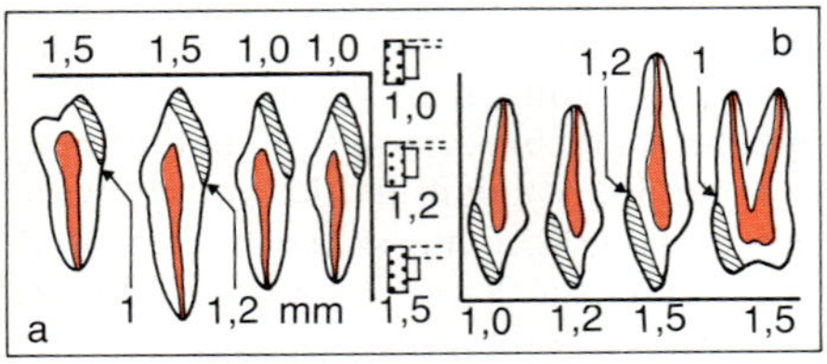

Abb. 5.**32** Togographie des Pulpenkavums nach Jüde. Mittelwerte der Wandstärken für obere mittlere Schneidezähne **a**, obere Eckzähne und obere erste Prämolaren **b**

Die Führung des Präparationsinstrumentes erfolgt bei niederer Tourenzahl entgegen seiner Drehrichtung, um die Instrumentenführung zu sichern und ein Schlagen zu vermeiden. Hoch- und höchsttourige Instrumente (120 000–300 000 U/min) werden grundsätzlich drucklos in kontinuierlicher Gleitbewegung geführt. Die Positivform eines Präparationsinstrumentes verursacht bei konstanter Führungsrichtung seine genaue Negativform im Zahnhartgewebe (Abb. 5.**35**). Jede topographische Zahnkrone hat nach Kühl eine optimale Präparationsform, die dem Ersatzmaterial einerseits genügend Schichtstärke erlaubt, andererseits die Hartsubstanz über der Pulpa im Sicherheitsbereich von 0,7–0,9 mm beläßt. Selbstverständlich erfolgt die Präparation auch atraumatisch für das innere Saumepithel des marginalen Parodontiums.

Für die ausschließliche Turbinenanwendung zur Präparation ist eine möglichst drucklose, diskontinuierliche Behandlungsweise mit maximaler Sprayanwendung erforderlich. Hierbei sind die Rauhtiefen im Dentin eher abhängig von Art und Oberflächenstruktur des verwendeten Instrumentariums als von der Präparationstechnik.

Grundform des präparierten Zahnstumpfes (Abb. 5.**33**)

Aus der Forderung, den Äquator des Zahnes an die tiefste Stelle des Zahnstumpfes zu verlegen, erhält man zunächst als geometrische Grundform eines präparierten Zahnstumpfes den zylinder- oder kolbenförmigen Zahnstumpf. Der zylinderförmige Zahnstumpf ist die Präparationsform mit dem geringsten Verlust an Zahnhartgewebe. Er ist geometrisch definiert durch eine planparallele Fläche, die als Zylindermantel den Dentinkern begrenzt.

Die Grenze des sog. Auflösungsvermögens des menschlichen Auges liegt bei ungefähr 0,5 mm, d. h., Unterschiede zwischen dem marginalen und dem okklusalen Durchmesser eines präparierten Zahnstumpfes können nur bis zu 0,5 mm abgeschätzt werden. Glaubt man also einen Zahnstumpf parallel präpariert zu haben, so können stets drei Möglichkeiten vorliegen, die mit dem Auge nicht voneinander unterschieden werden können:

1. ein tatsächlich genauer Zylinderstumpf, bei welchem die okklusale und marginale Fläche identisch sind;
2. ein leicht konisch oder kegelförmiger Stumpf, bei welchem die okklusale Fläche etwas kleiner ist als die marginale;
3. ein unerwünschter, antiparalleler Körper mit der größten Fläche okklusal.

Die zylindrische bzw. parallelwandige Grundform wird heute in der Praxis nicht mehr angewandt, da sie eine Präzisionsabformung ebenso unmöglich macht wie das paßgenaue Zementieren der Krone. Die Grundform eines jeden präparierten Zahnstumpfes ist deshalb der Konus mit eben wahrnehmbarer Flächenneigung.

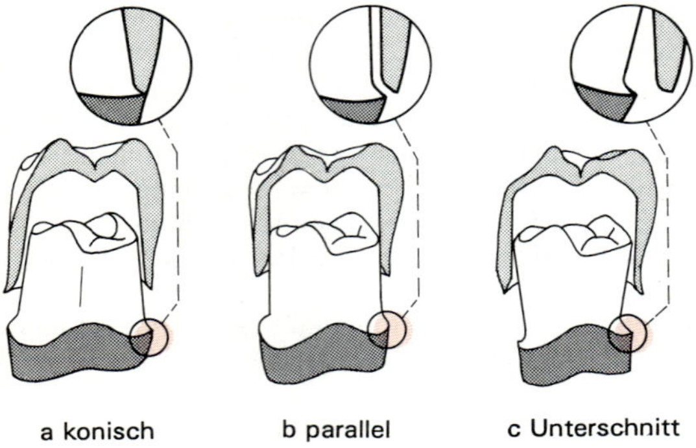

Abb. 5.**33** Die drei Grundformen der Präparation.
a Weitester Umfang marginal,
b Umfang konstant,
c weitester Umfang okklusal (Präparationsfehler).
a und **b** sind unter klinischen Bedingungen unterhalb 0,1 mm kaum zu unterscheiden

Präparationswinkel (Abb. 5.**34**)
Die Steigung, d. h. die Schrägung der Wandflächen darf eben erst sichtbar sein, d. h. gerade deutlich wahrgenommen werden.

Bezogen auf eine normale Kronenlänge soll die Differenz zwischen marginalem und okklusalem Radius gerade 0,5 mm betragen. Größere Steigungen führen zu stärkerem Substanzverlust, es können die Pulpenhörner gefährdet werden und es wird die mechanische Retention der späteren Ersatzkrone erheblich reduziert. Oberhalb 4° Konuswinkel findet sich für Primärpassungen, d. h. also für zementierte Kronen, nur noch eine geringe Haftkraft, über z. B. 10° Konuswinkel löst sich auch eine zementierte Krone bei entsprechender Beanspruchung vom Dentinstumpf ab.

Weitester Umfang
Die klassische Forderung, den weitesten Umfang an die tiefste Stelle zu legen, bezieht sich nicht auf den Zahnfleischsaum, sondern auf die Präparationsform. Nur wenn der weiteste Umfang mit der Präparationsgrenze identisch ist, sind Unterschnitte ausgeschlossen.

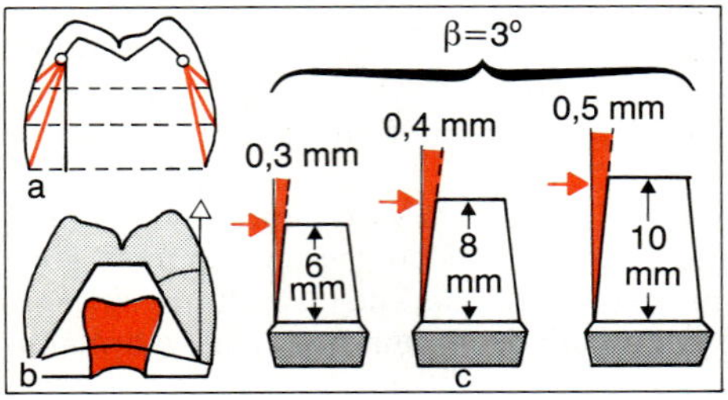

Abb. 5.**34** **a** Je tiefer die Präparationsgrenze, um so größer ist die Haftfläche und um so günstiger wird der Retentionswinkel.
b Bei zu großem Präparationswinkel (< 6°) ist die Haftung nicht mehr ausreichend, während die Pulpa gefährdet wird.
c Bei konstantem Präparationswinkel von 3° ist der Kanten-Meßabstand metrisch abhängig von der Stumpflänge

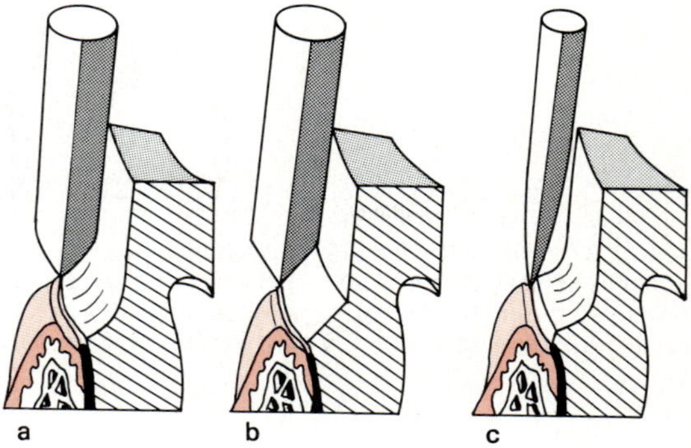

Abb. 5.**35** Nachzeichnen der Präparationsgrenze (vgl. Phase 5),
a leichte Hohlkehlung durch Torpedoform,
b 45° Abschrägung durch die Granatspitze,
c zusätzliche Vertikalisierung mittels einer Präparationsnadel

Wurzelquerschnitt

Um supra- und intragingivale Überhänge zu vermeiden, die zur Plaqueretention führen, muß die Präparationsgrenze des zirkulär präparierten Zahnes stets die Form des typischen Wurzelquerschnittes aufweisen (Abb. 1.**19**).

Flächenplanität

Im Bereich approximaler und orofazialer Stumpfflächen soll in hinreichender Vertikalausdehnung Planität herrschen, um die mechanische Retention zu gewährleisten.

Wurzelstumpfkrümmungen

Okklusalwärts von der Haftflächenplanität ist bei Prämolaren und Molaren eine Dachschrägung erforderlich, um die spätere Ersatzkrone in der vorliegenden Form okklusionsgerecht modellieren zu können. Bei Frontzähnen muß aus ästhetischen Gründen die Schichtstärke des Kronengerüstes sehr

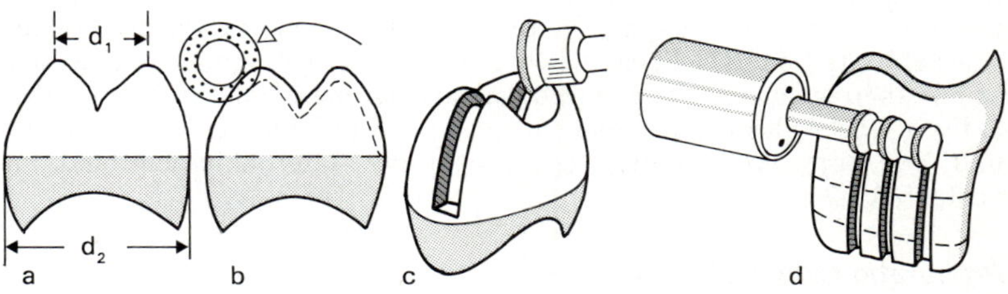

Abb. 5.**36** Die verschiedenen Formen der auf Modellstümpfe reproduzierbaren Präparationsgrenze. **a** und **b** unzweckmäßige Horizontalisierung, **c** und **d** zweckmäßige Stufenschrägung um ca. 45°, **e** und **f** Tangentialform bei großem Präparationswinkel oder entsprechendem Unterschnitt durch Wurzelverjüngung

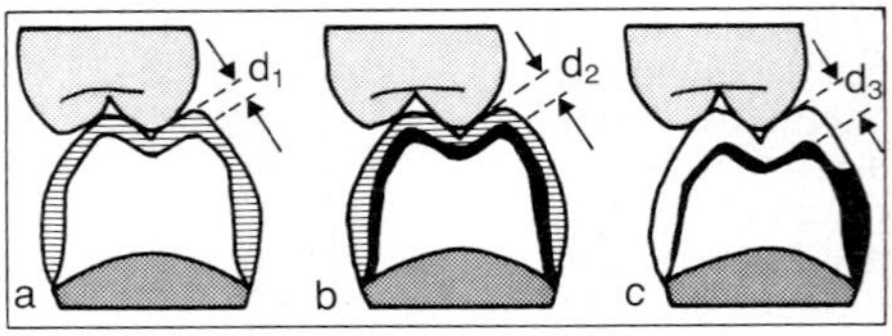

Abb. 5.**37** Die Höhe des präparativen Interokklusalraumes während der Schlußbißkontrolle richtet sich nach der technischen Ausführung der Ersatzkrone. **a** Vollgußkrone, $d_1 > 0{,}5$ mm, **b** Teleskopkrone (Konus) $d_2 > 0{,}7$ mm je Krone, **c** Metallkeramikkrone $d_3 > 1{,}2$ mm. Keramik = 0,8 mm, Gerüst und Zement = 0,4 mm

dünn gehalten werden, während die Verblendung der ursprünglichen Schneidezahnform entsprechen muß. Dies ist nur möglich bei strikter Einhaltung der marginal-inzisalen sowie der mesiodistalen Kronenstumpfkrümmung. Die Haftung wird hier durch Verkleinerung des Präparationswinkels zwischen den Approximalflächen kompensiert.

Form der Präparationsgrenze

Die Form der Präparationsgrenze wird durch die Spitze des Präparationsinstrumentes vorgegeben. Sie bestimmt, inwieweit die Ersatzsubstanz stufenlos in das Zahnhaltegewebe hinein versenkt werden kann, sie bestimmt aber auch die zugehörige Abformmethode. Ihre Vertikallage wurde auf S. 271 ausführlich diskutiert.

Präparativer Okklusalraum

Der präparative Okklusalraum entsteht nach Beschleifen der Kaufläche als Abstand zwischen der neuen Zahnstumpfoberfläche und den Antagonisten im Schlußbiß und während Laterotrusions-Testbewegungen. Dadurch, daß das okklusale Relief gleichmäßig vertieft wird – und nicht nur einfach abgeflacht –, entspricht der präparative Interokklusalraum der Form des Okklusionsfeldes (Abb. 5.**37**). Seine gleichmäßige Stärke soll größer sein als der Mindestbetrag einer gegossenen Edelmetallegierung, nämlich > 0,5 mm. Die aktiven Höcker lassen sich aber immer um 1,5 mm kürzen. Bei Keramik- und bei Doppelkronen muß der präparative Interokklusalabstand im Schlußbiß > 2 mm sein.

Präparationsziel (Abb. 5.**38**)

Das Präparationsziel ist die Leitform für die abschließende Kontrolle und enthält den Präparationswinkel, die planen Retentionsflächen, die Zusatzkrümmungen, den Wurzelquerschnitt, den weitesten Umfang, eine definierte Präparationsgrenze und schließlich den präparativen Okklusalraum. Es

Abb. 5.**38** Die 8 Programmpunkte des Präparationszieles:
1 Wurzelquerschnitt,
2 weitester Umfang,
3 definierte Präparationsgrenze,
4 Präparationswinkel,
5 Höckerabschrägungen,
6 stilisierte Versenkung,
7 präparativer Okklusalspalt,
8 Wurzelquerschnitt

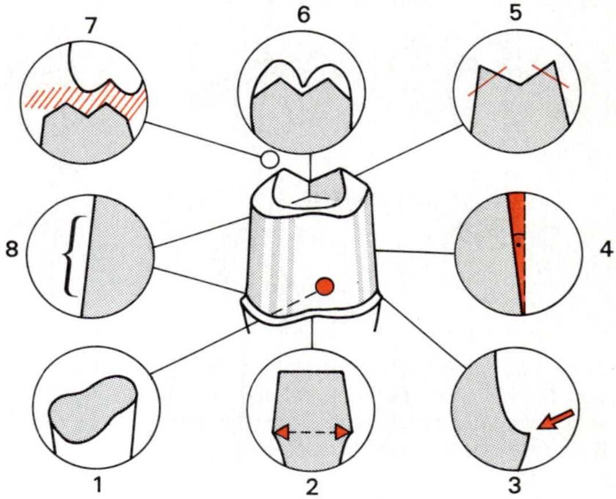

soll diese Leitpunkte in größtmöglicher Genauigkeit enthalten (vgl. Abb. 5.**46**).

Tiefenmarkierungen

Da die hochtourige Präparation sehr schnell und mit geringem Hartgewebswiderstand erfolgt, muß der Behandler in jedem Augenblick eine Übersicht über den Abstand der Präparationsoberfläche von der Grenzschicht des Dentins haben, die zum Schutze der Pulpa (0,7-mm-Grenze nach Kühl) notwendig ist.

Die Präparation beginnt deswegen mit dem Anlegen sog. Tiefenmarkierungen (Abb. 5.**40**). Das erste Instrument dieser Art war der „Stufenschleifer" nach Rank, ein Präparationsinstrument mit Tiefenanschlag, das nach der vorgegebenen Präparationstiefe in der Praxis ab „Millimeter- oder Halbmillimeterschleifer" bezeichnet wurde. Für die moderne hochtourige Präparation werden Schleifer mit vorgegebener Tiefenmarkierung angewandt, wie sie von Kühl und von Marxkors angegeben worden sind.

Halbschalentechnik (Abb. 5.**61**)

Als Halbschalentechnik bezeichnen wir das systematische Beschleifen zuerst nur der Hälfte einer Zahnkrone, um die Präparationstiefe im Vergleich zur unbeschliffenen Substanz übersichtlich beurteilen zu können. Dieses Verfahren hat sich seit vielen Jahren bewährt, es erlaubt insbesondere bei Molaren und Prämolaren das exakte Tieflegen eines stilisierten Okklusionsreliefs in bezug auf die vormalige Zentralfissur.

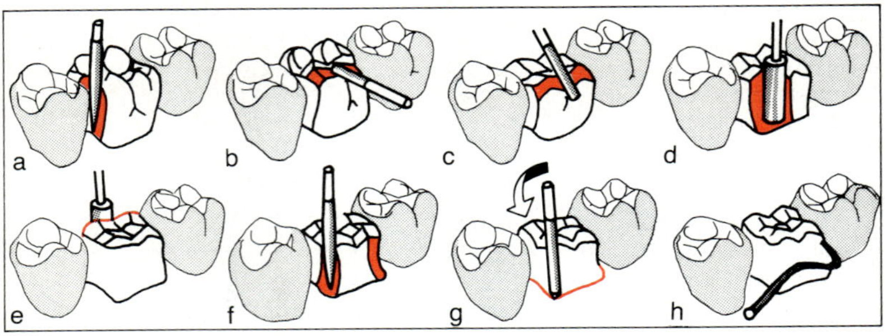

Abb. 5.**39** Die sechs Phasen hochtouriger Präparation der Vollgußkrone. **a** Separation, **b** Okklusalpräparation, **c** Labial-palatinale Schrägung, **d** und **e** bukkallabiale Vertikalfläche, **f** Übergänge, **g** Tieflegen und präzises Zeichnen der Präparationsgrenze, **h** Kontrolle des Präparationszieles

Die Halbschalentechnik bietet zwei Anwendungsmöglichkeiten:

1. die Präparation nach vorgegebener Tiefe, die nach röntgenologisch kontrollierter Ausdehnung des Pulpenkavums mittels eines entsprechenden Instrumentendurchmessers festgelegt wird und
2. die des Abtragens nur der reinen Schmelzkappe unter Sichtkontrolle, z. B. als sichere, atraumatische Präparation bei großem Pulpenkavum.

Wenn die Halbschalentechnik mit einem walzenförmigen Diamant ausgeführt wird (mit vorgegebenem Durchmesser von wahlweise 0,5, 0,7, 1,0, 1,2 mm), so ist sie – unabhängig von der Schmelzgrenze – eine übersichtliche Methode der kontrollierten Formpräparation.

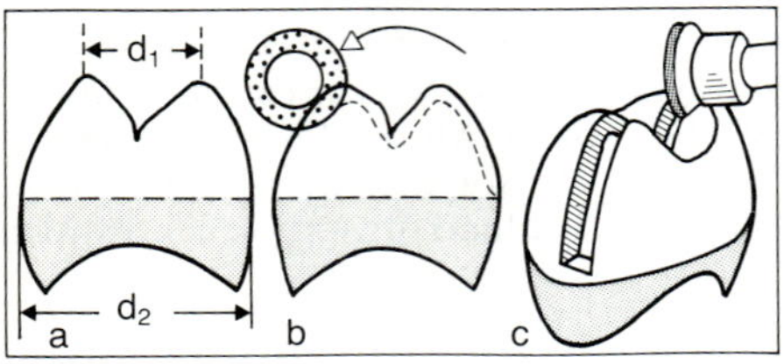

Abb. 5.**40** Systematisches Versenken der anatomischen Kronenform um 1 mm (Prämolaren und Molaren) mittels Rillenschleifer mit abgerundeter Stufenkante. Der Grundriß der Zahnform ist okklusal um die Hälfte kleiner als am Äquator **a**, die gleiche Form wird gleichmäßig verkleinert **b**. Der Rillenschleifer darf nur okklusalwärts des Äquators eingesetzt werden, um Unterschnitte zu vermeiden **c**. Tiefenmarkierung auf der Labialfläche eines oberen mittleren Schneidezahnes mit Hilfe eines Mehrfach-Versenkinstrumentes **d**

In der Praxis der Halbschalentechnik kann die Sichtstufe auch im Sprühnebel dadurch deutlich sichtbar gemacht werden, daß die Behandlungsplatzbeleuchtung in Schattenprojektion eingestellt wird.

Die marginale Präparationstiefe ergibt sich nach Voss aus dem halben Durchmesser des Präparationsinstrumentes, dessen Spitze die Präparationsgrenze markiert und dessen Achse gleichzeitig den Präparationswinkel vorgibt.

Spezielle Unterteilung in bezug auf den Zahnfleischrand

Im Unterricht hat es sich als zweckmäßig erwiesen, die gewünschte Grundform zuerst im Sicherheitsabstand von ca. 1 mm oberhalb des Gingivalsaumes auszuführen, um erst nach positiver Abschlußkontrolle die Präparationsgrenze in die gewünschte vertikale Dimension zu legen: leicht supragingival oder (falls eine klassische Schutzkrone angezeigt ist) subgingival bis unter den Limbus gingivae (vgl. Kronenrand und marginales Parodontium, S. 262). Dieses übersichtliche didaktische Vorgehen enthält darum zwei Abschnitte:

- supragingivale Phase: Grundform des Zahnstumpfes,
- gingivale bzw. subgingivale Phase: Tieflegen der Grenze.

Rationelle Präparation

Die rationelle Präparation hat zur Aufgabe, einen oder viele Zähne in einer Sitzung während der Verweildauer des Lokalanästhetikums, also in begrenzter Zeit zu präparieren. Gleichzeitig muß jeder Zahnstumpf vital erhalten werden und schließlich die optimale technisch stilisierte Form aufweisen. Dies ist alles nur möglich, sobald nach einem festgelegten, didaktisch analysierten und praktisch seit Jahrzehnten bewährten Programmablauf vorgegangen wird. Die rationelle Präparation enthält vier weitere, wichtige Merkmale:

- Jede Präparationsphase wird an allen Pfeilern simultan ausgeführt; ein ständiges Umspannen von Präparationsinstrumenten entfällt.
- Das Präparationsergebnis wird mit höherer Genauigkeit erreicht, weil arbeitspsychologisch und stets übersichtlich gearbeitet wird.
- Zeitersparnis durch Wegfall zahlreicher Instrumentenwechsel. Je mehr Pfeiler präpariert werden sollen, desto mehr Zeit wird eingespart.
- Problemlos wird eine gemeinsame Einschubrichtung auch bei vielen Pfeilern erreicht.

Die Methodik der rationellen Präparation wird in gleicher Weise im Ober- und im Unterkiefer angewandt.

Didaktik der Präparation

Die Fügepassung mechanischer Festkörper auf der Zahnhartsubstanz verlangt eine technisch ideale Grundform, die aus der anatomischen Zahnform durch modellierende Präparation herausgearbeitet werden muß. Für diese Aufgabe steht eine nur sehr begrenzte Zeitspanne zur Verfügung, die durch die Verweildauer des Lokalanästhetikums vorgegeben ist. Um die erforder-

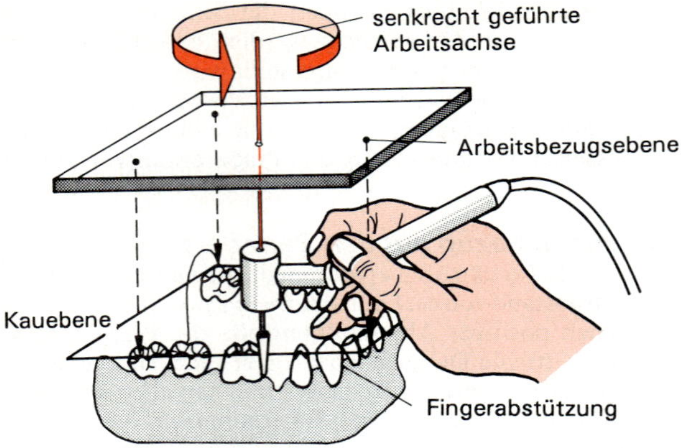

Abb. 5.**41** Didaktisches Modell zur Parallelführung des Instrumentenkopfes. Die Arbeitsachse steht ständig senkrecht zur Präparationsebene, die parallel zur Kauebene verläuft

lichen Merkmale – Präparationswinkel, Planität der Oberfläche, definierte Präparationsgrenze – in stets gleichbleibender Präzision zu erreichen, ist es notwendig, eine didaktisch analysierte und erprobte Methode anzuwenden.

Die Parallelometertechnik (Abb. 5.41)

Ein wichtiges Ergebnis didaktischer Studien ist die Vorstellung bzw. das Einhalten einer Arbeitsbezugsebene im Präparationsfeld Mundhöhle. Im Ge-

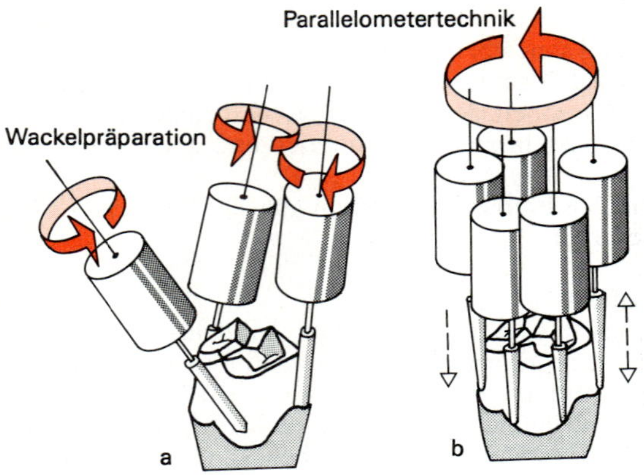

Abb. 5.**42** **a** Kippen der Arbeitsachse führt zu undefinierten Präparationsformen.
b Die rationelle Parallelführung verlangt, daß das Instrument bei konstant senkrechter Achse dem Gingivalsaum entsprechend geführt wird

gensatz zur „kommaförmigen“ Handbewegung während der Exkavierung von weichem, kariösem Dentin verlangt die Umlaufs- oder Außenpräparation, daß die Achse eines Präparationsinstrumentes immer senkrecht geführt wird. Um diese Forderung zu erfüllen, denkt man sich den Kopf des Winkelstückes um eine Achse verlängert, die während der Umlaufspräparation nicht gekippt oder verwackelt werden darf. Diese sog. Präparations- oder Arbeitsachse steht also immer senkrecht zur Arbeitsbezugsebene, die eine Horizontalebene parallel zur Zahnoberfläche bzw. Okklusionsebene des zu behandelnden Kiefers darstellt (Abb. 5.**41**). Kippung dieser Achse in Richtung auf den Zahn führt zur unzweckmäßigen Vergrößerung des Präparationswinkels, Kippung vom Zahn weg zum Unterschnitt, ständiges Wackeln zum Verlust der Oberflächenplanität (Abb. 5.**42 a**).

Während dieser konstanten Instrumentenführung ist es unvermeidlich, dem natürlichen Gingivalsaum folgend innerhalb dieser senkrechten Achse leichte Auf- und Abbewegungen durchzuführen. Nur wer diese zusammengesetzte Instrumentenführung erlernt hat und sie gebahnt ausführen kann, ist in der Lage, das Präparationsziel zu erreichen. Der Präparationswinkel als eines der wichtigsten Merkmale der technisch stilisierten Stumpfform sollte nur im Ausnahmefalle korrektiv, z. B. an gekippten Pfeilern, durch Kippung der Arbeitsachse erreicht werden. Er entsteht vielmehr praktisch von selbst bei Verwendung eines um 2–3° konischen Präparationsinstrumentes. Bei bestimmten hochtourigen Instrumenten, z. B. luftgelagerten Turbinen, entsteht er auch mit zylindrischen Instrumenten infolge des Lagerspiels unter Anpreßdruck.

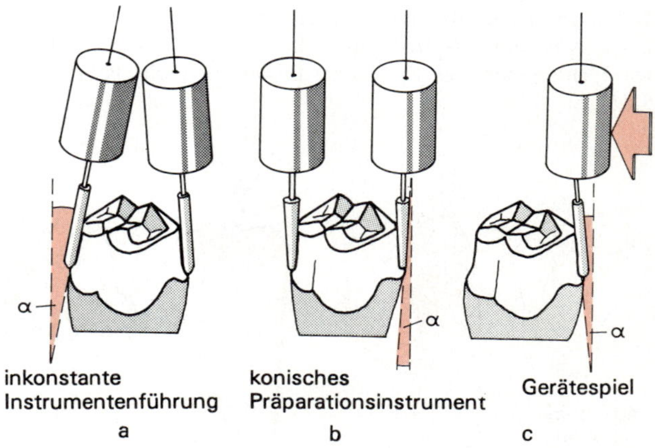

Abb. 5.**43** **a** Kippen der Arbeitsachse führt zu einer unzweckmäßigen Vergrößerung des Präparationswinkels. **b** Der Präparationswinkel kann bei Verwendung eines konischen Instrumentes bei Parallelführung vorgegeben werden. **c** Präparationswinkel bei Parallelführung durch Gerätespiel

Phasen der rationellen Präparation

Phase 1: Separation

Instrument: dünne Nadel oder Flamme.

Die Separation hat den Zweck, den zu präparierenden Zahn freizustellen, damit er unbehindert, ohne die Approximalzähne zu berühren, weiterpräpariert werden kann. Diese Phase wird auf zwei Arten ausgeführt: die Separation zum Nachbarzahn, der nicht präpariert werden soll, und die Trennung zweier Pfeiler. Um den Zahnschmelz eines Approximalzahnes nicht zu berühren, hat sich die sog. Lamellenschutzmethode bewährt. Hierbei wird das Instrument derart geführt, daß eine Schutzlamelle konstanter Mindeststärke gegen den Nachbarzahn geführt wird (Abb. 5.**80** u. 5.**81**).

Phase 2: Stilisiertes Versenken des Okklusionsfeldes

Instrument: kurze Walze.

Damit die Mundöffnung noch vor der neuromuskulären Ermüdungsphase ausgenutzt werden kann, beginnt die Phase 2 immer am distalen Ende des Arbeitsfeldes. Das Präparationsinstrument dieser Phase wird zunächst von bukkal her kantig in der Zentralfissur den Höckerformen entlang geführt. Hierbei wird der Höckerneigungswinkel γ in der Frontalebene konstant gehalten und in der Sagittalebene von distal nach anterior den bukkalen Höckern entlang hin- und zurückgeführt. Der erste Teil dieser Phase 2 versenkt damit die bukkale Hälfte des Okklusionsreliefs ohne Abflachung und erlaubt es, den präparativen Interokklusalspalt visuell unverfälscht zu kontrollieren. Der zweite Teil dieser Phase 2 beginnt durch Einschwenken des Instrumentes nach lingual oder palatinal. Der Ablauf wiederholt sich, bis die Zentralfissur erreicht ist (vgl. auch Abb. 5.**44** u. 5.**83**).

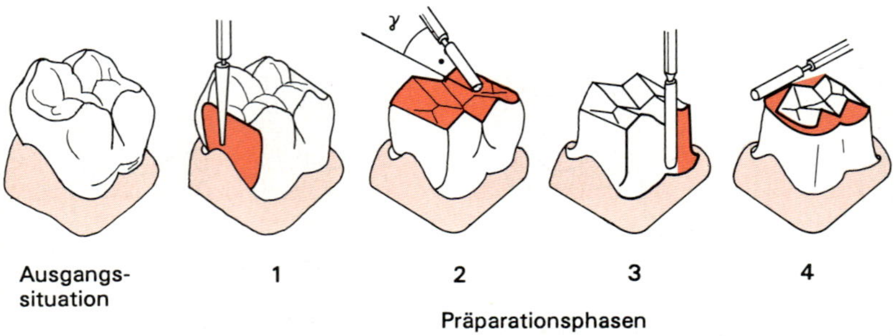

Abb. 5.**44** Präparationsphasen für die hochtourige Präparation. 1 Approximales Freistellen, 2 Versenken des Okklusionsreliefs, 3 Vertikale Präparation, 4 Rückführung der Höckerspitzen

Abb. 5.**45** 5 Nachzeichnen der reproduzierbaren Präparationsgrenze, 6 Brechen scharfer Kanten, 7 Kontrolle der Präparationsform

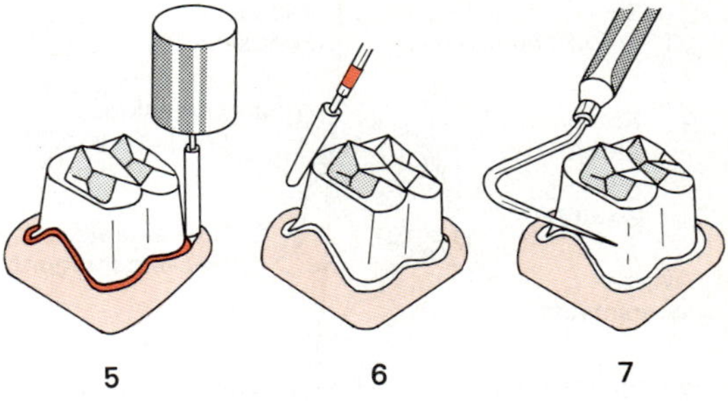

Phase 3: Vertikale Umlaufsform

Instrument: längere Walze mit abgerundetem oder Torpedokopf.

In dieser Phase wird die Parallelometertechnik unter Berücksichtigung des Hoch-Tief-Verlaufes der Gingiva angewandt. Im Par-Fall, unter schwierigen Sichtverhältnissen, aber auch durch Ungeübte, wird diese Phase nur supra-gingival ausgeführt.

Phase 4: Höckerabschrägung

Phase 2 und 3 verlagern die präparative Höckerspitze artifiziell nach außen und programmieren dadurch ein zu breites Okklusionsfeld mit Überkonturierung der Kronenform. Die Phase 4 ist deshalb korrektiv und schräg die Höcker vestibulär (a) und lingual-palatinal (b) um 45° ab, wodurch die Höckerspitze derart zur Zentralfissur hin verlagert wird, daß sie über dem Viertel des Durchmessers zu liegen kommt (vgl. Abb. 5.**44**).

Phase 5: Definierte Präparationsgrenze

Bei engem Gingivalsaum wird häufig zuerst ein Retraktionsfaden gelegt und nach dessen Einwirkungszeit die gewünschte Präparationsgrenze nachgezeichnet. Das Versenkinstrument folgt nur im apikalen Drittel des Kronenstumpfes der planen Flächen der vorangegangenen Präparationsphasen. Man versucht von okklusal her, spiralförmig ohne Verletzung des inneren Saumepithels in den Sulcus zu gelangen, sofern eine Subgingivalpräparation angezeigt ist.

Phase IV: Schlichten, Kanten brechen (Abb. 5.**45**)

Instrument: walzenförmiger Finierdiamant.

Alle Flächenübergänge der verschiedenen Präparationsphasen werden schließlich mit Hilfe einer Finierwalze etwas größeren Durchmessers geglät-

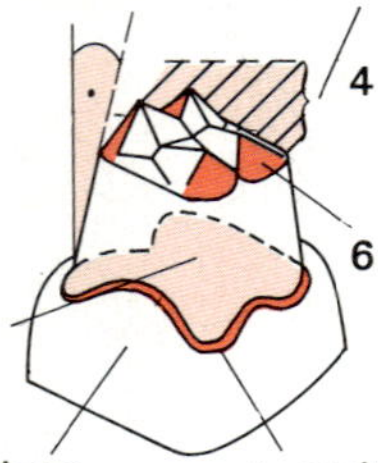

Abb. 5.**46** Das Präparationsziel als Leitbild für die Kontrolle der Präparationsform. 1 Weitester Umfang, 2 definierte, d. h. auf das Modell übertragbare Präparationsgrenze, 3 Präparationswinkel ~3°, 4 stilisierte, tiefergelegte Kaufläche, 5 präparativer Okklusalspalt (Raum), 6 labiale und bukkale Schrägung, 7 plane Haftfläche, 8 Wurzelquerschnitt, 9 finierte Kanten

tet. Hartstahlinstrumente werden nicht angewandt, da die Mikrorauhigkeit für die spätere Zementfuge erforderlich ist. Das Ergebnis der Präparation wird kontrolliert bzw. mittels der quergestellten Sonde ertastet und mit dem theoretischen Präparationsziel verglichen.

Hochtourige Präparation

Das Präparieren mit luftgetriebenen Turbinen im Hochgeschwindigkeitsbereich (< 250 000 U/min) hat mehrere Vorteile: leichte, modellierende Instrumentenführung mit minimalem Anpreßdruck, keine Vibration und kurze Behandlungsdauer. Jedes Präparationsinstrument wird kontinuierlich, ohne das geringste Verweilen in der gewünschten Modellationsform geführt (Abb. 5.**41** u. 5.**42** b).

Um die Schmelzverletzung approximaler Zähne zu vermeiden, ist bei hochtouriger Präparation unbedingt erforderlich, die Phasenfolge nicht mit der Okklusalpräparation, sondern mit der Separation zu beginnen. Ferner hat sich die Präparation unter kontrollierter Tiefenmarkierung für die Vitalerhaltung und gleichzeitig optimale Präparationsform als sehr vorteilhaft erwiesen.

Präparationsabformung – Präparationsmodell

Als Abschluß der Präparation wird eine Alginat-Kontrollabformung vorgenommen. Das ausgegossene Modell steht kurzzeitig als Präparations-Kontrollmodell bereit und erlaubt:

- eine genauere Kontrolle der Stümpfe als im Munde,
- Vermessung des Einschubes im Parallelometer,

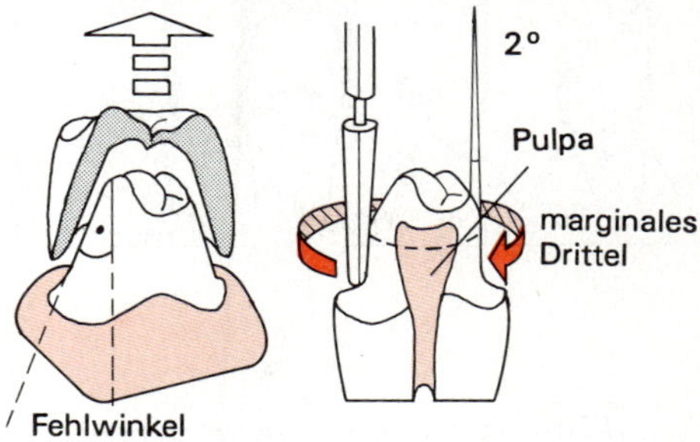

Abb. 5.**47** **a** Zu großer Präparationswinkel führt zum Verlust der Retention und gefährdet die Vitalität der Pulpa.
b Korrektur durch Vertikalisierung des marginalen Stumpfdrittels

- Vergleiche mit dem Stumpfarbeitsmodell bei Unstimmigkeiten mit dem Labor,
- Konturierung von Kupferringen (ggf.),
- Neuanfertigung von provisorischen Brücken und
- Vorbereitung von Bißnahmehilfsmitteln.

Abformung präparierter Zahnstümpfe

Die paßgenaue Herstellung von Ersatzkronen im Laboratorium erfordert formtreue Modellstümpfe von jedem einzelnen präparierten Zahn. Es ist deshalb erforderlich, jeden Zahnstumpf mit Hilfe eines speziellen Verfahrens paßgenau abzuformen, wobei sich zwei Methoden gleichermaßen bewährt haben: das älteste, klassische Verfahren ringgestützter Einzelstumpfabformung und der integrierte Gesamtabdruck.

Lehmann klassifiziert die Abformung für festsitzenden Zahnersatz folgendermaßen:

Einzeitige Abformung: Die einzeitig einphasige Methode verwendet nur ein fließfähiges Material, während in der einzeitig zweiphasigen Methode zwei gleichzeitig fließfähige Materialien verwendet werden (Doppelmischtechnik).

Zweizeitige Abformung: Die nach der Erstabformung ausgehärtete Siliconmasse wird mit einem dünnfließenden Zweitmaterial korrigiert (Korrekturabdruck, Doppelabdruck).

Ringgestützte Abformung (Abb. 5.**48**)

Der Ringabdruck verlangt, daß später eine Zweiphasenarbeitsfolge bei der technischen Herstellung von Kronen und Brückenankern eingehalten wird:

Phase I: technische Herstellung der Teilanker, getrennt auf einem Arbeitsmodell.

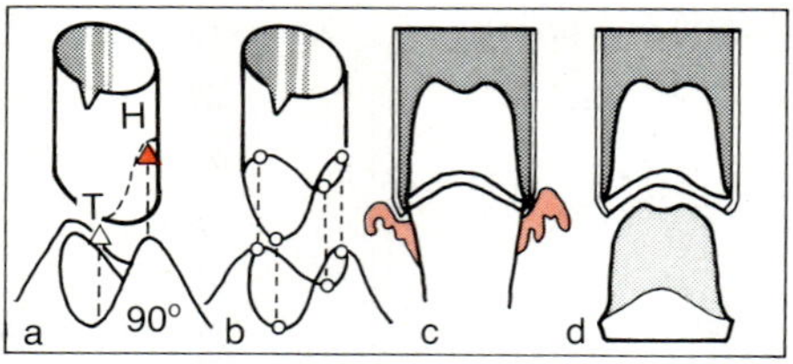

Abb. 5.**48** Prinzip der Ringabformung.
a Übertragung des Tiefstellenabstandes um 90° auf die Schulter,
b nachgeschnittener Konturverlauf,
c Übergriff des eingebördelten Ringrandes über die Präparationsgrenze,
d analoges Stumpfmodell mit reproduzierter Präparationsgrenze

Phase II: Einprobe dieser Teilankerkronen im Munde, Fixation ihrer Lage in einem Gipsabdruck, Verbindung zur Brücke auf einem erneuten Meistermodell.

Abweichungen von dieser Regel sollten vermieden werden, wenn man eine paßgenaue Konstruktion erwartet. Die Methode der Gipsabformung des Kiefers über Kupferringe zur Gewinnung eines Arbeitsmodelles wird vom Autor abgelehnt.

Der Ringabdruck gliedert sich in den folgenden Arbeitsablauf (Abb. 5.**48**).

- Anpassen des Konturverlaufes,
- Technik der Abformung,
- Einbeziehung des Einzelabdruckes in das Vollmodell,
- Modelltechnik, Festlegen der weiteren technischen Arbeitsgänge.

Anpassen des Konturverlaufes

Die räumliche Kontur der Präparationsgrenze folgt im Normalfalle auch bei supragingivalem Kronenrand der Kontur des Zahnfleischsaumes mit den typischen mesiodistalen Schultern und orofazialen Tiefpunkten. In diesem Verlauf soll der Abformring manuell exakt ausgeschnitten werden, was bei didaktischem Vorgehen leicht möglich ist.

Der Abformring muß stets senkrecht, d. h. axial richtig über jedem Zahnstumpf angeordnet werden, während er im marginalen Bereich die Präparationsgrenze leicht umgreift. Dadurch erst erhält das Abformmaterial überall eine ausreichende und gleichmäßige Wandstärke. Ferner wird der Ringrand stets in Richtung auf den Zahnstumpf eingebördelt, wodurch die Gingiva von der Präparationsgrenze weggedrängt wird, die sich ihrerseits innerhalb des Abformmaterials deutlich abzeichnet.

Ringabformung Schritt für Schritt

Die Abformtechnik geschieht wieder in einer festgelegten Reihenfolge:

1. Trockenlegen des Zahnstumpfes und des umliegenden Behandlungsgebietes,

2. Isolation des Zahnstumpfes mit warmer Vaseline oder sterilem Schablonenöl,
3. Einfetten des Ringes,
4. plastisches Erwärmen der Kerr-Masse,
5. Einschieben der Masse von der okklusalen Ringöffnung bis zum gingivalen Ringrand,
6. Abschneiden des Überschusses mit dem Winkelspatel,
7. Abformphase A: Aufschieben bis nur ca. 2 mm über der Gingiva,
8. Abziehen des Ringes mit Sandpapierstreifen,
9. Abschneiden des Überschusses am gingivalen Rand von innen nach außen mit dem heißen Winkelspatel,
10. erneutes Erwärmen,
11. Abformphase B: zügiges Aufschieben unter Fingerverschluß der okklusalen Öffnung bis zur Horizontalmarkierung,
12. Abziehen mittels Sandpapierstreifen, Kontrolle einer gleichmäßigen Bedeckung der Ringinnenfläche mit Abformmaterial.

Ringgestützte Siliconabformung

Um die bekannten Vorteile der Siliconabformmassen mit dem des Ringverfahrens zu verbinden, verwendet man mittel- bis dünnfließende Siliconkautschukmassen (z. B. Lastic 55, Silasoft, Xantopren, President). Die Herstellung der Abformringe erfolgt in der beschriebenen Weise auf dem Präparationsmodell. Nach ihrer Einprobe werden alle Ringe mittels rosa Plattenwachs verschlossen, mit Abformmaterial gefüllt und nacheinander appliziert. Es ist nicht empfehlenswert, Ringe mit elastischem Material wiederholt aufzuschieben, vielmehr wird die Methode der Übertragungskappen angewandt, um die einzelnen Zahnstümpfe in das Arbeitsmodell einzuordnen.

Die Haftung der elastischen Massen an der Ringinnenfläche wird begünstigt durch Anrauhen nach Ausstrahlen mittels eines Feinstrahlgriffels.

Gingivalrandverdrängung

Ein normaler Abdruck (Alginat, Siliconkautschuk) vermag nicht in den Sulcus gingivae einzudringen. Modelle eines normalen Vollabdruckes geben die Demarkationslinie bei subgingivaler Präparation deswegen nicht wieder. Die Ersatzkronenränder sind bei Verwendung dieses Abdruckes stets zu kurz. Dieser Fehler darf keinesfalls mit der Orton-Präparation verwechselt werden, da beschliffenes Dentin freiliegt, sobald subgingival präpariert wird.

Bei Verlauf der Präparationsgrenzen über dem Gingivalsaum, etwa nach parodontologischen Gesichtspunkten, ist die Verdrängungsmethode natürlich nicht erforderlich, für die mehrere Verfahren bekannt sind:

- Tieflegen eines Baumwollfadens – mechanische Erweiterung durch Quellung des Fadens (Abb. 5.**49**).

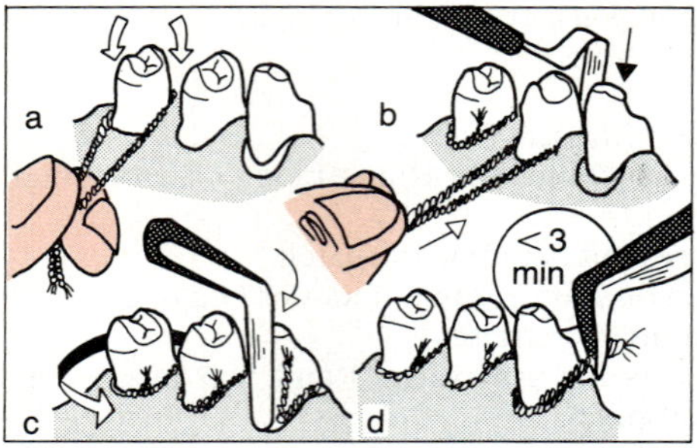

Abb. 5.**49** Fadenlegen. Austrocknen und Retraktion des Gingivalsaumes zu übersichtlichen Abformung der Präparationsgrenze.
a Fadenschlinge über die Approximalschultern ziehen,
b lingual Tieflegen unter Nachlassen des Zuges,
c Eindrücken des Fadens in Richtung auf den Sulkus,
d Belassen der Fäden mindestens 3 Min. (nach Hobo, Shillingburg und Whitset)

- Einpressen vorgeformter elastischer Ringe.
- Aufbißkrone; provisorische Kronen dienen zum Anpressen von Formringen.
- Medikamentöse Herabsetzung des Turgors im Zahnfleischsaum; Präparate auf der Basis von Adrenalin werden abgelehnt. Reither empfiehlt dafür Privin oder Otriven.

Die gebräuchlichste Methode ist das Legen von Retraktionsfäden in systematischer Reihenfolge. Nach Trockenlegen des Behandlungsfeldes entnimmt man dem Fadenspeicher einzelne, etwa 4 cm lange Fäden, die nach Zusammendrehen auf ihren dünnsten Durchmesser als Schlinge über den Zahnstumpf gelegt werden.

Die Abformung beginnt mit dem Legen der Retraktionsfäden. Hierzu beginnt man wieder zuerst an dem Pfeiler, der am weitesten distal steht, um die Mundöffnung nach Muskelermüdung zu berücksichtigen. Auch bei approximal stehenden Pfeilern werden einzelne Fäden von ca. 3 mm Länge gelegt, damit der vorangehende Faden in seiner Tiefenlage nicht verändert wird.

Die orale Mitte der Schlinge wird unter Nachlassen des Zuges mittels eines Adapters oder Winkelspatels subgingival adaptiert, während sich der Faden von selbst in den approximalen Schultern in den Zahnfleischsaum legt. Nach einer Seite fortschreitend wird der Faden zirkulär eingebracht, indem er immer in Richtung auf das zuerst gelegte Segment in die Tiefe gedrückt wird, ein freies Fadenende ermöglicht seine rasche Entnahme.

Integrierte Gesamtabformung

Die Korrekturabformung

Zur sehr genauen Abformung aller präparierten Zahnstümpfe gleichzeitig innerhalb einer integrierten Gesamtabformung wurde der zweizeitige Korrekturabdruck entwickelt (Hofmann, Lehmann).

Die Abformtechnik nach Präparation mehrerer Pfeiler ist stets einheitlich für alle drei Möglichkeiten:

- Abformung einer einzelnen Präparation,
- Abformung mehrerer Präparationen in einem Quadranten,
- Abformung mehrerer Präparationen im ganzen Zahnbogen.

Die Korrekturabformung besteht darin, die Primärabformung, die mit einem zähfließenden Silicon vorgenommen wurde, durch wiederholte Abformung mittels einer dünnfließenden Siliconmasse bis ins feinste Formdetail zu korrigieren. Zwei Werkstoffeigenschaften werden ausgenützt:

- Wiedergabe der Grundform des Zahnbogens und verformungsfreie Erhaltung durch das nach Kettenbildung vergleichsweise harte Primärmaterial.
- Reduzierung der linearen Kontraktion des dünnfließenden Sekundärmaterials auf wenige Mikron infolge der metrischen, prozentualen Kontraktion der sehr dünnen Schichtstärke.

Die exakte Wiedergabe der Form aller Zahnstümpfe über den ganzen Zahnbogen hängt davon ab, ob das Primärmaterial unter dem hydrodynamischen Druck des Sekundärmaterials komprimiert und nach Entnahme sich wieder elastisch zurückstellt. Um diesen unlinearen Rückstellbetrag werden die Stümpfe im Sinne einer Verkleinerung verformt.

Eine bevorzugte Methode ist deswegen die Entnahme des Primärabdruckes vor der Präparation. Der präparative Raum dient danach zur spannungsfreien Aufnahme des dünnfließenden Materials.

Sofort nach Herausnahme des Primärabdruckes – vor der Präparation oder danach – werden die vestibulären, lingualen und palatinalen Ränder so weit abgetrennt, daß keine untersichgehenden Bereiche mehr vorhanden sind. Interdentale Lamellen werden entfernt und an allen Zähnen, auch an nicht präparierten, Abflußrillen eingeschnitten (Abb. 5.**50**). Nunmehr wird der Abdruck probegefügt, damit später nach Einfüllen des dünnfließenden Abformmaterials keine Passungsprobleme auftreten können.

Eine andere bevorzugte Methode besteht darin, die Primärabformung über die adaptierten Retraktionsfäden vorzunehmen, also nach der Präparation. Die grundsätzliche Verfahrensfolge des Korrekturabdruckes ist dann:

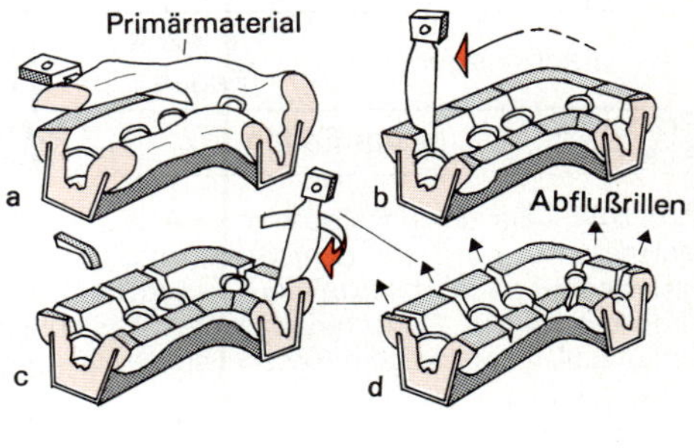

Abb. 5.**50** Vorbereitung der Korrekturabformung:
a Entfernen unter sich gehender Ränder,
b Schrägschnitt nach distal,
c Schrägschnitt nach mesial,
d Abflußrillen

- Legen der Reaktraktionfäden,
- Primärabformung,
- Kürzung der Ränder und Ausschneiden von Abflußrillen,
- Probefügen, Registrieren der Einschubrichtung,
- Anmischen des dünnfließenden Materials nach Vorschrift,
- Entnahme der Retraktionsfäden,
- Umspritzen der Präparationsgrenzen,
- Teilweise füllen der Abformkavitäten,
- Korrekturabformung und verformungsfreie Entnahme,
- Kontrolle der Wiedergabegenauigkeit.

Doppelmischabformung

Bei einer Doppelmischabformung werden beide Materialien gleichzeitig angemischt, die Kronenränder umspritzt und mit dem zähflüssigen Abformmaterial darüber abgeformt. Im Gegensatz zur zweiphasigen Korrekturabformung kann die Doppelmischabformung als einphasig bezeichnet werden. Sie wurde entwickelt, um elastoplastische Spannungen zwischen beiden Werkstoffen auszuschließen. Die Modelltechnik ist in „Werkstoffkunde und Technologie", Thieme 1993, ausführlich dargestellt.

Hydrokolloidabdruck (Abb. 5.**51**)

Thermoplastische Hydrokolloide (vgl. K. Körber u. K. Ludwig 1993, dort S. 241) werden im Doppelmischverfahren angewandt. In einer speziellen Vorrichtung, dem sog. Hydrokolloid-Conditioner, werden dünnfließendes und schwerfließendes Abformmaterial in drei Bädern bis zur Gebrauchstemperatur einsatzbereit gehalten: 100° Aufbereitung, 60° Aufbewahrung und 45° Gebrauchstemperatur (Abb. 5.**51**). Das Abformmaterial ist deswe-

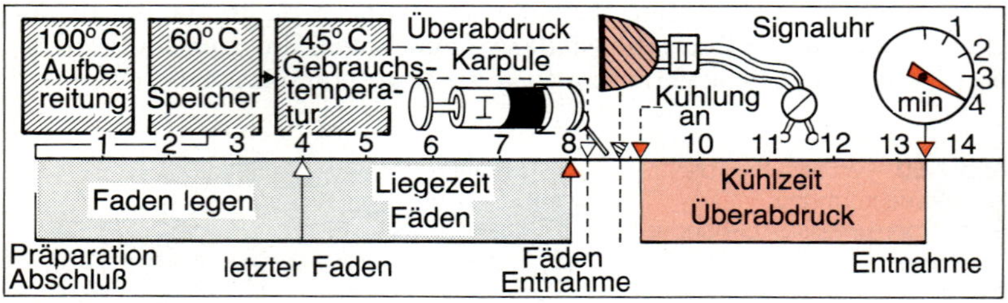

Abb. 5.**51** Behandlungstechnischer Ablauf der Hydrokolloidabformung. Einlegen der Materialien I und II aus dem Speicherbad in das Temperaturbad und Beginn des Fadenlegens nach Abschluß der Präparation. Mindestliegezeit des zuletzt adaptierten Fadens ca. 4 Min. Danach Fadenentnahme, subgingivale Abformung (I) und Überabformung (II) mit sofortigem Einschalten der Kühlung und der Signaluhr. Liegezeit unter Kühlung 4 Min.

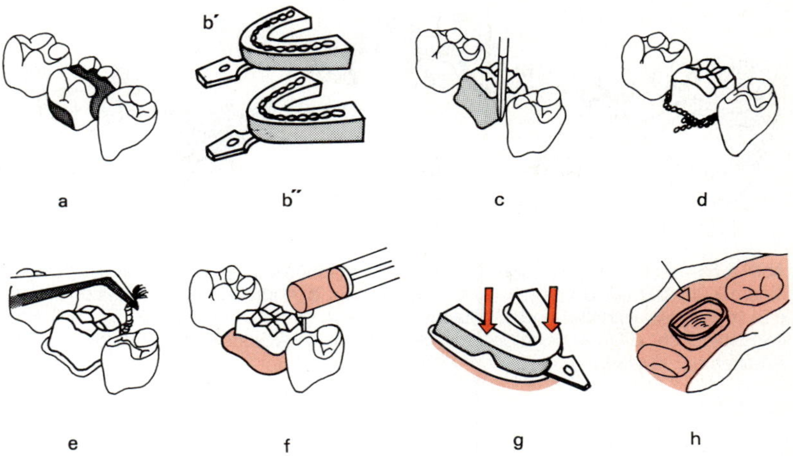

Abb. 5.**52** Didaktische Folge Vollgußkrone I: **a** Ausgangssituation nach präprothetischer Vorbehandlung: **b'** Alginatabdruck (Provisorium), **b"** Primärmaterial, Entnahme vor der Präparation anstatt Ausschneiden, **c** Präparation, **d** Fadenlegen, **e** Fadenziehen, **f** Sulkusabformung, **g** symmetrisch-axiales Andrücken für max. 5 Min., **h** Kontrolle der Lamellenzirkumferenz mit reproduzierter Präparationsgrenze

gen, unabhängig von jeder Anmischtechnik, stets in optimaler Konsistenz verfügbar. Die Abformung selbst wird mit doppelwandigen Abformlöffeln ausgeführt, die an ein Kühlsystem angeschlossen sind. Das Hydrokolloid ist hydrophil, nimmt also Wasser auf, die dünnfließende kolloidale Masse hat deshalb eine gewisse Affinität zum feuchten Gewebe und haftet gut im Sulkus bei ausgezeichneter Abformschärfe. Hydrokolloid hat eine nur geringe mechanische Festigkeit, um Verformungen zu vermeiden, muß der Abformlöffel durch Druck auf die Ränder ruckartig entnommen werden. Infolge des etwa 85%igen Wassergehaltes beginnt die Schrumpfung kontinuierlich. Der Abdruck muß deswegen sofort nach seiner Entnahme nach kurzzeitiger Isolation in 2%iger K_2SO_4-Lauge drucklos mit Hartgips ausgegossen werden. Aufbewahrung und Versand in das Labor sind nicht ratsam.

Die Anwendung der Hydrokolloidverfahren in der Praxis bedarf deshalb eines besonderen Vorgehens: Das Aufgießen mit Hartgips erfolgt schon in der Praxis im Korrekturraum. Um aber die Voraussetzung für ein sehr genaues Sägeschnittmodell zu schaffen, wird dort nur der Alveolarfortsatz bzw. der Zahnkranz ausgegossen. Nunmehr fixiert dieser Teil des Abdruckes die Form, und das Setzen der Dowelpins kann jetzt leicht im Labor mit Hilfe des Lichtpunkt-Zeigergerätes (Pindex) vorgenommen werden.

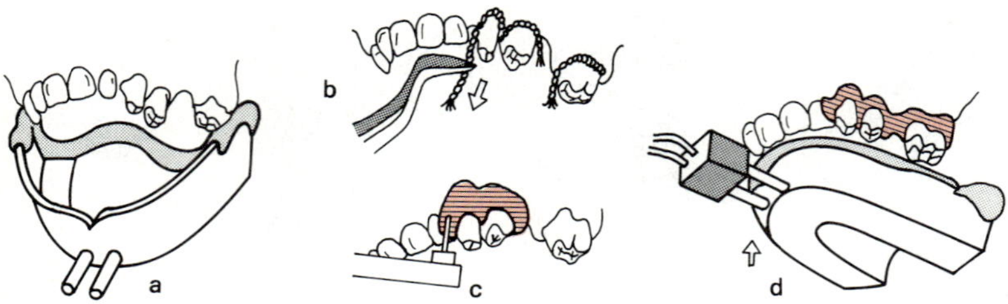

Abb. 5.**53** Praxis der Hydrokolloidabformung. **a** Einprobe des Löffels mit doppelwandigem Kühlrand mit dorsaler Wachsabdämmung, **b** Abdrehen der Retraktionsfäden, **c** Einlegen des dünnfließenden Materials ohne Absetzen der Karpule in die Zahnfleischtaschen, **d** Überabformung mit zähfließendem Hydrokolloid und sofortiges Einschalten der Kühlung

Temporäre Versorgung präparierter Zahnstümpfe

Indikation

Die Präparation schafft eine größtmögliche Dentinwunde, die bei hochtouriger Präparation, ca. 300 000 U/min^{-1}, unzählige Eingänge der Dentinkanälchen mit Abriß von Odontoblastenfortsätzen erkennen läßt (Abb. 5.**54**). Präparierte Zähne müssen deswegen prinzipiell unmittelbar nach Abschluß der Präparation bzw. Stumpfabformung mit Hilfe temporärer Kronen und Brücken versorgt werden. Die Indikation ist im Grunde die gleiche, wie sie von Rebel für alle Dentinwunden angegeben wurde:

- Schutz der eröffneten Dentinkanälchen und damit der Pulpa gegen chemisch-osmotische und thermische Reize sowie gegen chemisch-toxische Noxen.
- Schutz der Dentinstruktur gegen bakterielle Infektion, insbesondere Kariesbefall und Plaqueablagerungen auf und in den eröffneten Dentinkanälchen.
- Okklusale Stabilisierung des seiner Okklusalfläche entledigten Pfeilerzahnes, Vermeidung von Zahnwanderung oder Prolongation.
- Desensibilisierung des präparierten Zahnstumpfes durch Reizdentinbildung, ein Vorgang, der für die anschließenden Behandlungsphasen wie z. B. Gerüsteinprobe, Zementieren mittels Orthophosphorsäure etc. nicht unterschätzt werden darf.

Nichtversorgte präparierte Zahnstümpfe zeigen nach Klötzer vermehrt chronische Pulpenentzündungen, wenn sie längere Zeit dem Mundhöhlenmilieu ausgesetzt sind.

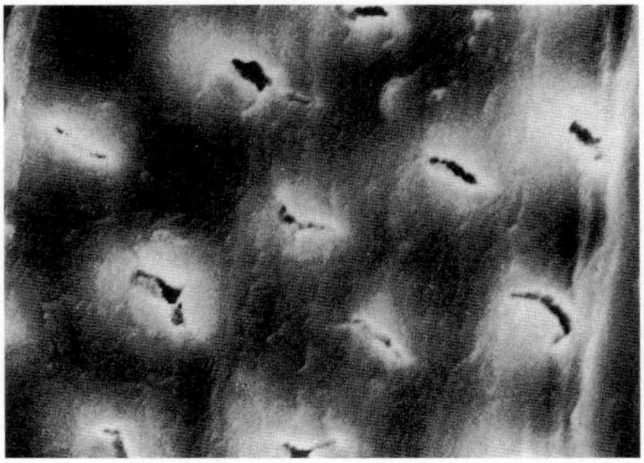

Abb. 5.**54** REM-Aufnahme offener Dentinkanälchen nach Präparation. $^1/_3$ der Tiefe ist frei von Odontoblastenfortsätzen

Methodik der temporären Versorgung

Schutzmittel, die keinen reaktiven Verschluß der Dentinkanälchen und keine Sekundärdentinbildung anregen, verschließen nur indifferent und kurzfristig die Dentinwunde. Indifferente Schutzlacke sind deswegen nicht zu empfehlen. Desgleichen finden Hilfsmethoden wie Abdecken mit Wachs etc. heute keine Verwendung mehr. Schutzfunktion mit Langzeitwirkung dagegen haben alle Zinkoxid-Eugenol-Pasten und Calciumhydroxid-Präparate (z. B. Reogan). Erstere bewirken eine erhöhte Reizdentinbildung, letztere haben eine höhere Desinfektionswirkung mit Imprägnierungseffekt und sind pulpenschonend.

Beim Einsetzen der provisorischen Versorgung ist eine Austrocknung oder gar Oberflächentouchierung mit ätzender Lösung (50% Zinkchlorid oder Chloroform) dringend zu vermeiden. Abtupfen mit dem stumpfen Ende einer Watterolle ist völlig ausreichend, der verbleibende Feuchtigkeitsfilm wird von der anschließenden Zinkoxid-Eugenol-Packung geschluckt.

Temporäre Kronen und Brücken sind schließlich gekennzeichnet durch ihre Paßgenauigkeit auf dem präparierten Zahnstumpf und durch eine ausreichende Wandstärke. Um ein Schutzmittel pharmakologisch einwirken zu lassen, soll es in ausreichender Schichtstärke aufliegen. Eine paßgenau im Skutan-Verfahren angefertigte temporäre Krone wird deswegen in den Kontaktflächen hohlgeschliffen, die mit Dentinflächen scharfer Präparation, z. B. der Labialfläche einer Verblendpräparation, korrespondiert.

Übertragungsverfahren

Bei umfangreicheren restaurativen Maßnahmen ist es oftmals zu aufwendig, für jeden einzelnen Zahnstumpf eine spezielle Schutzkrone anzufertigen. Es wurde deswegen ein Verfahren entwickelt, das in Anlehnung an die Firmenbezeichnung des hierbei verwendeten Materials als Skutan-Verfahren bezeichnet wird.

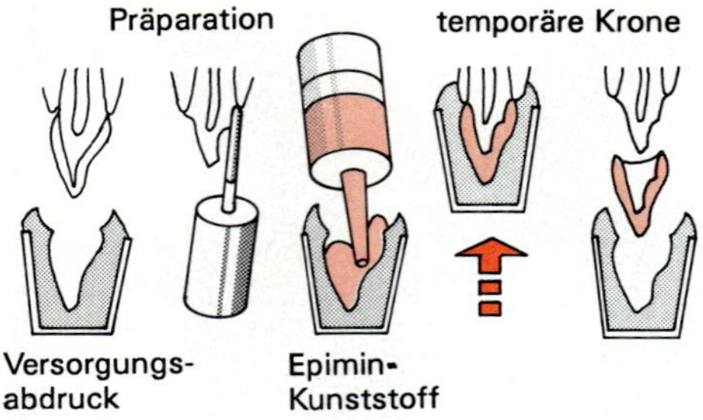

Abb. 5.**55** Anfertigung einer temporären Schutzkrone im Übertragungsverfahren aus dem Epimin-Kunststoff Protemp

Zu Beginn der Präparationssitzung, also vor der Präparation selbst, wird der erwähnte Versorgungsabdruck bevorzugt mit Alginat genommen und während der Präparationssitzung feucht gelagert. Nach Abschluß der Präparation füllt man mit Hilfe einer Abformspritze selbsthärtenden, gewebsverträglichen Epimin-Kunststoff frei von Luftblasen in die Abdruckkavitäten der inzwischen präparierten Kronen. Nach Reponierung des Abdruckes erhärtet der Kunststoff, indem er vollkommen paßgenau die präparierten Zahnstümpfe umfließt, nach außen aber, zum Abdruck hin, die Form der vormaligen Kronen wiedergibt.

Da auch beim Epimin-Kunststoff die Abbindetemperatur von der Menge abhängt, muß der Versorgungsabdruck bei Kronenblöcken und bei Brückengliedern nach spätestens 3 Min. entnommen werden, um traumatisierende Temperaturspitzen zu beseitigen. Die temporären Kronen werden aus der weichen Abformmasse herausgehoben (Abb. 5.**55**) und nach sorgfältigem Abschleifen der Preßfahne am Präparationsrand zur Einprobe eingesetzt. Infolge ungleichförmiger Reponierung des Versorgungsabdruckes kann die provisorische Krone gelegentlich geringfügig überhöht sein. Sie wird darum mittels der Hanel-Okklusionsprüffolie okklusal stabil eingefärbt und in der Zentrik eingeschliffen, um Lageänderungen zu vermeiden (Abb. 5.**56**). Bei getrennt stehenden Einzelkronen wird zur Kontrolle der prophylaktische Bißschlüssel nach Kühl eingesetzt.

Die sicherste Methode, einen obliterativen Verschluß der Dentinkanälchen zu erreichen, ist, die Odontoblasten zur Reizdentinbildung anzuregen. Die paßgenaue temporäre Krone wird deshalb mit dünnfließend angemischtem Zinkoxid-Eugenol temporär festgesetzt. Periphere Verätzung der Odontoblastenfortsätze wie auch Penetration und Diffusion von Silbernitrat muß dagegen sehr kritisch bewertet werden.

Erst nach primärer Einwirkungszeit des ZnO-Eugenols in Folgesitzungen wenden wir zur Imprägnierung und Wiederbefestigung temporärer Kronen Magnesiumsilicofluorid-Lösung (Cervin) an, dessen Salze anschließend durch Calciumhydroxid (Reogan) milchig ausgefällt werden.

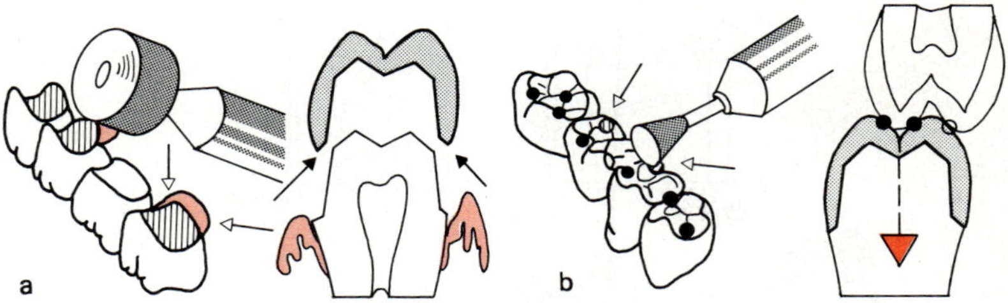

Abb. 5.**56** Zwei wichtige Maßnahmen nach Herstellung der temporären Brücke:
a Entfernen der Preßfahne und Beschleifen des Kronenrandes bis zur abgeformten Präparationsgrenze, um marginale Gewebsirritationen zu vermeiden.
b Entfernen von exzentrischen Kontaktpunkten, um die beschliffenen Pfeiler und ihre Antagonisten okklusal zu fixieren

Kieferrelationsbestimmung

Die praktische Durchführung der Bißnahme in der Kronen- und Brückenprothetik beruht auf der Tatsache, daß der höchste Punkt im Okklusionsfeld den Vertikalabstand bestimmt, sobald die Kondylen ihre Scharnierachsenposition oder eine habituelle anteriore Lage einnehmen. Diese Voraussetzung kann man leicht dadurch nachprüfen, indem man einen zentrischen Stützstift, der beim Vollbezahnten paraokklusal befestigt ist, nur $^{1}/_{100}$ mm (2° Umdrehung) gegenüber dem Schlußbiß anhebt. Selbst unter extremer, isometrischer Kaumuskelkraft kann diese minimale Überhöhung, etwa durch Vertikalverlagerung eines oder beider Kondylen, nicht ausgeglichen werden. Daraus darf abgeleitet werden, daß die reine Vertikaltoleranz der Kiefergelenke außergewöhnlich klein ist, oder umgekehrt: für praktische Maßnahmen muß die terminale Kondylenposition als konstant angenommen werden.

Neben dem höchsten Punkt im Okklusionsfeld können weitere Okklusalkontakte erst dann zustande kommen, sobald ein Kondylus eine zwangsgeführte, translative Seitenabweichung ausführt.

In zentrischer Okklusion tritt bekanntlich das physiologische Okklusalmuster dadurch an die Stelle des Einzelkontaktes, daß alle Stopp-Areal-Kontakte gleichzeitig und gleichmäßig zusammentreffen.

Um die Arbeitsmodelle im Artikulator in der zentrischen Lage verschlüsseln zu können, wurden verschiedene Verfahrenstechniken entwickelt (vgl. S. 137).

Kieferrelation bei vollem Stützzonenkontakt (Abb. 5.**57**)

a) Definierte maximale Interkuspidation: Im Lückengebiß mit eindeutiger okklusaler Passung können die Arbeitsmodelle unmittelbar zusammengewachst werden.

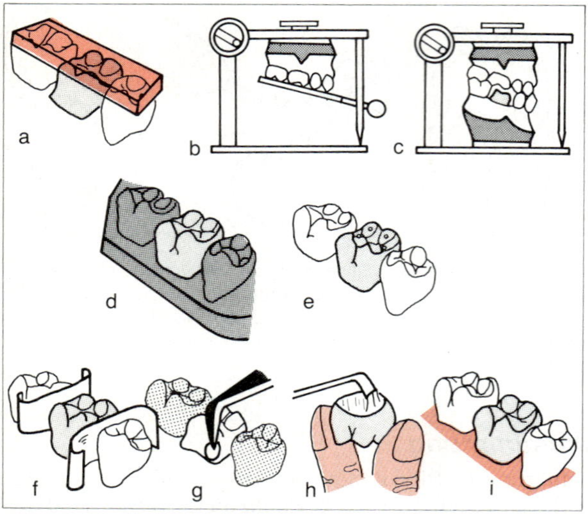

Abb. 5.**57** Didaktische Bildfolge Vollgußkrone II: **a** Okklusionsbiß nach Präparation, **b** Montage des Oberkiefers, **c** Montage des Unterkiefer-Arbeitsmodells, **d** zahntechnische Fertigstellung, **e** Einprobe nach Stumpfpassung, Randschluß und Okklusion, **f** Prüfung der Kontaktpunkte mit Metall oder Farbfolie, **g** Imprägnierung mittels Reogan, **h** zum Zementieren nicht füllen, sondern nur Rand benetzen, **i** Vollgußkrone eingegliedert

b) Bewegungstoleranz (Longzentrik): Können im Bereich der maximalen Interkuspidation Kontaktbewegungen ausgeführt werden, so wird die Zentrik in einem Okklusionswachsbiß registriert.
c) Undefinierte Schlußbißposition: Bei Amalgamfüllungen im Gegenkiefer sowie im Abrasionsbiß wird die Zentrik im Okklusionsbiß registriert. Für a) und b) ist ein sog. Schlußbißregistrat erforderlich, das Zusammentreffen der natürlichen Kontaktpunkte wird akustisch und anhand der Durchbisse im Wachsregistrat geprüft (vgl. Systematik des Okklusionsbisses S. 120).
d) Zur sicheren Übertragung der okklusalen Lagebeziehung haben Jüde, Kühl und Rossbach die Bißregistrierung mittels Übertragungskäppchen angegeben.

Kieferrelation bei verkürzter Zahnreihe

Die Modellation von Einzelkronen und Kronenverblockungen in der Modellguß- und Kombinationsprothetik erfolgt prinzipiell erst nach Aufstellung und funktioneller Einprobe der im Artikulator aufgestellten Ersatzzähne.

Kieferrelation bei okklusaler Rekonstruktion

Die Wiederherstellung einer früheren okklusalen Lagebeziehung oder ihre grundlegende Änderung als therapeutische Bißhebung durch Ersatzkronen erfordern ein eigenes zentrisches Registrat, unabhängig von der vorherigen Interkuspidation. Es können mehrere Verfahren angewandt werden: zentrischer Stützstift (vgl. S. 122), zentrische Wachsregistrate (vgl. S. 120) und Übertragungsschienen.

Einprobe der Ersatzkronen

Externe Kontrolle: Eine fertig ausgearbeitete und auf Hochglanz polierte Krone prüft man zunächst auf dem Modellstumpf nach leichter Gängigkeit und zirkulärem Randschluß.

Das Innere der Krone soll nach Glänzen oder Absäuern eine reine Metallschicht zeigen, frei von Gußperlen und Politurresten.

Stumpfpassung (Abb. 5.**58**): Ist der Zahnstumpf sorgfältig gesäubert, so wird die Krone mit mundwarmem Reogan innen benetzt, um beim anschließenden Aufsetzen Reibungsreize zu vermindern. Das Prüfen der Stumpfpassung darf nur unter Fingerdruck erfolgen, bei zunehmender Haftung ist die Ursache zu ermitteln, eine Klemmwirkung muß unbedingt verhindert werden. Zur Paßgenauigkeitskontrolle kann die Innenfläche der Vollgußkrone mit dünnfließendem elastomeren Abformmaterial (z. B. Xantopren) benetzt werden.

Approximalpassung: Zwischen die approximalen Flächen der Krone und der Nachbarzähne legt man 5 mm breite, zurechtgeschnittene Streif-

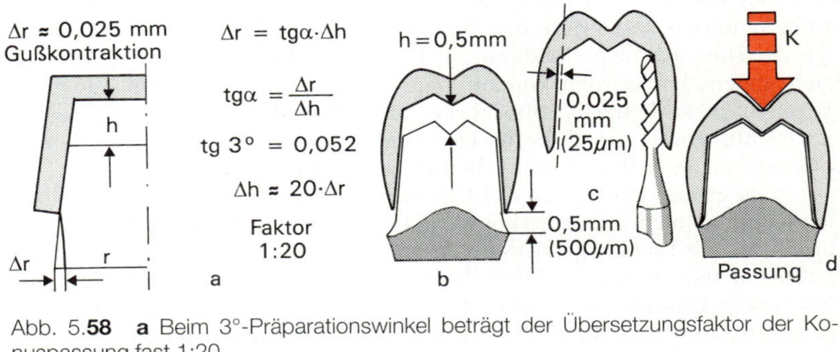

Abb. 5.**58** **a** Beim 3°-Präparationswinkel beträgt der Übersetzungsfaktor der Konuspassung fast 1:20.

b Eine Vollgußkrone von nur 25 μm Gußkontraktion ist um 500 μm überhöht in Klemmpassung.

c Vertikales Abtragen von nur 0,025 mm (25 μm) stellt die Passung erst her (vgl. Abb. 5.**27** und 5.**28**)

chen aus Hanel-Okklusionsprüffolie während des Einsenkens der Krone in die Zahnreihe. Intensität und Form der Kontakte lassen sich so sehr genau einfärben.

Randpassung: Unter Fingerdruck muß die paßgenau hergestellte Vollgußkrone mit der Präparationsgrenze in vollen Kontakt treten, die Form des Randschlusses wird durch Übergleiten der Häkchensonde geprüft.

Okklusalpassung erst nach Prüfen der Abzugskraft, die die Okklusion mittels der Okklusionsprüffolie eingefärbt hat, wobei man auf die richtige Lage der Stoppareale in bezug auf die Stabilität achten muß. Die akustische Prüfung wird durch Vergleich des interferenzfreien Schlußbißklanges mit und ohne Krone vorgenommen.

Korrekturmaßnahmen

Wenn bei der Einprobe Störungen auftreten, empfiehlt es sich, in der beschriebenen Reihenfolge vorzugehen. Zuerst wird untersucht, ob am Zahnstumpf Reste von ZnO übersehen worden sind, die Innenform der Krone wird mit der Lupe geprüft. Die häufigste Störung findet sich aber in den approximalen Kontaktarealen. Nachdem diese mit einem groben Gummipolierer mattiert worden sind, färben sich die Kontakte deutlich ab und können nunmehr mit einem Schleifsteinchen und danach mit dem Gummipolierer so lange abgetragen werden, bis sich eine 0,01-mm-Hanel-Folie eben einfügen läßt.

Schließt die Krone trotzdem am Rand nicht vollkommen ab, so wird zuerst vorsichtig die Okklusion geprüft, bei intaktem Schlußbiß muß die Krone infolge technischer Randungenauigkeit verworfen werden. Ist aber der Schlußbiß um die gleiche Größenordnung des Randspaltes überhöht, so muß der Fehler in der Stumpfpassung gesucht werden. Die Abklatschdarstellung mittels Xantopren bzw. Silasoft zeigt die fehlerhaften Kontaktstellen der Innenpassung, die dann mit Hilfe eines Hartstahlrosenbohrers gezielt abgetragen werden können, ohne den Rand zu berühren. Liegt der Kronenrand schließlich orofazial gegenüberliegend an, steht aber in sagittaler Richtung ab, so muß die Krone ebenfalls erneut hergestellt werden, da offensichtlich der Wachsrohling beim Einbetten verformt wurde.

Das gleiche gilt für den Fall, daß bei richtigem Randschluß die okklusalen Kontakte nicht zustande kommen. Ist dagegen die Kaufläche der Krone erhöht, so wird sie bei grobem Fehlbetrag im Artikulator eingeschliffen, bei geringem aber im Munde. Nach Wegschleifen aller Kontakte außerhalb des bekannten Okklusionsmusters werden die Stopps bzw. Areale schrittweise erniedrigt, ohne die Stabilität der Höckerabstützung aufzugeben.

Systematisch und langsam ausgeführte Artikulationsbewegungen – einmal nach rechts, dann nach links und schließlich vorgeschoben – lassen auf grüner Okklusionsprüffolie Artikulationskontakte erkennen, die bis zu ihrem Ursprung im rotgefärbten Stopp entfernt werden, sobald eine klare

Eckzahnführung den vorliegenden Fall kennzeichnet (vgl. S. 99). Schließlich ermittelt man vorzeitige Kontakte und schleift sie weg (nach leichtem Okklusionsschlagen), einmal in der habituellen Interkuspidationsposition, sodann in der Scharnierachsenposition, für den Fall, daß dieser Unterschied besteht. Nach Motsch wird jegliche Schleifkorrektur innerhalb des Kauflächenreliefs immer formmodellierend durchgeführt und nicht etwa durch planes Kürzen.

Zementieren

Nach konservierender Vorbereitung jedes Pfeilers (vgl. postpräparatives Pulpentrauma S. 296) wird die Passungsfläche der entfetteten Krone mit Zement dünn beschichtet und auf den Zahnstumpf zurückgesetzt und unter Fingerdruck zügig in die endgültige Passungslage gebracht. Das endgültige Fügen bis zur minimalen Zementfuge ergibt sich durch kurzzeitiges Pressen auf einer geknickten Watterolle, die rasch wieder entfernt wird, um den Schlußbiß noch in der Abbindephase des Zementes zu prüfen (Abb. 5.**59**). Keinesfalls darf die Krone ganz oder teilweise mit Zement gefüllt werden.

Zemente sind Pulver-Flüssigkeits-Systeme, die im angemischten Zustand unter Kristallisation oder Polymerbildung aus dem plastischen in den festen Zustand übergehen und durch mechanische Retentionen den Zahnersatz an der Zahnhartsubstanz verankern. Die chemische Basis der verwendeten permanenten Befestigungszemente ist sehr unterschiedlich.

Aufgrund der Partikelgröße der Pulverkomponente haben abgebundene Zemente eine Mindestschichtstärke. Nach DIN-Normen soll diese bei Befestigungszementen 25 µm nicht übersteigen. Zur Vermeidung okklusaler Überhöhungen muß die Innenpassung der Außenkonstruktion mindestens um diesen Wert größer gestaltet sein.

Beim Zementieren hängt die erreichbare Mindestschichtstärke von der Partikelgröße des Pulvers auch vom Fließverhalten des angemischten Zementes ab. Dieses wird beeinflußt vom Mischungsverhältnis, der Temperatur, der Reaktionsgeschwindigkeit sowie dem Andruck beim Zementieren.

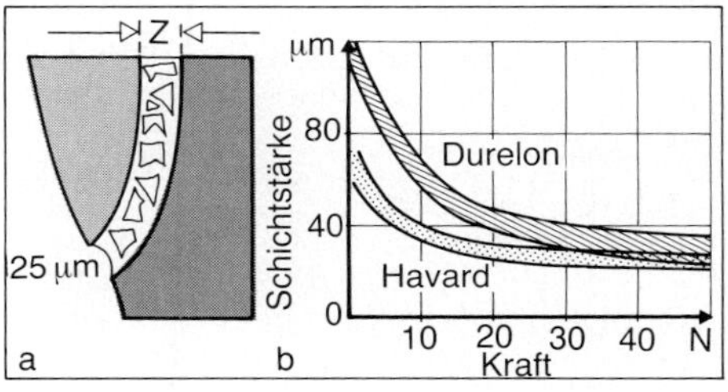

Abb. 5.**59** **a** Die Mindestzementfuge nach DIN 13 903 für Phosphatzement Feinkorn beträgt 25 µm.
b Zementierfuge in Abhängigkeit vom Anpreßdruck und vom Anmischverhalten für Durelon und Havard

Mit Andruckkräften bis 50 N läßt sich die Zementschichtstärke verringern. Höhere Kräfte bringen kaum eine Verbesserung.

Produktabhängig muß für alle Zementtypen in der Praxis mit Schichtstärken zwischen 25 µm und 50 µm gerechnet werden. Schließlich sollten die Anleitungen der Packungsbeilagen eingehalten werden. Von besonderem Vorteil sind Kapselmisch-Zemente mit industriell vorgegebenem Mischungsverhältnis. Besonders zweckmäßig ist es, jedes zu zementierende Werkstück vor dem Zementiervorgang in der gesamten Außenfläche mit Vaseline zu isolieren. Der hartgewordene Zementüberschuß läßt sich dann leicht mittels eines Häkcheninstrumentes abklappen.

Intra- und postpräparatives Pulpentrauma

Um die Risikozahlen der Überkronung von vitalen Zähnen so niedrig wie möglich zu halten, muß jede Traumatisierung der Pulpa ausgeschlossen werden.

Intrapräparatives Trauma

Die häufigste und intensivste Schädigung ist das Präparationstrauma. Es kann rein mechanisch oder thermisch verursacht werden; mechanisch durch Unterschreiten der Mindestschutzschicht des Dentins über dem Pulpenkavum von ca. 0,9 mm oder durch unmittelbare Eröffnung des Pulpenkavums. Letzteres kann oft übersehen werden, sobald unter der Wirkung eines Lokalanästhetikums mit starker Vasokonstriktion die reaktive Hyperämie erst nach Eingliedern der provisorischen Krone einsetzt.

Das thermische Pulpentrauma entsteht durch Überhitzung mit nachfolgender Eiweißgerinnung.

Zur Vermeidung des Präparationstraumas ist streng zu befolgen:

- Kontrolle der Ausdehnung des Pulpenkavums auf dem Röntgenbild.
- Atraumatisch schonendes Vorgehen während der Präparation.
- Niemals Zahnhartgewebe abtrennen, sondern nur durch kontinuierliches Umlaufen abtragen.
- Kein Verweilen mit dem Präparationsinstrument an einer Stelle.
- Tiefenorientierung durch Markierungsschleifer.

Tabelle 5.**1** Zusammensetzung von Befestigungszementen, die für das definitive Fügen von Kronen- und Brückenzahnersatz geeignet sind

Zementtyp	Pulver	Flüssigkeit
Zinkphosphatzement		Phosphorsäure
Caroxylatzement	ZnO	Polyacrylsäure
Glas-Ionomer-Zement	fluorhaltiges Aluminium-Silicat	Polyacrylsäure

- Volle Wasserkühlung, bei hochtourigen Instrumenten mit drei Wasserstrahlen.
- Verwendung von neuwertigen, scharfen Präparationsinstrumenten, um bei geringstem Druck die Wärmeentwicklung klein zu halten.
- Strenge Indikation der Präparationsform, im nichtsichtbaren Bereich keine tiefe Hohlkehlung, sondern eine nur eben angezeichnete Präparationsgrenze.
- Tiefe Hohlkehlung nur bei strenger Indikation im Bereich der späteren Verblendung.
- Bei Einzelpfeilern keine tiefe Hohlkehlung, Ausgleich der Verblendstärke durch Labialstellung der Ersatzzähne.
- Keine gemeinsame Einschubrichtung präparieren bei gekippten Pfeilern, besser: Sekundäranker oder abnehmbare Brücken.
- Bei jüngeren Patienten und bei röntgenologisch übergroß dargestelltem Pulpenkavum Präparation in zwei getrennten Sitzungen: a) tangentiale Mindestform. b) Endform mit Präparationsgrenze nach längerer Einwirkung von ZnO-Eugenol mit Reizdentinbildung.

Postpräparatives Trauma

Nach der Präparation kann die Pulpa durch alle folgenden klinischen Behandlungsphasen (vgl. den Ablauf in Tab. 5.**2**) geschädigt werden. Es sind deswegen folgende Schritte unerläßlich:

- Touchierung der großflächigen Dentinwunden mit Calciumhydroxid.
- Strenges Vermeiden von Isolierfilmen, Vaseline oder gar Schleifpasten in der Präparationssitzung: die Dentinkanälchen verschmieren, die Sekundärdentinbildung wird behindert.
- Eingliedern provisorischer Kronen mit präzisem Randschluß und paßgenauer Okklusion (Skutan-Verfahren) mittels Zinkoxid-Eugenol.
- Vermeiden von hohen Temperaturen bei der Stumpfabformung:
  - Hydrokolloid nur aus dem dritten Anpassungsbad (40 °C),
  - Ringabdrücke (z. B. Kerr-Masse) nur mit den Fingern halten.
- Keine Retraktionsmittel (Adrenalin) auf offene Dentinkanälchen tropfen.
- Nur paßgenaue Kronen ohne Klemmwirkung einprobieren.
- Das „Herunterschlagen“ mittels des Kronenabziehstabes kann apikale Gefäßschäden mit Ernährungsstörungen der schon gereizten Pulpa verursachen.
- Anweisung an den Patienten: Bei Fraktur provisorischer Kronen und Brücken unverzüglich den Behandler aufsuchen, um Langzeitirritationen, Plaqueablagerung auf dem beschliffenen Dentin und Zahnwanderung zu verhindern.
- Vor dem Zementieren den Stumpf weder mit Chloroform noch mit Alkohol, sondern nur mit Calciumhydroxid abwaschen (Reogan), welches bei vorsichtigem Trockenblasen mit mundwarmem Luftstrom den

trockenen Stumpf durch einen hellen bzw. weißen Belag anzeigt und eine exzessive Dehydrierung verhindert.

- Vorsichtige Vitalitätsprüfung vor dem Zementieren.
- Zementieren ohne Lokalanästhesie, schmerzlos nach Reizdentinbildung, ist von Vorteil und schließt Reizschmerzen nach dem Zementieren aus.
- Reizwirkung von Zementen auf den Gewebszustand des Dentins abstimmen: Bei schmerzhaften Zahnstümpfen nach scharfer Hohlkehlung keinen phosphorsäurehaltigen Zement verwenden.
- Alle kritischen Stellen, wie Caries profunda, unklare Füllungsränder etc., sind schon lange Zeit vor der Präparation im Rahmen der Präprothetik bereinigt worden.

Verblendkronen

Vorbereitung

Verblendkronen unterscheiden sich behandlungstechnisch von Vollgußkronen lediglich dadurch, daß der gesamte, von außen sichtbare Kronenanteil mehr Raum für die Verblendung benötigt. Die Labialfacette wird deshalb so weit wie möglich in den Zahnstumpf hinein präpariert. Um nun die mechanische Festigkeit nicht zu gefährden, darf der von außen nicht sichtbare Umfassungsteil nur so weit abgeschliffen werden, wie es für den Mindestpräparationswinkel und die Darstellbarkeit der Präparationsgrenze eben erforderlich ist. Der präparierte Zahnstumpf wird deshalb didaktisch unterteilt in ästhetisch wirksame Fläche im Sichtbereich und approximalpalatinale Umfassung im nichtsichtbaren Anteil. Da diese Form die Verbindung zwischen der retentiv besten Tangentialpräparation einerseits und der ästhetisch besten Stufenpräparation andererseits darstellt, wurde sie früher als Mischform bezeichnet (Rehm) (Abb. 5.**62**).

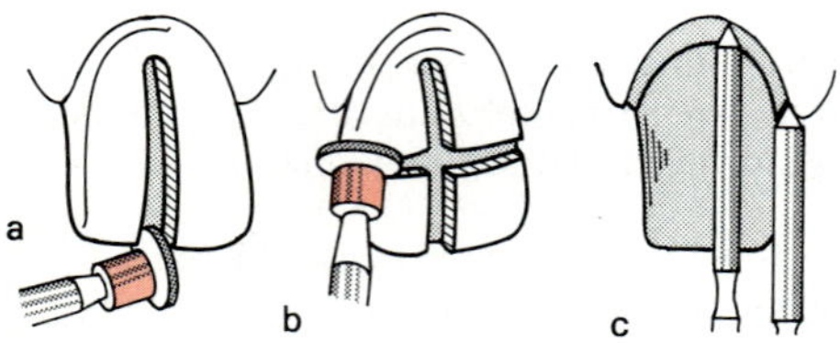

Abb. 5.**60** Präparation zur Aufnahme einer Verblendkrone mittels des Instrumentensatzes nach Marxkors. Definierte Tiefenmarkierung unter konstanter Beibehaltung der ursprünglichen Zahnform durch **a** die Vertikalrille und **b** die Horizontalrille. **c** Abtragen der Zirkumferenz mit gleichzeitig definierter Präparationsgrenze, die approximal eine geringere Schrägungstiefe erfährt

Als Mindestschichtstärke für die spätere Verblendkrone wird allgemein 1,5 mm angenommen. Kühl hat für Frontzähne die Präparationstiefe festgelegt: Bei ausgeprägter Schaufelform besteht eine geringe orofaziale Ausdehnung, so daß die Tiefe nunmehr 1 mm betragen darf, während sie bei Ersatzzähnen und Prämolaren im Bereich des Zahnhalses geringer ist als in Kronenmitte.

Häufig aber kann der für die zusätzliche Verblendung erforderliche Raum präparativ nicht abgetragen werden. Verblendkronen haben dann eine größere labiale Ausdehnung als die ursprünglichen Schneidezähne. Stellungskorrekturen sind deshalb mit Hilfe von Verblendkronen ohne präprothetisch-orthopädische Oralverlagerung durch Tiefenpräparation nicht zu erreichen.

Zur Vitalerhaltung einerseits und zur größtmöglichen Präparationstiefe andererseits sind Kontrollmethoden erforderlich, mit deren Hilfe in jedem Moment die Präparationstiefe kontrolliert werden kann

- Röntgenologische Kontrolle des Pulpenkavums,
- Schlüsselabformung der Labialflächen,
- Tiefenmarken unter Verwendung des Präparationssatzes nach Kühl und Marxkors,
- letztmalige Kontrolle der Farbwerte.

Das orthoradiale Röntgenbild zeigt die vertikale und transversale Ausdehnung des Pulpenkavums im Vergleich zur tatsächlichen Größe der Zahnkrone und erlaubt die Vorgabe des Kürzungsbetrages der Schneidekante als Endmarken oder in Form einer Inzisalmarkierung. Im Schneidezahnschlüssel kann man den ganzen räumlichen Formunterschied zwi-

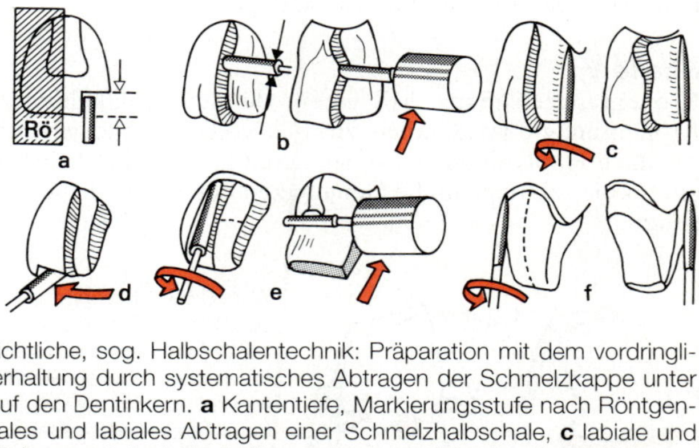

Abb. 5.**61** Übersichtliche, sog. Halbschalentechnik: Präparation mit dem vordringlichen Ziel der Vitalerhaltung durch systematisches Abtragen der Schmelzkappe unter Sichtkontrolle bis auf den Dentinkern. **a** Kantentiefe, Markierungsstufe nach Röntgenkontrolle, **b** palatinales und labiales Abtragen einer Schmelzhalbschale, **c** labiale und palatinale Vertikalfläche supragingival, **d** Kürzen der kontralateralen Schneidekante, **e** Abtragen der kontralateralen Halbschale, **f** Tieflegen und Zeichnen der Präparationsgrenze mit der jeweils bevorzugten Form

schen ursprünglicher Facette und Stumpfoberfläche einsehen. Vor der Präparation werden Tiefe in Millimeter und Verlauf der Markierungen festgelegt.

Präparationsphasen (Abb. 5.**61**)

Phase I

Anlegen der Inzisalmarkierung für das Kürzen der Schneidekante, Anlegen zuerst der zervikalen und danach der axialen Tiefenmarkierung. Separation in der Lamellentechnik mit dem dünnen Diamantstift.

Phase II

Kürzen der Schneidekante nach der 45°-Regel.

Phase III

Labiale Präparation, aus Übersichtsgründen bevorzugt in der Halbschalentechnik mit besonderem Augenmerk auf die marginalinzisale und die mesiodistale Krümmung.

Palatinale Hohlkehlung. Sie ist erforderlich, um für die spätere Frontzahnführung einerseits genügend Wandstärke, andererseits keine Verdickung zu erhalten.

Phase IV

Labiale Hohlkehlung. Die Stufe der zervikalen Rille wird mittels eines Hohlkehlenschleifers im gesamten Sichtbereich nach approximal auslaufend unter den Limbus gingivae verlegt.

Phase V

Kronenrandzeichnung. Mit einem dünnen Hohlkehlinstrument wird die Kronenrandgrenze deutlich, zirkulär vollständig eingezeichnet. Die kleine, vertikale Hohlkehlung wird der tiefen labialen im Sichtbereich überlagert, um für die zahntechnische Genauigkeit eine einheitliche Verlaufsform zu erhalten.

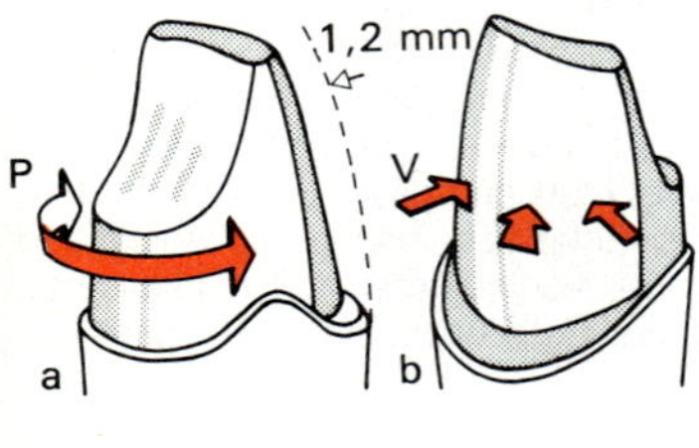

Abb. 5.**62** Mischpräparation. Präparationsform für Schneidezahnverblendkronen: Mischform zwischen Stufe bzw. tiefer Hohlkehlung im labialen Sichtbereich (Ästhetik) (**a**) und approximal-palatinaler Umfassung im nicht sichtbaren Bereich (Gewebserhaltung, Pulpenschonung und Haftfunktion) (**b**). P palatinale Funktionsfläche, V vestibulärer Raum für Form- und Farbgebung (Ästhetik)

Phase VI

Brechen aller Kanten mit einem walzenförmigen Finierdiamant und Kontrolle aller Leitpunkte des Präparationszieles (S. 273).

Temporäre Kronen

Als geeignete Methode hat sich das Übertragungsverfahren (Protemp) mittels des Versorgungsabdruckes bewährt. Es ist lediglich darauf zu achten, daß während der Reponierung mit flüssigem Epimin-Kunststoff keine Kompression des Alginates in horizontal-oraler Richtung ausgeübt wird, da sonst die Labialfacette transparent werden kann. Bei sehr dünnen natürlichen Kronen hat man vor der Entnahme des Versorgungsabdruckes die entfettete und getrocknete Labialfläche durch Andrücken von Weichwachsstreifen verdickt nachmodelliert.

Einprobe des Verblendkronengerüstes

Kronengerüste für Verblendkronen werden nach technischer Fertigstellung im Munde in der unter Vollkronen beschriebenen Methodik einprobiert. Die paßgenaue Verblendkrone läßt sich während der Einzelankereinprobe z. B. bei Verblockung oder, falls sie als Brückenanker verwendet werden soll, mit ihren Kunststoffretentionen sehr gut dadurch verschlüsseln, daß man Autopolymerisat auf die Retentionen der späteren Verblendung aufträgt. Vielfach wird im Labor eine Facette aus weißem Wachs modelliert zur Prüfung der Verblendstärke, insbesondere aber der Schneidekantenlänge.

Teilkronen

Partielle Frontzahnkrone

Präparationsphasen

Phase I

Die Präparation beginnt mit dem Kürzen der Schneidekante in der Stärke des Schneidekantenschutzes, mindestens 0,5 mm in einer nach palatinal gerichteten Schrägung. Die palatinal gerichtete Schrägung kann wieder, wie bei der Mantelkrone, 45° gegenüber der Horizontalen betragen.

Grundsätzlich können drei verschiedene Kantenformen berücksichtigt werden:

- Rückenplatte in der Präparation zu 45° Neigung gegen die Zahnachse,
- horizontales Kürzen der Schneidekante mit Umfassung,
- krallenförmiger Umgriff der Schneidekante.

Der krallenförmige Umgriff ergibt die stärkste mechanische Sicherung, während die Rückenplatte den besten ästhetischen Effekt bietet, da keine

Metallumfassung sichtbar ist. Häufig wird mit Rücksicht auf die Artikulation und Okklusion eine verhältnismäßig starke Kürzung der Schneidezahnspitze und der Eckzahnspitze notwendig.

Phase II

Präparation der Approximalflächen: diese Präparationsphase ist außerordentlich wichtig für die Grundform und damit für die Haltefunktion. Die Seitenflächen des präparierten Zahnstumpfes sollen fast parallel, leicht palatinal konvergierend verlaufen. Diese Grundrichtung erhält man durch doppelte Konvergenz der einseitig belegten flexiblen Diamantscheiben.

Bei Eckzähnen ist es besonders wichtig, die Präparation mit starker palatinaler Konvergenz durchzuführen, um die Eckzahnlabialfläche nicht zu sehr einzuengen. Von labial her gesehen wird fehlende Zahnsubstanz später immer durch Metall aufgebaut werden müssen, was zu einem sehr ungünstigen ästhetischen Effekt führen wird.

Phase III

Präparation der palatinalen bzw. lingualen Fläche; bei oberen Frontzähnen ist besonders darauf zu achten, daß nicht nur in der Okklusionsstellung, sondern auch bei den Artikulationsbewegungen ein genügender Zwischenraum von mindestens 0,5–1 mm geschaffen wird, da die Metallstärke der später aufzusetzenden Rückenplatte berücksichtigt werden muß.

Wurzelwärts vom Tuberkulum wird die palatinale bzw. linguale Zahnfläche schwach konisch gestaltet, mit einem zervikalen Abschluß unter dem Gingivalsaum.

Phase IV

Präparation der marginal-palatinalen Schrägung. Mit Hilfe eines walzenförmigen Diamanten, der auf der Stirnseite hochglanzbeschichtet ist, läßt sich bei leicht abgewinkeltem Umfahren der Gingivalsaum verdrängen. Das palatinale Tuberkulum wird auf diesem Wege entfernt, wobei ein leicht konischer Präparationsstumpf im palatinalen Umfang entsteht (Abb. 5.**63**).

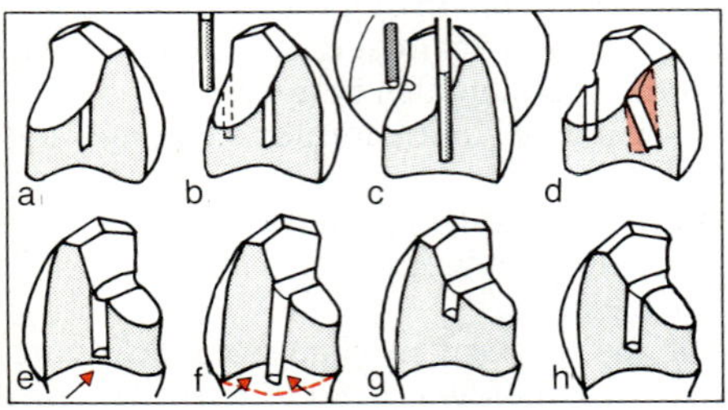

Abb. 5.**63** Technik der Rillenpräparation. **a** Vorzeichnung ohne tiefe Präparation, **b** Vorzeichnung der Gegenseite nach mehrfachem Wechsel, **c** Parallelitätskontrolle im Mundspiegel, **d** Korrektur der Rillendivergenz, **e** Rille zu tief in der Präparationsgrenze, **f** zu tiefe Rille, **g** zu kurze Rille, keine ausreichende Retention, **h** zweckmäßig

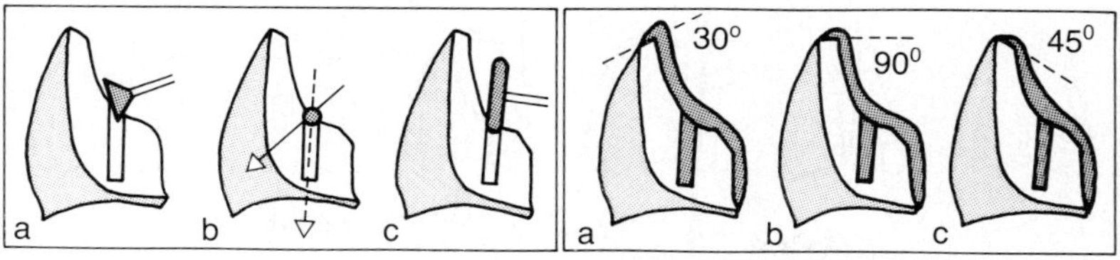

Abb. 5.**64** Links: Methoden der Schulterpräparation. **a** Umgekehrter Kegel nach Kirsten, **b** Walze, nur bei approximaler Lücke, Gefahr des Unterschnittes, **c** Rad. Rechts: Drei Möglichkeiten der inzisalen Fassung. **a** Kantenumfassung funktionell optimal, aber ästhetisch ungünstig, **b** 90° ohne Effekt, **c** 45° funktionell ausreichend, ästhetisch optimal

Phase V

Die Verankerungsrillen werden eingelegt: Jede Rille verläuft in der Mitte der Approximalfläche. Es ist zweckmäßig, eine Rille vorher durch eine Präparation geringer Tiefe vorzumarkieren. Durch gleichzeitiges Betrachten der mesial und der distal vormarkierten Rille mit Hilfe eines Mundspiegels läßt sich die Konvergenz beider Rillenführungen nachkontrollieren. Die Rillenführung richtet sich nicht allein nach der Zahnkrone der zu präparierenden Teilkrone, sondern ebenfalls nach der gesamten Einschubrichtung einer Brücke. Das Einschneiden der Approximalrillen geschieht mit einem konischen Querhieb-Fissurenbohrer oder mit einem konischen diamantierten Instrument.

Phase VI

Präparation der Schulter: Durch einfache Verbindung beider Rillen erhält man die Schulterpräparation, wobei die Dachformung, z. B. des Eckzahnes, zu berücksichtigen ist.

Für diesen Präparationsvorgang stehen drei Instrumente zur Verfügung:

- umgekehrt kegelförmiges Präparationsinstrument,
- walzenförmiges Präparationsinstrument (nur bei Freiendsituation anwendbar),
- linsenförmiges Präparationsinstrument.

Vor der Anfertigung der Schulterpräparation empfiehlt es sich, die Ausdehnung des Pulpenkavums in einem Röntgenbild zu kontrollieren.

Phase VII

Nachkontrolle der Präparationsform. Mit der quergestellten Sonde wird am getrockneten Zahnstumpf die Präparationsform kontrolliert: Rillen und Stufen sollen scharfkantig eindeutig angelegt sein. Die Rillenpräparation endet etwa 2–3 mm innerhalb der flächigen approximalen Präparationsgrenze.

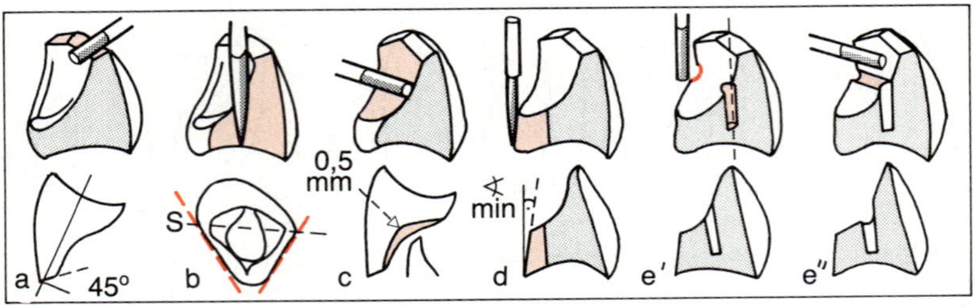

Abb. 5.**65** Präparationsphasen der Teilkrone. **a** Inzisale Einfassung mit 45° Neigung, **b** Approximalpräparation innerhalb der labialen Sichtgrenze S und in anatomisch vorgegebenem Flächenverlauf, **c** palatinale Hohlkehlung für eine ausreichend starke Rückenplatte, **d** palatinale Umfassung mit kleinstem Präparationswinkel, **e** Rillenpräparation, **e** Verbindung der Rillen zur Schulter

Stumpfabformung

Zur Abformung des präparierten Zahnstumpfes wird ein Kupferring auf der labialen Fläche so weit ausgeschnitten, daß er ungefähr 1 mm die Präparationsgrenze überdeckt. Nach Entnahme des in besprochener Weise ausgeführten Kupferring-Kerr-Abdruckes sind besonders die Positivabdrücke der Rillen- und Schulterführungen auf Abdruckschärfe zu kontrollieren (Abb. 5.**66**).

Erschwerte Abformung, Bruch des Abformmaterials, wiederholtes Haftenbleiben des Materials am Zahnstumpf usw. deuten immer auf Präparationsfehler hin.

Fast immer handelt es sich um eine Divergenz der Rillen, d. h., die vertikalen Rillen besitzen nicht die gemeinsame gleiche Achsenrichtung oder aber sie sind in mesiodistaler Richtung untersichgehend angelegt worden. In einigen Fällen ist eine Nachpräparation erforderlich. Sehr genau können Teilkronenpräparationen mit Hilfe des Doppelabdruckverfahrens abgeformt werden, wobei das dünnfließende Sekundärmaterial mit Hilfe der Abformspritze in die Rillen- und Schulterpräparation eingelegt wird.

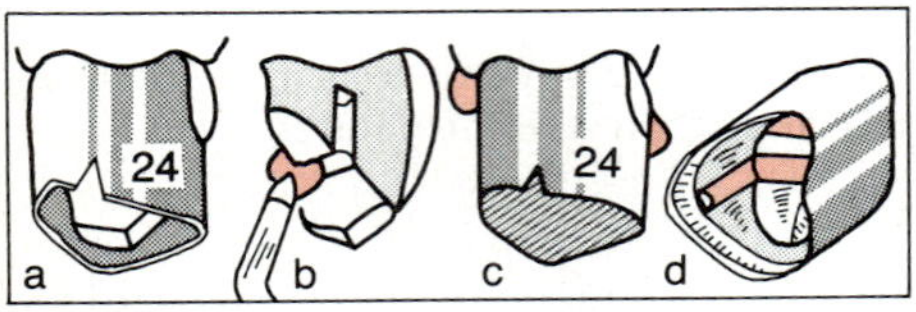

Abb. 5.**66** Ringgestützte Abformung einer Teilkronenpräparation. **a** Ringeinprobe, **b** Vorabfüllung der RSR-Form mit Silicon (Xantopren), **c** Nachsetzen des mit Wachsdeckel verschlossenen Ringes, **d** scharfe Wiedergabe der RSR-Präparation

Eingliederung

Die Einprobe einer gegossenen Teilkrone berücksichtigt besonders die Paßgenauigkeit im Hinblick auf spaltfreie Umfassung der Palatinal- und Approximalflächen. Teilkronen müssen aufgrund ihrer eigenen mechanischen Retention bewegungsfrei mit einer gewissen Haftkraft an der präparierten Zahnstumpffläche haften. Locker aufsitzende Teilkronen sind zu verwerfen, da ihre mechanische Verankerung immer ungenügend sein wird.

Um das paßgenaue Ausfließen des Haftzementes in der Rillenpassung zu garantieren, füllt man die Rillen mit mittelfließend angemischtem Zement mit der Sonde ebenso wie die Innenflächen der Teilkrone selbst, ehe man sie im Winkelende eines Kronenadapters unter Sicherung durch die Finger der freien Hand fest adaptiert.

Partielle Seitenzahnkrone

Präparationsphasen (Abb. 5.**67**)

Phase I

Die Teilkronenpräparation von Prämolaren und Molaren beginnt mit der Präparation der Kaufläche, wobei im Unterkiefer die sagittale Präparationsgrenze oberhalb der Labialfacette weiter zum Vestibulum verlegt werden muß, um die Grenze zwischen Schmelz und Edelmetall außerhalb der zentrischen Kontaktpunkte zu erhalten. Man beginnt zweckmäßig mit dem Tieflegen des Okklusionsfeldes, ausgehend von der Zentralfissur. Im Oberkiefer kann die Labialschrägung der labialen Passivhöcker entfallen.

Phase II

Separation, abermals in der Lamellentechnik, wobei nunmehr die sog. Schutzlamelle in Höhe der approximalen Sichtgrenze auslaufend abgesetzt wird. Durch das dünne Hohlkehlinstrument entsteht die approximale Präparationsgrenze.

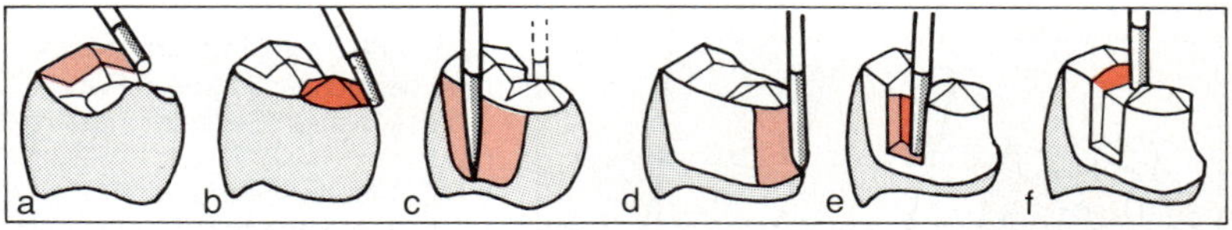

Abb. 5.**67** Präparationsfolge für Teilkronen im Seitenzahnbereich. **a** Palatinallinguale Wölbung des bukkalen Höckers, **b** Tieflegen des palatinalen Höckers, **c** Approximalpräparation quasiparallel zur gegenüberliegenden Approximalfläche, **d** palatinale Wölbung mit kleinstem Präparationswinkel, **e** Approximalkanten, **f** Aufziehen der Fissur als Schulter

Phase III

Linguale Umfassung. Zur mechanischen Retention werden die linguale Umfassung wie auch die vorhergehenden Approximalflächen mit kleinstmöglichem Präparationswinkel beschliffen. Die Präparationsgrenze entsteht wieder durch die Hohkehlform, bei Teilkronen grundsätzlich < 0,5 mm über dem Zahnfleischsaum.

Phase IV

Vertikalretentionen. Man unterscheidet drei Arten von Vertikalretentionen:

- die Kastenretention bei Teilform nach Approximalführung,
- die zentrale Rillenretention. Sie ist beim vitalen Zahn nach Motsch voll ausreichend, und
- die nach der Facette hin verlagerte Approximalrille. Letztere ist besonders angezeigt bei Unterkieferzähnen, die nach lingual gekippt sind, dort stellt sie das statisch günstigste Retentionselement dar.

Phase V

Bei partiellen Kauflächenkronen wird abschließend ein sog. Kantenschutzriegel bzw. Offset präpariert, damit die Ersatzkaufläche nicht als planer Federrand der Schmelz-Dentin-Fläche aufliegt, sondern einen mechanisch festen Abschluß bildet (Abb. 5.**68** und 5.**69**). Im Oberkiefer muß gelegentlich der Randschluß zwischen Offset und Approximalfläche durch leichtes Nachpräparieren abgestimmt werden.

Temporäre Versorgung

Die temporäre Versorgung wird wie bei der Vollkrone mittels des Übertragungsverfahrens Protemp vorgenommen, der Epimin-Kunststoff dient nach Aushärtung der Genauigkeitskontrolle zwischen Retentionsrillen und Präparationsflächen. Temporär eingegliedert wird die provisorische Kunststoffkrone mit dünnfließendem Zinkoxid Eugenol.

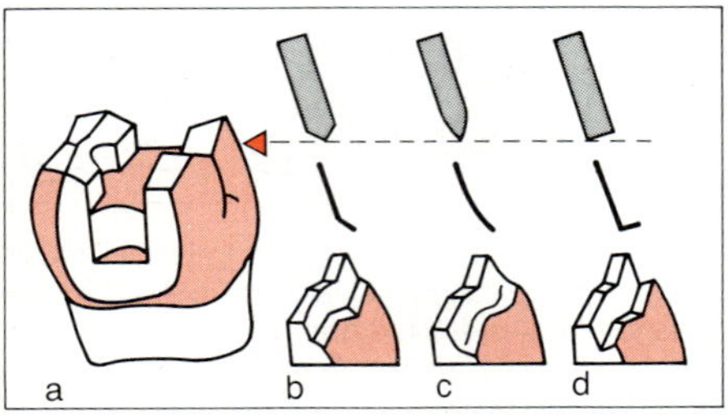

Abb. 5.**68** Drei Präparationsformen der bukkal-lingualen Randumfassung von Seitenzahnteilkronen.
a MOD-Normalpräparation,
b–d Okklusalrandeinfassung mit 45°-Stufenschrägung, Hohlkehlung und rechtwinkliger Stufe

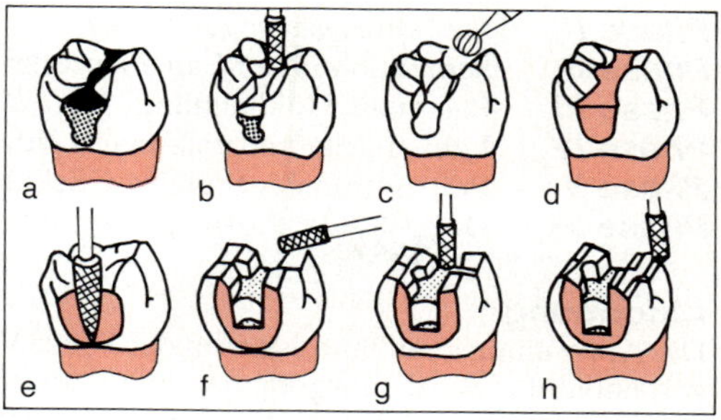

Abb. 5.**69** Systematischer Ablauf der Teilkronenpräparation. **a** Ausgangssituation, **b** Entfernen der Füllung, **c** Exkavation von Karies und weichem Dentin, **d** präprothetische Unterfüllung, **e** quasiparallele Approximalpräparation, **f** Okklusalkantenschrägung, **g** Fissurenform, **h** Okklusalkantenumfassung

Sonderform

Eine gewisse Sonderform der partiellen Seitenzahnkrone entsteht, sobald wir eine schon vorhandene Okklusalkavität in die Präparationsform einbeziehen müssen. Nach Entfernen der vormaligen Restauration, z. B. einer Amalgamfüllung, werden die Präparationsphasen eingehalten und es entsteht eine zusätzliche, sagittale Kastenretention.

Jacketkronen

Präparationsphasen

Die Präparation der Jacketkrone läuft im wesentlichen wie die Verblendkronenpräparation ab, mit dem Unterschied der durch den Werkstoff Porzellan bedingten, rechtwinkligen Stufe. Da die Jacketkrone zur klassischen Kronenform gezählt wird, sollen im folgenden ihre Präparationsphasen dargestellt werden, obwohl sie heute wesentlich seltener angewandt wird als die metallkeramische Verblendkrone. Vor Präparationsbeginn müssen die gleichen, umfangreichen Vorbereitungen getroffen werden wie bei der Frontzahn-Verblendkrone.

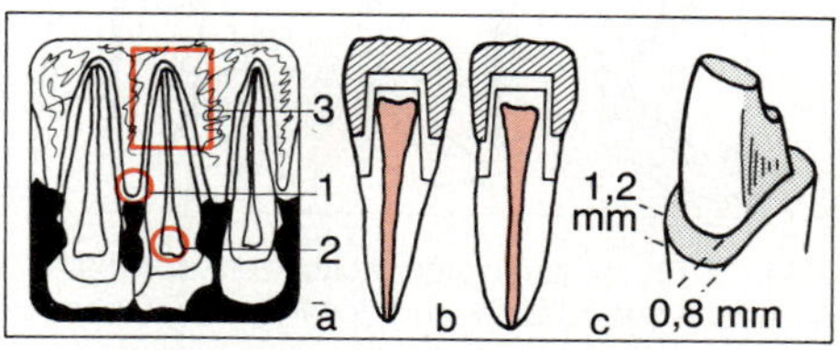

Abb. 5.**70** **a** Beurteilung der Stufenpräparation nach Röntgenbild: 1 Lage des Alveolenrandes, 2 Ausdehnung der Kronenpulpa, 3 Wurzelform, **b** Problematik der versenkten Stufe nach Kronenprolongation und keilförmiger Wurzel, **c** mittlere Stufenbreiten

Phase I Inzisalmarkierungen (5.**70**)
Phase II Separation in der Lamellentechnik
Phase III Palatinale Hohlkehlung
Phase IV Labialfläche und palatinales Tuberkulum
Phase V Präparation der Stufe bzw. Schulter
Phase VI Doppel- oder Korrekturabdruck

Abformung

Die Abformung kann mittels des in der Phase V bereits konturierten Ringes vorgenommen werden, wobei man heute überwiegend dünnfließendes Silicon bevorzugt (vgl. Abformtechnik S. 283). Korrektur- oder Doppelmischabformung liefert eine sehr exakte Stufenaußenkante, wenn nach unserem bewährten Vorgehen zunächst die temporären Kronen im Übertragungsverfahren aus dem Versorgungsabdruck hergestellt und mit Reogan paßgenau eingeführt werden. Nunmehr läßt sich ein mit Retraktionsmittel getränkter Faden gut der temporären Krone entlang subgingival adaptieren. Dort haftet er besonders gut im Randspalt. Um das Zahnfleisch gut auszutrocknen und zu verdrängen, lassen wir dann Retraktionsfäden bei Jacketkronen länger als normal (also > 6 Min.) liegen. Ob es bei Stufenpräparationen von Vorteil ist, den Primärabdruck erst nach der Präparation zu nehmen, ist noch nicht bewiesen.

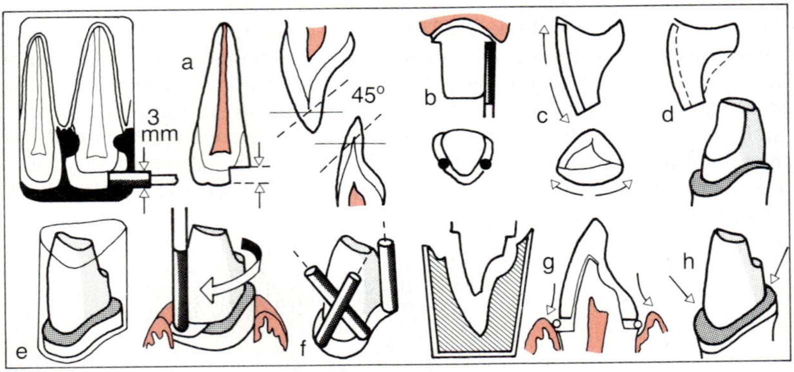

Abb. 5.**71** Phasen der Jacketkronenpräparation: **a** Inzisale Kürzung nach Röntgenkontrolle der Ausdehnung des Pulpenkavums, 45° zum Überbiß, **b** approximale Fläche nach palatinal konvergierend, **c** Labialfläche mit marginal-inzisaler und mesiodistaler Krümmung, **d** palatinale Hohlkehlung, **e** Ringanpassung (ggf.), **f** Stufenversenkung, **g** provisorische Kronen mit Retraktionsringen oder Fäden und Doppelmischabdruck, **h** Modellstumpf mit reproduzierbarer Außenkante

Tabelle 5.**2** Diagramm des Behandlungsablaufes für Kronenzahnersatz im Seitenzahnbereich

	Klinik Behandlungsphase	Technik Arbeitsgänge
1	Versorgungsabdruck Primärabdruck* Gegenkieferabformung Lokalanästhesie Präparation Fadenlegen Sekundärabformung Kontrollabdruck Provisorische Kronen	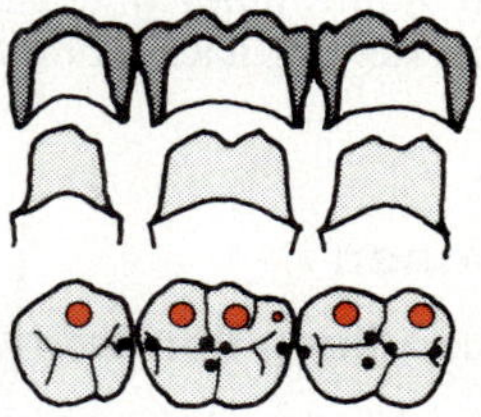
		Sägeschnitt – Arbeitsmodell Oberkiefermodell mit Kontrollsockel Gegenkiefermodell
2	Entnahme der provisorischen Kronen – Gingivasäuberung Okklusionsbisse Arbitäre Achse	
		Artikulatormontage Kronenmodellation – Edelmetallguß Feineinschleifen – Randkontrolle Konturform – Politur
3	Einprobe mit Paßgenauigkeit Okklusionsmuster Randschluß Vitalitätskontrolle Zementieren	* falls nicht die Doppelmischtechnik, z.B. Hydrokolloid, angewandt wird.
	Nachsorge	

Korrekturmaßnahmen

Um den Approximalkontakt zu prüfen, wenden wir wieder schmale Streifchen der Hanel-Folie an. Zum Schleifen verwendet man am besten Finierdiamanten feinster Körnung. Jede Schleifspur wird anschließend mit dem Keramik-Gummi-Polierer geglättet. Sind Formkorrekturen, Lichtreflexionsrillen oder die Schneidezahnführungsflächen gegenüber natürlichem Zahnschmelz im Unterkiefer in größerem Ausmaße geschliffen worden, wird die Jacketkrone im Keramikofen nachgebrannt.

Trotz hervorragender ästhetischer Wirkung einer Jacketkrone kommt es gelegentlich vor, daß der Randanschluß ungenau ist und eine Randkorrektur erforderlich macht: Mit dünnfließendem Silicon wird dann der Rand auf dem Zahnstumpf unterfüttert und im Labor nach erneuter Modellstumpfherstellung nachgebrannt.

Stiftkronen

Vorbehandlung der Zahnwurzel

Endodontische Behandlung von Stiftzähnen

Voraussetzung ist eine normale entzündungsfreie periapikale Knochenstruktur und Durchgängigkeit des Wurzelhautspaltes apikal mit röntgenologisch einwandfrei darstellbarer Wurzelfüllung (Abb. 5.**72**). Die Behandlung beginnt mit der Kanalaufbereitung für die Aufnahme des Wurzelstumpfes bis zum apikalen Wurzeldrittel.

Der Behandlungsablauf enthält:

- Vitalitätskontrolle, um Irrtümer auszuschließen,
- Trepanation des Zahnes,
- Wurzelbehandlung,
- nach Sicherheitszeit (ca. 4–8 Wochen, beim reaktionslosen devitalen Zahn, dagegen bis zu 6 Monate nach Gangränbehandlung) röntgenologische Diagnose des apikalen Zustandes,
- Präparation für die Stiftkrone; Kanalaufbereitung bis zum apikalen Wurzeldrittel,
- Zementieren der im indirekten Verfahren hergestellten Stiftkrone.

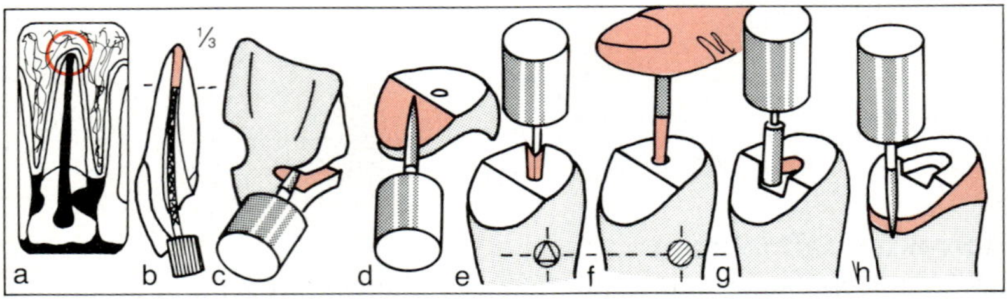

Abb. 5.**72** Präparationssystematik für Stiftanker. **a** Unerläßliche Röntgenkontrolle, **b** Entfernung der Wurzelfüllung bis zum apikalen Drittel, **c** horizontales Abtrennen der Krone, **d** labiale Dachschrägung, **e** Paßbohrung, **f** analoger Paßstift, **g** Hilfskavität in der Einschubrichtung des Stiftes, **h** zirkuläre, subgingivale Umfassung

Die Wurzelfüllung

Schon während der endodontischen Behandlung wird die Möglichkeit eines späteren Stiftankers berücksichtigt. Die gebräuchliche Methode besteht darin, den aufbereiteten Kanal bis zum röntgenologischen Apex mittels Wurzelfüllmasse (Diaket) abzufüllen, die danach mittels eines Acryl- oder Guttaperchastiftes frei von Lufteinschlüssen wanddicht komprimiert wird. Es erscheint zweckmäßig, diese Wurzelfülltechnik nur innerhalb des apikalen Kanaldrittels auszuführen.

Chirurgische Behandlung devitaler Zähne zur Aufnahme von Stiftkronen (Wurzelspitzenresektion [WSR])

WSR am devitalen Zahn ohne vorangegangene prothetische Planung

- WSR mit Diaket und Guttaperchastift: Kanalaufbereitung mit scharfem Rosenbohrer größeren Durchmesser als der Guttaperchastift. Andernfalls wickelt sich der Guttaperchastift um den Bohrerschaft, und der apikale Abschluß bricht auf.
- Apikaler Napfverschluß mit Amalgam: Kanalaufbereitung bis zum apikalen Wurzeldrittel.

Gefahr: Beim Aufbereiten des Kanales kann die Wurzelfüllung und der apikale Abschluß der WSR eröffnet werden.

WSR als Vorbereitung für Stiftkronen

Einsetzen eines Stiftzahnes während der WSR: Der Wurzelstift aus Silberlegierung kann bei genügender Länge als apikaler Verschluß benützt werden,

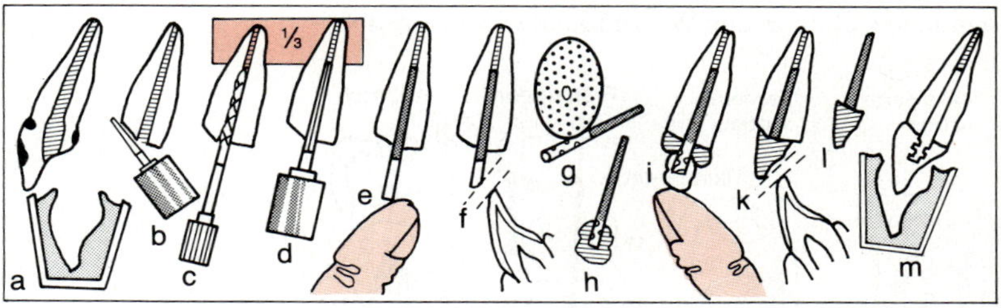

Abb. 5.**73** Didaktische Arbeitsfolge des Stiftkernaufbaues: **a** devitaler Schneidezahn, Alginatabformung, **b** supragingivales Abtrennen der Krone, **c** Aufbereitung des Kanals und **d** Paßbohrung unter Erhaltung von $^1/_3$ der Wurzelfüllung apikal, **e** Einpassen des zu **d** paßgenauen, angußfähigen Stiftes unter Fingerdruck, **f** Kürzen des Stiftes entsprechend der Schlußbißposition, **g** Retentionen und **h** Außenkern in Autopolymerisat, **i** Unterfütterung, **k** beschliffene Kernform in Schlußbißkontrolle, **l** Gußobjekt, **m** temporäre Stiftkrone

wobei sein Ende vernietet wird. Ein kurzer Stift dient ebenso wie ein nicht vernietbarer Stift zur Kompression einer Wurzelfüllung (Phosphatzement, Diaket), während der umgekehrt kegelförmige Napfverschluß mit der Wurzelfüllung verschlossen wird.

Einsetzen eines Silberstiftes während der WSR: Vor der Stiftzahnpräparation wird während der WSR ein Silberstift paßgenau eingesetzt und apikal vernietet. Das orale Ende wird bündig mit der Zahnkrone abgetragen. Nach ausgeheilter WSR-Operation trägt man die Zahnkrone unter Belastung des Silberstreifens ab und paßt die Stifthülsenteile nach Uhlig ein.

Stiftkernsysteme

Die in konsequenter präprothetischer Vorbehandlung endodontisch behandelten Pfeilerzähne verfügen häufig nicht mehr über ausreichendes Zahnhartgewebe. Oftmals fehlt der gesamte Dentinkern, während die Schmelzkrone äußerlich eine genügend große mechanische Festigkeit vortäuscht. Ein intrakoronaler Zementaufbau verleiht dem Zahnstumpf keine erforderliche Festigkeit, sobald eine zirkumferente Pfeilerpräparation durchgeführt wird. Während Einzelkronen jederzeit durch gegossene Stiftkernaufbauten erneuert werden können, ist eine derartige Versorgung für Brückenpfeiler gänzlich kontraindiziert (Abb. 5.**74**). Eine den Kaukräften entsprechende mechanische Festigkeit kann vielmehr nur durch einen stiftverankerten Stumpfaufbau, den sog. Kern, erreicht werden. Stiftverankerte Kerne können sowohl direkt als auch indirekt im Dentalguß hergestellt werden. Zum Wiederaufbau in für die Kronenretention ausreichender Stumpfhöhe ist es notwendig, Wurzelkanäle nach abgeschlossener Wurzelbehandlung in mindestens $^{1}/_{2}$, besser in $^{2}/_{3}$ Wurzellänge aufzubereiten. Hierfür werden zum Verankerungsstift zugehörige Kanalaufbereitungsbohrer verwendet. Die Verankerungsstifte werden wahlweise zementiert oder mittels Spezialgewinde versehen in den Wurzelkanal eingeschraubt.

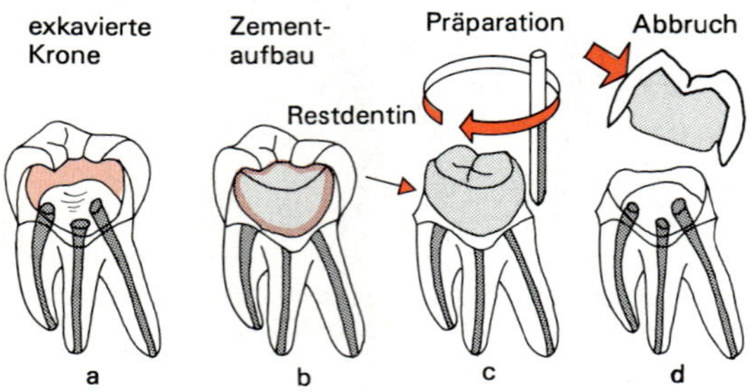

Abb. 5.**74** **a** Tief exkavierter Molar, **b** Aufbau mit Zement, **c** Präparation mit scheinbar ausreichendem Stumpfaufbau, **d** alsbaldiger Abbruch der Krone ohne ausreichende radikuläre Retention

Plastische Stumpfaufbauten werden im allgemeinen mittels vorgefertigten, sog. konfektionierten Wurzelstiften als Teil eines Set-Systems verankert. Vorteil dieser Methode ist der Zeitfaktor und die Umgehung zahntechnischer Fertigung. Als nachteilig kann die geringere mechanische Festigkeit gesehen werden. Konfektionierte Schraubenstifte (Titananker) können nur unter Zuhilfenahme des zugehörigen, auf das Dentin abgestimmten Aufbereitungsbohrers Verwendung finden, um eine Sprengung der Wurzel zu vermeiden. Der Gewindegang des selbstschneidenden Konfektionsstiftes ist exakt auf den Durchmesser der Paßbohrung abgestimmt.

Schraubenstifte und zementierbare Stifte können im direkten Verfahren einzeln, d. h. ohne Berücksichtigung der Einschubrichtung unterschiedlich geneigter Wurzelachsen, angewandt werden.

Zementierbare Retentionsstifte in Kombination mit gegossenen Kernaufbauten verfügen über eine hohe mechanische Festigkeit. Sie sind deshalb für den Aufbau von Brückenpfeilern, aber auch für Konuskronen die Methode der Wahl.

Zur Herstellung gegossener Stiftkerne wird für den einwurzligen Zahn bevorzugt der Ausbrennstift verwendet. Nach Paßbohrung gefügt, reproduziert er die Lage des späteren Retentionsstiftes zunächst in der einphasigen Abformung und danach im mittels synthetischem Hartgips ausgegossenen Modell.

Nach Modellation der Hilfskavität und der Kernform erfolgt das Einbetten und Gießen. Der ausgebettete und gesäuberte Stiftkern wird auf dem Meistermodell probegefügt, bevor er in der schon folgenden Patientensitzung zementiert und im Rahmen des Präprothetikprogrammes mit einer temporären Krone versehen wird.

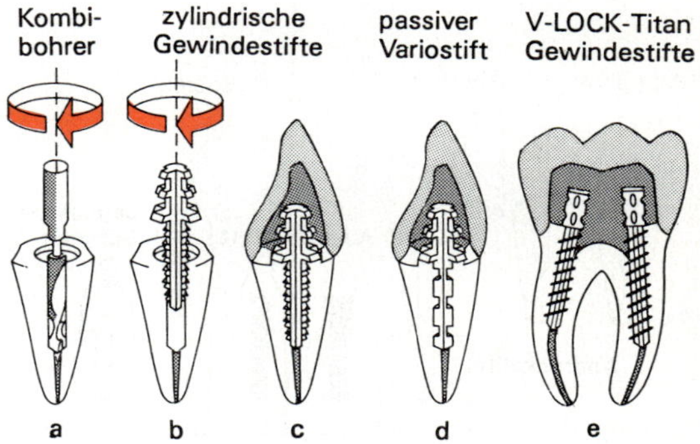

Abb. 5.**75** Direkter Stumpfaufbau mittels konfektionierter Titan-Passungsstifte. **a** Paßbohrung bis zum apikalen Drittel. **b** Einschrauben des Gewindestiftes. **c** Aus Komposit modellierter Stiftkern mit temporärer Krone. **d** Nach Paßbohrung zementierter Passivstift. **e** Divergierende Schraubstifte mit direktem Stumpfaufbau eines Molars

Mehrwurzlige endodontisch vorbehandelte Zähne mit starkem Kronenverlust erhalten einen Zentralstift im längsten und am besten zugänglichen Wurzelkanal, während der zweite Kanal parallel und vergleichsweise kurz als Sicherungsriegel gegen drehende Kräfte versorgt wird (S. 316).

Von besonderer Bedeutung ist das Belassen der Wurzelfüllung im apikalen Wurzeldrittel bzw. der definitive Verschluß des apikalen Drittels nach Wurzelspitzenresektion. Die Verwendung ganzer Acryl- oder Guttaperchastifte zur Wandkompression von Wurzelfüllmaterial ist aus der Sicht der späteren Restauration mittels Stiftkernanker zu vermeiden: Während der Kanalaufbereitung werden Stifte dieser Art sehr leicht insgesamt herausgedreht und die Wurzel erneut apikal eröffnet. Die Dimensionierung der Paßbohrung und des analogen Retentionsstiftes richtet sich somit nach bestimmten Forderungen:

- Aufbereitungslänge der Paßbohrung mindestens so lange wie die klinische Kronen- bzw. $^2/_3$-Wurzellänge.
- Das apikale Drittel der Wurzelfüllung bleibt unberührt.
- Die optimale Entfernung der Stiftspitze vom Apex beträgt nach Lehmann mindestens 4 mm.
- Die Wurzelwandstärke soll wenigstens 1 mm betragen.
- Klemmspannungen sind unter Berücksichtigung einer Mindestzementfuge von 40–60 µm zu vermeiden.
- Stiftsysteme mit Zementabflußrillen werden bevorzugt angewandt.
- Der Stiftkern wird aus korrosionsfester Dentallegierung, bevorzugt die gleiche wie das folgende Kronengerüst, gegossen.

Dreiwurzlige Zähne mit Divergenz der Kanalachsen erhalten zusammengesetzte Stiftkerne. Eine bewährte Methode ist der Sekundärstiftanker: Die bukkalen, kürzeren Stifte sind durch entsprechende Paßbohrungen paralle-

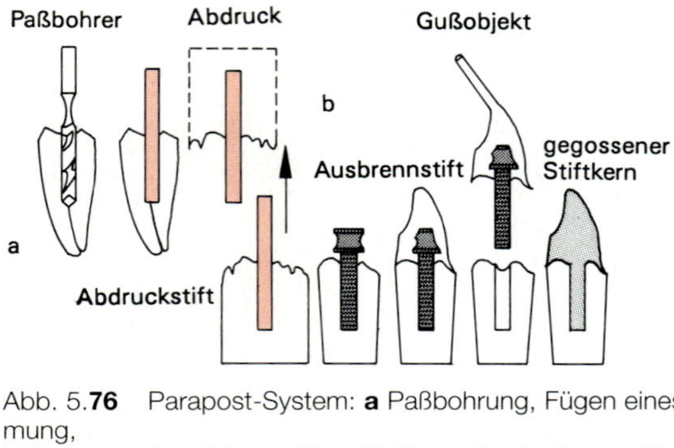

Abb. 5.**76** Parapost-System: **a** Paßbohrung, Fügen eines Abdruckstiftes und Abformung,
b Entfernen des Abformstiftes, Einfügen des Ausbrennstiftes, Modellation des Kronenkernes, Gußobjekt, gegossener Stiftkernanker

lisiert, wobei wiederum die kürzeste Wurzel zur Aufnahme des Drehriegels dient. Die lange und massive Wurzel, z. B. im Oberkiefer palatinal, erhält den Sekundärstift, der während des Zementierens durch den Primärkern hindurchgeschoben wird.

Eine gleichermaßen bekannte Methode ist der Geschiebestift. Hierbei wird der gegossene Kern zweigeteilt. Der Primärkern trägt den Patrizenschlüssel, der Sekundärteil die Matrizenpassung (Abb. 5.**77**). Besonders wichtig ist hierbei, daß die Trennfläche in der Einschubebene des großen Retentionsstiftes liegt.

Für die ideale Präparationsform der stiftverankerten Krone gilt das bekannte Prinzip der Erhaltung von möglichst viel Zahnhartgewebe. Das grundsätzliche Abtragen einer devitalen Zahnkrone auf Höhe Gingivalrand hat keine Indikation. Vielmehr sollte versucht werden, die apikale Grenze des Kernes möglichst weit weg von der späteren Kronenrandgrenze zu legen, um Korrosionen und Infiltrationen weitestgehend zu vermeiden.

Nach Beobachtungszeit der Wurzelfüllung von etwa 6 Monaten für prothetische Restauration – nicht erforderlich bei jederzeit entfernbaren Füllungen – wird der Stiftkern im Rahmen der Präprothetik definitiv zementiert, um ihn später nach Präparation aller geplanten Pfeiler in den Behandlungsablauf integrieren zu können. Das Zementieren erfolgt mittels des Spiral-Füllinstrumentes (Lentulo), wobei der Zement eine gut fließende Konsistenz aufweisen muß, um eine fugenlose Passung zu erreichen. Konfektionierte Stifte enthalten eine oder mehrere vertikale Zementabflußrillen. Diesen Vorteil macht man sich auch durch Verwendung konfektionierter Formlinge aus Kunststoff für Gußanker zunutze. Zur Zementierung wird bevorzugt Phosphatzement verwendet.

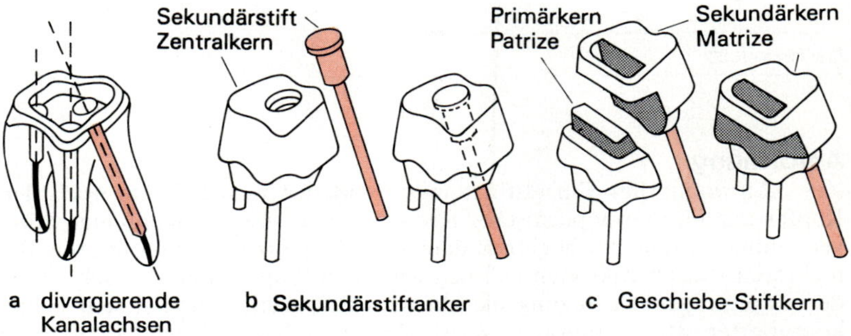

Abb. 5.**77** Kompensation der radikulären Einschubdivergenz mittels geteilter Stiftkernanker: **a** Divergenz der Wurzelkanäle, **b** Sekundärstiftkern, **c** Geschiebe-Stiftkern

Tabelle 5.**3** Diagramm des Behandlungsablaufes für Stiftkronen

	Klinik Behandlungsphase	Technik Arbeitsgänge
1	Versorgungsabdruck Kronen abtrennen Stifteinprobe und Kernmodellation Provisorische Stiftkrone	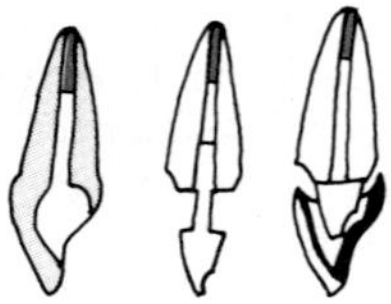
		Guß des Stiftkernaufbaues
2	Stiftkern zementieren Zirkulärpräparation Fadenlegen Stumpfabformung Gegenkieferabdruck Unterf. d. prov. Stiftkrone Okklusionsbisse Arbitäre Achse	
		Arbeitsmodell Gegenkiefermodell – Kontrollsockel Artikulatormontage Kronen – Außengerüst u. Verblendung
3	Einprobe – Paßgenauigkeit und Ästhetik Zementieren	
	Nachkontrolle	

Abformung

Zur Abformung des Einzelstiftzahnes wenden wir auch heute noch den Kupferring mit thermoplastischer Kerr-Masse an, sofern angußfähige Stifte verwendet werden. Wir beginnen damit, den Kupferring zu konturieren. Bei mehreren Einzelstiftkronen nehmen wir einen Präparationsabdruck, um in der darauffolgenden Sitzung die auf dem Präparationsmodell sehr genau konturierten Ringe rationell verwenden zu können. Nachdem wir die Stumpfoberfläche mit Schablonenöl oder Vaseline isoliert haben, bringen wir am oralen Ende des eingepaßten Stiftes mittels einer Carborundscheibe

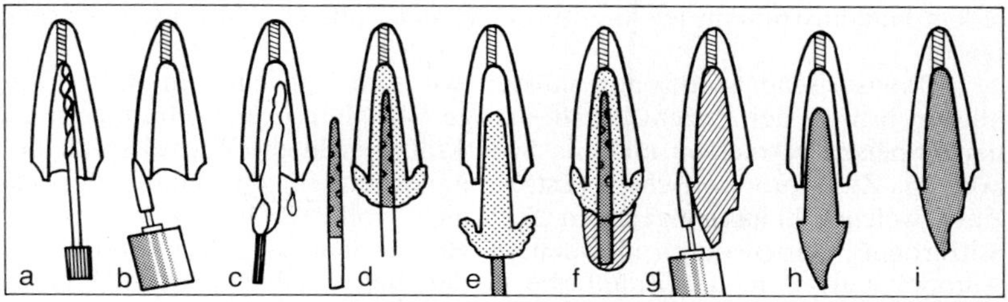

Abb. 5.**78** Behandlungsfolge Stiftkernaufbau bei erweitertem Wurzelkanal. **a** Aufbereitung, **b** Präparation des Umfassungsrandes, **c** Isolation mittels Schablonenöl, **d** Retentionsstift mit Autopolymerisat, **e** Paßgenauigkeitskontrolle, **f** Stumpfaufbau, **g** Anpräparation des Stumpfaufbaus, **h** Einprobe des gegossenen Wurzelinlays, **i** Zementierung

Retentionsrillen an. Der Ring wird mit plastischer Masse von okklusal her gefüllt, während der Stift unterhalb seiner Mitte umschmolzen wird. Nach Fügen des Stiftes formt sich die Hilfskavität scharfkantig und blasenfrei ab, sobald das sekundäre Thermoplast im Ring aufgeschoben wird. Es ist ratsam, Ring und Masse mit dem kalten Wasserstrahl zu kühlen, damit der Stift optimal fixiert bleibt, wenn wir abschließend mittels eines geknickten Sandpapierstreifens den gesamten Stift-Kerr-Ringabdruck verformungsfrei entnehmen (Abb. 5.**66**).

Der stark erweiterte Stiftkanal verlangt einen gegossenen Stift (vgl. Abb. 5.**78**), für den die Abformung auf zwei Arten erfolgen kann: einmal als direkter Aufbau in Inlaywachs oder Autopolymerisat, zum anderen indirekt mittels thermoplastischer Kerr-Masse, welche wir um einen temporären Hilfsstift befestigen und im Ring-Kerr-Abdruck fixieren. Der indirekt abgeformte Stiftkern erhält dann im Labor ein Stumpfmodell aus Modellhartgips. Stift-Kerr-Ringabdrücke werden im Sammelabdruck aus Silicon mit dem Zahnbogen verschlüsselt.

Temporäre Stiftkronen

Zur provisorischen Versorgung nehmen wir ein Duplikat des eingepaßten, angußfähigen Wurzelstiftes, versehen ihn wieder mit Retentionsrillen und setzen ihn mit Fingerdruck in der Wurzel fest. Im Versorgungsabdruck umfließt der Epimin-Kunststoff das freie Stiftende, während die ursprüngliche Kronenform wiederhergestellt wird. Weil devitale Schneidezähne ihm allgemeinen verfärbt sind, fällt die Farbdifferenz nicht ins Gewicht. Ist aber der Kanal erweitert, so unterfüttern wir den temporären Wurzelstift, indem wir mit der Füllspritze bedenkenlos den Stiftkanal mit Protemp füllen und den temporären Stift bis zum Abbinden in mittlerer Lage festhalten. Im Gegensatz zum Autopolymerisat kann nämlich der Epimin-Kunststoff mit jedem Handinstrument leicht entfernt werden, falls eine Störung eingetreten ist.

Provisorische Stiftkronen müssen wir sehr vorsichtig in ihrer Okklusion prüfen, der Patient erhält strenge Verhaltensmaßregeln, indem er harte Speisen vermeiden muß, da Scherkräfte leicht die Wurzel sprengen können. Zum provisorischen Festsetzen verwenden wir dünnfließendes ZnO, welches beim paßgenauen Stift nicht völlig aushärtet. Temporäre Stiftkronen werden durch interdentale Retentionen aus Skutan oder aus Autopolymerisat in der Zahnfarbe in den unter sich gehenden Approximalräumen der Nachbarzähne gegen Verschlucken gesichert, nachdem der temporäre Stift mit Schleifstein und Gummipolierer abgerundet worden ist.

Behandlungsmethoden des Brückenzahnersatzes

Vorbereitende Maßnahmen

Vorbereitung des Restgebisses: Ein Lückengebiß kann nur dann mit Brükkenzahnersatz versorgt werden, wenn es frei von Okklusionsstörungen ist.

Finden sich in der präprothetischen Behandlungsphase Symptome der traumatischen Okklusion, so wird das ganze Kausystem einer klinischen und instrumentellen Funktionsdiagnose unterzogen. Das Einschleifen des Lückengebisses richtet sich nach dem Grad der Versorgung, welche zwischen

- unilateraler bzw. segmentaler,
- bilateraler, aber in einem Kiefer und
- vollständiger Okklusionsrestauration Oberkiefer/Unterkiefer unterscheidet.

Bei der Versorgung mit einer Seitenzahnbrücke beschränkt sich die funktionelle Einschleiftherapie auf die Wiederherstellung des Okklusionskonzeptes und die Beseitigung vorzeitiger Kontakte (S. 147).

In diesem Falle wird auch die bestehende zentrische Okklusion für die Brückenversorgung beibehalten.

Die unter Einzelkronen aufgeführten Vorbereitungen: röntgenologische Kontrolle der Ausdehnung des Pulpenkavums, letztmalige Kontrollmöglichkeit der Zahnfarbe, Vitalitätsprobe und Versorgungsabdruck werden in gleicher Weise ausgeführt und erweitert durch das Prüfen einer gemeinsamen Einschubrichtung zwischen den ausgewählten Brückenpfeilern.

Präparation

Gemeinsame Einschubrichtung (Abb. 5.**79**)

Nachdem die Wahl der Pfeilerzähne und der geeigneten Brückenanker in der systematischen Behandlungsplanung getroffen wurde, unterscheidet sich die Präparation der Pfeiler von der einzelnen Ersatzkrone lediglich durch die zwischen zwei und mehreren Pfeilern erforderliche, gemeinsame Einschubrichtung. Innerhalb eines Zahnbogenverlaufes normal, d. h. ohne Kippung und Wanderung stehende Pfeilerzähne werden in bezug auf ihre eigene Kronenachse präpariert mit dem Ziel der topographisch bedingten, optimalen Präparationsform.

Wie in der allgemeinen Präparationsmethode beschrieben wurde, wird das Okklusionsfeld bzw. die Kauebene als Bezugsebene für die Präparation einer gemeinsamen Einschubrichtung herangezogen. Sind seitliche Pfeiler innerhalb einer ausgeprägten Verwindungskurve gemeinsam stark ad linguam gekippt, so weicht die Präparationsbezugsebene gemeinsam für alle Pfeiler von der Kauebene ab.

Zweck dieser Modellvorstellung ist die systematische und rationelle Präparation des zenralen Einschubes, indem die Arbeitshand des Behandlers den Instrumentenkopf etwa wie den Arm eines Parallelometers konstant führt.

Das technische Prinzip der Konustoleranz verhindert, daß infolge geringster Paßungenauigkeiten oder durch Wanderung eines Pfeilers die Einschubrichtung permanent divergiert und damit unmöglich wird. Früher wurde versucht, Pfeilerzähne mit größerem Präparationswinkel zu präparieren, um die Einschubrichtung in jedem Falle zu erleichtern.

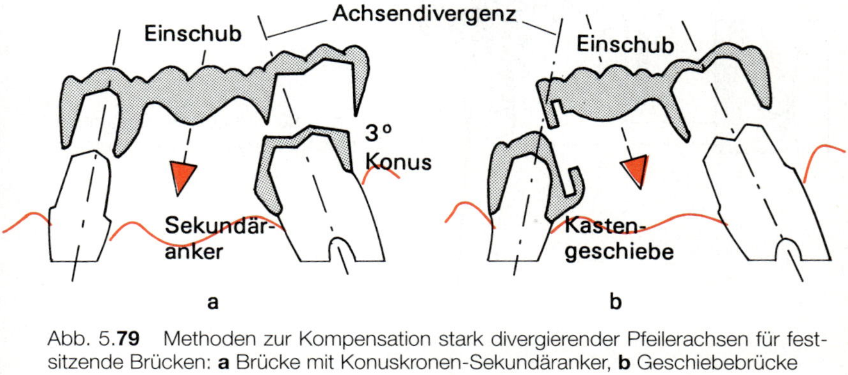

Abb. 5.**79** Methoden zur Kompensation stark divergierender Pfeilerachsen für festsitzende Brücken: **a** Brücke mit Konuskronen-Sekundäranker, **b** Geschiebebrücke

Simultanpräparation

Unter Simultanpräparation verstehen wir das systematische Beschleifen mehrerer oder aller Zähne gleichzeitig. Dieses Verfahren wenden wir bei Kronenverblockungen, Präparation einer Restzahngruppe oder aller Pfeilerzähne eines Quadranten an, aber auch bei fortlaufenden Brücken über den ganzen Zahnbogen, während bei bilateraler Brückenversorgung wahlweise erst die eine, danach die andere Seite, aber jede wieder im Simultanverfahren präpariert werden kann.

Die besonderen Merkmale der Simultanpräparation sind darin zu sehen, daß jede Präparationsphase gewissermaßen umlaufend an jedem Zahn ausgeführt werden kann. Die Vorteile, die sich hieraus ergeben, sind: gleichmäßige Formen, gemeinsamer Einschub, starker Zeitgewinn, da jedes Instrument nur einmal eingespannt wird, Übersicht durch Konzentration auf jeweils nur eine Präparationsphase. Mit lokal bedingten, geringen Abweichungen entspricht die Simultanpräparation einer Art logischer Verteilung der klassischen Präparationsphasen auf die Anzahl der zu präparierenden Pfeilerzähne. Ihr systematischer Ablauf ist am Beispiel einer Brücke im Seitenzahnbereich und für Totalpräparation, z. B. in der Kombinationsprothetik, in den folgenden Schemata fortlaufend dargestellt (Abb. 5.**80**–5.**109**).

Insbesondere nach Präparation mehrerer Pfeiler über den ganzen Kiefer ist es erforderlich, die Präparationssitzung mit einer Präparationsabformung abzuschließen.

Die Technik der Modellherstellung ist für alle Abformmethoden in der Literatur (z. B. K. Körber u. K. Ludwig) übersichtlich dargestellt.

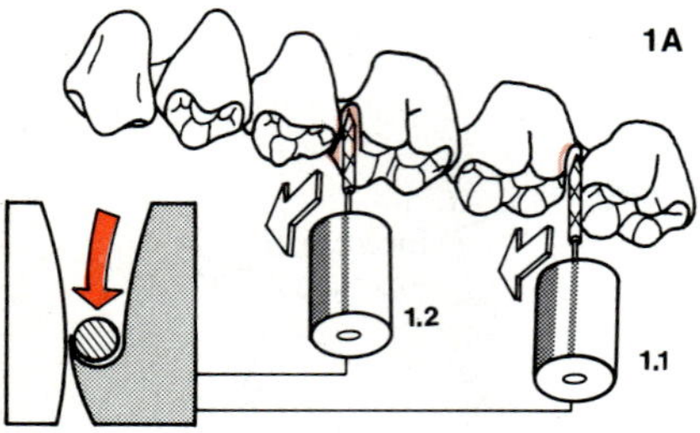

Präparation in der geschlossenen Zahnreihe 24, 26 und 27

Abb. 5.**80** Phase 1A: Separation nach der Lamellen-Schutzmethode

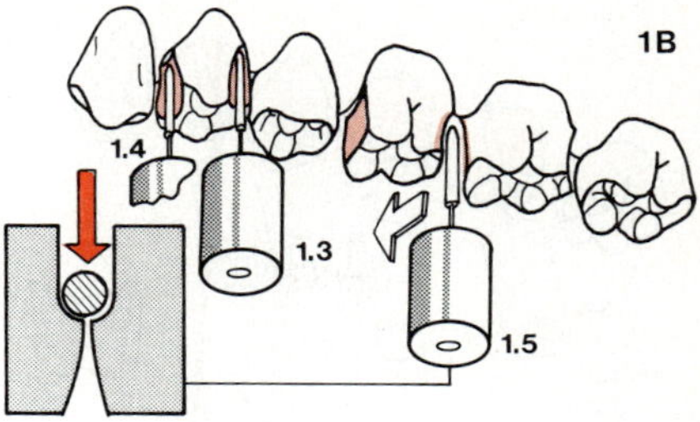

Abb. 5.**81** Phase 1B: Vollseparation zur Trennung zweier Pfeiler

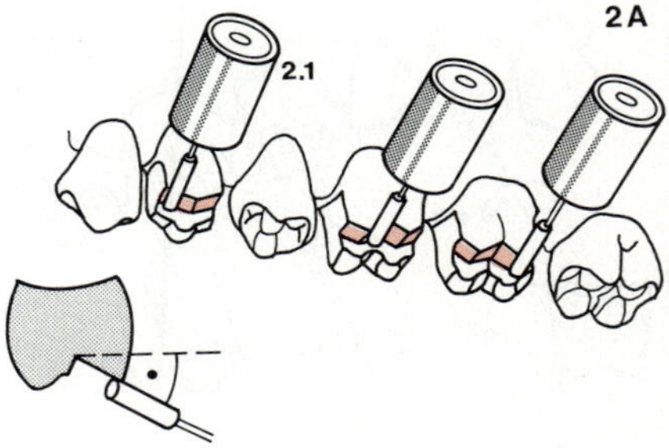

Abb. 5.**82** Phase 2A: Stilisiertes Versenken des Okklusionsreliefs nach der Halbschalentechnik bukkal

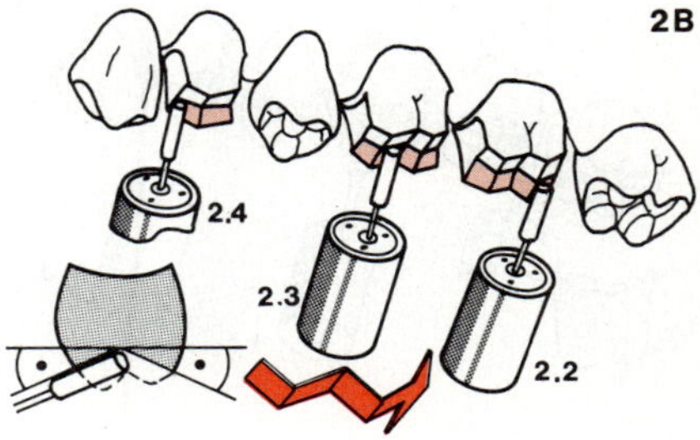

Abb. 5.**83** Phase 2B: Schwenken des Instrumentes nach der Gegenseite unter Beibehaltung der Höckerneigungswinkel

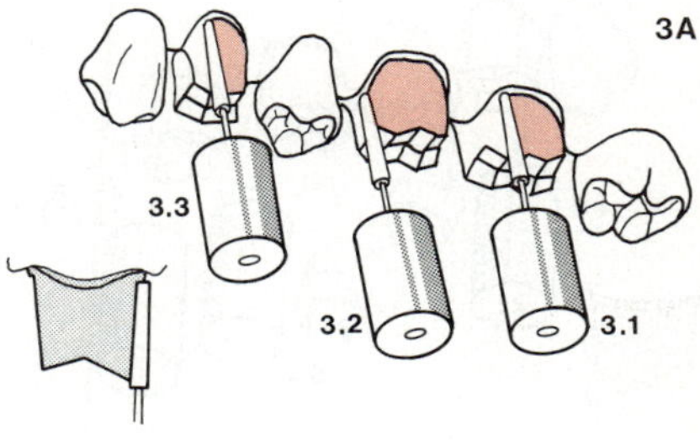

Abb. 5.**84** Phase 3A: Zirkumferenz Vertikalpräparation von bukkal

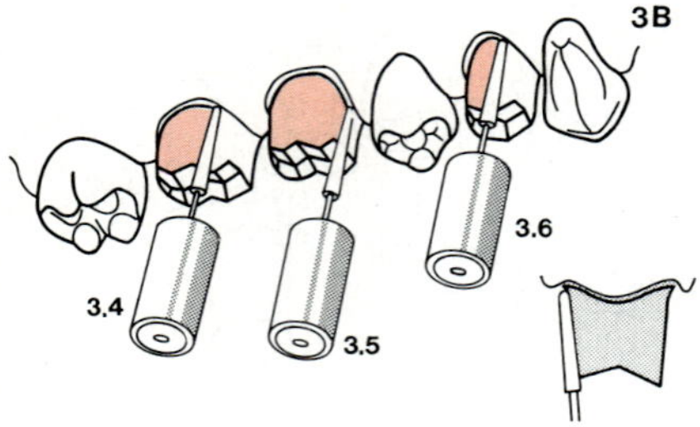

Abb. 5.**85** Phase 3B: Vertikalpräparation von palatinal mit Sicherheitsabstand vom Limbus gingivae

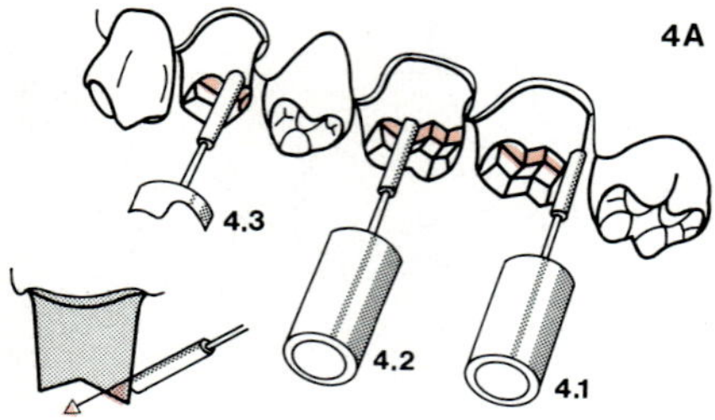

Abb. 5.**86** Phase 4A: Höckerschrägung um 45° von bukkal

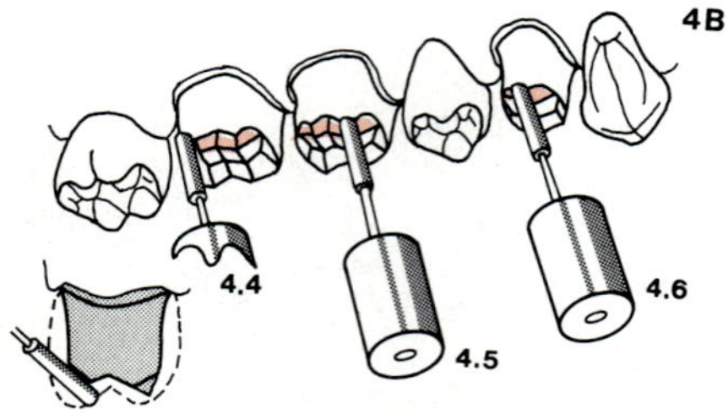

Abb. 5.**87** Phase 4B: Höckerrückführung auf ursprüngliche Position von palatinal

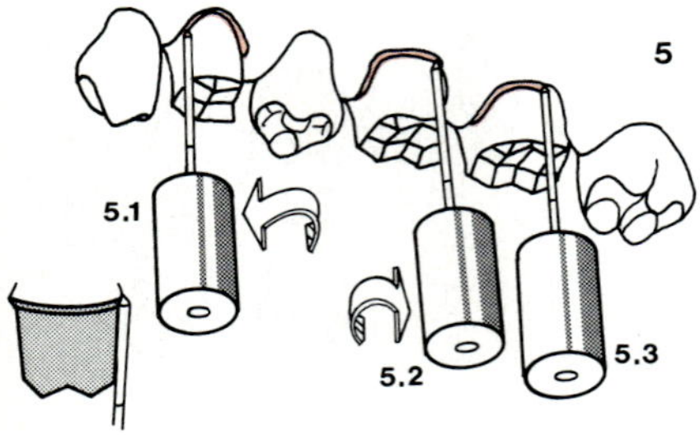

Abb. 5.**88** Phase 5: Nachzeichnen der Präparationsgrenze; ggf. nach Legen von Retraktionsfäden

Abb. 5.**89** Phase 6: Kantenschlichten mittels eines Finierdiamanten

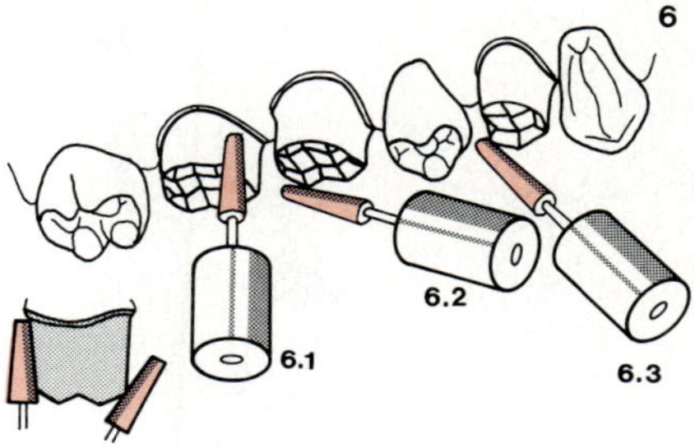

Präparation der Brückenpfeiler 47, 44, 43

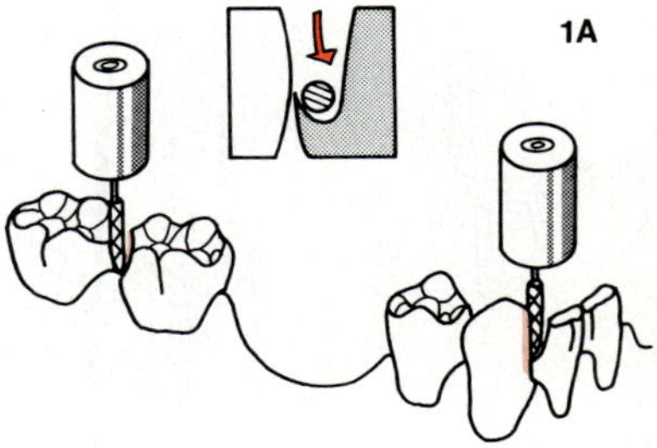

Abb. 5.**90** Phase 1A: Präparation in der Lamellenschutztechnik

Abb. 5.**91** Phase 1B: Vollseparation der anterioren, approximalen Pfeilerzähne

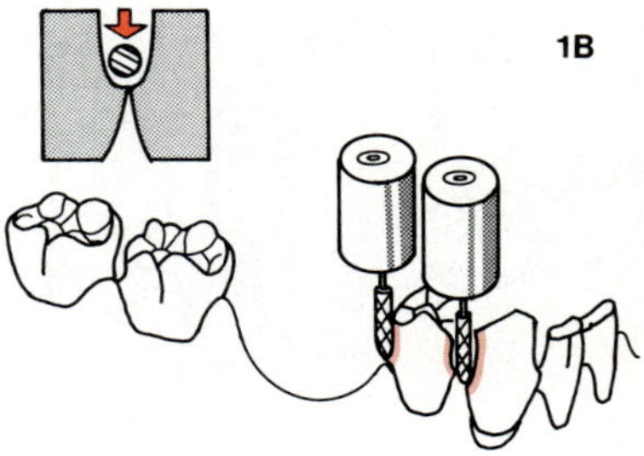

Abb. 5.**92** Phase 2A: Versenkung des Okklusionsreliefs von bukkal

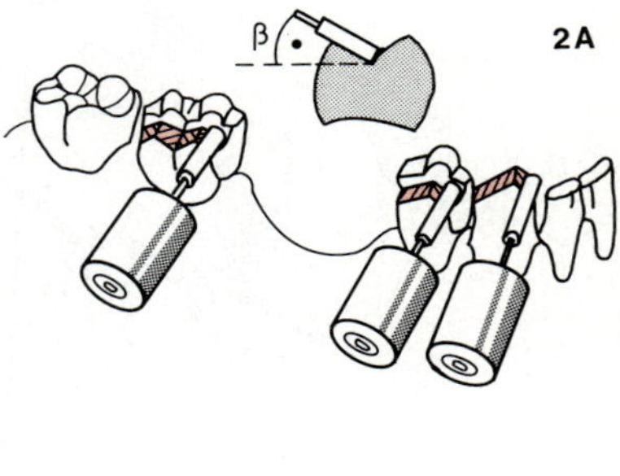

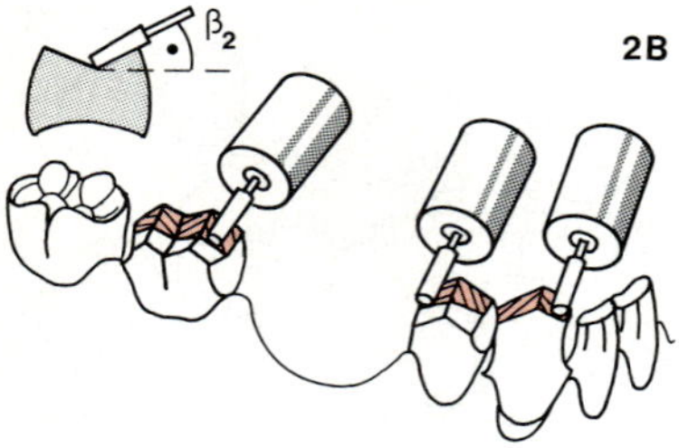

Abb. 5.**93** Phase 2B: Versenkung des Okklusionsreliefs von palatinal

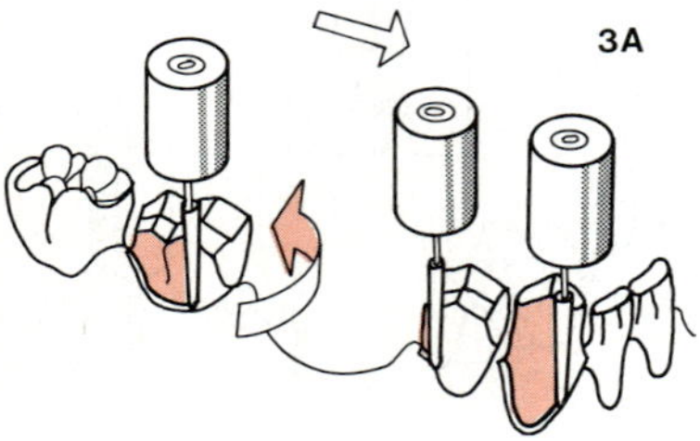

Abb. 5.**94** Phase 3A: Vertikalpräparation simultan aller 3 Pfeiler von bukkal

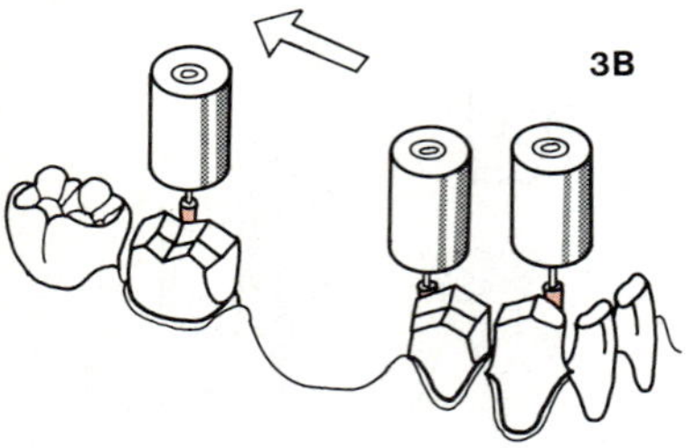

Abb. 5.**95** Phase 3B: Vertikalpräparation simultan der 3 Pfeiler von lingual

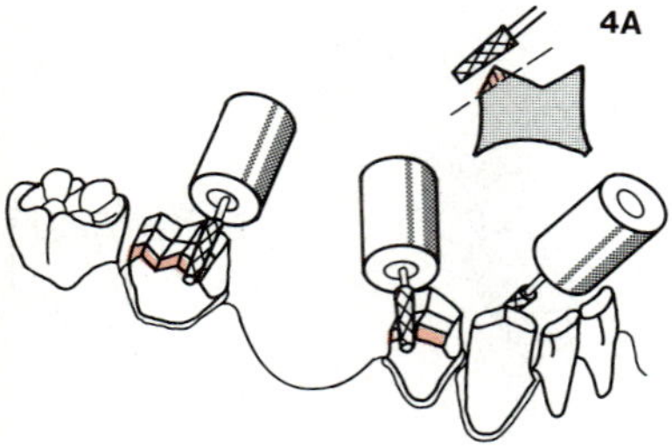

Abb. 5.**96** Phase 4A: Rückführung der Höckerspitzen durch Abschrägung um 45° von bukkal

Abb. 5.**97** Phase 4B: Höckerrückführung von lingual

4B

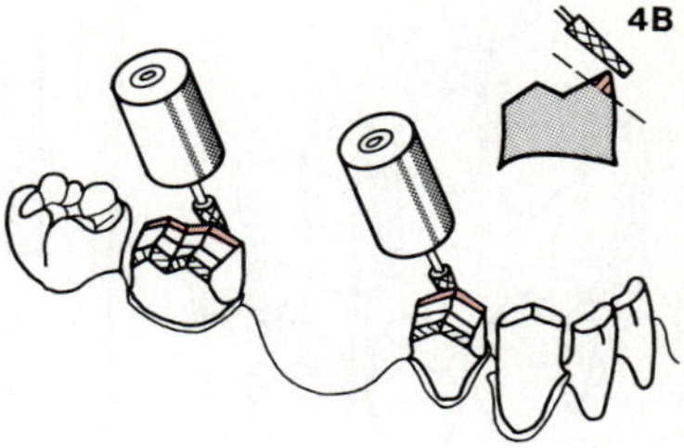

Abb. 5.**98** Phase 5: Versenken der Präparationsgrenze nach Indikation zirkumferent

5

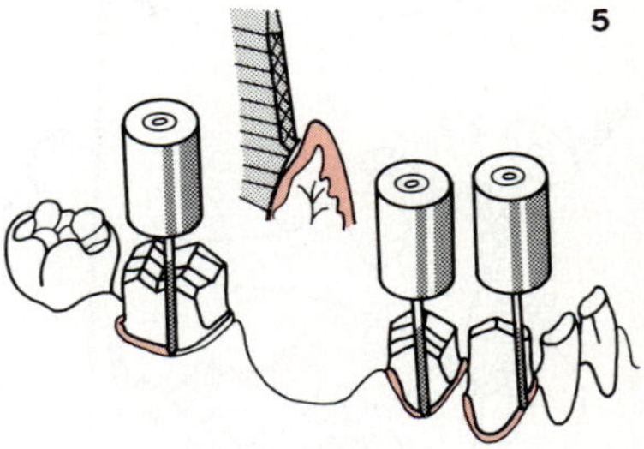

Abb. 5.**99** Phase 6: Kantenbrechen und Kontrolle der Form

6

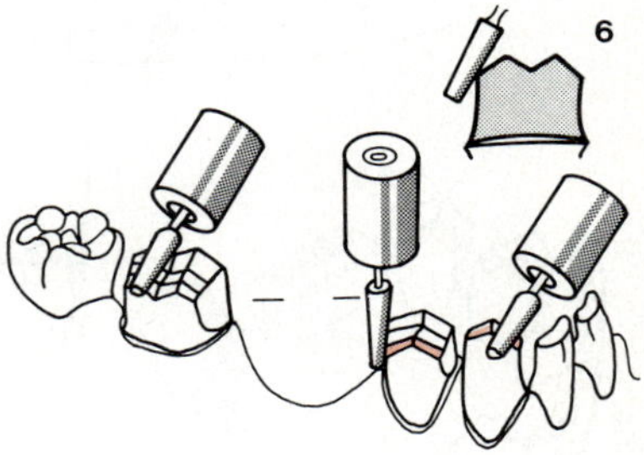

Pfeilerpräparation für Konuskronen 35, 34 und 44, 45

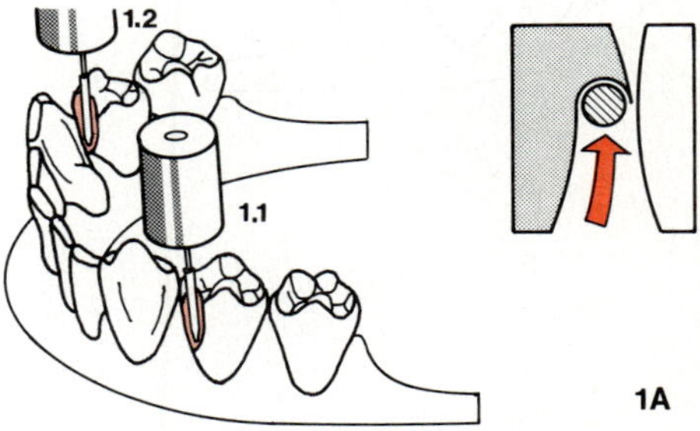

1A

Abb. 5.**100** Phase 1A: Lamellenschutz-Separation simultan in beiden Quadranten

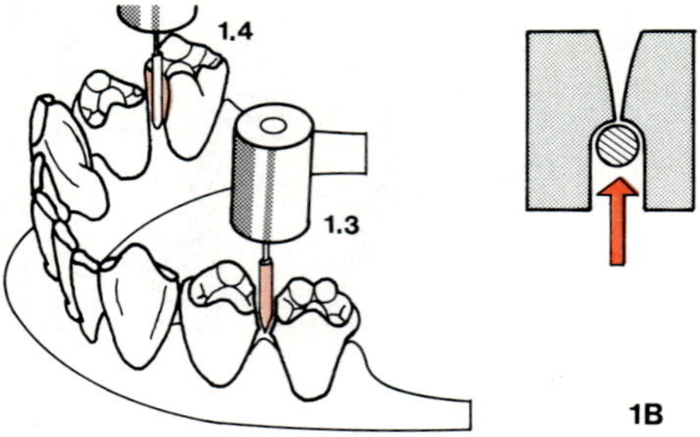

Abb. 5.**101** Phase 1B: Vollseparation der approximalen Pfeilerpaare

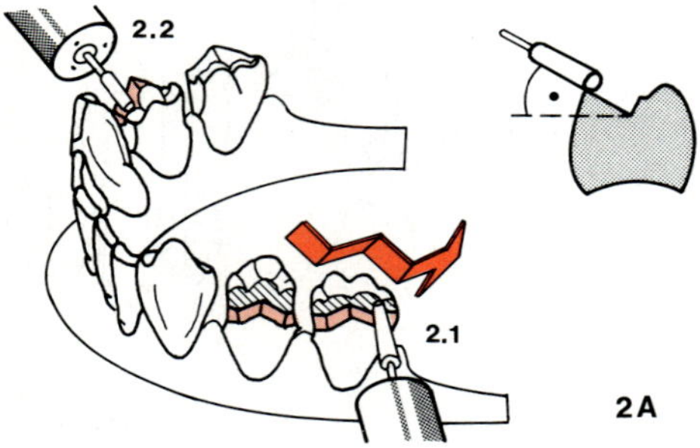

Abb. 5.**102** Phase 2A: Okklusales Relief nach der Halbschalentechnik

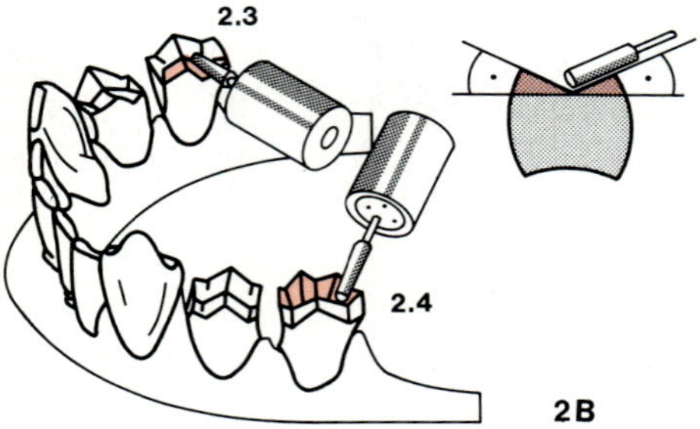

Abb. 5.**103** Phase 2B: Okklusales Relief auf der lingualen Seite

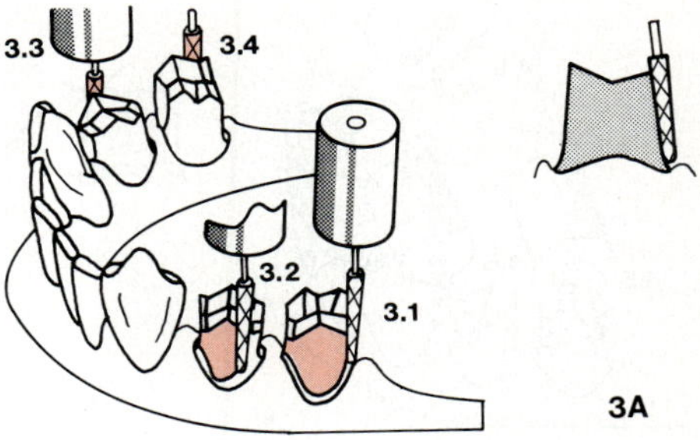

Abb. 5.**104** Phase 3A: Vertikale Stumpfform von bukkal

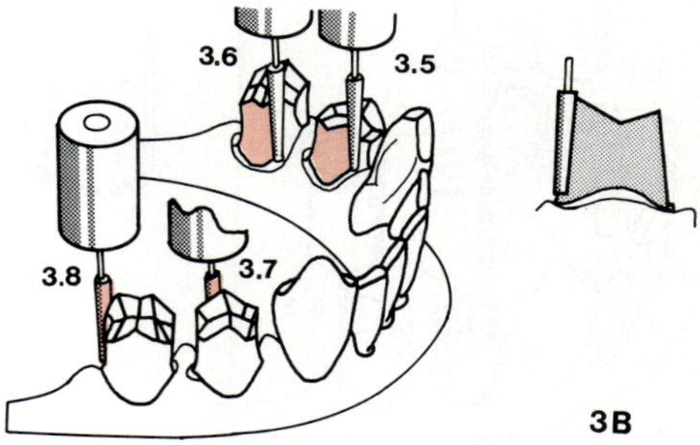

Abb. 5.**105** Phase 3B: Vertikale Stumpfform von lingual

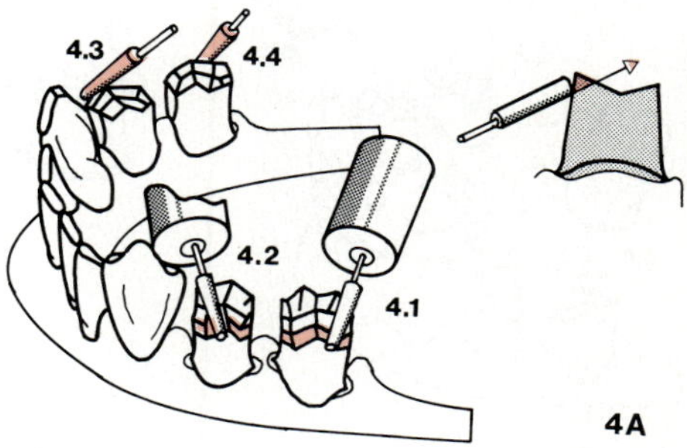

Abb. 5.**106** Phase 4A: Höckerrückführung der Außenseite (bukkal)

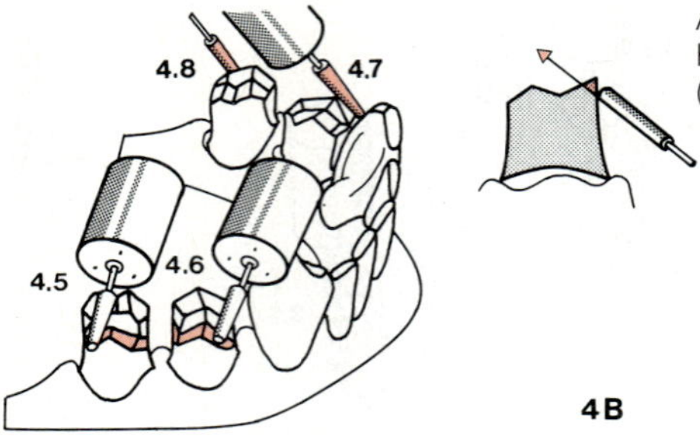

4B

Abb. 5.**107** Phase 4B: Höckerrückführung der Innenseite (lingual)

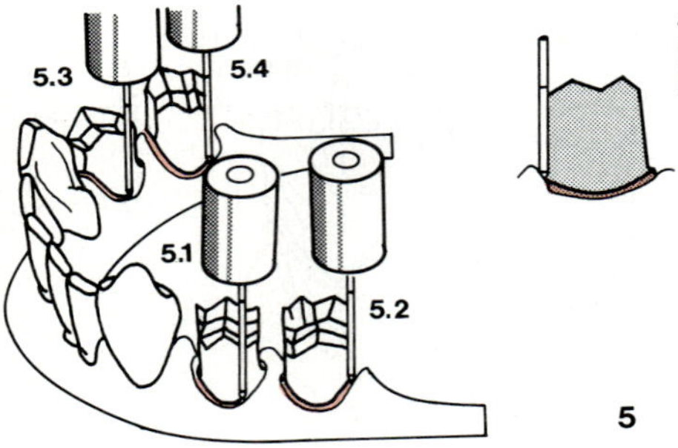

5

Abb. 5.**108** Phase 5: Nachzeichnen der Präparationsgrenze für Konuskronen sublingual

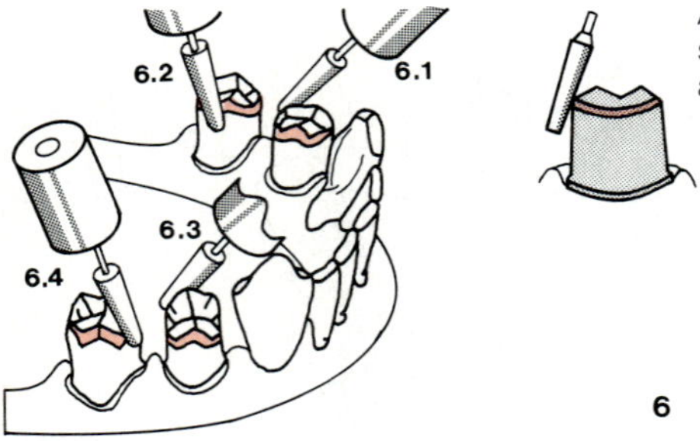

6

Abb. 5.**109** Phase 6: Kantenschlichten und Präparationskontrollabformung

Temporäre Brücken

Primäre temporäre Brücken: Für den Fall, daß die systematische Behandlungsplanung die Extraktion von Schneidezähnen vorsieht, hat sich die primäre, temporäre Brücke sehr bewährt. Vor der Extraktion nehmen wir einen Versorgungsabdruck aus Alginat oder elastischem Silicon.

Es folgen Lokalanästhesie und Präparation der späteren Brückenpfeiler in der geschlossenen Zahnreihe. Danach extrahiert man noch unter der gleichen Anästhesie die Zähne. Nach primärer Koagulierung der Alveolen verschließen wir die Wunden mit einem Streifen Lyophil. Eventuelle interkoronale Segmente schneiden wir mit dem Einwegskalpell aus dem Versorgungsabdruck aus, in dem schließlich das Skutan in exakt der gleichen Form und Stellung der extrahierten Zähne die temporäre Brücke bildet.

Sekundäre temporäre Brücken: Für temporäre Brücken wenden wir also ausschließlich das Übertragungsverfahren mittels des Versorgungsabdruckes an. Übrigens auch dann, wenn der Patient nach Zahnextraktion eine herausnehmbare Immediat-Klammerprothese erhalten hat. Vor der Entnahme des Versorgungsabdruckes formen wir uns aus weichem Wachs auf dem isolierten Situationsmodell ein Brückenglied und setzen dieses in die Schaltlücke. Danach lassen wir den Schlußbiß einnehmen. Das Wachszwischenglied wird nach der Präparation aus dem Versorgungsabdruck herausgenommen, wodurch für den Epimin-Kunststoff die vollständige Brückenform entstanden ist. Temporäre Einzelkronen auf späteren Brückenankern haben nämlich Nachteile: Die Pfeiler sind nicht fixiert, die Klammerprothese wirkt auch nach der Präparation traumatisierend auf den Zahnfleischrand, während Einzelkronen schließlich leichter verlorengehen als ganze Brücken.

Kieferrelationsbestimmung

Übernahme der habituellen Okklusion: Beim Brückenzahnersatz können wir die Kieferrelation in der Behandlungssitzung festlegen, in der wir die präparierten Stümpfe abgeformt haben. Bei Brückenversorgung innerhalb der geschlossenen Zahnreihe wird im allgemeinen die habituelle Schlußbißlage erhalten und als habituelle Okklusion in den Artikulator überragen. Hierbei wenden wir das genau gleiche schrittweise Vorgehen der Artikulatortechnik an, das auf S. 134 ausführlich beschrieben wurde.

Um hier eine vollständige Übersicht über den Herstellungsweg des Brückenzahnersatzes zu geben, wurden Achsenregistrierung mit Hilfe des Quickmount-Gesichtsbogens, zentrisches Registrat und Montage der Modelle in den Artikulator für den Fall einer Brücke im Seitenzahnbereich in der Schemafolge Tab. 5.**4** dargestellt.

Prophylaktische Bißnahme nach Kühl: Die Versorgung des Lückengebisses erfordert oft die Präparation eines endständigen Pfeilerzahnes, dessen Kauflächenverlust zur Verringerung der intermaxillären Distanz führen kann. Wie schon bei Einzelkronenpräparation und verkürzter Zahnreihe gesagt wurde, hat Kühl ein praktisches Verfahren entwickelt, das bei Brückenzahnersatz in intakter Okklusion ermöglicht, den Vertikalabstand der präparativ abgetragenen Stützzone exakt zu reproduzieren.

Vor Präparationsbeginn fertigen wir eine Bißschablone mit Bißwall aus Autopolymerisat mit einem nur geringen Abstand zum Gegenkiefer an.

Die Interkuspidation wird intraoral dadurch fixiert, daß die Gegenkieferzähne in eine weitere Schicht aus zähplastischem Autopolymerisat eingreifen. Nach Präparation der Pfeiler wird der präparative Interokklusalspalt durch weiteres Autopolymerisat mit dem Registrat verbunden. Zur Modellmontage wird dann lediglich der Bißwall verwendet.

Simultanpräparation mit Bißübertragung: Ausgehend von der Theorie, daß ein intaktes Okklusionsfeld einer einzelnen Kaueinheit, zusammen mit den Kondylen in zentrischer Relation (d. h. die physiologische Ruhelage anterior der Scharnierachse), den Vertikalabstand eindeutig fixiert, werden ein oder beide endständige Pfeiler bei bilateraler Brückenversorgung zunächst okklusal nicht präpariert. Nach Abschluß der Präparation aller anderen Pfeiler fixiert ein zentrisches Registrat zusammen mit dem belassenen Okklusionsfeld des noch nicht präparierten Pfeilers die Bißlage. Natürlich wählt man hierzu den Pfeiler mit den stabilsten okklusalen Kontraktarealen.

Bißlagerekonstruktion und Bißhebung: Häufig muß für eine vollständige okkulsale Wiederherstellung die frühere, durch Verlust der Kauflächen verlorengegangene Bißlage wiederhergestellt oder in anderen Fällen prophylaktisch gehoben werden. In beiden Fällen bevorzugen wir die Methode des zentrischen Stützstiftes, da man immer versuchen sollte, das neue Okklusionsfeld in einer paßgenauen Interkuspidation zu modellieren, die mit der balancierten Position der Kondylen in Scharnierposition oder in der habituellen Lage übereinstimmt.

Die Methode des Stützstiftregistrates soll hier nur insoweit wiederholt werden, als sie für präparierte Pfeiler modifiziert werden muß. Die Stützstiftbißnahme wird nicht in der Präparationssitzung, sondern erst in der darauffolgenden ausgeführt, nämlich dann, wenn die Präparationsmodelle und die Arbeitsmodelle zur Verfügung stehen. Um die Modellstümpfe nicht zu beschädigen, fertigt man sich zunächst auf den Präparationsmodellen halbkappenförmige Schienen aus Autopolymerisat, die nur bis zur Zentralfissur der Stümpfe reichen.

Im Unterkiefer befestigen wir den Stützstift, im Oberkieferteil die Registrierplatte, die im Kondylator-Stiftset nach Gerber in verschiedenen Größen zur Verfügung steht. Die Zahnstumpfauflagen werden so weit okklusal gekürzt, daß sie im Munde den Ruheschwebeabstand nicht behindern, danach unterfüttern wir sie mit Tempont.

Vorsichtig bringen wir jetzt die unterfütterten Registrierbehelfe auf die Arbeitsmodelle, um die Übertragungsgenauigkeit zu prüfen. Aus der Ruheschwebelage heraus senken wir dann den Vertikalabstand auf die gewünschte Höhe ab, die an der Lippenschlußlage kontrolliert wird. Nach Testbewegungen zeigt die Pfeilspitze die Retroposition an, während das Trefferfeld der habituellen Position in lateroprotrusiver Richtung abweichen kann. Das Zentrum des Trefferfeldes – oder bei großer Abweichung die Mitte zwischen Trefferfeld und Pfeilspitze – markieren wir jetzt durch Aufkleben des Fixierplättchens auf die Registrierplatte.

Nachdem der Patient sofort und selbständig mit dem Stützstift in die Perforation des Registrierplättchens trifft, fixieren wir die Bißlage mit Abformgips.

Die Erfahrung hat gezeigt, daß die Entnahme eines überhöhten Stützstiftregistrates mit späterer Absenkung im Artikulator auf die gewünschte Höhe einerseits nur nach individueller Achsenlokalisation möglich ist, andererseits häufig mit Fehlern behaftet ist. Wir verschlüsseln deswegen grundsätzlich den definitiven Vertikalabstand direkt im Mund.

Die Registrate zur individuellen Einstellung der Artikulatorwerte, wie Protrusionsschlüssel für die Gelenkbahnen, Laterotrusionsschlüssel R+L für die Bennett-Einstellung, nehmen wir vorzugsweise als Okklusionsschlüssel mit Bißwachs Beautypink. Auch die Montage der Brückenarbeitsmodelle in den Artikulator erfolgt in gleicher Weise wie beim vollbezahnten Kiefer.

Wechselseitige Relationsbestimmung: Bei Totalrekonstruktionen mit Bißhebung gliedern wir für einen langen Zeitraum funktioneller Anpassung (bis zu 6 Monate in einem Kiefer, bevorzugt im Unterkiefer) temporäre Brücken aus mundbeständigem Kunststoff ein (Ivolar Chromasit, Kulzer K+B). Wenn wir nach symptomlosem Tragen nach dieser Zeit die Langzeitprovisorien durch permanente Brücken ersetzen wollen, müssen wir diese funktionell adaptierte okklusale Zentrik übernehmen. Hierfür hat sich die wechselseitige Relationsbestimmung bewährt: Nach Herausnehmen eines Langzeitprovisoriums nur einer Seite wird dort die Lagebeziehung mittels einer Übertragungsschiene festgelegt, die auf dem Arbeitsmodell vorbereitet wurde. Während die belassene Kunststoffbrücke der einen Seite in ihrer stabilen Okklusion die Kieferlage sichert, fixiert die Brückenschiene auf der anderen Seite den Gegenkiefer in einer dünnen Schicht Okklusionsmaterials (Beautypink, Tempont) oder Autopolymerisat. Letzteres erlaubt eine sehr genaue akustische und farbtechnische Prüfung. Danach wird das Langzeitprovisorium wieder reponiert und die Bißlage in gleicher Weise auf der Gegenkieferseite fixiert.

Einprobe des Brückengerüstes

Einzelankereinprobe

Die Einzelankereinprobe hat den Sinn, die tatsächliche Passung zwischen jedem einzelnen Zahnstumpf und seinem Brückenanker völlig getrennt herstellen zu können. Natürlich verlötet man heute nicht beide Seiten der Brückenglieder, die vielmehr stets mesial an je einen Anker anmodelliert und mit ihm gegossen worden sind. Nach Einfügen aller Bestandteile eines größeren Brückenverbandes darf keine Spannung zwischen zwei Pfeilern auftreten, sie würde nämlich aufzeigen, daß die freie Lotfläche eines Brückengliedes in festem Kontakt mit seinem Approximalanker steht. Weil die definitive Lage aller Teile im Munde fixiert und danach in ein Lötmodell abgetragen wird, müssen wir als weiteren Sinn der Einzelankereinprobe mit Hilfe einer Metallfolie von 0,2 mm Stärke an allen Trennstellen den Lötspalt kontrollieren. Neben dem Randschluß der Kronen, Approximalkontakte und stabilen Okklusionskontakten wird bei Berührungsbrücken die Auflage des Brückengliedes auf dem Kieferkammtegument geprüft: die Gingiva darf nicht ischämisch werden. Sobald sich unter Okklusionskontakt ein schmaler Streifen aus Okklusionsprüffolie mit geringem Widerstand unter dem Brückenglied herausziehen läßt, ist die Forderung nach druckloser Auflage erfüllt. Andernfalls muß das Brückenglied mit Schleifstein und Gummipolierer bearbeitet werden, bevor die Verschlüsselung mittels Autopolymerisat für das Lötmodell vorgenommen wird.

Einprobe der fertigen Brücke

Die fertige Brücke wird im Munde einprobiert und dabei nach spannungsfreier Stumpfpassung, Randschlußgenauigkeit, Okklusion und druckloser Auflage der Brückenglieder untersucht. Bei kunststoffverblendeten Brückenankern liegen gelegentlich die Verblendungen approximal zu stark an, die Brücke spannt oder paßt nicht, obwohl die Einzelankereinprobe erfolgreich war. Mittels kleiner Streifchen Okklusionsprüffolie wird der störende Approximalkontakt ermittelt und beseitigt.

Probetragen

Die Erfahrung hat gezeigt, daß es nicht immer gelingt, alle erforderlichen Korrekturen während der Einprobe einer technisch fertiggestellten Brücke vollständig zu beseitigen. Dies gilt für die Okklusion, die Artikulation und die Auflage von Brückengliedern gleichermaßen wie für die Beurteilung der Ästhetik durch den Patienten. In jedem Falle der geringsten Unklarheit muß eine Brücke unabhängig von ihrer Größe eine angemessene Zeit probegetragen werden. Um zu verhindern, daß provisorischer Zement bei paßgenauen Ankern nach Fernbleiben des Patienten aushärtet und ein Herunternehmen unmöglich macht, wenden wir die Methode der Randdichtung an: Dünnfließend angemischtes ZnO-Eugenol wird etwa 1 mm stark auf dem getrockneten und entfetteten Kronenrand aufgetragen. In das Innere der Krone tropfen wir danach Reogan, welches als flüssiges Calciumhydroxid eine Depotwirkung auf die Dentinoberfläche ausüben kann. Durch Zug eines gut abgestützten Zahnsteinhakens über dem Brückenglied, wechselweise am distalen und mesialen Pfeiler, oder mit dem Kronenabziehstab kann die Brücke wieder abgenommen werden.

Zementieren

Die Brücke wird zum Zementieren vorbereitet: Hochglanzpolitur, Säubern und Anrauhen der Innenflächen, entweder durch Ausstrahlen (Minipol) oder mittels eines kleinen Schleifsteinchens, Einfetten der Approximal-

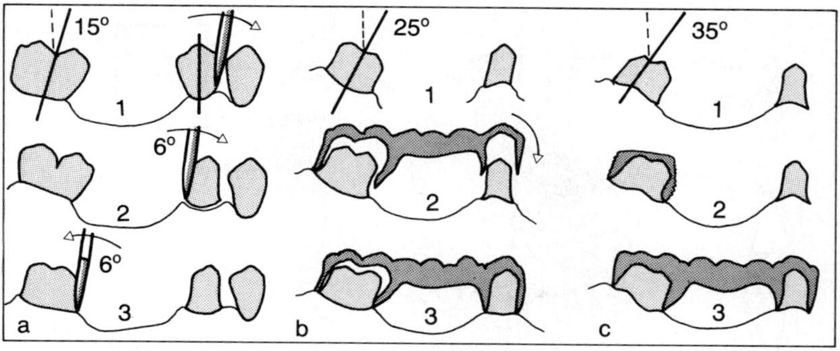

Abb. 5.**110** Einschubkorrekturen bei gekipptem Pfeiler. **a** Präparative Korrektur, 1 Separation mit Unterschnitt, 2 und 3 Verdoppelung des Präparationswinkels entgegengesetzt; **b** Eindrehmethode mit richtigem Randschluß durch Hohlkronen; **c** Sekundäranker (z. B. Konuskrone), Innenanker aufgerauht und Zementieren der Brücke

flächen und des Brückengliedes, insbesondere der Grenzräume, mit Vaseline.

Die Pfeiler sind nach Tragen der mit ZnO eingesetzten temporären Brücken vergleichsweise unempfindlich, desgleichen nach Probetragen mit Reogan. Wir zementieren nur im Falle erhöhter Reizempfindlichkeit unter Lokalanästhesie. Bei Verwendung von schnellhärtendem Phosphatzement klingt der von der Orthophosphorsäure ausgelöste Reizschmerz unmittelbar mit der Abbindephase wieder ab. Carbooxylatzement verursacht dagegen überhaupt keine Schmerzreizung.

Die Zahnstümpfe werden mit H_2O_2 abgewaschen, welches über der Flamme auf Mundtemperatur erwärmt wurde. Das Säubern der Gingivalränder führen wir mit nur schwachem, aber warmem Spray durch, um ein unnötiges Bluten zu vermeiden. Das Behandlungsfeld wird mittels zweier Speichelsauger und Watterollen vollkommen trockengelegt, die Zahnstümpfe mit Watterollen und erst unmittelbar vor dem Zementieren mit warmem Luftstrom leicht und vorsichtig getrocknet. Vorteil des Zementierens ohne Lokalanästhesie ist, daß wir gezwungen sind, Reizschmerzen zu vermeiden, dadurch schonen wir die Pulpa.

Die vorbereiteten Innenflächen der Kronen werden mit einem Winkelspatel vollständig mit Zement beschichtet bzw. benetzt, welcher in Fließkonsistenz angerührt wurde. Das Aufsetzen erfolgt zügig unter Fingerdruck. Sobald die Passung erreicht ist, läßt man schließen und prüft sicherheitshalber die Okklusion.

Bis zum Aushärten des Zements fixieren wir die Brücke durch beidseitigen Aufbiß auf Watterollen. Nach Aushärtung entfernen wir den Zement-

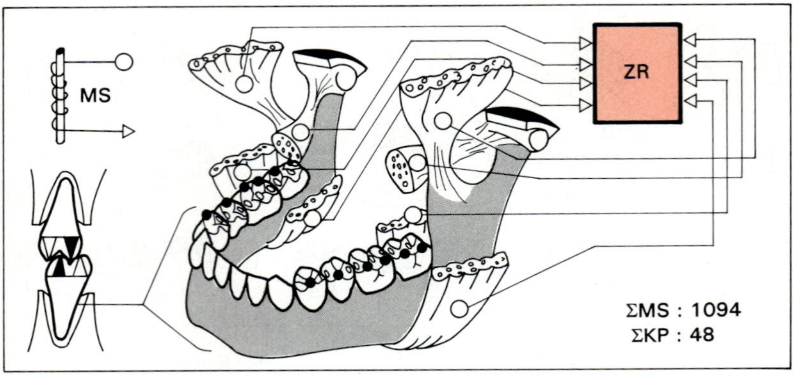

Abb. 5.**111** Funktionelle Anpassung nach okklusaler Restauration mittels Kronen- und Brückenzahnersatz: nach wiederhergestellter Okklusion legen 48 zentrische Kontaktpunkte die isometrische Position fest für die Feineinstellung von über 1000 Muskelspindeln. ZR zentraler Regler, MS Muskelspindel, KP okklusale Kontaktpunkte

überschuß gewissenhaft mit Hilfe des sichelförmigen Zahnreinigungsinstrumentes von Ash. Interdentalräume, Grenzräume und Approximalräume müssen mit dem Wasserstrahl abschließend auf Durchgängigkeit geprüft werden.

Klebebrücken

Wirkungsmechanismus

Adhäsivbrücken werden nicht mehr nach Vollpräparation mittels Hülsenkronensystemen auf dem ganzen Brückenpfeiler befestigt, sondern an den Schmelzoberflächen der Pfeilerzähne angeklebt, wobei die Metallkragenumfassung durch Grenzflächenkräfte an der Schmelzoberfläche gehalten wird. Eine direkte Klebung auf unvorbereitetem Zahnschmelz ist nicht möglich. Vielmehr wendet man für Adhäsivbrücken, die in der Zahnerhaltung durch Frontzahn- und Zahnhalsfüllungen, in der Kieferorthopädie als Befestigungsmethode für festsitzende Apparate bewährte Adhäsivtechnik an. Durch Anätzen der Schmelzoberfläche unter Verwendung eines 30- bis 50%igen Phosphorsäuregels werden die einzelnen Schmelzprismen entkalkt. Entsprechend des feinstrukturellen Aufbaues entstehen sog. Schmelzätzmuster (Abb. 5.**112**). Ihre Tiefe ist abhängig von der Einwirkungszeit und Konzentration der Phosphorsäure. Die analoge Kontaktfläche des Metalls wird ebenfalls für den Klebeverbund konditioniert. Der Kunststoffkleber dringt unter Anpreßdruck in die Mikroporosität des

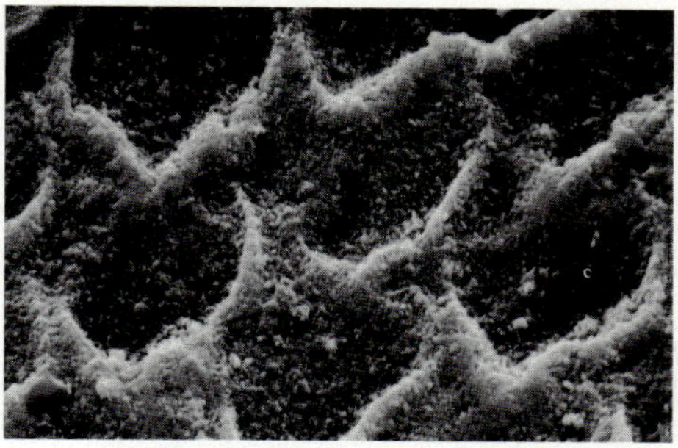

Abb. 5.**112** Schmelzätzmuster als geeignete Mikroretentionen für den Klebeverbund. Ätzung mittels Emailleseparator (Vivadent), 40% Phosphorsäuregel, Liegezeit 1 Min.

Schmelzes einerseits und in die Mikroretentionen der Metalloberfläche andererseits. Um langfristig ein Hinterkriechen der Klebung durch Wasser zu vermeiden, wird die mechanochemische Methode der Silanisierung bevorzugt. Während sich die Metalloberfläche mit dem Siliciumoxid chemisch verbindet, geht die organofunktionelle Gruppe mit den Kunststoffmolekülen eine Polymerisationsverbindung ein.

Indikation

Adhäsivbrücken haben nicht die gleich hohe mechanische Festigkeit gegenüber kaufunktionellen Kräften wie herkömmliche Brückenanker. Ihre Indikation ist deswegen begrenzt. Gleichwohl bieten sie den Vorteil der Substanzerhaltung vitaler Zähne und vor allem die Erhaltung der ästhetischen und funktionellen Oberflächen der Verbundzähne.

Adhäsivbrücken wurden bisher bevorzugt angewandt im intakten Kauorgan (Eichner Klasse A2) nach Verlust einzelner Kaueinheiten mit intakten, karies- und restaurationsfreien Approximalpfeilern.

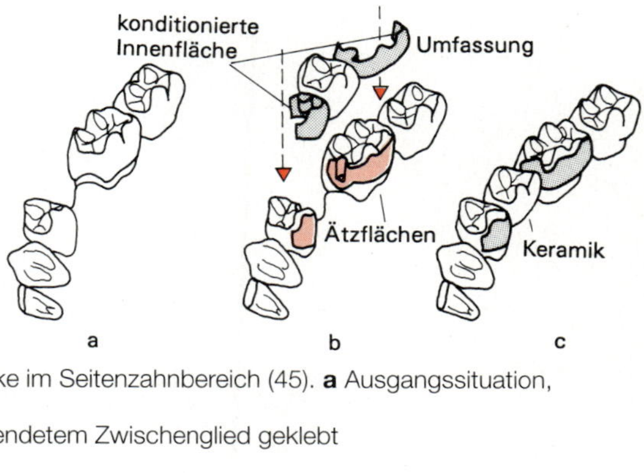

Abb. 5.**113** Adhäsivbrücke im Seitenzahnbereich (45). **a** Ausgangssituation,
b Präparationsform,
c Brücke mit keramikverblendetem Zwischenglied geklebt

Unter folgenden Bedingungen kann die Indikation als prognostisch günstig gesehen werden:
- Normale Bißverhältnisse, störungsfreie physiologische Okklusion.
- Kleine Schaltlücke ohne Kippung der begrenzenden Pfeiler.
- Die Schaltlücke ist nicht größer als der zu ersetzende Zahn.
- Normale Schmelzschichtstärke ohne Abrasion und ohne Anomalie.
- Physiologische Zahnbeweglichkeit – keine Zahnlockerung.

Konstruktionsform

Die Konstruktionsform besteht im allgemeinen aus den Umfassungsarmen, den Rillenpassungen und einem geeigneten Brückenglied. Als Brückenglied wird bevorzugt das Leichtbauglied Inzoma verwendet. Neben der Gewichtseinsparung wird damit vermieden, daß das Gerüst durch die Keramikverblendung hindurchscheint.

Behandlungsmerkmale

Nach Absicherung der Indikationskriterien werden an den Pfeilern im nichtsichtbaren Bereich – lingual, palatinal – innerhalb des Zahnschmelzes die stärksten Krümmungen mit Hilfe eines leicht konischen Präparationsinstrumentes entfernt, um die Haftfläche möglichst über den Äquator hinaus zu vergrößern. Zur Erhöhung der mechanischen Verbundfestigkeit hat es sich als vorteilhaft erwiesen, innerhalb der Umfassungspräparation bei kleinen Brücken proximal, bei größeren Brücken gegenüberliegende Rillen anzubringen. Hierbei ist streng darauf zu achten, daß die Rillen den Durchmesser des Präparationsinstrumentes nicht überschreiten, denn auch die Rillen müssen im Zahnschmelz liegen. Das definitive Fügen der Brücke mit dem Adhäsivkleber erfolgt – im Gegensatz zu jeder subgingivalen Präparation – unter Kofferdam.

Tabelle 5.**4** Diagramm des Behandlungsablaufes für Brückenzahnersatz mit Edelmetallkauflächen

	Klinik Behandlungsphase	Technik Arbeitsgänge
1	Zahnfarbenbestimmung II Versorgungsabdruck Gegenkieferabformung Lokalanästhesie Präparation Stumpfabformung Präparation – Kontrollabdruck Provisorische Brücken	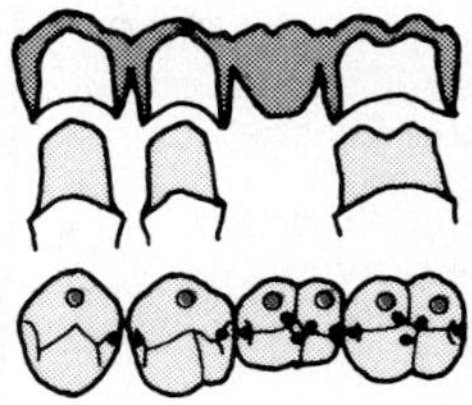
		Arbeitsmodell – Sägeschnitt Gegenkiefermodell – Kontrollsockel Präparation – Kontrollmodell
2	Okklusionscheckbisse Zentr. Stützstiftregistrat Arbiträre Achse	
		Artikulatormontage Kronen-Brückenglieder-Modellation Brückengerüst
3	Gerüstanprobe mit Paßgenauigkeit und Okklussionsmuster	
		Verblendung, Politur
4	Funktionsprüfung Ästhetik Pfeilerstabilität Zementieren	

Nachkontrolle

Tabelle 5.**5** Diagramm des Behandlungsablaufes für Brückenzahnersatz in Metallkeramik mit Keramikkauflächen

Klinik Behandlungsphase	Technik Arbeitsgänge
1 Zahnfarbenbestimmung Versorgungsabdruck Lokalanästhesie Präparation Stumpfabformung* Kontrollabdruck Provisorische Brücken	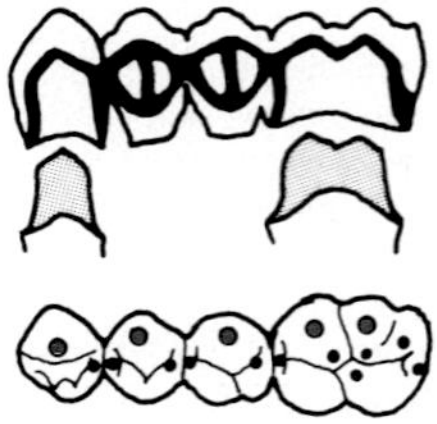
	Arbeitsmodell – Sägeschnitt Gerüstmodellation – Einstückguß Gegenkiefermodell – Kontrollsockel
2 Gerüstanprobe Okklusionscheckbisse über dem Gerüst Arbiträre Achse Gerüst – Überabdruck – Alginat	
	Keramikmodell – Gegenkiefermodell – Kontrollsockel Artikulatormontage Keramikmodellation – vor dem Glanzbrand abgestrahltes Okklusionsfeld Feineinschleifen im Artikulator
3 Brückeneinprobe Okklusionskontrolle mit Einfärbung – ggf. intraorales Feinschleifen Kontrolle der Eckzahnführung	
	Glanzbrand
4 Brückeneinprobe II Pfeiler Zementieren	* Doppelmischtechnik, z.B. Hydrokolloid
Nachsorge	

Prüflisten
Festsitzende Restaurationen

Der Behandlungserfolg prothetischer Restaurationen läßt sich nicht allein durch behandlungstechnische Fakten sichern. Gleichwohl müssen neben subjektiven und psychogenen Faktoren die behandlungstechnischen Kriterien fehlerfrei erfüllt sein. Als Erinnerungsübersicht und zur Selbstkontrolle während einer Ersteingliederung sowie zur Prüfung der Diskrepanz zwischen Befund und Patientenbefinden können die folgenden Prüflisten dienlich sein. Die dominanten Kriterien einer speziellen Restaurationsform können darüber hinaus mit einem Plus + gekennzeichnet werden, falls sie akzeptabel sind, mit einem Minus – bei Korrekturbedarf.

Prüfliste
Dominante Kriterien der Vollgußkrone

1. Parodontalgewebe		*2. Technische Ausführung*	
Plaquebelag	○	Konturform	○
Sulcus-Blutung	○	Approximalkontakte	○
Taschentiefe	○	Interdentalraum	○
Zahnbeweglichkeit	○	Randschluß	○
Interdentalpapille	○	Fissurenrelief	○
3. Statik		*4. Okklusion*	
Stabile Okklusionskontakte	○	Zentrische Kontaktgenauigkeit	○
Breite des Okklusionsfeldes	○	Höckerbahnen	○
Zahnfleischgirlanden	○	Disklusion unter Eckzahnführung	○
5. Werkstoff		*6. Ästhetik*	
Korrosionsfrei	○	Sichtbar störend	○
Art der Legierung	○	Kronenflucht	○
Politur	○	Zahnbogenform	○
7. Patientenempfinden:			
Zufriedenheit	○	Fremdkörpergefühl	○
Kaufähigkeit	○	Speiseretention	○

○ + akzeptabel, ○ – korrektur- bzw. ○ behandlungsbedürftig

Prüfliste
Dominante Kriterien der Verblendkrone

1. Parodontalgewebe

Plaquebelag ○
Sulcus-Blutung ○
Taschentiefe ○
Zahnbeweglichkeit ○
Interdentalpapille ○

2. Technische Ausführung

Konturform ○
Approximalkontakte ○
Interdentalraum ○
Randschluß ○
Hochglanz ○

3. Ästhetik

Gesamtwirkung ○
Lichtoptische Wirkung ○
Kernfarbe ○
Approximale Farbzonen ○
Anatomische Merkmale ○
Facettencharakteristik* ○
Größe/Form ○
Schneidenlänge ○
Transparenzzonen ○
Schichtstärke ○

4. Statik

Achsenstellung ○
Kronenlänge ○

5. Okklusion

Frontzahnstufe ○
Inzisalabstand im Schlußbiß ○
Kantenkontakt im Vorschub ○
Frontzahnführung ○

6. Werkstoff

Randkorrosion ○
Oberfläche ○
Gewebskontakt ○

7. Patientenempfinden:

Zufriedenheit ○
Farbe ○
Aussehen ○
Sprechen ○

○ + akzeptabel, ○ – korrektur- bzw. ○ behandlungsbedürftig

* siehe Abb. 4.**44** S. 225

Prüfliste
Dominante Kriterien der Frontzahnbrücke

1. Parodontalgewebe
Plaquefrei ○
Sulcus-Blutung ○
Taschentiefe ○
Zahnbeweglichkeit ○
Interdentalpapille ○

2. Technische Ausführung
Kronenkonturform ○
Konturform der Zwischenglieder ○
Approximalkontakt ○
Randschluß ○
Brückenglied-Gewebskontakt ○

3. Ästhetik
Gesamtwirkung ○
LichtoptischeWirkung ○
Kernfarben ○
Approximaler Farbvergleich ○
Anatomische Merkmale ○
Facettencharakteristik* ○
Größe der Brückenglieder ○
Schneidelängen ○
Transparenzzonen ○
Schichtstärken ○

4. Statik
Achsenstellung ○
Bogenverlauf ○

5. Okklusion
Frontzahnstufe ○
Inzisalabstand im Schlußbiß ○
Kantenkontakt im Vorschub ○
Front-Eckzahn-Führung ○

6. Werkstoff
Randkorrosion ○
Oberflächen ○
Metall-Keramik-Übergänge ○

7. Patientenempfinden:
Zufriedenheit ○
Farbe ○
Aussehen ○
Sprechen ○

○ + akzeptabel, ○ – korrektur- bzw. ○ behandlungsbedürftig

* siehe Abb. 4.**44** S. 225

Prüfliste
Dominante Kriterien der Seitenzahnbrücke

1. Parodontalgewebe		*2. Technische Ausführung*	
Plaquefrei	○	Kronenkonturform	○
Sulcus-Blutung	○	Approximalkontakte	○
Taschentiefe	○	Interdentalraum	○
Zahnbeweglichkeit	○	Randschluß	○
Interdentalpapille	○	Gewebskontakte	○
3. Ästhetik		*4. Statik*	
Gesamtwirkung	○	Zentrische Okklusion	○
Verblendung	○	Bogenverlauf	○
Sprechproben	○	Brückenglied	○
Zahnform	○	Breite	○
Zahngröße	○	Länge	○
Bogenverlauf	○		
5. Okklusion		*6. Werkstoff*	
Doppelreihung in Zentrik	○	Randkorrosion	○
Disklusion in Eckzahnführung	○	Art der Legierung	○
Stabilität	○	Oberfläche	○
7. Patientenempfinden:			
Zufriedenheit	○	Aussehen	○
Kaufunktion	○	Sprechen	○

○ + akzeptabel, ○ – korrektur- bzw. ○ behandlungsbedürftig

* siehe Abb. 4.**44** S. 225

6 Partielle Prothetik

Einteilung und Indikation

Topographie der Sattelanordnung

Eine zweckmäßige Einteilung von Teilprothesen ergibt sich aus der Topographie des Lückengebisses (vgl. S. 175), wobei man zwischen Schalt- und Freiendprothesen unterscheidet. Innerhalb der partiellen Konstruktion können Schaltsättel einseitig, beidseitig oder multipel angeordnet sein, Freiendsättel ebenfalls ein- oder doppelseitig. Schließlich ergibt sich die Kombination zwischen Schalt- und Freiendprothese. Sonderformen sind große, bogenförmige Schalt- und Freiendsättel sowie alternierende Schaltsättel.

Art der Stütz- und Verankerungselemente

Teilprothesen können durch verschiedenartige Stütz- und Halteelemente am Restgebiß verankert werden: Klammerprothesen ganz allgemein sowie deren spezielle Ausführung als Modellguß-Teilprothesen, ferner: geschiebe- oder gelenkverankerte Teilprothesen, Teleskopprothesen, Konuskronen-Teilprothesen und Stegprothesen. Diese Einteilung charakterisiert lediglich die Art der technischen Ausführung.

Funktionelle Einteilung – Art der Kaukraftübertragung

Schleimhautgelagerte, partielle Prothese: Sie überträgt die Kaukraft ausschließlich auf das Gewebstegument, sie wird nur durch Reibungswiderstand der interdentalen Plattenränder mit den Vertikalflächen der Restzähne gehalten. Horizontalkräfte wirken als Schubkomponenten auf die Zahnkronen ein. Die schleimhautgelagerte Klammerprothese wird zusätzlich durch Ein- oder Doppelarmklammern am Restgebiß befestigt, vertikale Kaukräfte wirken wie bei der klammerlosen Teilprothese, während Horizontalkräfte teilweise oder ganz durch die Klammern auf die Haltegewebe der Klammerzähne einwirken.

Parodontalgestützte partielle Prothese: Sie überträgt statische und quasistatische Kräfte ausschließlich auf die Pfeilerzähne und ihre Halteelemente und verfügt dadurch über einen gewissen Brückencharakter, der um so größer ist, je kleiner die Schaltlücken sind. Bei größeren Schaltlückenbreiten sowie bei großem bogenförmigen Verlauf übernimmt das Tegument einen Teil der Kaulast.

Teilweise abgestützte partielle Prothesen: Parodontal und gingival gelagert ist die Teilprothese, sobald sie sowohl mit Schaltsätteln als auch mit Freiendsätteln aufgebaut werden muß. Je nach der Art der Stütz- und Verankerungselemente wird die Kaukraft mehr oder weniger, teils auf das Restgebiß, teils auf das Tegument übertragen.

Indikation

Die herausnehmbare Teilprothese kann in jeder Form des Lückengebisses angewandt werden, sie erlaubt im allgemeinen eine bessere sekundäre Oralhygiene als die festsitzende Brücke, ist aber nach Eingliederung ungleich schlechter für die physiologische Selbstreinigung des Gebisses. Im Normalfall ist ihre Indikation besonders dann gegeben, wenn keine Zähne beschliffen werden und damit Zahnhartgewebe erhalten werden soll. Diesem Vorteil stehen drei folgenschwere Nachteile gegenüber: die subjektive Wirkung auf den Patienten, die ungünstige Ästhetik der Klammern und die Rückwirkung auf die Mundhöhlengewebe. Deswegen hat sie bei kleinen und mittelgroßen Schaltlücken im allgemeinen keinen Vorteil.

Neben der grundsätzlichen Anwendung im Lückengebiß ist infolge von Pfeilerverteilung, Art und Umfang zahnloser Kieferabschnitte die Teilprothese häufig die Methode der Wahl. So ergibt sich eine zwingende Indikation für Teilprothesen bei:

- bogenförmigem Verlauf der Pfeilerverbindungslinie,
- das biologische Fundament der Pfeiler ist insuffizient,
- die Schaltlückenlänge ist größer als ihre Kompensation durch die Pfeilerbelastungswerte,
- das Brückenglied muß in Sattelform ausgelegt werden,
- die Zahnreihe ist einseitig oder beidseitig stark verkürzt.

Ein wesentlicher Vorteil der Teilprothese in ihrem derzeitigen Entwicklungsstand als vermessene Modellgußkonstruktion ist darin zu sehen, daß sie ohne Vollpräparation der Pfeilerzähne bei Erhaltung der natürlichen Hartgewebesubstanz der Zahnkronen des Lückengebisses angewandt werden kann. Neben den Kriterien des Kronenrandes und der Pulpenschädigung ergibt sich daraus ein wesentlicher wirtschaftlicher Effekt.

Die klinische Bewährung der Modellgußprothese sieht Weiskopf in der komplexen prothetischen Rehabilitation für einen Zeitraum von mindestens 10 Jahren und wählt als Kriterien für die Funktionstüchtigkeit

- die einwandfreie Paßgenauigkeit des gegossenen Gerüstes, einschließlich seiner Halte- und Stützelemente,
- die zum Prothesenlager kongruente Passung der Kunststoffsättel, die nicht unterfütterungsbedürftig sind,
- eine äquilibrierte Okklusion ohne traumatisierende Belastung durch Nonokklusion, Abrasion und Kippungen.

Mißerfolge bei Teilprothesen werden unterteilt in primär gegebene und sekundär entstandene. Primäre Mißerfolge können zurückgeführt werden auf ungenügende Vorbehandlung an den Hartsubstanzen und am Parodont und darauf, daß die technische Ausführung nicht die gegebene Situation berücksichtigt, d. h. falsche konstruktive Planung. Schließlich führt die mangelhafte Paßform über die erschwerte Inkorporation zu dem besonderen Problem der primär nicht getragenen Teilprothese.

Die sekundären Mißerfolge dagegen sind in der unzureichenden mechanischen Festigkeit der Konstruktionselemente zu sehen sowie darin, daß eine rechtzeitige Unterfütterung unterlassen wurde und der Patient sich einer regelmäßigen Kontrolle entzieht. Dadurch entstehen schließlich unerkannt Kariesbefall und Parodontopathien.

Brill u. Mitarb. fanden, daß nach Eingliederung von partiellen Prothesen Umfang und Häufigkeit der Plaqueablagerung in der Mundhöhle signifikant zunehmen. Der Rehabilitationseffekt einer Teilprothese hängt ab von der Kontrolle der Plaquebildung durch den Patienten. Insbesondere müssen die distalen Approximalflächen der Pfeiler zum Grenzraum der Prothesen hin dem Patienten als intensiv reinigungs- und kontrollbedürftig anerzogen werden. Während Vereinfachung in der konstruktiven Linienführung des Basisgerüstes wesentlich zur Reduzierung der Plaqueablagerung beiträgt, sollen die Prädilektionsstellen durch regelmäßige Applikation von Fluoridpräparaten geschützt werden.

Nach der klinischen Erfahrung birgt die Versorgung eines Restgebisses mit der Modellgußprothese immer die Gefahr, daß ein Restzustand, wie er nach okklusalem Trauma mit Zahnwanderungen zufällig gerade besteht, übernommen wird. Eine Korrektur der Abrasionsfacetten oder gar Zentrierung des Okklusionsfeldes der Restpfeiler ist ohne Überkronung nur selten möglich, eine Bißlagerekonstruktion durch Anheben des Vertikalabstandes auf eine erforderliche Höhe kann durch eine alleinige Modellgußkonstruktion im allgemeinen nicht vorgenommen werden.

Modellguß-Teilprothese

Verfahrensmerkmale

Gegenüber der früheren, schleimhautgelagerten partiellen Plattenprothese besitzt die Modellgußprothese wertvolle Vorteile in bezug auf die Erhaltung des Restgewebes. Die Verfahrensmerkmale dieses Behandlungssystems sind:

- grazile Gestaltung des Basisgerüstes,
- hohe Bruchlast, d. h. hohe mechanische Festigkeit der Co-Cr-Legierung,

- kompakte Gestaltung mit Umfassung ganzer Zahngruppen,
- parodontale Lagerung praktisch an jeder beliebigen Stelle des Okklusionsfeldes,
- Anordnung transversal stabilisierender Elemente ohne Einschränkung des Mundhöhlenfreiraumes,
- Parodontalprophylaxe durch Freilassen des marginalen Parodontiums,
- Kariesprophylaxe infolge Vermeidung von Retentionsnischen,
- vorbestimmbare Retentionskraft der Klammerarme nach Anwendung der Vermessungstechnik.

Die technische Bezeichnung charakterisiert den zahntechnischen Herstellungsvorgang. Das nach Alginatabformung gewonnene Arbeitsmodell des Lückengebisses wird doubliert. Auf dem Doubliermodell erfolgt die Modellation des vollständigen Prothesenskeletts, Einbettung und Gießen der Kobalt-Chrom-Legierung auf das Modell.

Die Co-Cr-Teilprothese ist nur anwendbar nach Vermessung des Arbeitsmodelles mittels spezieller Klammervermessungsverfahren. Die vermessene Co-Cr- Modellgußprothese ist z. Z. die Behandlungsmethode, die am häufigsten zur Versorgung des Lückengebisses angewandt wird.

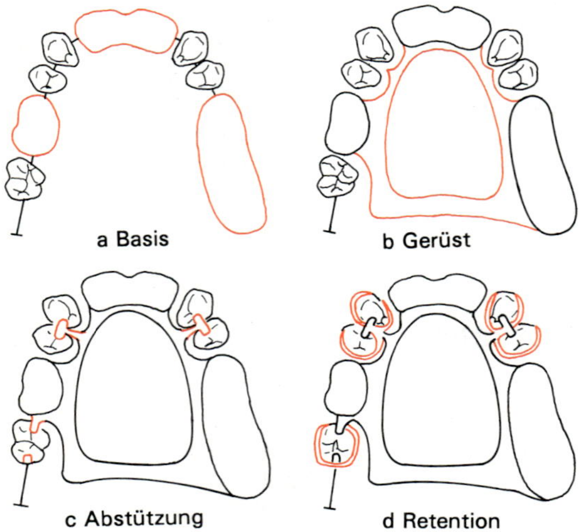

Abb. 6.**1** Konstruktionsschritte für eine obere Teilprothese: **a** Ausdehnung der Basis, **b** Ausführung der Verbinder, **c** Abstützung, **d** Verankerungselement

Statik der Modellgußprothese

Die Modellgußprothese erstreckt sich als „Einstückguß-Skelettprothese“ über den gesamten Zahnbogen eines lückenhaften Kiefers und soll mit den Stütz- und Verankerungspfeilern eine funktionelle Einheit bilden. Die Auswirkung dieser Konstruktion auf die Pfeilerparodontien und auf die Kieferkammgewebe hängt zuallererst von der Statik ab. Diese ist zunächst vorgegeben durch die Verteilung der Zähne, Zahngruppen, Schaltlücken und Zahnreihenverkürzungen im Einzelfalle. Sie wird aber erst wirksam als Folge der Anordnung von Stütz-, Schienungs- und Verbindungselementen.

Konstruktiver Aufbau

Unabhängig von der speziellen Ausführung im Einzelfalle besteht jede Modellgußprothese aus dem im Modellguß in einem Stück hergestellten Gerüst und den damit starr verbundenen Prothesensätteln. Der konstruktive Aufbau richtet sich nach den Aufgaben der einzelnen Bauteile (Abb. 6.**1** u. 6.**2**).

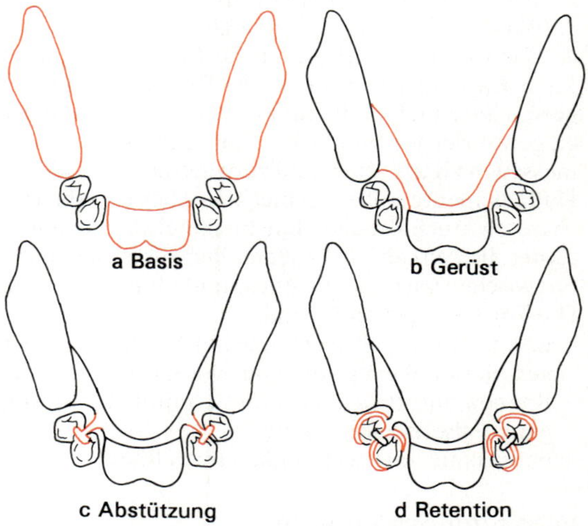

Abb. 6.**2** Anleitung zur Konstruktionsplanung einer Unterkiefer-Teilprothese. **a** Auslegung der Prothesenbasis, **b** Verbindung der Basisteile, **c** Abstützung auf den Pfeilern, **d** Retention an den Pfeilern

Basisgerüst

Grundformen des Basisgerüstes

Als Basisgerüst bezeichnen wir die großen Gerüstteile ohne Beachtung der Stütz- und Halteelemente. Für diese Grundgestalt der Modellgußprothese ist eine Vielzahl von Formvarianten bekannt geworden. Grundsätzlich kann man zwischen einer Plattenform und einer Skelettform unterscheiden. Während jede Plattenform durch Aussparung der Fläche von Plattenprothesen abgeleitet werden kann, entsteht das skelettierte Basisgerüst durch gezielte Auslegung von Gerüstarmen. Die partielle Platte hat stets Plattencharakter mit einer Schichtstärke von 0,3 – 0,5 mm. Die Skeletteile bestehen dagegen immer aus Profilformen. Das plattenförmige Basisgerüst findet bevorzugt im Oberkiefer Verwendung. Es erlaubt einen kontinuierlichen Übergang der Gerüstform in das Gaumengewölbe und bietet somit die günstigste Zungenfreiheit. Im Unterkiefer sollen die verschiedenen Prothesenteile auf kürzestem Wege verbunden werden, während außerhalb der Sattelauflagen keine Flächen zur Verfügung stehen. Eichner weist darauf hin, daß bei der Basisgestaltung von Modellgußprothesen die Kaufunktion allgemein überbewertet wird, während häufige Inkorporationsschwierigkeiten und Behandlungsmißerfolge durch die zu geringe Berücksichtigung der Sprechfunktion ausgelöst werden.
Die Planung der Teilprothese erfolgt in 4 Schritten:

1. Wie und wo werden die Sättel ausgedehnt?
2. Wie verbindet man die Prothesensättel?
3. Wo wird dieses Basisgerüst abgestützt?
4. Wie wird die Prothese am Lückengebiß retiniert?

Jedes Basisgerüst verbindet die Restzahngruppen mit den schleimhautgelagerten Sätteln. Um die funktionelle Einheit innerhalb des Okklusionsfeldes zu gewährleisten, muß jedes Basisgerüst unter der Kaukraft bis zu einer gemessenen Grenze starr und verwindungssteif sein. Als Basis für die Stütz- und Halteelemente soll es bei mechanischer Überbeanspruchung gleichzeitig mechanisch bruchfest und ohne bleibende Verformung sein. Das Basisgerüst hat ferner die Aufgabe, in großen Flächenbereichen die ständige Kontaktsituation zwischen partieller Prothese und Mundhöhlenschleimhaut herzustellen.
Die Forderungen dafür sind:

- geeigneter, gewebsverträglicher Werkstoff (Co-Cr-Legierung). Legierungen dieser Werkstoffklasse werden jedoch von der Dentalindustrie für Kronen und Brückenprothetik mit dem Hinweis auf Gesundheitsschädigung teilweise abgelehnt;
- paßgenaue, zahntechnische Herstellung.

Verbindungselemente

Wesentliche Bauelemente der Basisgerüste sind die großen Verbindungselemente (Abb. 6.**3**). Es sind dies diejenigen Gerüstteile, die, dem Zahnbogenverlauf folgend, beide Kieferseiten miteinander verbinden, aber auch den ei-

Abb. 6.**3** Konstruktionsprinzip von Modellgußprothesen im Ober- und Unterkiefer: Auslegung der Basisgerüste in marginal offener Ausführung der Sättel und direkter Heranführung der kleinen Verbinder

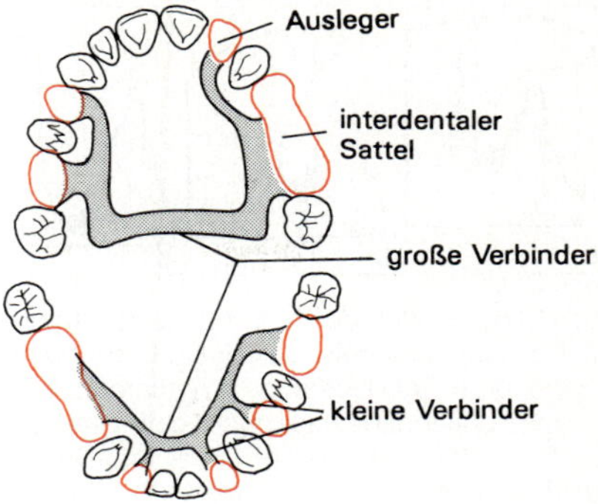

gentlichen sagittalen Verbund herstellen. Von ihnen aus gelangen die Stütz- und Halteelemente sowie die Sattelretentionen an die Gewebsteile.

Transversalstabilisatoren: Unter den großen Verbindungselementen nehmen die Transversalstabilisatoren eine vorrangige Stellung ein. Es sind dies alle Gerüstteile, die beide Kieferseiten über die Sagittalebene hinweg miteinander verbinden. Je nach ihrer Lage lassen sich im Oberkiefer anteriore, mittelständige und posteriore Transversalverbindungen anordnen. Sie können plattenförmig oder als Transversalbügel ausgeführt werden. Um ihrem Verwendungszweck zu entsprechen, sollen alle großen Verbindungselemente (vgl. Abb. 6.**5**)
- mechanisch vollkommen verwindungsfest und biegesteif sein, den Mundraum nicht beengen,
- die dynamischen Bewegungen der Zunge bzw. im Unterkiefer die seitlichen Zungenräume nicht behindern,
- wenn irgend möglich, außerhalb des marginalen Parodontiums geführt werden,
- beim Herausnehmen der Teilprothese biege- und bruchfest sein,
- im insuffizienten Restgebiß eine Erweiterung ermöglichen,
- während der funktionellen Prothesendynamik sich nicht in die Mundschleimhaut einlagern.

Nach ihrer Anordnung zum Zahnbogen unterscheidet man extrakoronale Verbindungselemente und solche, die entlang der Zahnkronen von Pfeilergruppen verlaufen, sog. suprakoronale Verbindungselemente. Um die mechanische Festigkeit zu erhöhen, ordnet man vielfach beide in parallelem Verlaufe an. Seltener ist es im Unterkiefer erforderlich, die Transversalverbindung suprakoronal zu legen, nämlich dann, wenn ein interdental ansetzendes Unterzungenbändchen oder tiefer Kieferkammabbau bzw. hoher Mundboden den normalen Verlauf des Unterzungenbügels unmöglich machen.

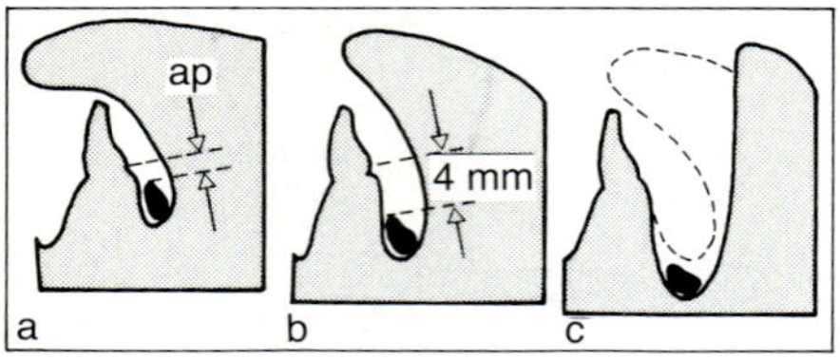

Abb. 6.**4** Einfluß der Abformung des anterioren Unterzungenraumes auf die Tiefenlage des Lingualbügels. **a** Kleinste Form nach extremen Zungenbewegungen mit unzureichendem Randabstand, **b** mittlere Formgebung mit richtiger Bügellage nach reduzierten Funktionsbewegungen, **c** zu tiefe Lage mit Behinderung der Mundbodengewebe nach Überextensionsabdruck und Dorsallagerung der Zunge, ap Abstand der Bügeloberkante vom Parodontalrand

Sublingualbügel (Abb. 6.**4**)

Bei anteriorer Restzahngruppe im Unterkiefer findet sich die häufigste Anwendung des großen Verbinders als Unterzungenbügel. Er beginnt stets parodontalfern, d. h. schon in der Sattelretention im Seitenzahnbereich, unabhängig davon, ob es sich um einen Schalt- oder Freiendsattel handelt. Nach Marxkors richtet sich die Profilgebung des Unterzungenbügels nach seinem Abstand zum Mundbogen und sollte stets im unteren Teil horizontal geformt werden, um Behinderungen oder gar Druckstellen zu vermeiden.

Das Arbeitsmodell der Unterkiefermodellgußprothese wird dann stets mittels eines Überextensionsabdruckes gewonnen, d. h. zwar konfektioneller Metallöffel, aber funktionelle Zungenbewegungen. Der Bügel muß bei extremen kaufunktionellen Kräften (ca. 20 kp) makroskopisch absolut biegesteif sein.

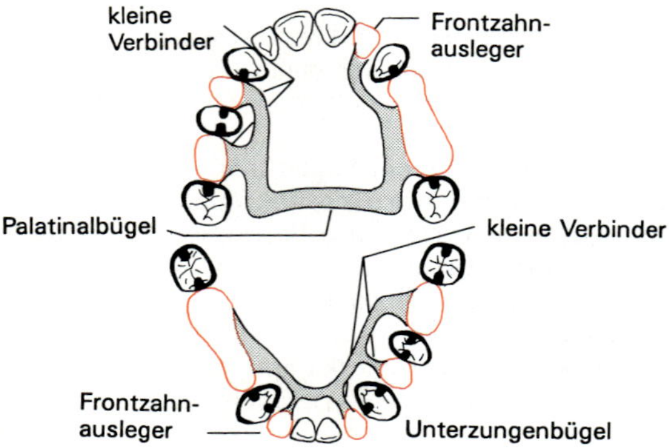

Abb. 6.**5** Fertig komplettierte partielle Modellgußprothesen im Ober- und im Unterkiefer: parodontal abgestützt; die sichtbaren Klammern verlaufen von posterior nach anterior

Ein wichtiges Kriterium ist seine Einschubrichtung bei unter sich gehendem Kieferkamm. So wird später in der Vermessungstechnik nicht allein der Zahnbogen, sondern das ganze Kiefermodell im gesamten Ausdehnungsbereich der Modellgußprothese vermessen werden müssen. Der Zungenbügel wird so tief wie möglich angelegt, um einerseits den marginal-parodontalen Schutzabstand von 4–6 mm zu erreichen, andererseits das „Zungenspiel" nicht zu erschweren.

Senkt sich eine Freiendprothese unter der funktionellen Belastung entsprechend der Resilienz des Teguments dorsal kurzfristig oder nach Anpassung der Gewebe langfristig ab, so wird der Unterzungenbügel entsprechend in anteriorer Richtung auf den Kieferkamm gedrückt. Um Druckstellen zu vermeiden, muß vor der Herstellung der Modellgußprothese nach den Kenntnissen der Statik und aus den klinischen Daten, wie z. B. Resilienzfaktor, Lage des Sattels, Art der Abstützung, Zahnbeweglichkeit, Gegenkieferbezahnung etc., abgeschätzt werden, wie groß der Bewegungsspielraum ist, den der Bügel benötigt, ohne die vertikale Kieferkammfläche zu belasten (Abb. 6.**4**).

Die Austrittsstelle des Bügels aus dem Sattel wird mittels vorgefertigter Wachsteile derart kontinuierlich gestaltet, daß die Plaque- und Detritusretention sowohl auf der Zungenseite als auch zum Pfeilerzahn hin minimal bleibt. Die mittleren Abmaße eines Sublingualbügels unter normalen klinischen Bedingungen betragen: vertikal 4 mm, horizontal 2 – 2,5 mm. Profilierte Fertigteile bedürfen nach dem Guß einer Überarbeitung und Kontrolle, um insbesondere am unteren Rand scharfe Kanten zu vermeiden.

Großer Verbinder im Oberkiefer

Die großflächige Form des Oberkiefers erlaubt mehr Möglichkeiten, den palatinalen Verbinder zu gestalten. Das lineare, transversale Verbindungselement, welches sich unmittelbar von der einen zur anderen Seite erstreckt, ist nur möglich bei symmetrischer Abstützung, sobald das Basisgerüst Brückencharakter annimmt. In diesem Falle wurde vielfach die partielle Platte mit teilweiser Einprägung der Rugae palatinae empfohlen, um den Zungenraum im Gaumengewölbe nicht zu verändern. Will man jedoch bei gleicher Pfeileranordnung den Gaumen freilassen, so empfiehlt sich die Anwendung der palatinal ausgedehnten Teilplatte. Als ungeeignet kann die nach anterior verlagerte palatinale Teilplatte bezeichnet werden, da sie einerseits den Bereich des Parodonts und der druckempfindlichen Papilla incisiva berührt, andererseits den Patienten zum Zungenspielen am Plattenrand veranlaßt.

Bekanntlich wird jedes mechanische Profil um so elastischer, je länger es ist. Beim hohen Gaumengewölbe kommt hinzu, daß die funktionelle Horizontalbelastung der Prothesensättel um so größer wird, je höher der Gaumen gewölbt ist. Deswegen müssen die großen Verbinder im Oberkiefer entsprechend stärker modelliert und mit zusätzlichen Querprofilen versehen werden.

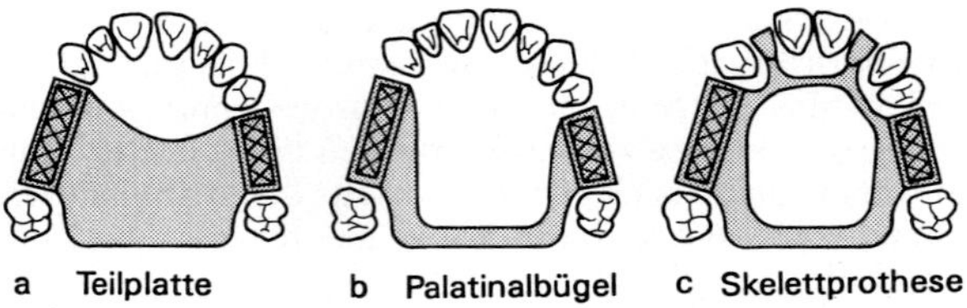

Abb. 6.**6** Die drei zweckmäßigen Konstruktionsformen des großen Verbinders der Oberkiefer-Schaltprothese. **a** Teilplatte bzw. Transversalband, **b** palatinaler Stabilisierungsbügel bzw. anterior offene U-Form nach Schreiber, **c** skelettierte Form bzw. Lochplatte bei frontalen Schaltlücken

Die palatinal ausgedehnte Teilplatte verformt sich in horizontaler Richtung in ihrer transversalen Verbindungslinie schon bei kaufunktionell möglichen Kräften von 2 – 10 kp um 300 – 700 µm. Daraus ergibt sich eine sehr geringe transversale Schienungswirkung im Vergleich zur physiologischen Zahnbeweglichkeit klinisch fester Pfeilerzähne (80 – 120 µm). Es wurde deshalb oft dem sog. Ringskelett der Vorzug gegeben; insbesondere bei parodontaler Insuffizienz der Klammerzähne muß eine absolute Transversalstabilisierung angestrebt werden. Das Ringskelett, eine grazile Ausführung der antiquierten Lochplatte, entsteht durch zusätzliche Anordnung eines anterioren, großen Verbinders (Abb. 6.**6**).

Palatinalbügel

Aus der Überlegung, daß im Unterkiefer die Transversalstabilisierung nur mittels eines Zungenbügels möglich ist, wurde der reine Palatinalbügel entwickelt (Schreiber). Der Palatinalbügel wird in die sog. A-Zone gelegt, und zwar dorsal des harten Gaumens, aber anterior der A-Linie, die sich bei schwingendem Gaumensegel (A-sagen-lassen) darstellt. Dort, wo beim Zahnlosen der dorsale Abschlußrand der Vollprothese liegt, kann der Palatinalbügel sich in die Zone der erhöhten Eindrückbarkeit beliebig einlagern. Er ist deswegen für alle Arten der Oberkiefer-Freiendprothese besonders geeignet.

Dental-parodontale Stützelemente

Die dominierenden Konstruktionsteile der Modellgußprothese sind ihre dental-parodontalen Stützelemente. Sie bewirken die beabsichtigte Übertragung der Kaukraft über das Basisgerüst auf alle in die Modellgußkonstruktion einbezogenen Stütz- und Klammerzähne. Parodontale Stützelemente sind:
- Klammerauflagen als direkte Stützelemente und
- Klammerumfassungen, kleine Verbinder und Schienungsteile, die ober-

halb des vermessenen Äquators den Stützzähnen aufliegen als indirekte Stützelemente.

Die direkten Stützelemente sollen die Okklusalkräfte der Sättel direkt auf die Kauflächenzähne weiterleiten bzw. die Prothesenkonstruktion unmittelbar parodontal abstützen. Da aber Klammerauflagen im allgemeinen nur auf den Randwülsten der Prämolaren- und Molarenkronen abgestützt werden können, entsteht je nach spezifischer Konstruktionsform eine exzentrische Belastung auf dem Pfeilerzahn. Die Zahnkronenumfassungen der Klammerarme bzw. -schultern oberhalb des Äquators kompensieren die Kippbelastung.

So ist es Aufgabe der indirekten Stützelemente, eine kompakte, funktionelle Einheit zwischen Klammerzähnen und Modellgußgerüst herzustellen.

Direkte Stützelemente

Die direkten Stützelemente finden naturgemäß in zwei Arten Anwendung: an Kauflächenzähnen als okklusale Auflage und an Eck- und Schneidezähnen als Schneideauflagen.

Die Anordnung der Auflagen in der Projektion des Zahnbogens richtet sich nach statischen Erwägungen und Erkenntnissen (vgl. Abb. 6.**9**), die wiederum von der Verteilung der Restzähne und Zahngruppen des Einzelfalles abhängen. Da die Molaren und danach die Prämolaren in dieser Reihenfolge die parodontalen Belastungswerte aufweisen, sollte die Modellgußprothese zunächst nach den allgemeinen Regeln der Brückenprothetik auf den Zähnen abgestützt werden, deren Wurzelhaut die größere Fläche aufweist.

Die okklusale Auflage ist die Positivform der vom Zahnarzt in die Auflagefläche einpräparierten Auflagekavität (Abb. 6.**7**). Die Form der okklusalen Auflagekavität berücksichtigt

- eine ausreichende Länge von 2,5 – 3 mm; sie muß sich in sagittaler Richtung so weit erstrecken, daß der Randwulst deutlich umfaßt wird,
- eine genügende Breite von ebenfalls 2,5 – 3 mm; sie nimmt etwa ein Drittel oder ein Viertel der Okklusionsfläche des Klammerzahns ein,
- die richtige Tiefe, die allgemein mit 1,5 mm angegeben wird, aber je nach Größe des Zahnes sehr schwankt, seinem Abrasionszustand und der Ausdehnung seiner Schmelzkappe.

Für okklusale Auflagen gelten bestimmte Richtlinien, die zur Fehlervermeidung berücksichtigt werden müssen. Kastenförmige Kavitäten beispielsweise sind nicht zulässig, selbst wenn es gelingen sollte, mittels Modellguß eine paßgenaue Auflage herzustellen, so muß mit Absplittern von Schmelzprismen gerechnet werden. Die Okklusionskavität muß vielmehr immer leicht oval, in gewisser Weise muldenförmig angelegt sein. Um die Auflagelast näherungsweise in Zahnachsenrichtung zu lenken, soll der Boden der Kavität zum Kronenmittelpunkt hin leicht geneigt sein. Dadurch wirkt die Auf-

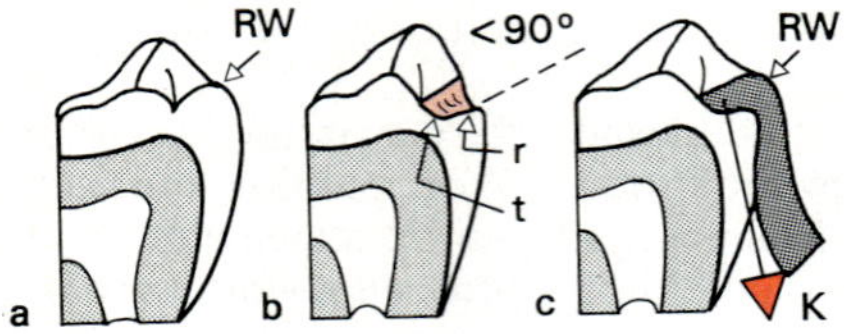

Abb. 6.**7** Der Segmentschnitt durch einen Molarenhöcker zeigt schematisch **a** den intakten Randwulst RW, **b** die Grundform der Auflagekavität mit Unterschnitt < 90° zur Horizontalen (nach Spiekermann), abgerundetem Kavitätenrand (r) und tiefster Stelle (t) zum Zahnmittelpunkt hin. **c** Das Stützelement der Gußklammer stellt die Ausgangsformen des Randwulstes wieder her

lage als Kralle und fixiert den Pfeilerzahn (Abb. 6.**7** u. 6.**8**). Nach außen abfallende Auflagekavitäten können leicht als schiefe Ebene wirken und den Pfeiler falsch belasten.

Es ergibt sich also ein Winkel zwischen Auflage und Klammerstiel, der kleiner ist als 90°. Alle Kavitätenränder müssen abgerundet finiert werden.

Grundsätzlich muß vermieden werden, die Auflage in das Dentin zu versenken, die Auflagekavität darf nur im Zahnschmelz ausgeführt werden. Im Abrasionsgebiß mit Lücken besteht deshalb Kontraindikation der primären Modellgußprothese.

Eck- und Schneidezahnauflagen

Die funktionelle Unterteilung eines Zahnbogens in Zähne mit horizontalen und vertikalen Arbeitsflächen ist besonders wichtig für die Planung der Stützelemente. Die aus dem Grundgerüst kommende Kraftrichtung ist zwar in beiden Fällen gleich, bedarf aber bei Zähnen mit vertikalen Schneideflächen einer besonderen Präparation.

Das unmittelbare Auflegen von Stützelementen auf unvorbereitete Eck- und Schneidezähne führt zur unzweckmäßigen Konstruktion, da die Kaukraft überwiegend in Horizontalkraft umgeformt wird.

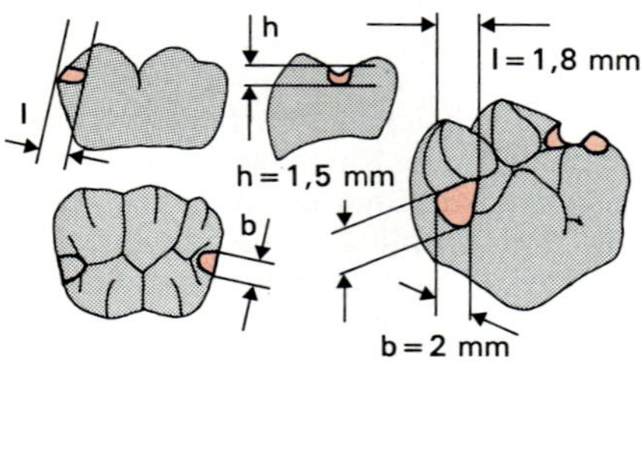

Abb. 6.**8** Die Auflagekavität darf nur innerhalb des Zahnschmelzes in den dargestellten Abmaßen präpariert werden

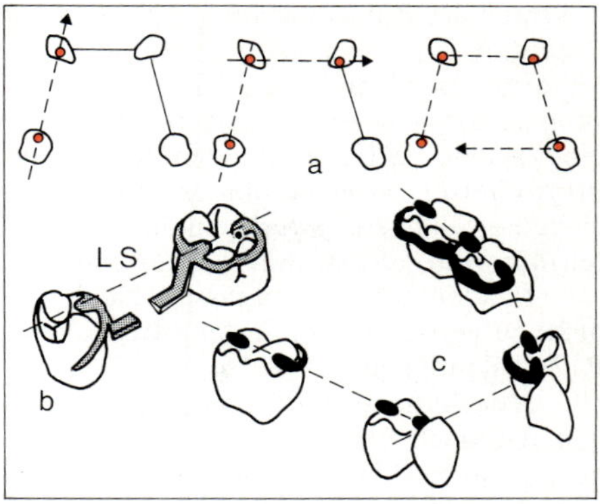

Abb. 6.**9** **a** Entwicklung des Klammerstützfeldes aus den lateral-sagittalen und frontalen Stützlinien,
b lateral-sagittale Klammerstützlinie,
c räumliche Darstellung des größtmöglichen Stützfeldes

Die Auflagekavität an Frontzähnen sollte daher immer eine horizontale Basis für eine vertikal gerichtete Kraftwirkung schaffen.

Frontzahnauflagekavitäten können wahlweise oder an zusätzlich zwei Stellen präpariert werden: Schneidekanteneck oder approximal-lingual, wobei letztere ästhetisch günstiger ist. Die Klammerauflagen werden immer gleichzeitig mesial und distal angelegt. Einseitige Auflagen können zu Fehlbelastungen bzw. späterer Protrusionswanderung der Frontzähne führen.

Die mesio- und distoapproximalen Kavitäten sollten überall leicht abgerundet sein. Gleiches gilt für die labialen bzw. lingualen, stufenförmigen Auflagen.

Kantenfreiheit jeder Auflage bewirkt:

- Kariesprophylaxe infolge günstiger Reinigungsmöglichkeit nach Entnahme der Modellgußprothese,

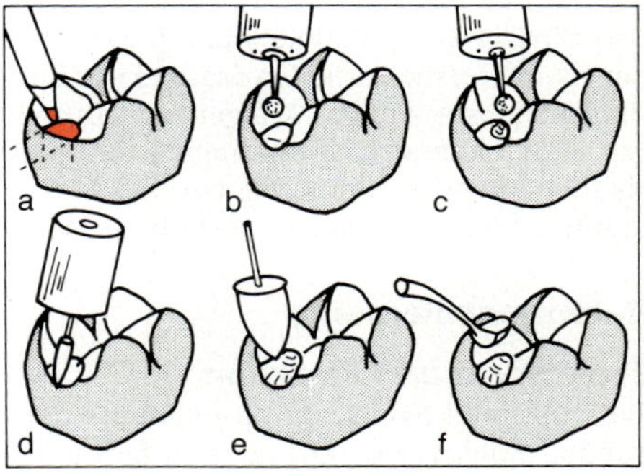

Abb. 6.**10** Praktisches Vorgehen beim Einschleifen einer Stützkavität.
a Vorzeichnen mittels Filzstift,
b Versenken mit dem kugelförmigen Diamanten,
c Vertiefen des Kavitätenbodens zur zentralen Grube hin,
d Abnehmen des zervikalen Außenrandes mittels eines flammenförmigen Finierdiamanten,
e Politur,
f Formkontrolle mit Hilfe einer Lehre nach Spiekermann

- Schutz der Zahnsubstanz gegen Abbrechen oder Abplatzen der Schmelzkanten,
- Vermeidung von Brüchen innerhalb der Klammerauflage.

Im parodontal insuffizienten Restgebiß haben die krallenförmigen Auflagen eine besondere Bedeutung. Krallenauflagen haben die Aufgabe, den leicht protrudierten Frontzahnblock zusammenzufassen, die Beweglichkeit der einzelnen Zähne einzuschränken und die Teilprothese auch auf dem gesamten, anterioren Restzahnblock abzustützen.

Krallenauflagen umfassen die Schneidekanten auch labial, sie sind nicht zu verwechseln mit den unzweckmäßigen, keilförmigen Lingual- und Palatinalauflagen.

Jede Auflagekavität sollte so weit in die Schmelzsubstanz versenkt werden, daß nach Einfügen der Auflage die normale Zahnkronenform wiederhergestellt und keinesfalls erhöht wird. Die Vorteile sind: keine Okklusalstörung, auch nicht innerhalb der Schneidezahnführung, gute Kariesprophylaxe infolge normaler Selbstreinigung und geringste Plaqueanlagerung am Auflagerand.

Zu flache Kavitäten führen stets zu zwei Effekten: okklusale Überhöhung bei mechanisch fester Auflage oder Abbruch dünner Auflagelamellen nach okklusalem Einschleifen.

Koronale Umfassung

Die Gußklammer weist eine typische Formgebung auf, in der auch weitere Anteile eine überwiegende Stützfunktion haben: die Umfassung. Man versteht darunter die Schulter sowie die sog. Oberarme, d. h. alle oberhalb des vermessenen Äquators koronal anliegenden Anteile. Aufgabe einer koronalen Umfassung ist es, jeden Zahn zur sog. halbstarren Abstützung der Modellgußprothese körperlich zu fassen; halbstarr im Gegensatz zur Primärverbindung der starren Abstützung von Brücken, Kronenblöcken, Teleskopen und Geschieben.

Alle Umfassungselemente sind unelastisch und müssen entsprechend mechanisch fest sein. Sie werden im Normalfalle nicht in der Zahnsubstanz vorpräpariert – Ausnahme bei Ersatzkronen. Durch entsprechende Profilgebung wird versucht, die Umfassung der Kronenform so anzugleichen, daß Irritationen von Zunge, Wangen und Lippen vermieden werden. Umfassungen erstrecken sich distal, lingual und mesial der Seitenzähne und können als fortlaufende Umfassung bzw. als Schienungselement lingual eines Quadranten oder eines ganzen Zahnbogens fortgeführt werden.

Retentionselemente

Grundform und Funktion

Die einzelnen Konstruktionselemente der Modellgußklammer werden hier nur aus didaktischen Gründen isoliert behandelt, die vollständige Gußklam-

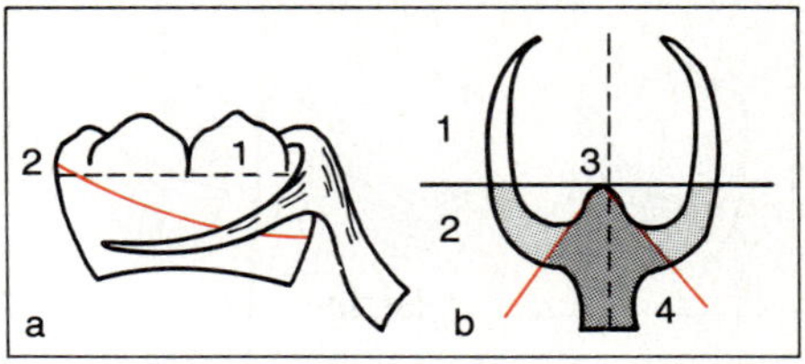

Abb. 6.**11** **a** Der anatomische Kronenäquator ist der weiteste Umfang einer einzelnen Zahnkrone (1). Die funktionelle Klammerlinie (2) dagegen ergibt sich als weitester Umfang in bezug auf die gemeinsame Einschubrichtung. **b** Schematische Darstellung der einzelnen Klammerabschnitte. 1 Federarme, 2 Umfassung, 3 Auflage, 4 Klammeranker

mer ist natürlich ein kompaktes Halte- und Stützelement und besteht aus (Abb. 6.**11**):

- Klammerkörpern oder Befestigungsankern (nur von Bedeutung bei Einzelanfertigung, z. B. bei temporärem Zahnersatz). In der Modellgußkonstruktion übernimmt der sog. Klammerstiel seine Aufgabe;
- Umfassung, bestehend aus Schulter und Oberarmen bzw. den Oberarmen bei der Doppelarmklammer (Abb. 6.**11**);
- Klammerauflagen, sie springen kontinuierlich bzw. zungenförmig aus der Schulter hervor;
- Klammerarmen als eigentlichen Retentionselementen.

Der größte horizontale Umfang einer Zahnkrone wird bezüglich der anatomischen Zahnachse als anatomischer Äquator bezeichnet. Die gemeinsame Einschubrichtung dagegen kennzeichnet einen für alle Zähne des Restgebisses gemeinsamen sog. prothetischen Äquator, der gelegentlich auch als die Klammerlinie bezeichnet wird.

Die Klammerlinie, der prothetische Äquator also, unterteilt zusammen mit dem weitesten vertikalen Umfang die vestibuläre Kronenfläche in vier Quadranten (Abb. 6.**12**). Der Retentionsarm der manuell gebogenen Drahtklammer (vgl. Abb. 6.**14** , S. 358) liegt unter der Klammerlinie im III. und IV.

Abb. 6.**12** **a** Supra- (1) und Infrawölbung (2) einer Zahnkrone, **b** Klammer in Einschubposition, **c** Klammerarm und funktionelle Klammerlinie

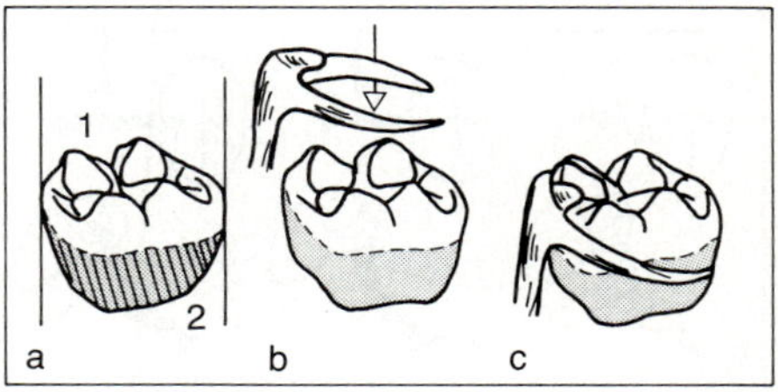

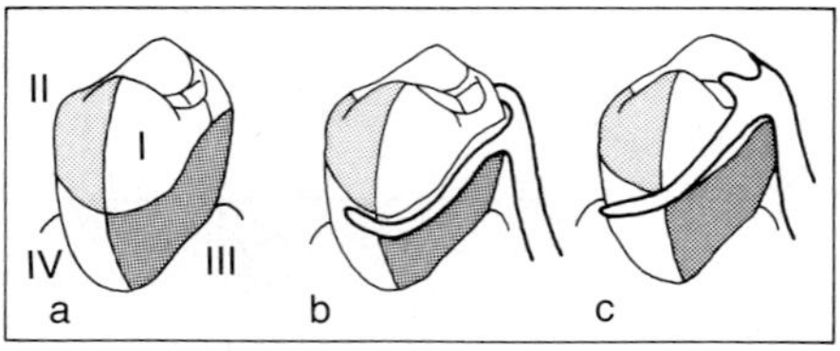

Abb. 6.**13** Nach Spiekermann unterteilen die horizontale (prothetische) und die vertikale Äquatorlinien die Vestibularflächen des Klammerzahnes in 4 Quadranten (**a**). Die Drahtklammer verläuft durch die Quadranten III und IV (**b**), die Gußklammer durch die Quadranten I und IV (**c**)

Quadranten, um bei konstantem Profil und langem Arm eine sichere Retentionskraft zu erreichen.

Die Gußklammer liegt mit ihrer Umfassung auf der Fläche des Quadranten I, greift über die Klammerlinie mit dem elastischen Anteil des Unterarmes in den Quadranten IV.

Nach Spiekermann haben Gußklammern folgende *Nachteile:*

Sie liegen dem Klammerzahn breitflächig an, der ungünstigen Kariesprophylaxe muß im kariesanfälligen Gebiß durch Überkronung der Klammerzähne begegnet werden. Häufig ergibt sich eine ungünstige ästhetische Wirkung im Sichtbereich des Zahnbogens.

Ihre *Vorteile* aber überwiegen durch:

- *axiale* Belastung des Klammerpfeilers bei exakter dentaler Abstützung der Gußklammer,
- sichere körperliche Fassung des Klammerpfeilers,
- geringe Deformierbarkeit und ausreichende Stabilität,
- exakte Paßform,
- für alle klinischen Einzelfälle einstellbare optimale Retentionskraft,
- geringe Fehlerquote.

Die Gußklammer ist Teil der Modellgußprothese, die genannten Vorteile der Gußklammer sind aber nur durch die Vermessungstechnik zu erreichen (vgl. S. 364).

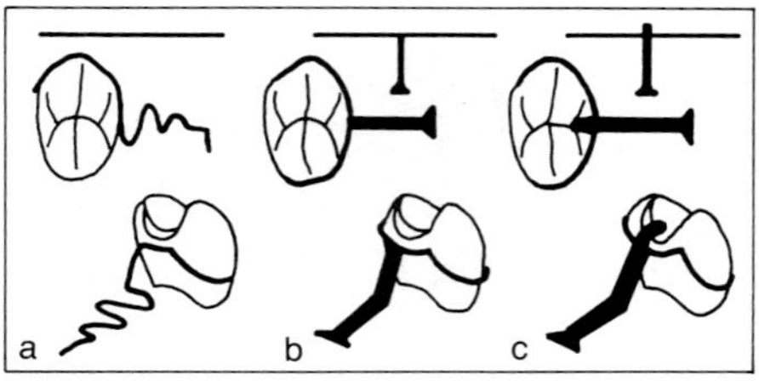

Abb. 6.**14** Formen der manuell biegbaren Drahtklammern:
a Einarmklammer mit auslaufender Retention,
b Doppelarmklammer (T-Form),
c Klammerkreuz mit Auflage

Mechanik der Retentionsklammer

Federringpassung

Bringt man an einem umgekehrten Kegelstumpf einen Federring an, so läßt sich dieser über die größere Fläche nur dann abziehen, wenn er an einer Stelle geöffnet ist, so daß er elastisch auseinandergebogen werden kann. In seiner Paßlage aber liegt er drucklos und ohne Kraftwirkung dem vollen Umfang seiner Unterlage an (Abb. 6.**17** u. 6.**18**). Mit zunehmender Abzugskraft wird er nun über der Steigung des Kegels auseinandergezogen, wobei seine Rückstellkraft direkt proportional der Abzugskraft ist. Die Beziehung zwischen der elastischen Kraft eines Federringes und dem Weg seiner Federarme gegenüber der verformungsfreien Ruhelage bezeichnet man als Federkonstante, da sie linear verläuft.

Die Kennlinie der Klammerkraft

Die Retentionswirkung jeder Klammer beruht darauf, daß ihre elastischen Arme während des Eingliederns einer Teilprothese über dem weitesten Zahnumfang auseinanderbewegt werden, um im unter sich gehenden Kronenabschnitt, dem sog. Retentionsraum, ihre vorhergehende Form wieder einzunehmen. Klammerarme können sich also nur im elastischen Bereich bewegen, der sich aus der Legierung, dem Profil, der Stärke und Länge des Armes ergibt (Abb. 6.**17**).

Jede elastische Feder arbeitet nach dem Hookschen Gesetz

$$\Delta s = \frac{K \cdot l}{q \cdot E},$$

d. h., die Biegung eines Klammerarmes im elastischen Rückstellbereich ist proportional der einwirkenden Kraft und der Länge des Armes. Man sieht z. B.: bei gleichem Unterschnitt (Biegeweg Δs) bei kurzem Arm eine große, bei langem Arm eine kleine Verformungskraft. Diesen Zusammenhang nutzte schon Bonnyhard in der nach ihm benannten Klammer, die mit größtmöglicher Länge bei kleiner Verformungskraft jeden Unterschnitt erfassen kann.

Der Biegeweg ist umgekehrt proportional, d. h., er wird um so kleiner, je größer der Querschnitt des Armes bzw. je dicker der Klammerarm ist. Ein gleiches gilt für den Elastizitätsmodul als Werkstoffkonstante der verwendeten Legierung. Ferner ergibt sich:

$$K = \frac{\Delta s \cdot q \cdot E}{l},$$

d. h., die Retentionskraft der Klammer ist groß bzw. wird größer bei

- zunehmender Unterschnittstiefe bzw. großem Biegeweg (Δs),
- dickem Klammerarm bzw. hohem Querschnitt (q),
- großem E-Modul der Legierung (Abb. 6.**18**) (E),
- kurzem Klammerarm (e).

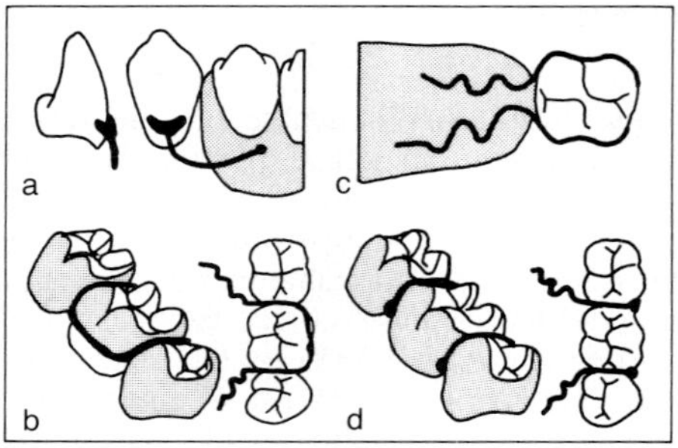

Abb. 6.**15** Sonderformen manuell biegbarer Drahtklammern:
a J-Klammer nach Bonnyhard,
b Überwurfklammer nach Jackson,
c doppelte Einarmklammer,
d Kugelknopfklammer

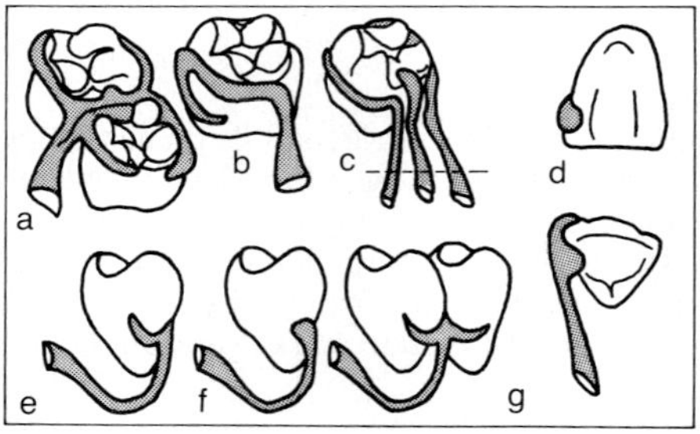

Abb. 6.**16** Spezielle Klammertypen:
a Bonville-Klammer,
b Haarnadelklammer,
c geteilte Klammer,
d Inlayklammer,
e–g Klammertypen nach Roach: C-Form, L-Form und V-Form

Aus diesem Zusammenhang ist der Einfluß der verschiedenen Profilformen der Klammerarme nicht zu entnehmen. Bekanntlich kann also durch die Biegung längs oder quer eines Profils eine Versteifung erreicht werden. Da der elastische Biegeweg des Klammerarmes mit zunehmender Entfernung von seiner Schulter bzw. vom Oberarm immer größer wird, ist es zweckmäßig, jeden Retentionsarm zur Peripherie hin immer dünner auslaufen zu lassen. Dadurch wird ein Biegeweg erlaubt, der noch innerhalb des elastischen Bereiches liegt.

Unter der Klammerkraft versteht man die Kraft, die erforderlich ist, den oder die Retentionsarme aus der Unterschnittslage über die Klammerlinie anzuheben. Praktisch erhält man die Klammerkraft, indem man die Kraft mißt, die erforderlich ist, einen Klammerarm um den gewünschten Retentionsweg (Unterschnitt) auszulenken.

Die physikalische Analyse der Klammerwirkung erlaubte es, Klammerarme so zu konstruieren, daß sie zum Gingivalsaum in richtige Distanz gebracht werden und jeden Unterschnitt mit vorgegebener Retentionskraft ausnützen können.

Wird ein Klammerarm geweitet, so bringt er der Biegekraft einen elastischen Verformungswiderstand entgegen, der von seinem Elastizitätsmodul und seinen Abmaßen (Länge, Breite und Profil) abhängt.

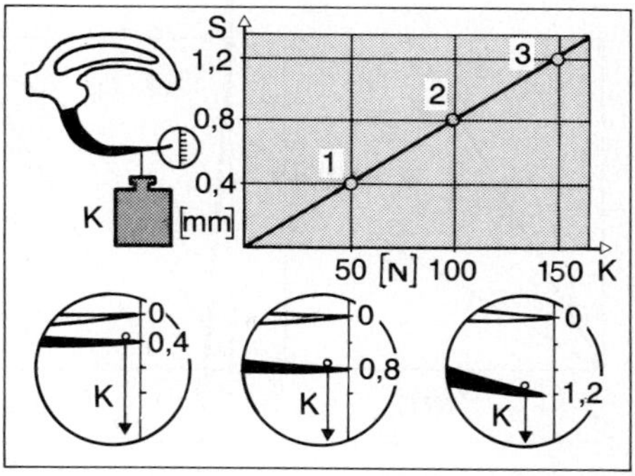

Abb. 6.**17** Klammerkennlinie bzw. Federkonstante im linearen, elastischen Bereich: der Federweg S ist proportional der Verformungskraft K (vgl. Darstellungen im Kreis). Aufbiegung bei 50 N, 100 N und 150 N

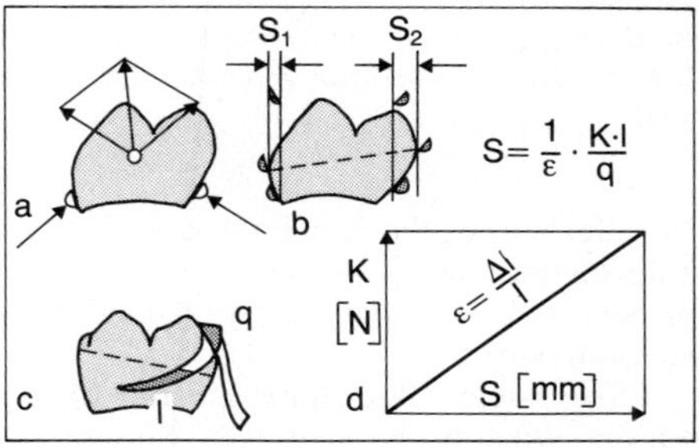

Abb. 6.**18** Die technischen Daten des Retentionselementes.
a Vektorieller Verlauf der Retentionskraft,
b Federweg,
c Querschnitt,
d Länge des Federweges in Abhängigkeit von der Kraft K

Zwischen der Biegekraft und der Verformung des Klammerarmes besteht ein linearer Zusammenhang (Abb. 6.**17**). Die graphische Funktion zwischen Formänderung und verformender Kraft ist deswegen eine Gerade. Die Steilheit dieser Geraden ist charakteristisch für das Werkstück und wird als Federkonstante bezeichnet. Die allgemeine Darstellung der Verformung mechanischer Festkörper bezieht sich auf die relative Form- bzw. Längenänderung ε. Sie ist das Verhältnis zwischen Ausgangsform und ihrer Änderung. Bezogen auf die Längenmessung ergibt sich

$$\varepsilon = \frac{\Delta l}{l},$$

d. h. Längenänderung durch Ausgangslänge eines elastischen Teiles unter einwirkender Kraft. Der Biegeweg des Klammerarmes ist nur die sichtbare Äußerung seiner Formänderung, die als Streckung und Stauchung ober- und unterhalb der sog. neutralen Faser abläuft.

Die Klammer mit steilem Verlauf der Federkonstante (Verformungs-Kraftkennlinie) hat bei gleicher Kraft einen kleineren Federweg s_l als die Klammer mit flachem Kennlinienverlauf (Abb. 6.**19**).

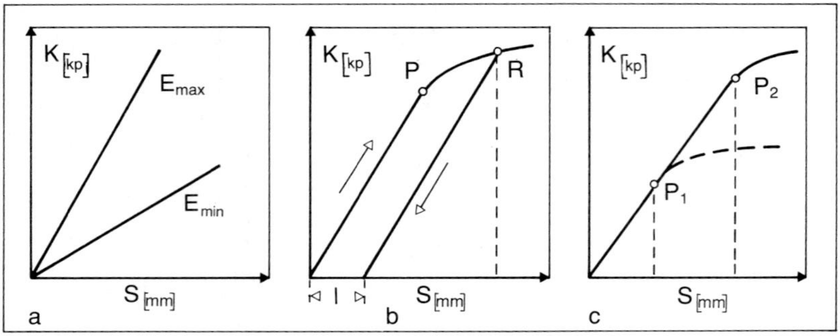

Abb. 6.**19** **a** Federkonstanten zweier gleich dimensionierter Klammerarme mit hohem und niedrigem E-Modul-Wert. **b** Übergang vom elastischen in den plastischen Bereich nach Erreichen der Drehgrenze in P mit bleibender Verformung I nach Rücklauf R. **c** S Federweg. Niedriger (P_1) und hoher (P_2) Werkstoffwiderstand gegen Überdehnung

Bei vorgegebenem E-Modul einer Legierung, konstantem Profil und festgelegter Länge des Federarmes kann man aus der Kennlinie die Kraft ablesen, die bei einem entsprechenden Federweg bzw. Unterschnittstiefe wirksam wird.

Die lineare Beziehung gilt nur für den elastischen Bereich des Werkstückes. Wird die Kraft größer, kommt es zur bleibenden Verformung, die Kennlinie verliert ihren geraden Verlauf, die Funktion wird unlinear. Nach Wegnahme der Kraft erfolgt die elastische Rückstellung nicht mehr bis zur Ausgangsgröße.

In der Kennlinie äußert sich der Übergang vom elastischen in das plastische Verhalten im Knickpunkt (P).

Für alle lösbaren Retentionselemente der Prothese gilt:

Die Haftkraft muß gerade größer sein als die abziehenden Kräfte, sie darf nur so groß sein, daß die Desmodontalgewebe der Verankerungszähne nicht geschädigt werden.

Parodontologische Grundlagenuntersuchungen zeigten, daß bei 100–500 p der kollagene Bandapparat voll belastet ist. Dieser Kraftbereich wird deswegen als oberer Grenzwert angenommen.

Spiekermann stellte fünf statische Forderungen an eine Gußklammer:

1. Abstützung (support).
   Die Abstützung wird überwiegend durch die dentale Auflage bewirkt. Sie verhindert ein Absinken der Schalt- und Freiendsättel und vermeidet eine Unterbrechung des Okklusionsfeldes.
2. Schubverteilung (embracing).
   Klammerumfassungen oberhalb des Äquators wirken gleichfalls als Ab-

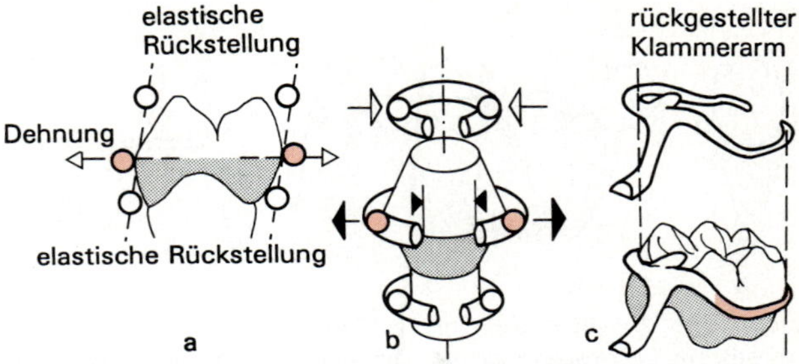

Abb. 6.**20** **a** Die Mechanik der Retentionsklammer beruht auf dem Prinzip eines offenen Federringes. **b** Beim Überschreiten des weitesten Umfanges wird er in seinem elastischen Bereich erweitert. **c** Der Ring ist auf die anatomische Kronenform abgeändert

stützung und als Schienungselemente im Sinne einer horizontalen Stabilisierung der Konstruktion.

3. Retention (retention).
   Der Retentionsarm einer jeden Klammer hat insofern auch eine statische Wirkung, als er bei Zugkräften innerhalb einer Gesamtkonstruktion Kippmomente oder gar abhebende Bewegungen verhindert.
4. Reziproke Wirkung (reciprocation).
   Die Kompensation eines an einem Klammerzahn auftretenden Kraft- bzw. Drehmomentes durch ein gleich großes, aber entgegengerichtetes Moment eines Widerlagers wird als Kraftumkehrung bezeichnet.

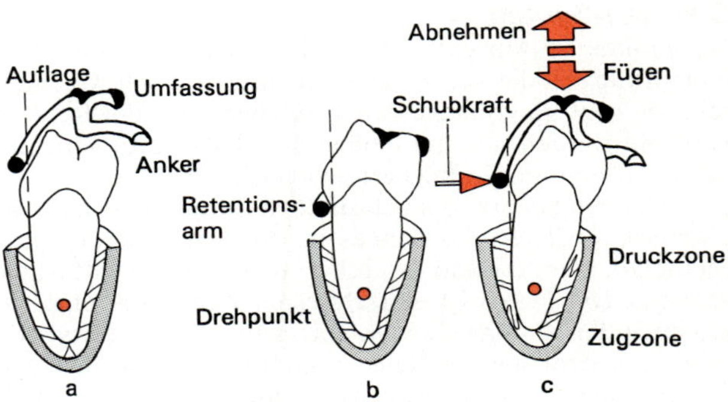

Abb. 6.**21** Entstehung einer horizontalen Schubkomponente bei fehlendem Widerlager. Kraftmaximum tritt beim Setzen und Abnehmen der Klammer auf. **a** Pfeilerruhelage, **b** Klammer in Position, **c** Schubmoment

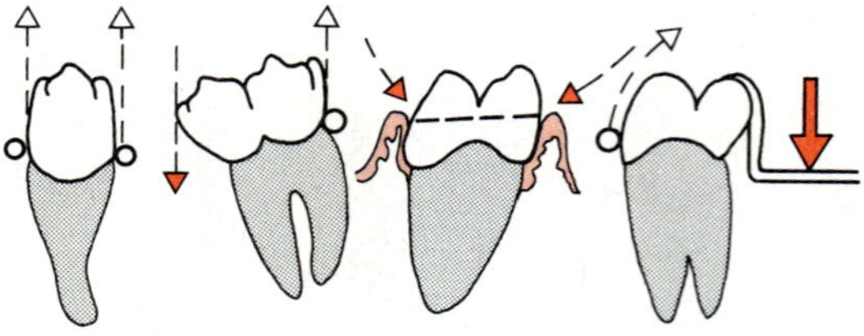

Abb. 6.**22** Zur Beurteilung, ob ein Klammerzahn überkront werden muß, wird die diagnostische Modellvermessung durchgeführt. **a** Grenzfall einer Klammerretention. **b** Großer und fehlender Unterschnittsraum. **c** Klammeräquator in Höhe Gingivalsaum. **d** Statisch ungünstige Verhältnisse

5. Körperliche Umfassung (embracing).
   Modellgußprothese und Klammerzahn. Zur Intensivierung einer starren Verankerung ist es erforderlich, etwa drei Viertel des Kronenumfanges ober- und unterhalb des Äquators zu umfassen, d. h. etwa 270°.

Der elastische Rücklauf erfolgt parallel zum ursprünglichen elastischen Anstieg, versetzt um den Betrag bleibender Verformung. Das Lot vom Entlastungspunkt (R) auf die Kraftskala zeigt im Schnittpunkt b den plastischen Bereich der aufgebogenen Klammer an. Das Lot von P_1 und P_2 gibt dagegen den Federweg an, unterhalb dessen der Klammerarm immer wieder voll elastisch seine Ausgangslage einnimmt (Abb. 6.**19**).

Vermessungstechnik

Das Ney-System

Die praktische Anwendung der Kenntnisse über die Mechanik der Klammerwirkung ist die Vermessungstechnik. In dieser Meßmethode wird ermittelt, wie weit im vorliegenden klinischen Falle ein Retentionsarm elastisch verformt werden soll, um – ohne ihn bleibend zu verformen – eine ausreichende Retentionskraft zu erreichen (Abb. 6.**23**).

Um den Federweg im elastischen Bereich der späteren Klammer in der Unterschnittsfläche des Zahnes anzuzeichnen, benützt das Ney-System sog. Meßteller. Der Abstand des Tellerrandes vom Schaft ist die Länge des Biegeweges. Die Praxis ist einfach: Nach Zentrieren eines Modells und Einzeichnen der Klammerlinie in einem Parallelometer werden die Klammerzähne mit dem sog. Meßteller umfahren. Bei gleichzeitigem Anliegen des Schaftes an der Klammerlinie (gemeinsamer Äquator) und des Tellerrandes im Unterschnittsfeld zeigt die Kante des Tellerrandes die günstigste Lage des Retentionsarmes in bezug auf ihren Federweg im elastischen Bereich an (Abb. 6.**24** u. 6.**25**).

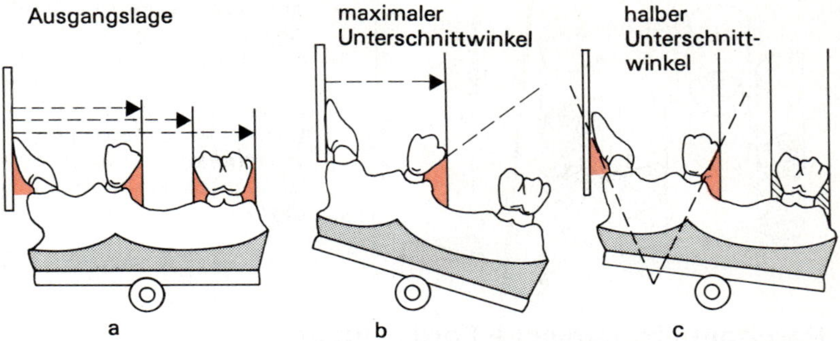

Abb. 6.**23** Modellzentrierung nach dem Prinzip der Winkelhalbierenden. **a** Gleiche Unterschnittswinkel, **b** Tangieren des am stärksten gekippten Zahnes führt zum größten Unterschnittswinkel, **c** nach dessen Halbierung sind alle Unterschnittswinkel kleiner oder gleich

Das Ney-System kann nur sehr begrenzt für die Co-Cr-Modellgußtechnik angewandt werden. Unterschnittsweg der Meßteller (Abb. 6.**26**) und die Profile und Formen der standardisierten Klammertypen waren auf eine Gold-Platin-Legierung abgestimmt (E-Modul ca. 9000 kp/mm^2 im Vergleich zur Co-Cr-Legierung mit 19 000 kp/mm^2). Das Ney-System wurde nicht mehr auf die Verwendung der Co-Cr-Legierung in der heutigen Modellgußtechnik ausgerichtet. Statt dessen wird heute ein elektrisches Feintastgerät (System BIOS) angewandt, welches erlaubt, die Unterschnitttiefe bis zu 0,04 mm (40µm) zu messen und anzuzeichnen.

Abb. 6.**24** Modellzentrierung, Anzeichnen der Klammerlinie und Vermessen der Arbeitsmodelle erfolgen im Parallelometer.
a Parallelometer-Vermessungsgerät mit auf einer planen Meßplatte verschiebbarem Modellhalter,
b Parallelometer-Arbeitsgerät mit schwenkbarem Arm

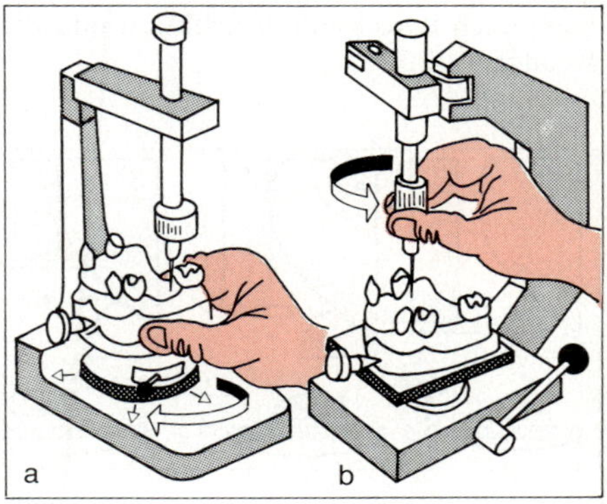

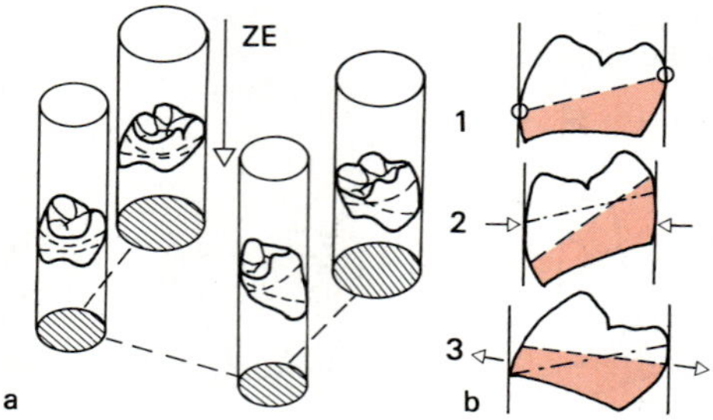

Abb. 6.**25** **a** Der gemeinsame Äquator ergibt sich aus der zentralen Einschubrichtung (ZE), unabhängig vom anatomischen Äquator (gestrichelte Linie). **b** Anatomischer Äquator (1), Verkleinerung des Umfanges (2), Vergrößerung des Umfanges (3)

Parodontalhygienische Forderungen

Das Basisgerüst

Die Modellgußprothese muß in ihrer Konstruktionsform den Forderungen der Parodontologie entsprechen. Gegenüber der festsitzenden Brücke und dem parodontalhygienischen Brückenglied zeigt die skelettierte Auflage auf der anatomischen Zahnkronenform gewisse Nachteile. Insbesondere gelingt es aus Gründen des Einschubes häufig nicht, Retentionsräume und Nischen im Lückengebiß auszuschließen. Im Gegenteil, in der approximalen Anschlußzone zwischen Schaltsattel und Freiendsattel einerseits und der natürlichen Kronenwölbung andererseits finden sich insbesondere bei Kieferkammschwund immer Retentionsnischen für die Speise.

Die Modellgußprothese verlangt darum eine intensive Oralpflege und muß deshalb nach der Mahlzeit zur Reinigung der Approximal- und Interdentalräume herausgenommen werden. Besonders kritisch sind einseitig (meist von palatinal oder lingual her) abgedeckte Interdentalräume, in die sich von oral her Speisereste, Plaque und Materia alba ablagern.

Sekundäre Retentionsstellen durch die Konstruktion selbst entstehen in besonderem Maße unter dem koronalen Überhang gekippter Zähne, aber auch nach Parodontaldestruktion und Pfeilerprolongation bei ausladenden Kronen.

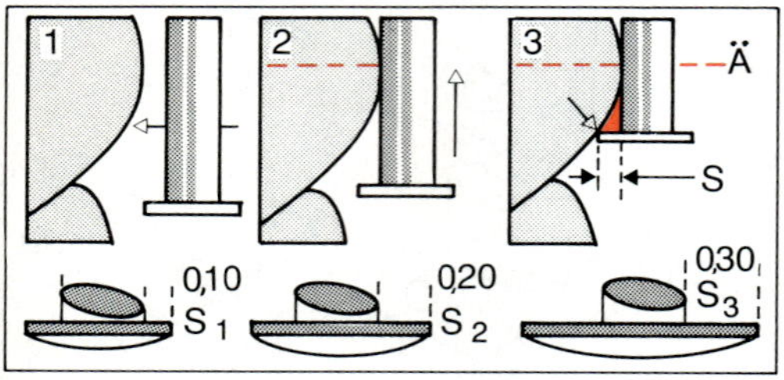

Abb. 6.**26** Bei konstanter Infrawölbung kann die Unterschnittstiefe durch Vergrößerung des Federweges S innerhalb der Richtwerte vorgefertigter Klammertypen durch Wahl des geeigneten Vermessungstellers variiert werden. Teller 0,10 = 0,25 mm, 0,20 = 0,5 mm, 0,30 = 0,75 mm

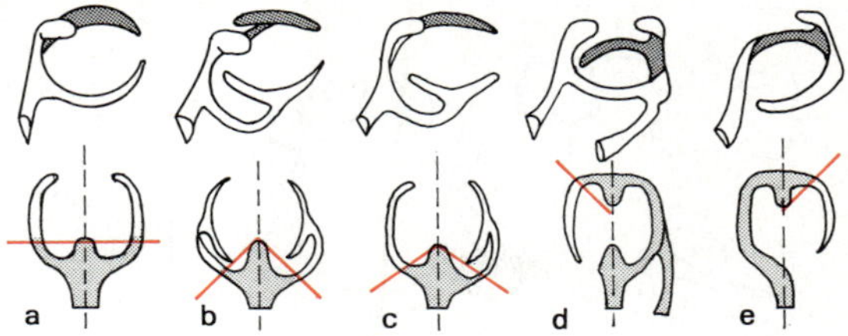

Abb. 6.**27** Die fünf Klammertypen nach Ney: **a** Symmetrische Zweiarmklammer, **b** symmetrische Federarmklammer, **c** aus **a** und **b** zusammengesetzte, asymmetrische Klammer, **d** Gerüstklammer mit Doppelauflage, **e** Ringklammer mit Auflage

In der Parodontalprophylaxe der Gerüstplanung spielt zunächst das Basisgerüst die entscheidende Rolle (Abb. 6.**3** u. 6.**5**).

Die Entscheidung über eine Teilplatte oder eine Skelettausführung mit Bügelprofil hängt neben der mechanischen Festigkeit davon ab, mit welcher Methode die Selbstreinigung besser funktionieren kann. Je nach der Anordnung und Anzahl der Pfeiler- und Restzähne im Lückengebiß muß der Verlauf des Basisgerüstes unter völliger Freilassung des Zahnfleischsaumes erfolgen. Fensterartige Aussparungen im Gerüst sind ebenso zu vermeiden wie interdentale Klammerstiele.

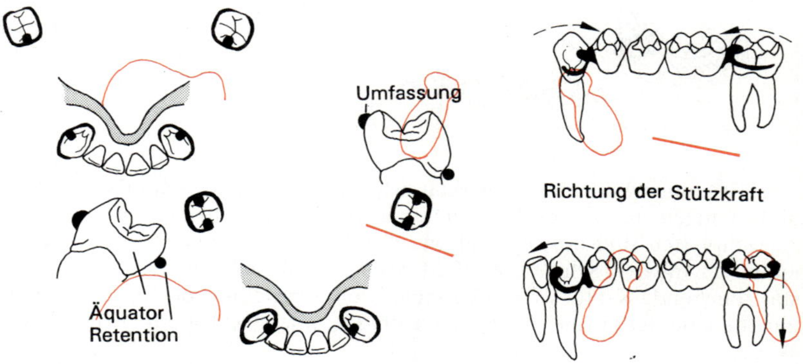

Abb. 6.**28** Parodontal geschwächtes Gebiß mit Schaltlücken. Die klassische Konstruktion der sattelnahen Abstützung belastet alle Pfeilerzähne in Richtung auf die Schaltsättel. Nachteil: geringe Schienungswirkung der Doppelarmklammer, erhöhte Prothesendynamik, kein Verbund mit der Frontzahngruppe. Lingual gekippte Molaren erhalten den Retentionsarm im vermessenen Unterschnittsbereich, während Doppelauflagen die Molaren stabilisieren und die gegenläufigen Klammerauflagen der Eckzähne den Verbund mit der Frontzahngruppe herstellen

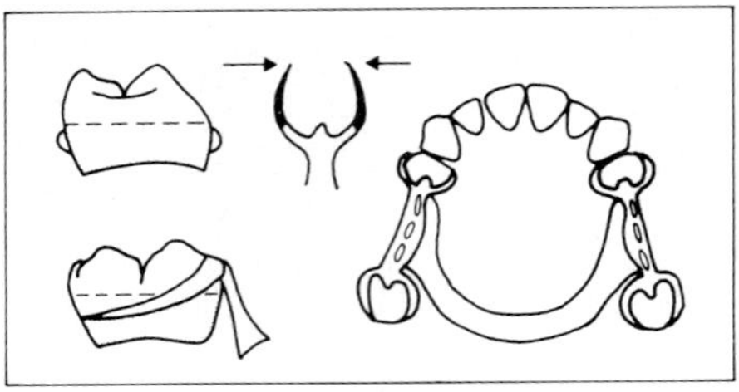

Abb. 6.**29** Bevorzugte Indikation der Ney-Klammer I: Schaltlücken mit axialgeraden Pfeilern, Klammerführungslinie etwa horizontal in halber Kronenhöhe, für beide Arme gleicher Unterschnitt

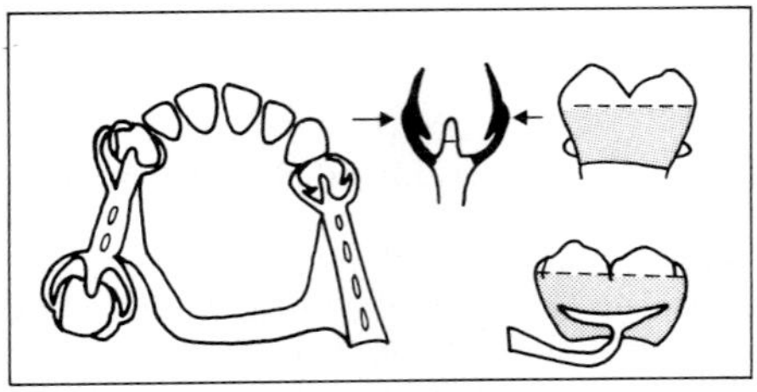

Abb. 6.**30** Indikation der Ney-Klammer II: Stark verjüngende Infrawölbungen beider Retentionsflächen machen große Federwege erforderlich, höher angelegte Klammerarme tragen zu stark auf und wirken daher störend

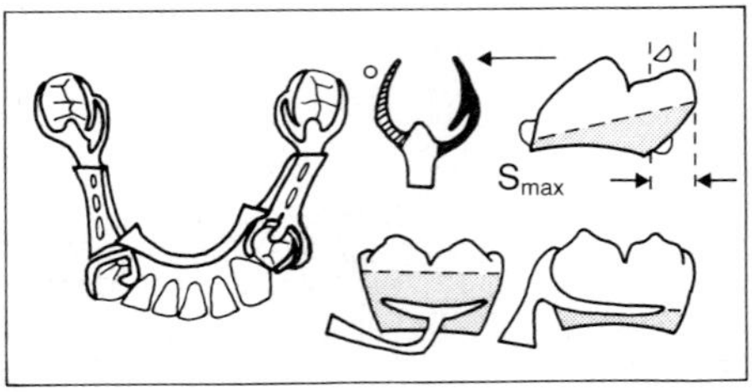

Abb. 6.**31** Indikation der Ney-Klammer III: Die Klammerführungslinie verläuft auf einer Zahnbogenseite, praktisch ohne Unterschnitt, extrem tief, auf der entgegengesetzten Seite sehr weit okklusal, wodurch ein großer Federweg erforderlich wird

Besonders katastrophal wirken sich alle Gerüstformen mit Parodontalabdeckungen aus, wie seit Jahrzehnten in der Prothetik bekannt ist. Die sog. Kragenplatten sind deswegen streng abzulehnen, wenngleich sie zunächst einen scheinbaren Schienungseffekt besitzen und als Kippmeider gegen distal abhebende Kräfte wirken können. Die Vermeidung von Kragenplatten gilt für jede Teilprothese, also auch für Geschiebeverankerung und Teleskope.

Bei Vorliegen kleiner Schaltlücken müssen große und kleine Verbinder grundsätzlich aus dem Brückenglied herausgeführt werden. Sind Schaltlücken kleiner oder gleich einer Prämolarenbreite, so wird heute vielfach eine Kaueinheit im Modellguß modelliert und in die Einstückgußkonstruktion eingefügt (Abb. 6.**36c**).

Der Sicherheitsabstand jedes Gerüstteiles vom marginalen Parodont muß bei allen großen Verbindungselementen 6 mm betragen (vgl. Abb. 6.**44**

u. 6.**45**). Die Forderung läßt sich nicht immer im Unterkiefer, wohl aber mit Sicherheit im Oberkiefer erreichen. Im Unterkiefer begnügt man sich neuerdings mit der Minimaldistanz von 4 mm. Die Mindestdistanz ist notwendig, wenn girlandenförmige Proliferationen als Folge des Ausbleibens der Massagewirkung durch die Zunge und nach Durchblutungsstörung durch Druckischämie bzw. Abschnürung der Gingivapartie vermieden werden sollen.

Retentionselemente

Zwei für die Gewebserhaltung sehr negative Auswirkungen finden sich oft bei Modellgußklammern: erhöhte Plaqueretention und direkte traumatische Druckreizung des Gingivalsaumes.

Um die Plaqueretention zu verringern wird versucht, die Form des Klammerprofils als gewissermaßen kontinuierliche Verdickung der Kronenfläche zu gestalten. Zwei Dinge sind wichtig: die absolute, spaltlose Paßgenauigkeit, insbesondere der lingualen Profilkante, und eine optimale Oberflächenglätte der Klammerarme.

Da Klammerarme, verglichen mit der normalen oder künstlichen Kronenoberfläche, immer eine erhöhte Retention bedeuten, sollte ihre Zahl nur auf das Minimum beschränkt werden, das für die mechanische Retention und die Verbundschienung eben erforderlich ist.

Je nach Form und Verlauf der Interdentalregion von Klammerzähnen können an sich brauchbare Klammern parodontalhygienisch ungünstig wirken, sobald sie eine Vergrößerung des Retentionsraumes verursachen.

Im parodontalinsuffizienten Lückengebiß mit großen, freien Interdentalräumen wird vielfach versucht, den Interdentalraum und ebenso die approximalen Anschlußräume weit offen und frei zu lassen, so daß sie auch bei eingegliederter Modellgußprothese unter- und durchspülbar bleiben.

Eine besondere Bedeutung hat die Beziehung des Klammerarmes zur Gingiva. Zwar ist die Tiefenlage des Retentionsarmes durch Einführung der Vermessungstechnik nicht oder nur wenig auf die Vertikallage angewiesen, da die Retention ausschließlich durch Vermessen des horizontalen Feder- bzw. Biegeweges bestimmt wird, doch muß der Klammerarm natürlich aus ästhetischen Gründen so tief wie möglich gelegt werden. In der modernen Kombinationsklammer, in der, wie im Modellguß, die Stütz- und Retentionselemente untrennbar miteinander verbunden sind, kann ein allmähliches Einsinken des Klammerarmes in die Gingiva (wie z. B. bei der unabgestützten, gingival getragenen Teilprothese) nicht stattfinden.

Ähnlich wie es bei der Schwebebrücke gefordert wird, sollte auch in dieser kleinen räumlichen Beziehung zwischen Limbus gingivae und Klammerarmunterrand ein konstanter Abstand von 1–2 mm angestrebt werden (Abb. 6.**28**).

Ist der Unterschnitt im distalen Bereich der Klammerzähne tief und deutlich ausgeprägt, so ist ein langer, der Gingiva folgender Arm unnötig.

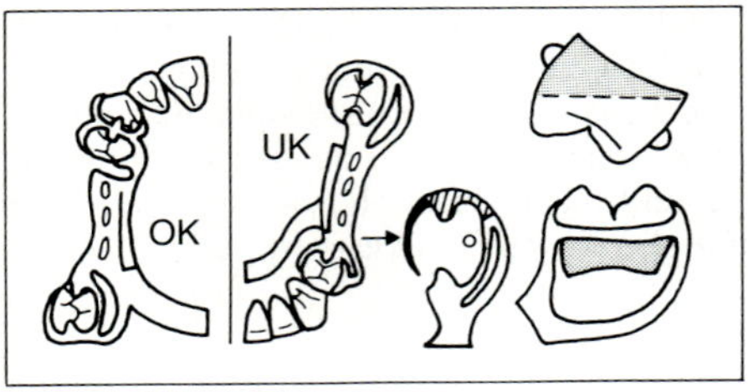

Abb. 6.**32** Indikation der Ney-Klammer IV: Einseitig tiefer Unterschnitt bei gekippten Zähnen bei gleichzeitiger Notwendigkeit einer Schienung durch intensive Umfassung und volle Abstützung mittels Doppelauflagen an Molaren im Oberkiefer mit bukkalem und im Unterkiefer mit lingualem Federarm

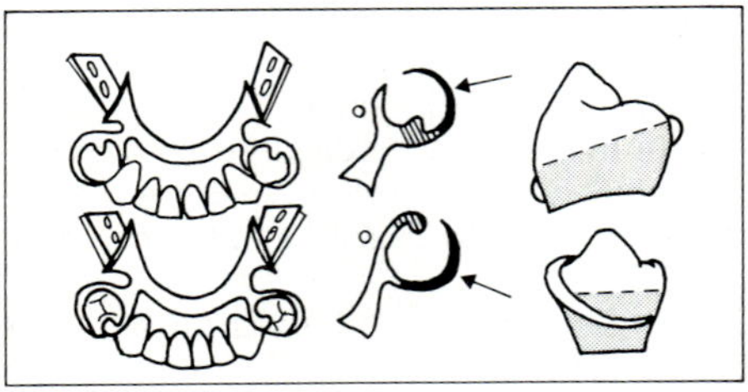

Abb. 6.**33** Indikation der Ney-Klammer V: Prämolarenklammer im Unterkiefer bei satteloffener Ausführung, wahlweise sattelnah oder sattelfern abgestützt

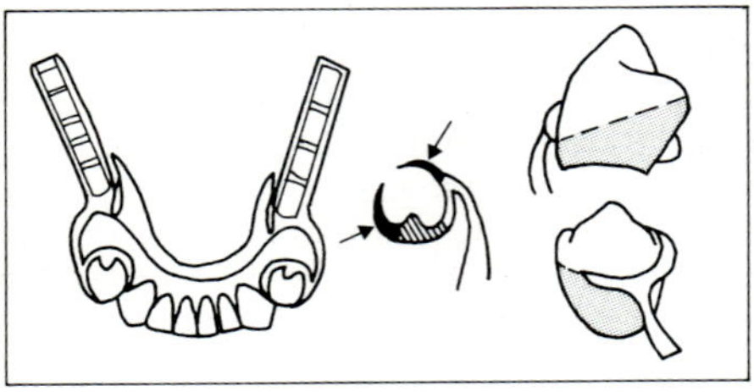

Abb. 6.**34** Umgekehrte Ringklammer (Ney V). Spezielle Anwendung bei stark nach lingual gekippten, unteren Prämolaren

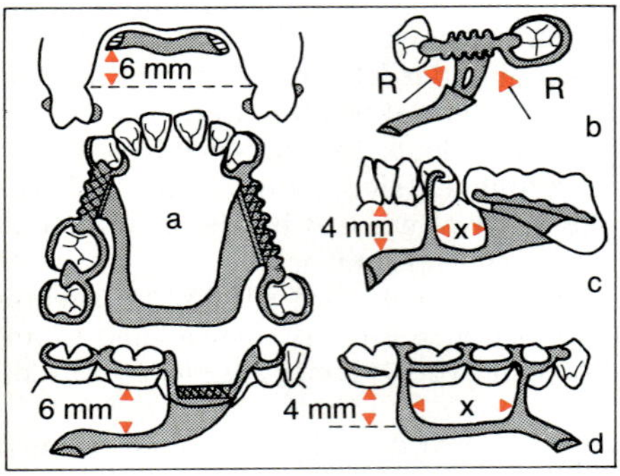

Abb. 6.**35** Parodontalprophylaktische Konstruktionsmerkmale.
a Marginaldistanz im Oberkiefer 6 mm,
b sattelfreie Approximalräume (R Unterspülraum),
c und **d** Marginaldistanz großer Verbinder im Unterkiefer 4 mm, Vertikaldistanz kleiner Verbinder so groß wählen, wie es die Konstruktion erlaubt (x)

Bei richtiger Anwendung des Bios-Systems erreicht man die gleiche Retentionskraft bei kurzem, aber stärkerem Arm. So gilt allgemein: Bei konstanter Retentionskraft muß der Verlauf der Klammer zuerst die Parodontalprophylaxe berücksichtigen.

Gestaltung des Prothesensattels

Schaltsattel

Infolge der Stütz- und Umfassungselemente einer jeden Modellgußprothese wirken an ihrem Schaltsattel die gleichen Mechanismen wie beim Brückenglied. Gegenüber der festsitzenden Brücke besteht jedoch der wesentliche Unterschied in der Formgestaltung der Kontaktzone zwischen Prothesenunterfläche und Schleimhaut des zahnlosen Abschnittes.

Hier ist der vollständige Schleimhautsattel die Methode der Wahl, da die Konstruktion bedingungslos abnehmbar ist, dort wird das oralhygienische Brückenglied bevorzugt werden müssen.

Die Fläche des Schaltsattels nimmt auch dann einen Teil der Kaukraft auf, wenn sie zu beiden Enden parodontal abgestützt ist. Nach unseren neueren Untersuchungen spielt hierbei die Zeitkonstante der Rückstellung belasteter Gewebsabschnitte (Wurzelhaut und Tegument) eine große Rolle, die in beiden Gewebsteilen ziemlich gleich verläuft. Insbesondere bei raschem Kraftanstieg, wie z. B. bei Kontrollkontakten, Okklusionsstößen und der Schluckabstützung, kommt es zu einem hohen Flüssigkeitswiderstand unter der Sattelfläche.

Die Randausdehnung des Schaltsattels von Freiendprothesen muß sich streng auf den tragenden Kieferkammabschnitt begrenzen. Extensionsränder, wie sie bei Vollprothesen zur Saugwirkung erforderlich sind, können zur Behinderung führen. Es gilt: Die innerhalb eines Funktionsrandes liegende, tragende Fläche sollte stets voll ausgenützt sein, dies um so mehr, je größer die Schaltlücke ist.

Freiendsattel (Abb. 6.**36**)

Wenngleich die Verbindung zwischen Freiendsattel und Pfeiler bzw. Restzahngruppe beim Modellguß nicht den Kriterien der starren Abstützung entspricht (wir sprechen von teilweise starr bzw. halbstarr), folgt der Freiendsattel den gleichen statischen Grundgesetzen (vgl. starre Abstützung Abb. 6.**77**).

Um an der Kaukraftverteilung in der funktionellen Einheit Prothese Restgebiß teilnehmen zu können, muß natürlich der Prothesensattel paßgenau dem Kieferkamm aufliegen, während gleichzeitig die Stützelemente in ihre Auflagekavitäten eingefügt sind.

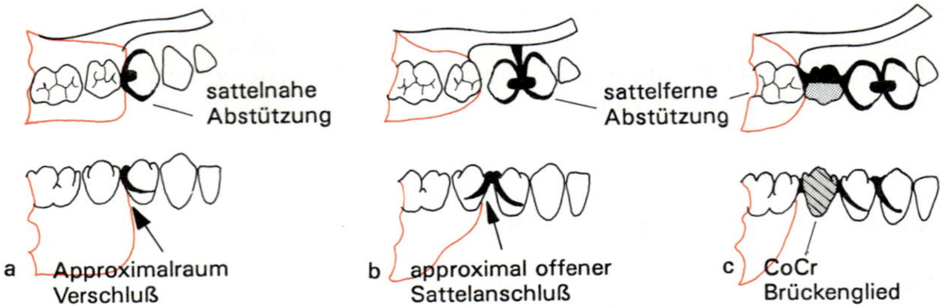

Abb. 6.**36** Parodontalverträglicher Approximalraum des Sattels, **a** ungünstige Schildausführung, **b** marginal offene und zweckmäßige Ausführung, **c** bukkal mittels Komposit verblendetes Brückenglied als Bestandteil des Co-Cr-Gerüstes

Beim Freiendsattel ist es besonders wichtig, alle zur Verfügung stehenden Flächen des zahnlosen Kiefers abzudecken. So unterscheidet sich die Basisgestaltung des Freiendsattels auf den ersten Blick nicht von der Grundform der Vollprothese. Im Oberkiefer lautet die Forderung: Umfassung des Tubers, im Unterkiefer wird die dorsale Ausdehnung bis auf die Mitte des Tuberculum alveolare mandibulae angestrebt. Da aber durch die Pfeilerzähne und die Skelettkonstruktion an sich jede Saugwirkung eines Ventilrandes ohnehin unterbrochen ist, bringt eine Ventilrandgestaltung keinen Vorteil. Andererseits ist nur durch die funktionelle Randgestaltung im Bereich der Sattelbasis eine optimale Auswirkung des Gewebsfundamentes gewährleistet.

Man wendet darum heute bevorzugt eine Mischung zwischen Funktions- und Situationsabformung an, so daß mittels konfektioneller Metallabformlöffel unter Verwendung von Alginat eine Abformung mit ausgeprägten, funktionellen Bewegungen vorgenommen wird. Damit wird die zum Tragen erforderliche volle Fläche des zahnlosen Abschnittes erreicht, während gleichzeitig die Funktionsräume im Sinne einer Unterextension vom Sattelrand nicht übermäßig kontaktiert werden.

Neuerdings empfiehlt Marxkors zur besseren Gestaltung des Unterzungenbügels die mukostatische Abformung mittels Alginat. Hierdurch wird die optimale Extension des Unterzungenraumes erreicht, um den Bügel im Sicherheitsabstand von 4 mm zum Zahnfleischrand anordnen zu können. Darüber hinaus erlaubt die funktionelle Extensionsabformung, die Form des Unterzungenbügels funktionsgerecht zu gestalten.

Um während der Abformung für Modellgußprothesen die Basisgestaltung im vestibulären Anteil in Unterextension, im Unterzungenbereich dagegen in größter Ausdehnung zu erhalten, empfiehlt es sich, bei ruhig gehaltener Zunge die vertikulären Funktionsbewegungen sehr intensiv ausführen zu lassen.

Gestaltung des Grenzraumes

Als Grenzraum bezeichnet man den Übergangsbereich zwischen Prothesensattel und Pfeilerzahn. Aus parodontalprophylaktischen Gründen soll der Approximalraum zum ersten Pfeilerzahn hin dem natürlichen Interdentalraum nachgebildet werden. Häufig ist aber gerade dieser Teil des marginalen Parodonts stark muldenförmig abgesenkt, offensichtlich verursacht durch frühere unabgestützte Teilprothesen und durch – inzwischen ausgeheilte – interdentale Entzündungsprozesse.

Zweckmäßigerweise ist der Sattelkontakt hohl zu gestalten, um eine Quetschung des gingivalen Randsaumes unter Sattelbelastung, z. B. bei sattelferner Lagerung, zu vermeiden. Gleichzeitig soll aber ein Retentionsraum vermieden werden. In der Okklusalansicht ist deswegen der interdentale Grenzraum zwischen letztem natürlichen und erstem künstlichen Zahn sagittal ausgedehnt (Abb. 6.**36b**).

Natürlich richtet man sich in der Formgestaltung des Grenzraumes nach dem Zustand der Interdentalräume im Restgebiß. Beim Schaltsattel wird der Klammerstiel zum Basisgerüst hin breit auslaufend geformt, so daß die Grenzrauminnenfläche keinen Kunststoff enthält. Ist aus dem Schaltsattel ein großer Verbinder herauszuführen, so nimmt dieser ebenfalls einen bogenförmigen Verlauf in gebührendem Abstand.

Beim Freiendsattel wird in der Auslegung des kleinen Verbinders unterschieden zwischen sattelnaher und sattelferner Abstützung, stets mit dem Ziel, den Zahnfleischsaum nicht zu belasten.

Sattelretention

Die Sattelretention hat die Aufgabe, den eigentlichen Zahnersatz mit dem Basisgerüst mechanisch fest derart zu verbinden, daß die Sattelbasis dem Kieferkamm mit einer gleichmäßigen Kunststoffschicht aufliegt.

Die Retention muß okklusal genügend Raum besitzen und soll sich mittig unter den Ersatzzähnen befinden. Sie wird deshalb zweckmäßig im Artikulator angeordnet. Wichtig ist schließlich der Übergang vom Kunststoff in das Basisgerüst.

Als sattelgeschlossene Gerüst- bzw. Klammerstielanordnung bezeichnet man in der Modellgußtechnik den direkten Übergang der Sattelretention in die Klammer bei sattelnaher Anordnung. Umgekehrt ergibt sich das satteloffene Basisgerüst durch Öffnen des Grenzraumes und sattelferner Führung des Klammerstieles.

Indirekte Halteelemente

Entsprechend der Stützlinien hat Balters die gedachte Verbindung zwischen Retentionselementen als Retentionslinie (Haltelinie) bezeichnet. Die Be-

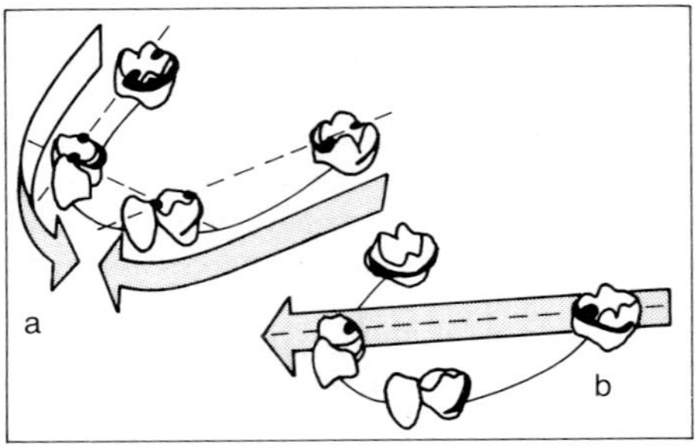

Abb. 6.**37** **a** Nach Kantorovicz müssen die Klammerstützlinien den Zahnbogen tangentialartig umschließen.
b Bei fehlerhaften Konstruktionen durchschneiden sie ihn

trachtung der Retentionslinie ist wichtig, wenn es gilt, im Oberkiefer Freiendkonstruktionen so zu verankern, daß sie nicht infolge ihres eigenen Gewichtes dorsal tief hängen und erst durch vorzeitige Kontaktnahme während der Kieferbewegung der Schleimhaut angepreßt werden.

Abkippen im Oberkiefer oder entsprechendes Anheben im Unterkiefer gegenüber der Zahnstützgruppe kann durch Analyse der Haltelinie verhindert werden. Alle Auflagen und Retentionselemente, die entgegen dem Sattel außerhalb der Retentionslinie liegen, wirken als Kippmeider bzw. als indirekte Halteelemente.

Die Klammerlinie eines diametralen Klammerpaares läßt sich also auflösen in die Klammerstützlinie und die Klammerretentionslinie. Bei insuffizienter Retention wirkt die Stützlinie gleichzeitig als Rotationsachse für abziehende oder abhebende Bewegungen.

Bekanntermaßen sind gerade Modellgußprothesen bei anteriorer Restbezahnung, insbesondere im Oberkiefer bei geringer Unterschnittsfläche der Eckzähne infolge ihrer dorsalen Abkippung funktionsunfähig. Die einfache Gußklammer (E-Form) reicht zur Retention einer Freiendprothese nicht aus. Die Konstruktion eines die am Sattel wirkende Zugkraft kompensierenden Elementes ist erforderlich.

Als Kippmeider bzw. indirektes Halteelement wirkt besonders die außerhalb der Drehachse liegende Auflage des Basisgerüstes, die sog. Kragenplatte, für die es aber wegen ihrer traumatischen Wirkung auf das marginale Parodont keine Verwendung mehr gibt.

Statik der Modellgußprothese

Die grundsätzliche Biostatik jeder Teilprothese im Lückengebiß (vgl. Biostatik S. 71) gilt ebenfalls uneingeschränkt für die Planung der Modellgußprothese nach statischen Regeln.

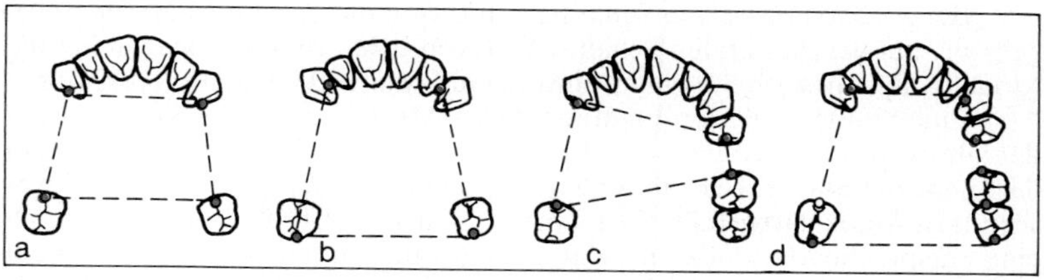

Abb. 6.**38** Klammerstützfeld im Schaltlückengebiß. **a** Kleines, **b** großes, **c** ungleichförmiges, **d** maximales Klammerstützfeld

Vierpunktabstützung des Okklusionsfeldes

Die bilaterale Anordnung von Schaltlücken verleiht auch der Modellgußprothese eine Art Brückencharakter mit überwiegender axialgerichteter Pfeilerbelastung (Abb. 6.**38**). Die richtige statische Ausführung berücksichtigt in diesem Standardfalle der quadrangulären Abstützung:

- sattelnahe Klammerauflagen,
- gleichlange Ausdehnung der Stützlinie in beiden Quadranten,
- gute Retentionskraft der Halteelemente (vermessene Ausführung),
- paßgenaue, okklusale Lage der Stützelemente.
- Die Grundform des Stützfeldes ist ein symmetrisches Trapez.

Da bei dieser Abstützungsform Vertikalbeweglichkeiten ausgeschlossen sind, kann das Stützfeld auf der Seite kleiner anteriorer Schaltlücken nach distal und bei posterioren Schaltlücken durch Mesialverlagerung der Auflagen vergrößert werden.

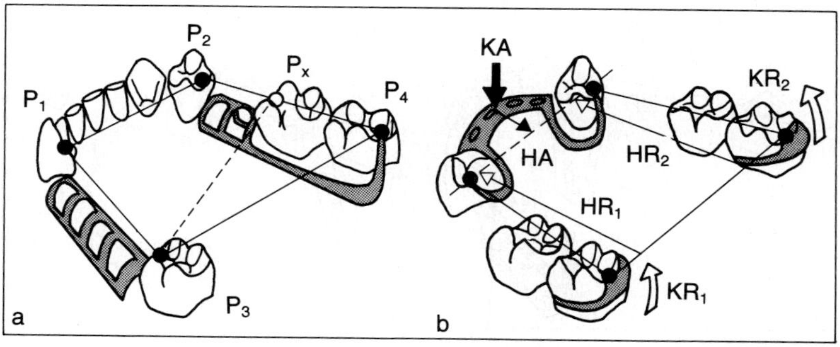

Abb. 6.**39** **a** Die Stützlinien (P_1–P_3, P_2–P_4) sollen nach Spiekermann an beiden Kieferhälften gleichlang gestaltet werden. **b** Das Kippdrehmoment einer frontalen Schaltkonstruktion kann durch Distalführung der Stütz- und Retentionselemente optimal kompensiert werden, indem zwei lange Retentionshebel (HR_1 und HR_2) entstehen. HA Hebelarm, KA Kraftarm, KR Retentionshebel

Bei großen einseitigen Schaltlücken gelten die gleichen statischen Regeln wie bei der bilateralen Schaltlücke (Abb. 6.**38** u. 6.**39**). Dagegen hat die Modellgußprothese bei kleinen, einseitigen Schaltlücken keine Indikation.

Eine Sonderform der quadrangulären Abstützung ist die Kombination der latero-fronto-lateralen Schaltlücke. Hier besteht das Problem lediglich in der Einbeziehung der Eckzähne als Stützpfeiler. Grundsätzlich gilt die im Abschnitt Biostatik dargestellte Regel von H. Schröder: Der Kragarm muß durch eine entsprechende Länge des Entlastungsarmes in den Zahnbogen hinein kompensiert werden. Völlig abzulehnen sind deswegen die bekannten Frontzahnclips, die auch keine Indikation als kurzfristigen Interimsersatz haben.

Trianguläre Abstützung

Einseitig verkürzte Zahnreihe

Die unilaterale Sattelanordnung wirft, wie in der Biostatik ausgeführt wurde, Probleme auf, die unabhängig sind von der speziellen prothetischen Konstruktionsform. Für die Modellgußprothese gilt die generelle Grundforderung der größtmöglichen Abstützung im Zahnbogen im Sinne der Kauflächenkontinuität (Abb. 6.**40**).

Hieraus ergibt sich das trianguläre Stützfeld mit dem bekannten triangulären Zugfeld außerhalb der Stützlinie (Stützdiagonale). Auch hier gilt abermals die Forderung, daß der Kraftangriffsarm kleiner sein muß als der Kompensationsarm.

Der gingival offene Kippmeider ist gelegentlich anwendbar als fortlaufende Bügelführung, sog. anteriorer Verbinder, der den lingualen bzw. pala-

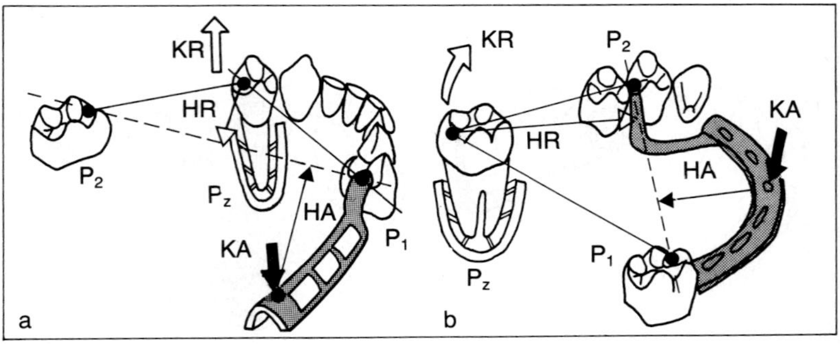

Abb. 6.**40** Statisches Prinzip der Modellgußprothese mit **a** einseitigem Freiendsattel und **b** bogenförmiger Schaltlücke. Die Summe aller Drehmomente ist gleich Null, das Drehmoment aus Belastung und Hebelarm (KA-HA) ist gleich dem Drehmoment aus Retentionskraft und Retentionshebel (KR-HR). Im Falle **b** ist der Retentionshebel HR größer als der Kraftangriffshebel HA und damit die statische Situation günstiger als in **a**

tinalen Schneidekantenflächen aufgelegt wird. Ihr Nachteil: Bei starken, abziehenden Kräften und parodontaler Insuffizienz des anterioren Restzahnblockes kommt es zur Verstärkung der Protrusionswanderung, eine Störung der Zungenabstützung ist möglich.

Indirekte Halteelemente können nur wirken, wenn die primären Retentionsarme über genügend Retentionskraft und mechanische Festigkeit verfügen. Bei unzureichender Retentionskraft wirken die sekundären Elemente als periphere Drehachse, und die primären Retainer gleiten über die Klammerlinie.

Nach Spiekermann wirken bei sattelnaher Abstützung ungünstige einarmige Hebelverhältnisse, die durch Konstruktion zusätzlicher, mesial am gleichen Pfeiler angeordneter Retainer und Stützelemente oder durch satteloffene Klammergestaltung in statisch günstige zweiarmige Hebelverhältnisse umgewandelt werden können. Ferner wirkt die sattelferne Abstützung nicht nur zur Linearisierung der Sattelbeweglichkeit, sondern dient in zusätzlicher Funktion als indirektes Halteelement bei Zungenwirkung am Freiendsattel. Indirekte Halteelemente wirken um so stärker, je größer ihr Abstand vom primären Halteelement ist.

Im Oberkiefer wirken sich Stützelemente auf der posterioren Restzahngruppe besonders deutlich als sekundäre Halteelemente aus. Hierbei wird die satteloffene Anordnung mittels der gegenläufigen Ringklammer bevorzugt.

An der Drehachse herrscht nur Gleichgewicht, wenn die Summe der entgegengerichteten Drehmomente gleich Null ist. Diese Bedingungen sind hinreichend erfüllt, sobald der Kompensationsarm durch Retentionselemente auf der Seite der geschlossenen Zahnreihe soweit wie möglich nach mesial ausgedehnt wird. Um gleichzeitig den Resilienzfaktor auszugleichen und die am äußersten Zugpfeiler wirkenden Extrusionskräfte zu reduzieren, sind zwei weitere konstruktive Maßnahmen sinnvoll:

- Ausdehnung von Retentionselementen zur Verteilung der Zugkräfte auf den ganzen geschlossenen Quadranten möglichst sattelferne Abstützung des Freiendsattels.

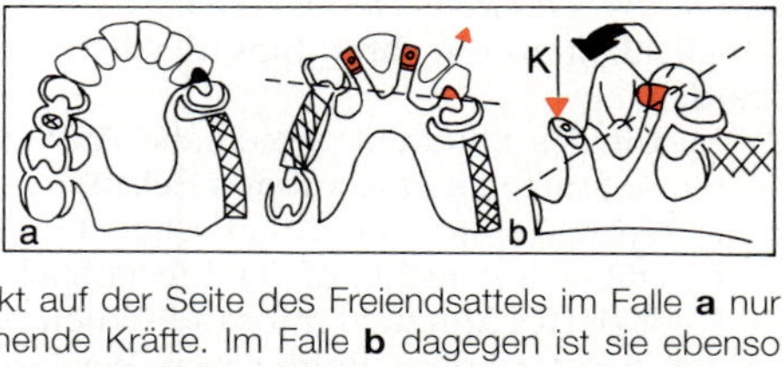

Abb. 6.**41** Die Eckzahnauflage wirkt auf der Seite des Freiendsattels im Falle **a** nur als kleiner Kippmeider gegen abziehende Kräfte. Im Falle **b** dagegen ist sie ebenso kontraindiziert wie palatinale Abstützung der kleinen Verbinder bei frontalen Schaltlücken

Der Zugbeanspruchung des Freiendsattels wirken besonders die Retentionselemente im distalen Bereich und die äußerste Auflage am Zugpfeiler, nämlich die Spitze des Stützfeldes, entgegen (Abb. 6.**27**).

Große bogenförmige Schaltlücke

Eine Sonderform der triangulären Abstützung ist die große, bogenförmige Schaltlücke nach Verlust einer anterioren Stützzone. Auch hier herrschen wieder die gleichen statischen Voraussetzungen wie bei der einseitigen Zahnreihenverkürzung. Da auch in dieser Pfeilerverteilung praktisch der gesamte Restzahnquadrant außerhalb der Rotationsstützlinie liegt, kann wiederum eine Verteilung der kompensatorischen Zugkräfte durch viele Retentionselemente erfolgen. Gegen abziehende Kräfte wirken wiederum die Auflagen auf dem Restzahnquadranten, eine bestmögliche Retentionskraft am distalen Pfeiler der Sattelseite vorausgesetzt (vgl. Abb. 6.**40**).

Statisch unbrauchbar ist die vielfach beobachtete diagonale Anordnung bei einseitig verkürzter Zahnreihe, ebenso nämlich wie die anterior lineare Abstützung. In beiden Fällen findet sich praktisch kein kompensatorischer Kraftarm. Spiekermann stellte folgende Faustregel auf:

Die Länge der Stützlinie soll auf der bezahnten Seite mindestens der Länge der kaufunktionell belasteten Teile des Freiendsattels entsprechen.

Diese Forderung läßt sich leicht dadurch erreichen, daß die weitestmögliche Distalfläche der geschlossenen Zahnreihe eine Auflage erhält; das daraus entstehende, kompensatorische Zugdreieck erhält wieder die größte Fläche.

Bipodale Abstützung

Wie oben ausgeführt wurde, reicht die normale, klassische Gußklammer (E-Form) zur Retention, insbesondere gegen abziehende Kräfte im Oberkiefer nicht aus. Für die Modellgußprothese ist die verkürzte Zahnreihe bei anteriorer Restzahngruppe oder restlichen Eckzähnen ungünstig.

Eine bevorzugte Indikation für die Freiendprothese findet sich beim beidseitigen Fehlen der Molaren (Abb. 6.**43**). Hier erlauben die Prämolaren eine Abstützung und Retention nach den oben dargestellten Regeln der Statik. Die konstruktive Analyse führt nach Spiekermann zu mehreren Möglichkeiten, die ihrer funktionellen Wertigkeit nach wie folgt erklärt werden:

1. Maximales Stützfeld. Sattelnahe Auflage in der E-Klammer, aber periphere Stützelemente auf den Eckzähnen als indirekte Retentionen sowie Retentionsarme, aus ästhetischen Gründen auf den Distalflächen der Eckzähne und nicht auf den Mesialflächen der Prämolaren.
2. Reduziertes Stützfeld mit sattelfernen Auflagen auf den mesialen Randwülsten der ersten Prämolaren. Weglassen zusätzlicher Retentionsarme (Abb. 6.**43**). Wichtig: Während der Vermessungstechnik muß auf eine

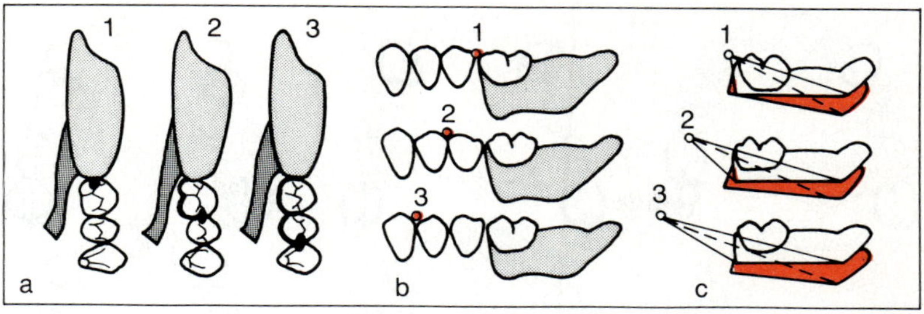

Abb. 6.**42** **a** Sattelnahe (1) und sattelferne Abstützung (2, 3). **b** und **c** Mit zunehmender Entfernung des Stützpunktes vom Sattel verläuft die Sattelbewegung und damit die Gewebsbelastung gleichförmiger

starke Relation der sattelnahen Klammern geachtet werden, um die fernen Auflagen als indirekte Retentionen mit langem Hebelarm wirken lassen zu können.

3. Basisgerüst bei 2., aber linguale Umfassung des ersten Prämolaren und sattelferne Auflage auf die mesialen Randwülste der ersten Prämolaren sowie satteloffene Grenzraumgestaltung. Vorteil: Gleiches Stützfeld wie bei 2., aber Verdoppelung der primären Retention.
4. Satteloffene Konstruktion wie unter 3. mit Doppel-E-Klammer nach Bonwill. Nachteil: kleines Stützfeld, keine sekundären Retentionselemente.

Weitere Möglichkeiten der statisch richtigen Abstützung bei beidseitig verkürzter Zahnreihe ergeben sich aus den krallenförmigen Auflagen im Approximalbereich zwischen Eck- und seitlichen Schneidezähnen (Abb. 6.**46**). Selbstverständlich muß die Basisform um so großflächiger gestaltet werden, je reduzierter das Restgebiß ist, d. h. je weniger Pfeilerzähne noch vor-

Abb. 6.**43** **a** Sattelferne Abstützung und halbstarre Sekundärschienung durch die Umfassungselemente der Klammern. **b** Sattelnahe Abstützung mit möglicher Überlastung der Prämolaren

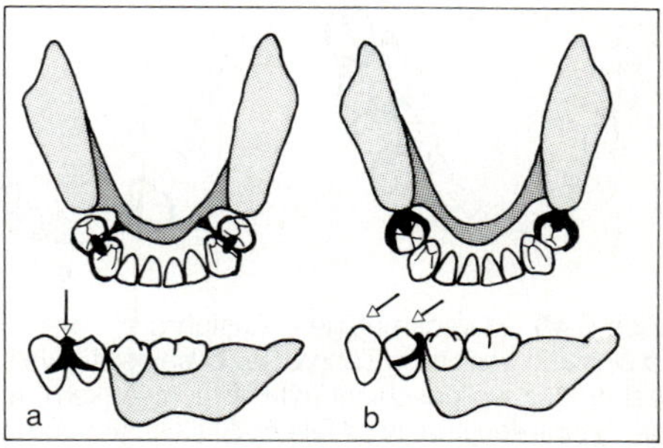

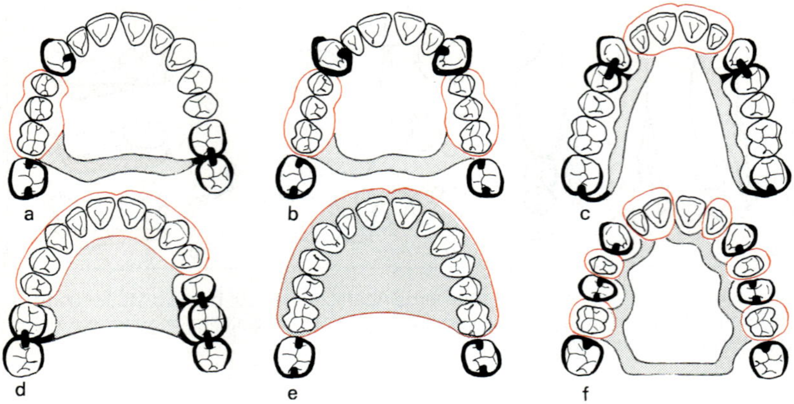

Abb. 6.**44** Zweckmäßige Ausführungsformen der Modellgußprothese, **a** unilaterale Schaltlücke, **b** beidseitige Schaltlücken, **c** Frontzahnersatz, **d** große, bogenförmige Schaltlücke, **e** Anpassungskonstruktion an Totalersatz, **f** alternierende Pfeilerverteilung: kleine Schaltlücken werden mit Co-Cr-Brückengliedern versorgt

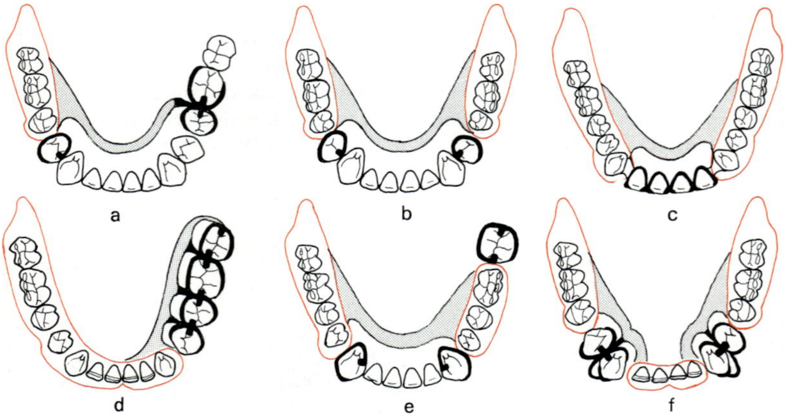

Abb.6.**45** Zweckmäßige Ausführung verschiedener Modellgußkonstruktionen: **a** einseitig verkürzte Zahnreihe, **b** beidseitig verkürzte Zahnreihen, **c** anteriorer Frontzahnblock, vollgeschient mit Ellbrecht-Ankern, **d** unilateraler Seitenzahnblock, **e** häufige Dreipfeilersituation, **f** bilaterale Restzahngruppen

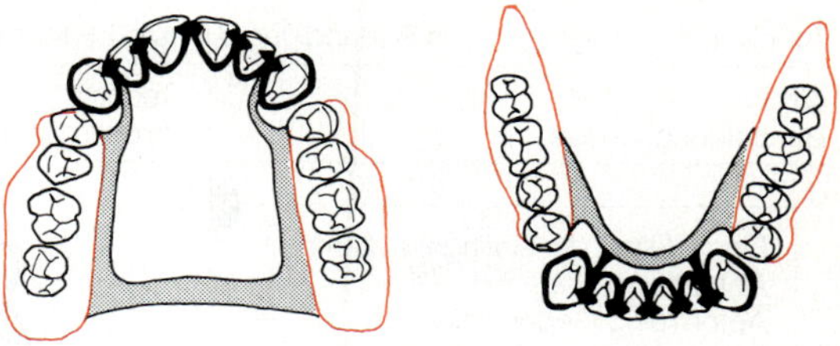

Abb. 6.**46** Konstruktive Merkmale einer Restauration im parodontal geschwächten Lückengebiß mit anterioren Restzahngruppen im Ober- und im Unterkiefer: Sekundärverblockung mittels Krallenschienen nach Ellbrecht, marginal offene Sattelanschlüsse sowie sattelferne Blockabstützung

handen sind, es ergibt sich daraus die Indikationsentscheidung zwischen plattenförmigem oder stegförmigem großem Verbinder im Oberkiefer (Abb. 6.**46**).

Hochgradig reduziertes Restgebiß

Sind nur noch eine Restzahngruppe oder ein einzelner Restzahn vorhanden, so ist die Modellgußprothese nicht mehr in Erwägung zu ziehen. In diesen Fällen finden heute vorwiegend die Teleskopsysteme Anwendung. Bei der reinen Diametral- und Diagonalanordnung ergeben sich auch bei der Modellgußprothese die gleichen statischen Probleme wie bei jeder Teilprothese, die praktisch nicht befriedigend zu lösen sind. Der Praktiker ist darum bemüht, diese Situation der Pfeilerverteilung während der Planung zu vermeiden.

Kombinierter Zahnersatz

Konstruktionsmerkmale

Unter kombiniertem Zahnersatz versteht man die Eingliederung von Ersatzkronen auf die Stützpfeiler sowie der entsprechenden Modellgußkonstruktion (Abb. 6.**48**). Die Überkronung von Kammerzähnen ist insbesondere im kariesanfälligen Gebiß generell angezeigt, ergibt sich aber auch immer dann, wenn ein Klammerzahn der allgemeinen Indikation von Ersatzkronen unterliegt (vgl. S. 236). So konnte Voss anhand klinischer Nachuntersuchungen ermitteln, daß durchschnittlich 47% der Klammerzähne durch Karies verlorengehen. Hierbei ist die Ursache vor allem in der Grenzraumgestaltung des Prothesensattels zu sehen. Voss gibt für die Überkronung von Klammerzähnen gleichzeitig einen signifikanten Kariesschutz an.

Tabelle 6.**1** Diagramm des Behandlungsablaufs für Modellgußteilprothesen

	Klinik Behandlungsphase	Technik Arbeitsgänge
1	Einschleifen der Auflagekavitäten Abformung Abformung Gegenkiefer Laborauftrag	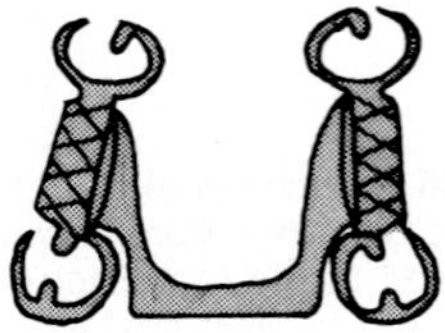
		Arbeitsmodell Gegenkiefermodell Modellvermessung Modellguß – Gerüstfertigstellung
2	Gerüsteinprobe Relationsbestimmung mit Gerüst Arbiträre Achse	
		Artikulatormontage Zahnaufstellung auf dem Gerüst
3	Einprobe mit Gerüst Okklusionsprüfung	
		Komplettierung
4	Eingliederung	
	Nachkontrolle	

Die Überkronung von Klammerzähnen wurde vielfach durchgeführt, um der anatomischen Krone erst durch Modellation eine vorteilhafte Form geben zu können, wie sie für die Aufnahme von Auflagen, vor allem aber für die Gestaltung von Retentionsarmen erforderlich ist.

Gesichtspunkte für die Indikation des kombinierten Zahnersatzes sind:

- Modellation einer geeigneten Retentionsform mit für die Vermessungstechnik günstigem Unterschnitt,

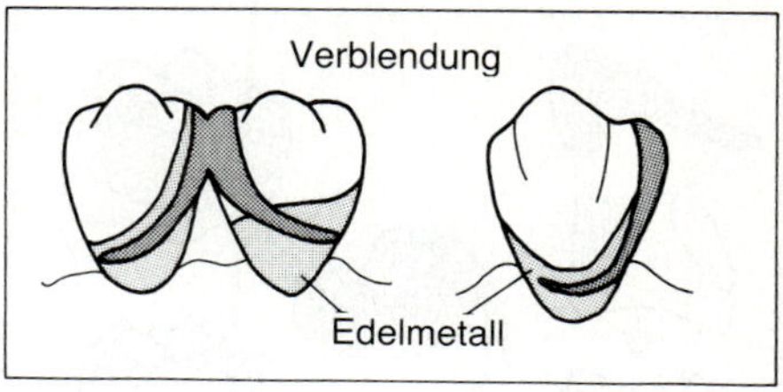

Abb. 6.**47** Nach Spiekermann dürfen die Umfassungen den Suprawölbungen aus Kunststoffverblendung aufliegen, die federnden Klammerarme aber stehen mit Edelmetall in Passung. Die Modellation der verblendeten Klammerkrone erfolgt in Abstimmung mit der Vermessung

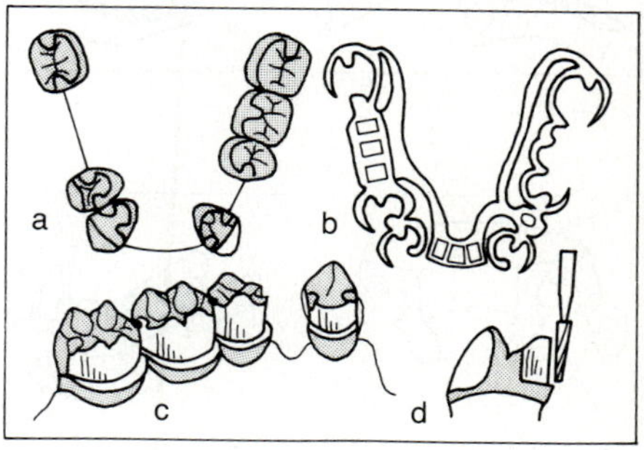

Abb. 6.**48** Kombinationsprothesen. Festsitzende Einzelkronen und Kronenverblockungen (**a**) mit gefrästen, vertikalen Führungsflächen, Horizontalstufen und Auflagekavitäten zur Aufnahme der Co-Cr-Suprakonstruktion (**b**). Führungsflächen und Stufen lingual eingefräst (**c** und **d**)

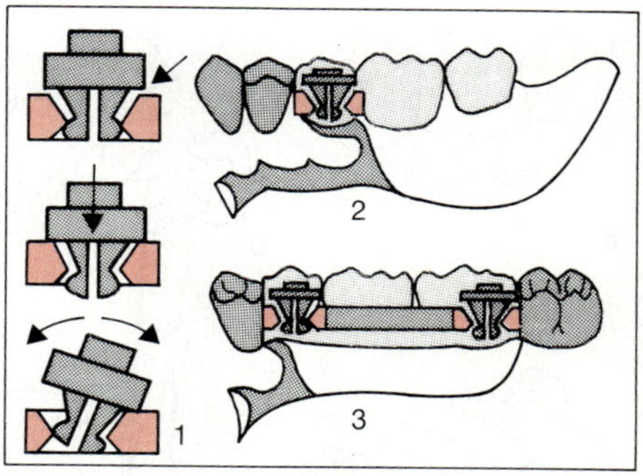

Abb. 6.**49** Wirkungsweise des CEKA-Ankers. 1 Ruhelage, Belastung und Kippung, 2 am Freund-Kronenblock, 3 im Schaltsteg

- allgemeine Überkronungsindikation bei negativem Kronenbefund des Klammerzahnes,
- Kariesprophylaxe bei hoher Kariesanfälligkeit,
- Bißlagerekonstruktion mit Anhebung des Vertikalabstandes,
- lokale bzw. selektive Verblockung der für die Abstützung der Modellgußprothese vorgesehenen Pfeiler.

Wichtige Merkmale sind ferner: Jeder Klammerzahn muß in der Zentrik in vollem okklusalem Kontakt stehen. Es ist nicht zulässig, eine Erhöhung des

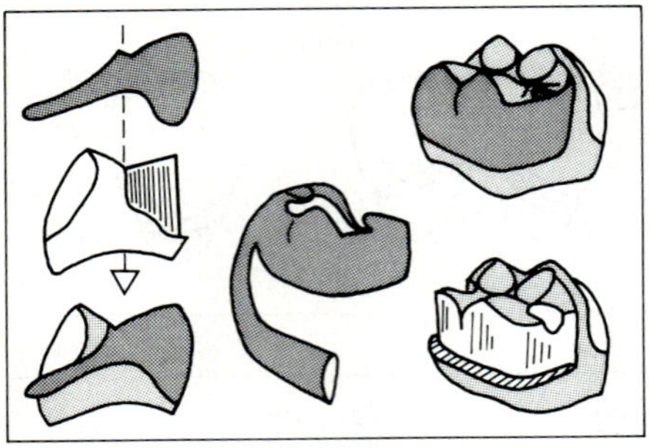

Abb. 6.**50** Das Schienungs- bzw. Verblockungselement der Co-Cr-Suprakonstruktion ist als Formteil der anatomischen Krone modelliert und ergänzt die gefräste Passung zur harmonischen Kronenform

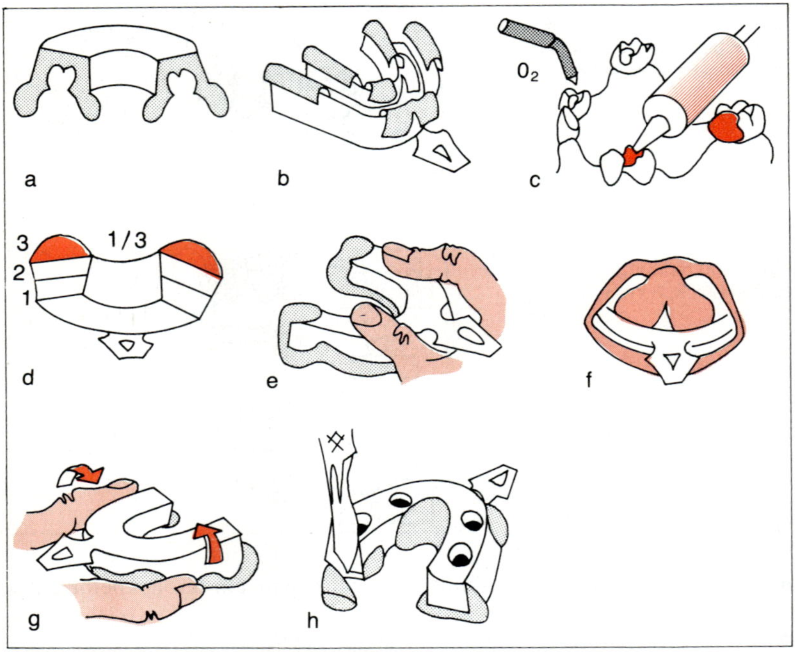

Abb. 6.**51** Abformsystematik für Modellgußprothesen. **a** Auswahl der richtigen Löffelgröße, **b** Haftmittel, z. B. Leukoplaststreifen, **c** Trockenblasen der Auflagekavitäten und Füllen mit Alginat, **d** richtige Alginatmenge im Löffel, **e** Überabformung mit seitengleichem Auflagedruck, **f** eingeschränkte Funktionsbewegungen, **g** hebelfreie Entnahme axial, **h** Kontrolle und Abschneiden des Überschusses

Vertikalabstandes z. B. nur durch die Ersatzzähne auszuführen. Selbstverständlich erfolgt die zahntechnische Herstellung der Kronen bzw. Kronenblöcke für den kombinierten Zahnersatz nach Vermessung der Einschubrichtung, nach erfolgter Kieferrelationsbestimmung und nach der Einprobe der Ersatzzähne für die Modellgußprothese.

Der kombinierte Zahnersatz ist nicht an Klammern gebunden, heute finden vermehrt Spezialanker Verwendung (Abb. 6.**49**).

Auflagekavitäten

Es muß darauf geachtet werden, daß das Arbeitsmodell mittels eines geteilten Sockels (Splitmethode) sowohl in den Artikulator als auch in ein Klammervermessungsgerät (Bios) eingesetzt werden kann. Die im Artikulator in Wachs modellierten Kronen werden in das Klammervermessungsgerät zurückgebracht. Es folgt das Einfügen der Auflagekavitäten mittels einer heißen Modellierwalze oder ihre Modellation mit Hilfe eines kleinen Exkavators. Die Auflagekavität behält ihre normale Dimensionierung bei (vgl. Abb. 6.**8**). Es ist streng darauf zu achten, daß der Kavitätenboden die bekannte Mindestausflußstärke der Edelmetallegierung von 0,3 mm nicht unterschreitet, um Perforationen oder Durchwölbung beim Zementieren zu vermeiden.

Retentionsflächen

Unter Anwendung des Vermessungstellers läßt sich in jedem einfachen Parallelometer der günstigste Unterschnittraum modellieren, dessen Horizontalmaß zuvor der Bios-Tabelle entnommen wurde. Freihändiges Modellieren einer zufälligen Kronenform bringt im allgemeinen keinen Vorteil.

Modellation von Umfassungsflächen

In Anlehnung an das Klammerteleskop (Issel) wird in jüngster Zeit vielfach die Umfassung, d. h. also alle Klammeranteile außerhalb der Retentionslinie, in die Krone eingelassen (Abb. 6.**50**). Hierbei ist es wichtig, daß die lösbaren Sekundärelemente wie bei bisher bekannten Verfahren der Sekundärverblockung die anatomische Außenform der Krone exakt weiterführen. Formunterbrechungen, Stufen und Kanten, Verdickungen und Einziehungen müssen streng unterbleiben, um die normale Selbstreinigung auszunützen. Im zahntechnischen Labor werden die Umfassungsflächen in der Wachskrone eingeschnitten (Konometertechnik) oder eingefräst und am späteren Gußobjekt nachgefräst.

Verfahrensübersicht

Um eine vollkommene Paßgenauigkeit zu erreichen, kennen wir zwei erprobte Abläufe des kombinierten Zahnersatzes, nach dem die Stützkronen und Pfeilerblöcke in ihrer Okklusionsbeziehung im Artikulator in ihrer

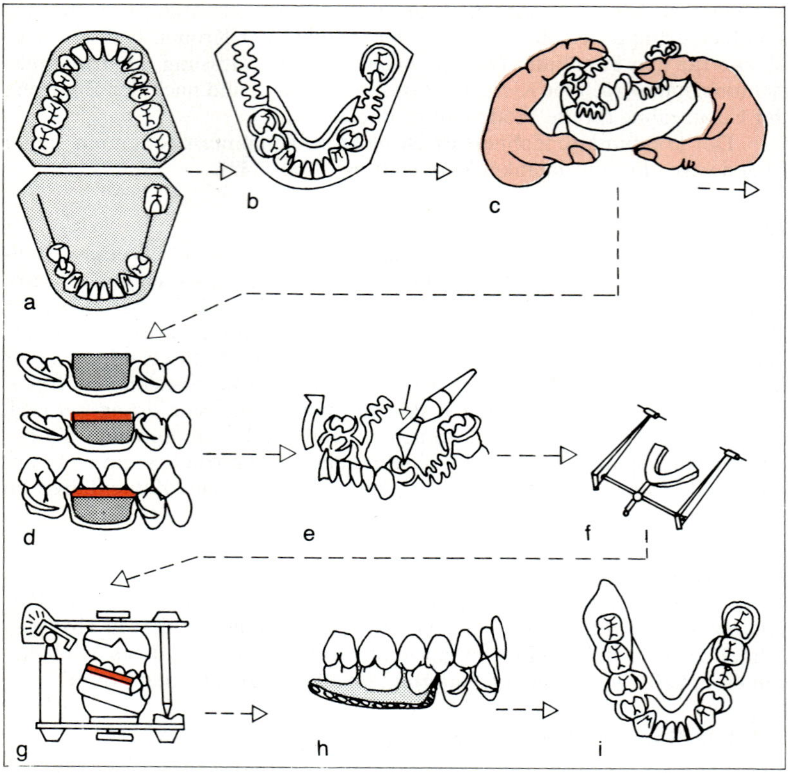

Abb. 6.**52** Behandlungssystematik Modellguß I. **a** Kontrolle und Säuberung des Arbeits- und Gegenkiefermodells, Laborversand, **b** Vergleich des Laborauftrages mit dem angelieferten, fertigen Gerüst, **c** Prüfen der Paßgenauigkeit (auf dem Modell) mit **e** Gerüsteinprobe, **d** Wachswälle auf dem Gerüst, Einsenken der Zentrik in Beauty-pink-Bißwachs, **f** Registrat der arbiträren Achse, **g** Montage im Artikulator und Aufstellung der Ersatzzähne, **h** Einprobe mit dem Gerüst, **i** Eingliederung und Funktionskontrolle

Form und Funktionsflächengestaltung im Klammervermessungsgerät hergestellt werden.

1. Einprobe der Stützkronen, Überabformung, um die genaue intraorale Lage zu fixieren. Nachfräsen der Funktionsflächen. Doublieren des zweiten Arbeitsmodelles zur Herstellung der Überkonstruktion in der Modellgußtechnik (Abb. 6.**52**).

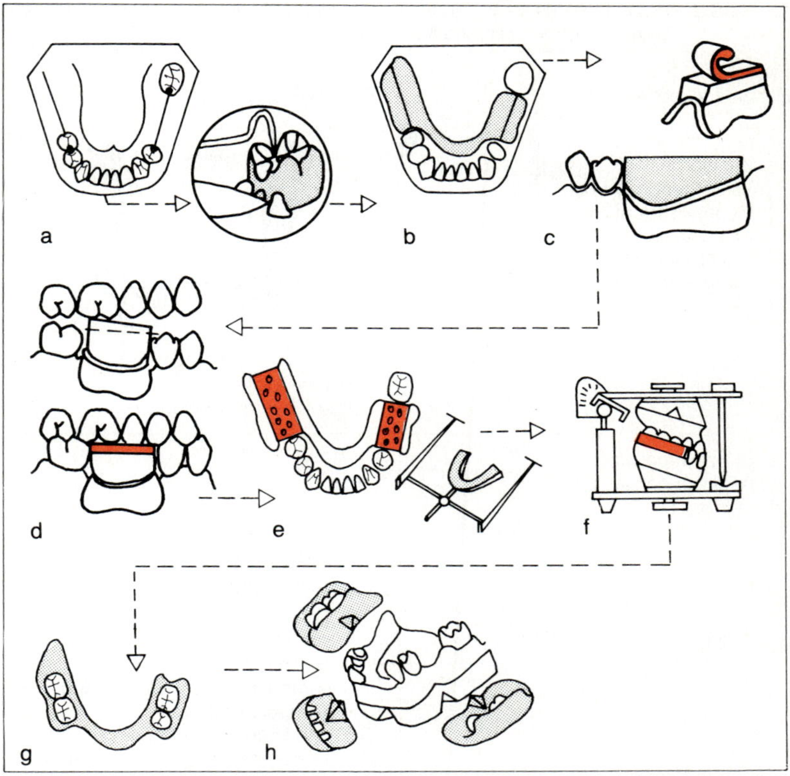

Abb. 6.**53** Behandlungssystematik Modellguß II. **a** Säuberung des Modells, **b** Kunststoffbasisplatte, **c** Wachswälle, zugeschnitten auf Okklusionskontakt, **d** Auftragen einer Plattenstärke Beautypink-Bißwachs- und Einsenken der Zentrik, **e** arbiträre Gelenkachse, **f** Montieren im Artikulator, **g** Zahnaufstellung und Einprobe, **h** Anfertigung der Vorgußschlüssel: die folgende Gerüstkonstruktion richtet sich jetzt nach der richtigen Lage der Ersatzzähne

2. Einzementieren der Stützkronen, weiteres Vorgehen wie bei der normalen Modellgußtechnik.

Die paßgenaue Kombinationsprothese mit in die Stützkronen eingelassenen Funktionsflächen stellt eine Übergangsform von der labilen Schienung des Restgebisses in die sekundäre Verblockung dar.

Eine Erweiterung der Kombinationsprothese ist die Verbindung einzelner Pfeiler durch kleine Brückenglieder, um gleichzeitig den Effekt der

Tabelle 6.**2** Diagramm des Behandlungsablaufs für kombinierten Zahnersatz mit Verblendkronenblöcken und Modellguß

	Klinik Behandlungsphase	Technik Arbeitsgänge
1	Zahnfarbe II* Versorgungsabdruck Gegenkieferabdruck Präparation Stumpfabformung Temporäre Kronen	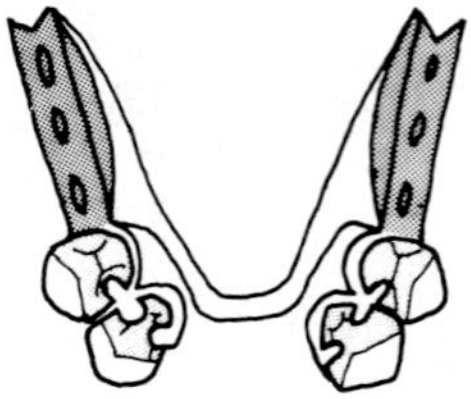
		Arbeitsmodell Basisplatten und Bißbehelfe
2	Stützstiftregistrat Arbiträre Achse	
		Artikulatormontage Zahnaufstellung
3	Einprobe der Ersatzzähne	
		Kronenmodellation mit Umfassung und Auflagekavitäten Guß und Politur – Doublierung Gerüstfertigstellung mit Übertragung der Ersatzzähne in Wachs
4	Einprobe der Kronen Einprobe mit Gerüst Zementieren	
		Einprobe der Ersatzzähne
5	Eingliederung	
	Nachkontrolle	

* Zahnfarbe I ist in den Befunddaten enthalten

Prüfliste
Dominante Kriterien der Modellgußprothese

1. Prothesenlager
Gewebszustand
Pfeilerzähne
- plaquefrei ○
- Sulcus-Blutung ○
- Taschentiefe ○
- Beweglichkeit ○

Tegument
- Entzündungsfrei ○
- Konsistenz ○
- Impressionen ○

2. Sattelpassung
- Ruhestabilität ○
- Silicontest ○
- Speiseeinlagerung ○
- marginal offen ○
- Randkontur ○

3. Gerüstauslegung
- Parodontal frei ○
- große Verbinder aufliegend ○

4. Halteelemente
- Klammern anliegend ○
- Auflagenpassung ○
- Retentionskraft ○

5. Biostatik
- Auflagenstatik ○
- Konstruktion kippfrei ○
- Zentrische Abstützung ○

6. Gesamtkonstruktion
- Parodontal abgestützt ○
- marginal frei ○
- Satteloffen ○
- Zungen-Freiraum ○
- Randkontur ○
- Ruhelagesicherung bei Testbewegungen ○

7. Ästhetik
- Sichtbarkeit der Frontzähne ○
- Klammerarme von posterior nach anterior ○
- Sprechproben ○
- Zahnform / Größe ○
- Anschlußrelation ○

8. Patientenempfingen
- Zufriedenheit ○
- Retention ○
- Kaufähigkeit ○
- Aussehen ○

\+ akzeptabel, – korrektur- bzw. behandlungsbedürftig

lokalen Verblockung und des oralhygienisch günstigen Brückengliedes zu nutzen. Schaltsättel am Modellguß-Basisgerüst zwischen überkronten Zähnen haben heute keine Indikation mehr.

Den Behandlungsablauf für kombinierten Zahnersatz mit Verblendkronenblöcken und Modellguß zeigt Tab. 6.**2.**

Konstruktionsformen der Schienungstherapie

Schienungsteilprothesen, sog. Parodontoseschienen, werden im vollbezahnten Zahnbogen oder in Kombination mit Sattelteilen der Modellgußprothesen ausgeführt (Abb. 6.**54**). Ihr wichtigstes Konstruktionselement ist die fortlaufende Klammer. Die mittels der Verankerungselemente der Modellgußtechnik konstruierten Schienen werden neuerdings als labile Schienung bezeichnet, die Merkmale der primären Verblockung sind durch sie nicht zu erreichen.

Elbrecht-Schiene

Die Elbrecht-Schiene besteht aus der labial und oral weitergeführten Ringklammer, die als fortlaufendes Schienungselement zu Beginn der mesialen Kronenhälfte angelegt ist. Diese Konstruktionsform schränkt die Horizontalbewegung stark ein, sofern diese nicht durch ein kombiniertes Basisgerüst überhaupt erst auf die Schneidezähne übertragen wird. Vertikalen Kräften aber bleibt jede Zahnkrone einzeln ausgesetzt. Da der labiale Anteil der fortlaufenden Klammer ästhetisch sehr störend ist, wurde er vielfach abgetrennt. Dadurch aber wird die Ringumfassung geöffnet und die orale Hälfte wirkt nur noch als Schubverteiler auf die Frontzähne ein.

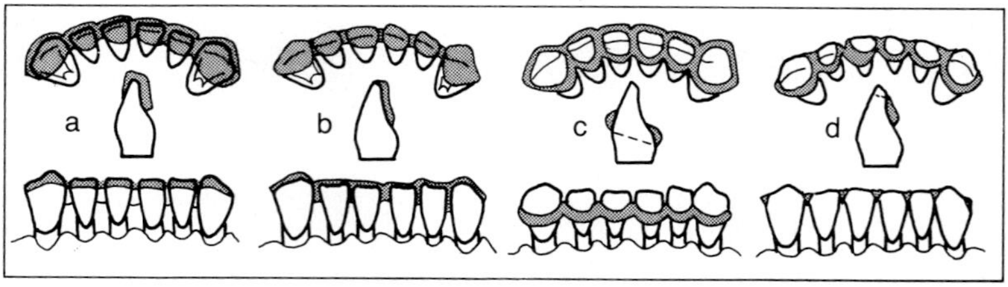

Abb. 6.**54** Sog. Parodontoseschienen. **a** Kappenschiene nach H. Schröder, **b** Stützschiene nach Spreng, **c** fortlaufende Klammerschiene nach Elbrecht, **d** Krallenschiene

Krallenschiene nach Schröder-Gross

Diese Konstruktionsform verlangt die Präparation entsprechender Approximalauflageflächen sowie der labialen Retentionsdreiecke für die Krallenauflagen.

Die fortlaufenden Krallenauflagen werden nur im Verbund mit einem kräftigen Zungenbügel angewandt, da die Krallenschiene allein nicht biegefest ist. Im Oberkiefer ergänzt ein Palatinalbügel die fortlaufende Krallenschiene zum ringförmigen Skelett.

Die Schrödersche Krallenschiene bringt die günstigste Druckverteilung auf die Zähne und verursacht eine ausreichende körperliche Fassung gelockerter Frontzähne. Bei kaufunktioneller vertikaler Belastung der Schneidekante zwischen den Krallenauflagen kommt es aber wieder zum Verlust des Schienungseffekts.

Sprengsche Klammerschiene

Das wichtige Konstruktionsmerkmal ist eine breitflächige Inzisalauflage, welche lingual bis zum inzisalen Kantendrittel hinabreicht. Mit der Sprengschen Schiene sollte im Gegensatz zur Elbrechtschen und Schröderschen Schiene auch eine Schienung gegen Vertikalkräfte erreicht werden. Ihr Nachteil ist die geringe körperliche Fassung gelockerter Schneidezähne.

Kappenschiene nach Van Thiel

Diese Schienungsform umfaßt die Inzisalkanten kappenartig, um die positiven Effekte der Sprengschen Schiene mit der guten körperlichen Fassung der Schneidezähne durch die Schrödersche Schiene zu vereinigen. Schneidezähne zeigen unter Kappenschienen häufig einen hochgradigen kariösen Verfall, wie er ähnlich bei mesialen Stützauslegern fester Brücken auf die Labialfläche oberer Eckzähne beobachtet wurde.

Geschiebe und Gelenke

Aufbau und Mechanismus

Feinmechanische Geschiebepassungen bestehen immer aus zwei Teilen, der Matrize als äußere Paßform und der Patrize, dem formanalogen Innenteil. Weil beim Fügen und Trennen der Teilprothesen die Passung aneinandergeschoben wird, hat sich die Bezeichnung „Geschiebe“ eingeprägt. Geschiebe sind konzentrische Doppelankersysteme in Miniaturausführung. Parallelpassungen, deren Berührungsflächen sich planparallel aneinanderlegen. Im allgemeinen wird die Matrize in die Krone eingelegt, während die Patrize Teil des Prothesenschaltsattels ist (Abb. 6.**56**).

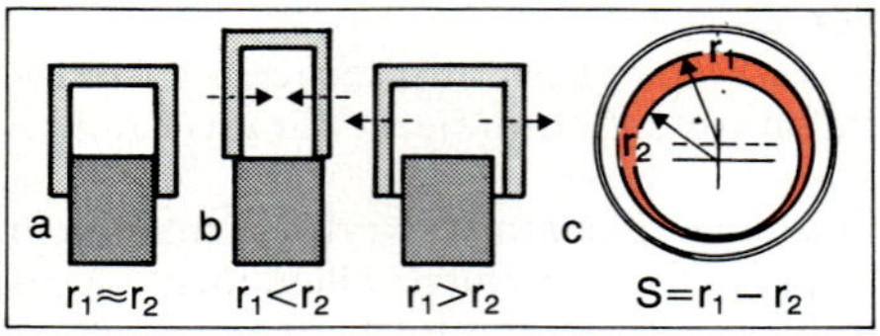

Abb. 6.**55** Möglichkeiten des Gußergebnisses: **a** Paßgenauigkeit im Toleranzbereich, **b** Kontraktion, Grenzfall der Preßpassung, **c** Expansion des Gußobjektes mit Spiel S, dessen Betrag sich aus der Radiendifferenz ergibt

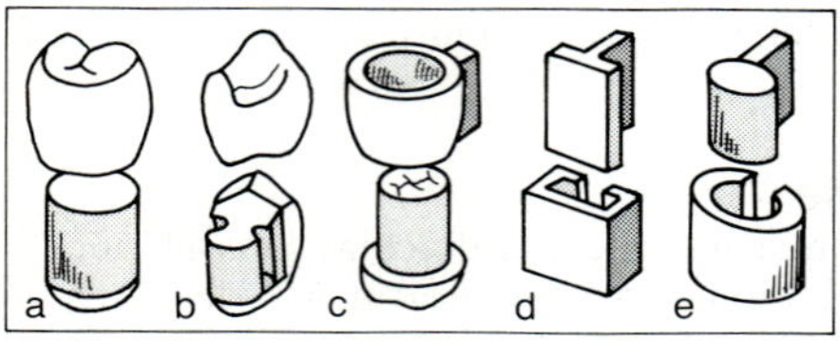

Abb. 6.**56** Die typischen Formen der Parallelpassung: **a** Zylinderteleskop, **b** partielles Rillen-Schulter-Teleskop, **c** Teleskopklammer, **d** Kastengeschiebe, **e** Walzengeschiebe

Für alle Geschiebe und Parallelpassungen (Teleskope) gilt immer die Durchmesserdifferenz zwischen Innen- und Außenteil, die man als Spiel bezeichnet. Aus den drei Möglichkeiten der Radiusdifferenz ergeben sich die unterschiedlichen Wirkungen bei gleicher Grundform:
$R > r$: Spielpassung. $s = R - r$
$R \cong r$: Übergangspassung und
$R < r$: Preßpassung.
Soll die Patrize leicht in der Matrize gleiten können, so wendet man die Spielpassung an, die Größe des Spieles entscheidet über die Eigenschaft und damit über den Verwendungszweck, der Passung (Abb. 6.**56**). Geschiebe können unterschiedliche Querschnittsformen erhalten, um die Fläche und damit Reibung (Friktion) zu erhöhen, durch die eine Retentionskraft zustande kommt.

Technische Anwendung

Geschiebe finden als Fertigteile, sog. Präzisionsfertiggeschiebe, Verwendung, deren Vertikalmaß auf die Zahnkronenlänge und die Friktion abgestimmt ist. Daneben gibt es Geschiebeprofile in Stangenmaß, von denen die gewünschte Länge abgetrennt werden kann. Schließlich finden Geschiebe Anwendung in der Parallelfrästechnik, in der die Matrize in die Krone eingefräst, die Patrize aber paßgenau in Wachs modelliert und gegossen wird. In der Parallelfrästechnik wird zur Erhöhung der mechanischen Festigkeit häufig der kleine Verbinder zwischen mehreren Geschieben sowie ein großer Verbinder in die palatinal-linguale Fläche einer primären Kronen-

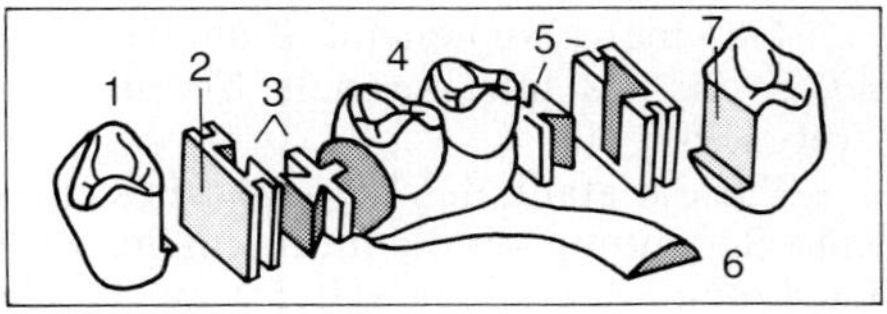

Abb. 6.**57** Schematische Darstellung des Aufbaues einer mittels Geschiebe verankerten Schaltbrücke, 1 Stützkrone, 2 und 7 Lotflächen, 3 und 5 Geschiebepassungen, 4 Schaltteil, 6 großer Verbinder

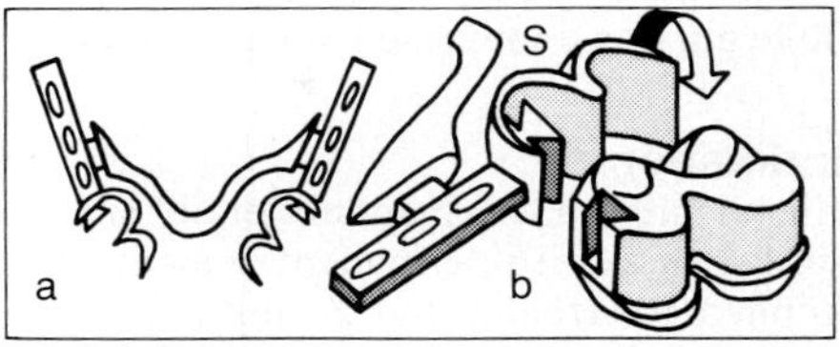

Abb. 6.**58** **a** Teilansicht eines Schaltgliedes mit offenem Geschiebe: reine Schleimhautlagerung.
b Geschiebe mit Tiefenanschlag A wirkt als starres Stützelement

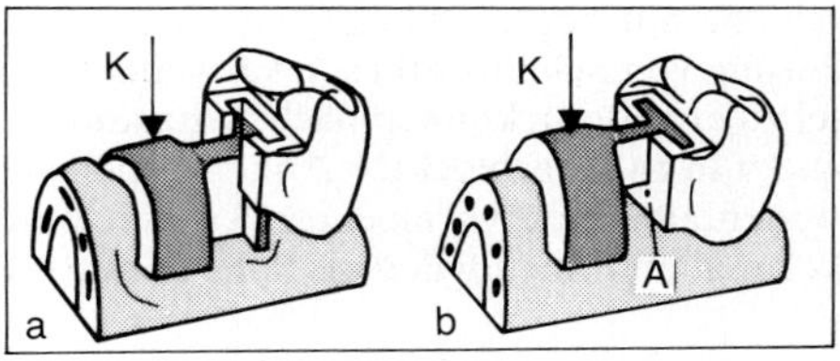

Abb. 6.**59** **a** Infolge der erforderlichen mechanischen Festigkeit kann ein Geschiebe nicht allein, sondern nur innerhalb einer eigenstabilen Gesamtkonstruktion verwendet werden.
b Der Stabilisator S umgreift hierbei die gefrästen Friktionsflächen eines Kronenblockes

verblockung eingefräst. Die Geschiebe selbst wirken dann nur noch als reine Halteelemente, während Horizontal- und Transversalkräfte von der gefrästen Teilkonstruktion auf das Restgebiß übertragen werden (Abb. 6.**58**).

Statik

Grundsätzlich gelten die gleichen statischen Gesetze, wie sie bei der Modellgußprothese beschrieben worden sind (vgl. S. 347), doch hängt die Stützwirkung davon ab, ob die Patrize beliebig weit verschoben werden kann oder im Matrizenboden einen Tiefenanschlag erhält. Offene Geschiebe (Abb. 6.**58**) erlauben, daß der Prothesensattel unbegrenzt dem Tegument aufliegen kann, sie entsprechen in ihrer statischen Funktion einer schleimhautgelagerten, aber vertikal geführten Konstruktion, ähnlich der Deckprothese. Mit Tiefenanschlag, d. h. durch Verschluß des Matrizenbodens, entsteht ein starr abgestütztes Verankerungselement.

Geschiebe können außen an der Krone als extrakoronale oder mehr in der Krone als intrakoronale Verankerungselemente angebracht werden (Abb. 6.**59**).

Für die Statik des Parodontiums eines Verankerungszahnes ist es aber ohne Bedeutung, ob die mechanische Verbindung in der Krone, seitlich an der Krone oder weiter entfernt am Prothesensattel angebracht ist, da das Geschiebe nur eine lösbare Unterbrechung des insgesamt wirksamen Hebelarmes darstellt (Marxkorsl). Diese Unterscheidung ist wichtig für die Parodontalhygiene, in der immer versucht werden sollte, die festsitzenden Teile auf den anatomischen Kronenquerschnitt zu begrenzen.

Indikation

Ein wichtiger Gesichtspunkt ergibt sich aus der Kleinheit der Attachments, sie lassen sich in permanent zementierten Kronen unterbringen. Dadurch können Restzähne und Zahngruppen im Sichtbereich überkront werden, während die eigentliche Teilkonstruktion herausnehmbar ist. Außerdem: Die Einschubrichtung des herausnehmbaren Sekundärteiles ist unabhängig von der Achsenrichtung der Pfeilerzähne. Infolge ihrer Kleinheit sind Geschiebe nur begrenzt belastbar, sie werden darum überwiegend zur Verankerung von Schaltprothesen verwendet. Um ihre Indikation auf Freiendsättel zu erweitern, können nach Lehmann zwei Geschiebe rechtwinklig zueinander in zwei verblockten Ankerkronen eingefügt werden. Geschiebe im Interdentalbereich verblockter Kronen bezeichnet man als Interlok, extrakoronal im Freiendglied als Split-pontic.

Bewegliche Lagerung

Die industriell gefertigten Verbindungselemente dieser Gruppe wirken alle nach einem ähnlichen Prinzip:

- Unter Belastung des Prothesensattels findet eine Vertikaltranslation statt,
- gleichzeitig führt der Sattel Rotationsbewegungen um eine Achse innerhalb des Verbindungselementes aus,
- die Rotationsachse kann vertikal verlagert werden.

  Resilienzgelenke werden stets sattelnah, d. h. am distalen Ende der Restzahngruppe, mittels Stützkronen angeordnet. Sie erlauben, daß der Prothesensattel sich während der Funktion nahezu gleichmäßig dem Gewebsfundament anlagern kann. Gleichzeitig wird ein Teil der Kaukraft über ein Federelement auf den Restzahnblock übertragen.

Dem Wirkungsmechanismus nach lassen sich die beweglichen Attachments als Spezialanker für eine labile Abstützung aufschlüsseln in reine Geschiebe ohne Tiefenanschlag, reine Scharniergelenke, kombinierte Gelenkgeschiebe und Spezialelemente mit großem Freiheitsgrad (Abb. 6.**60**). Reine Scharniergelenke sind nur einseitig oder getrennt möglich, da sie in Kom-

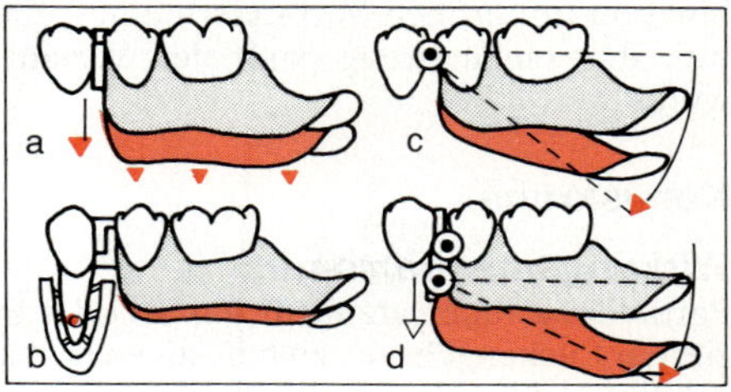

Abb. 6.**60** Bewegungsmöglichkeiten des Freiendsattels.
a Parallel zur Kieferoberfläche im offenen Geschiebe,
b Parodontalgelenk bei starrer Verankerung im geschlossenen Geschiebe,
c reine Rotation beim Scharnier,
d Parallelverlagerung und Rotation beim kombinierten Gelenkgeschiebe

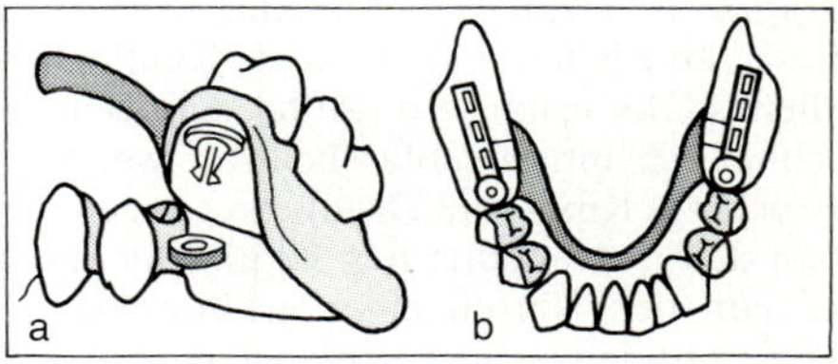

Abb. 6.**61** Zweckmäßige Anordnung von beweglichen Halte- und Stützklammern. Extrakoronale CEKA-Anker kombiniert mit bilateralen Kronenblöcken:
a das Ankersystem im Sattel,
b die Gesamtkonstruktion mit großem Verbinder

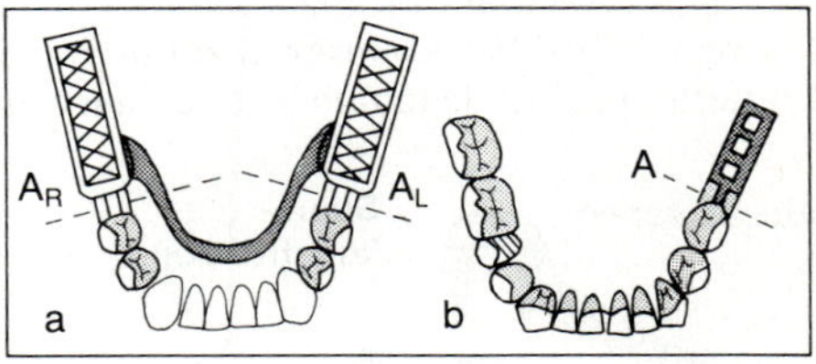

Abb. 6.**62** **a** Falsche Anwendung von Scharniergelenken, die zum alsbaldigen Bruch führt: die Gelenke liegen anterior vom großen Verbinder. **b** Richtige Anwendung: kurzer Sattel mit selbständigem Scharnier zur beweglichen Verlängerung einer gefrästen, abnehmbaren Brücke. A Scharnierachse

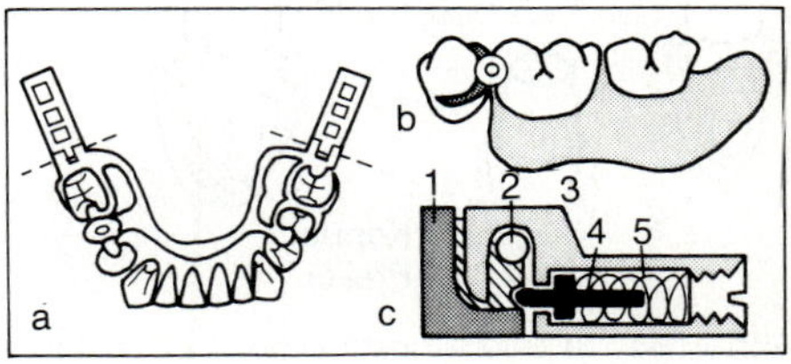

Abb. 6.**63** **a** und **b** Vermeidung der Pfeilermehrbelastung, insbesondere bei kurzen Sätteln, durch gelenkige Lagerung in Kombination mit Modellguß. **c** Schnittzeichnung durch ein Scharniergelenk mit Halte- und Stützfunktion über das Federbolzenprinzip: 1 Basis, 2 Scharnier, 3 Analogpassung für den Sattel, 4 Arretierungsbolzen, 5 Feder (nach Lehmann)

bination mit großen Verbindern eine gemeinsame Achse besitzen müssen, was aber einen streng parallelen Verlauf der Kieferkämme voraussetzen würde.

Konuskrone

Wirkungsmechanismus

Partiellen Zahnersatz nicht nur an oder zwischen den Zähnen eines reduzierten Lückengebisses zu befestigen und koronal abzustützen, sondern umgekehrt die restlichen Pfeilerzähne unter einem durchgehenden Okklusionsfeld starr zu verbinden, war das besondere Ziel von Konuskronen. Dieses Behandlungskonzept ist deswegen gekennzeichnet durch die Pfeilerintegration, d. h. Zusammenfassung weniger Restpfeiler zu einer starren, funktionellen Einheit und durch die Kauflächenkontinuität, d. h. ein ununterbrochenes Okklusionsfeld (Abb. 6.**64**). Beides bewirkt, daß die Pfeiler fast ausschließlich intraalveolär belastet werden, während gleichzeitig horizontal gerichtete Kipp- und Drehbewegungen ausgeschlossen werden können. Neben dem therapeutischen Effekt der sekundären Schienung bieten Konuskronen den Vorteil einer größtmöglichen Oral- und Parodontalhygiene. Dies wird dadurch erreicht, daß nach Abnahme des okklusalen Sekundärteiles, der sog. Suprakonstruktion, alle Konusanker bis zu ihrem weitesten, marginalen Umfang frei zugänglich sind.

Das besondere Problem aller Doppelkronensysteme, die vorgegebene Haftkraft, wird bei Konuskronen durch den physikalisch-technischen Haftkrafteffekt gelöst. Dadurch ist es möglich, unabhängig von der Lage und An-

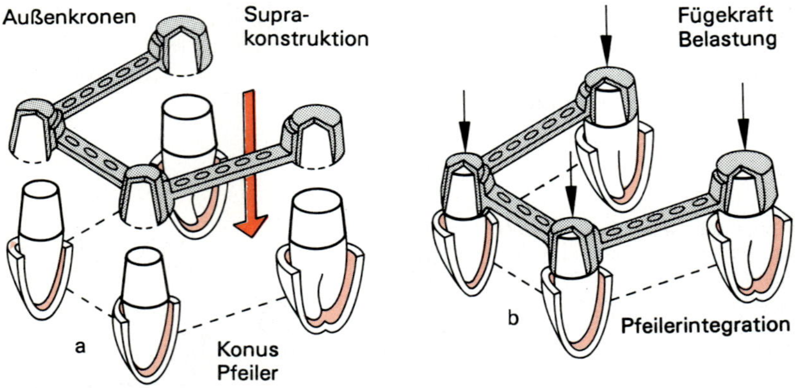

Abb. 6.**64** **a** Suprakonstruktion in eigenstabiler Gerüstführung vor dem Fügen auf vier statisch günstig stehenden Konusankern, **b** Fügepassung mit Intrusionseffekt der starren Abstützung

zahl der tragenden Pfeilerzähne eine Haftkraft vorzugeben, die immer größer ist als alle möglichen abziehenden Kräfte beim Kauvorgang, aber stets so klein, daß beim Herausnehmen zum Reinigen keine parodontale Schädigung auftritt. Schließlich zeigt die über 35jährige Erfahrung mit Konuskronen, daß die Inkorporation von Vollrestaurationen ungestört in kurzer Zeit erfolgt, ein Vorteil, der auf den festen Verbund zwischen Okklusionsfeld und Parodontalgewebe der Konuskronen-Pfeilerzähne zurückgeführt werden kann.

Definierte Haftkraft

Die Grundform der Konuskrone ist der Kegelstumpf mit größerer Basis und kleinerer Okklusalfläche. Zusammengesetzt entspricht die Konuskrone einer Fügepassung, in der die Innenflächen der Außenkrone mit den Außenflächen des Innenkonus einen festen Kraftschluß eingehen, sobald die Außenkrone angedrückt wird (Abb. 6.**65 a**). Die Größe dieses Kraftschlusses hängt fast ausschließlich vom Winkelmaß ab. Betrachtet man einen senkrecht auf dem Parallelometertisch stehenden Konus, so entsteht der Konuswinkel als Winkel zwischen jeder Sehne auf seiner geneigten Oberfläche und der Senkrechten. Die Senkrechte entspricht der Zentralachse eines Parallelometers ebenso wie der Arbeitsachse einer dentalen Fräsmaschine. Nach einem einfachen geometrischen Prinzip ist der Konuswinkel stets der halbe Betrag des Kegelwinkels oder, bezogen auf den Konus als Kegelstumpf, des halben Ergänzungswinkels α. Deswegen wird der Konuswinkel stets als $\alpha/2$ bezeichnet (Abb. 6.**65 b**).

$$T_o = \mu_o \frac{F}{\sin \alpha/2}$$

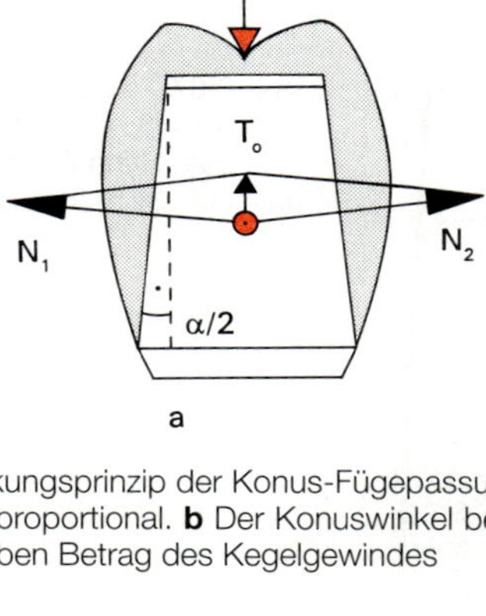

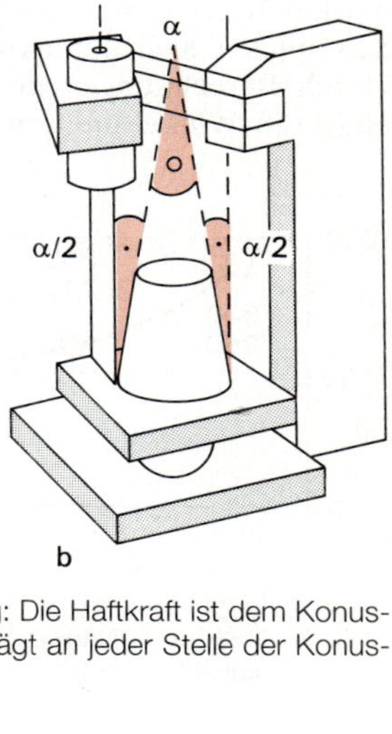

Abb. 6.**65** **a** Wirkungsprinzip der Konus-Fügepassung: Die Haftkraft ist dem Konuswinkel umgekehrt proportional. **b** Der Konuswinkel beträgt an jeder Stelle der Konusoberfläche den halben Betrag des Kegelgewindes

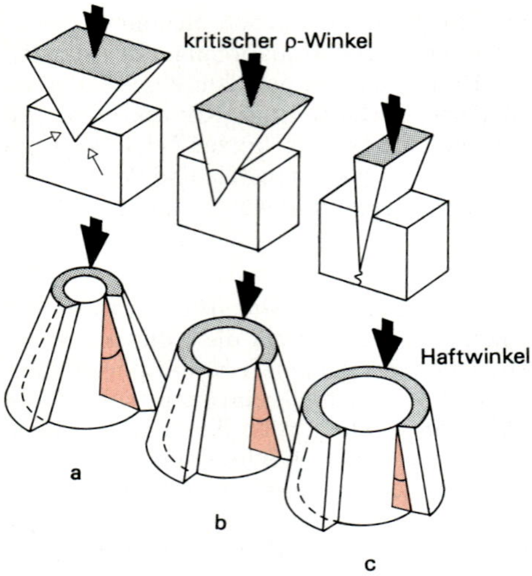

Abb. 6.**66** Unterschiedliche spitze Keile, mit gleicher Kraft in eine Unterlage getrieben, dringen unterschiedlich tief ein.
a Keine Haftung,
b als kritischer ρ-Winkel wird der kleine Winkel bezeichnet, unterhalb dem die Konushaftung zu wirken beginnt.
c Je kleiner der Winkel wird, um so höher steigt die Haftkraft

Das physikalische Prinzip der Abhängigkeit der Haftkraft vom Konuswinkel α/2 läßt sich an einem einfachen Modell dreier Keile unterschiedlichen Schneidewinkels α darstellen, die mit gleicher Auflast in einen Werkstoff eingeschlagen werden sollen (Abb. 6.**66**). Während der stumpfe Keil bei jeder Kraft immer wieder aus der Unterlage zurückfedert, beginnt der mittlere Keil – exakt beim sog. kritischen Haftwinkel – gerade zu haften. Um den spitzen Keil herauszuziehen, benötigt man eine große Abzugskraft. Durch Berechnungen und experimentelle Untersuchungen läßt sich die Haftkraft-Winkelfunktion für Konuskronen graphisch dadurch darstellen,

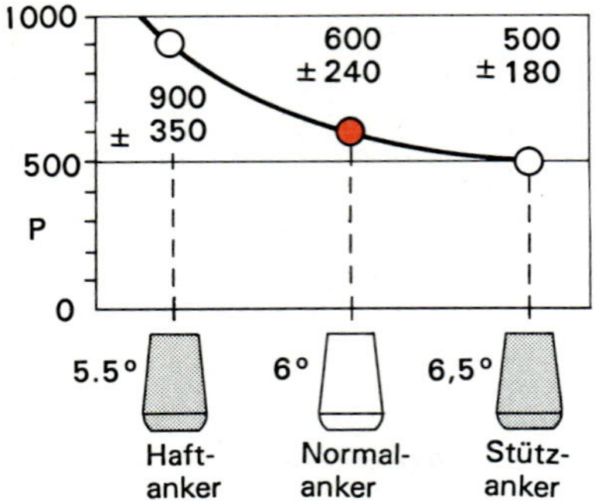

Abb.6.**67** Ausschnitt aus der Konuswinkel-Haftkraftfunktion. Mittelwerte der Haftkraft: Haftanker 5,5°, Normalanker 6°, Stützanker 6,5°

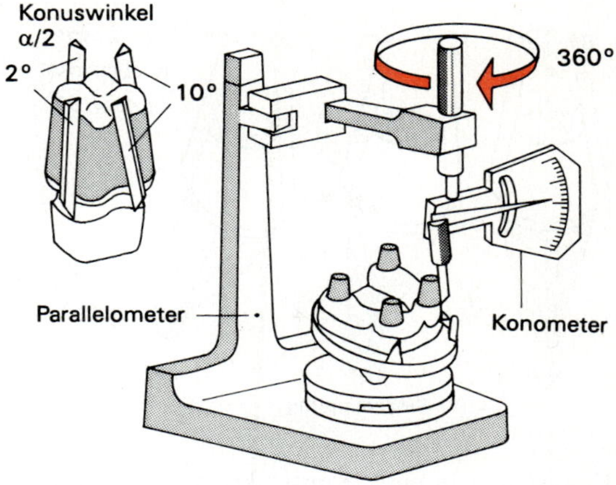

Abb. 6.**68** Mit dem Konometer im Parallelometer wird der Konuswinkel bei gleichzeitiger Planität hergestellt. Konusverblendkronen erhalten auf der Labialfläche eine kleine Winkelvorgabe zur Ausnutzung der Konustoleranz

daß man die Mittelwerte und Standardabweichungen von konischen Prüfkörperserien längs der Ordinate über dem jeweilig auf der Abszisse von links nach rechts mit steigender Größe angeordneten Konuswinkel $\alpha/2$ aufzeichnet (Abb. 6.**67**).

Aus der frühen Funktionskieferorthopädie (Eschler) ist bekannt, daß eine einmal am Zahn einwirkende Kraft zwischen 500 p und 1 kp keine Veränderung im Parodontalgewebe bewirken kann. Darum läßt sich die mittlere Retentions- bzw. Abzugskraft, unter der ein Konus der Größe einer Zahnkrone sich löst, auf diesen Bereich festlegen. Tatsächlich zeigt die Haftkraft-Winkelfunktion der Konuskrone über dem Konuswinkel 6° diesen Kraftbereich. Eine Konuskrone von 6° wird als Konus-Normalanker bezeichnet. Seine Standardabweichung nach wiederholter Herstellung ergibt sich aus der unvermeidlichen technischen Streuung durch individuelle, zahntechnische Einzelanfertigung. Greift man den Kurvenbereich um den Normalanker heraus, so ergibt sich eine Variationsmöglichkeit der Konuskrone nach unterschiedlicher klinischer Indikation.

Vielfach stehen nach Abschluß der Präprothetik nur noch wenige, parodontal geschwächte und geringfügig gelockerte Restpfeiler im stark reduzierten Restgebiß zur Verfügung. Hier ist der Stützanker mit dem Konuswinkel $\alpha/2 = 6{,}5°$ angezeigt. Dadurch wird die am Einzelparodont wirksame Abzugskraft auf durchschnittlich 400 p reduziert. Bei hoher Parodontalresistenz und langer klinischer Krone hat sich eine durchschnittliche Erhöhung der Haftkraft auf 800 p bewährt. Hierfür erhält jeder Innenkonus die Winkelvorgabe von 5,5° und wird dadurch zum Haftanker (Abb. 6.**67**). Aber auch in Rekonstruktionen mit größerer Pfeilerzahl ist es günstig, anhand parodontologischer Befunde und technischer Analysen unterschiedliche

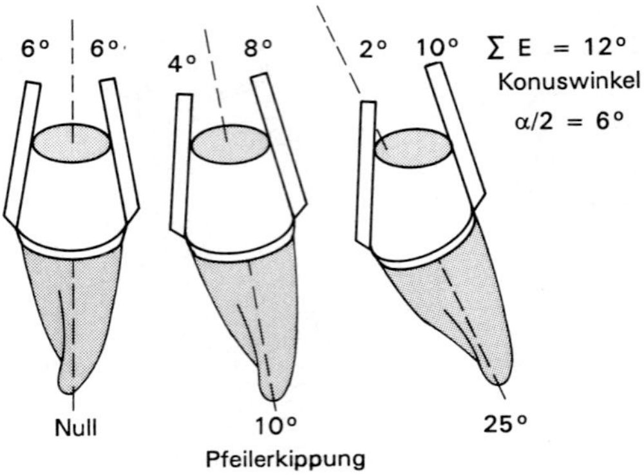

Abb. 6.**69** Diametrale Konometrie an gekippten Pfeilerzähnen: Kleiner Winkel auf der Kippseite, großer Kompensationswinkel auf der Gegenseite. Die halbe Summe gegenüberliegender Einstellung ergibt immer den Konuswinkel

Konusanker in einer Konstruktion anzuwenden. Während im allgemeinen die Eckzähne und parodontal gesunde Molaren als Haftanker mit 5,5° ausgeführt werden, erhalten die dazwischenliegenden Pfeiler je nach parodontologischer Wertigkeit 6° oder nur 5,5°. Die Summe aller Haftkräfte ist dann reduziert und ihre Einzelkomponenten auf die Parodontien abgestimmt. Die Theorie lehrt, daß die Haftkraft in erster Linie nur vom Konuswinkel bestimmt wird. Andere Daten wie z. B. Stumpflänge, Oberfläche, Rauhtiefe, Feuchtigkeit und E-Modul der Dentallegierung haben nur geringen Einfluß. Um nun im praktischen Gebrauch zu vermeiden, daß Konuskronen-Restaurationen mit zu geringer oder zu großer Kraft haften, ist in der zahntechnischen Herstellung die auf 100 p genau reproduzierbare Haftkraft gefordert. Diese wird erreicht durch die Winkelgenauigkeit von 0,1° $\alpha/2$ und den anschließenden Präzisionsguß (Abb. 6.**69**).

Konus-Passungstoleranz

Zylindrische bzw. parallelwandige Friktionsanker jeder Art verlangen die absolute Parallelität über den ganzen Zahnbogen, eine Forderung, die nur mit höchstem technischem Aufwand und gleichzeitig mit großer Fehlerhäufigkeit verbunden ist. Konuskronen bieten dagegen den weiteren behandlungstechnischen Vorteil derart, daß jeder Konusanker bis zum doppelten Konuswinkel gegenüber einem anderen Pfeiler gekippt sein kann, bevor er die gemeinsame Einschubrichtung zu stören beginnt (vgl. Abb. 6.**71**). Konusinnenanker können deswegen auf jedem einfachen Sägeschnittmodell angefertigt werden. Ihre Absolutpassung entsteht vielmehr erst aus dem Überabdruck nach intraoraler Einprobe. Um die Konustoleranz in jedem Falle auszunützen und damit Parallelität zwischen den Haftflächen verschiedener Anker eines Zahnbogens zu vermeiden, wird während der Konusvermessung niemals mit Winkeleinstellung Null gearbeitet. Dagegen erhält je-

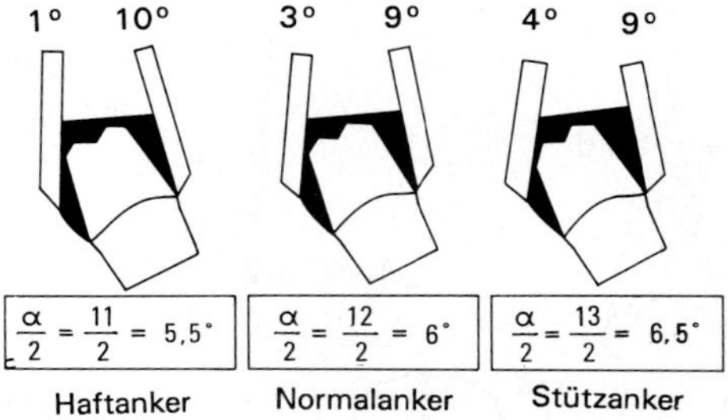

Abb. 6.**70** Diametrale Konosmetrie an Pfeilern, die gegenüber der gemeinsamen Einschubrichtung aller Pfeiler gekippt sind

der Anker gegenüber der zentralen Einschubachse eine Mindestwinkelvorgabe bei Präzisionsmodellen von 1°, bei normalem Sägeschnittmodell von 2° (Abb. 6.**70** u. 6.**71**).

Behandlungstechnische Folge

Die klinischen Behandlungsphasen der Konuskrone beginnen mit der Präparation. Die Präparation unterscheidet sich nicht von der Präparationsform zur Aufnahme von metallkeramischen Kronen (vgl. S. 273). Konuskronen erhalten im Normalfall einen subgingivalen Randverlauf, um eine größtmögliche Stumpffassung zu erreichen. Gleichzeitig sollen im stark reduzierten Restgebiß alle Pfeilerzähne, auch bei mäßiger Oralhygiene älterer Menschen, gegen Randkaries geschützt sein. Nach Korrekturabformung wird ein voll zerlegbares Sägeschnittmodell hergestellt. Die zentrale Einschubrichtung wird am Modelltisch eines Parallelometers als Mittelwert zwischen allen Modellstümpfen festgelegt, über eine Platzhalterfolie 0,1 wird die Hauptfolie 0,5 auf jedem Modellstumpf tiefgezogen und randkonturiert. Das auf die Trägerfolie (ADAPTA) aufgetragene Wachs wird mittels der Schneide eines Konometers unter dem eingestellten Konuswinkel gleichmäßig bis zum Durchscheinen der Trägerfolie geschnitten bzw. geschabt. Hierbei entsteht gleichzeitig die Flächenplanität und der vorgegebene Konuswinkel. Die Parallelometer-Konometer-Kombination erlaubt das Umfahren jedes beliebigen Wurzelquerschnittes (Abb. 6.**68**).

Das Prinzip der diametralen Konometrie ist dadurch gekennzeichnet, daß die halbe Summe gegenüberliegender Winkeleinstellungen bezüglich dieser Arbeitsebene den Konuswinkel ergibt. Dieses Verfahren erlaubt die rationelle Herstellung von Konuskronen-Wachsrohlingen auch bei stark gekippten Pfeilern, die aus Gründen der sicheren Vitalerhaltung nicht in die gemeinsame Einschubrichtung haben präpariert werden können. Im Frontzahnbereich werden Konuspfeiler stets in der Mischform zwischen labialer tiefer Hohlkehlung und oraler Umfassung mit nachgezeichneter Präparationsgrenze präpariert. Die zugehörige Konometrie vermeidet das Verdicken der Hohlkehlung dadurch, daß die gesamte Labialfläche des Front-

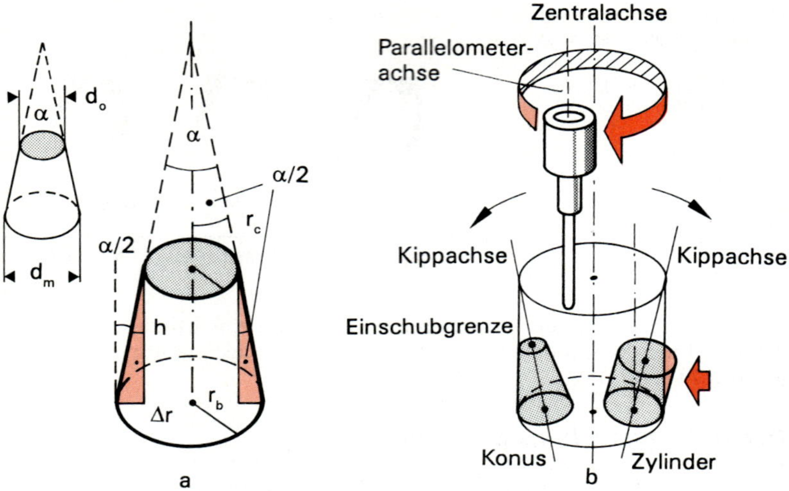

Abb. 6.**71** Der Konuswinkel ist die Steigung aus der Länge des Objektes und seiner Vertikalprojektion auf den Radius **(a)**. Konus-Passungstoleranz: ein Konus kann um seinen ganzen Winkelbetrag bis zur Einschubrichtung gekippt werden, bis eine Störung auftritt – im Gegensatz zu allen Zylinderpassungen **(b)**

zahnstumpfes nur mit der Trägerfolie bedeckt bleibt, während die Konusmodellation erst in der Mitte der Approximalfläche beginnt.

Um das ästhetisch ungünstige, marginale Ausbauen im sichtbaren Frontzahnbereich zu vermeiden, wird schon beim Modellzentrieren darauf geachtet, daß die Labialflächen unterschnittsfrei sind bzw. gegen den vertikalen Meßstift einen 0,5 bis 1° kleinen Toleranzwinkel erhalten. Der eigentliche Konus entsteht dann zwischen dem marginalen Drittel der Labialfläche und der palatinalen Umfassung. Dieses Vorgehen erlaubt es, das Doppelkronengerüst mit ca. 0,6 mm im Verblendbereich sehr dünn zu gestalten und vollverblendete Konuskronen herzustellen, die sich in der Schichtstärke von z. B. Metallkeramikkronen nicht unterscheiden. Nach definitiver Fertigstellung der Innenkronen wird auf dem Sägeschnittmodell ein individueller Abformlöffel aus Komposit (Spektra-Link) mit einer Wachsplatte als Distanzschicht hergestellt, indem die Innenkronen kuppelförmig umfaßt worden sind. Im folgenden Überabdruck wird unter bevorzugter Verwendung von Impregum die lineare Kontraktion des Abformmaterials auf die gleichmäßig kleine Schichtstärke von ca. 3 mm begrenzt.

Daraus entsteht schließlich das sehr genaue Meistermodell mit einem mittleren theoretischen Formfehler von < 8 µm. Hierdurch wird erreicht,

Abb. 6.**72** Diametrale Konometrie: gegenüberliegende Einstellungen an einem unteren Eckzahn: Haftanker 11:2 = 5,5, Normalanker 12:2 = 6, Stützanker 13:2 = 6,5

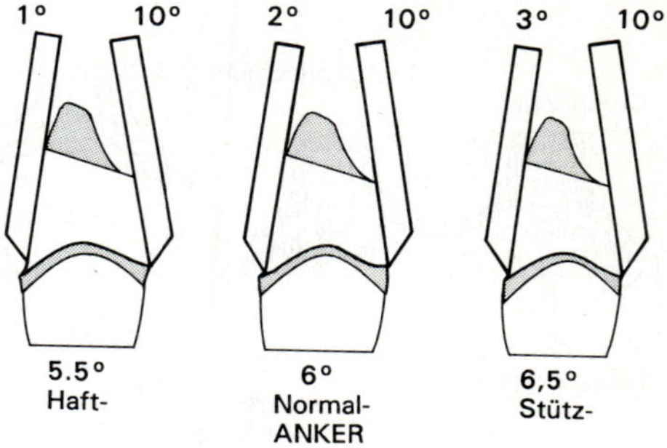

daß die sog. Oralpassung der einprobierten Innenanker formtreu auf das Meistermodell übertragen wird (Abb. 6.**74**). Aus dem Meistermodell sind nunmehr die Innenkronen über Dowelpins exakt reponierbar befestigt. Da die Oralpassung der Innenanker bis zur endgültigen Fertigstellung der Suprakonstruktion nicht verändert oder sogar aufgelöst werden darf, verbleiben die Innenkronen stets fest verbunden mit dieser Dowelpinfixation. Der Anfertigung von lichthärtend polymerisierten Basisplatten folgt die Kieferrelationsbestimmung mittels der Stützstifttechnik (System Gerber) sowie die Registrierung der arbiträren Gelenkachse mittels eines Gesichts- bzw. Transferbogens.

Erst nach für gut befundener Einprobe der Wachsaufstellung – nach Funktion und Ästhetik – wird mit der Modellation der Außenkronen begonnen. Zur Prüfung der Oralpassung erfolgte als erstes die Einprobe der Wachsaufstellung ohne Innenkronen. Die Einprobe kontrolliert oder be-

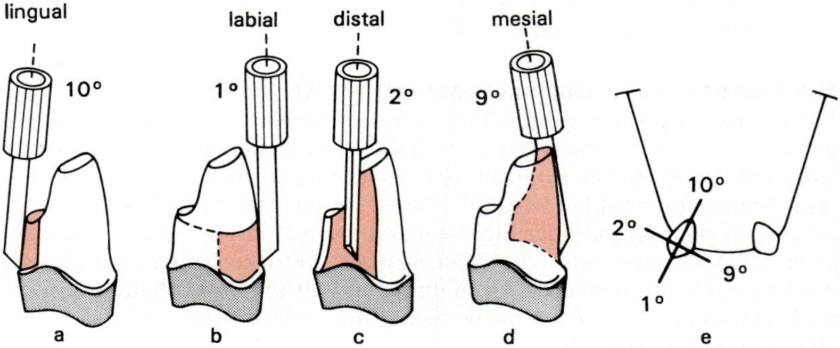

Abb. 6.**73** Diametrale Konometrie an einem unteren Eckzahn als Konuspfeiler. **a** Konterwinkel, **b** Labialeinstellung mit Winkelvorgabe, **c** lateral, **d** Einstellung auf der Kontralateralseite, **e** Registrierschema

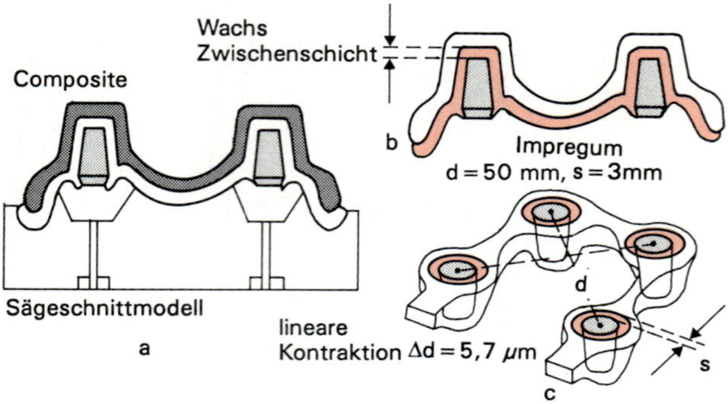

Abb. 6.**74** **a** Sägeschnittmodell mit gebrauchsfertigen Konusankern und Komposit-Abformlöffel mit gleichmäßiger Wachsdistanzschicht. **b** Überabformung mittels Impregum. **c** Die Kontraktion von Polyäther über die Diagonaldistanz **d** bei einer Schichtstärke s beträgt nur 5,7 μm

stätigt die Genauigkeit der Kieferrelationsbestimmung und der Artikulatormontage. Um eine verformungsfreie Einbettung zu erreichen, werden die Außenkronenpassungen nicht mittels Tiefziehfolien, sondern auch Apposition von schnellhärtendem Kunststoff (Pattern-Resin) unmittelbar, d. h. ohne jede Trennschicht, auf den Innenkronen modelliert. Die Außenkronen werden im Präzisionsgußverfahren hergestellt, so daß der Intrakoronalspalt von selbst in der kleinen Größenordnung < 40 μm entsteht (vgl. Körber, Ludwig, Zahnärztliche Werkstoffkunde und Technologie, 2. Aufl. Thieme, Stuttgart 1993). Die nach Haftkraft, Randschlußgenauigkeit geprüften Außenkronen stehen nunmehr der Gerüstherstellung zur Verfügung.

Die Konuskronen-Suprakonstruktion (Abb. 6.**75**)
Für die Regelversorgung sind Teilprothesen, hergestellt im Co-Cr-Modellguß und parodontal abgestützt, erforderlich. Die Bedingung der parodontalen Abstützung ist bei Konuskronen vollkommen erfüllt. Die Forderung nach Modellguß wird bei wenig Pfeilern, z. B. im stark reduzierten Restgebiß, durch die Methode der eigenstabilen Gerüstführung und sog. Konuskronen-Sattelbrücke gelöst. Konuskronen-Sattelbrücken sind praktisch Teilprothesen, die nur den Zahnbogen und in Sattelform die Anteile resorbierter Kieferkämme enthalten. Sie werden grundsätzlich gaumenfrei und marginal satteloffen ausgeführt.

Für den Patienten bieten sie den Vorteil, daß ausschließlich der Zahnbogen – ohne zusätzliche Prothesenteile – mittels Konuskronen fest gefügt wird.

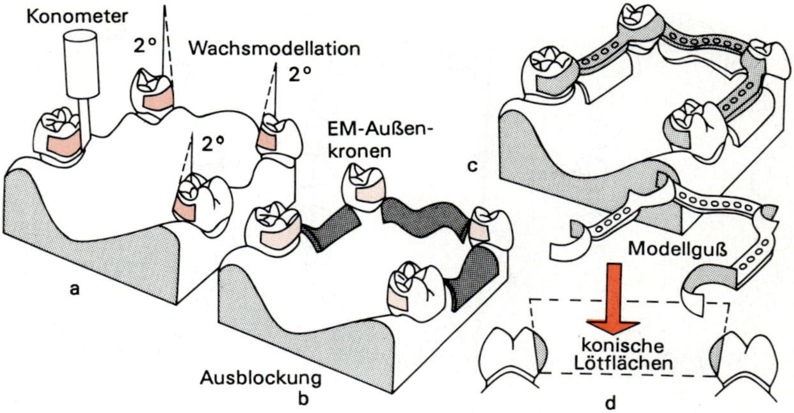

Abb. 6.**75** Rationelle Herstellung einer Konussattelbrücke mit eigenstabilem Innengerüst aus Co-Cr-Legierung. **a** 2° Einschubrichtung in den Wachs-Außenkronen, **b** ausgeblocktes Modell, **c** Modellguß, **d** Passung ohne Lötspaltproblem

Die Herstellung beginnt dadurch, daß schon in den Wachsmodellationen der Außenkronen eine palatinale Umfassungsfläche von 2° Neigung hergestellt wird. Nach Ausblocken und Doublieren des Meistermodells entsteht das doublierte Löt-Einbettmassen-Modell, auf welchem das Gerüst im Modellguß gegossen wird. Nach Aufschwemmen der Innenflächen der palatinal/lingualen Umfassungskragen mit Lot, unter Zuhilfenahme eines Punktschweißgerätes wird das Lötsockelmodell erstellt. Das fertig verlötete Gerüst wird schließlich auf dem Meistermodell auf Passung und Haftung geprüft. Die Komplettierung erfolgt mittels der in Vorgüssen fixierten Ersatzzähne der Wachseinprobe. Die Ersteingliederung wird zunächst ohne Innenkronen, allein mit der Suprakonstruktion vorgenommen, um die Passung der Prothesensättel unter zentrischer Okklusion zu testen. Erst danach folgt die Kontrolle der Simultanpassung: Konuskronen-Fügepassung, Sattelpassung und zentrische Okklusion. Nach einer kurzen Zeit des Probetragens werden die Innenkronen einzeln zementiert und die Suprakonstruktion gefügt.
Die wichtigsten Merkmale der Konuskrone sind:

- Leichte Handhabung durch selbsttätige Lagefindung.
- Kompensation von gußbedingten Dimensionsänderungen im submikroskopischen Bereich.
- Geruchlose Abdichtung zwischen Innenanker und Außenkrone.
- Vorbestimmbare, definierte Haftkraft selektiv nach klinischer Indikation.
- Ohne Reibungsverlust unbegrenzt haltbar.
- Vermeidung von Passungsproblemen durch die Konustoleranz.

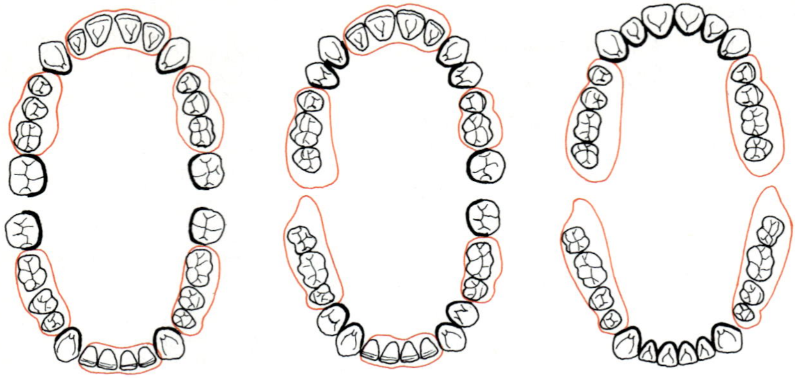

Abb. 6.**76** Das Konstruktionsmerkmal der abnehmbaren, mittels Konuskronen auf den Parodontien starr abgestützten Sattelbrücken: das eigenstabile Innengerüst erlaubt es, große Restaurationen ohne zusätzliche Prothesenanteile nur auf den Zahnbogen zu begrenzen. **a** Quadropodale, **b** tripodale Abstützung, **c** anteriore Restzahngruppen

Integrierte Sattelresilienz (Abb. 6.**77**)

Die völlig starre Verbindung eines Freiendsattels mit dem Pfeilerzahn einer Konuskrone nützt das Desmodontalgewebe als natürliches Gelenk. Unter kaufunktioneller Belastung der Ersatzzähne senkt sich ein Sattel in dem Maße in die Tiefe, indem das Weichgewebe zwischen der Kortikalis des zahnlosen Alveolarfortsatzes und der Sattelunterfläche sich komprimieren läßt. Der Betrag der Einsinktiefe, bekannt als Intrusion, kann mit früheren Kugeldruckinstrumenten zwar getestet, nicht aber mit dem tatsächlichen Vorgang in der Sattelbasis verglichen werden. Die Einsinktiefe hängt vielmehr ab von

- der tragenden Fläche unter der Auflast $P = \frac{K}{F}$; d. h., je größer die tragende Sattelfläche, um so kleiner ist der Gewebsdruck unter dem Sattel.
- Für dynamische Kräfte vom vaskulären Zirkulationsmechanismus der Terminalstrombahn des tragenden Teguments, d. h., unter rasch ansteigenden Kaukraftimpulsen kann die Gewebsflüssigkeit nicht ausweichen.

Die Resilienz eines Freiendsattels zum Ersatz eines ganzen Quadranten, auf einem klinisch festen Freiendsattel mittels einer Konuskrone verankert, liegt mit durchschnittlich 30 µm in der Größenordnung der Axialbeweglichkeit mit 20–40 µm (nach Parfitt). Da aber die Kippdrehbewegung eines Pfeilers in Sattelrichtung bei konstanter Resilienz beim kurzen Sattel sehr groß, beim langen Sattel sehr klein ist, müssen Freiendsättel im Oberkiefer den Tuber umfassen, im Unterkiefer bis zur Hälfte des Tuberculum alveolare mandibulae ausgedehnt sein.

Abb. 6.**77** Konstruktionsmerkmale von Konuskronen-Teilprothesen nach wirtschaftlichen Gesichtspunkten: Verankerung und Abstützung nur auf den Eckzähnen. Palatinalbügel oben, Subgingivalbügel im Unterkiefer

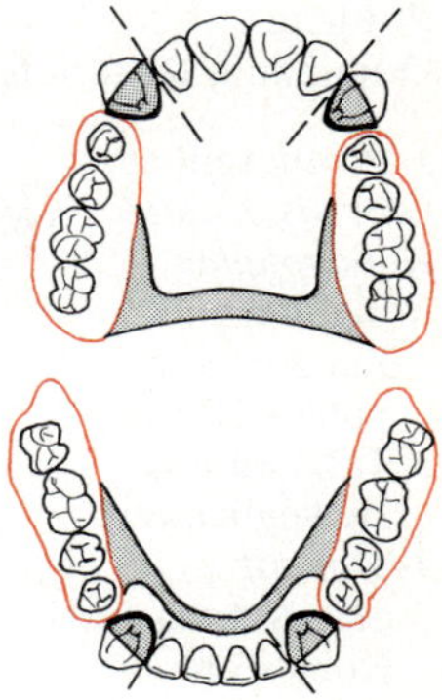

Stegprothetik

Die verschiedenen Stegsysteme

Stege sind Primärverbindungen zwischen permanent einzementierten Kronen und können auf zwei getrennte Arten angewandt werden: Geschiebestege, auch Stegbarren genannt, und Stege mit beweglichem Sekundärelement (Abb. 6.**79** und 6.**83**). *Geschiebestege:* Ein kantiger Querschnitt garantiert die Prallelpassung auf die ganze Länge des Steges. Die historische Ausführung ist der sog. Reiter nach Gilmore, der später von Riechelmann modifiziert und in ähnlicher Form von Dolder als industriell vorgefertigtes Element entwickelt wurde. Die Querschnittsform entspricht einem langen, okklusal abgerundeten Rechteck. Falls sich die Paßgenauigkeit der Parallelpassung doch nicht beliebig lange unverändert hält, können aktivierbare Fe-

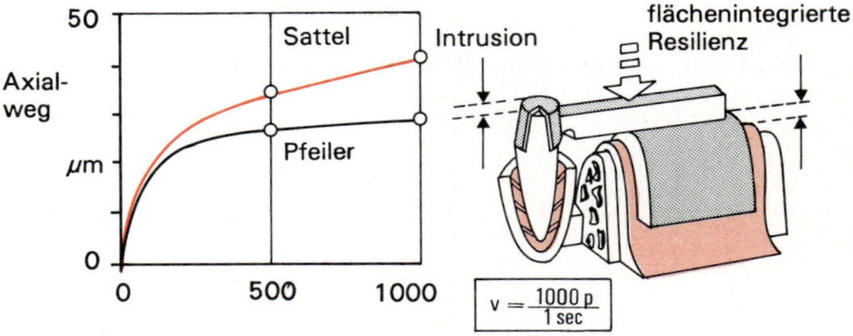

Abb. 6.**78** Über die Berührungsfläche eines Freiendsattels integrierte Sattelresilienz bei dynamischem Kraftanstieg. Die Terminalstrombahn beider Weichgewebe – Desmodont und Tegument – zeigen eine nur geringfügig unterschiedliche Bewegungscharakteristik

Prüfliste
Dominante Kriterien der Konuskronen-Teilprothese

1. Prothesenlager
Gewebszustand
Konuspfeiler
- plaquefrei ○
- Kronenrand ○
- Sulcus-Blutung ○
- Taschentiefe ○
- Beweglichkeit ○

Tegument
- entzündungsfrei ○
- Konsistenz ○

4. Konturkronen
Randkorrektur ○
Planität / Winkel ○
Haftkraft ○

6. Konstruktion
Kauflächenkontinuität ○
Pfeilerintegration ○
Simultananpassung
- Konus ○
- Sattel ○
- Okklusion

Ruhelagesicherung
bei Testbewegungen ○

2. Sattelpassung
Ruhestabilität ○
Silicontest ○
Speiseeinlagerung ○
marginal offen ○
Randkontur ○

3. Gerüstführung
Eigenstabil ○
externe, große Verbinder ○

5. Biostatik
kippfrei bei ○
Sattelbelastung ○
zentrische Abstützung ○

7. Ästhetik
Sichtbarkeit
der Frontzähne ○
Verblendungen ○
Zahnbogenkontinuität ○
Sprechproben ○
Zahnform / Größe ○
Sattelübergabe ○

8. Patientenempfingen: Zufriedenheit ○ Retention ○
Kaufähigkeit ○ Aussehen ○

+ akzeptabel, – korrektur- bzw. behandlungsbedürftig

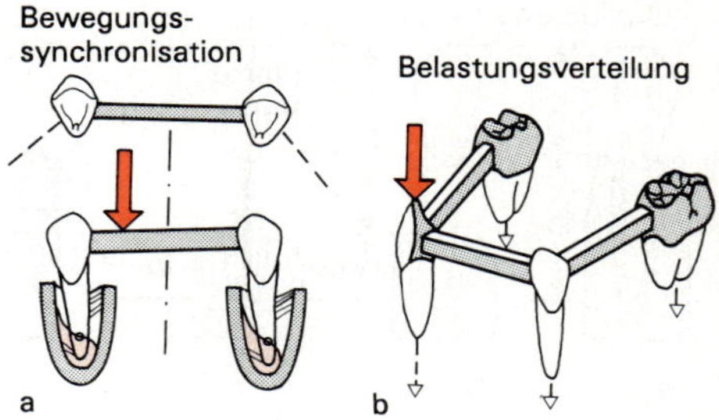

Abb. 6.**79** **a** Primäre Stegverblockung zweier Unterkiefer-Eckzähne durch einen geradlinigen Barrensteg zur mechanisch festen, funktionellen Einheit als Widerstandsblock gegen die dynamischen Kräfte der Prothese,
b primäre Vollverblockung

derhülsen im Brückenglied des Sekundärteiles angeordnet werden. Barrensteige finden ebenfalls Verwendung in der Parallelfrästechnik zur Primärverblockung von Zähnen und Zahngruppen über eine Schaltlücke. Hierbei wird der Steg nicht genau gradlinig in der Pfeilerverbindung geführt, sondern kann entsprechend der Kieferkammitte geformt werden. Falls der Stegbarren mit den Primärankern aus Aufbrennlegierung gefertigt wurde, kann auf seine Unterseite keramische Masse aufgebrannt werden.

Resilienzstege: Sie werden angewandt, wenn eine großflächige Plattenprothese auf den wenigen Pfeilern eines stark reduzierten Restgebisses abgestützt wird und dabei eigene Resilienzbewegungen ausführen soll, die natürlich nicht nur nach sagittal-distal, sondern auch diagonal bzw. transversal verlaufen. Resilienzstege sind deswegen im Innern eines Prothesensattels eingelassen und verfügen über einen entsprechenden Resilienzspielraum zwischen Oberfläche des Primärsteges und Unterfläche des Stegreiters. Prototyp des Resilienzsteggelenkes dieser Art ist der Dolder-Steg mit eiförmigem Querschnitt und einer Resilienzfederhülse, die einerseits den Zahnersatz auf seine Basis zieht bzw. retiniert, andererseits im Rahmen ihrer Elastizität die erforderlichen Resilienzbewegungen der Prothesenbasis ermöglicht (vgl. Abb. 6.**82**).

Unter Kaulast wird der Resilienzspalt nur kleiner; falls der Reiter auf dem Steg aufsitzt, kann der Steg als stützendes Element im Sinne der gewünschten Lagerung dienen.

Resilienzstegprothesen verfügen über eine hohe Haftung und einen sicheren Sitz, während der Kaudruck wie bei der Vollprothese von der ganzen

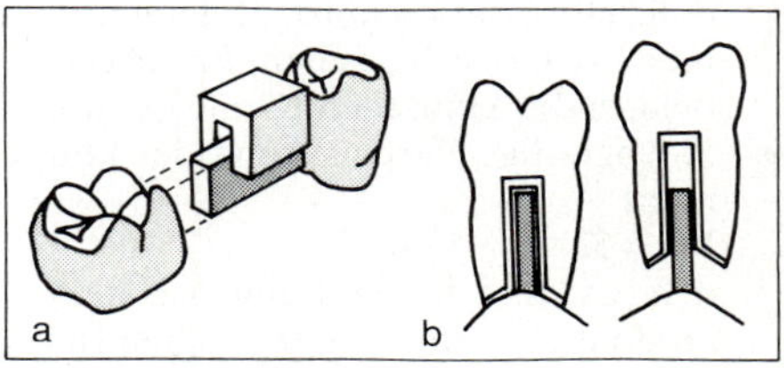

Abb. 6.**80** Prinzip des Geschiebesteges: **a** Der Schaltsattel ist über die Friktions-Parallelpassung mit dem Steg starr verbunden.
b Zweckmäßige Querschnittsform durch ein Zwischenglied mit Steggeschiebe

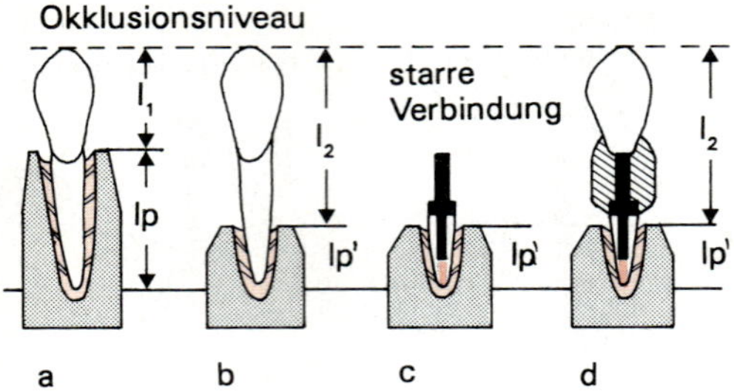

Abb. 6.**81** Scheinbare Reduktion des Hebels der klinischen Krone durch Devitalisation und Abtrennung in Höhe der Gingiva. **a** Normales Verhältnis zwischen Kraftangriffshebel l_1 und parodontalem Widerstandshebel l_p, **b** Alveolenschwund bis l_p und klinischer Hebelarm l_2, **c** Tieflegen des Kraftangriffspunktes, **d** Wiederaufbau bei starrer Verbindung stellt den ungünstigsten Zustand von **b** wieder her

Basis auf das Tegument übertragen wird. Resilienzstegprothesen finden vor allem Anwendung bei erhaltungsfähigen Wurzeln, bevorzugt der unteren Eckzähne in Verbindung mit Ringstiftanker. Hierbei tritt ein wünschenswerter Nebeneffekt auf: durch Abtrennen der klinischen Krone wird der Hebelarm auf die Höhe des Zahnfleischsaumes reduziert, was beim Wiederaufbau durch einen Barrensteg rückgängig gemacht würde.

Verlagerung des Kraftangriffspunktes (Abb. 6.**81** u. 6.**82**)
In der Normalokklusion besteht ein bestimmtes Verhältnis zwischen der klinischen Krone und der klinischen Wurzel, woraus sich eine Art Normalbedingung für das Desmodont ableiten läßt. Nach sehr starker Verlängerung der klinischen Krone aber wird dieses Verhältnis immer ungünstiger; schließlich reicht das Restparodont zur funktionellen Widerstandsleistung gegen die Hebelkräfte und damit zur Verankerung des Zahnes nicht mehr aus, der Zahn wird hochgradig locker und geht verloren.

Für Horizontalschubkräfte während der Propulsionsbewegung lassen sich folgende Situationen rekonstruieren

- Normalsituation:
  $M_1 = K \cdot l_1$
  d. h., Horizontalschubkräfte unter der Kraft K verursachen ein Drehmoment M, das sich aus dem Produkt der einwirkenden Kraft und dem Hebelarm der klinischen Krone l ergibt.
- Hochgradige Verlängerung der klinischen Wurzel schafft ein Drehmoment
  $M_2 = K \cdot l_2 = 3 \cdot K \cdot l_1$
  d. h., es entsteht ein dreimal so starkes Drehmoment, während das Desmodont etwa um den dreifachen Betrag verringert ist.

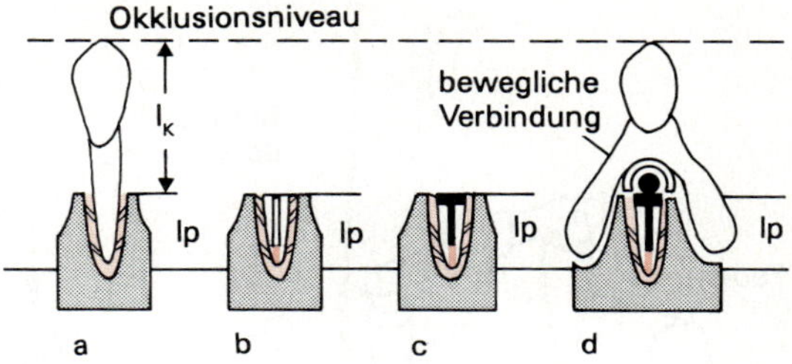

Abb. 6.**82** Richtige Anwendung des Prinzips, den Kraftarm auf 100% Wurzelhaut zu reduzieren. **a** Klinische Situation l_K, **b** Devitalisation und Kürzen bis zur Gingiva, **c** Drehanker als Kraftangriffspunkt, **d** unterstützende Stabilisierung durch die Prothesenbasis

- Verlagerung des Kraftangriffspunktes auf Höhe des Gingivalsaumes: nach Abtrennung der klinischen Krone und Herabsetzung des Kraftangriffspunktes auf die Höhe des Restparodonts entsteht ein günstiges Drehmoment von der Größe
  $M_3 = K \cdot l_3 = {}^1/_3\, K \cdot l_1$
  In diesem Falle ist das Moment dreimal kleiner als im Normalfall. Während des Parodontium ebenfalls auf ein Drittel verringert ist, kann die Situation nunmehr mit der früheren Normalbelastung verglichen werden.
- Verlängert man den Hebelarm aber wieder durch einen entsprechenden Zahnersatz, z. B. mit Hilfe eines Geschiebesteges, so vergrößert man das Drehmoment wieder auf
  $M_4 = K \cdot l_4 = 3 \cdot K \cdot l_1$
  d. h., das Drehmoment ist wieder dreimal größer als im Normalfalle.

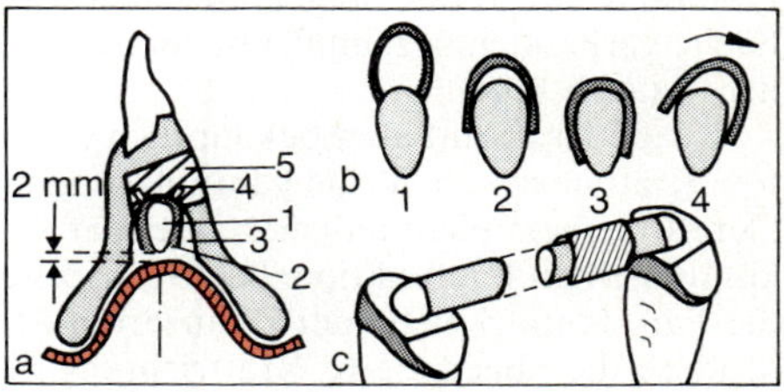

Abb. 6.**83** Mechanismus des Dolder-Steges. **a** Resilienzsteg (1) im Querschnitt im Abstand von 2 mm von der Kammitte, Federhülse (Matrize) (2) im Bewegungsraum (3) mit Retentionskrallen, nachträgliche Befestigung (4) mit Autopolymerisat (5). **b** Steghülse beim Aufsetzen (1 und 2), im tiefsten Resilienzpunkt (3) und bei Distalkippung der Prothese (4). **c** Typische Anordnung des Dolder-Resilienzsteges auf zwei devitalen, unteren Eckzähnen

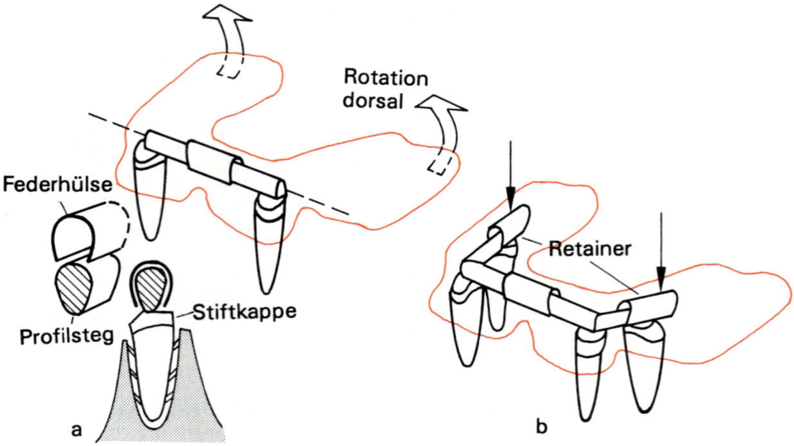

Abb. 6.**84** Steg nach Dolder: **a** Reiner Resilienzsteg, **b** Steg mit distalisierter Retentionsverlängerung als zusätzliche Sicherung gegen abziehende Kräfte

Kraft ruft entweder Bewegung oder Verformung hervor; im Falle des Stegresilienzgelenkes nach Dolder wird ein Teil der Kaukraft in Verformung der Stegmatrize umgewandelt und ein anderer Teil gleichzeitig in Bewegung der Prothese umgesetzt, wobei ein Großteil der Kaukraft vom Kieferkammtegument der Prothesenteile außerhalb des Steges aufgefangen wird.

Das Stegresilienzgelenk wirkt in Form einer federelastischen Stegmatrize, die über den Patrizensteg in ovaler Querschnittsform geführt wird, wobei in der Ruhelage der Prothese, d. h. bei unbelastetem Tegument, ein Hohlraum längs der Steges zwischen Stegoberfläche und Matrizeninnenfläche vorhanden sein muß, um der Prothese das Bewegungsspiel zu ermöglichen (Abb. 6.**84**).

Jede Kraft ruft aber bekanntlich eine gleich große und entgegengerichtete Kraft hervor, d. h., die kaufunktionelle Belastung kann durch einen sog. „Kraftbrecher" nicht reduziert oder gar aufgehoben werden. Alle sechs Teilkomponenten kaufunktioneller Beanspruchung (vgl. Abb. 2.**13**) wirken auf die Parodontalgewebe der reduzierten Pfeilerzähne ein, wobei sich insbesondere die abgeänderte Kraftrichtung als horizontale Schubkomponente auswirken wird. Während die primäre Stegverblockung nach Dolder einen ausreichenden Widerstandsblock darstellt, sind Einzelanker, z. B. mit kugelgelenkartigem Druckknopfanker, zur Verbindung einer Prothesenbasis weniger geeignet, da die Restwurzeln der gekürzten Zähne trichterförmige Bewegungen reaktiv zur Bewegung des Unterkiefers ausführen und dadurch erfahrungsgemäß frühzeitig gelockert werden.

Tabelle 6.**3** Diagramm des Behandlungsablaufes für abnehmbare Brücken mit Konuskronen

	Klinik Behandlungsphase	Technik Arbeitsgänge
1	Zahnfarbe II* Versorgungsabdruck Gegenkieferabdruck Präparation Stumpfabformung Provisorische Kronen	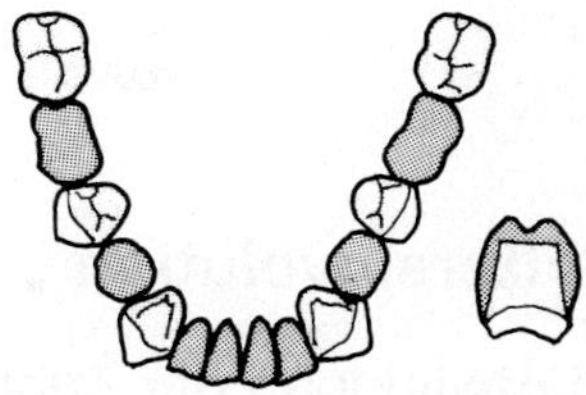
		Konusarbeitsmodell Gegenkiefermodell Konometrie – Fertigstellung der Innenkoni
2	Einprobe der Innenkoni Okklusionscheckbisse Arbiträre Achse Fixationsabformung bevorzugt in Gips	
		Arbeitsmodell – Artikulatormontage Zahnaufstellung
3	Einprobe	
		Modellation der Außenkronen Gerüstfertigstellung und Komplettierung
4	Ersteingliederung mit Funktionsprüfung, Ästhetik (Probetragen) Zementieren	* Zahnfarbe I ist in den Befunddaten enthalten

Nachkontrolle

7 Totalprothetik

Altersinvolution

Entwicklung der Zahnlosigkeit

Bekanntlich nimmt die Differenzierfähigkeit des unspezifischen Keimgewebes mit dem hohen Alter immer mehr ab, die zelluläre Regenerationsfähigkeit schwindet. Der physiologische Verbrauch kann nicht mehr in vollem Umfange ersetzt werden, es kommt zur Altersinvolution. Zu welchem chronologischen Zeitpunkt nach Überschreiten des Zenits die Umkehr der Entwicklungskurve erfolgt, ist nicht bekannt. Zweifellos hängt die Involution ab von der körperlichen Resistenz, der individuellen Konstitution, der Erbanlage, vom Hormonhaushalt und vielen anderen allgemeinmedizinischen Faktoren. Daraus erklärt sich nach Haase die große biologische Streuung zwischen chronologischem und biologischem Alter. Eichner faßt den Verlust der Zähne für die Seneszenzperiode wie folgt zusammen:

- Mit zunehmendem Alter erfolgt der Zahnverlust kontinuierlich.
- Im Oberkiefer schwinden die Zähne früher als im Unterkiefer.
- Es gibt keinen geschlechtlichen Unterschied bezüglich des Zahnverlustes.
- Der Zahnverlust verläuft auf beiden Kieferseiten symmetrisch.
- Infolge der langen Wurzeln und der großen Desmodontalfläche verbleiben die Eckzähne, besonders im Unterkiefer, am längsten.

Im Laufe der Entwicklung vom Milchgebiß über die drei physiologischen Bißhebungen bis zur Zahnlosigkeit des alten Menschen unterliegt das Kausystem einem zunächst raschen, dann allmählich abflachenden morphologischen Aufbau. Es folgt eine lange Phase funktioneller Anpassung, bis schließlich die Altersinvolution merkbar eintritt. Mit der altersbedingten funktionellen Anpassung zwischen Prothesenbasis und Gewebsfundament ist ein Einpendeln des künstlichen Okklusionsfeldes verbunden, eine strukturelle Anpassung der Kiefergelenke und des neuromuskulären Systems. Die längste Tragedauer funktionsfähiger Vollprothesen ohne sichtbare Störung im System, die bekannt geworden ist, liegt bei 17 Jahren (Rehm).

Die Zunahme der Zahnreihenverkürzungen und Schaltlücken führt nach Voss mit zunehmendem Alter zum Verlust der funktionell wichtigen Stützzonen. Die makroskopischen und mikroskopischen Involutionserscheinungen wurden von Hupfauf übersichtlich in einem Schema zusammengestellt. Während E. Körber feststellte, daß z. Z. über 20% der Bevölkerung aus über 65jährigen besteht, legt Haase den Beginn des Seniums in das siebzigste Lebensjahr.

Reichenbach wies nach, daß sich nach längerem Zahnverlust die Kondylen abflachen und der Gelenkbahnwinkel zur Kauebene hin kleiner wird. Natürlich ist der vollständige Zahnverlust nicht allein eine Alterserscheinung, sondern vielmehr vom Gesundheitszustand des Gebisses abhängig. Die Verteilung der Zahnlosigkeit über das Alter sieht man deutlich in der Graphik von Haase über die Verteilung der totalprothetisch versorgten Patienten in Abhängigkeit vom Lebensalter, in der die Kurve der Gesamtversorgung schon beim 20. Lebensjahr beginnt.

Erhaltung des Kieferkammes

Der Erfolg der prothetischen Versorgung beim Zahnlosen hängt vor allem vom Bestand der Kieferkammgewebe ab. So finden sich Normalfälle neben außergewöhnlich schwierigen Situationen ohne jeden Alveolarfortsatz, ohne Tuberumfassung im Oberkiefer und ohne retromylohyoidale Retentionsmöglichkeit im Unterkiefer. Mit zunehmendem Schwund des Kieferkammes wird der prothetische Hebelarm immer ungünstiger, da der Vertikalabstand aus neuromuskulären und ästhetischen Gründen als Konstante behandelt werden muß. Der rechtzeitige Abbruch der Parodontalprophylaxe zugunsten der Kieferkammprophylaxe ist darum ein dringendes Gebot.

Es ist bekannt, daß bei Parodontalinsuffizienz nach behandelter progressiver, marginaler Parodontopathie die klinische Krone als traumatisierender Hebelarm auf die parodontalen Restgewebe wirkt (vgl. S. 152). Dennoch wird vielfach versucht, Zähne auch dann noch zu erhalten, wenn sie nur noch im apikalen Wurzelviertel oder -fünftel verankert sind, um fälschlicherweise gerade bei Patienten im mittleren Alter die teilweise oder totale Zahnlosigkeit noch möglichst lange hinauszuschieben (wenngleich der Abbauprozeß beschleunigt und unaufhaltsam fortschreitet). Demgegenüber steht der Betrag des reinen, involutiven Substanzverlustes in gar keinem Verhältnis. Andererseits weiß man, daß die funktionelle Beanspruchung des Kieferkammes nach rechtzeitiger Extraktion durch Zahnersatz länger seine Form erhält.

Anatomie des Prothesenlagers

Gewebsfundament im Oberkiefer

Gaumen und Alveolarfortsätze

Die Vollprothese ersetzt nicht nur die fehlenden Zähne, sondern stellt gleichermaßen die resorbierten und fehlenden Anteile des Alveolenfortsatzes wieder her. Da die obere Vollprothese stets eine Plattenprothese mit voller

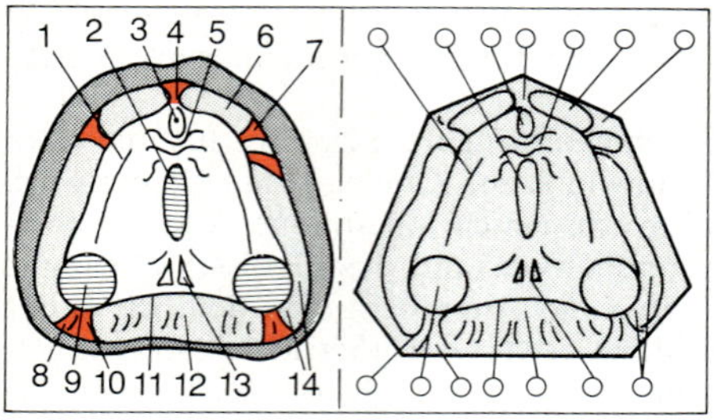

Abb. 7.**1** Die anatomischen Merkmale des zahnlosen Oberkiefers müssen durch Sichtvergleich mit dem Situationsmodell diagnostiziert werden. Bei Abweichungen oder Fehlen muß ermittelt werden, ob die Ursache in der Abformung liegt. 1 Kamm-Mitte, 2 Torus palatinus, 3 Papilla incisiva, 4 Phrenulum labialis, 5 Rugae palatinae, 6 Vestibulum, 7 Wangenbänder, 8 Raphe buccopharyngica, 9 Tubera maxillae, 10 Raphe pterygomandibularis, 11 A-Linie, 12 Velum palatinae, 13 Fovea palatinae, 14 Retro- und paratubärer Raum

Bedeckung des Gaumens sein wird, ergibt sich eine ständige, großflächige Kontaktsituation mit dem Alveolenfortsatz, den Gewebsteilen des Gaumens und dem angrenzenden Vestibulum.

Den funktionellen Hauptteil der Gewebsbelastung nimmt der Alveolarfortsatz und der harte Gaumen auf. Der anteriore Teil des Gaumens enthält die knöcherne Basis. Sie wird gebildet von den Processus palatini des Oberkiefers und den horizontalen Anteilen der Gaumenbeine.

Das Weichgewebe des Alveolarfortsatzes und des harten Gaumens ist eine einheitliche Schicht aus straffem, derbem Bindegewebe mit Schleimhautüberzug. Die Weichteilbedeckung des harten Gaumens wird nach Lund unterteilt in eine

- periphere fibröse Randzone, die sich an der derbfaserigen Gingiva entsprechend dem früheren Zahnbogenverlauf erstreckt, in ihr geht das faserige Bindegewebe unmittelbar in das Periost über, und eine
- fibröse Medianzone, die den Torus palatinus sowie die beidseitigen Processus palatini bedeckt.

Im anterioren Bereich ist die Gaumenschleimhaut hart und unbeweglich durch derbe Bindegewebsfaserschichten mit dem Periost verbunden, dort finden sich zahlreiche Einlagerungen an Fettgewebe. Die Lundsche Fettzone geht ohne scharfe Begrenzung in die posteriore Drüsenzone über.

Der Fettgewebsanteil der Gaumenschleimhaut ist hohen individuellen Schwankungen unterworfen, von ihm hängt die Konsistenz, insbesondere die Resilienz der Weichteilbedeckung des Gaumens ab. Nach Erkrankungen oder allgemeinem Fettverlust, z. B. nach Abmagerungskuren, schwindet die Fettzone, wodurch Paßgenauigkeit und Haltefunktion der Prothesenbasis verlorengehen können. Nach Zahnverlust sind die Alveolarfortsätze von derb faserigem Bindegewebe bedeckt, dessen Beschaffenheit und Aufbau zwar der Weichgewebsbedeckung des Torus palatinus entspricht, doch ist die Schichtstärke wesentlich geringer, wodurch sich dann eine sehr geringe Resilienz ergibt. Die Schleimhaut der Mundhöhle besteht aus Pflasterepithel.

Der zahnlose Alveolarfortsatz ist in seiner Vertikalhöhe sehr unterschiedlich und bestimmt damit den funktionellen Wert des Prothesenlagers. Aus Resorptionsdiagrammen von Alveolarfortsätzen kommt Windecker zu dem Ergebnis, daß atrophische Prozesse im Front- und Seitenzahnbereich vorwiegend vestibulär ablaufen.

Der bogenförmige Alveolarfortsatz ist nach dorsal beiderseits begrenzt durch die mehr oder weniger stark ausgeprägten Tuber maxillae, die aber erst nach Verlust der Molaren durch Abflachung des Kieferkammes und knöcherner Umformung deutlich hervortreten. Beide Tuber sind wichtige Retentionsanteile des Prothesenfundamentes; jede Prothesenplatte läßt deswegen deutlich die sog. Tuberumfassung erkennen.

Als weichen Gaumen bezeichnen wir die Schleimhautmuskelplatte, die sich ohne fühlbare Abgrenzung nach dorsal erstreckt, wo sie im Gaumensegel mit der Uvula endet.

Vestibulärer Abschnitt

Im Medianbereich wird das Vestibulum durch das Lippenbändchen unterbrochen. Die lateral angrenzenden Räume, etwa bis zum Mundwinkel, unterliegen sehr stark der Aktivität des M. orbicularis oris. Bei gleichförmiger Kontraktion aller Muskelabschnitte des Mundes kommt es zum festen Lippenschluß.

Die Kontraktion nur der zentralen Anteile der Muskeln der Mundgegend bewirkt, daß die Lippen gegen die Zähne gepreßt werden, während das Lippenrot oralwärts gedreht wird. Dagegen führt die Kontraktion der peripheren Anteile zur kreisförmigen Verkleinerung der Mundspalte. Großen Einfluß auf die Formvariation des Vestibulums nehmen die Muskelzüge, die von der Wangenmuskulatur in den M. orbicularis oris seitlich einstrahlen. Die von kranial kommenden Partien kreuzen sich mit den ventralen Anteilen im Mundwinkel, während der M. buccinator vom Mundwinkel aus einen horizontalen, nur leicht ansteigenden Verlauf nimmt.

Durch Innervation über den N. facialis verursacht seine Kontraktion, daß die Wange nach sagittal hin verkürzt und die Mundspalte breitgezogen wird (vgl. Testbewegungen nach Herbst, S. 722).

Gewebsfundament des Unterkiefers

Alveolarkamm und Vestibulum (Abb. 7.**2**)

Als Besonderheit der Unterkiefervollprothese muß stets hervorgehoben werden, daß eine nur sehr eng begrenzte Gewebsbasis des Alveolarkammes

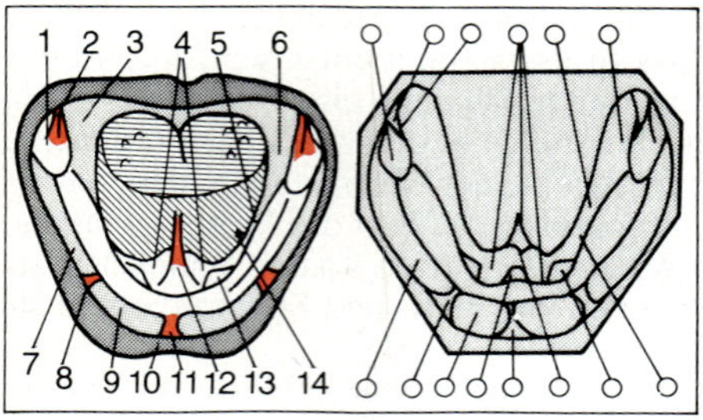

Abb. 7.**2** Die anatomischen Merkmale des zahnlosen Unterkiefers müssen auf dem analogen Situationsmodell vorhanden sein. 1 Tuberculum alveolare mandibulae, 2 Raphe pterygomandibularis, 3 retromolares Fettpolster, 4 vorderer Unterzungenraum, 5 seitlicher Unterzungenraum, 6 retromylohyoidaler Raum, 7 vestibulärer Raum, 8 seitliche Wangenbänder, 9 Kieferkamm, 10 M. genioglossus, 11 Lippenband, 12 Zungenband, 13 Torus mandibulae, 14 Linea mylohyoidea

als Ruhepolster zur Verfügung steht (Abb. 7.**5**). Einerseits geht die untere Basis in die bewegliche Schleimhaut des Vestibulums über, deren Funktion überwiegend von der mimischen Gesichtsmuskulatur geprägt wird, andererseits endet sie am hochdynamischen Grenzbereich der Zunge. Für die praktische Prothetik ist es deswegen erforderlich, die wichtigsten topographischen Grenzbezirke des Unterkiefers zu kennen.

Der zahnlose Alveolarfortsatz endet im Unterkiefer im Tuberculum alveolare mandibulae, einem elastisch geformten Bindegewebspolster, lateral vom Trigonum retromolare. Die ungefähre transversale Mitte, der Zenit dieses Tuberkulums, bildet die dorsale Begrenzung jeder Unterkieferprothese. Von dort aus erstreckt sich die Raphe pterygomandibularis aufwärts zum Processus pterygoideus. Für Vollprothesen hat sie insofern große Bedeutung, als sie sich bei maximaler Kieferöffnung anspannt, so daß sich die dorsalen Plattenränder abheben können, falls die Raphe durch individuelle Abformung nicht ausgespart ist.

Mundboden

Die Mm. mylohyoidei bilden das sog. Diaphragma oris, den Mundboden. Sie entspringen beidseitig von der Linea mylohyoidea sowie von der in der Medianebene gelegenen Raphe pylohyoidea. Letztere erstreckt sich sagittal zwischen der Spina mentalis und dem Zungenbein. Der M. mylohyoideus reicht nach dorsal etwa bis zur Höhe des zweiten unteren Molaren bzw. bis zum Vorderrand des Masseters. Seine Kontraktion bewirkt, daß der Mundboden angehoben und die Zunge nach dorsokranial bewegt wird: direkt beteiligt ist er am Schluckvorgang. Sein dorsaler Rand tritt deswegen deutlich beim Schluckabdruck nach Hromatka hervor (Abb. 7.**3**). Auf dem

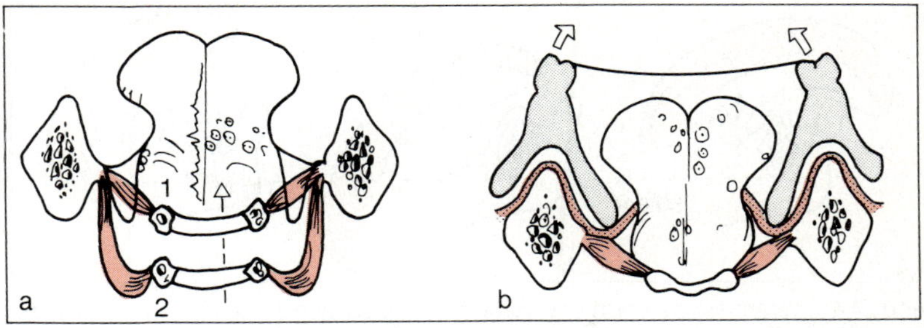

Abb. 7.**3** Veränderliche Form des seitlichen Unterzungenraumes als Funktion der Zungenmuskulatur und der Stellung des Zungenbeines. **a** Aktivität (1) des M. mylohyoideus mit Anheben des Zungenbeines im Vergleich zur Dilatation (2), **b** Anheben der Unterkieferprothese mit überextendaten Flügelrändern

Mundbodenmuskel verläuft bilateral der M. geniohyoideus von der Spina mentalis bis zum Zungenbein. Über ihm spannt sich der M. genioglossus. Er kommt gleichfalls von der Spina mentalis und strahlt fächerförmig in die Zunge ein.

Lateral von ihm liegt unmittelbar unter der Mundschleimhaut die Unterzungenspeicheldrüse Glandula sublingualis. Während der Abformung kontrahieren häufig die Mm. geniohyoidei sowie der Zungenmuskel, wodurch die Unterzungendrüse weit lateral über die atrophierten Kieferkämme gewölbt wird, während gleichzeitig die seitlichen Unterzungenräume verschwinden.

Unterzungenräume

Median begrenzt durch die Zunge und lateral durch den Alveolarfortsatz, verläuft beidseitig der Unterzungenraum: Sulcus alveololingualis. Man unterteilt ihn in den vorderen, etwa von Eckzahn zu Eckzahn verlaufenden Bereich und den seitlichen, den Paralingualraum, etwa vom Eckzahn bis zum Ende des Alveolarfortsatzes reichend.

Der seitliche Zungenraum geht in das Spatium retromolare über und erstreckt sich nach unten in den retromylohyoidalen Raum.

Retromylohyoidale Flügelräume

Untersuchungen von Reichenbach zeigten, daß es beim alternden Menschen zur involutiven Verkürzung des M. mylohyoideus kommen kann. Hierbei wandert sein dorsaler Rand in Richtung auf die Spina mentalis und entfernt sich immer mehr von den seitlichen Schlundmuskeln (M. myloglossus und M. constrictor pharyngis). Durch die gleichseitige Auswärtsdrehung des knöchernen Kieferwinkels und die resorptive Vergrößerung

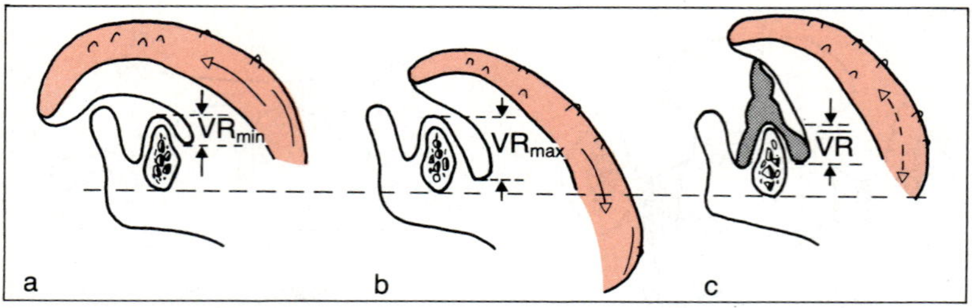

Abb. 7.**4** Veränderliche Form des vorderen Unterzungenraumes VR in Relation zur Zungenlage nach Böttger. **a** Verkleinerung von VR durch Herausstrecken der Zunge, **b** Vergrößerung nach Zurückfallen oder Schlucken, **c** expandierter Raum in vergrößerter Mittelwertsform nach spezieller Abformung mit Hilfe der Sublingualrolle

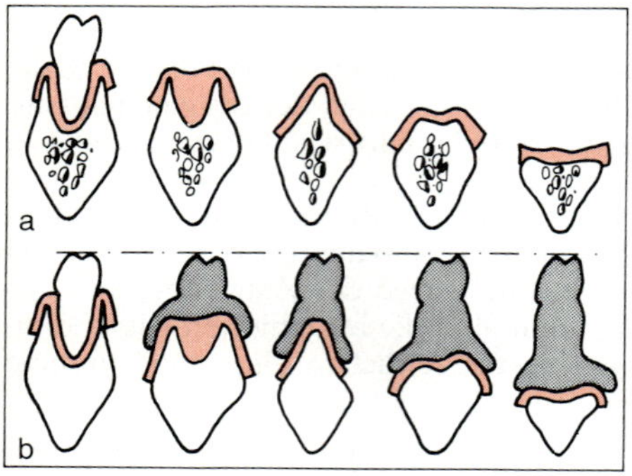

Abb. 7.**5** **a** Entstehung verschiedener Kieferkammformen nach Zahnverlust in Abhängigkeit von Gewebszustand, Alter, Zeitpunkt der Extraktion und lokalem Resorptionsverlauf nach Konsolidierung des Koagulums.
b Der Vertikalabstand des Unterkiefers zur Kauebene muß in bezug zur Ruheschwebelage rekonstruiert werden, er ist unabhängig vom Resorptionszustand des Unterkieferkörpers

des zahnlosen Bogens nach außen vergrößert sich der retromylohyoidale Raum, der nach Rehm für Retentionsflügel der Unterkieferbasis genutzt werden kann.

Das retromolare Gebiet des Mundbodens und die Funktion der in diesem Bereich für den Prothesenrand wichtigen Muskelpartien wurden von Jüde wissenschaftlich untersucht: die mediale Wand des Unterzungenraumes wird durch den M. hypoglossus gebildet. Die Fasern des M. mylohyoideus verlaufen während der Kontraktion nicht, wie bislang angenommen, horizontal, sondern in zunehmendem Maße vertikal (Abb. 7.**7**).

Der Mundbodenmuskel selbst entspringt zwischen der Crista mylohyoidea unten und dem Tuberculum alveolare mandibulae oben und stellt mit diesem gemeinsam die definitive Dorsalbegrenzung der Unterkieferprothese dar. Jüde fand ferner, daß Größe und funktionelle Form der retromolaren Region durch die Zungenbewegung bestimmt werden.

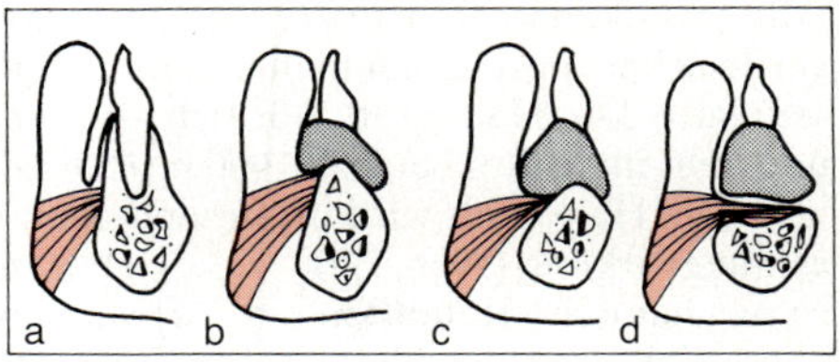

Abb. 7.**6** **a–d** Verlagerung des Ansatzes des M. mentalis auf der Oberfläche des Alveolarkammes bei zunehmender Atrophie (nach Breustedt u. Mitarb.)

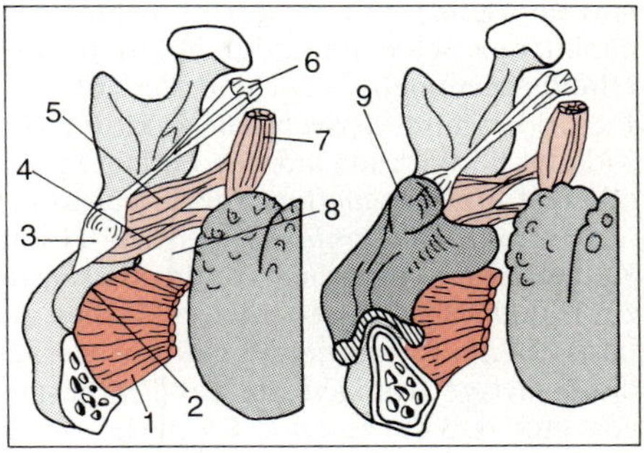

Abb. 7.**7** Mediale Topographie nach Jüde. 1 M. mylohyoideus, 2 Linea mylohyoidea, 3 Tuberculum alveolare mandibulae, 4 M. myloglossus, 5 M. constrictor pharyngis superior, 6 Raphe pterygomandibularis, 7 M. palatoglossus, 8 Spatium retromylohyoidalis, 9 dorsaler Rand der Unterkiefer-Prothesenbasis

Biotechnik der Vollprothese

Haltefunktion – *Abziehende Kräfte:* Bei der prothetischen Behandlung des zahnlosen Kausystems ergibt sich folgendes Problem: In der Ruhelage und während der Kaufunktion soll die Vollprothese dem Kiefer fest anhaften. Die Prothese erhält deshalb eine paßgenaue Basisfläche, d. h., die Oberfläche des zahnlosen Kiefers und die Innenfläche der Vollprothese sind formidentisch.

Zwischen einer planen Schleimhautoberfläche und einer Werkstoffunterfläche findet keine nennenswerte Haftung statt. Es müssen deshalb besondere physikalische Vorgänge ausgenützt werden, die gegen abziehende Kräfte wirken: d. h., der funktionsfähige Zahnersatz muß während der Unterkieferbewegung mit einer gewissen Haftkraft der Schleimhaut anhaften.

Kräfte, die eine Vollprothese von der Kieferschleimhaut abheben, sind:
- okklusale Kräfte, die über die Ersatzzahnreihen wirken,
- Muskelkräfte, die über Umschlagfalte und Bandinsertionen am Prothesenrand angreifen,
- Eigengewicht der Proghese (nur im Oberkiefer),
- Kräfte, die durch klebrige Speisen zwischen den Ersatzzahnreihen verursacht werden.

Alle physikalischen Effekte, die zusammen eine Haltekraft der Prothese verursachen, bezeichnet man zusammenfassend als Haltekraft einer Prothesenplatte. Die Haltekraft läßt sich – unter gewissen Bedingungen – messen und liegt im Mittel bei 700–1000 p (E. Kraft).

Die Haltekraft wird im wesentlichen verursacht durch:

a) Saugwirkung (Abb. 7.**9**),
b) mechanische Retention,
c) Haft- und Klebeeffekt,
d) stabiles Widerlager.

Diese Faktoren der Haltefunktion werden positiv oder negativ beeinflußt durch: lokalen Gewebszustand (Festigkeit der Kieferkammgewebe und Resorptionsgrad), physiologische Faktoren (Speichelzusammensetzung, Speichelmenge, Schleimhautdurchblutung, Muskeltonus), anatomische Faktoren (Bandinsertionen, Form und Verlauf des Kieferkammes, Ausdehnung der Funktionsräume), psychische Faktoren (Inkorporation, Fremdkörpergefühl, ästhetische Wirkung auf den Patienten) und herstellungstechnische Größen (Werkstoffeigenschaften, Paßgenauigkeit, Oberflächenbearbeitung u. a.).

Muskuläre Umfassung: Nach Hofmann können die akzessorischen Kaumuskeln wesentlich zur Prothesenstabilisierung beitragen, sobald die zur Mundhöhle hin gerichteten Flächen außerhalb der eigentlichen Auflagebasis ebenfalls funktionell geformt werden (All-oral-system). Hierbei wird die bisherige Konkavform der Prothesenoberflächen verlassen und derart gestaltet, daß die gesamte Prothese von einem Muskelgürtel stabil gehalten wird. Nach dieser Methode wird der Prothesenkörper nach der Zahnaufstellung mittels der auf die Kontraktionskräfte der Muskeln abgestimmten Abformmaterialien unter Funktion frei ausgeformt. Muskuläre Stabilisierungskräfte, d. h. von oral her auf die Basis einwirkende Kraftimpulse, wurden bis 20–30 N gemessen. Insbesondere bei sehr ungünstigen Prothesenlagerverhältnissen bildet eine auf die Muskelfunktion abgestimmte Prothesenkörperform eine Möglichkeit befriedigende Ergebnisse zu erzielen.

Prothesenlageranalyse

Systematisches Vorgehen

Die Behandlung des zahnlosen Kausystems durch Vollprothesen setzt eine intensive Untersuchung der zahnlosen Kiefer und der angrenzenden Mundhöhle mit dem Schwerpunkt einer Prothesenlageranalyse voraus (Uhlig). Man beginnt die Untersuchung der zahnlosen Mundhöhle dorsal im 1. Quadranten gleichermaßen wie die Inspektion des vollbezahnten Kausystems. Der systematische Ablauf enthält:

1. *Visuelle Untersuchung* (gute Übersicht durch Abhalten bzw. Verdrängen der vestibulären und lingualen Gewebe) mit besonderem Augenmerk auf: Rötungen, abnorme Verfärbungen, Hyperkeratosen, Leukoplakie,

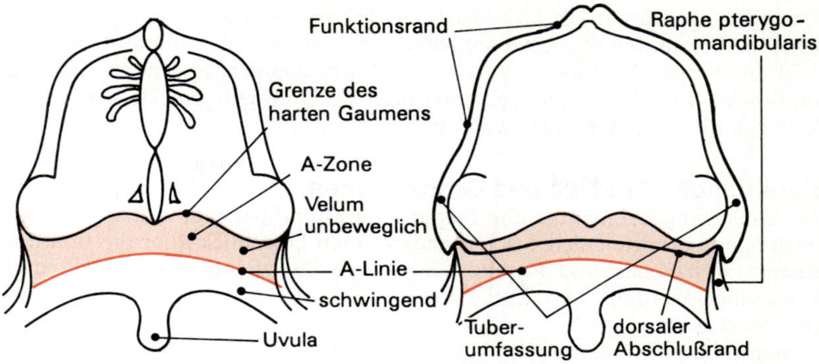

Abb. 7.**8** Dorsaler Randverlauf der oberen Prothesenbasis in der Mitte der A-Zone als Fläche zwischen der Grenze des harten Gaumens und der A-Linie

Proliferationen, Fistelöffnungen, Schwellungen, Exostosen. Form des Kieferkammes, relative Höhe und Profilierung des Alveolarfortsatzes, Bandinsertionen, räumliche Besonderheiten.

2. *Palpatorische Analyse* (kräftiges Abtasten mit der Fingerkuppe) unter Beachtung von: Druckschmerzhaftigkeit des Periostes im Vestibulum, im Bereich des festen Kieferkammes: Fluktuation, Impressionen, Kompressibilität, strukturelle Festigkeit des Kieferkammes (Schlotterkamm). Resilienz, näherungsweises Prüfen der lokalen Eindrückbarkeit mittels eines Kugelinstrumentes.
3. *Röntgenuntersuchung:* Bei Vorliegen von unklaren Verhältnissen oder Befunden aus 1. und 2. ist eine röntgenologische Abklärung erforderlich: Radix relicta, ostitische Herde, Zysten oder verlagerte Zähne.
4. *Speichelprobe:* Die Konsistenz des Speichels kann zwischen den Fingerspitzen als dünnflüssig (serös) oder klebrig bis zähflüssig (mukös) ermittelt werden. Es kann psychologisch wichtig sein, den Patienten schon vor Anfertigung der Vollprothese auf die speichelbedingten Schwierigkeiten aufmerksam zu machen, die auftreten, sobald die natürlichen Gleit-, Spül- und Schutzfunktionen des Epithels ausbleiben, die insbesondere eine Fluktuation der Epitheldesquamation bewirken.

Die speichelabhängige Prognose zur Funktion an Plattenprothesen kann folgendermaßen gegeben werden:

Kein Speichel	sehr ungünstig	Schleimhautbrennen, Rötung
wenig Speichel	ungünstig	Schleimhautbrennen, Rötung
seröser Speichel	ausreichend	gute Spülfunktion
muköser Speichel	günstig	gute Ventilranddichtung
Hypersekretion	ungünstig	Speichelstau

Danach folgt die visuelle Untersuchung der Speichelausführungsgänge: Parotis rechts und links, Unterzungendrüse mit den dominierenden Ausführungsgängen Valvulae salivaris seitlich des Zungenbändchens. Letztere dürfen beim Funktionsabdruck und durch die Unterzungenrolle der Unterkieferplatte nicht abgedeckt werden.

Funktionelle Analyse des Grenzraumes

Durch Augenscheinnahme und Palpation während passiver und aktiver Bewegungen vermittelt sich der Behandler einen Überblick über die funktionellen Grenzzonen und Räume, die einzeln übersichtlich dargestellt und kontrolliert werden (Abb. 7.**8**).

Im Oberkiefer:

- paratubärer Grenzraum im mundgeschlossenen und geöffneten Zustand.
- A-Zone und A-Linie während lautem „A"-Sagen.
- Prüfen der dorsalen Ausdehnung der A-Zone mittels eines Kugelinstrumentes.
- Kompressibilität oder Härte sowie Ausdehnung des Torus palatinus, um Anhaltspunkte für die Stärke der späteren Zinnfolienabdeckung zu erhalten.
- Palpation des gesamten vestibulären Raumes während aktiver Bewegungen. Hervortreten und Insertion von Bändern.
- Ansatzpunkt und Straffungseffekt der Raphe bei maximaler Mundöffnung.

Im Unterkiefer:

- Darstellung und Kompressibilität des Tuberculum alveolare mandibulae.
- Ausdehnung der lateralen Bukzinatortasche.
- Palpation der retromylohyoidalen Räume simultan rechts und links (Handgriff nach Schröder und Rehm).
- Austasten des seitlichen Unterzungenraumes bei diagonaler Zungenbewegung in die Wangentasche.
- Austasten des vorderen Unterzungenraumes, während die Zunge über das obere Lippenrot gleitet.

Abformverfahren

Grundsätzliche Einteilung

Die Abformung (Abdruck) liefert das Modell, auf dem dann die Prothesenbasis technisch hergestellt wird. Nach der Art der Durchführung unterscheidet man folgende Abformmethoden:

- *Situationsformung (Situationsabdruck).* Ohne Berücksichtigung funktioneller Zustände der Weichgewebe werden Zahnreihen und Kieferkamm abgeformt; die Abformung zeigt beliebige Situationen des Lückengebisses, des zahnlosen Kiefers und der Kieferumgebung, wodurch offensichtlich diese Methode ihren Namen erhielt.

Der Situationsabdruck formt also den Kiefer nicht etwa nur grob ab, im Bereich des unbeweglichen Tegumentes muß er die gleiche Genauigkeit aufweisen wie der spätere Funktionsabdruck, während die dynamische Randzone einer Momentaufnahme entspricht.

- *Funktionsabformung (Funktionsabdruck).* Die Abformung soll variable Formzustände erfassen, die sich während der Muskelaktionen in den Grenzzonen der festen Kiefer, d. h. in den Übergängen von Wange, Lippe, Zunge und Gaumen abspielen.

Hierbei wird versucht, diejenige Form der beweglichen Grenzgewebe im Augenblick der Erstarrung des Abformmaterials zu fixieren, die ohne Behinderung die bestmögliche Ventilrandwirkung ergibt. Die funktionelle Abformung ist die am häufigsten angewandte Abformmethode.

- *Extensionsabformung (Extensionsabdruck).* Ziel dieser Methode ist die Darstellung des Vestibulums in möglichst ausgedehnter (extendierter) Form. Man versucht deshalb mit einem Material ziemlich fester Konsistenz die Umschlagfalte und den Mundbogen zu verdrängen.
- *Kompressionsabformung (Kompressionsabdruck).* Dieses Verfahren versucht die Kieferform bei komprimierter Schleimhaut, d. h. unter einem gewissen Flächendruck abzuformen.

Die Prothesenbasis ist um den Betrag der Flächenresilienz enger als bei der Situations-, Funktions- und Extensionsabformung.

Mit dem Kompressionsverfahren wird ferner beabsichtigt, Zonen ungleichmäßiger Konsistenz des Kiefertegumentes während der Druckpolsterwirkung zu nivellieren, wie es anschließend durch die Prothesenbasis geschieht.

- *Kauabformung (Kauabdruck nach Spreng).* Es wurde versucht, die Kieferoberfläche während der Kauaktivität abzuformen, um die von der eigenen Kaumuskulatur verursachte Schleimhautbelastung unter der Prothesenfunktion zu erfassen.
  Gefahr: Bei intensiven Kaubewegungen wird der Abdruck leicht geweitet.
- *Schluckabformung (Schluckabdruck nach Hromatka).* Die Kieferbewegung ist im Unterkiefer abhängig von der Mundbodenmuskulatur und von der Lage des Zungenbeines. Beim Schlucken werden die seitlichen Unterzungenräume und der retromylohyoidale Raum vergrößert.
  Diese Methode formt die Kieferumgrenzung während des Schluckens ab.
- *Phonetische Abformung (phonetischer Abdruck; Devin).* Beim Sprechen der Vokale und einiger Konsonanten nehmen mimische Gesichtsmuskulatur, Kaumuskulatur, Vestibulum, Gaumensegel und Zungenmuskulatur bestimmte Formen an. Die variablen Begrenzungsräume der Kiefer

werden deshalb während der Intonation gewisser Vokal- und Konsonantengruppen abgeformt.

Methodisch werden zwei Abformtechniken unterschieden:

Die mundoffene Einzelkieferabformung: ihre Indikation liegt bei schwieriger – psychogen und geweblich bedingter – Patientensituation vor. Die mundoffene Simultanabformung beider Kiefer gleichzeitig (Ivotray-Abformlöffel nach Marxkors).

Als Abformmaterial finden Verwendung:

- Abformgipse: (Xantano),
- Pasten: (Zinkoxid-Eugenol-Pasten [SS-White])
- Irreversibel elastisches Material: Silicone (Xantopren-Funktion/Xantopren blau), Polyäther (Impregum),
- Alginate (Amalcap),
- Thermoplaste (Ex 3 N, Stents, Kerr); Guttapercha.

Allgemeine Abformmethodik

Der Funktionsrand

Der Übergang der Schleimhaut des Teguments in die Schleimhaut der Wange bildet eine Grenzlinie, in der bei extremer Bewegung der mimischen Muskulatur gerade keine Schleimhautbewegung mehr stattfindet. Diese Grenzlinie bzw. Grenzzone wird „neutrale Zone" oder „Aktionsgrenze" genannt. Sie ist individuell einigermaßen konstant, läßt sich aber anatomisch nicht festlegen.

Nicht konstant dagegen ist die Lage und Form der Wölbungslinie der Umschlagfalte. Diese wird vom Tonus der mimischen Muskulatur und der Kaumuskulatur bestimmt. Die Höhe der Umschlagfalte und damit auch die Lage der Wölbungslinie werden an bestimmten Stellen während der Funktion eine bestimmte Lage einnehmen. Diese hängt wiederum ab von der Intensität funktioneller Bewegungen und vom Ansatz der Lippen- und Wangenbänder.

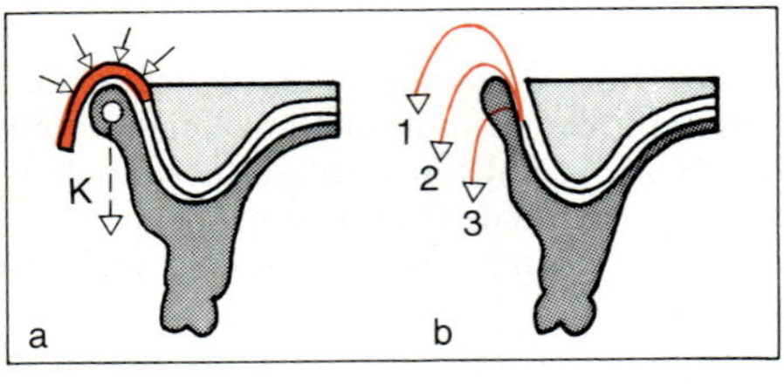

Abb. 7.**9** Beziehung zwischen Funktionsrand der Prothese und variabler Vestibulumform. **a** Abziehende Kraft K durch Formverkleinerung infolge Muskelzug, **b** Schematische Darstellung der Überextension (1), mittlere Form (2) und Verengung (3)

Will man erreichen, daß der Prothesenrand während der Weichteilbewegung unbelastet bleibt, so könnte man die Randgrenze in die neutrale Zone legen.

Hebt oder senkt sich die Umschlagfalte, so wird der Zahnersatz nicht berührt. Nun hängt aber die Saugwirkung, wie beschrieben, von der Randabdichtung ab, d. h., der Prothesenrand soll als Ventilrand möglichst luftdicht gegen die Schleimhaut abgegrenzt sein (Abb. 7.**10** und 7.**11**).

Ist aber der Ventilrand zu lang, so wird die Prothese auf dieser Seite abgehoben. Es ist daher Zweck einer funktionellen Abformung, den Ventilrand so zu gestalten, daß eine größtmögliche Auflagefläche bei gleichzeitig geringster Behinderung resultiert.

Hierfür gibt es zwei klassische Methoden: der mukodynamische und der mukostatische Abdruck. Marxkors wählt für diese methodische Bezeichnung nicht die Mukosa als unmittelbar kontaktierendes Gewebe, sondern die Motorik und kennzeichnet die Abformmethoden entsprechend mit myodynamisch bzw. myostatisch.

- *Mukodynamische Abformung* (Abb. 7.**10**). Das Prinzip der mukodynamischen Abformung besteht darin, daß die Schleimhautlage während der Funktion in weichem Abformmaterial abgebildet wird, d. h. die Abformung geschieht unter ständigen Schleimhautbewegungen. Diese Mukodynamik wird durch festgelegte Bewegungen erreicht:
  - aktive Bewegungen des Patienten selbst, wie z. B. Testbewegungen, Grimassenschneiden;
  - sog. passive Bewegungen, die durch den Behandler, z. B. Zug an den Lippen, Verformung der Wangen u. ä. ausgeführt werden.

Die Testbewegungen von Herbst beruhen darauf, daß definierte mimische Bewegungen des Mundes, der Lippen und der Zunge Verengungen und lokale Erweiterungen eines streng zugehörigen Abschnittes des Funktionsraumes verursachen. Sie werden unter Oberkiefer- bzw. Unterkieferabformungen im einzelnen aufgeführt.

Typisch für die mukodynamische Abformung ist die scharfe Wiedergabe von Bändern, die nur während der echten Tätigkeit der Muskulatur sicht-

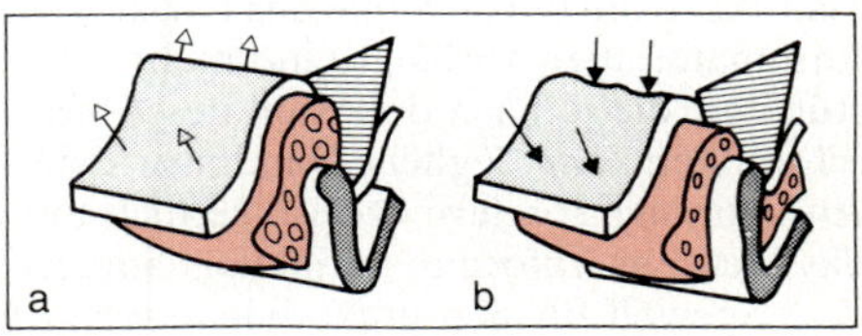

Abb. 7.**10** Mukostatisches Prinzip. **a** Vordehnung des Vestibulumgewebes durch hochvisköses Abformmaterial, **b** allmähliches Verdrängen des Abformmaterials, bis der statische Gleichgewichtszustand eintritt zwischen Gewebskraft einerseits und viskositätsbedingter Rückstellkraft des Materials andererseits

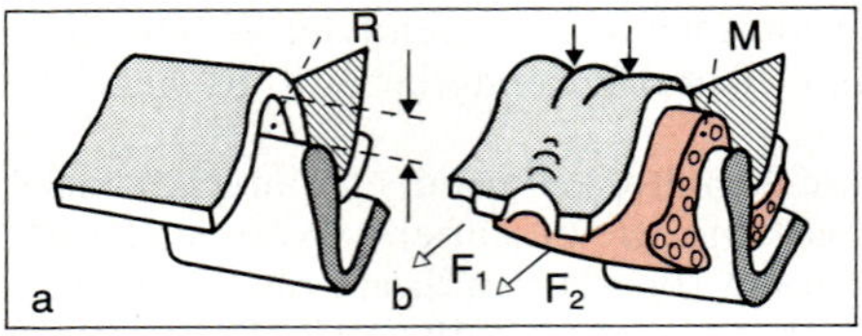

Abb. 7.**11** Schematische Darstellung der funktionellen Randgestaltung während der Abformung eines zahnlosen Kieferabschnittes.
a Freiraum R zwischen Oberrand des Abformlöffels und Vestibulumhaut in inaktiver Lage,
b Abformmaterial M unter der formgebenden Wirkung F_1 und F_2 des aktiv bewegten Vestibulums

bar werden, indem sie dann aus dem Vestibulum scharf umschrieben hervortreten.

Voraussetzung für eine mukodynamische Abformung ist ein Abformmaterial, welches einerseits die Bewegungen der Umschlagfalte nicht behindert, zum anderen aber nicht wegfließt oder völlig weggedrückt werden kann.

Materialien sind: Gips, Zinkoxidpasten, thermoplastische Materialien, z. B. Ex 3 N und Siliconkautschuk.

- *Mukostatische Abformung.* Die Abformung erfolgt nicht unter Bewegung, sondern während der Ruhelage. Es stellt sich schließlich ein Gleichgewicht zwischen der Ruhespannkraft der Gewebe und der Konsistenz des Abformmaterials ein. Diese Methode ist außerordentlich schwierig und führt fast immer zu sog. Extensionsabformungen mit sehr weit dargestelltem Vestibulum, da das Ergebnis im wesentlichen von der variablen Konsistenz des Materials abhängig ist.

Für beide Arten des Funktionsabdruckes ist die Lage des Löffelrandes zur Höhe des Fornix vestibuli entscheidend.

Randgestaltung des individuellen Löffels

Der Löffelrand muß kantenfrei gleichmäßig abgerundet sein, er reicht niemals bis in die tiefste Stelle des Fornix. Unterschiedliche Konsistenz der Abformmaterialien verlangt eine mehr oder weniger intensive Löffelrandabstützung, die je nach der Wahl des Abformmaterials zwischen 2 und 7 mm schwanken kann. Jegliche Bandinsertionen sind nicht nur in ihrer vertikalen Ausdehnung, sondern ebenso seitlich um etwa 2–3 mm freizulegen, damit das Band im Abformmaterial ungehindert hervortreten kann.

Speziell für den mukodynamischen Funktionsabdruck sind zwei Verfahren bekannt, Länge und Formverlauf des Kunststofflöffels so zu gestalten, daß einerseits das Vestibulum ausreichende Bewegungsfreiheit erhält, zum anderen aber das Abformmaterial überall durch den Rand des Abformlöffels gestützt wird:

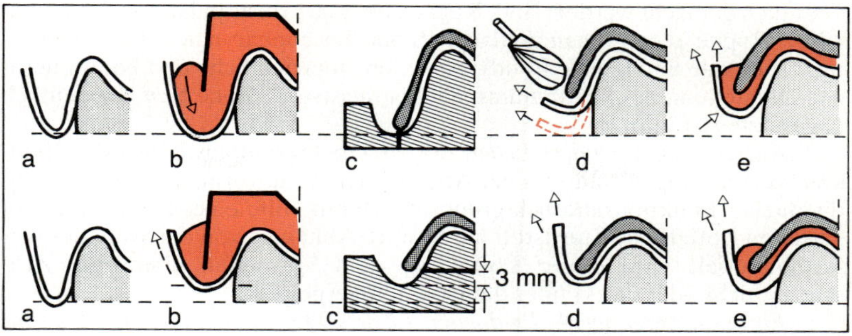

Abb. 7.**12** Obere Reihe: Klassisches Konturverfahren des Funktionslöffelrandes: **a** entspanntes Vestibulum, **b** Vorabformung mit zähem Alginat, **c** Löffelrand bis zum Sulkus, **d** funktionelles Konturieren des Randes mittels der Fräse (nach Herbst), **e** Funktionsabformung. Untere Reihe: Rationelle Methode: **a** Vestibulum, **b** Sulkusabformung mit eingeschränkten Funktionsbewegungen, **c** Löffelrand ca. 3 mm über dem Sulkus, **d** Einprobe des Löffelrandes, **e** Funktionsabformung

a) Schon während des Situationsabdruckes läßt man abgeschwächte Funktionsbewegungen ausführen. Diese verursachen bereits einen Randverlauf, der näherungsweise dem optimalen Funktionsrand entspricht. Nur durch Verwendung des definitiven Abformmaterials, gestützt vom individuelle geformten Löffel, mit auf das Gewebe abgestimmtem Fließvermögen wird danach der tatsächliche Funktionsrand im Funktionsabdruck festgehalten. Hierfür wird auf dem Situationsmodell der Löffelrand etwa 3 mm oberhalb der tiefsten Vestibularlinie angezeichnet. Dieses Verfahren ist praxisnah, sehr genau und erfordert wenig Fräsarbeit am Patienten.
b) Die alte, klassische Methode der Löffelrandkonturierung beruht auf der Erkenntnis, daß ein etwa überdimensionierter Rand sich rascher abtragen läßt, als es dauert, etwa einen zu kurzen zu verlängern. Darum wird nach einem Situationsabdruck ohne funktionelle Bewegungen der Löffelrand etwa 2 mm oberhalb der Vestibularlinie eingezeichnet. Dadurch reicht er bis an die Aktionsgrenze und wird nunmehr individuell in seiner ganzen Umlaufform mit Hilfe einer Fräse gekürzt.

Praktische Durchführung des Funktionsabdruckes im Oberkiefer

Vorbereitende Maßnahmen (Abb. 7.**12**)

Situationsabdruck. Unter eingeschränkten Bewegungen werden Vestibulum und A-Zone in Alginat im Metallöffel abgeformt.

Vormodell. Das Vormodell soll alle Teile des Oberkiefers scharf wiedergeben. Wichtige anatomische Merkmale, die am Vormodell deutlich kenntlich gemacht werden, sind: Rugae palatinae, Torus palatinus, Tuber maxillae, Raphe pterygomandibularis. Raphe buccopharyngica, Foveae palatinae, bukkale und labiale Bandinsertionen, übersichtliche und kontinuierliche Darstellung des Vestibulums, Papilla incisiva, A-Zone bzw. die deutlich abgesetzte A-Linie.

Anfertigung des individuellen Löffels. Um thermoplastische oder elastische Verformungen während der Abdrucknahme zu vermeiden, wird ein individueller Funktionsabdruck grundsätzlich mit Hilfe eines harten und biegesteifen Löffels aus Kunststoff ausgeführt. Abhängig von der Wahl des Abformmaterials wird dieser Löffel auf dem Vormodell über eine Zwischenschicht oder direkt über die Isolation hergestellt.

Einkonturieren des individuellen Löffels. Die Längenprüfung des Löffelrandes erfolgt nach Herbst unter Ausführung sog. Testbewegungen: Hierbei ist der Löffel stets so zu kürzen, daß er bei den Testbewegungen nicht abgehoben wird. Dieses Prüfverfahren beruht darauf, daß der Rand des individuellen Abformlöffels im voraus länger als normal ist. Dadurch aber, daß der Löffelgriff im Schwerpunkt angeordnet wurde, kann man jetzt den Abformlöffel mit nur einem Finger dem Gaumen anpressen. Gleichzeitig spürt man im Griffrand, wo der Löffel abgehoben wird.
Die Testbewegungen sind für den Abformlöffel im Oberkiefer:
- Mund maximal weit öffnen,
- Mund spitzen,
- Mund breit ziehen,
- Lippe hoch ziehen,
- Ruhe einkehren lassen,
- lautes Aussprechen des Vokales „A".

Dorsaler Abschluß (vgl. Abb. 7.**13**). Im allgemeinen liegt die Grenze zwischen hartem und weichem Gaumen weit anterior von der A-Linie, die sich durch die Vibration des Gaumensegels deutlich abhebt. Zwischen Dorsalrand des harten Gaumens und der A-Linie liegt die A-Zone, ein Ge-

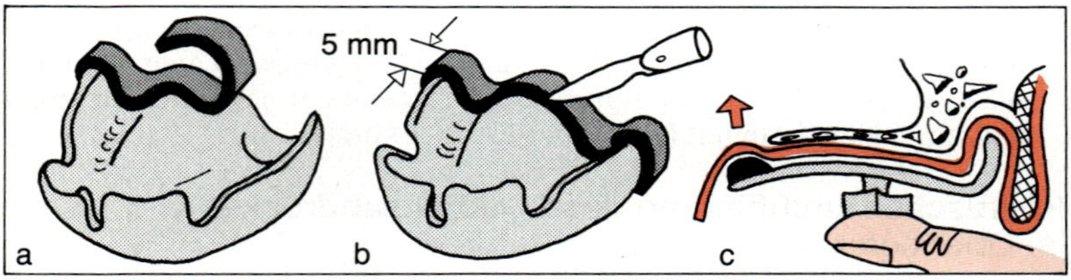

Abb. 7.**13** Dorsale Randabdämmung nach Rehm. **a** Auflegen eines etwa 5 mm breiten, vorgewärmten Streifens Schwarzwachs, beidseits über die Tuberumfassung hinaus, **b** Verschmelzen mit heißem Wachsmesser, **c** Vorkomprimierung der Zone erhöht eindrückbares Gewebe dorsal vom Rand des harten Gaumens, gleichzeitige Vorabformung des dorsalen Ventilrandes während der Einprobe des individuellen Löffels

websstreifen, der stark eindrückbar ist, da ihm die knöcherne Unterlage fehlt.

Die Zone erhöhter Eindrückbarkeit kann daher zur dorsalen Abdichtung einer Prothese herangezogen werden: man führt jetzt eine Belastungsabformung durch, indem Material von harter Konsistenz auf den dorsalen Löffelrand aufgetragen und im voraus abgedrückt wird. Diese dorsale Abformung erstreckt sich von Tuber zu Tuber.

Man markiert die A-Zone mit einem blauen Kopierstift. Werkstoffe für diese dorsale Randabformung sind: Schwarzwachs, Industriepräparate: Subrofix, Ex 3 N.

Pastenabformung

Die funktionelle Abformung mit Gipsfutter wird nach folgender Systematik ausgeführt (Abb. 7.**14** und 7.**15**):

1. Anfertigung eines individuellen Abformlöffels aus Autopolymerisat über eine Zwischenschicht von der Stärke einer Wachsplatte (0,8 bis 1 mm) auf dem Extensions-Situationsmodell.
   Unter sich gehende Stellen, meistens im retrotubären Raum, werden auf dem Modell mit Rosawachs parallelisiert.
2. Der Löffelrand wird im Munde einkonturiert.
3. Anschließend wird der Löffel mit Entlüftungsperforationen versehen. Sie befinden sich im Zentrum des Gaumenabschnittes.
4. Von Tuber zu Tuber wird nunmehr auf den dorsalen Löffelrand ein 5 mm breiter Schwarzwachsstreifen gelegt und mit dem heißen Wachsmesser verschmolzen. Nach abermaliger Erwärmung wird eine Vorabformung der dorsalen Randzone unter Wachskompression ausgeführt.
5. Danach wird Abformgips dünnflüssig angerührt und gleichmäßig auf den Löffel aufgetragen.
6. Der beschickte Abformlöffel wird zuerst palatinal angesetzt und nach mesial ziehend angedrückt.

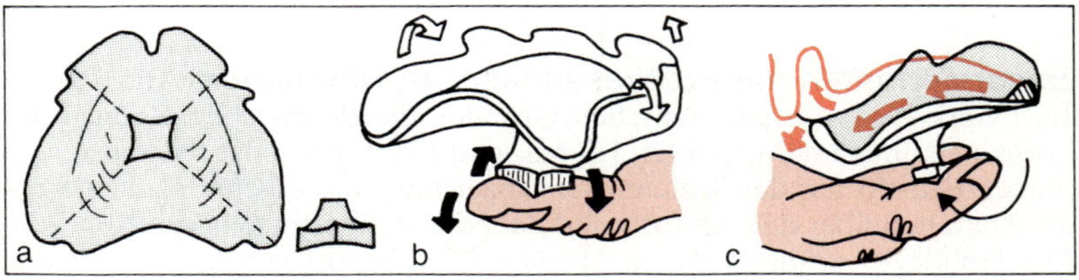

Abb. 7.**14** Die Anordnung des vierkantig geschliffenen Griffes im Schwerpunkt des individuellen Abformlöffels (**a**) erlaubt, daß eine Fingerkuppe bei geschlossenem Mund jede Bewegung des Löffels ertastet (**b**), sowie das Dorsalsetzen des gefüllten Löffels, so daß das Abformmaterial zum Vestibulum hin abfließt (**c**)

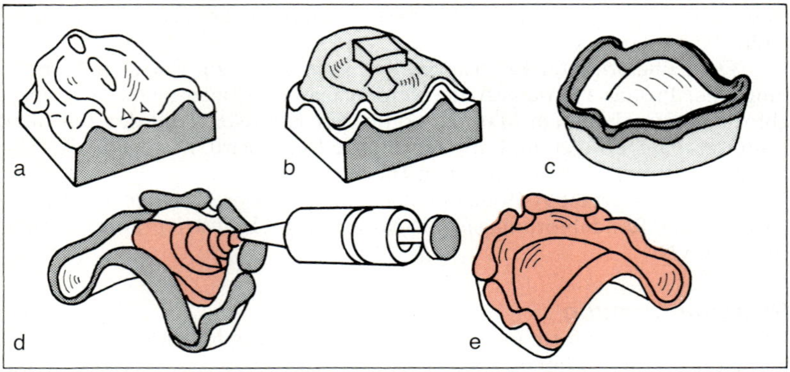

Abb. 7.**15** Funktionelle Abformung im Oberkiefer mit Silicon. **a** Situationsmodell, **b** Kunststoff-Abformlöffel ohne Zwischenschicht, **c** Auftragen des Funktional-Randmaterials in ziemlich vertikaler Anordnung, **d** Randvorabformung unter Testbewegungen und Einfüllen des dünnfließenden Sekundärmaterials, **e** analog den Korrekturverfahren ausgeführte funktionelle Abformung

7. Testbewegungen werden ausgeführt:
   a) maximale Mundöffnung zur Abformung der dorsalen Bandbegrenzung,
   b) Mund spitzen,
   c) Mund breit ziehen bzw. Grimassen schneiden.
8. Der Abdruck verbleibt in Ruhe, um ein ungestörtes Abbinden des Gipses zu ermöglichen.
9. Anfeuchten des Funktionsrandes mit Wasserspray erleichtert die anschließende Entnahme.
10. Abheben des Löffels, nachdem der Patient seine Wangen aufgeblasen hat.

Besonderheiten der Prothesenbasis im Oberkiefer (Abb. 7.**16**)
Im Oberkiefer wird aus statischen Gründen die Prothese im Bereich des Torus palatinus hohl gerichtet. Hierzu wird der Torus palatinus mit einem blauen Fettstift auf der Schleimhaut umzeichnet, die Zeichnung wiederum als Abklatsch über den Abdruck auf das Modell übertragen (vgl. Abb. 7.**2**). Das Hohllegen erfolgt auf dem Arbeitsmodell bereits vor der Anfertigung der Basisplatte, damit
- Bißnahme und Zahnanprobe bereits schaukelfrei erfolgen können und
- die Gaumenplatte in diesem Bereich in der Küvette nicht zu dünn wird oder gar eine Perforation erhält.

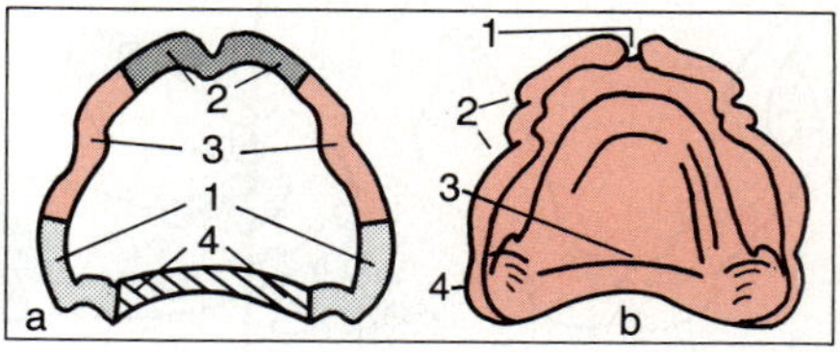

Abb. 7.**16** **a** Schema der zu typischen Testbewegungen analogen Randbezirke im Oberkiefer. 1 max. Mundöffnung, 2 Mundspitzen, 3 mimische Mundbewegungen, 4 Anlauten des Vokals A.
b Kontrolle der Randkontinuität eines Funktionsabdrucks mit 1 Lippenbandinzisur, 2 Abbildung der Wangenbänder, 3 A-Linie und 4 seitlicher Tuberumfassung

Mit einer Zinnfolie in der Form eines langgezogenen Hufeisens von einer Stärke von 0,3 mm wird der Torus auf dem Modell abgedeckt. Die Zinnfolie endet etwa 5 mm vor der A-Zone.

Funktionelle Gestaltung der Prothesenbasis im Unterkiefer

Die Ausführung funktionstüchtiger unterer totaler Prothesen ist auch heute noch in vielen Fällen problematisch. Abgesehen von der relativ kleinen Auflagefläche bietet die Weichteilumgebung im Unterkiefer oft nahezu unüberwindliche Hindernisse.

Verglichen mit der Oberkieferprothese zeigt die untere Totalprothese folgende Merkmale:

- Sie ist größeren Bewegungen und direkteren Muskelkräften ausgesetzt.
- Infolge der geringen Auflagefläche ist die Saugwirkung erheblich geringer.
- Die anatomischen Bedingungen des Tegumentes sind im Unterkiefer um ein Vielfaches ungünstiger und
- die lingual gerichtete Prothesenrandgrenze ist inkonstant, sie wird unter dem Einfluß der Zungenaktivität geformt.

Drei Gebiete tragen zu einem ventilartigen Schleimhautkontakt und damit zu einem gewissen Saugeffekt bei:

- beiderseitig das Tuberculum alveolare mandibulae, also das zum Kieferkamm gehörende Gebilde, das aus derbfaserigem und nachgiebigem Bindegewebe besteht und mit straffer Schleimhaut bedeckt ist,
- der vordere Unterzungenraum, die Sublingualtasche und
- der seitliche Unterzungenraum, die Paralingualtasche.

Die Erfassung des Tuberculum alveolare mandibulae durch den Zahnersatz bereitet keine große Schwierigkeit. Nur in den Fällen, in denen beim Öffnen des Mundes eine gut ausgebildete Raphe pterygomandibularis bewegt und strangartig angespannt wird, muß die dorsale Umfassung des Tuberkulums ausgespart werden (Abb. 7.**17**).

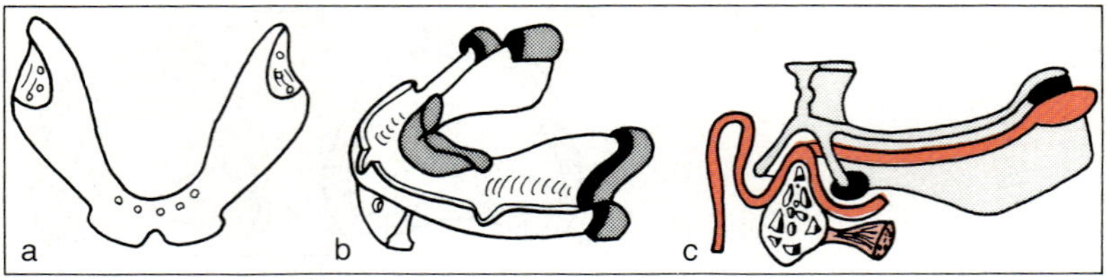

Abb. 7.**17** **a** Vorbereitung des Unterkiefer-Funktionslöffels für die Vorabformung mit Sublingualrolle und Tuberkulumauflagen, **b** Sublingualrolle und Auflage auf die Tubercula alveolaria mandibulae aus Kerr, Subrofix oder Schwarzwachs, **c** Gewebsbeziehung der Sublingualrolle und der Tuberkulumauflage

Die vordere Unterzungentasche, der eigentliche Sublingualraum, ist anatomisch verhältnismäßig einfach zu überblicken, jedoch nicht in funktioneller Hinsicht: er wird gebildet von der vorderen Sublingualtasche durch den paarigen M. genioglossus und im rückwärtigen Anteil durch den M. mylohyoideus. Nach vorn wird dieser Unterzungenraum durch den Kieferkamm begrenzt.

Form und Aussehen der Unterzungentasche hängen von der Lage der Zunge und von der Höhe der Frontzahnreihe ab.

Vorabformung des Unterzungenraumes

Ein ca. 4 cm langes, rundes Stück des ausgewählten Materials wird erwärmt und zu einem halbmondförmigen Aussehen gebogen. Diese Rolle wird stark erhitzt und dem Löffel so angeklebt, daß sie sich im inneren lingualen Rand von der Prämolarenseite der einen bis zur anderen Seite erstreckt. Die Rolle ist in der Löffelmitte erhaben und verjüngt sich nach lateral auslaufend. Nach abermaliger Erwärmung dieses Materials wird der Löffel in den Mund eingebracht, und der Patient bewegt die Zunge auf dem Löffelgriff, der die Zahnreihe simuliert, wobei durch Pressen der Zungenspitze in die Wangentasche wechselseitig rechts und links der Unterzungenraum abgeformt wird (vgl. Abb. 7.**21**).

Form und Ausdehnung der vorderen Unterzungentasche werden außerdem durch die Vertikaldimension beeinflußt: Günstig wirkt sich ein tiefer Biß aus, weil die Zunge hier nach unten zwischen die Kieferkämme zurücksinkt. Die Abformung des paralingualen und retromylohyoidalen Raumes führt zu den tiefgreifenden Retentionsflügeln nach Rehm, die zur besonderen mechanischen Retention in vielen Fällen angewandt werden können.

Randgestaltung

Die äußere, bukkolabiale Randgestaltung der Unterkieferprothese wird durch die im Vestibulum des Unterkiefers nach außen wirkenden Bewegungen der Lippe-, Mund- und Wangenmuskulatur geformt.

Im allgemeinen läßt sich ein bukkal breiter Randteil von einem schmäleren labialen Randbereich deutlich unterscheiden.

Beide Teile setzen sich dann in der Gegend der Prämolaren durch eine mehr oder weniger starke Einschnürung voneinander ab. Im Bereich dieser Einschnürung liegt nach Reichenbach eine Zone erhöhter Beweglichkeit.

Der hintere Randteil der Platte, welcher den bukkalen mit dem lingualen Rand verbindet und auf dem Kieferkamm aufruht, erfährt seine Begrenzung in äußerster Ausdehnung durch die Raphe pterygomandibularis und durch deren intensive Bewegungen.

Nach den Untersuchungen von Spreng sind die Stellen größter Beweglichkeit:

der Mundboden, die labiobukkale Grenze im Breich der Mundwinkel, bukkale Bandinsertionen und der Unterzungenraum. Dieses sind gleichzeitig die vier kritischen Zonen erhöhter Beweglichkeit der Unterkieferbasis.

Funktionelle Abformung im Unterkiefer

Situationsabformung

Wie im Oberkiefer unter eingeschränkten funktionellen Bewegungen wird das Vestibulum in Alginat abgeformt. Der Verfasser bevorzugt die klassischen Metallöffel nach Erike.

Situationsmodell

Das Vormodell enthält übersichtlich alle wesentlichen Merkmale des Unterkiefers, die bei sog. schwierigen Behandlungsfällen mittels eines spitzen Bleistiftes gekennzeichnet wurden: vorderer Sublingualraum mit Zungenbändchenansatz, seitlicher Zungenraum. Linea mylohyoidea, soweit darstellbar, retromylohyoidale Räume, Tuberculum alveolare mandibulae bis zum Ansatz der Raphe, Wangentasche, vollständige, vestibuläre Zirkumferenz, Lippen- und Wangenbänder.

Anfertigung des individuellen Löffels

Nach den gleichen Merkmalen wie der Oberkieferlöffel erhält der Unterkieferkunststofflöffel einige zusätzliche Besonderheiten:

- Horizontalisierung der Flügelfortsätze,
- Randbrenzung beidseitig genau auf der Mitte des Tuberculum alveolare mandibulae,
- Löffelgriff in Höhe und Verlaufsform einer stabilen, d. h. innerhalb des Kieferkammes angeordneten Zahnreihe, mit Unterschnitt und Haltekanten (Abb. 7.**18** und 7.**19**),
- seitliche Auflagen, um mit den Fingern einer Hand einen konstanten, gleichen Auflagedruck ausüben zu können.

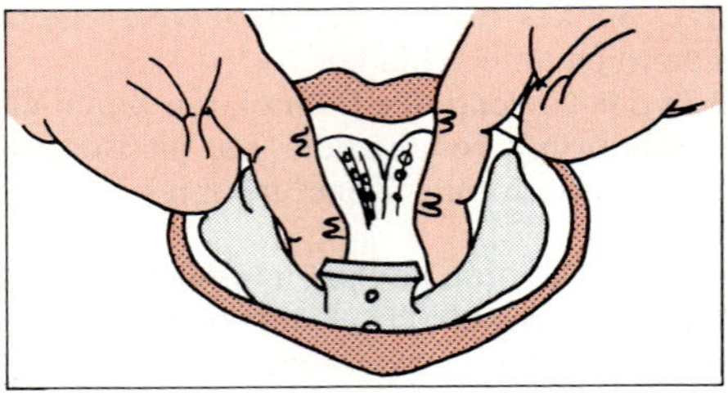

Abb. 7.**18** Mit dem Handgriff nach Schröder-Rehm wird der Mundboden nach kaudal gespannt, um die Tiefe des retromylohyoidalen Raumes zu tasten. Gleichzeitig wird verhindert, daß sich im Bereich des Sublingualraumes die Glandula sublingualis oder eine Schleimhautfalte unter den lingualen Löffelrand legt

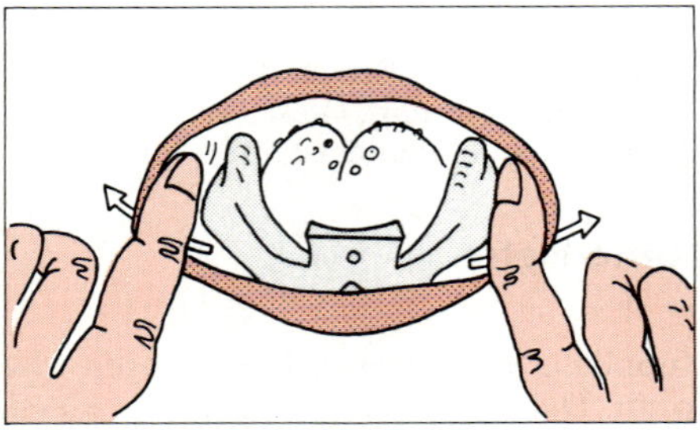

Abb. 7.**19** Mit dem Handgriff nach Schröder-Rehm wird die Schleimhaut im Bereich der seitlichen Wangentasche noch in das Vestibulum ausgedehnt und gespannt, damit sich der Abformlöffel unbehindert und ohne zwischengelegte Schleimhautfalten dem Kieferkamm auflagert

Die alte, klassische Form des Haltegriffes am individuellen Unterkieferabformlöffel nach Rehm und Schreiber hat sich als die zweckmäßigste erwiesen (Abb. 7.**20**). Sie erlaubt, daß der mit Material beschichtete Löffel sicher gehalten und geführt werden kann und ermöglicht der Zunge, die genau gleichen funktionellen Bewegungen wie die spätere Zahnreihe. Schließlich kann der Löffel aus stabiler Position am Griff entnommen werden, ohne die Abformränder zu berühren. Ist dagegen der Griff nach außen gebogen wie beim Metallöffel, so wird der Abdruck herausgehebelt, während der nach innen gebogene Griff die funktionellen Testbewegungen der Zunge unmöglich macht. Der Löffelrand erhält die gleiche Entfernung von 3 mm von der tiefsten Vestibularlinie wie der Oberkieferlöffel.

Randkorrektur des Abformlöffels

Um den Randverlauf des individuellen Unterkiefer-Kunststofflöffels zu kontrollieren und erforderlichenfalls zu kürzen, wenden wir wieder die klassischen Testbewegungen nach Herbst an (Abb. 7.**22**).

Der Funktionslöffel wird in den Mund eingeführt und zunächst grob überprüft, ob er irgendwo Schleimhäute oder Bänder zerrt, preßt oder anämisch verfärbt. Wird er abgehoben, so ist sein Rand an irgendeiner Stelle zu lang. Das Kürzen in der Ruhelage ist einfach, es darf nur da gekürzt werden, wo der Löffelrand so weit hinabreicht, daß das Vestibulum angespannt wird.

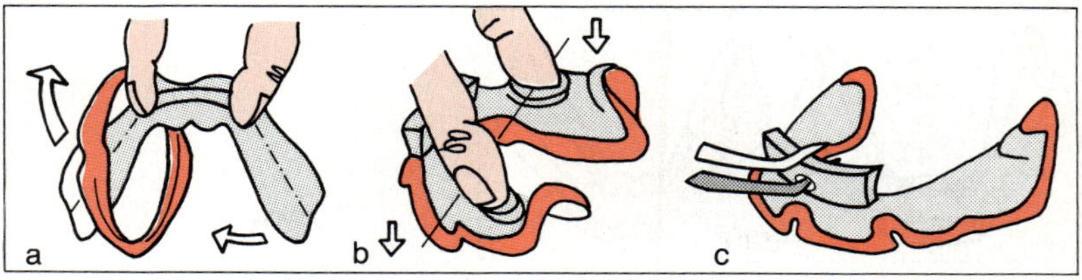

Abb. 7.**20** **a** Eindrehen des Abformlöffels um 90° versetzt in das Cavum oris, **b** gleichmäßige Adaption durch zwei Finger einer Hand, **c** Entnahme des Unterkiefer-Funktionsabdruckes bzw. Haftprobe ohne Berührung des Randes

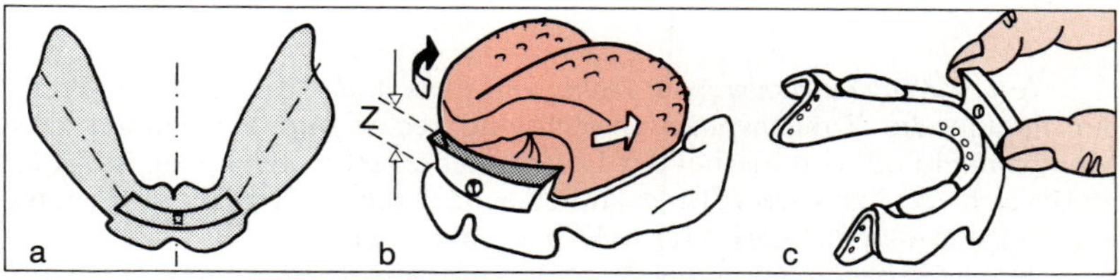

Abb. 7.**21** Der Griff des individuellen Unterkiefer-Abformlöffels hat Länge und Form der Unterkieferzahnreihe, damit sich der vordere Unterzungenraum während der Testbewegungen in optimaler Größe darstellt (**a** und **b**). Gleichzeitig ist eine sichere Handhabung gewährleistet (**c**)

Der Löffelrand läßt sich in Bezirke einteilen, deren Zahlen identisch sind mit den Nummern der Testbewegungen und der Testmaßnahmen in diesen Randbereichen, d. h., bei bestimmten Testbewegungen wird der Löffelrand im Bereich einer Nummer besonders beansprucht, und wenn er sich bewegt, braucht nur in diesem Bereich der Rand gekürzt zu werden.

Test 1: maximale Kieferöffnung. Wird der Löffel beim Öffnen rechts oder links hinten angehoben, so ist er ein- oder beidseitig vom äußeren Rande der Bedeckung des Tuberculum alveolare mandibulae bis zur Gegend des ersten Molaren zu kürzen, und zwar so lange, bis er sich nicht mehr abhebt. Ist der Rand von außen bukkal durchzutasten, so ist auch dieser Rand zu kürzen.

Test 2 a: Schlucken. Wird beim Schlucken der Löffelrand störend empfunden, so ist er in dem im Schema 2 a gekennzeichneten Bereich zu kürzen.

Test 2 b: Zungenbewegungen über das Lippenrot. Die Zungenspitze wird bis an das untere und obere Lippenrot vorgeschoben und führt benetzende Bewegungen aus. Wird der Löffel abgehoben, so ist er an der Zungenseite bei der Linea mylohyoidea vom Ende bis zu den ersten Molaren konkav auszuschleifen, d. h. im Bereich von 2 b.

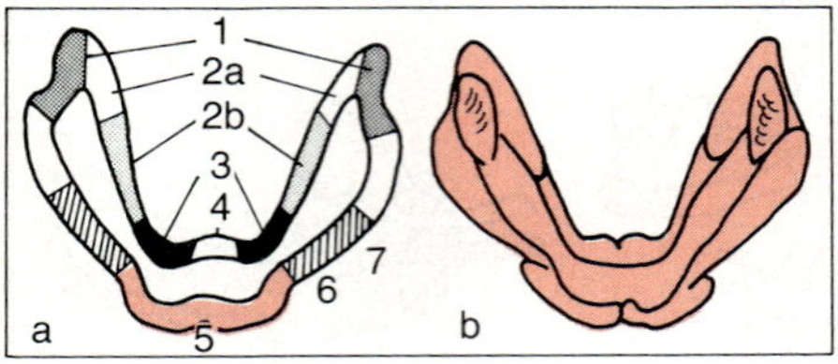

Abb. 7.**22** **a** Schema der zu typischen Testbewegungen zugehörigen Randbezirke im Unterkiefer nach Herbst. 1 Max. Öffnung, 2 a Schlucken, 2 b Zungengleiten über das unter Lippenrot, 3 Zungenpressen in die Wangentaschen, 4 Zungengleiten über das obere Lippenrot, 5 Mundspitzen, 6 Breitziehen, 7 Tastbarkeit des Löffelrandes von außen. **b** Vollständiger Funktionsabdruck

Test 3: Zungenpressen nach rechts und links in den Mundwinkel. Preßt der Patient die Zungenspitze abwechselnd rechts und links hinter den Mundwinkel und wird hierbei der Löffel wechselseitig abgehoben, so ist er im Bereich von 3 zu kürzen. Beim Abheben nach rechts durch die Bewegung der Zunge erfolgt die Korrektur links und umgekehrt.

Test 4: Gleitende Bewegung der Zunge über das obere Lippenrot hinaus. Bei dieser Testbewegung wird der störende Löffel im Bereich von 4, d. h. im Bereich des Unterzungenbändchens, zu kürzen sein, bis die Zungenspitze subnasal bewegt werden kann.

Test 5: Mundspitzen. Spitzt der Patient den Mund, so kann sich der Abformlöffel durch Einengung des Orbicularis oris hochheben.

Jetzt ist der Löffel im Bereich 5 konkav auszuschleifen.

Test 6: Breitziehen des Mundes. Breitziehen des Mundes verursacht eine besondere Einengung im beschriebenen Bereich der Einschnürungsstelle der unteren Prothesenbasis. Wird sie abgehoben, so muß im Bereich 6 hohlgeschliffen werden.

Test 7: Tasten des Löffelrandes in der Wangentasche. In diesem Bereich soll der Löffelrand gerade eben zu tasten sein.

Test 8: Zunge herausstrecken ist eine extreme Funktionsbewegung, die dem Träger einer Unterkiefervollprothese nicht ansteht und darum im Programm der Testbewegungen nicht enthalten ist. Sie dient aber dazu, den kleinsten Unterzungenraum in bezug zur Löffelgrenze zu kontrollieren, von dem aus dann die Sublingualrolle extendiert wird.

Korrekturabdruck

Sobald der individuelle Abformlöffel in der beschriebenen Weise einprobiert und seine Randausdehnung für richtig befunden wurde, erfolgt die Verabformung des Funktionsrandes wie beim Oberkieferabdruck, mit dem Unterschied, daß zusätzliches Randmaterial halbmondförmig im Sinne der

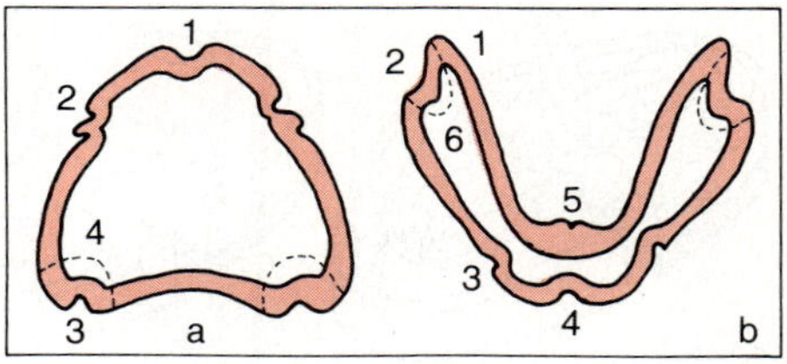

Abb. 7.**23** **a** Typischer Randverlauf der Prothesenbasis nach funktioneller Abformung im Oberkiefer mit Einziehung für Lippenbändchen (1), seitlichen Wangenbändchen (2), Raphe pterygomandibularis (3), seitlicher Tuberumfassung (4);
b im Unterkiefer, retromylohyoidaler Flügelausdehnung (1), Raphe (2), seitlichen Wangenbändern (3), Lippenband (4), vorderem Unterzungenraum und Zungenband (5) sowie Umfassung des anterioren Bereiches des Tuberculum alveolare mandibulae (6)

Sublingualrolle aufgetragen wird. Außerdem wird beiderseits auf dem Tuberkulum die Auflage durch nach transversal sich verjüngendes walzenförmiges Randmaterial verstärkt. Infolge der starken Druckkammerwirkung der Randabformung erhält man in dieser Phase fast immer eine überraschend große Saugwirkung.

Drückt sich an einer Stelle der Löffelrand durch, so wird er noch im elastischen Material mit der Fräse gekürzt. Es folgt aber ein erneutes, vollständiges Abformen des Funktionsrandes. Im eigentlichen Korrekturabdruck finden wir schließlich die absolute Kontinuität der vollständigen Protheseninnenfläche.

Pastenabdruck

Nachdem die Distanz- oder Zwischenschicht im individuellen Löffel entfernt und seine Randbeziehung zum Vestibulum kontrolliert worden ist, bringen wir im Sublingualabschnitt und an seinen dorsalen Rändern Haftperforationen an. Darüber befestigen wir dann halbmondförmige Rollen aus Schwarzwachs, deren Ränder mit dem heißen Wachsmesser verschmolzen werden. Nach leichtem Erwärmen über einer Spiritusflamme drehen wir den Unterkiefer-Funktionslöffel in Position, halten ihn unter leichtem Druck, während der Unterzungenraum durch Bewegungen der Zunge von einem Mundwinkel über das Lippenrot zum anderen extensiv abgeformt wird.

Abformgips wird in nur leicht überhöhter Schichtstärke aufgetragen, ehe der Löffel vorschriftsmäßig eingedreht und bis zu den Vertikalstopps abgesenkt wird. Die schon erklärten Testbewegungen lassen wir ausführen, sobald der tastende Finger der freien Hand auf der Materialprobe die geeignete Konsistenz ertastet. Vor der Entnahme des Gipsfutter-Funktionsabdruckes wird dessen Rand mit dem Wasserstrahl benetzt, um Trockenreibung der Schleimhaut zu verhindern.

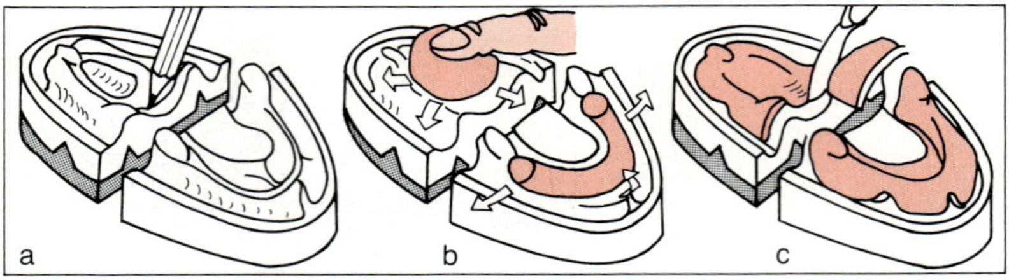

Abb. 7.**24** **a** Gesäuberte Meistermodelle mit angezeichneter Plattengrenze, isoliert mit Vaseline, Oberkiefermodell Zinnfolie und Kontrollsockel; **b** Auswachsen von Autopolymerisat in knetbarer Konsistenz, Oberkiefer als Kugel, Unterkiefer als Stange; **c** Abschneiden des noch weichen Überschusses entlang der vorgezeichneten Plattengrenze

Modelltechnik

Herstellung der Funktionsmodelle

Durch Ausgießen der Funktionsabdrücke mit Hartgips erhält man Arbeitsmodelle, auf denen dann die Prothesenbasis für die obere und untere Vollprothese hergestellt wird.

Für die darauffolgende Behandlungsphase der Relationsbestimmung erhält der Behandler diese Modelle, zusammen mit den inzwischen angefertigten Basisplatten, aus dem Laboratorium zurück.

Funktionsmodelle werden nach folgenden Gesichtspunkten geprüft:
- scharfe, blasenfreie Oberfläche,
- hinreichende Sockelstärke, um beim technischen Preßvorgang Brüche zu vermeiden,
- exakte Wiedergabe des Funktionsrandes mit vestibulär wiederaufsteigenden Flächen (Abb. 7.**24**),
- ein etwa 3 mm starker Sicherheitsrand des Modellsockels außerhalb des Funktionsrandes,
- Oberkiefermodell: dorsale Abschlußrand-Radierung; Hohllegen des Torus palatinus mit Hilfe von Zinnfolie vor Aufsetzen der Bißschablonen.
- Beide Kiefermodelle erhalten einen Kontrollsockel (Split-cast-Modell).

Modelle mit unklarer Wiedergabe der Kieferoberfläche machen eine Wiederholung der Funktionsabformung erforderlich.

Vorbereitung der Arbeitsmodelle

(Abb. 7.**24** und 7.**25**)

Durch Hohllegen auf dem Arbeitsmodell sind im Unterkiefer besonders zu entlasten:

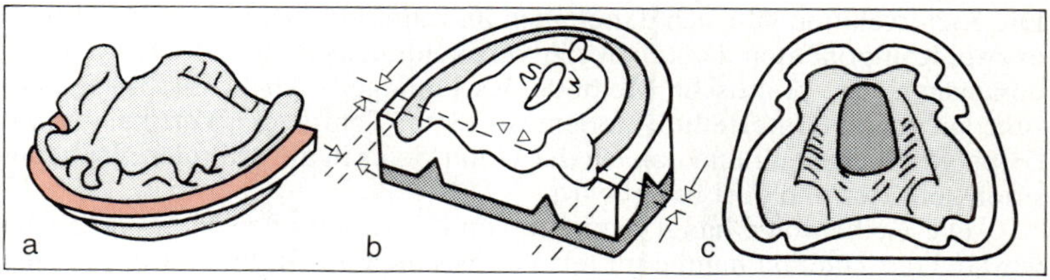

Abb. 7.**25** Modellherstellung: **a** horizontaler Wachsstreifen zur Sicherung des Funktionsrandes, **b** kontinuierlicher Sicherheitsrand von 3–5 mm zirkulär um das ganze Funktionsmodell, **c** Abdeckung des Torus palatinus mittels Zinnfolie

- Balkonartig nach innen vorspringende Exostosen (Torus mandibularis). Sie treten beim Mitteleuropäer in 5% aller Fälle auf und liegen etwa im Bereich lingualwärts unterhalb der Prämolaren.
- Der dünne Resorptionskiefer. Beim dünnen Resorptionskiefer erfolgt eine Abdeckung bzw. Hohllegung mittels Zinnfolie beiderseits im Bereich des Foramen mentale.

Relationsbestimmung im zahnlosen Kausystem

Einführung

Im normalen, vollbezahnten Kausystem ist die Lagebeziehung zwischen Ober- und Unterkiefer in der zentrischen Okklusion eindeutig festgelegt, nachdem alle Okklusionsmuster ineinandergreifen und der Unterkiefer der Schädelbasis am weitesten genähert ist. Diese Lagerelation kann im zahnlosen Kausystem nicht mehr wiedergefunden werden: Der Unterkiefer kann sich dem Oberkiefer beliebig nähern, da jegliche Zahnabstützung fehlt.

Mit Relationsbestimmung bezeichnet man also die Aufgaben und Maßnahmen, die räumliche Lage des zahnlosen Unterkiefers zum zahnlosen Oberkiefer festzulegen, die er einnähme, wenn seine natürlichen Zähne noch vorhanden wären und in zentrische Okklusion träten.

Wenn man die Abweichung der zentrischen Okklusion von der zentralen Relation der Kiefer im natürlichen vollbezahnten Kausystem vernachlässigt und eine Übereinstimmung zwischen zentrischer Okklusion und zentraler Relation voraussetzt, wie sie bei etwa 15% der Patienten tatsächlich eintritt, so ist die zentrische Okklusion beim Zahnlosen annähernd definiert durch

- vertikale Relation (Bißhöhe) und
- horizontale Relation (zentrale Relation mit den Kondylen in der Retroposition).

Die Kieferrelation läßt sich damit auch im zahnlosen Kausystem didaktisch in zwei Komponenten darstellen: die Vertikaldimension und die Horizontaldimension. Jede praktische Methode des Festlegens der Schlußbißlage beruht auf dieser Unterteilung, indem als erster Schritt der Vertikalabstand (Bißhöhe) eingestellt und danach der Unterkiefer in die artikuläre Ruheposition gebracht und dort fixiert wird.

Die Reihenfolge hängt natürlich von der technischen Methode ab. So wird bei der Handbißnahme mittels Wachswällen der Ruheschwebeabstand eingestellt, der Unterkiefer in die Retroposition geführt und danach, als zweiter Schritt, abgesenkt in die Vertikaldimension.

Neuromuskuläres Verfahren

Ruheschwebelage

Die Bestimmung der vertikalen Relation aus der Ruheschwebe heraus, ist das älteste und zugleich bewährteste Verfahren. Die Richtigkeit läßt sich mit einfachen Kenntnissen neuromuskulärer Vorgänge im Kausystem begründen (Abb. 7.**26**).

Aus der zentrischen Okklusion läßt sich der Unterkiefer des vollbezahnten Kausystems durch reine Scharnierbewegung öffnen; er schwebt jetzt in seiner Muskelführung, wobei die Zahnreihen einen geringen Abstand voneinander entfernt sind. Dieser Abstand ist als Interokklusalabstand bekannt.

Nur in dieser Schwebelage nimmt der Unterkiefer die „ruhigste" Stellung in bezug auf die Innervation bzw. auf die neuronale Aktivität ein: Die Kaumuskulatur wird während dieser Ruhe- oder Restinnervation (Goepfert) nur von vereinzelten Aktionspotentialen erreicht.

In dieser neuromuskulären Ruhelage schwebt der Unterkiefer unter dem Oberkiefer, weshalb diese Lage als Ruheschwebelage bezeichnet wird. Diese neuromuskuläre Ruhelage des Unterkiefers ist die Ausgangslage des Reflextonus der Kaumuskulatur, d. h., in ihr haben alle Kaumuskeln eine bestimmte Länge, die sich nur ändert, sobald neuronale Aktivität einsetzt.

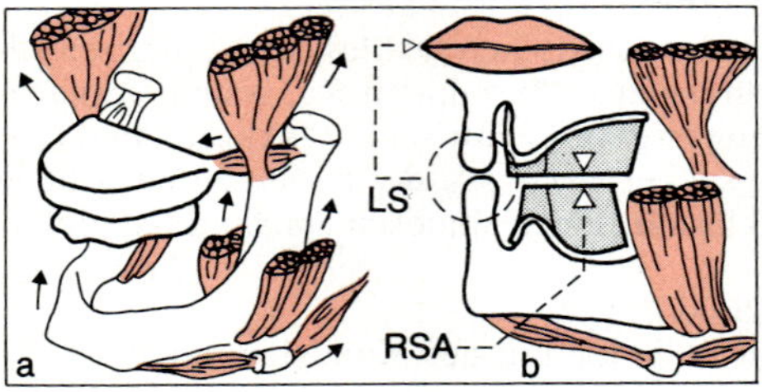

Abb. 7.**26** **a** Einpendeln der Ruheschwebelage nach Göpfert infolge der Restinnervation aller an der Kieferhaltung beteiligter Muskelpartien und Ruheschwebeabstand (RSA).
b Lockerer, völlig entspannter Lippenschluß (LS) mit normaler Darstellung des Lippenrots zur externen Beurteilung der Ruheschwebelage

Die Ruheschwebelage des Unterkiefers ist vollkommen unabhängig von der Okklusion und deswegen auch unabhängig vom Vorhandensein der Zähne. Sie ist die einzige reproduzierbare Vertikallage des zahnlosen Unterkiefers, definiert durch den Ruhetonus der Kaumuskulatur.

Nach Schröder-Rehm berühren sich die Lippen gerade eben drucklos, sobald der Unterkiefer die Ruheschwebelage eingenommen hat (Abb. 7.**27**).

Die Weichgewebe, d. h. Epidermis, Hautgewebe und Muskulatur, lassen sich zwar auf dem Schädelskelett verschieben, aber sie machen eine geringe Unterkieferbewegung mit, ohne selbst verschoben zu werden; erst bei Mundöffnung und bei Muskelaktivität finden Hautverschiebungen als Minenspiel statt.

Registrierung der Vertikaldimension

Um den Vertikalabstand (Bißhöhe) des Unterkiefers in der Ruheschwebelage zu registrieren, werden auf dem feststehenden Mittelgesicht, z. B. auf oder unterhalb der Nase und auf der beweglichen Kinnspitze, je eine Markierung angebracht. Markierungen sind: Färbungspunkte mit Blaustift, Leukoplastdreiecke, Tätowierungskreuze usw.

Die genaue Lage der Markierung ist ohne Bedeutung, da sie für die Zeit der Registrierung und Bißlagebestimmung konstant bleibt.

Interessant ist nur der Abstand zwischen diesen beiden Meßpunkten: im Augenblick der Ruheschwebelage hat er eine genau bestimmte Höhe.

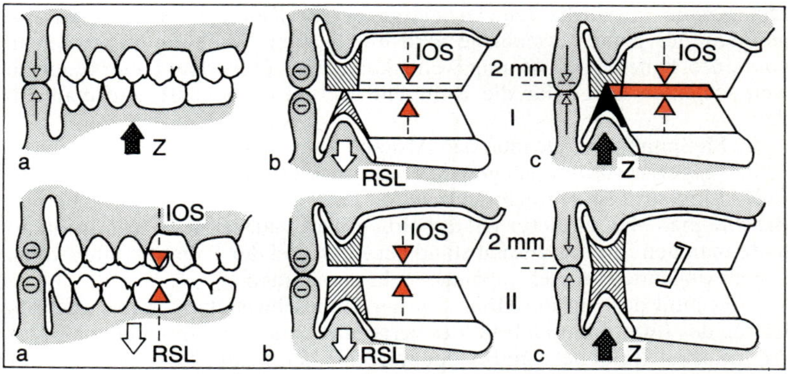

Abb. 7.**27** Registriermethoden der Kieferrelation mittels Wällen im Analogievergleich zum Vollbezahnten. Obere Reihe: **a** zentrische Position (Schlußbiß), **b** Methode I: Ruheschwebelage (RSL) mit senkbaren Wällen (hart in weich), **c** Einsenkung um den Betrag des Interokklusalabstandes. Untere Reihe: **a** Ruheschwebelage mit Interokklusalspalt (IOS), **b** Methode II: Ruheschwebelage mit Planwällen im Interokklusalabstand, **c** Schlußbißlage und Fixation mittels Heftklammern

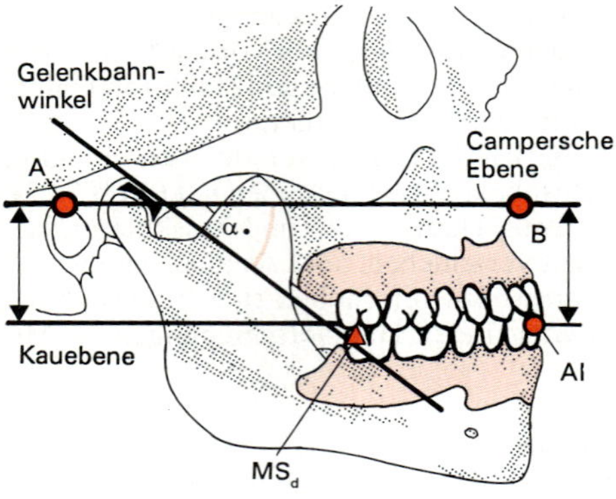

Abb. 7.**28** Näherungsweise Parallelisierung der Kauebene zur Camperschen Ebene als Orientierungshilfe einer Totalrekonstruktion beim Zahnlosen

Der Abstand Sm zwischen beiden Meßpunkten wird gemessen; die Messung kann vorgenommen werden durch

- Abgreifen mit einer Präzisionsschublehre mit Noniusablesung (0,1 mm Genauigkeit),
- Ablesen auf der Skala eines angelegten Meßstabes,
- Aufzeichnung von Markierungsstrichen auf einen Spatel.

Die genaue räumliche Lagebeziehung beider Kiefer zueinander im Augenblick der Ruheschwebelage wird durch einen Wachseinbiß festgelegt: aus einer beliebigen Öffnungsweite kann man jetzt den Unterkiefer so weit schließen lassen, bis die Ruheschwebelage erreicht ist, und man findet:

- die Meßpunkte bezeichnen den Abstand Sm,
- die Lippen berühren sich gerade eben drucklos und spannungslos,
- das Lippenrot ist deutlich sichtbar.

Brächte man aber in dieser Kieferhaltung die Ersatzzähne in Okklusion, so hätte man den Interokklusalabstand beseitigt, und der Patient könnte keine freischwingende Ruheschwebelage mehr einnehmen.

Es muß deshalb die Höhe Sm der Ruheschwebelage immer um den Betrag des Interokklusalabstandes vermindert und der Einbiß bis zu dieser „reduzierten Bißhöhe“ Sm-So, der tatsächlichen Schlußbißstellung, weiter gesenkt werden.

Da man natürlich den tatsächlichen Intraokklusalabstand im Einzelfalle nicht kennt, nimmt man einen Erfahrungswert von 2 mm nach Schröder an und senkt grundsätzlich bei jeder Verfahrenstechnik der Relationsbestimmung den Ruheschwebeabstand um diesen Betrag auf einen angenommenen Vertikalabstand des Schlußbisses ab (Abb. 7.**27**).

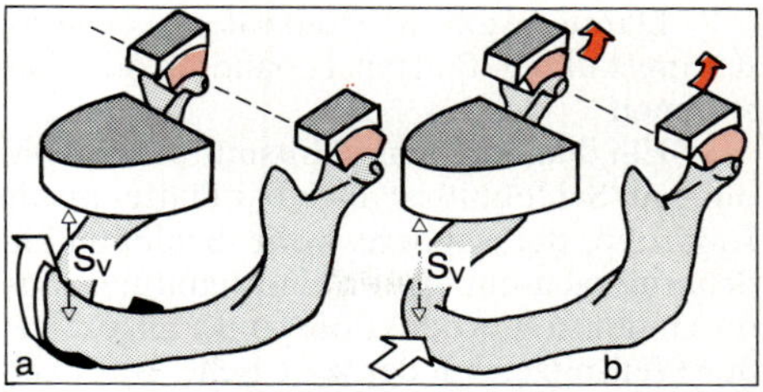

Abb. 7.**29** Didaktische Unterteilung der Kieferrelationsbestimmung in zwei Phasen.
a Phase 1: Einstellen des Vertikalabstandes S_v durch entsprechende Höhe der Wachswälle oder des zentralen Stützstiftes (vertikale Festlegung),
b Phase II: Rückführung des Unterkiefers in die Retroposition ohne jede Seitenabweichung (horizontale Festlegung)

Horizontale Kieferrelation

Die in früherer Zeit ausschließlich angewandte Bißnahme mittels Wachswällen erlaubte keine Unterscheidung zwischen den verschiedenen ventralen, dezentralen Kieferpositionen. Versuche, eine habituelle muskeldominierende Schlußbißstellung über Wälle darzustellen, führten fast immer zu Seitenabweichungen mit der bekannten Schlußbißstörung als Ausdruck einer fehlerhaften Bißnahme.

Seit einer systematischen Prothetik im zahnlosen Kausystem hat man deswegen die Scharnierposition der zentralen Relation zur fehlerlosen Übertragung des Schlußbisses in den Artikulator gewählt. Da dies tatsächlich die reproduzierbare Lage ist, die ohne Hilfsmittel in der Praxis immer wieder eingenommen werden kann, wurden auch die Ersatzzähne in dieser Schlußbißposition aufgestellt, im Vertrauen auf die Anpassung der Muskulatur. Tatsächlich zeigt die praktische Erfahrung bis heute, daß dieses Vorgehen besser ist als der Versuch, mit einer Wallbißnahme muskelgeführte Positionen zu reproduzieren (Abb. 7.**29**).

Dagegen erlaubt der zentrische Stützstift feine Unterschiede zwischen der zentralen Kieferrelation und neuromuskulär geführten, ventralen Position zu registrieren und als Schlußbißposition für die Harmonie zwischen Gelenkführung, Muskelführung und wiederherzustellender Interkuspidation in den Artikulator zu übertragen. Dies scheint erforderlich, da die Horizontaldimension als Teilkomponente des Schlußbisses bei ca. 80% aller Patienten ventral der Scharnierachse liegt.

Die Aufstellung der Ersatzzähne in einer muskelgeführten, habituellen Schlußbißsituation verursacht die sofortige Kontaktfindung in stabiler, zentrischer Okklusion. Gleiten in die Zentrik (des Kauflächenreliefs) führt bei Prothesenplatten zu Verschiebungen, zur Walkarbeit und zu lokaler, traumatisierender Druckbeanspruchung des Tegumentes.

Daraus ergibt sich: die Interkuspidation der Plattenprothesen muß mit der muskulär geführten, gebahnten oder habituellen Schlußbißlage übereinstimmen.

Ein diagnostisches Hilfsmittel zur Kontrolle der sofortigen Kontaktfindung im Schlußbiß ist auch bei Plattenprothesen, insbesondere während der Einprobe, der saubere, volle Schlußbißklang. Die Abweichung zwischen Scharnierachsenposition und habituell muskulärer Schlußbißposition wird durch den sog. Adduktionspunkt angezeigt. Es ist dies der Punkt innerhalb der Pfeilspitze, den der zentrische Stift nach rascher Kieferschlußbewegung markiert. Diese Erkenntnis macht zweierlei erforderlich:

- grundsätzliche Anwendung des zentrischen Stützstiftes beim Zahnlosen,
- Zahnaufstellung innerhalb der Toleranzbreite der habituellen, muskelgeführten Schlußbißlage.

Die zentrische Okklusion bzw. die maximale Interkuspidation soll in Übereinstimmung mit dem paßgenauen Prothesenlager eine biomechanische Basis sein, an der sich das neuromuskuläre System orientieren und neu bahnen kann.

Als therapeutisches Vorgehen hat sich klinisch bewährt, weder eine extrem habituelle Lage noch die Retroposition als anpassungsfähige Schlußbißlage zu wählen, sondern ihre Mitte. Liegt dagegen der Adduktionspunkt in nur geringem Abstand (0,1–0,7 mm) ventral vor der zentrischen Relation, so wird er als „Schlußbißzentrik" übernommen. Bei den meisten Patienten läßt sich der Adduktionspunkt natürlich nicht absolut reproduzieren, bei vielfach wiederholter Kieferschlußbewegung zeichnet sich ein umschriebenes Trefferfeld ab, dessen Mitte als wahrscheinliche Endposition aber leicht zu ermitteln ist.

Praxis der Kieferrelationsbestimmung

Bißnahmehilfsmittel

Basisplatten werden für jede Art der Kieferrelationsbestimmung aus einem formbeständigen Werkstoff, bevorzugt Komposites, hergestellt. Zur Handbißnahme werden gelegentlich auch Thermoplastplatten (z. B. Hekolit) verwendet. Wichtig ist jedoch, daß die Basisplatten paßgenau sind, da als erster Schritt die Paßgenauigkeit des Funktionsmodells überprüft wird. Basisplatten werden im allgemeinen in gleicher Länge hergestellt wie der Funktionslöffel, ihr Rand endet also 3 mm über dem Fornix vestibuli und wird sehr sorgfältig nachgearbeitet, um schmerzbedingte Bewegungsabweichungen auszuschließen. Wachswälle haben die Grundform der späteren Zahnreihen, während grundsätzlich zuerst der Oberkieferwall nach der Bipupillarlinie, der Camperschen Ebene und dem Gesichtsprofil ausgerichtet wird (Abb. 7.**30**).

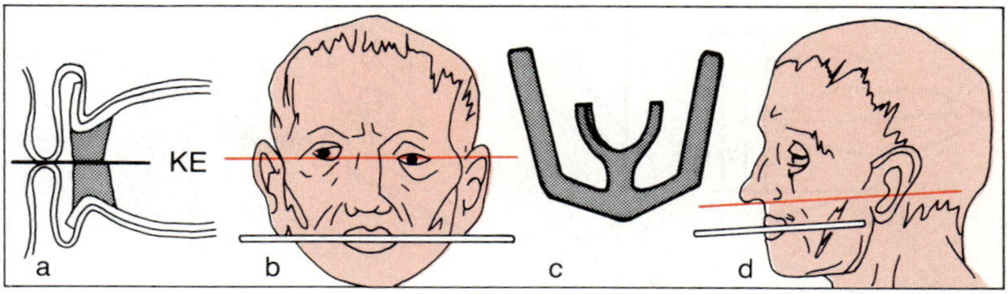

Abb. 7.**30** Sobald sich die Lippen in der Ruheschwebelage eben berühren, finden sich auch die Wachswalloberflächen in der ungefähren Kauebene (KE), da ihre Länge mit der Lippe abschließen soll (**a**). Der Oberkieferwall ist richtig ausgerichtet, sobald der Parallelisierungsbogen nach Gerber (**c**) Parallelität zur Bipapillarlinie (**b**) und zum Tragus-Subnasal-Punkt nach Camper Parallelität anzeigt (**d**)

Handbißnahme

Unter Handbißnahme verstehen wir das Einführen des Unterkiefers in Bißwälle unter leichter Handführung durch den Behandler (Abb. 7.**31**). Wiederum ausgehend von der didaktischen Zweiteilung wird als Schritt 1 der Vertikalabstand eingestellt, indem plane Wachswälle auf gleichmäßigen Kontakt gebracht werden. Der Vertikalabstand ergibt sich aus dem Ruheschwebeabstand und der anschließenden Verkürzung der Wälle um 2 mm. Für die Fixation der horizontalen Relation führt man als Schritt 2 den Unterkiefer in die habituelle Position. Anhand von Vertikalschnitten, die mit dem Wachsmesser über beide Wälle geführt werden, versucht man die Reproduzierbarkeit dieser Kieferposition zu prüfen, wenn der Patient wiederholte Adduktionsbewegungen ausführt, ehe die Wälle mittels Heftklammern verschlüsselt werden.

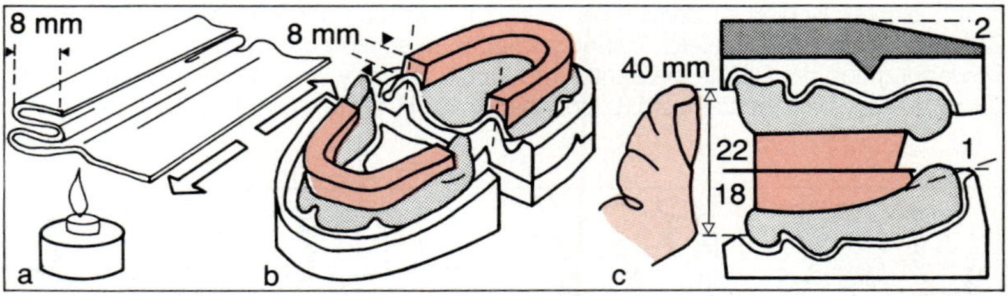

Abb. 7.**31** Anfertigung geeigneter Wachswälle zum rationellen Ablauf der Handbißnahme.
a Gegenläufiges Falten der erwärmten Wachsplatte mit Wärmestau in Längsrichtung,
b Anordnung der Wälle auf den Basisplatten,
c Höhe der Wachswälle mit Platten, praxisnahe Näherungskontrolle nach Schröder-Rehm mittels der Länge des 1. Daumengliedes; ferner: Abflachen des Unterkieferwalles bis zur Höhe des Tuberculum alveolare mandibuale (1) und distal Abschrägen des Kontrollsockels zur besseren Montage im Artikulator (2)

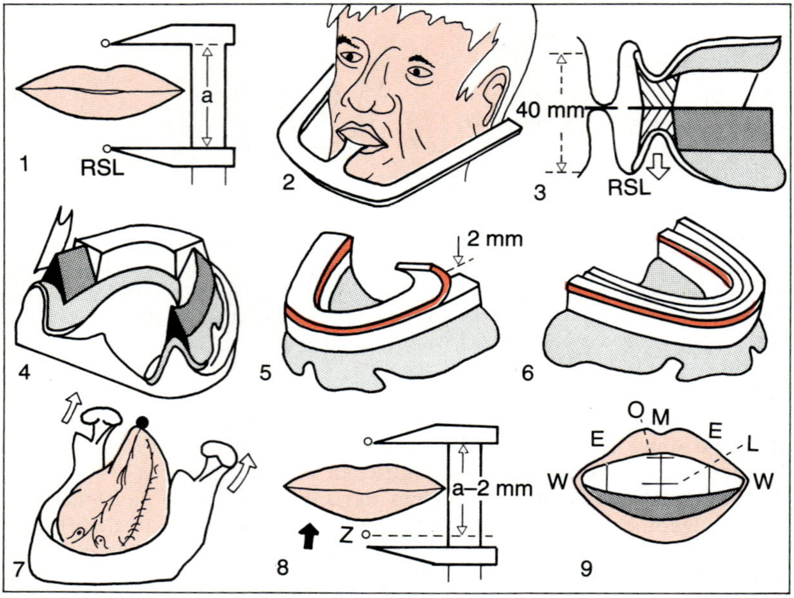

Abb. 7.**32** Systematischer Ablauf der Handbißnahme: 1 Anzeichnen der Meßpunkte Oberkiefer/Unterkiefer (roter Filzstift) in Ruheschwebelage (RSL), 2 Horizontalisieren des Oberkiefer-Wachswalles, 3 Anpassen des Unterkiefer-Wachswalles, 4 dachförmiges Zuschneiden des Unterkiefer-Wachswalles, 5 Abnehmen von 2 mm Roswachs und Auflegen von weichem Beautypink im Oberkiefer, 6 Prüfen der Wallkonvergenz durch leichten Schluß im Bereich der RSL, 7 Einnehmen der Retroposition z. B. durch Zungentasten des Oberkiefer-Plattenrandes, 8 Einsenken der Wälle durch Scharnierbewegung aus der RSL in die Zentrik um 2 mm, 9 Einzeichnen der Hilfslinien M Mitte, E Eckzahnlinien (Nasenbereich), L Lippenschluß, O Oberrand, W Mundwinkel

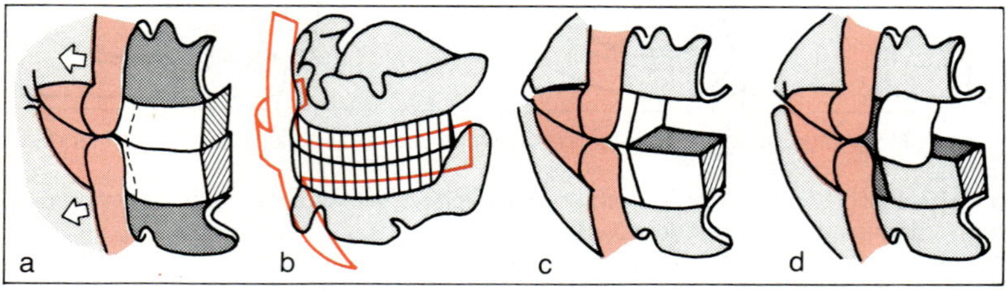

Abb. 7.**33** **a–d** Horizontal-vertikale Wölbung der Lippen- und Wangenstütze durch die Wälle

Eine ältere Methode der Handbißnahme von Schröder und Rehm beruht darauf, daß im Unterkiefer ein harter Wall mit dachförmigem Querschnitt aus Stents-, Kerr-Masse oder hartem Bißwachs Beautypink verwendet wird, der nach dem justierten Oberkieferwachswall ausgerichtet wird. Nach exakter Überprüfung des Ruheschwebeabstandes anhand der Lippenlage wird der plane obere Wall erwärmt. Nunmehr läßt man den Unterkieferwall um den gewünschten Interokklusalabstand von 2–4 mm in den weichen Oberkieferwall einsenken. Diese Methode ist also eine Kombination von Lagefindung in horizontaler, habitueller Position und Fixation in Schlußbißhöhe. Nach Trennen beider Wälle kann jetzt durch wiederholte Schließbewegungen die Reproduzierbarkeit leicht überprüft werden. Der Interokklusalraum wird abschließend mit Hilfe der Sprechprobe überprüft. Beim Aussprechen von „Sechshundertsechsundsechzig" oder „Mississippi" entsteht in der ersten Methode zwischen beiden planen Wällen ein Abstand von ca. 2 mm, während sie bei der zweiten aus der Einsenkung in Wallhöhe treten.

Bei der Kieferlagebestimmung für die Totalprothesen dient die Handbißnahme lediglich dazu, die Okklusionsebene, die Bißhöhe und die Lippenfülle festzulegen. Stützstift und Gesichtsbogen gestatten es – mit einem vertretbaren Aufwand an Zeit und Gerät –, bessere Ergebnisse beim Aufbau des Okklusionsfeldes in der Praxis zu liefern (Windecker).

Orientierungsmarken für die Ersatzzähne

Nach Abschluß der Handbißnahme zeichnet man die Orientierungsmarken und Hilfslinien für die Zahnaufstellung in die Wachswälle ein:

1. Mittellinie mit exakt vertikalem Verlauf,
2. Lippenschluß oder Mundwinkel-Verbindungslinie,
3. bilaterale Parallelen zur Mittellinie als Nasenflügeltangente bzw. Eckzahnlinie (vgl. S. 456) sowie
4. die Lachlinie bzw. Grenzlinie der Oberlippe beim Hochziehen (Abb. 7.**33**).

Intraorale Stützstifttechnik

Grundsätzlich kann der zentrische Stützstift als alleinige Methode zur Kieferrelationsbestimmung oder als Folgemethode nach der Handbißnahme angewandt werden (Abb. 7.**34**).

Rationelle Stützstiftmethode: Die praxisnahe, rationelle Anwendung des Stützstiftes erfolgt in festgelegten Einzelschritten (Abb. 7.**35**).

1. Vorfertigen von Kunststoffbasisplatten mit planen Wachswällen von nur etwa 3 mm Höhe.
2. Aufsetzen der leicht erwärmten Registriermittel und Festkleben mit Wachs; zusätzliche Befestigung des Stifthalters mittels Kunststoff.
3. Einfügen der Registriermittel, Kontrolle der Stiftposition in der Mitte der Oberkiefer-Registrierplatte.

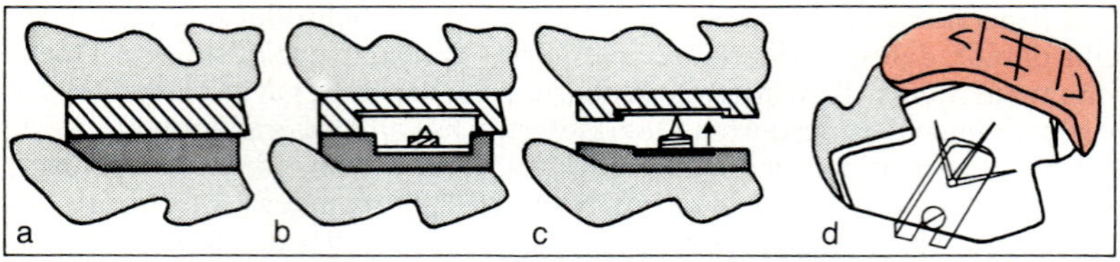

Abb. 7.**34** Schema des Einbaus des Stützstiftsets in die Wachswälle der Handbißnahme im Okkludator, **a** Kieferrelationsregistrat mit Wachswällen,
b Einbau des Stiftsets unter Beibehaltung des Wallregistrats,
c Einstellen der Stifthöhe und Ausschneiden der Wälle,
d zusätzlicher frontaler Wachsschlüssel im Oberkiefer zur Abstützung der Lippen und zum Einzeichnen der Hilfslinien

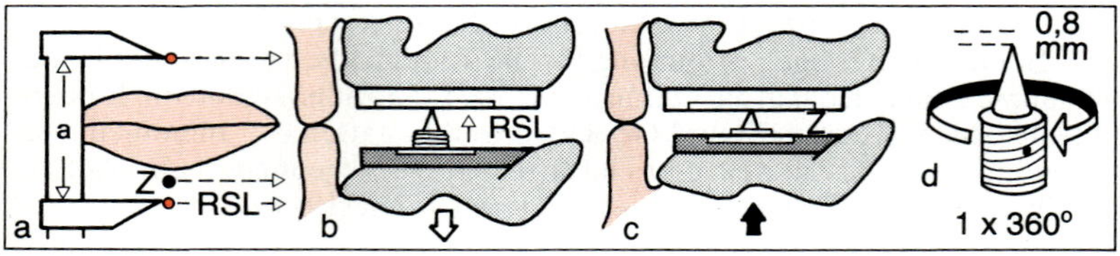

Abb. 7.**35** Primäre Anwendung des Stützstiftsets ohne vorherige Handbißnahme.
a Lippenschlußkontrolle der Ruheschwebelage (RSL),
b Einstellen des Ruheschwebeabstandes mittels des Stützstiftes unter Kontrolle des externen Abstandes a,
c Absenken des Stützstiftes um den gewünschten Interokklusalspalt, z. B. 3mal volle Umdrehung des Stützstiftes = 2,4 mm,
d volle Umdrehung ergibt eine Höhenänderung von 0,8 mm (Set nach Gerber)

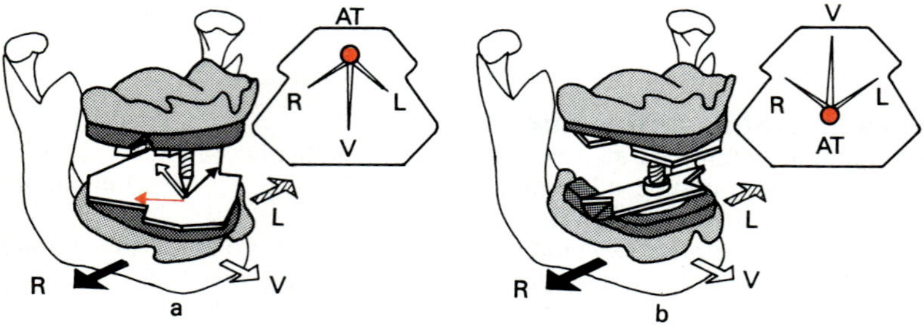

Abb. 7.**36** Pfeilwinkelregistrierung mit Hilfe des Condylor-Stützstiftsets nach Gerber.
a Registrierplatte im Unterkiefer, Stiftträger im Oberkiefer,
b Registrierplatte oben: das Registrat verläuft richtungsgerecht, die Trägerplatte erlaubt mehr Zungenfreiheit. R Rechts-, L Linkslaterotrusion, V Vorschub, AT Adduktionstrefferfeld

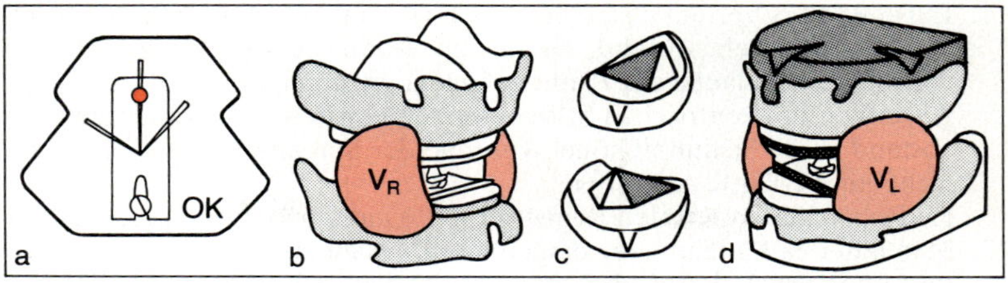

Abb. 7.**37** Registrierung der Unterkiefer-Vorschubposition mittels der Stützstiftmethode zur Einstellung der individuellen Gelenkbahnen des zahnlosen Patienten im Artikulator.
a Einstellung des Fixationsplättchens anterior auf der Protrusionsbahn,
b Verschlüsselung dieser Vorschubposition (V),
c Heraustrennen der Vorschubschlüssel und Weiterverwenden des Stiftsets für das zentrische Registrat,
d Zusammensetzen des Vorschubregistrats nach der Artikulatormontage

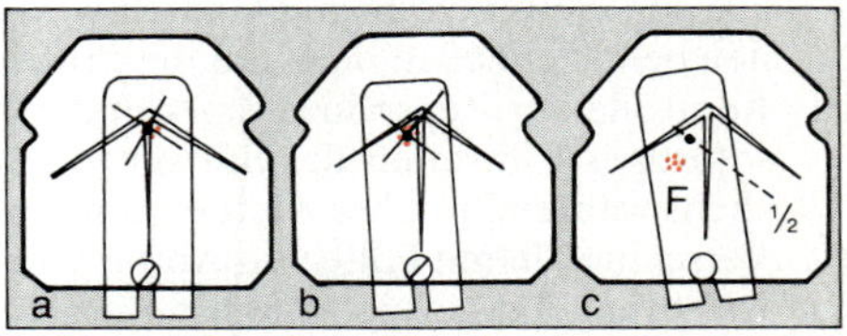

Abb. 7.**38** Lage des Adduktionspunkt-Trefferfeldes der habituellen Schlußbißposition
a in der Retroposition der Pfeilspitze,
b geringe Abweichung; in beiden Fällen wird das Arretierungsplättchen vor dem Verschlüsseln auf das Trefferfeld eingestellt,
c deutliche Abweichung (> 1 mm): die Einstellung erfolgt auf halber Strecke zwischen Trefferfeld F und Retroposition

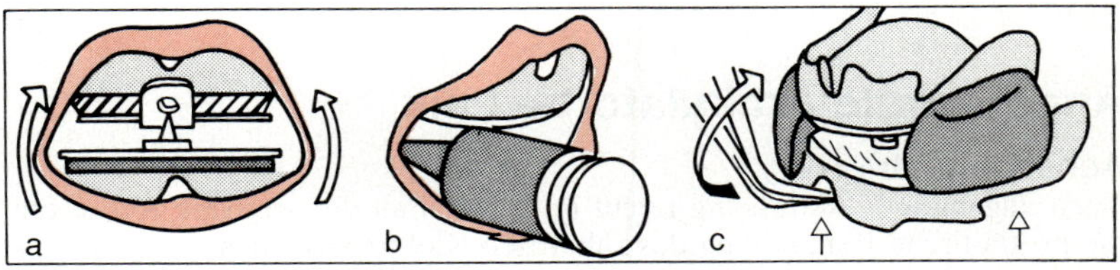

Abb. 7.**39** Festlegen des Stützstiftregistrats. **a** Lagefindung des Stützstiftes in der Schlüsselperforation des Fixationsplättchens,
b Verschlüsseln durch Abformgips mittels einer Kolbenspritze,
c zur Vermeidung von Montagefehlern ist es zweckmäßig, das ganze Registrat als Monoblock zu entnehmen, indem die geschlossene Pinzette die Unterkiefer-Basisplatte während der initialen Öffnungsbewegung nach kranial drückt

4. Einstellen des Vertikalabstandes durch Herausdrehen des Stiftes bis auf den Ruheschwebeabstand, zu dessen Kontrolle ein Wachsschlüssel vorübergehend labial der Platte aufgelegt werden kann.
5. Absenken des zentrischen Stiftes um den gewünschten Ruheschwebeabstand in die Schlußbißhöhe. Während der Sprechprobe darf der Stift nicht auf die Platte auftreffen.
6. Einfärben der entfetteten Registrierplatte mit schwarzem Filzschreiber.
7. Man läßt den Patienten die eingeübten Bewegungen ausführen: Protrusion und zurück, Laterotrusion rechts und zurück, Laterotrusion links und zurück (Abb. 7.**36**).
8. Rasche Adduktionsbewegungen markieren das Trefferfeld in der muskelorientierten, habituellen Schlußbißposition.
9. Anbringen des Fixierplättchens mit der Perforation über der Pfeilspitze, bei Abweichung über dem Trefferfeld, bei starker Abweichung auf halber Strecke zwischen Pfeilspitze und Trefferfeld. E. Körber weist darauf hin, daß der Fixierpunkt in jedem Falle 0,5 mm vor der Pfeilspitze angebracht werden soll, auch wenn das Zentrum des Trefferfeldes auf der Pfeilspitze liegt. Dadurch wird gewährleistet, daß die Zahnreihen beim Schließen nicht auf die Protrusionsfacetten auftreffen.
10. Kontrolle der Reproduzierbarkeit der habituellen Schlußbißlage durch sofortiges Eintreffen der Stiftspitze in die Perforation des Fixierplättchens während rascher Kieferschlußbewegungen.
11. Verschlüsseln mit Hilfe von Abformgips.

Die Erfahrung hat gezeigt, daß die Entnahme des Stiftregistrats als Monoblock genauer als ein späteres Zusammensetzen ist. Die Anwendung des Stützstiftes auch dann, wenn im symptomlosen Normalfall eine Handbißnahme ausreichend erscheint, bringt neben der Balance der Gelenke den Vorteil, daß diese Methode routinemäßig angewandt werden kann, sobald sie unbedingt erforderlich ist.

Angewandte Artikulatortechnik

Achsenregistrierung

Nach allgemeiner Auffassung reicht im Normalfall die arbiträre Achse für die prothetische Behandlung des zahnlosen Kiefers aus. Diese wird entweder 12 mm anterior vom Tragus auf der Achse-Orbital-Linie direkt aufgezeichnet und mittels eines Gesichtsbogens abgegriffen oder sie ist in den Ohreinlagen des Schnellmontagebogens berücksichtigt (vgl. S. 454).

Die Frage, ob die Ersatzzähne im Okkludator, im Mittelwertokkludator oder im individuell einstellbaren Gerät aufgestellt werden sollen, hängt vom Artikulationskonzept ab. Während im Schlußbiß die Genauigkeit ausschließlich von der während der Bißnahme verschlüsselten Kieferrelation abhängt, werden für die Artikulation der Vollprothese heute verschiedene Verfahren mit dem Ziel einer artikulären Balance bevorzugt.

Mittelwertartikulator nach Handbißnahme

Die Wachswälle des Schlußbißregistrats der Handbißnahme werden nach der Camperschen Ebene und der Bipupillarlinie im Mittelwertartikulator ausgerichtet. Als Bezugsbasis dient das Bonwill-Dreieck. Folgende Methoden werden in der Praxis angewandt:

Justierung der Kauebene aus der Wallberührungsebene in den Artikulator, dessen geometrische Abstände nach einer mittleren Kauebenenlage ausgerichtet sind, mit Hilfe eines Montagedrahtbügels oder eines einfachen Gummizuges. Der Inzisalstift zeigt in der Mitte des Vertikalstiftes auf den Schnittpunkt von Mittellinie und Wallberührungslinie.

Orientierung der Kauebene des Wallregistrats mit Hilfe eines einfachen draht- oder bandförmigen Gesichtsbogens nach der Camperschen Ebene.

Ausrichtung ebenfalls nach der Camperschen Ebene mit Hilfe eines Mittelwertübertragungsbogens.

Alle Montagehilfen im Mittelwertartikulator richten die Funktionsmodelle räumlich nach dem Bonwillschen Dreieck aus, dessen äußere Punkte mit den Achsenpunkten des Artikulators identisch sind, während die Kauebene stets parallel zur Camperschen Ebene verläuft. In der Sagittalebene werden die Modelle nach dem Inzisalstift orientiert, dessen Spitze den Unterkieferinzisalpunkt trifft. Im Mittelwertartikulator De-Tray-Atraumatic, Atomic oder Heilborn wird der Einfachheit halber fast immer das Oberkiefermodell zuerst montiert. Für die Zahntechnik ergibt sich der Vorteil einer Zahnaufstellung nach der Horizontalen bzw. nach der Tischebene.

Teilweise individuell einstellbare Artikulatoren

Modellmontage

Um die Vielpunktabstützung in der Zahnaufstellung den individuellen Formen des Kausystems besser anpassen zu können, wendet man auch für Vollprothesen bevorzugt z. T. individuell einstellbare Artikulatoren an (z. B. Dentatus, TMJ, Whip-Mix, Stratos).

Die Modellorientierung erfolgt in der Regel nach Justierung des Oberkiefermodells gemeinsam mit seinem Kontrollsockel, entsprechend der arbiträren Achse (Abb. 7.**40**) in bezug auf die Artikulatorachse, wobei das Oberkiefermodell zuerst, und zwar mit dem dritten Referenzpunkt montiert wird. Vorteile sind die Einstellung beider Gelenkbahnwinkel und die horizontale Orientierung der Kauebene nach der Gelenkachse.

Schließlich können auch die Bennett-Winkel individuell eingestellt werden. Die Montage des Unterkiefermodells nehmen wir sekundär vor,

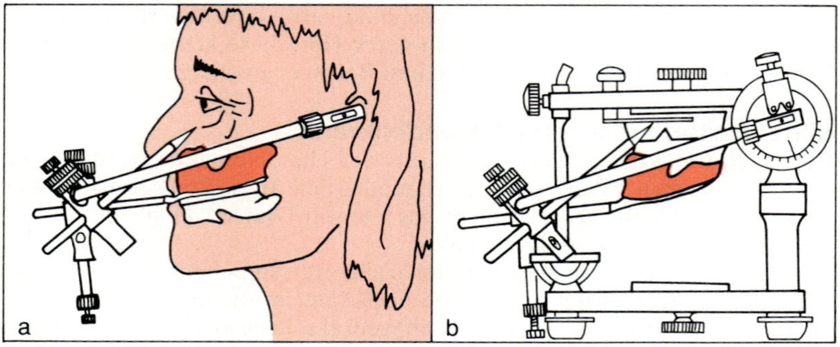

Abb. 7.**40** Seitenansicht des Mittelwert-Übertragungsbesteckes von Dentatus während der Registrierung (**a**) und während der achsenbezogenen Montage des Oberkiefermodells in den Artikulator (**b**)

nachdem das Oberkiefermodell aus dem Gesichtsbogen entnommen und beide Modelle mit dem zentrischen Registrat zusammengewachst worden sind.

Einstellung der individuellen Artikulatorwerte

Nach achsenbezogener Modellmontage lösen wir den Kontrollsockel vom Oberkiefermodell und führen diesen in das Vorschubregistrat, welches dem Unterkiefermodell aufgesetzt wurde (Abb. 7.**42**). Nach Lösen der Kondylenarretierungsschrauben und der Gelenkbahnfeststellung läßt sich der Kontrollsockel dadurch hermetisch schließen, daß beide Gelenkbahnen in ihre dieser Vorschubposition entsprechende Neigung nachgeführt werden.

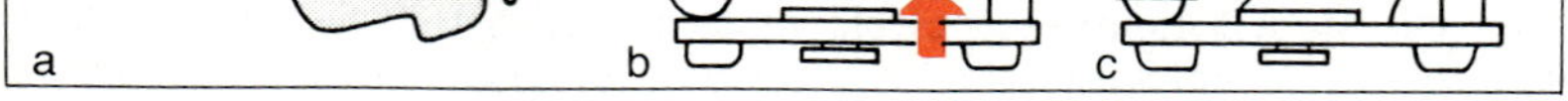

Abb. 7.**41** Montage des zahnlosen Unterkiefer-Funktionsmodells.
a Mittels Gipsschlüsseln fixiertes zentrisches Stützstiftregistrat,
b Oberkiefer- und Unterkiefer-Funktionsmodelle über das zentrische Stützstiftregistrat zusammengewachst und im Artikulator eingesetzt, bereit zur Montage des Oberkiefer-Modells,
c Modelle in zentrischer Kieferrelation achsenbezogen montiert

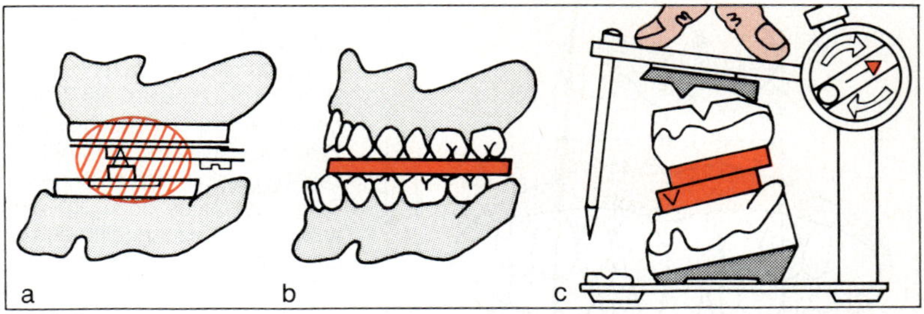

Abb. 7.**42** Die drei praktikablen Verfahren der intraoralen Bestimmung der individuellen Gelenkbahnneigung beim Zahnlosen.
a Vorschubverschlüsselung des Stützstiftregistrats vor der zentrischen Relation,
b Protrusions-Checkbiß in Beautypink-Bißwachs mit der Zahnaufstellung in Wachs während der Einprobe,
c Verwendung der Wachswälle der primären Handbißnahme als Protrusionsregistrat

Aufstellung der Ersatzzähne in Wachs

Allgemeine Richtlinien

Die Aufstellung der Ersatzzähne in Wachs erfolgt gleichermaßen nach statischen und ästhetischen Grundsätzen. Die statischen Regeln beeinflussen die Funktion, während die Ästhetik der Frontzähne die prothetische Versorgung erst annehmbar macht (Abb. 7.**43**). Auch bei Vollprothesen müssen die neuromuskulären Forderungen der zentrischen Okklusion erfüllt werden, d. h. aber, daß die Seitenzähne im Schlußbiß so deutlich ineinandergreifen, daß der Patient – mit geringer Toleranz von 0,1–0,5 mm – nur diese Schlußbißposition einnehmen kann. An ihr orientiert er seine Kieferhaltung, von ihr aus führt er regulatorische Kontrollkontakte aus. Ohne definierte Schlußbißzentrik ist es möglich, daß er den Schlußbiß sucht und die ohnehin im Alter bestehende Protrusionstendenz motorisch aktiviert. Die Relieftiefe der künstlichen Seitenzähne ist bei den verschiedenen Fabrikaten vorgegeben. Um eine Mittelwertaufstellung bezüglich der bilateral abgestützten Okklusion zu erreichen, werden seit langem flachhöckrige Zähne bevorzugt: Die Einschleifarbeit wird auf ein erträgliches Maß reduziert, und es entstehen kaum horizontale Schubkräfte. Durch räumliches Einordnen des einzelnen Kunstzahnes während der systematischen Aufstellung kann sowohl die definierte Zentrik als auch die balancierte, artikuläre Abstützung bei gleichzeitiger stabiler Aufstellung erreicht werden.

Die Forderung nach artikulärer Balance gilt nur dann für die Frontzähne, sobald bei schwierigen Kieferverhältnissen die Ästhetik zugunsten der Funktion zurücktreten muß, wenn nicht gleichzeitig eine tiefe horizontale Frontzahnstufe möglich ist. Keinesfalls darf die natürliche Frontzahnstellung dazu führen, daß die Platten abheben.

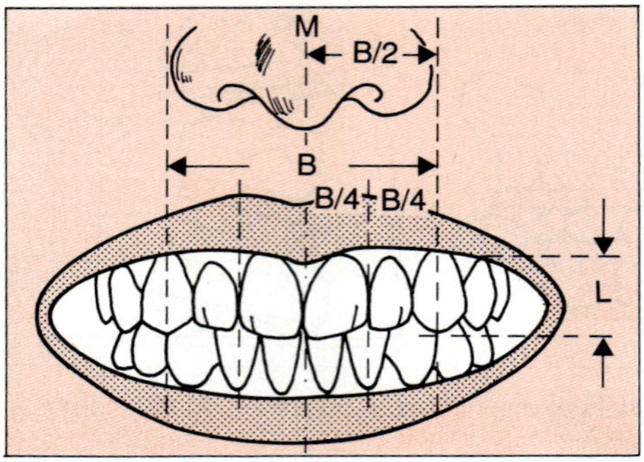

Abb. 7.**43** Breite der Frontzahnkronen in bezug auf die Gesichtsmitte M, Nasenbreite B, den Eckzahnlinien als Tangenten an die Nasenflügel. Die Breite des mittleren Schneidezahnes und die des seitliches Schneidezahnes, zuzüglich der anterioren Eckzahnhälfte betragen jeweils $^1/_4$ der Nasenbreite, L Schneidezahnlänge

Statische Grundregeln

Lagestabilität

Es gilt: Der Prothesenkörper sollte durch die Wahl der niedersten Vertikaldimension (nach Berücksichtigung aller neuromuskulären Faktoren des Kausystems) so flach wie möglich ausgeführt werden (Abb. 7.**44**).

Die Prothesenstatik muß die doppelseitige Kieferauflage berücksichtigen: Eine Prothese ruht immer gleichzeitig auf dem rechten und dem linken Kieferkamm.

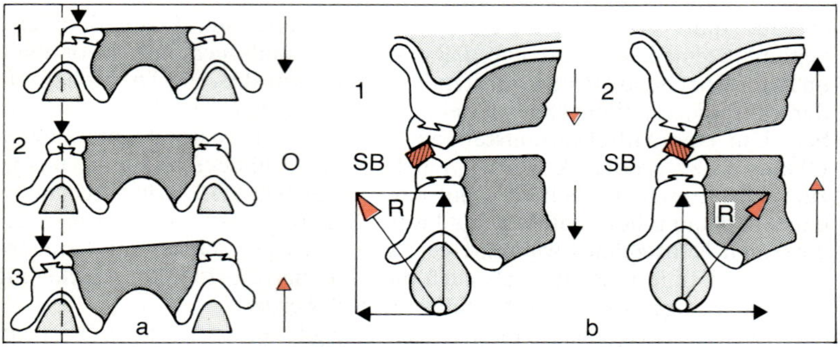

Abb. 7.**44** **a** Statik der Zahnaufstellung: 1 stabil, 2 indifferent, 3 labil,
b Wechselseitige dynamische Hebelwirkung. 1 Anpressen der oberen, Abheben der unteren Platte, 2 Anpressen der unteren und Abheben der oberen Platte, SB Speisebolus, R resultierende Muskelkraft

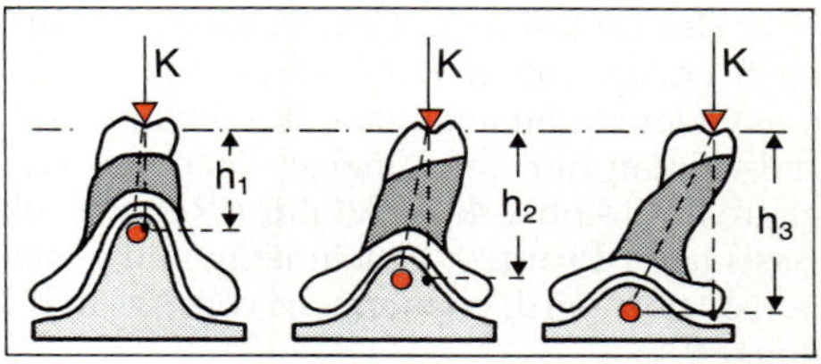

Abb. 7.**45** Je stärker der Resorptionsgrad des Alveolarfortsatzes ist, um so größer wird bei konstantem Vertikalabstand der sog. prothetische Hebelarm sein: um so stabiler muß dann aufgestellt werden, um mit großem positivem Drehmoment eine sofortige Anpressung der gesamten Prothesenbasis auf das Tegument zu erreichen

Die Okklusalbelastung einer Prothesenseite führt entweder zum Anpressen oder zum Abheben der Gegenseite.

Die Prothesenbasis nimmt auf die Statik keinen Einfluß, sie ergibt sich als Konstante aus der funktionellen Abformung.

Drei statische Zustände werden unterschieden:

Stabiler Zustand (stabile Zahnaufstellung). Das exzentrisch wirkende Drehmoment eines Ersatzzahnes wird ausgenützt, um die Prothese auf der Gegenseite anzupressen. Methode: Die künstlichen Kauflächenzähne werden „innerhalb" der Kieferkammlinie, d. h. zum Gegenkiefer hin verschoben, angeordnet.

Indifferenter Zustand (indifferente Zahnaufstellung). Anordnung der Ersatzzähne gegenüber der Kieferkammlinie führt zur Anpressung nur auf der Belastungsseite.

Instabiler Zustand (instabile Zahnaufstellung). Anordnung der Ersatzzähne „außerhalb" der Kammlinie führt zum Abheben der Prothesengegenseite.

Die stabile Zahnaufstellung ist nicht allein wichtig für die Haltefunktion einer Totalprothese, sie ist einfach Voraussetzung für eine gleichmäßige Druckverteilung der Kaukraft auf das ganze prothesentragende Gewebsfundament.

Das Konzept der vollbalancierten Okklusionsgleitbahn

Das Kauorgan des Menschen ist definiert durch seine geometrischen Abmaße, die starken individuellen biologischen Schwankungen unterliegen. Diese machen sich besonders dann bemerkbar, wenn gefordert wird, daß Kauflächen von Ersatzzähnen bei Laterotrusions-, Mediotrusions- und Protrusionsbewegungen vollkommen gleichmäßig, d. h. unter gleichförmiger Kaudruckbelastung, aufeinander gleiten sollen, ohne daß die Zähne ihren Kontakt verlieren.

Die funktionelle Gelenkachse, der Interkondylarabstand und alle danach entstehenden Drehradien und Drehwinkel erlauben zusammen mit den Gelenkbahnneigungen des rechten und linken Kiefergelenkes für jedes Individuum nur eine einzige – geometrisch exakt definierte – Okklusionsgleitbahn (Abb. 7.**46**). Ziel ihrer Rekonstruktion ist es, zu erreichen, daß die Basis jeder Prothese gleichmäßig und gleichförmig dem Gewebsfundament aufgelagert wird, unabhängig von Art und Richtung der Unterkieferbewegungen.

Zur trophischen Erhaltung der Fundamentgewebe jeder Plattenprothese ist die gleichförmige Druckverteilung, insbesondere bei Leermahlbelastung und unter Schluckkontrollkontakten, eine zwingende Voraussetzung. Bei unilateraler Belastung ohne Zahnkontakt durch den Speisebolus bewirkt zusätzlich die gezielte kaustabile Kompaktaufstellung abermals eine ständige, gleichmäßige Plattenabstützung im Bereich der gesamten Auflagefläche. Ein dritter Effekt des Konzeptes der individuell definierten Okklusionsgleitbahn ist die sog. Grenzbewegungsabstützung. Sie bedeutet, daß Prothesenplatten auch bei weiterreichenden Seitwärtsbewegungen – letztlich bis zur Grenzamplitude – immer beidseitig gleichförmig abgestützt bleiben. Diese Methodik ist insbesondere bei Patienten gefordert, die altersbedingt oder psychogen nicht in der Lage sind, den muskulären Reflex zur Fixierung der Prothesenkörper zu erlernen. Das Verfahren der vollbalancierten Grenzbewegungsabstützung ist seit mehr als 20 Jahren ein bevorzugtes Behandlungskonzept in der Abteilung Prothetik der Universität Kiel. Die individuelle Okklusionsgleitbahn kann nur unter Zuhilfenahme eines teilweise individuell einstellbaren Artikulators rekonstruiert werden. In ihm müssen die zahnlosen Meistermodelle exakt räumlich identisch zur Artikulatorgelenkachse und einer Meßbezugsebene angeordnet sein wie zur funktionellen Achse und der analogen Ebene im Individuum. Deswegen ist die Aufzeichnung der Gelenkachse und ihre Übertragung mittels eines sog. Übertragungsbogens erforderlich. Durch verschiedene Untersuchungen und Analysen konnten wir eine experimentell und didaktisch fundierte Methode zur rationellen Herstellung des definierten Okklusionsfeldes im individuellen Patientenfall entwickeln. Hierbei werden die einzelnen Zähne aus der Garnitur entnommen und in die analogen, funktionell rekonstruierten Schnittstellen, die sich aus der Geometrie der Krümmungsbahn ergeben, angeordnet.

Didaktische Analyse

Die Oberflächen der Meistermodelle sind in der Schlußbißpostion durch den Interalveolarraum voneinander getrennt. Seine Form ergibt sich aus dem mehrfach reproduzierten Vertikalabstand – Ruheschwebeposition abzüglich des Interokklusalraumes. Bewegt man das Artikulatoroberteil, so führen alle Punkte der Modelloberflächen exakt definierte, räumliche Bewegungen relativ zueinander aus. Arikulation im ständigen Kontakt ver-

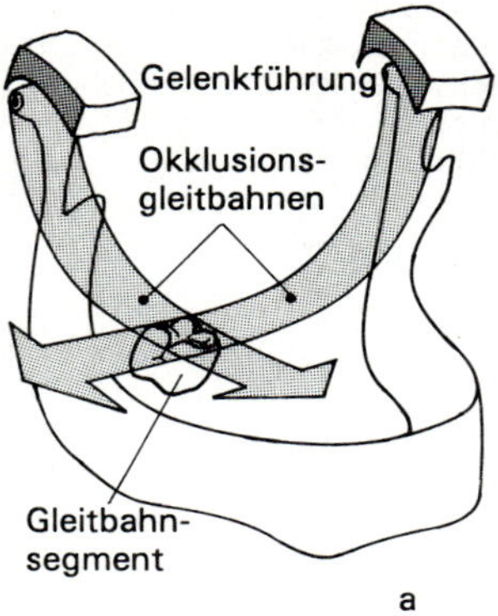

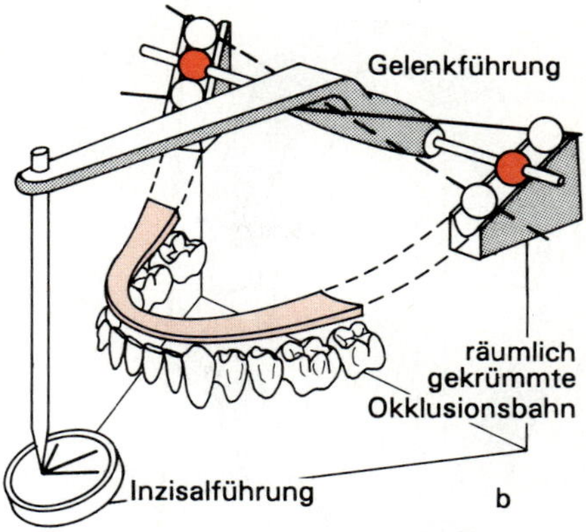

Abb. 7.**46** **a** Die Vollbalanceabstützung entsteht durch das Einordnen der Seitenzahnkaufläche in die Okklusionsgleitbahn.
b Bei vorgegebenem Vertikalabstand ist die Okklusionsgleitbahn festgelegt durch die geometrischen Abmaße des individuellen Kausystems mit dessen Gelenkführung

langt, daß die Ersatzzähne in der räumlich definierten Bahn aufgestellt werden, die sich durch die jeweilige Position der Kondylen auf ihren individuell geneigten Gelenkbahnen und der inzisialen Stift-Tellerführung ergibt.

Im vollbalancierten Okklusionsfeld gibt es Abschnitte, die die gleiche Funktion besitzen. In einer neueren didaktischen Darstellung wurde das Okklusionsfeld in diese Felder gleicher funktioneller Bedeutung unterteilt: Das Inzisalfeld I, die Eckzahnfelder E, die Prämolarenfelder P, die Felder der ersten M_1 und der zweiten Molaren M_2 (Abb. 7.**47**). Die funktionelle Zugehörigkeit ergibt sich natürlich nur unter Kontakt der oberen mit der unteren Zahnreihe. Unter Anwendung der Simultantechnik, wie sie seit geraumer Zeit beim Aufwachsen des zentrischen Okklusionsfeldes in der Kronen-Brücken-Prothetik bekannt ist, erlaubt diese didaktische Unterteilung diejenigen Antagonisten gemeinsam aufzustellen, die gleiche funktionelle Bedeutung haben. Die bisher übliche, fortlaufende Aufstellung des Zahnbogens aus der Garnitur heraus wurde damit bewußt verlassen. Die sog. Kieler Aufstellmethode hat vielmehr zum Ziel, die funktionell vorrangigen Berührungsfelder zuerst zu erstellen und erst nach exakter Prüfung ihrer Funktion die gesamte Zahnaufstellung zu vervollständigen. Das alleinige Aufstellen eines Antagonistenpaares erlaubt es, daß die Kontaktebene beider Zähne gemeinsam in die geometrische Artikulationsgleitbahn eingestellt werden kann. Das Problem besteht bekanntermaßen darin, daß alle Zähne sich aus der zentrisch fixierten Interkuspidationsposition heraus sowohl als Ba-

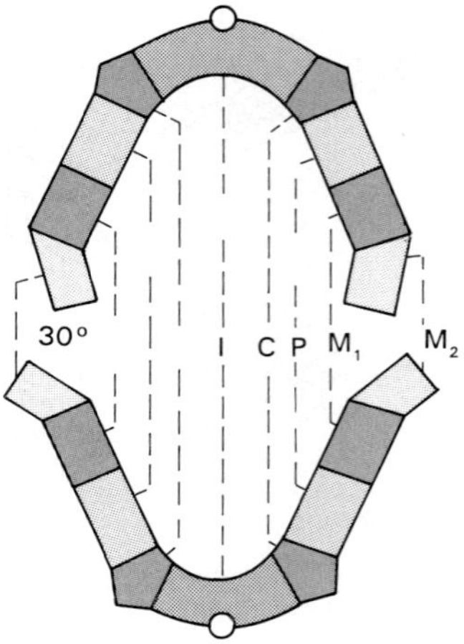

Abb. 7.**47** Didaktische Unterteilung des Okklusionsfeldes der Ersatzzähne für Totalersatz mit Grenzbewegzungenabstützung: I Schneidezähne, C Eckzähne, P Prämolaren, M_1 erste, M_2 zweite Molaren

lance als auch als Arbeitskontakt gleichmäßig berühren, sobald die Zahnreihen gegeneinander bewegt werden. Weil aber die oberen Schneidezähne das ästhetische Aussehen des Patienten bestimmen, ist die Anordnung eines ersten oberen mittleren Schneidezahnes gewissermaßen der Startpunkt dieser Methodik. Die ästhetisch dominante Lage eines oberen mittleren Schneidezahnes kann hierbei auf verschiedene Weise erreicht werden: Hilfslinien auf dem Wachswall, Rekonstruktion nach der Papilla incisiva oder bei Stützstiften mittels einer Frontzahnschablone aus Wachs. Sie erlaubt nicht nur die richtige Schneidekantenlänge einzustellen, vielmehr überträgt sie die vollständige Facettenlage der oberen mittleren Schneidezähne (Abb. 3.**39**). Trotz gelegentlich ausgedehnter, sagittaler Frontzahnstufe soll auch die Vollprothese eine Kanten-Kanten-Abbißfunktion, z. B. zum Fadenhalten ermöglichen, d. h., in der Vorschubphase müssen sich auch die Schneidekanten der oberen und unteren Schneidezähne flächig berühren. Bei Leermahlbewegungen sind sie darum Teil des gesamten Berührungsfeldes zwischen oberer und unterer Prothese: nach Einstellen der unteren Schneidezähne in weichem Wachs erfolgt ihre Längenbestimmung durch Absenken des Artikulators bis zum Kontakt des Inzisalstiftes in Vorschub-Kanten-Kanten-Position (vgl. Abb. 7.**54**).

Die zweite Phase legt die Eckzahnberührungsfelder und damit das anteriore Stützfeld bezüglich einer dynamischen Plattenabstützung fest. Während bei konventioneller Aufstellung die Eckzähne unter Seitwärtsbewegungen gegeneinanderstoßen – bei retentiven Platten zur punktuellen Knochengewebsbelastung führen, bei nur okklusal gestützter Basis die Prothesen abhebeln –, werden sie bei vorliegendem Konzept zu Testfeldern der

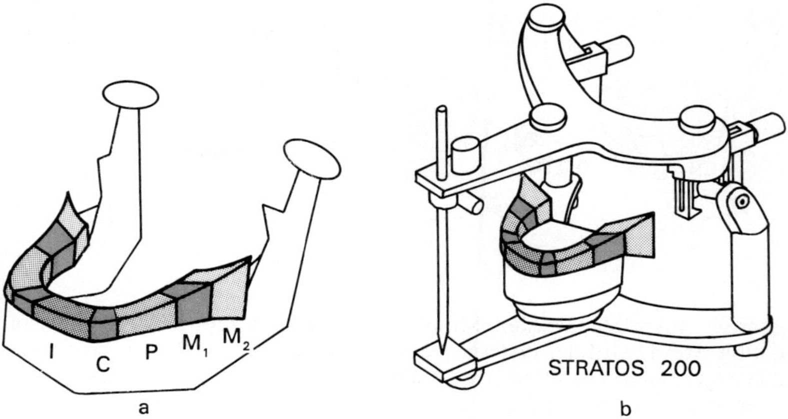

Abb. 7.**48** Didaktische Unterteilung des prothetischen Okklusionsfeldes in Zonen gleicher funktioneller Bedeutung:
a bezüglich der Vollbalance im Kausystem,
b unter analogen Bedingungen im Artikulator: I Frontzahn-, C Eckzahn-, P Prämolaren-, M_1 Sechser-, M_2 Siebenerfelder

definierten Berührungsbahn. Nach abrasivem Einschleifen entsprechend der bekannten 45°-Regel verfügen sie über gemeinsame Berührungsflächen, die in Seitwärtsposition mittels Farbstreifen kontrolliert werden (vgl. Abb. 7.**55**). Der obere Eckzahn erhält seine Position aus dem Registrat der Nasenbreite, seine Länge ist der der mittleren Schneidezähne identisch. Die Länge des unteren Eckzahnes ergibt sich wiederum durch Absenken des Artikulators in der Seitwärts-Kantenposition. Schließlich verlaufen die oberen Eckzahnachsen im Bereich der Kinnspitzen, die der unteren in der Gegend des Nasenrückens zusammen. Diese Eckzahnkonvergenz ist für die Bißstabilität, aber auch für die Ästhetik außerordentlich wichtig. Der folgende didaktische Schritt legt die bilaterale Plattenabstützung im Bereich des posterioren Stützfeldes fest. Als Orientierungspunkt dient der erste untere Molar. Seine horizontale Einordnung erfolgt nach dem Rekonstruktionsprinzip der Lage seines vitalen Vorgängers: durch Senkrechtstellen des Wachsmessers über der tiefsten Stelle des seitlichen Unterzungenraumes erhält man die Lage seiner Lingualfläche, unabhängig vom Höhenabbau des Alveolarfortsatzes (Abb. 7.**50**). Vertikal kann er zunächst nur näherungsweise fixiert werden: gegenüber der horizontalen Ebene, ausgehend von der Eckzahnspitze und parallel zur Camperschen Ebene wird er distal um etwa den halben Gelenkbahnwinkel seiner Seite angehoben, in der Frontalebene lingual um die Hälfte des Gelenkbahnwinkels der Gegenseite. Die Feinjustierung des bilateralen Stützfeldes kann nur gleichzeitig mit seinem Anta-

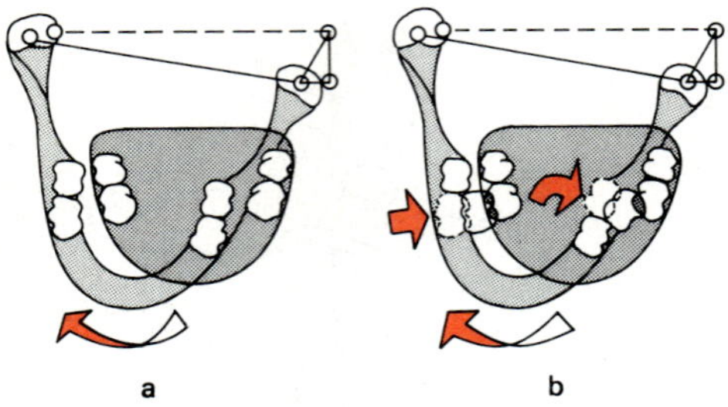

Abb. 7.**49** Links: Die normale bogenförmige Aufstellung führt zum Verlust jeglicher Plattenabstützung bei intensiven Seitwärtsbewegungen. Rechts: Die Originalposition des ersten Molaren bewirkt auf der Arbeitsseite die 30°-Bukkaldrehung des zweiten unteren Molaren, auf der Balanceseite eine Art Grenzbewegungsabstützung

gonisten ausgeführt werden. Mittels Weichwachs in zentrischer Interkuspidation fixiert, wird der erste obere Molar nunmehr in Arbeitsposition und danach in Balanceposition bewegt. Durch gleichzeitiges räumliches Drehen oder Axialverlagern beider Antagonisten ist es rasch möglich, das definierte Berührungsfeld aufzufinden und beide erste Molaren definitiv festzuwachsen. In didaktischer Konsequenz und aus Gründen der Symmetrie wird diese Aufstellphase unmittelbar anschließend auf der Gegenseite vorgenommen.

Der folgende Schritt bestimmt die überaus wichtige Grenzbewegungsabstützung. Der transversale Aktionsradius einer okklusalen Plattenabstützung kann mittels einer einfachen Methode um ein Mehrfaches vergrößert werden: durch Auswärtsdrehen des zweiten unteren Molaren um etwa 30–35° liegt seine Okklusalfläche unter der Grenzbewegungsbahn des mesiopalatinalen Höckers des ersten oberen Molaren. Gleichzeitig wird der posteriore Zungenraum geöffnet (Abb. 7.**59**). Die Grenzbewegungsabstützung kann nur erfolgen, sobald der zweite untere Molar um seine sagittale Kronenlänge vor dem Tuberculum alveolare mandibulae, mithin etwa 8 bis 10 mm vor der distalen Plattengrenze endet. Andernfalls wird die Zahnreihe durch Wegfall des Vierers verkürzt. Diese Phase wird vervollständigt durch Aufstellen des zweiten oberen Molaren, jedoch um etwa 30° nach palatinal geneigt, so daß sein mesiobukkaler Höcker im Sinne eines „Einzelzahnkreuzbisses" in die zentrale Grube des zweiten unteren Molaren eingreift. Damit wird ein Beißtrauma im Bereich der Wange ausgeschlossen, während gleichzeitig der zweite obere Molar eine maximale Kaustabilität erhält. Damit sind die funktionell dominanten Stützfelder der vollbalancierten Okklusion gewissermaßen als didaktisches Gerüst erstellt. Die Interposition der Prämolaren schließt sich nunmehr an. In gleicher Approximalhöhe zum Eckzahn erfolgt die Einordnung des ersten unteren Prämolaren. Die Einordnungsfolge der Prämolaren hat sich als nicht entscheidend erwiesen, wichtig sind nur die dynamische Prüfung des Berührungsfeldes der Antagonisten bei Leermahlbewegungen und die bekannte Eckzahntangente. Der abschließende Schritt enthält die Interposition der seitlichen Schneidezäh-

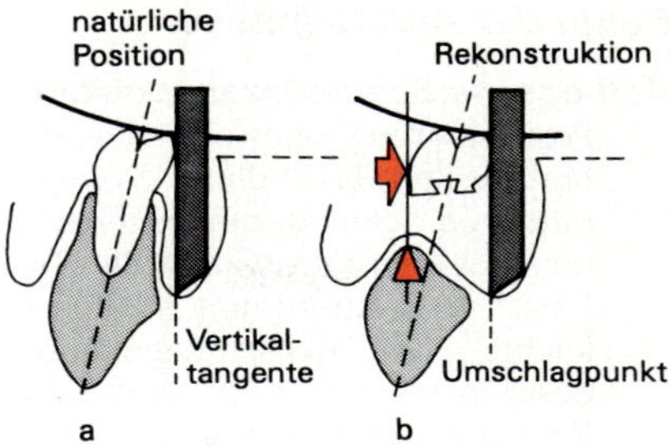

Abb. 7.**50** Rekonstruktion der vormaligen natürlichen Sechserposition durch senkrechte Verbindung des tiefsten Sublingualpunktes mit dem ersten unteren Molaren

ne, beginnend mit dem Oberkiefer. Grundsätzlich dürfen hierbei weder die ästhetisch dominante Ausgangsposition der mittleren Schneidezähne noch die funktionsbestimmende Lage der Eckzahnantagonisten verändert werden. Vielmehr werden die seitlichen Schneidezähne durch Auswahl einer kleineren Größe, Überstellung, Achsendrehung oder Beschleifen in das Aufstellungsgerüst eingefügt. Sinn der Einordnung der zweiten Schneidezähne als abschließende Maßnahme ist es, das übliche Aufstellen einer Frontzahngarnitur von vornherein zu verhindern, um das anteriore Stützfeld statisch zu optimieren und ästhetisch soweit wie möglich anzupassen. Die dynamische Aufstellung der individuellen Okklusionsgleitbahn unter Bewegungskontrolle schließt ab mit der Prüfung der eigenstabilen Zentrik mittels des Kontroll- bzw. Teilsockels und der optimierten Vollbalance während kreisförmiger Leermahlbewegungen unter festem Kraftschluß. Die didaktisch fundierte und praktisch erprobte Schritt-für-Schritt-Reihenfolge der sog. Kieler Aufstelltechnik ist in der Abb. 7.**51** und 7.**52** schematisch dargestellt.

Übersicht zum praktischen Ablauf

Vorbereitende Maßnahmen

Zur rationellen Durchführung im täglichen Praxis-Laborablauf sind verschiedene Maßnahmen zu berücksichtigen. Nach der Gebrauchskontrolle des Artikulators wird das obere Modell zuerst gelenkachsenbezogen mittels des Gesichts-Übertragungsbogens in die analoge räumliche Lage montiert. Die Montage des Unterkiefermodells erfolgt mittels des Zentrikschlüssels der Kieferrelationsbestimmung, Stützstifttechnik oder Wallmethode. Es folgt die Erstellung der Aufstellwälle der Dimension 6–8 mm Durchmesser im Abstand von ca. 10 mm zwischen oberem und unterem Modell (vgl. Abb. 7.**48**). Die Hilfslinien aus dem Wachsregistrat – Oberkieferwall oder Labialschablone – sind auf das Oberkiefermodell übertragen worden, die geeignete Zahngarnitur wurde nach Farbe, Form und Größe ausgewählt.

Folge der Aufstellphasen

Ästhetische Schneidezahnposition

1. Positionierung eines oberen ersten Schneidezahnes nach Länge, Facettenlage und Sagittallinie. Symmetrische Anordnung des approximalen mittleren Schneidezahnes. Fixierung nach Festwachsen durch Abkühlung des oberen Aufstellwalles (vgl. Abb. 7.**53** a).
2. Überhöhte Anordnung beider unterer mittlerer Schneidezähne mit leichter oraler Achsenneigung. Absenken des Artikulators in Vorschubposition bis zum Kontakt des Inzisalstiftes auf dem Inzisalteller bzw. Plattform. Prüfen der harmonisch gekrümmten Lippenstützlinie der oberen und unteren Zähne im Vorschub in Kanten-Kanten-Position (vgl. Abb. 7.**54**).

Positionierung der anterioren Stützfelder

3. Aufstellen eines oberen Eckzahnes zur Eckzahnlinie-Nasenbreite auf dem Oberkiefermodell in waagerechter Linie mit den Schneidekanten der mittleren Schneidezähne. Eindrehen der Eckzahnspitze entsprechend der Achsenkonvergenz zur Kinnspitze. Abrasives Beschleifen (Abb. 7.**55**). Positionierung des unteren Antagonisten mit der Spitze leicht innerhalb der Kieferkammlinie, Einstellung seiner Länge durch Absenken des Artikulators in Laterotrusion auf der Arbeitsseite.
4. Wiederholung des gleichen Ablaufs auf der Gegenseite unter strenger Beachtung der Symmetrie in allen Ebenen. Einfärben der Berührungsflächen unter rotierenden Leermahlbewegungen bei gleichzeitiger Berührung der Schneidezähne und der Inzisalstift-Tellerführung.

Positionierung der posterioren Stützfelder

5. Abgreifen der Prämolarenbreite (4+5) unter Zugabe einer kleinen Toleranz von 1–1,5 mm. Positionieren eines ersten unteren Molaren horizontal bis zum Anliegen an das im tiefsten Punkt des seitlichen Unterzungenraumes stehenden Wachsmessers, distales Anheben (Abb. 7.**56**).
6. Einlegen von Weichwachs aus der Aufstellgarnitur. Interkuspidieren des ersten oberen Molaren in eugnather Verzahnung und Absenken des Oberkiefermodells mit erweichtem Aufstellwall. Einpendeln beider Antagonisten gleichzeitig unter Seitwärtsbewegungen bis zur vollen Abstützung, Festwachsen und Kühlen.
7. Wiederholung des Aufstellschrittes auf der Gegenseite des Kiefers. Prüfen der Symmetrie im Unter- und im Oberkiefer. Kontrollieren der gleichzeitigen und gleichmäßigen Berührung aller vorhandenen Flächenanteile der Okklusionsgleitbahn während wechselseitiger Leermahlbewegungen abwechselnd auf der Balance- und Arbeitsseite (Abb. 7.**57**).

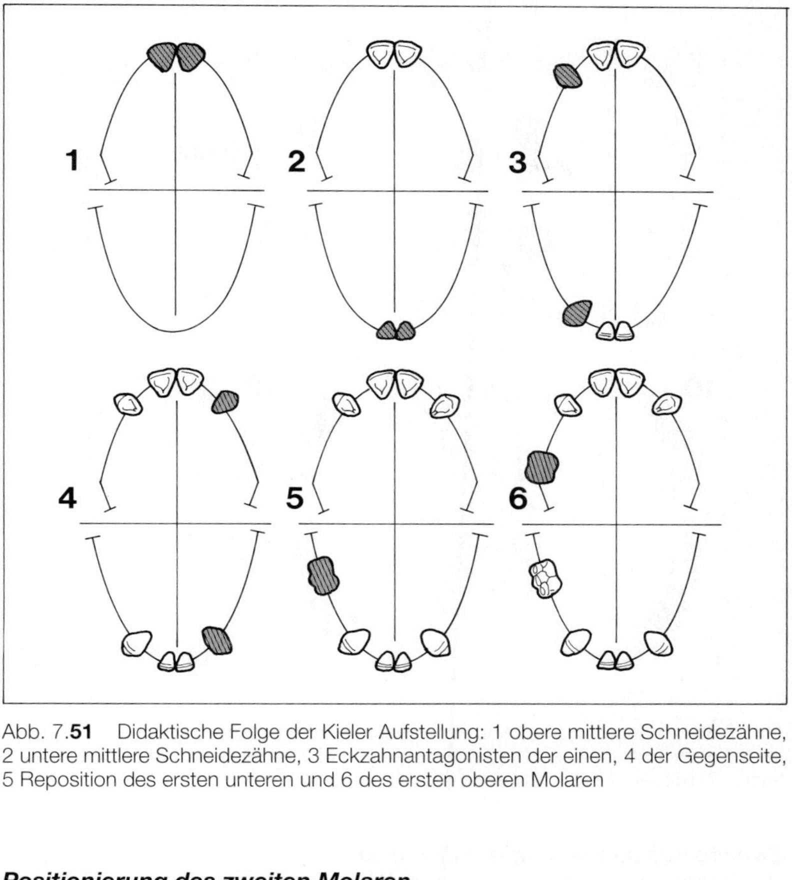

Abb. 7.**51** Didaktische Folge der Kieler Aufstellung: 1 obere mittlere Schneidezähne, 2 untere mittlere Schneidezähne, 3 Eckzahnantagonisten der einen, 4 der Gegenseite, 5 Reposition des ersten unteren und 6 des ersten oberen Molaren

Positionierung des zweiten Molaren

8. Aufstellung eines zweiten unteren Molaren mit Bukkaldrehung um 30–35° der Horizontalebene (Abb. 7.**58**). Posteriores Anheben mittels des Wachsmessers bis zur Berührung des mesiopalatinalen Höckers des ersten oberen Molaren bei maximaler Artikulatorgrenzbewegung auf der Balanceseite. Aufstellen des oberen Antagonisten unter Palatinaldrehung um ca. 30° und Einstellen seines mesiobukkalen Höckers in die untere Zentralfissur (Abb. 7.**59**).
9. Gleicher Ablauf auf der Gegenseite, wechselseitiges Prüfen der Grenzabstützung im Artikulator abermals auf der Arbeits- und Balanceseite (Abb. 7.**58**).

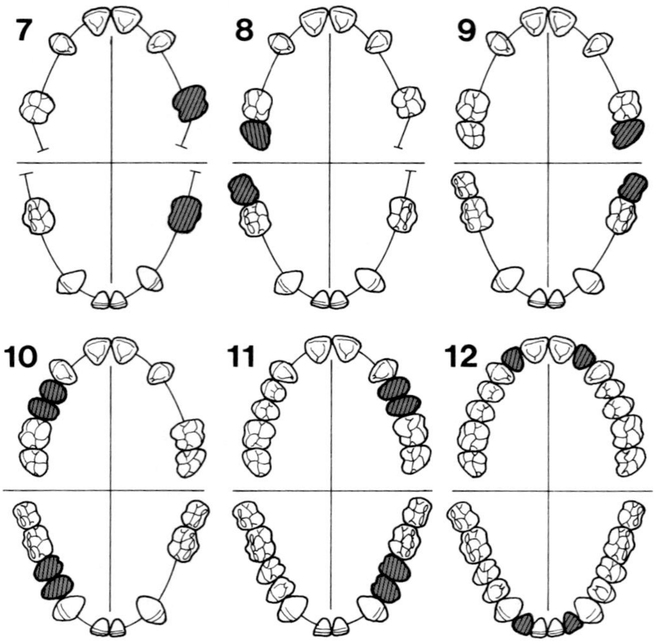

Abb. 7.**52** 7 Gegenüberliegende Sechserantagonisten, 8 Antagonistenpaar des zweiten Molaren, 9 Gegenseite, 10 Interposition der Prämolaren der einen und 11 der anderen Seite, 12 der seitlichen Schneidezähne

Zwischenpositionierung der Prämolaren

10. Interposition des ersten unteren Prämolaren einer Seite mit 1–1,5 mm Abstand zum Eckzahn und des zweiten unteren Prämolaren in Kontinuität des Okklusionsfeldes. Einstellen der oberen Prämolaren durch Absenken des Artikulators und selbständiger Findung der Interkuspidation bei strenger Beachtung der Tangentenregel. Prüfen der Vertikalabstützung im engen Bewegungsbereich.
11. Wiederholung der Interposition der Prämolaren der Gegenseite.

Positionierung der seitlichen Schneidezähne

Einfügen eines oberen seitlichen Schneidezahnes ohne Lageänderung des Eck- und mittleren Schneidezahnes. Positionierung des unteren seitlichen

Schneidezahnes der gleichen Kieferseite. Prüfen der Kantenberührung bzw. Einbeziehung in das Okklusionsgleitfeld durch Optimierung der richtigen Länge. Im Unterkiefer ggf. Beschleifen der mesialen Kante im Sinne der funktionellen Frontzahnkurve.

12. Wiederholung des gleichen Aufstellungsschrittes auf der Gegenseite. Danach ist das vollständige, vollbalancierte Okklusionsfeld erstellt (Abb. 7.**60**).

Praktische Folgerungen

Die als Kieler Aufstelltechnik bekannt gewordene Methode, in vergleichsweise kurzer Zeit ein paßgenaues Okklusionsfeld aufzustellen, in welchem eine vollbalancierte Grenzbewegungsabstützung besteht, entstand vor zwei Jahrzehnten als Ergebnis einer didaktischen Analyse mit den Vorgaben

- volle zentrische Interkuspidation mit selbständiger Lagefindung für die Schluckabstützung bei
- gleichseitig vollbalancierter Abstützung bilateral und protrusiv,
- voller Balanceabstützung bei Grenzbewegungsposition des Artikulators sowie
- maximaler Kaustabilität unter extraokklusaler Belastung.

Praktisches Vorgehen:

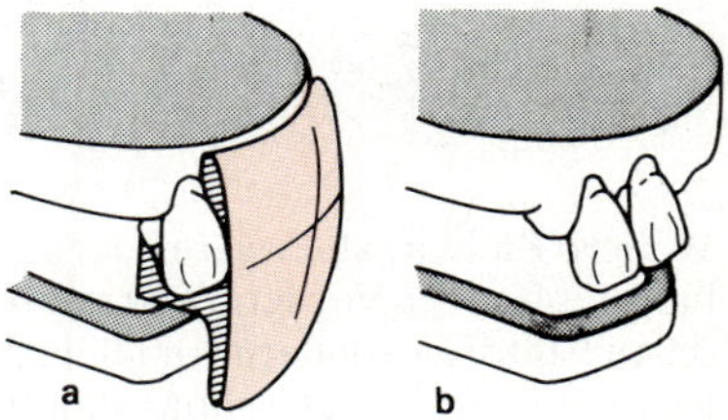

Abb. 7.**53** **a** Übertragung der Labialpostion des ersten oberen Schneidezahnes mit Hilfe des Lippenschildes Beauty Pink.
b Volle Facettenposition zur Lippenabstützung

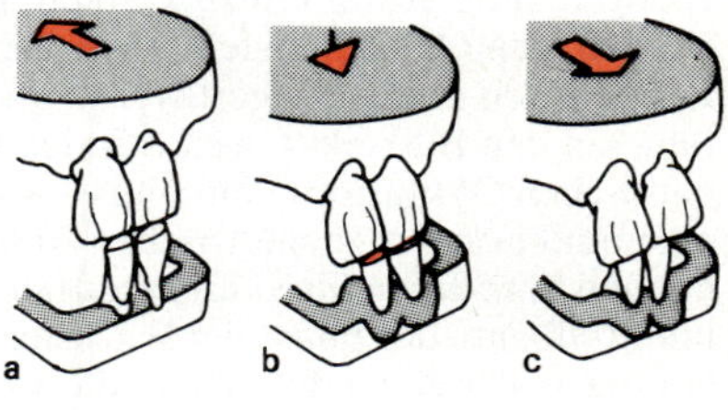

Abb. 7.**54** Sofortpositionierung der unteren mittleren Schneidezähne:
a Überhöhung im weichen Wachs,
b Absenken in Vorschublage,
c Frontzahnstufe in Zentrik

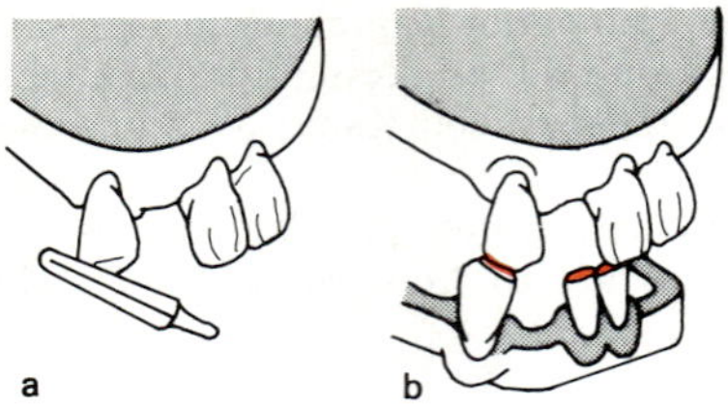

Abb. 7.**55** **a** Einschleifen der Eckzähne als Gleit- und Stützflächen, winkelkongruent.
b Anteriore Stütze nach H. Schröder während einer rechten Laterotrusion

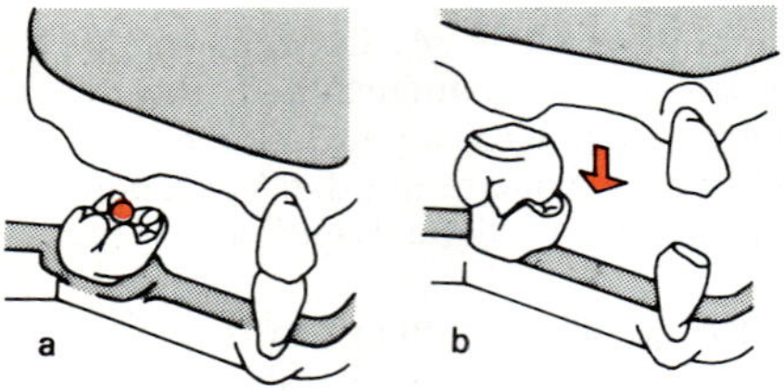

Abb. 7.**56** **a** Rekonstruktion der Erstposition des ersten unteren Molaren im Prämolarenabstand in maximaler Kaustabilität.
b Fixierung des zweiten oberen Molaren in eugnather Interposition und Absenken des Artikulators zur Verschlüsselung im Wachswall

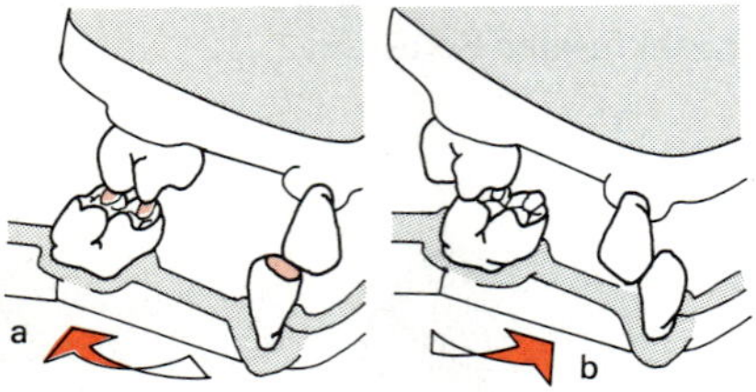

Abb. 7.**57** **a** Vollbalance bei Rechtslaterotrusion und Grenzbalance bei Laterotrusion nach links: Simultankorrektur beider Molaren (**b**)

Weitere Zielvorgaben waren der Zeitfaktor und die Vermeidung von Aufstellungsfehlern. Im Vordergrund stand schließlich das Ziel, nicht nur alle ästhetischen Faktoren, sondern vor allem die vollbalancierte Abstützung sowie volle Kaugleitbewegungen schon während der Wachseinprobe zur Kontrolle vor Fertigstellung ausführen zu können. Tatsächlich kann auf einem funktionell paßgenauen Okklusionsfeld mit hoher Kraft belastet werden, ohne daß sich Zähne lösen oder verlagert werden, sobald eine gleichförmige Druckverteilung auf den Basisplatten stattfindet. Die harmonische Verlaufsform der dynamischen Okklusionsgleitbahn ist – wie einleitend schon ausgeführt wurde – eine Funktion der geometrischen Abmaße bzw. Drehradien und der Gelenkbahnen bzw. deren Form und sagittaler Winkel. Erhält also ein Patient schon unmittelbar in der Phase der Wachseinprobe ein optimales Sicherheitsgefühl, ein sog. volles Kaugefühl nicht allein beim zentrischen Kontaktnehmen, sondern gleichermaßen während Seitwärts- und Vorschubbewegungen, ja sogar bei maximaler Bewegungsweite, ohne daß die Plattenabstützung verlorengeht, so ist die biotechnische Basis für die psychogene Eingewöhnung gegeben, und der Patient freut sich auf die Ersteingliederung.

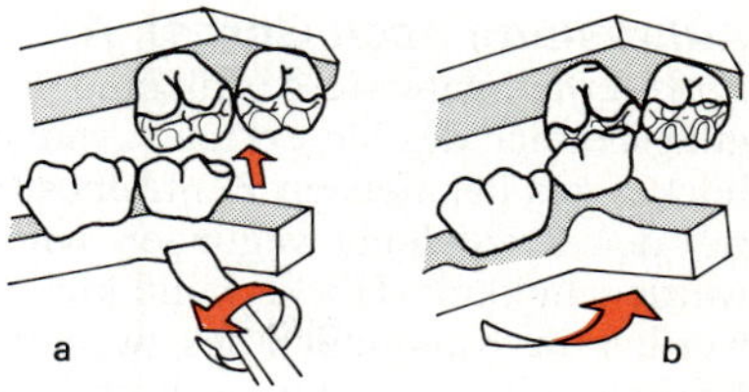

Abb. 7.**58** **a** Verlust der Grenzabstützung bei maximaler Seitwärtsbewegung.
b Anheben des um 30° auswärts gestellten zweiten unteren Molaren bis zum vollen Gleitkontakt

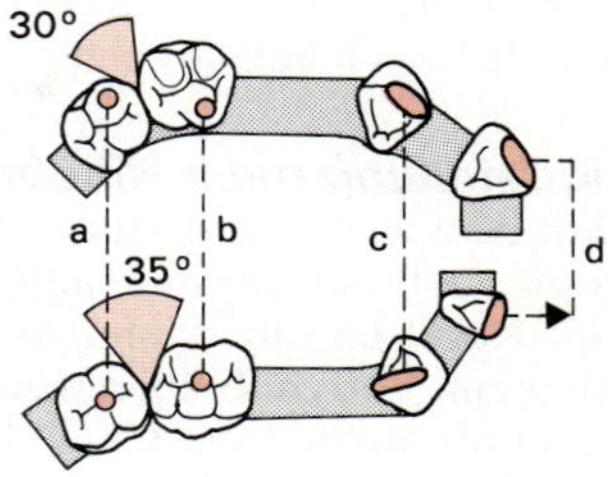

Abb. 7.**59** Halbseitenprojektion des Okklusionsgerüstes der Kieler Aufstellung: zweite Molaren im partiellen Kreuzbiß (**a**), erste Molaren in kaustabiler Lingualstellung in Normalinterkuspidation (**b**), anteriore Eckzahnstütze (H. Schröder, 1930) (**c**), Vorschubabstützung (**d**)

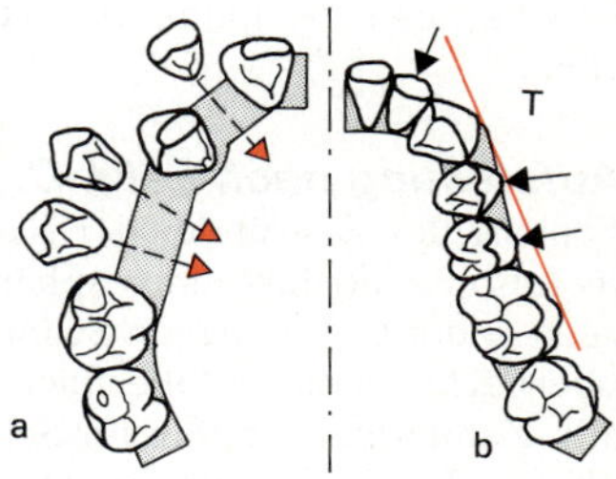

Abb. 7.**60** **a** Interposition der seitlichen Schneidezähne, der unteren und danach der oberen Prämolaren.
b Berührungstangente T vom Eckzahn zum ersten Molaren

Weitere Methoden der Zahnaufstellung

Aufstellung nach Gysi, A.

Die oberen Eckzähne und mittleren Schneidezähne sind Teil der Abstützung. Sie berühren sich bei Seitwärts- und Vorschubbewegungen. Nach Kranialstellung des seitlichen oberen Schneidezahnes liegen die Inzisalkanten der mittleren Schneidezähne und die oberen Eckzahnspitzen auf einer Ebene. Als erste Seitenzähne werden die oberen und danach die unteren Prämolaren in maximale Interkuspidation gebracht. Es folgen die oberen Molaren in deutlicher Verwindung (Wilson) derart, daß ihre bukkalen Höcker deutlich entlastet sind. Durch das überwiegende Zentrieren der palatinalen oberen Höcker in den zentralen Gruben der unteren erreichte schon Gysi eine Kaustabilität der Oberkieferplatte. Diese Methode ist praktisch der Vorläufer der späteren Canduloform-Zähne von Gerber.

Aufstellung nach Gerber, A.

Ziel ist die bilaterale Abstützung im Mörser-Pistill-Prinzip im engen Bewegungsbereich des Unterkiefers, indem die dominierenden oberen Palatinalhöcker aus der tiefsten Zentralposition heraus Bewegungen ausführen, die mit den Kondylenbewegungen synchron laufen. Zur Erhöhung der Statik werden bukkale Höckerkontakte weitgehend vermieden. Im Unterkiefer werden die Kaumulden des zweiten Prämolaren und aller Molaren auf die Kieferkammitte gestellt, während die dominante bukkale Höckerspitze des ersten unteren Prämolaren dessen Kauleiste aus Gründen der Kaustabilität deutlich nach lingual zeigt.

Aufstellung nach Hiltebrandt, C.

Mit dem Ziel, den frontalen Kieferkamm zu entlasten, wird eine deutliche, sagittale Frontzahnstufe aufgestellt. Die Schneidezahnkanten sind nach der 45°-Regel im Oberkiefer oral, im Unterkiefer labial angeschrägt, so daß sie beim Vorschub übereinander gleiten, ohne Hebelkräfte an der Prothesenbasis auszulösen. Unter Berücksichtigung der Altersveränderung werden im Seitenzahnbereich „Abrasioform"-Zähne aufgestellt. Diese erlauben es, einen Vielpunktkontakt ohne störende Höckerkontakte zu erreichen.

Aufstellung nach Fehr, C. U.

Fehr ist der Begründer der Kalottenbahnaufstellung. Unter Annahme des Rotationszentrums einer sphärisch gekrümmten Oberfläche des Zahnbogens in der Orbita liegen Schneidekanten und Kauflächen auf einer Kugeloberfläche. In dieser Oberflächenform, der sog. Kalottenbahn, berühren sich alle Zähne gleichmäßig im Schlußbiß ebenso wie unter allen Bewegungsphasen. Die Kalottenbahn wird bereits in den Wachswällen vorgeformt, sowohl in der Sagittalebene (Spee) als auch in der Transversalebene (Wilson).

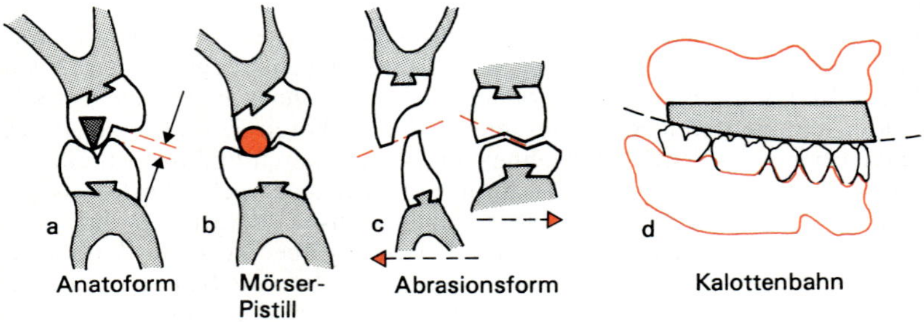

Abb. 7.**61** Merkmale der Zahnaufstellungen nach Gysi (**a**), Gerber (**b**), Hiltebrandt (**c**) und Fehr (**d**)

Gleiten die Wälle hinreichend paßgenau, wird zuerst der untere Zahnbogen gegen den oberen gekrümmten Wachswall aufgestellt.

Aufstellung nach Körber, E.

(Abb. 7.**62**)

Ausgehend von der Camperschen Ebene als Bezugsebene für das zu rekonstruierende Okklusionsfeld wird zunächst die ästhetisch dominante Frontzahnrelation erstellt. Sie orientiert sich an den Hilfslinien der Wachswälle oder an Frontzahn-Wachsschlüsseln. Das Vorgehen gliedert sich in acht Schritte: 1. obere mittlere Schneidezähne, 2. untere mittlere Schneidezähne, 3. Oberkieferfront vollständig anordnen, 4. Unterkiefer-Gesamtfront, 5. erster unterer Prämolar, ggf. mit 1,5 mm Kompensationslücke zum Ausgleich unterschiedlicher Zahnbogenweiten, 6. erster oberer Prämolar, 7. untere Seitenzähne beiderseits und 8. obere Seitenzähne vollständig.

Ästhetische Richtlinien für die Frontzahnaufstellung

Für die Frontzähne verwendet man vorzugsweise Porzellanzähne, da dieser Werkstoff den natürlichen Zahnhartgeweben am ähnlichsten ist, vitaler aussehen und alle lichtoptischen Effekte sowie Farbtonschichtungen naturgetreu nachbilden, sie sind formbeständig und farbtreu. Die ästhetische Wirkung der Zähne wird durch die vier Faktoren Form, Farbe, Größe und Stellung bestimmt.

Zahnform: Sie muß in erster Näherung auf den Gesichtstyp eines Patienten bezogen werden, nach den bekannten geometrischen Formen: Kreis, Oval, Rechteck, Quadrat und Dreieck. Williams hat in seiner Dreiformenthese die Vielzahl der Vergleichsmöglichkeiten auf drei begrenzt und ermit-

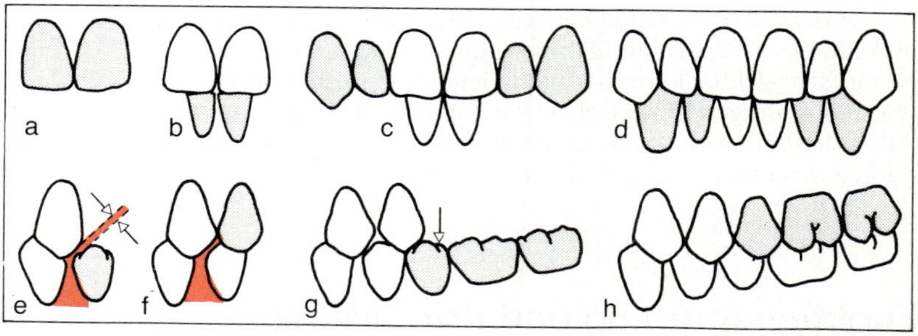

Abb. 7.**62** Die acht Schritte der systematischen Zahnaufstellung nach E. Körber: **a** Obere mittlere Schneidezähne, **b** untere mittlere Schneidezähne, **c** Oberkieferfront vollständig, **d** Unterkieferfront vollständig, **e** erster unterer Prämolar ggf. mit 1,5 mm Kompensationslücke zum Ausgleich unterschiedlicher Zahnbogenweiten, **f** erster oberer Prämolar, **g** untere Seitenzähne, **h** obere Seitenzähne

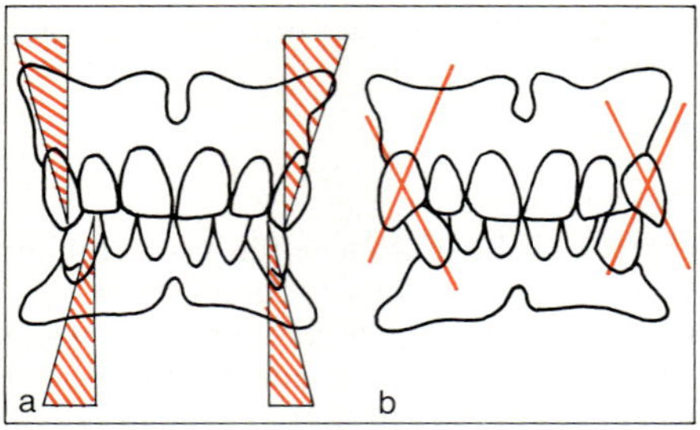

Abb. 7.**63** Wichtige Kontrolle vor Fertigstellung der Vollprothese:
a Neigung der Eckzahn-Kronenachsen nach oral,
b Labial- bzw. Bukkalneigung führt zur ästhetisch und funktionell unzweckmäßigen Aufstellung

telt, daß die Form der mittleren oberen Schneidezähne der umgekehrten Gesichtskontur entspricht. Tanzer hat die Konstitutionstypen nach Kretschmer, Athlet, Leptosomer und Pykniker, mit der Form der mittleren oberen Schneidezähne verbunden.

Zahnfarbe: Die Zahnfarbe ist immer entscheidend, sie wird bei Tageslicht zusammen mit dem Patienten aus der Farbringpalette – vergleichsweise in verschiedenen Behandlungssitzungen – nach den Kriterien: Farbe der Gesichtshaut, Farbe der bisherigen Versorgung, Alter, Geschlecht und Gesamterscheinung des Patienten ausgewählt. Der Verfasser bevorzugt sog. Farbmischung, indem Eckzähne oder ein seitlicher Schneidezahn eine abweichende Grundfarbtönung erhalten.

Zahngröße: Die Zahngröße unterliegt am wenigsten dem Gefühl des Behandlers, sie kann nach der Frontzahn-Gesichts-Beziehung (vgl. S. 456) gemessen werden und wird im Zahnlager nach den Markierungslinien auf dem Schlußbißregistrat ausgewählt, ausgehend vom mittleren oberen Schneidezahn nach Breite und Länge.

Zahnstellung: Unabhängig von Form, Farbe und Größe wird die gesamte Ästhetik erst durch die Zahnstellung vollendet, wobei die frühere Bißlage in abgeschwächter Form nachgebildet werden soll. Fotografien des Patienten sind wichtige Hilfsmittel, wobei wir ganz besonders auf Frontzahnüberbiß, Mittellinienverschiebung, Diastema und seitliche Lücken, Überstellung seitlicher Schneidezähne und Staffelstellung der Unterkieferfront achten.

Funktionsprüfung und Korrekturen

Funktionsprüfung der in Wachs aufgestellten Zähne

Bei der Funktionsprüfung der in Wachs fertig aufgestellten Ersatzzähne spielt der Kontrollsockel des geteilten Oberkiefermodells eine entscheidende Rolle:

Prüfen der okklusal-stabilen Zentrik: Das geteilte Oberkiefermodell wird bei zurückgeklapptem Artikulatoroberteil in die Schlußbißposition gebracht. Mit drei Fingern kann durch Druckverlagerung die Stabilität bzw. Paßgenauigkeit der Okklusion geprüft werden. Der spaltlos geschlossene Kontrollsockel zeigt die Übereinstimmung der okklusal-tegumentalen Zentrik mit der in den Artikulatur übertragenen habituell muskulären Kieferrelation an.

Prüfen der okklusal-stabilen Artikulation: Nach Lösen der Arretierung des Kontrollsockels werden Protrusions- und Laterotrusionsbewegungen bis zur Grenzbewegung der Kauflächenabstützung der künstlichen Seitenzähne ausgeführt. In jeder Bewegungsphase zeigt der Kontrollsockel zum Artikulatoroberteil die Güte bzw. Stabilität der Abstützung im Vielpunktkontakt an.

Die exakte Überprüfung und Korrektur der in Wachs aufgestellten Zähne hat gegenüber der fertiggestellten Prothese den Vorteil, daß die Störstellen selbst durch Herausnehmen und wiederholte Artikulationsbewegung ohne den verdächtigen Zahn sofort ermittelt werden können.

Vorschubbewegung: Nach Lösen der Kondylenarretierungen bewegt man die Kiefer in der Sagittalen gegeneinander. In der Abbißposition (nach Überschreiten der horizontalen Inzisalstufe) werden die Inzisalkanten durch Einstellung der Zähne oder bei individuellen Kippungen durch Einschleifen in einheitlichen, linienförmigen Kontakt gebracht. In Abhängigkeit von der Steilheit der Gelenkbahnneigung entsteht eine nach lateral ansteigende Frontzahnkurve, sie ist wesentlicher Bestandteil der artikulären Balance und geht kontinuierlich in den Eckzahnkontakt über. Gleichzeitig aber soll volle Abstützung im Seitenzahnbereich bestehen. Räumliche Fehlorientierung der Artikulationsbahn äußert sich beim Vorschub entweder durch Klaffen der Seitenzähne oder der Front. Meistens sind auch die palatinalen Dreieckwüste der bukkalen Höcker der Arbeitsseite zu steil

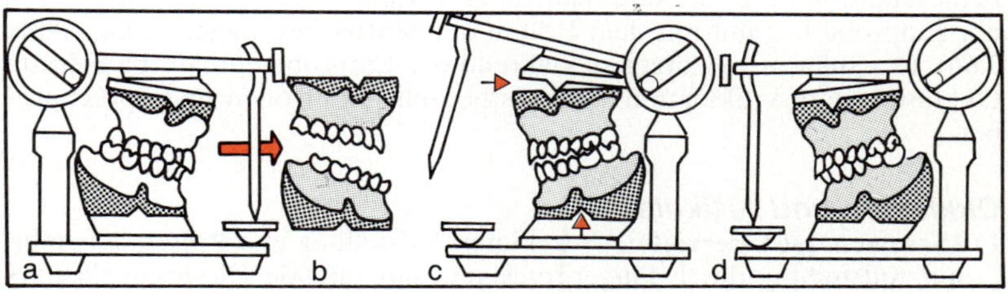

Abb. 7.**64** Technische Rückmontage. **a** Wachsaufstellung nach der Einprobe, **b** reproduzierbare Entnahme der Arbeitsmodelle, **c** Belassen der polymerisierten Prothesen auf den intakten Modellen und Zurücksetzen in den Artikulator, **d** okklusales Feineinschleifen zur Korrektur polymerisationsbedingter Formänderungen; danach erst Ausarbeitung und Politur

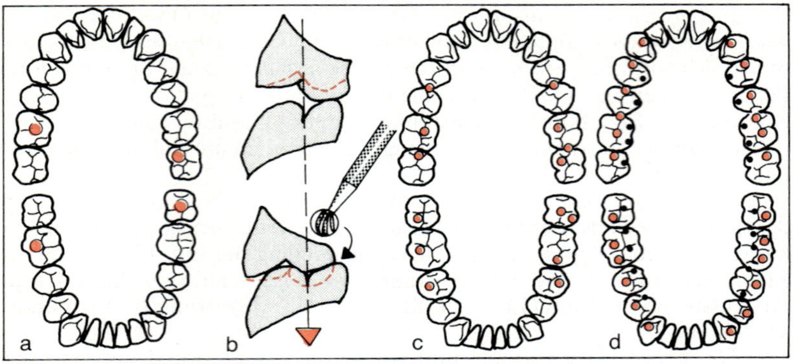

Abb. 7.**65** Feineinschleifen der Vollprothesen nach technischer Rückmontage. **a** Primärkontakte in zentrischer Position, **b** modellierendes Versenken mittels Hartstahl-Rosenbohrer oder mittels kugelförmiger Diamanten, **c** heraustretende Kontaktfolge, **d** zentrische Kontakte zur gleichförmigen Tegumentbelastung im Schlußbiß

oder die Oberkieferzähne in umgekehrter Verwindung aufgestellt. Zeigt sich aber während der Laterotrusion ein Klaffen der Seitenzähne der Arbeitsseite, so sind fast immer die Molaren der Balanceseite zu stark geneigt, d. h., die Verwindung beträgt mehr als 15°.

Einprobe und Korrektur

Wie bei allen prothetischen Maßnahmen gilt insbesondere für die Einprobe der in Wachs aufgestellten Zähne der Grundsatz, daß jeder feststellbare Fehler, mag er noch so gering sein, sofort beseitigt werden muß, um eine Fehleraddition durch weitere Schritte zu verhindern. Der funktionelle Teil der Einprobe beginnt mit dem Prüfen der zentrischen Lagefindung (Abb. 7.**66**). Das sukzessive Vorgehen während der Einprobe enthält die Schritte Okklusion und Artikulation sowie ästhetische Kontrollen und Sprechproben.

Okklusion und Artikulation

1. Einsetzen der Oberkiefer-Unterkiefer-Aufstellung und Prüfen der stabilen Aufstellung durch Fingerdruck und umlaufende Okklusalbelastung mittels eines Kugelstopfers. Sehr genau geprüft wird die Stabilität bei axialer Belastung auf der Eckzahnspitze, dort soll der Patient später abbeißen, seine Stabilität geht über die Ästhetik. Die Eckzahnspitze muß fast immer nach oral verschoben werden. Vergleich zwischen Kauebene und Camperscher Ebene.

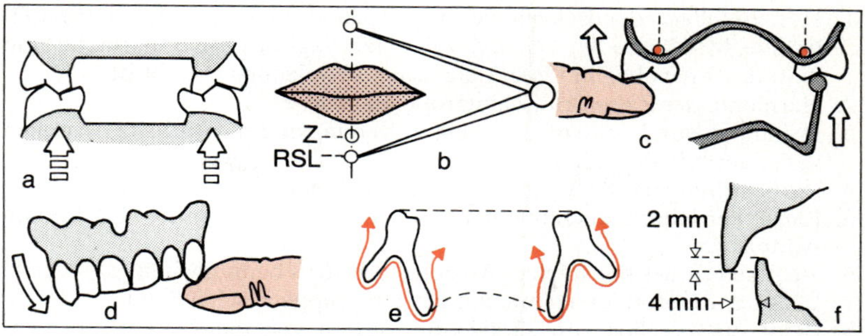

Abb. 7.**66** Schrittweiser Ablauf der Funktionsprüfung von Vollprothesen während der Einprobe und nach Eingliederung. **a** Reproduzierbarer zentrisch-stabiler Kontakt bei wiederholtem, raschem Schließen, **b** Vergleich des Ruheschwebeabstandes mit der Zentrik, **c** Statik der Seitenzähne, **d** spezielle Eckzahnstabilität, **e** vollkommene Ruhelage im Unter- und Oberkiefer. **f** Der horizontale Vorbiß soll etwa doppelt so groß sein wie der vertikale Überbiß

2. Kontrolle des Vertikalabstandes im Vergleich zur Ruheschwebelage und im Vergleich zur bisherigen Versorgung, wobei man wie bei der Bißnahme zwei Meßmarken setzt.
3. Prüfen der Eckzahn-Molaren-Tangente nach Eckzahnkorrektur. Falls bei anschließender Oralverlagerung der Prämolaren der Zahnbogen verengt wird, kann jetzt schon Wachs aus dem Ersatzkieferkamm herausgenommen werden.
4. Kontrolle der Zentrik durch wiederholte Adduktionsbewegungen, häufiges Herausnehmen der Wachsaufstellung und Kühlen, um zu vermeiden, daß die Zähne unter Bißsenkung in das Wachs gedrückt werden. Einfärben zentrischer Kontakte mit roter Okklusionsprüffolie (Abb. 7.**65**).
5. Vorschubbewegung und Vergleich mit der artikulären Balance im Artikulator. Um ein Klaffen sicher auszuschließen, werden die Wachsaufstellungen mittels Sonde oder Pinzette fest auf das Tegument gepreßt.
6. Lateralbewegung: Die Eckzahnführung verrät sich fast immer durch Herauskippen des Eckzahnes. Bei Disklusion der Balanceseite müssen der untere Eckzahn weiter lingual gestellt bzw. gekippt und die Eckzahnführung weggeschliffen werden. Alle weiteren Effekte werden mit dem Bewegungsmuster im Artikulator verglichen.

Ästhetische Kontrollen und Sprechproben

Für die Prüfung der Ästhetik der in Wachs aufgestellten Zähne ist es vorteilhaft, die aus Autopolymerisat gefertigten Basisplatten mittels Schleimhautkleber am Kieferkamm zu befestigen. Die ästhetische Prüfung enthält:

1. Horizontallage der Eckzahnverbindungslinie im Vergleich zur Bipupillarlinie, Mittellinie der Schneidezähne zur Sagittalen im Oberkiefer und Unterkiefer, wobei im Unterkiefer eine Abweichung erlaubt ist,
2. Harmonie der Zahnform, Zahngröße und Farbe,
3. Prüfen, ob durch individuelle Achsendrehungen das natürliche Aussehen verbessert werden kann,
4. Profilwirkung der Schneidezähne innerhalb der Gesichtsprofillinie,
5. Länge der Oberkieferzähne bei locker fallenden Lippen (ca. 1,0–1,5 mm sichtbar),
6. Sichtbarkeit des künstlichen Alveolarfortsatzes beim Lachen,
7. Länge der Unterkieferzähne mit der Unterlippe abschließend,
8. Beim Aussprechen von Zischlauten dürfen sich die Zahnreihen nicht berühren.

Technische Rückmontage und Einschleifen der Vollprothesen

Marx konnte nachweisen, daß der Polymerisationsprozeß zu Formänderungen gegenüber der Wachsaufstellung führt, die sich als Störfaktor auf die Okklusion auswirken können. Es wird deswegen heute jede Vollprothese nach der Polymerisation wieder in den Artikulator zurückgesetzt und dort zur Beseitigung dieser technisch bedingten Änderungen fein eingeschliffen. Es hat sich seit langem als zweckmäßig erwiesen, beide Modelle im Artikulator derart lösbar zu befestigen, daß sie nach dem Ausbetten noch vor der Entnahme der Prothese paßgenau reponiert werden können. Eine andere Methode besteht darin, die Oberkiefer-Wachsmodellation im Artikulator auf einem Unterkiefersockel abzuformen, um die fertige Prothese, wie z. B. auch eine bereits getragene, achsenbezogen montieren zu können. Um den

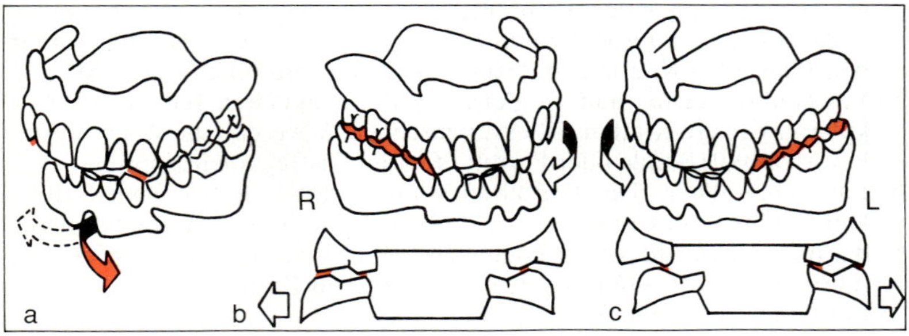

Abb. 7.**67** Einfache Artikulationskontrolle der eingegliederten Vollprothese:
a Kontrolle bzw. Feineinschleifen der beiderseitigen Eckzahnstützen innerhalb des Vielpunktkontaktes,
b Laterotrusion nach rechts mit aktiver Abstützung und Balancestütze,
c Laterotrusion nach links

behandlungstechnischen Aufwand nicht zu gefährden, wird die Prothese mit Hilfe eines Schwundausgleich-Polymerisationsverfahrens mit geringstem Formfehler hergestellt (vgl. K. Körber u. K. Ludwig 1982).

Im Artikulator werden die rückmontierten Vollprothesen nach einem vorgegebenen Schema sorgfältig fein eingeschliffen (Abb. 7.**64**).

Feineinschleifen der okklusal stabilen Zentrik

Um das sofortige Einschlagen der stabilen Palatinalhöcker in die analogen Kaumulden ohne Vorkontakte zu prüfen oder wieder so genau herzustellen, wie es in der Wachsmodellation eingefärbt worden war, wird der Artikulator in arretierter Scharnierposition hart abgesenkt. Die Fehler in der Zentrik äußern sich dadurch, daß

- zentrische Kontakte an falschen Stellen auftreten,
- zentrische Kontakte im Minimalmuster fehlen.

Die fehlenden Punkte können erst dann langsam wieder hervortreten, sobald zuerst die Störstellen völlig entfernt und danach die vorhandenen Kontakte leicht vertieft worden sind. Da es sich hierbei um Bruchteile von Millimetern handelt, kann von einer artifiziellen Bißsenkung nicht gesprochen werden. Wichtig ist, daß das Beschleifen punktuell modellierend erfolgt, indem die vorhandene Form im Bereich von $^1/_{10}$–$^1/_{100}$ mm tiefer gelegt werden muß. Als Instrumentarium werden für das Beschleifen oberflächenvernetzter Kunststoffseitenzähne Hartstahl-Rosenbohrer ohne Querhieb verwendet. Sie erlauben eine feindosierte, touchierende Nacharbeit mit dem Ziel, daß alle Stützhöcker gleichzeitig auf die tiefste Stelle der Kontaktmulde auftreffen; erkennbar an den gleichermaßen farbintensiv und formgleich mit roter Okklusionsfolie eingefärbten, zentrischen Kontakten.

Feineinschleifen der vollbalancierten Okklusion

Man löst beide Kondylenarretierungen und beginnt mit dem Einfärben der Kontakte der Protrusionsbewegung mittels grüner Okklusionsprüffolie. Auch hier gilt: die steilste Bahn übernimmt die Führung und muß zunächst

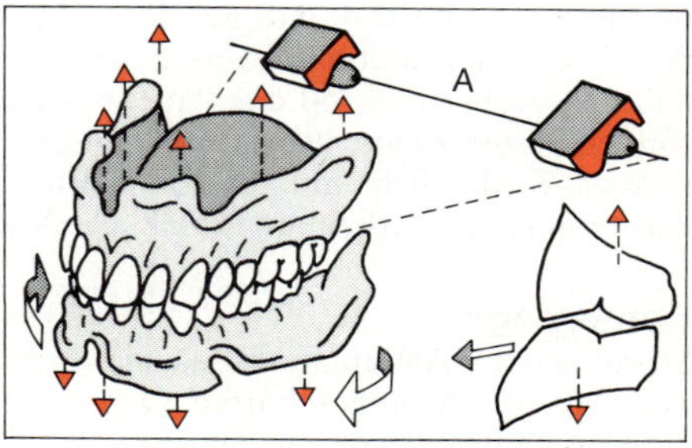

Abb. 7.**68** Ziel des artikulär vollbalancierten Totalersatzes: Aus der eindeutig stabilen okklusalen Zentrik heraus sind die Prothesenplatten in jeder Bewegungsphase okklusal harmonisch abgestützt, unabhängig vom Bewegungszustand des Unterkiefers. Nur dadurch werden die Tegumentgewebe reaktiv gleichmäßig belastet

abgeflacht werden, bevor weitere sich einfärben, die dann Schritt für Schritt versenkt werden, bis das einheitliche Protrusionsfeld vorliegt. Es folgt das Einschleifen der Laterotrusion nach dem gleichen Vorgehen, getrennt nach den Kieferseiten, abermals ohne die rot eingefärbten Zentrikkontakte zu entfernen. Wie unter „Aufstellungsprüfung" schon gezeigt wurde, ist die erste und häufigste Störung fast immer der Eckzahnkontakt oder eine Artikulationsbahn im Gruppenkontakt, die nach Höhe und Neigungswinkel (wiederum formmodellierend) in das balancierte Okklusionsfeld integriert werden müssen (vgl. Abb. 7.**55**).

Eingliederung und Nachsorge

Ersteingliederung

Das Eingliedern technisch fertiggestellter Vollprothesen wird wieder in einer bewährten Folge ausgeführt:

- Basisprobe: Jede Prothese wird für sich nach Haftung und Saugwirkung während der bekannten Testbewegungen geprüft, nachdem sie mit Wasser angefeuchtet und durch gleichmäßigen Druck auf beide Seitenzahnreihen fest adaptiert worden sind.
- Kaustabilität: Durch Abtasten jedes Zahnes mit einem Kugelstopfer und durch Fingerdruck von oral nach außen auf die bukkalen Höckerspitzen prüft man die Eigenstabilität.
- Schlußbiß: Stabile, zentrische Okklusion ohne Vorkontakte oder Gleiten (dies würde zur Walkarbeit führen).
- Artikulation: Protrusion und Laterotrusion wie oben dargestellt.
- Sprechprobe: „Zwischen zwei Zwetschgenzweigen saßen zwei zwitschernde Schwalben", „777", „Mississippi", außerdem: Sichtbarkeit der Zähne beim Sprechen.
- Ästhetik: Gesichtsprofil, Lippenrotdarstellung und richtige Zahngröße und Länge mit 1,5 mm bei leicht geöffnetem Mund und voller Kronenlänge beim Lachen.

G. Johnke stellte fest, daß gefestigte Persönlichkeiten die Inkorporationsphase schneller überwinden und eher bereit sind, den neuen Zustand anzunehmen. Außerdem soll der Patient wissen, daß eine Totalprothese die gesunden, festen Zähne des natürlichen Gebisses funktionell nicht zu ersetzen vermag. Schließlich sind zur vollen Eingewöhnung Mitarbeit und positive Einstellung des Patienten unerläßliche Voraussetzung.

Remontage

Störungen der Artikulationsbalance < 1 mm können zwar in ständiger intraoraler Kontrolle eingeschliffen werden, doch ist gerade das Feineinschleifen im Artikulatur übersichtlicher und genauer möglich. Grobe Störungen dagegen beruhen auf Fehlern der vorherigen Artikulatortechnik und müssen darum grundsätzlich im Artikulator beseitigt werden. Das Zurücksetzen inkorporierter Vollprothesen in den Artikulator, die sog. Remontage, erfolgt nach erneuter Registrierung der habituellen Zentrik (im Vergleich zur zentralen Relation der Pfeilspitze) genauso wie bei der primären Bißnahme durch das Trefferfeld mittels des Stützstiftsets (Gerber-Set 105, Okklumeter nach Marxkors-Ferger).

Die Remontage hat auch für Vollprothesen wieder die bekannte Schrittfolge:

1. Protrusions-Wachsbißschlüssel in Vorschubposition, Laterotrusionsschlüssel rechts und links für die Einstellung des Artikulators: Gelenkbahnwinkel und Bennett-Einstellung.
2. Symmetrisches Einsenken der Oberkieferzahnreihe extraoral (ca. 1 mm) in das erweichte Wachs der Trägergabel. Anschließend Abgreifen der arbiträren Achse, wobei die Oberkieferprothese über Watterollen angedrückt werden kann; Einstellen des Orbitalzeigers.
3. Zurücksetzen der Oberkieferprothese auf das mit Silicon ausgeblockte und mit Kontrollsockel versehene Sockelmodell; achsenbezogene Modellmontage.
4. Registrierung der habituellen Zentrik aus dem Trefferfeld im Vergleich zur zentralen Relation der Pfeilspitze und Verschlüsseln mittels Abformgips.
5. Fügen des Bißblockes (gemeinsam mit beiden Modellsockeln), Zusammenwachsen und Montage des Unterkiefermodells.
6. Entfernen des Zentrikblockes, Einstellen der Artikulatorwerte mittels der Registrate aus 1., Absenken in die registrierte Schlußbißposition durch Lösen des Schneidezahnführungsstiftes im Artikulator.

Die stabile Schlußbißlage wird geprüft durch Lösen des Kontrollsockels. Interkuspidationsstellung der Prothesen unter Fingerdruck und Absenken des Artikulators bzw. Schließen des Kontrollsockels. Nach Lösen der Artikulatorarretierungen folgt die Kontrolle der Artikulationsbalance durch Vorschub und Laterotrusionsbewegungen, ebenfalls mit gelöstem Kontrollsockel. Die Meßebene im Kontrollsockel zeigt unbestechlich die Genauigkeit der artikulären Balance.

Kann durch Einschleifen weder die stabile Schlußbißposition noch die artikuläre Balance erreicht werden, so sind entweder die Zahnreihen herauszutrennen und durch erneute Wachsaufstellung zu ersetzen, oder die Prothesen müssen vollkommen neu angefertigt werden.

Nachsorge

Marxkors stellte fest, daß durch Fernhalten von Plaques von Prothesen die Mundschleimhaut entzündungsfrei gehalten werden kann und definiert diese Zusammenhänge während der Nachsorge wie folgt:

- Plaque haftet an rauhen Prothesenstellen besonders fest.

- Vom Patienten lassen sich Plaques und Zahnstein von Kunststoffoberflächen nur schwer entfernen.
- Prothesenbasisflächen müssen schon während der zahntechnischen Herstellung (Modellisolation) auf Hochglanz gebracht werden.
- Interdentalnischen sind von Nachteil.
- Ablagerungen in den Interdentalnischen fördern den Mundgeruch und mindern das orale Wohlbefinden.
- Plaque kann zur Suprainfektion von bestehenden Schleimhauterkrankungen führen.
- Oralhygienisch günstig ist in jedem Falle die nahtlose, fugenfreie Oberfläche von der Basis bis zum Okklusionsfeld.

Die desquamative Wirkung des Speichels auf der freien Schleimhautoberfläche ist nach Herausnehmen der Prothese unvergleichlich günstiger. Es wurde deshalb vielfach empfohlen, die Prothesen nachts herauszunehmen. Andererseits weiß man heute, daß der Ruhetonus der Kaumuskulatur und die habituelle Kieferposition sich an Kontrollkontakten orientiert. E. Körber empfiehlt deshalb, die Prothesen nachts im Munde zu belassen und nur bei unangenehmer Empfindung oder gar Schleimhautirritationen in einem Glas Wasser aufzubewahren. Auch Böttger und Häupl überlassen die Entscheidung dem subjektiven Empfinden des Patienten. Abschließend zeigt die Tab. 7.**1** schematisch den Ablauf der Behandlung bei Totalprothetik.

Hygiene bei prothetischen Arbeitsgängen

Der arbeitstechnische Wechsel der Arbeitsunterlagen zwischen Mundhöhle und zahntechnischem Labor erfordert für Erstschritte, wie z. B. Abdrücke, Einproben und Ersteingliederungen, die gleiche Desinfektion wie bei Korrekturen oder Reparaturen an inkorporierten Prothesen. Marx und Engelhardt ermittelten, daß die Desinfektionswirkung im Tauchbad unter Verwendung von Handelspräparaten, wie z. B. Grotanat, Lysetol, Quartacid, Tego 103 G und MW/B 9 u. 10, durch Einwirkung von Ultraschall wesentlich erhöht wird.

Aufgrund einer zunehmend komplexen Infektionsgefahr in der zahnärztlichen Praxis und Klinik sollten Abdrücke vor der Modellherstellung auch virostatisch desinfiziert werden, um einer Keimverschleppung in das Labor vorzubeugen.

Aus arbeitstechnischen Gründen müssen Abdruck-Desinfektionsmittel bei breitem Wirkungsspektrum eine Kurzzeitdesinfektion von 5–10 Minuten zulassen. Außerdem müssen die Präzision der Abformung sowie die Qualität der Modell-(Gips-)Oberfläche erhalten bleiben.

Üblich sind zwei Desinfektionsverfahren:

1. *Spraydesinfektion*
   Hierbei wird der Abdruck allseits mit dem Desinfektionsmittel eingesprüht und nach Einwirkdauer von 10–30 Minuten mit Wasser abgespült. Es folgt die Modellherstellung (MD 520, Dentasept).

2. *Tauchbaddesinfektion*
   Der Abdruck wird in einem Desinfektionstauchbad für 10 Minuten gelagert und danach mit Wasser abgespült (Impresept, MD 520).

Verträglichkeitsprüfungen haben gezeigt, daß durch die Desinfektion des Abdruckes materialspezifisch Veränderungen in der Dimensionsstabilität sowie der Oberflächenhärte und Mikrostruktur der Gipsmodelle auftreten können. Diese werden von einer Vielzahl von Faktoren beeinflußt: Desinfektionsmittel und -verfahren, Abformmaterial bzw. -produkt, Gipstyp bzw. -produkt sowie der Kombination Desinfektion/Abformmaterial/Modellmaterial.

Die Veränderungen sind in der Regel jedoch so gering, daß sie gegenüber sonstigen abformbedingten Ungenauigkeiten vernachlässigt werden können. Es ist jedoch – insbesondere bei Alginaten – darauf zu achten, daß keine primäre Unverträglichkeit zu dem verwendeten Gipsprodukt besteht, da diese durch die Desinfektion verstärkt werden kann. Ansonsten ist eine Desinfektion ihne Einschränkung möglich.

Die mehrfach täglich ausgeführte machanische Prothesenreinigung spielt in gleicher Weise wie bei natürlichen Zähnen eine vorrangige Rolle, um permanente Ablagerungen und erhärtete Beläge zu vermeiden. Hierfür können grundsätzlich die normalen Instrumente der Oralhygiene angewandt werden. Zusätzlich sind Ultraschallreinigungsgeräte und speziell geformte Prothesenbürsten empfehlenswert sowie Solutionen, in denen durch O_2-Abspaltung anaerobe Beläge aufgelöst werden.

Prothesenreinigungssysteme auf Ultraschallbasis sind *Braun-Instandt* und *Roventa.* Schließlich ist das proteolytische Enzym Alcalase als wirksames Mittel zur Plaquekontrolle abnehmbarer Prothesen von Vorteil.

Von weiterem Vorteil für die Hygiene bei Trägern von Vollprothesen ist die glasklare Gaumenplatte (SD-Ivocap). Sie enthält praktisch keine reizenden Farboxide und erlaubt es, gerade älteren Menschen im Gegenlicht die Sauberkeit der Gaumenplatte visuell zu prüfen und den Erfolg ihrer Reinigung sichtbar zu machen.

Unterfütterung

Aufgaben und Indikation

Ist die Gewebspassung einer Plattenprothese im Ober- und im Unterkiefer gestört, so ist es Aufgabe eines Unterfütterungsverfahrens, eine technisch einwandfreie Passung wiederherzustellen. Behandlungstechnisch und von der Indikation müssen grundsätzlich drei Verfahren unterschieden werden:

- Basisunterfütterung,
- Randkorrektur,
- okklusale Rekonstruktion.

Je nach Schweregrad des Passungsverlustes und nach strenger Indikation werden diese Verfahren einzeln oder in Kombination ausgeführt.

Die *Basisunterfütterung* ist angezeigt, sobald die Formübereinstimmung zwischen zahnlosem Kiefer und Prothesenunterfläche gestört ist.

Ursachen: Formveränderung des zahnlosen Kieferkammes infolge alveolären Umbaus, Knochenresorption, Atrophie, durch Fehlokklusion verursachtes Kieferkammtrauma, Altersinvolution und Formschwund nach Abbau der Fettzonen durch Allgemeinerkrankungen.

Daneben gibt es natürlich auch technische Ursachen wie z. B. Abformfehler, Polymerisationsschwund und Verwendung eines ungeeigneten Modellgipses. Innerhalb einer Basis sind partielle Unterfütterungen unzweckmäßig. Statt dessen wird die gesamte Kontaktfläche labortechnisch neu hergestellt. Aufgabe einer Basisunterfütterung ist es daher, die gesamte Formkongruenz zwischen den Oberflächenstrukturen des Kiefers und der Protheseninnenfläche zu optimieren.

Die *Randkorrektur* ist durchzuführen, sobald keine ausreichende Haftkraft vorhanden ist, weil der Funktionsrand mit der mittleren, variablen Form des Vestibulums während der Gebrauchsphasen nicht übereinstimmt.

Ursachen: Fehler der Funktionsrandgestaltung, längerfristige Änderungen in der mimischen Gesichtsmuskulatur, neuromuskulär bedingtes Nachlassen des Ruhetonus und technische Artefakte, z. B. häufiges Fräsen bei Druckstellen. Eine selektive Randunterfütterung ist nur angezeigt, wenn Basispassung und Okklusion bei verminderter Retentionskraft einwandfrei sind.

Die *okklusale Rekonstruktion* wird dann unvermeidlich sein, wenn Bißstörungen vorliegen, die größer sind als sie mittels der Schichtstärke der Basisunterfütterung behoben werden können.

Ursachen: Zunächst sind es die gleichen Ursachen, die zur Basisunterfütterung führen. Hinzu kommt jedoch:

- Verlagerung der Schlußbißposition aus der vormaligen Zentrik in eine interkuspidative Zwangsposition durch Abnützung der Kauflächenreliefs und Schneidekanten.
- Absenken der Vertikalrelation nach Abrasion der Zahnoberflächen.

Die okklusale Restauration erfolgt im Normalfalle durch Registrierung der zentrischen Relation aus der physiologischen Adduktionsbewegung heraus ohne Zahnkontakt, Artikulatormontage von Übertragungsmodellen und Aufstellen neuer Zähne.

Eine okklusale Restauration nach geringfügigem Absinken des Vertikalabstandes kann im Bereich < 3 mm bei durch Einschleifen korrigierbarem Okklusionsrelief allein durch eine Basisunterfütterung durchgeführt werden.

Kontraindikation der Unterfütterung

Bei nicht formkongruenter Basis und Verlust der Saugwirkung infolge unterkonturiertem Funktionsrand ist eine Neuanfertigung angezeigt, wenn als drittes Symptom die zentrische Okklusion gestört ist.

Eine andere, zwingende Kontraindikation ist gegeben bei Vorliegen pathologischer Veränderung in der Mundhöhle, insbesondere im Bereich der Kontaktfläche der Prothese.

Allgemeine Prothesenunverträglichkeit, mangelnde Adaption. Prothesenproblematik können durch eine Unterfütterung nicht behoben oder verbessert werden.

Praktische Unterfütterungsverfahren

Nach dem Ziel einer Unterfütterung unterscheidet man die temporäre, vorläufige Unterfütterung von der definitiven. Die definitive Unterfütterung kann verfahrenstechnisch auf zwei Arten angewandt werden: die indirekte, labortechnische und die direkte, mit flüssigem Kunststoff im Mund auszuführende Methode. Die direkte Unterfütterung wird infolge der Schleimhauttoxizität des Monomers nur noch selten und bei kleinen, partiellen Schleimhautsätteln vorgenommen.

Häufig bringt die definitive Unterfütterung nicht den gewünschten Erfolg. Um herauszufinden, ob das Befinden des Patienten mit dem Befund in Zusammenhang steht und um einen möglichen Erfolg zu testen, ist die temporäre Unterfütterung in jedem Falle angezeigt, d. h., es ist zweckmäßig, jeder endgültigen Unterfütterung eine temporäre vorangehen zu lassen.

Temporäre Unterfütterungen

Temporäre Unterfütterungen werden mit weichbleibendem Werkstoff durchgeführt, der in plastisch angezeigtem Zustand in gleichmäßiger Schicht auf die Prothesenbasis aufgetragen wird. Das Fügen der zu unterfütternden Prothese erfolgt praktisch wie bei der Funktionsabformung (vgl. Abb. 7.**14**, S. 431 und Abb. 7.**17**, S. 439). Die weiche Unterfütterungsmasse läßt sich auf dem Außenventilrand mittels eines Skalpells gleichförmig beschneiden.

Die meisten temporären Unterfütterungswerkstoffe dürfen nur 3–4 Tage im Munde belassen werden. Die Porosität der Oberfläche führt zu Plaque- und Bakterieneinlagerungen, die Weichmacher lösen sich heraus und die nunmehr harte, rauhe Oberfläche führt zu schweren Schleimhautentzündungen.

Als Werkstoff für emporäre Unterfütterungen werden verwendet:

- Kerr-Fitt,
- Ivoseal,
- Visco-gel,
- Ex-3-N-„K“ Gold,
- SMIG,
- Protefix.

Permanente Unterfütterung

Die Prothese als Abformlöffel

Im allgemeinen wird die Vollprothesenbasis zur Durchführung einer Unterfütterungsabformung derart vorbereitet, daß nach Unterfütterung weder eine Bißüberhöhung noch eine Verdickung der Basis zu erwarten ist.

Vorbereitung der Oberkieferprothese: Ist eine kombinierte Basisunterfütterung mit Randkorrektur angezeigt, so wird zuerst die Bißlage, d. h. die zentrische Schlußbißposition aus der Adduktionsbewegung heraus kontrolliert bzw. durch Feineinschleifen korrigiert. Es folgt das Ausschleifen der Prothesenbasis. Hierzu werden Vertiefungsmarkierungen gesetzt, die, miteinander durch Ausfräsen verbunden, eine gleichmäßig dünne Basis, frei von Perforationen, ermöglichen (Abb. 7.**69**). Der Funktionsrand wird so weit gekürzt, daß ein ca. 3 mm hoher Freiraum für das Abformmaterial besteht. Zur Übertragung der Okklusion ist es unumgänglich, die ausgeschliffene Prothesenbasis in gleichmäßiger Entfernung auf dem tragenden Kieferkammgewebe zu fixieren. Die Aufgabe erfüllen wieder drei Stopps, die im Innern der Platte aus Thermoplast (Kerr, Stents etc.) als etwa 3–5 mm große Halbkugeln aufgetropft werden. Die obere Platte wird vor Verwendung von Pastenabformmaterial – Abformgips, Alginat und ZNO-Paste mittels des 5 mm breiten Schwarzwachsstreifens palatinal abgedämmt, wodurch während der Unterfütterungsabformung gleichzeitig das Gewebe im Bereich der A-Zone komprimiert wird (Abb. 7.**13**, S. 430).

Nach leichtem Nachwärmen der thermoplastischen Stopps und des Schwarzwachsstreifens wird die obere Prothese mit der unteren in Schlußbißposition gebracht. Die zentrische Lage wird durch Schlucken kontrolliert und die Zentrikhöhe aus der Ruheschwebe heraus überprüft. Nach Anbringen geeigneter Retentionshilfen für das ausgewählte Abformmaterial werden die Herbstschen Testbewegungen geübt, ohne den Unterkiefer zu bewegen.

Vorbereitung der Unterkieferprothese: Die Innenflächen der Prothesenbasis einer Unterkieferprothese wird abermals mit den Tiefenmarkierungen versehen und nachgefräst. Der Funktionsrand wird auf vollständige Bewegungsfreiheit von Zunge und Vestibulum unter ständiger Bewegungskon-

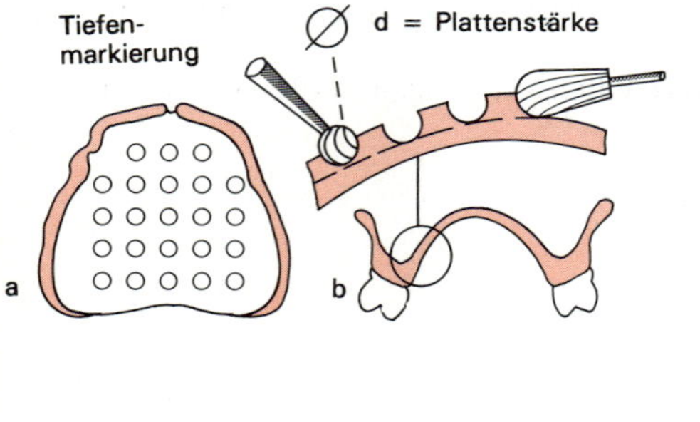

Abb. 7.**69** Rationelles Vorgehen zum gleichmäßigen Ausschleifen der Prothesenbasis mittels Tiefenmarkierungen, die anschließend untereinander verbunden werden

trolle ebenfalls um einen Freiraum von 3 mm gekürzt. Die Unterzungenrolle und die Auflagen auf die Mitten der Tuberculi mandibularia werden mittels Schwarzwachs in gleicher Weise ausgeführt wie bei der primären Funktionsabformung. Dem Anbringen der Stopps folgt nunmehr die Übung der Herbstschen Testbewegungen für den Unterkiefer. Die Unterfütterungsabformung kann erst beginnen, wenn die vorbereitete Prothese durch die Unterzungenrolle eine deutlich wahrnehmbare Saugwirkung besitzt.

Die Unterfütterungsabformung

Die vorbereiteten Protheseninnenflächen werden mit dem Abformmaterial der Wahl gleichmäßig dünn beschichtet, etwa rechtwinklig in das Cavum oris eingedreht und von posterior nach anterior bis zum Stoppkontakt abgesenkt. Nunmehr wird unter manueller Führung aus der Scharnierposition der Kiefergelenke heraus der Unterkiefer in die zentrische Kontaktposition geführt, bis die maximale Interkuspidation verschlüsselt ist. Es ist besonders wichtig, den Unterkiefer in dieser Position ruhig zu halten und

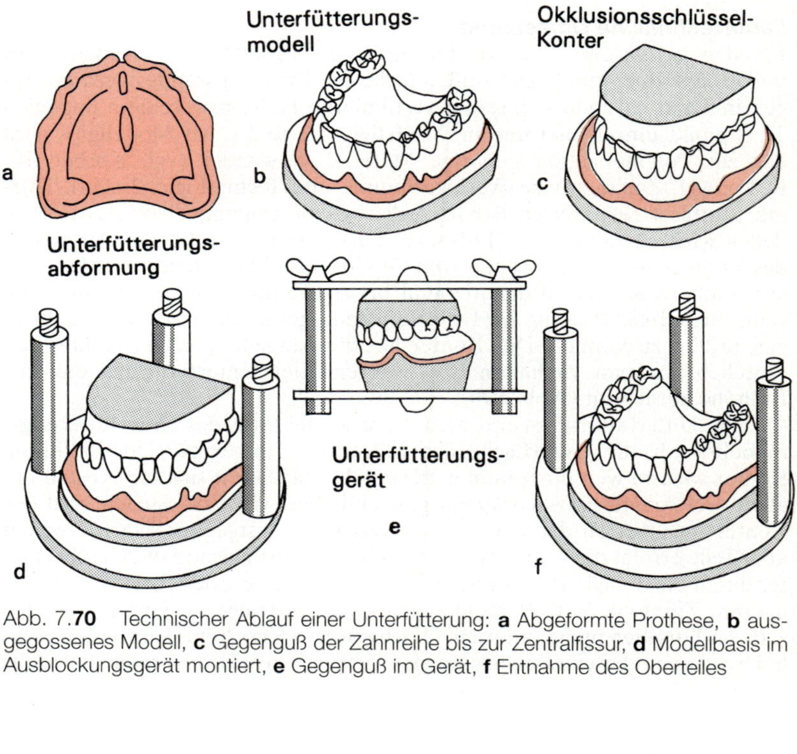

Abb. 7.**70** Technischer Ablauf einer Unterfütterung: **a** Abgeformte Prothese, **b** ausgegossenes Modell, **c** Gegenguß der Zahnreihe bis zur Zentralfissur, **d** Modellbasis im Ausblockungsgerät montiert, **e** Gegenguß im Gerät, **f** Entnahme des Oberteiles

Patienten zu den in der Intensität langsam steigenden Testbewegungen der mimischen Muskulatur und im Falle einer unteren Unterfütterung der Zunge zu veranlassen. Keinesfalls darf, insbesondere bei stark resorbierten Kieferkämmen, der Unterkiefer unter der Verzahnung bewegt werden. Unter Horizontalschüben weitet sich die Abformung während des Abbindevorganges mit dem Mißerfolgserlebnis einer erneut paßungenauen Prothesenbasis.

Grundsätzlich wird aus Gründen der Übersicht und um Abform- bzw. Okklusionsfehler auszuschließen, immer nur eine Prothese unterfüttert. Es ist sinnvoll, zuerst diejenige abzuformen, welche die stärkste Unpassung oder Störung aufweist, und die Gegenkieferprothese als stabiles Widerlager der Okklusion zu verwenden.

Es hat sich als vorteilhaft erwiesen, vor der Entnahme der mittels Abformmaterial unterfütterten Prothese die zentrische Okklusion akustisch zu prüfen und mittels Okklusionsfolie einzufärben. Die Unterfütterungsabformung verläuft sowohl für die obere als auch für die untere Vollprothese in gleichem methodischen Ablauf wie die Funktionsabformung des jeweiligen Kiefers (vgl. S. 424 bis S. 439).

Labortechnische Umsetzung

Für den Erfolg einer Unterfütterung ist die Erhaltung des Außenventils von großer Bedeutung. Die Außenfläche des Funktionsrandes wird deswegen in 5 mm Abstand von seiner vestibulären Höhe bzw. seinem lingualen Tiefstpunkt umzeichnet und im Modellgips versenkt. Als Modellgips wird das zur Polymerisation gehörige Material verwendet (vgl. Körber, K., K. Ludwig: Zahnärztliche Werkstoffkunde und Technologie, 2. Aufl. Thieme, Stuttgart 1993). Nach Erhärten dieses Übertragungs- bzw. Arbeitsmodelles wird ein Splint-cast-Teilsockel angefertigt. Es folgt das Ausgießen des Konters, in dem die Zähne vom Okklusionsfeld her fixiert werden. Der abnehmbare Konter wird horizontal bis zur Zentralfissur beschliffen, um seine fugenfreie Passung im Unterfütterungsgerät, einer Art Kaubahnträger, prüfen zu können. Der Konter hat die Aufgabe, den Vertikalabstand räumlich konstant zu halten bzw. während der Unterfütterung die sog. Bißhöhe zu sichern (Abb. 7.**70**).

Im Unterfütterungsgerät wird zunächst die Basis des Unterfütterungsmodells, d. h. die Unterfläche des Teilsockels, festgegipst. Der okklusale Konter wird so weit horizontal getrimmt, bis das Gerät sich mit Abstand in allen drei Arretierungsschrauben gut schließen läßt. Erst danach wird der Konter im Oberteil des Unterfütterungsgerätes festgegipst. Nach Trennen aller Teile erfolgt die Vorbereitung des Unterfütterungsmodells, im Oberkiefer durch die dorsale Randradierung und Ausblockung des Torus mittels der 0,4 mm Zinnfolie. Vom Behandler markierte Bereiche im Unterkiefer wie z. B. das Foramen mandibulare bei hochgradiger Knochenresorption, linguale Exostosen oder eine scharfkantige Crista mylohyoidea werden gleichfalls mit der Zinnfolie ausgeblockt. Die Prothese wird im Konter, d. h. in ihrer Zahnbogenführung festgewachst und im Unterfütterungsgerät über dem Meistermodell festgeschraubt.

Neuere Unterfütterungsgeräte erlauben, wie die historischen Kaubahnträger, ein vertikales Absenken und festes Verschrauben in der vorgegebenen Vertikaldimension. Nach Vorwärmen des Modells in warmem Wasser von ca. 40 °C wird die Protheseninnenfläche im Dampfstrahlgebläse gereinigt und mit Monomer angelöst. Nach Isolation des Unterfütterungsmodelles (KISOL, ISOLANT) wird das Autopolymerisat nach Herstellervorschrift angeteigt und bei mäßigem Fließvermögen auf das Meistermodell, in die Funktionsrandformen und in die Protheseninnenfläche gegossen. Selbstverständlich sind die Zahnflächen mit Wachs oder Vaseline isoliert; nach paßgenauem Schließen des Unterfütterungsgerätes und festem Zuschrauben unter Preßdruck wird der Randüberschuß entfernt. Die Polymerisation erfolgt im Drucktopf bei 100 °C unter 5 bar Druck für 15–20 Minuten. Die ausgearbeitete und polierte Prothese wird zur Okklusionskontrolle im Konter des Unterfütterungsgerätes reponiert. Diese technische Herstellungsfolge ist in der Abb. 7.**71** in einzelnen Schritten dargestellt.

Eingliederung

Im Grunde verläuft die Eingliederung einer unterfütterten Vollprothese wie die Behandlungsfolge einer Ersteingliederung. Im Gegensatz zur Polymerisation unter Schwundausgleich in einer Küvette ist die sog. offene Polymerisation vergleichsweise formungenau bezüglich der Gesamtform der Prothe-

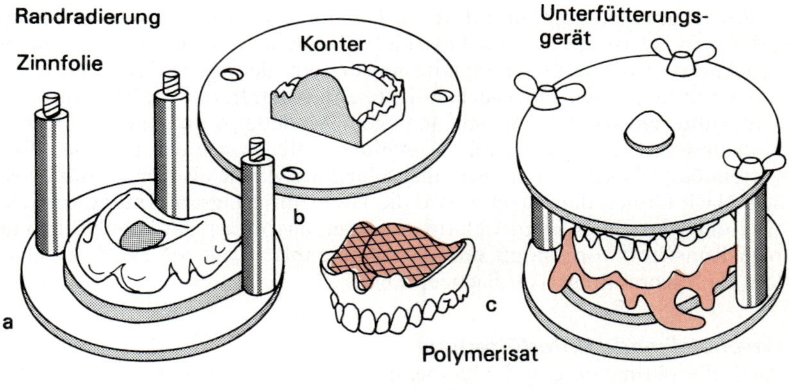

Abb. 7.**71** Technischer Ablauf: **a** Modell nach Abnehmen der Unterfütterungsabformung, **b** Konter, **c** eingegossenes Polymerisat und mit Kunststoff unterfütterte Prothese im Unterfütterungsgerät, vor dem Einbringen in den Drucktopf

se. Während die Basispassung formkongruent auspolymerisiert, kommt es zur räumlichen Diskrepanz zwischen Okklusionsfeld und der Basis.

Die Eingliederung einer unterfütterten Prothese verlangt deshalb eine getrennte Prüfung der Basispassung und der Okklusion. Sie verläuft zweckmäßig in der Reihenfolge:
- Fügen auf das tragende Tegument und Prüfen einer bewegungs- und druckschmerzfreien Passung der Protheseninnenfläche bzw. der neuen Prothesenbasis durch wechselndes Belasten.
- Test der Retention und Saugwirkung.
- Prüfen der Ruhelage unter den muskulären Testbewegungen.
- Rückführen des Unterkiefers in die Scharnierposition und Schließenlassen in der Interkuspidation bis zum ersten, vorzeitigen Kontakt.
- Feineinschleifen der Zentrik nach gleich intensiven Farbkontakten unter Adduktion.
- Schluckkontrollkontakte zur Prüfung der okklusalen Zentrik in zentraler Relation.
- Austesten der vollbalancierten Abstützung bei Laterotrusionsbewegungen.

Eine während der Zahnaufstellung nicht bilateral balancierte bzw. abgestützte Prothese erhält durch eine Unterfütterung keine Verbesserung. Im übrigen sollten die Schlußbißzentrik und die Balanceabstützung mittels einer Feinschicht-Farbfolie < = 15 µm feineingeschliffen werden, um lokale Fehlbelastungen sowie Drucksensibilität des Tegumentes zu vermeiden.

Basisneugestaltung

Liegt eine Plattenunverträglichkeit vor mit den Symptomen einer Schleimhautrötung, Hyperämie und diffusen Proliferationen im Bereich der Kontaktzonen, so ist speziell im Oberkiefergaumenanteil die glasklare, heißdruckpolymerisierte Gaumenplatte mit extrem niedrigem Gehalt an Restmonomer und hoher Oberflächendichte angezeigt. In diesem Falle wird die Unterfütterungsabformung mit analogem Modellgips ausgegossen, in der Sockelküvette eingegipst, mit Anschlußkanälen versehen und das Küvettenoberteil nach Isolationsummantelung der Zähne als Konter ausgegossen. Nach Öffnen der Küvette wird die Unterfütterungsabformung vorsichtig entnommen, die Gaumenplatte insgesamt ausgefräst, das Vestibulum mit rosa Kunststoff vorgestopft und die Gaumenplatte mit SR-IVOCAP-glasklar im Nachpreßreservoir nachgepreßt.

Weichbleibende Unterfütterung

Auch die permanente, weichbleibende Unterfütterung wirft bezüglich des Langzeitverhaltens gewisse Probleme dadurch auf, daß sich in den bisherigen weichbleibenden Kunststoffen Weichmacher herauslösen und nach langer Tragedauer der Kunststoff spröde und porös wird.

Zwei neue Materialgruppen – Fluorkunststoffe und Polyolefine – sind beständiger gegen Wasser, Lösungsmittel und Abrasionskräfte. Bei den Fluorkunststoffen verringern direkt an die Hauptkette gebundene Fluoratome aufgrund ihres großen Atomradius die Intermolekularkraft zwischen den Polymerketten und bedingen hierdurch weiche Eigenschaften. Polyolefine sind etwas flexibler als Fluorkunststoffe. Der Weichheitsgrad kann durch Veränderung der Seitenkettenstruktur in Grenzen bestimmt werden. Eine gute Haftung zur Prothesenbasis wird mit Rebasing-Acrylkunststoffen erreicht.

Eine weichbleibende Prothesenbasis bietet den Vorteil einer gleichmäßigen Druckverteilung auch dann, wenn das tragende Tegumentgewebe inhomogen ist. Auf einer unebenen Knochenkortikalis wird die Schleimhaut über den subperiostalen Erhebungen bei harter Basis punktuell belastet. Dieses kann zur ständigen Druckstellenbildung führen. Das Druckverteilungspolster der weichbleibenden Unterfütterung bringt für einen Zeitraum von $^3/_4$ Jahren eine Verbesserung und ist nach diesem Zeitraum aus Gründen der beschriebenen Werkstoffeigenschaften zu wiederholen. In einer neueren Methode der weichbleibenden Unterfütterung wird Perform-Soft als Werkstoff verwendet. Das Material ist ausreichend oberflächendicht, bleibt länger weich als bisherige Materialien und wird in einer einfachen Verfahrenstechnik ausgeführt:

- Modellherstellung im Unterfütterungsgerät.
- Nach Isolierung des Modells Aufbringen einer Schicht „Perform-Soft" in gewünschter Schicht.
- Aufstreuen eines Kunststoffgranulats zur Retentionsbildung und Polymerisation im Lichtofen.
- Ausschleifen der Prothesenbasis, bis diese okklusionsgerecht auf die weichbleibende Basis paßt.
- Anpolymerisation von weicher Basis und der Prothese mit Autopolymerisation.

Diese Methode der weichbleibenden Unterfütterung wird bevorzugt zur labortechnischen Unterfütterung einer kurzzeitig funktionsfähigen Prothese mit harter Basis verwendet. Im Oberkiefer ist allerdings die glasklare Platte nicht mehr anwendbar.

Hybridprothesen

Indikation

Hybrid bedeutet von zweierlei Herkunft und kennzeichnet die Art der Kaukraftübertragung auf den Kieferkamm durch das zahnlose Kieferkammgewebe und durch einzelne Restzähne oder Zahnwurzeln. Hybridprothetik ist die Versorgung des hochgradig reduzierten Restgebisses mit nur noch wenigen Restpfeilern und betrifft folgerichtig ältere und alte Menschen. Diese

Versorgungsform entspricht in ihrer praktischen Durchführung dem Totalersatz, mit dem einzigen Unterschied, daß vereinzelte Restpfeiler oder Zahnwurzeln in die Basis der Vollprothese eingelassen worden sind. Sie wird überwiegend im Unterkiefer angewandt, insbesondere bei starker Resorption des Alveolarfortsatzes und gleichzeitig proliferiertem bzw. erhöht resilientem Tegumentgewebe. Aufgabe der Hybridprothese ist es, die Ruhelage der unteren Prothese soweit wie möglich zu stabilisieren und zu sichern. Dadurch, daß ein Großteil der Kaukraft bei gleichzeitig ruhig liegender Prothesenbasis von Restzahnwurzeln aufgefangen wird, soll die Hybridkonstruktion den altersbedingten und durch Prothesenbelastung beschleunigten Verlust an alveolärem Knochengewebe verlangsamen. Die Propriorezeptoren der noch vorhandenen Desmodontalstrukturen erlauben eine feinere Regulation der Kaufunktion und eine differenziertere und damit ökonomischere Kaukraftwirkung als der Totalersatz. Hybridprothesen haben gegenüber Implantaten gerade bei ganz alten Menschen den Vorteil der besonderen Wirtschaftlichkeit. Unter schwierigen Gewebsbedingungen stellen sie die einzige Möglichkeit dar, eine untere Vollprothese auf dem Kieferkamm zu stabilisieren. Sie gewinnen deswegen auch immer mehr an psychologischer Bedeutung für die Inkorporation von Totalersatz unter extrem negativen Voraussetzungen.

Planung

Jede systematische prothetische Behandlungsplanung ist auf eine Differenzierung erhaltungsfähiger Restpfeiler ausgerichtet und versucht möglichst viele, langfristig erhaltungsfähige Zähne oder Zahnwurzeln in eine Konstruktion einzubeziehen. Hybridprothetik beinhaltet aus zwei Gründen die Basisform der Totalprothese:

1. Es soll die Kaukraft auf eine möglichst große Basisfläche gleichmäßig verteilt werden – entsprechend kleiner ist der Druck auf das Prothesenlagergewebe.
2. Der alte Patient soll an die Grundform von Plattenprothesen gewöhnt werden, da die Erhaltung restlicher Pfeiler und Wurzeln nicht unbegrenzt ist.

Zur Pfeilerselektion werden die Parameter der präprothetischen Planung zugrunde gelegt (vgl. S. 193). Für Hybridprothesen spielen Oralhygiene und gleichermaßen die parodontale Vorbehandlung eine entscheidende Rolle zur langfristigen Erhaltung der Hybridpfeiler. Die topographische Position im Bogenverlauf hat in der Prothesenbasis eine sekundäre Bedeutung, wenn es gelingt,

- die Ruhelage der Basis durch Hybridpfeiler zu sichern,
- die Vollprothese voll zu balancieren und sogar bei Grenzbewegungen abzustützen,
- die Ersatzzähne kaustabil aufzustellen.

Unter diesen Voraussetzungen ist z. B. im Innern einer hybriden Vollprothese jeder Pfeiler recht. Daraus ergibt sich: die Wahl der Verankerung steht an erster Stelle, denn von ihr hängt, ein gesundes Restparodontium vorausgesetzt, die Ruhelagesicherung der Prothesenbasis ab. Schließlich ist bei hochgradig resorbiertem Alveolarfortsatz mit z. B. planem Mundboden die Erhaltung einzelner Restpfeiler/Wurzeln die letzte Möglichkeit, eine retentive Basis herzustellen.

Präprothetische Maßnahmen

Zwei Situationen kennzeichnen im allgemeinen die prothetische Ausgangssituation: der prolongierte Restzahn mit alveolärem Knochenschwund und die einzelne verbliebene Wurzel.

Vitaler, prolongierter Einzelpfeiler: Nach der Theorie von Dolder (vgl. Abb. 6.**84**, S. 412) benötigen vitale, prolongierte Einzelpfeiler eine endodontische Versorgung, um sie in Höhe Gingiva abzutrennen und mit einem Hybridanker zu versehen. Dadurch wird der Kraftangriffspunkt überwiegend auf die relative, desmodontale Randhöhe gelenkt. Die Endodontie berücksichtigt wiederum, daß das apicale Drittel der Restwurzel während der restaurativen Kanalaufbereitung unberührt bleibt. Betreffs parodontaler Vorbehandlung wird auf Rateitschak, K.: Atlas der Parodontologie, Thieme, Stuttgart 1989, verwiesen.

Einzelne Wurzeln: Die Residualwurzel wird sorgfältig gesäubert, sie muß kariesfrei sein oder wird entsprechend exkaviert und mittels Cervin imprägniert. Selbstverständlich war eine endodontische Versorgung erfolgt, und der periapikale Wurzelhautspalt zeigt einen kontinuierlichen Verlauf. Ein wichtiger Faktor der Hybridversorgung ist schon in der Planungsphase die Anleitung und Motivation zur intensiven Oralhygiene und Prüfung, ob es dem alten Menschen möglich sein wird, die Wurzeloberfläche, den Einzelzahn und das marginale Parodontium ausreichend plaquefrei zu halten.

Konstruktionselemente

Wurzelstiftanker

Eine wirtschaftliche und einfach auszuführende Methode, eine Vollprothese hybrid zu verankern, ist der Wurzelstiftanker (Abb. 7.**72 b**). Er entsteht dadurch, daß ein Wurzelstift mit zylindrischem Schaft 3–5 mm aus der Wurzeloberfläche herausragt. Während der primäre Wurzelstift – einfach nur zementieren in den erweiterten Kanal – sich auf Dauer nicht bewährt hat, ist der labortechnisch mit Hilfskavität versehene Wurzelstiftanker insbesondere mit modelliertem Zylinderschaft das einfachste Konstruktionselement.

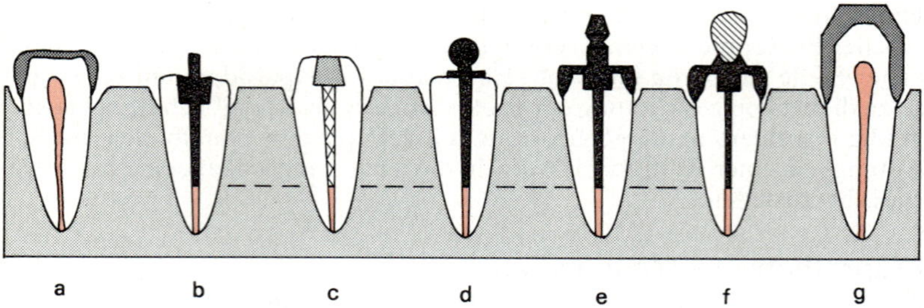

Abb. 7.**72** Halteelemente und Wurzelversorgung unter Hybridprothesen: **a** Wurzelkappe bei Pulparetraktion, **b** gegossener Stiftanker, **c** Kompositfüllung, **d** Kugelanker, **e** Retentions-Zylinderanker, **f** Stegkappe nach Dolder, **g** Resilienz-Teleskop (Innenzylinder)

Wurzelstiftanker mit Kappe

Das offene Belassen einer Wurzeloberfläche bei alten Menschen ist dann eine zulässige Methode, sobald die Oralhygiene zu ständig plaquefreien Wurzelstümpfen führt. Langfristig ist die den Wurzelstumpf gingival oder, falls erforderlich, subgingival umfassende Kappe nach Richmond die sichere Lösung. Die präparative Grundform mit Labialschrägung, zylindrischer Hilfskavität und quasiparalleler Umfassung wurde schon beschrieben (vgl. S. 253). Das Basisgerüst, bestehend aus Stift, Hilfskavität und geschlossener Kappe, kann einen einfachen Zylinder von 5 mm Höhe tragen, der in der analogen Bohrung die Retention der Prothesenbasis gegen Horizontalkräfte bewirkt. Abziehende Kräfte werden durch den Saugrand der Vollprothese kompensiert.

Kugelanker (Abb. 7.**72 d**)

Die beschriebene Theorie nach Dolder besagt auch, daß der Kraftbrechmechanismus in Höhe Zahnfleischsaum nur dann zur Wirkung kommen kann, wenn die Prothese nicht starr zur ursprünglichen Vertikalhöhe wieder aufgebaut wird. Vielmehr soll der okklusal angreifende Horizontalvektor in Höhe Gingiva unterbrochen werden. Diesem Zweck dienen Kugelanker, wie sie vor vielen Jahrzehnten schon gebräuchlich waren (Roach).

Kurer-Anker

Die Patrize des Kurer-Ankers ist eine unterhalb des Äquators auf einem Zylinder sitzende Kugel. Die Patrize ist dementsprechend als Hohlkugel ausgeformt, die mit zusätzlichem Retentionsfederteil ausgestattet werden kann. Dieses Konstruktionselement wirkt dann zur retentiven Unterstützung, wenn die Prothesenbasis durch die noch vorhandene Retentionsform eines

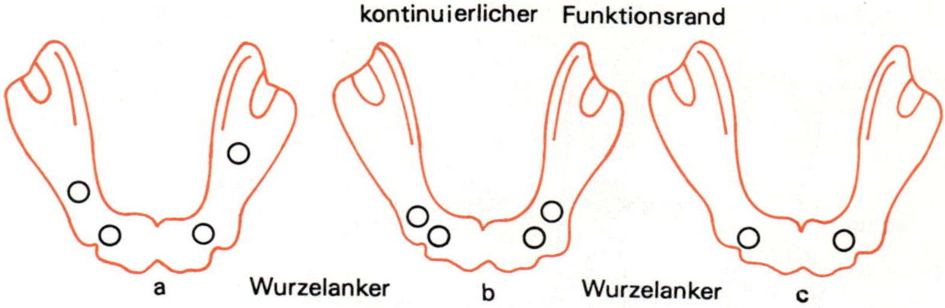

Abb. 7.**73** Häufige und statisch günstige Position von Wurzelankern innerhalb einer unteren, randkontinuierlichen Prothesenbasis zur Stabilisierung und Verankerung von Hybridprothesen

Restkieferkammes gegen horizontale Drehbewegungen hinreichend gesichert ist. Bei extrem flachen Kieferkämmen ist eine Zylinderführung günstiger für die Stabilisierung der Basis und vermeidet trichterförmige Rotationsbewegungen der Wurzel.

Gerber-Retentionszylinder (Abb. 7.**72e**)

Dieses Element dient der starren retentiven Verankerung einer Vollprothese auf einem oder mehreren Einzelzähnen. Es besteht aus einem auf einer Scheibe stehenden Zylinder mit abgeschrägtem ovalem Ende und eingefräster Nut, in die das retentive Federelement der Matrize eingreift.

Dolder-Retentionssteg (Abb. 7.**72f**)

Der Dolder-Steg (vgl. Abb. 6.**83**, S. 411) kann im Prinzip an jeder Stelle des Zahnbogens zwei benachbarte Restzähne auf kurzer Strecke miteinander verbinden, sofern die Prothesenbasis formkongruent ist und eine kaustabile, vollbalancierte Okklusion labortechnisch hergestellt wurde.

Cover-denture-Resilienzteleskope

Resilienzteleskope sind zylindrische Doppelkronen, die bewußt mit großer Spielpassung hergestellt werden. Hierbei beträgt das Spiel als Differenz zwischen dem Innendurchmesser der Außenkrone und dem Außendurchmesser der Innenkrone 0,04–0,06 mm. Diese Größenordnung der Zylinderpassung kann neben der vollkommenen Planität nur sehr schwer mittels zahntechnischer Mittel reproduziert werden (Abb. 7.**74**).

Cover-denture-Resilienzteleskope erlauben es der Plattenprothese, den gesamten Kaudruck auf das gewebliche Tegument – unter vertikaler Zahnführung – zu übertragen. Der Mechanismus einer vertikalen Resilienz-

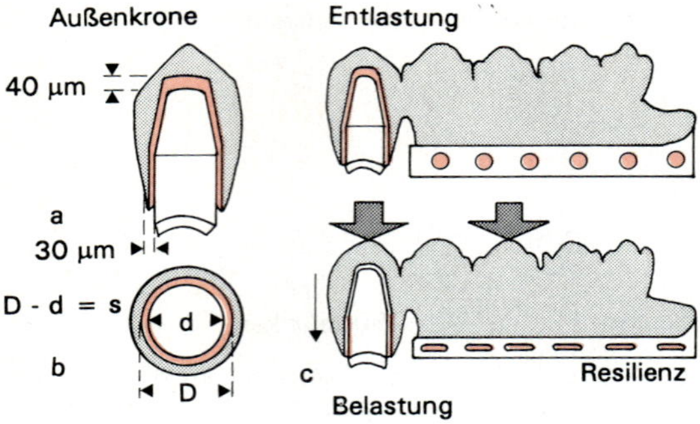

Abb. 7.**74** Mechanismus des resilient verankerten Deckprothese.
a Friktionsfreies Resilienzteleskop mit Spielpassung.
b Das Spiel als Durchmesserdifferenz zwischen Innen- und Außenkrone.
c Cover-denture-Prothese in Ruhelage und unter Belastung.

bewegung der Prothese kann nur wirksam werden, wenn zwischen den Doppelkronen ein horizontaler, intrakoronaler Spalt besteht, der bewußt labortechnisch eingeplant wurde. Resilienz-Ausgleichsbewegungen längs der Pfeilerachsen sind jedoch nur anfangs nach Eingliederung möglich, da jeder Zahn ohne okklusale Schlußbißbelastung prolongiert.

Diese Prolongation wird bekanntlich beschleunigt durch Druckbelastung in unmittelbarer Umgebung des marginalen Parodontiums. Ein weiteres Merkmal des cover-denture ist der – im Gegensatz zur Konuskrone – kontinuierliche Funktionsrand der vollständigen Prothesenbasis. Die Saugwirkung ist erforderlich, da das leichtgängige Resilienzteleskop nicht gleichzeitig ein retentiver Friktionsanker sein kann. Cover-denture-Resilienzteleskope haben ihre besondere Indikation im reduzierten Lückengebiß mit erhöht beweglichem Prothesenlager und frei endenden Prothesensätteln. Dort würde die starre Verankerung zur Pfeilerkippung weit über den physiologischen Bereich hinaus und damit zur Zahnlockerung führen.

Tabelle 7.**2** Diagramm des Behandlungsablaufs für Vollprothesen

	Klinik Behandlungsphase	Technik Arbeitsgänge
1	Zahnfarbe I Prothesenlageranalyse Situationsabformung	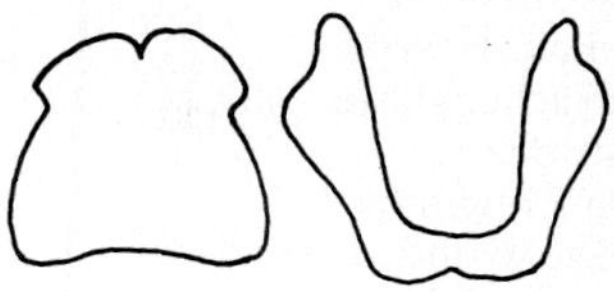
		Situationsmodell Individuelle Abformlöffel
2	Einprobe der Löffel Funktionsabformung	
		Funktionsmodelle mit Basisplatten Bißnahme
3	Zentrisches Stützstiftregistrat Arbiträre Achse Zahnfarbe II	
		Artikularmontage Zahnaufstellung
4	Einprobe nach Form, Farbe, Größe und Stellung	
		Fertigstellung mit technischer Rückmontage und Feinschleifen im Artikulator
5	Eingliederung mit Prüfung der Zentrik und der Artikulation in prothetischer Vollbalance	

Nachkontrolle

Prüfliste
Dominante Kriterien der Vollprothese

1. Prothesenlager
Gewebszustand
Schleimhautfarbe ○
Oberflächenglätte ○
Konsistenz ○
lokale Ereignisse ○
Defekte, Wunden ○
Wangenschleimhaut ○
Zunge ○

2. Plattenpassung
Bewegungsfrei ○
Silicontest ○
Grundadhäsion ○
Oberkiefer:
Torus freigelegt ○
Randschluß: A-Zone ○
Unterkiefer:
Zungenraumausformung ○
Randschluß: Tuberculum alveolare mandibulae ○

3. Kieferrelation
Ruheschwebelage ○
Interokklusalspalt ○
zentrische Verzahnung ○
Schluckabstützung ○
gleiche Farbkontakte ○
Frontzahnstufe ○

4. Biostatik
Mittellinie ○
Pupillarlinie ○
Kauebene ○
zentrische Abstützung ○
Kaustabilität ○
Grenzbewegungsabstützung ○

5. Form-Funktionsrand
Saugeffekt ○
Mund- u. Zungenraum ○
Bänder-Freiraum ○
volles Randprofil ○
Randhöhe ○
Ruhelagesicherung bei Testbewegungen ○

6. Ästhetik
Sichtbarkeit der Zähne ○
Sprechproben ○
Zahnhals / Lachlinie ○
Eckzahn / Nasenbreite ○
Zahnform-Größe ○
Wangenkorridor ○
Lippenabstützung ○

7. Patientenempfingen:
Zufriedenheit ○ Prothesenhalt ○
Kaufähigkeit ○ Aussehen ○

+ akzeptabel, – korrektur- bzw. behandlungsbedürftig

Belastung der Kieferkammgewebe durch Plattenprothesen

Mechanische Beanspruchung

Die Schleimhaut der Mundhöhle ist von der Natur vorgesehen für einen reibungslosen Transport der schluckfertig aufbereiteten Speisen (Abb. 7.**75**). Für eine *Druckbeanspruchung* aber durch Plattenprothesen sind die zahnlosen Kieferkämme und der harte Gaumen von Natur aus nicht bestimmt. Die Schleimhaut ist jedoch im Bereich des zahnlosen Alveolarfortsatzes außerordentlich anpassungsfähig für mechanische Druckbeanspruchung, obwohl sie keine subepitheliale Unterlage zur Kortikalis hin besitzt.

Die Kunststoffschicht einer Prothesenunterfläche tritt mit den obersten Lagen des Deckepithels in ständigen Kontakt, solange die Prothese getragen wird. Auf diese an sich *unphysiologische Belastungsform* antwortet das Kieferkammgewebe mit mehr oder weniger starkem Schwund.

Das Ausmaß des Knochenschwundes hält sich aber oft in kaum wahrnehmbaren Grenzen, so daß Plattenprothesen im allgemeinen bis zu 3 oder 4 Jahren – in seltenen Ausnahmefällen sogar bis zu 7 Jahren – getragen werden können, ohne ihre Paßgenauigkeit auf dem zahnlosen Kieferkamm zu verlieren.

Während der Kaufunktion treten dabei vier Belastungsarten auf:

1. reiner vertikal gerichteter Druck,
2. Reibung, Oberflächenscheuern durch horizontale Wechselbewegungen,
3. Walkeffekte,
4. Abheben und mit dem Kauzyklus stoßartig einsetzende Walkarbeit.

Die Beanspruchung der Schleimhaut ist ein mechanisches Problem, wobei mikroskopisch gesehen grobe, scharfe und harte Unebenheiten auf das Epithel direkt einwirken. Nyquist beobachtete bei 72% untersuchter Prothesenträger Schleimhautveränderungen, während Wright in 79% aller untersuchten Fälle Schleimhautveränderungen nachweisen konnte.

Infolge der *Schleimhautresilienz* führt eine Prothese kleine Mikrobewegungen aus, unter denen die Schleimhaut ständige Formveränderungen erfährt. Die Dauerwechsel – Beanspruchung mit Kompression, Quetschung,

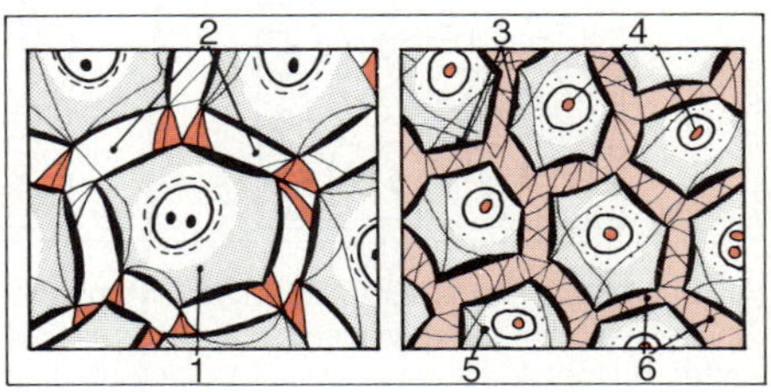

Abb. 7.**75** Feinstruktureller Aufbau des Mundschleimhautepithels. Stachelzellen (1) sind durch Interzellularräume (2) getrennt. Zellmembranen (3), Zellkerne (4), Tonofilamente (5) und Tonofibrillen (6)

Torsion und Walkarbeit – können nasch Eschler über Veränderungen der Epitheldurchsaftung zu Stoffwechselstörungen führen.

Gewebsveränderungen unter funktionsfähigem Zahnersatz

Unter funktionell einwandfreiem Plattenzahnersatz verändert sich das Gewebe des zahnlosen Kieferkammes geringer, verglichen mit Kieferkammgewebe, welches nicht mit Prothesenplatten belastet worden ist und selbst der Inaktivitätsatrophie und Altersinvolution unterliegt.

Das Tegument

Die Weichteilbedeckung des Kieferkammes zeigt ein auffallend derbfaseriges Bindegewebe, das streng parallel zur Knochenoberfläche angeordnet ist. Die straffen Bindegewebszüge werden unmittelbar vom Epithel bedeckt, das sich scharf vom Bindegewebe abzeichnet. Nach Häupl ist das mächtige, verdichtete *Bindegewebspolster* als *Anpassungsvorgang* an die Belastung durch Prothesenplatten aufzufassen. Nach längerer Tragzeit von Prothesen ist das Gewebe zellarm, da der *Gewebsumbildungsprozeß* unter funktionsfähigem Plattenzahnersatz zum Abschluß kommt.

Das Knochengewebe

Die Verfestigung des Prothesenlagers spielt sich nicht allein im Weichgewebe des Tegumentes ab. Erst im Rahmen intensiver *Umbauprozesse* wird die *funktionelle Anpassung* erreicht. Die kortikale Knochengewebskompakta

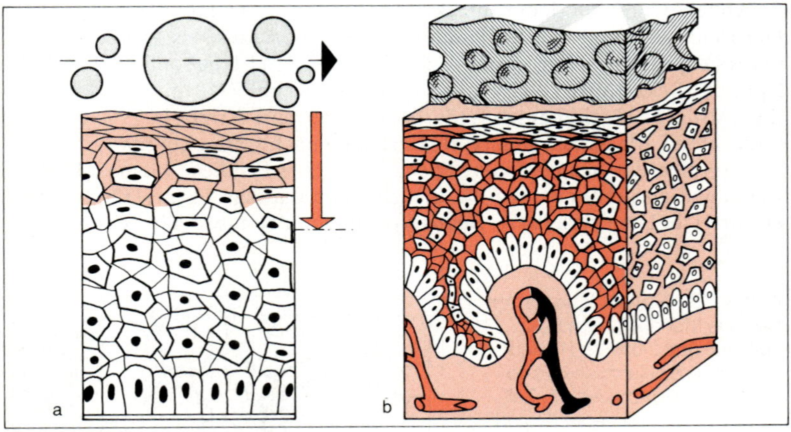

Abb. 7.**76** **a** Transportfunktion der Mundschleimhaut. Transport der aufbereiteten Speise mit geringstem Widerstand; der orale Schleimhautbezirk ist mit Speichel durchsaftet. **b** Kontaktsituation zwischen Werkstoff und Tegument

zeigt zunächst eine Vielzahl unregelmäßiger *Volkmannscher Kanäle* sowie mosaikartige Struktur als Ausdruck lebhafter Umbauprozesse, die schließlich zum Abschluß kommen.

Im knöchernen Kieferkamm ist dann die verstärkte Kortikalis ohne Anzeigen von An- und Abbauvorgängen deutlich von einer hochporösen Spongiosaschicht abgesetzt. Das Knochenmark besteht aus Fettmark als Ausdruck eines *biologischen Gleichgewichtszustandes* ohne Gewebsneubau in einem funktionell angepaßten Knochengewebe.

Die *kaufunktionelle Erschütterung* der Keimgewebe durch die Plattenprothese kann auch zu Knochenanbau führen. Die Frage, ob Resorption oder Anbau stattfindet, hängt von der Art und der Intensität der Reize ab, aber auch von der Reaktionslage des Gewebes bzw. von der allgemeinen Reaktionslage des Individuums. Bei *Knochenanbau* findet man neu aufgelagertes Knochengewebe embryonaler Bauart. Jedem Knochenanbau geht aber stets Knochenabbau voraus (Eschler).

Gewebsveränderungen unter funktionsgestörtem Zahnersatz

Das Weichgewebe

Das Epithel des Tegumentes zeigt starke Auflockerungserscheinungen mit Tendenz zur Proliferation, die bis zur lokalen Geschwürsbildung gehen kann. Einzelne Epithelzapfen wachsen in großer Anzahl unregelmäßig gegen das entzündlich abgeänderte und ödematös aufgelockerte Bindegewebe vor. Es finden sich zahlreiche lokale Zelleinstellungen.

Das Knochengewebe des Kieferkammes und des Gaumens

Die horizontale Oberfläche der Kortikalis wird nunmehr unterbrochen durch zahlreiche *Howshipsche Lakunen,* sie sind Zeichen einer regen osteoklastischen Abbautätigkeit.

Die *Osteoklasten* liegen immer in Nachbarschaft zu wuchernden Bindegewebszellen, aus denen sie gebildet worden sind. Da die typischen Anzeichen einer akuten Entzündung auch bei erhöhtem Abbau unter einer funktionstüchtigen Prothese fehlen, war Häupl der Auffassung, daß die Zellwucherung ausschließlich durch funktionelle Reizeinwirkung verursacht werde. Damit ist der Schwund des Knochens keine reine Druckatrophie, sondern auf lokal übersteigerte, funktionelle Reizeinwirkung zurückzuführen. Als Beweis wurde schließlich *Fasermarkbildung* in den angrenzenden Markräumen nachgewiesen.

Während der Okklusion und Artikulation von Ersatzzähnen werden muskulöse Kraftimpulse als funktionelle Reize durch die Prothesenplatten auf das Gewebsfundament übertragen, deren Größenordnung das Ausmaß der Gewebsreaktion bestimmt.

Das mechanische Drucktrauma der Prothesenplatte

Verursacht durch technische Fehler, können in der Prothesenunterfläche Unpassungen auftreten, die aus der normalen Passungsform flächig umschrieben, punktförmig oder als Randverdickungen heraustreten. Sie führen immer zu einem akuten Drucktrauma mit Ulkus. Es kommt zur *Hyperämie* in den angrenzenden Gebieten der Terminalstrombahn der Schleimhaut, ödematöser Auflockerung und Einstreuung typischer *Infiltrationszellen.* Am Rande des Ulkus entsteht fast immer die typische *Randproliferation.*

Im Zentrum des Ulkus dringen unter der ständig scheuenden Wirkung der Plattenprothese Infektionskeime in das Gewebe ein. Der Blut- und Gewebsdruck im Tegument steigt an, wodurch die Entfaltung der unmittelbar dem Knochengewebe angrenzenden Zellen gehemmt und diese zur Bildung von Osteoklasten angeregt werden. Es kommt schließlich zur *lakunären Resorption* am Boden des *Dekubitalulkus.*

Faktoren, die den Gewebsschwund unter Plattenprothesen beschleunigen, sind:

- Passungsfehler der Prothesenbasis,
- ungenügende bzw. zu kleine Auflageflächen,
- Fehler in der Prothesenstatik,
- Störungen der Okklusion,
- Artikulationsstörungen,
- steile Höckerverzahnungen der Ersatzzähne,
- erhöhte Prothesenbeweglichkeit durch ungenügende Retentionskraft.

Prothetische Maßnahmen zur Verminderung des Alveolarkammschwundes sind:

- großflächige, vollkommene Paßgenauigkeit im Bereich der gesamten Auflage durch entsprechende Abform- und Modellmethoden,
- im teilbezahnten Kiefer: größtmögliche Abstützung von Teilplatten am Restgebiß, d. h. parodontal abgestützte Teilprothesen;
- im vollbezahnten Kiefer: größtmögliche Auflagefläche mit Hilfe einwandfreier Funktionsabformung,
- Beachtung der statischen Gesetze im Artikulator in der Phase der Zahnaufstellung. Kontrolle der Statik in der Phase der Zahneinprobe,
- Beseitigung von Störungen in der zentrischen Okklusion durch Einschleifen,
- Verhindern oder Beseitigen von Artikulationsstörungen durch systematische Zahnaufstellung im Artikulator und durch Einschleifen,
- Aufbau einer gleitfähigen Artikulationsfläche, bei Vollprothesen im Vielpunktkontakt mit Balanceabstützung. Der *Kontaktwiderstand* zwischen Ober- und Unterkiefterersatzzähnen soll kleiner sein als die Haftkraft der Prothesenbais auf dem Tegument.
- Einwandfreie Haltefunktion der Prothese durch Funktionsabformung und Ausnützung jeder möglichen Retention.

Chemisch-toxische Schädigung

Chemisch-toxische Epithelschädigungen treten in erster Linie durch Abgabe von Restmonomeren aus den Prothesenkörpern auf. Das freie Restmonomer wirkt stark reizend und ist eine häufige Ursache für *Schleimhautbrennen* und scharf umschriebene Rötungen im Auflagebereich der Prothese.

Nach Henkel liegt das Maximum der Monomerabgabe nicht bei der neu fertiggestellten und eingesetzten Prothese, sondern erst einen Monat nach der Polymerisation.

Die vorgenannten Prothesenallergien beruhen auf einer Sensibilisierung des Organismus auf das abgegebene Monomer.

Daneben tritt aber auch gegenüber Farbstoffen eine Überempfindlichkeit der Schleimhaut auf (Reither). Schließlich entstehen in den Vakuolen des Kunststoffes und in den aus mechanischen Bearbeitungen entstandenen Hohlräumen Speiseretentionen, die zusammen mit angesiedelten Fäulnisbakterien durch Stoffwechselprodukte und Zersetzungsprozesse toxisch wirken können.

Bei rein toxischer Schleimhautaffektion besteht nach Gasser die Möglichkeit, die schädigende Prothese durch erneutes, mehrstündiges Kochen ertragbar zu machen. Die Restmonomere werden dadurch ausgetrieben und eine höhere Polymerisationsstufe des Kunststoffes erreicht. Weitere Maßnahmen sind: Austauschen des nozizeptiven Werkstoffes durch glasklaren Kunststoff, Verwendung von restmonomerfreiem Spritzgußmaterial oder Kunststoff auf Polycarbonatbasis. Schließlich kann die Kunststoffplatte ersetzt werden durch geprägte, gußfreie Goldlegierung.

Weiterführende Literatur

1 Funktionslehre

Funktionelle Anatomie des Kausystems

Benninghoff, A., K. Goerttler: Lehrbuch der Anatomie des Menschen. Urban & Schwarzenberg, Berlin 1960

Böttger, H.: Zahnersatz und Kiefergelenk. Dtsch. zahnärztl. Z. 19 (1964) 550–555

Böttger, H., K. Häupl, H. Kirsten: Zahnärztliche Prothetik, Bd. I und II. Barth, Leipzig 1961

Cohen, B.: Clinical Applications of Studies into the Pathogenesis of Parodontal Disease. Parodontopathies. Genf 1963

Coolidge, E., D.: The thickness of the human periodontal membrane. J. Amer. dent. Ass. 24 (1937) 1260

Eschler, J.: Das Kausystem als Funktionskreis. Morph. Jb. 104 (1963) 444

Feneis, H.: Gefüge und Funktion des normalen Zahnfleischgewebes. Dtsch. zahnärztl. Z. 7 (1953) 467

Freesmeyer, W. B., Ch. M. Stehle: Zur Biomechanik der Kiefergelenkbewegung. Dtsch. zahnärztl. Z. 43 (1988) 199–208

Fröhlich, E.: Entwicklung und Morphologie der Weichgewebe des Parodontiums. Dtsch. zahnärztl. Z. 1 (1958) 221

Geering, A. H.: Das Kiefergelenk im zahnärztlich-prothetischen Fall. Karger, Basel 1978

Gerber, A.: Kiefergelenk und Zahnokklusion. Dtsch. zahnärztl. Z. 26 (1971) 119

Gerber, A.: Okklusion und Kiefergelenk. Berichthaus, Zürich 1973

Gysi, A., L. Kohler: Zahnersatzkunde. Urban & Schwarzenberg, Berlin 1929

Hansson, T., T. Öberg, G. E. Carlsson, S. Kopp: Thickness of the soft tissue layers and the articular disk in the temporomandibular joint. Acta odont. scand. 35 (1977) 77–83

Jankelson, B., G. M. Hoffmann, J. A. Hendron: The physiology of the stomatognathic system. J. Amer. dent. Ass. 45 (1953) 375

Kobes, L.: Fotooptische Untersuchungen zur Farbauswahl künstlicher Frontzähne. Dtsch. zahnärztl. Z. 37 (1982) 204

Körber, K. H.: Patterns of Physiological Movements in Tooth-Support. The Mechanisms of Tooth Support. Wright, Bristol 1965

Körber, K. H.: Periodontal pulsation. J. Periodont. 14 (1971) 382

Krogh-Poulsen, W., A. Molhave: Om discus articularis temporomandibularis. Tandlaegebladet 61 (1957) 265

Krogh-Poulsen, W., O. Carlsen: Bidfunktion, Bettfysiologie, Ortofunktion. Munksgaard. Copenhagen 1973

Kühl, W., T. Tabata: Angewandte Morphologie der Zähne. Hanser, München 1968

Lehmann, K. M.: Einführung in die Zahnersatzkunde, 4. Aufl. Urban & Schwarzenberg, Berlin 1982

Lehmann, K. M.: Einführung in die Zahnersatzkunde, 7. Aufl. Urban & Schwarzenberg, München 1988

Lenz, P.: Untersuchungen über die Struktur des parodontalen Gefäßsystems. Habilschr., Freiburg 1970

Leopold, D.: Farbmetrische Untersuchungen an Zahnersatz-Materialien – ein Beitrag zur Problematik der Zahnfarbe. Med. Diss. Kiel 1972

Lipke, D. P., U. Posselt: Functional anatomy of the temporomandibular joint. J. West. Soc. Periodont. 8 (1960) 48

McLean, J. W.: Wissenschaft und Kunst der Dentalkeramik. Quintessenz. Berlin 1978

Marxkors, R.: Propädeutik der zahnärztlichen Prothetik. Hüthig, Heidelberg 1981

Marxkors, R., H. Meiners: Taschenbuch der zahnärztlichen Werkstoffkunde. Hanser, München 1978

Meiners, H.: Abformgenauigkeit mit elastomeren Abformmaterialien. Theoretische und experimentelle Untersuchungen. Hanser, München 1977

Mörike, K. D., F. Kiss, J. Szentagothai: Lehrbuch und Atlas der makroskopischen Anatomie für Zahnärzte. Fischer, Stuttgart 1969
Motsch, A.: Kaufunktion und Kiefergelenkbeanspruchung. Dtsch. zahnärztl. Z. 23 (1968) 819–835
Motsch, A.: Besitzt der menschliche Unterkiefer eine trajektorielle Struktur? Dtsch. zahnärztl. Z. 23 (1968) 1381–1387
Mühlemann, H. R.: Die physiologische und pathologische Zahnbeweglichkeit. Schweiz. Mtschr. Zahnheilk. 61 (1951) 1
Mühlemann, H. R.: 10 Years of tooth-mobility measurements. J. Periodont. 31 (1960) 110
Parfitt, G. J.: Measurement of the physiological mobility of individual teeth in an axial direction. J. dent. Res. 39 (1960) 608
Parfitt, G. J.: The Physical Analysis of the Tooth Supporting Structures. The Mechanisms of Tooth Support. Wright, Oxford 1965
Pauwels, F.: Gesammelte Abhandlungen zur funktionellen Anatomie des Bewegungsapparates. Springer, Berlin 1965
Rakosi, Th.: Atlas und Anleitung zur praktischen Fernröntgenanalyse, 2. Aufl. Hanser, München 1988
Rateitschak, K. H., E. M. Rateitschak, H. F. Wolf: Parodontologie, 2. Aufl. Farbatlanten der Zahnmedizin, Bd. I. Thieme, Stuttgart 1989
Rehm, H., K. H. Körber: Zahnerkrankung. Bild der Wissenschaft 8, 1967
Reichenbach, E.: in Hofer, O., Reichenbach. E., Spreter v. Kreudenstein. Th. Wannenmacher, E.: Lehrbuch der klinischen Zahnheilkunde. Barth, Leipzig 1952
Riedel, E.: Experimentelle Untersuchungen über die Form des natürlichen Kronenrandes. Med. Diss. Kiel, 1983
Schön, F., F. Singer: Europäische Prothetik heute. Quintessenz, Berlin 1978
Schröder, H.: Lehrbuch der technischen Zahnheilkunde. Meusser, Berlin 1928
Schröder, H.: Über die Aufgaben der zahnärztlichen Prothetik und die Versuche zu ihrer Lösung. Meusser, Berlin 1929
Schroeder, H. E.: Orale Strukturbiologie. Thieme, Stuttgart 1976, 2. Aufl. 1982
Schroeder, H. E.: Orale Strukturbiologie, 4. Aufl. Thieme, Stuttgart 1992
Schroeder, H. E.: Pathobiologie oraler Strukturen. Karger, Basel 1983
Siebert, G.: Die Funktion des Kauorgans. In Gümpel, G., G. Siebert, T. Kerschbaum, R. Voss, H. Meiners: Fortschritte der zahnärztlichen Prothetik und Werkstoffkunde. Hanser, München 1980
Steinhardt, G.: Kiefergelenkerkrankungen. In Häupl, K., W. Meyer, K. Schuchardt: Zahn-, Mund- und Kieferheilkunde. Urban & Schwarzenberg, München 1957
Tillmann, B., G. Töndury: Gelenklehre. In: Tillmann, B., G. Töndury (Hrsg.): Rauber/Kopsch – Anatomie des Menschen, Bd. I Bewegungsapparat. Thieme, Stuttgart 1987
Voss, R.: Die Bewegungsanalyse. Dtsch. zahnärztl. Z. 21 (1966) 880–882
Wedl, C.: Über Gefäßknäuel im Zahnperiost. Arch. path. Anat. Phys. 175 (1881)
Weski, O.: Röntgenologisch anatomische Studien aus dem Gebiet der Kieferpathologie. Vjschr. Zahnhk. 1 (1931)
Wheeler, R. C.: An Atlas of the Tooth Form. Saunders, Philadelphia 1969

Neuromuskuläre Physiologie des Kausystems

Bumann, A., G. Groot Landeweer, K.-H. Dannhaier, F. Münster: Magnetresonanztomographische Befunde von Kiefergelenken und deren makroskopisch-anatomisches Korrelat. Orthop. u. Kieferorthop. 24 (1992) 7–15
Carlsöö, S.: An electromyographic study of the activity of certain suprahypoid muscles (mainly the anterior belly of digastric muscle) and of the reciprocal innervation of the elevator and depressor musculature of the mandible. Acta anat. (Basel) 26 (1956) 81
Corbin, K. B., F. Harrison: Function of the mesencephalic root of the fifth cranial nerve. J. Neurophysiol. 3 (1940) 423
Eccles, I. C., R. M. Eccles, A. Lundberg: Types of neurons in and around the intermediate nucleus of the lumbosacral cord. J. Physiol. (Lond.) 89 (1960) 154
Eliasson, S. G.: Central control of digestive function. mastication. In American Physiological Society: Handbook of Physiology. Vol. II. 1. Williams & Wilkens. Baltimore 1960
Eschler, J.: Kaumuskelphysiologie. Bruxismus und marginaler Knochenbau. Parodontopathies. Genf 1963 (S. 32)
Freimann, V. R.: Untersuchungen über Zahl und Anordnung der Muskelspindeln in den Kaumuskeln des Menschen. Anat. Anz. 100 (1954) 258
Gill, H. J.: Neuromuscular spindles in human lateral pterygoid muscles. J. Anat. (Lond.) 109 (1971) 157
Goldberg, L. J., Y. Nakamara: Lingually induced inhibition of masseteric motoneurons. Experientia (Basel) 24 (1968) 371

Göpfert, H., C. Göpfert: Die Restaktivität in der ruhenden Muskulatur des Mundes und des Kauapparates. Dtsch. zahnärztl. Z. 9 (1954) 357

Graber, G.: Psychomotorik und fronto-lateraler Bruxismus. Dtsch. zahnärztl. Z. 35 (1980) 592–594

Graf, H.: Bruxism. Dent. Clin. N. Amer. 13 (1969) 659

Griffin, C. J., R. Harris: Unmyelinated nerve endings in the periodontal membrane of human teeth. Arch. oral Biol. 12 (1968) 1207

Hamann, A. G., B. Matthews: Reflex opening in response to stimulation of periodontal mechanoreceptors in the cat. Arch. oral Biol. 14 (1969) 415

Hedegard, B., M. Lundberg, L. Wictorin: Masticatory function – a cineradiographic investigation. Acta odont. scand. 28 (1970) 859

Hoffmann, P.: Die physiologischen Eigenschaften der Eigenreflexe. Ergebn. Physiol. 36 (1934) 15

Humphry, R.: The prenatal development of mouth opening and mouth closure reflexes. Pediat. Dig. 11 (1969) 28

Ishibasi, K.: Studies on innervation of human mandibular joint. Jap. J. oral Biol. 8 (1966) 46

Jarabek, J. R.: The adaptability of the temporal and masseter muscles: an electromyographical study. Angle Orthodont. 24 (1954) 193

Jerge, C. R.: The organisation and function of the trigeminal mesencephalic nucleus. J. Neurophysiol. 26 (1963) 379

Jüde, H. D., F. Drechsler, B. Neuhauser: Elementare elektromyographische Analyse und Bewegungsmuster des M. myloglossus. Dtsch. zahnärztl. Z. 30 (1975) 457–461

Jüde, H. D., A. Vogel, H. Jackstatt, A. Genieser: Über den Einfluß der Kieferschlußkraft auf das Ergebnis der Stützstiftregistrierung in der Sagittalen. Dtsch. zahnärztl. Z. 45 (1990) 561–563

Karlsen, K.: Muscle spindles in the lateral pterygoid muscle of a monkey. Arch. oral Biol. 14 (1969) 1111

Kawamura, Y., T. Nishiyama: Projection of dental afferent impulses to the trigeminal nuclei of the cat. Jap. J. Physiol. 16 (1966) 584

Kawamura, Y., I. Kator, M. Takata: Jawclosing muscle activities with the mandible in rest position. J. dent. Res. 46 (1967) 1356

Kizior, J. E., J. W. Cnozzo, D. C. Bowman: Functional and histologic assessment of the sensory innervation of the periodontal ligament of the cat. J. dent. Res. 47 (1968) 59

Kobes, L. W. R.: Kybernetische Aspekte in der Zahnheilkunde. Dtsch. zahnärztl. Z. 32 (1977) 240

Koeck, B.: Motorik des Unterkiefers während des Nachtschlafes. Schweiz. Mschr. Zahnheilk. 92 (1982) 1109–1121

Koeck, B., U. Wegmann: Unterkieferbewegungen in Streß-Situationen. Dtsch. zahnärztl. Z. 38 (1983) 638–642

Körber, K. H.: Kybernetisch-regeltechnische Analyse des Kausystems. Dtsch. zahnärztl. Z. 25 (1970) 192

Körber, K. H.: Myografie und Biomechanik des Kauorgans. Dtsch. zahnärztl. Z. 48 (1993) 532–539

Kraft, E.: Raum- und Ordnungsgefühl und Tastsinn in der Mundhöhle. Dtsch. zahnärztl. Z. 17 (1962) 365–369

Kraft, E.: Möglichkeiten und Grenzen elektromyographischer Untersuchungsmethoden in der Zahn-, Mund- und Kieferheilkunde. Dtsch. zahnärztl. Z. 18 (1963) 904–915

Kydd, W.: Maximum forces exerted on the dentition by the perioral and lingual musculature. J. Amer. dent. Ass. 55 (1957) 646

Lotzmann, U., F. Jablonski, Ch. Scherer, L. Kobes: Neuromuskulärer Einfluß der anterioren Führung auf das protrusive Bewegungsmuster der Mandibula. Schweiz, Msschr. Zahnmed., 100 (1990) 560–564

Lund, J. P., P. G. Dellow: The influence of interactive stimuli on rhythmical masticatory movements in rabbit. Arch. oral Biol. 16 (1971) 215

Matthews, B., R. A. Yemm: Silent period in the masseter electromyogram following tooth contact in subjects wearing full dentures. Arch. oral Biol. 15 (1970) 531

Meyer, E., K. Eichner: Untersuchungen zur Tastempfindlichkeit menschlicher Front- und Seitenzähne unter Berücksichtigung verschiedener Arten von Zahnersatz. Dtsch. zahnärztl. Z. 42 (1987) 358–361

Ott, R. W.: Die sogenannte Ruheschwebe im Spiegel der Elektromyographie. Dtsch. zahnärztl. Z. 37 (1982) 792

Ott, R. W.: Möglichkeiten und Grenzen der Elektromyographie in der Zahnheilkunde. Dtsch. zahnärztl. Z. 49 (1994) 20–24

Ott, W. R., P. Pröschel, S. Ohkawa, G. Hardtmann, M. Hofmann: Zu elektronischen Messungen an der Kaumuskulatur. Dtsch. zahnärztl. Z. 45 (1990) 587–590

Posselt, U.: The physiology of mastication. J. West. Soc. Periodont. 9 (1961) 40

Ramfjord, S., M. Ash: Physiologie und Therapie der Okklusion. Quintessenz. Berlin 1968

Retzius, A.: Bemerkungen über den inneren Bau der Zähne mit besonderer Rücksicht auf den im Zahn vorkommenden Röhrenbau. Arch. anat. Phys. u. wiss. Med. 486 (1837)

Sauerland, K. E., H. Thiele: Presynaptic depolarisation of lingual and glossopharyngeal new afferents induced by stimulation of trigeminal proprioceptive fibers. Exp. Neurol. 28 (1970) 344

Schärer, P.: Occlusal interferences and mastication: An electromyographic study. J. prosth. Dent. 17 (1967) 438–449

Schärer, P., Y. Kasahara, Y. Kawamura: Tooth contact patterns during stimulation of the brain. Arch. oral Biol. 12 (1967) 1041

Schmidt, R. F.: Neurophysiologie. Springer, Berlin 1971

Steinhardt, G.: Über den Kaudruck und dessen Bedeutung für die prothetische Versorgung des Lückengebisses. Zahnärztl. Welt 6 (1951) 291–294

Szentagothai, J.: Functional representation in the motor trigeminal nucleus. J. comp. Neurol. 90 (1949) 111

Witt, E.: Untersuchung kieferorthopädischer Kräfte und ihre Wirkung auf Zahn und Parodontium unter Anwendung elektronischer Meßmethoden. Habil.-Schr. Freiburg 1966

2 Gnathologie

Abjeau, J., J. M. Korbendau: Okklusion. Klinische Aspekte und therapeutische Richtlinien. Quintessenz, Berlin 1979

Anderson, D. J.: Measurement of stress in mastication. J. dent. Res. 35 (1956) 664

Bauer, A., A. Gutowski: Gnathologie. Einführung Theorie und Praxis. Quintessenz, Berlin 1975

Beyron, H. L.: Characteristics of functionally optimal occlusion and principles of occlusal rehabilitatio. J. Amer. dent. Ass. 48 (1954) 648

Brill, N., G. A. Lammie, J. Osborne, H. T. Perry: Mandibular positions and mandibular movements. Brit. dent. J. 106 (1959) 391

Celenza, F. V.: Okklusion. Der Stand der Wissenschaft. Quintessenz. Berlin 1978

Christensen, J.: Effect of occlusion-raising procedures on the chewing system. Dent. Pract. 20 (1970) 233

Clayton, J. A.: Pantographic tracings of mandibular movements and occlusion. J. prosth. Dent. 35 (1971) 389

Cohen, R.: Relationship of anterior guidance in mandibular movement. J. prosth. Dent. 6 (1956) 758

De Pietro, A. J.: Mandibular physiology. In: Kornfeld, M.: Mouth Rehabilitation. Mosby. St. Louis 1967

Freesmeyer, W. B., A. Luckenbach: ECR-System-Analyse der Zusammenhänge zwischen anteriorer und posteriorer Führung. Dtsch. zahnärztl. Z. 42 (1987) 17–22

Fuhr, K., Th. Reiber: Das okklusale Konzept. In: Hupfauf, L. (Hrsg.): Praxis der Zahnheilkunde, Bd. V: Festsitzender Zahnersatz, 3. Aufl. Urban & Schwarzenberg, München 1993

Fuhr, K., G. Siebert: Zur Wirkungsweise von Artikulatoren. Dental-Labor 29 (1981) 921–931

Fuhr, K., D. Bansemer, W. Zilz: Untersuchungen zur Reproduzierbarkeit der zentralen Okklusion. Dtsch. zahnärztl. Z. 26 (1971) 176–185

Gausch, K., S. Kulmer: Grenzen der Scharnierachsenmethode in der Funktionsanalyse des Gebisses. Schweiz. Mschr. Zahnheilk. 82 (1972) 161

Geering, A.: Eine Klassierung der Artikulatoren. Schweiz. Mschr. Zahnheilk. 85 (1975) 1257–1262

Geering, H.: Der Gerber-Condylator. Dental-Labor 30 (1982) 1599–1600

Gerber, A.: Registriertechnik für Prothetik. Okklusionsdiagnostik und Okklusionstherapie. Condylator-Service, Zürich 1970

Gerber, A.: Okklusionslehre. Okklusionsdiagnostik und Okklusionsbehandlung im Wandel unserer Aspekte. Schweiz. Mschr. Zahnheilk. 80 (1970) 447

Gernet, W.: Funktionsanalyse im stomatognathen System. Hanser, München 1982

Graber, G.: Die Auswahl des Okklusionskonzeptes. Schweiz. Mschr. Zahnheilk. 88 (1978) 988–991

Graber, G.: Psychosomatik und Okklusion. In: Schön, F., F. Singer: Europäische Prothetik heute. Quintessenz. Berlin 1978

Graf, H., H. A. Zander: Tooth contract patterns in mastication. J. prosth. Dent. 13 (1963) 1055

Guichet, N. F.: Principles of occlusion. Anaheim, California 1970, Denar Corp.

Gysi, A.: The problem of articulation. Dent. Cosmos 52 (1919) 1

Gysi, A.: Die Achsentheorie der Kieferbewegungen und die Facettentheorie der Kauflächenform der Zähne. In: Schiff, J.: Handbuch der Zahnheilkunde. Urban & Schwarzenberg, Berlin 1929

Handel, G., M. Gerdes, A. Roßbach: Vergleichende Untersuchungen zur Anwendung der Stereognathographie und der Axiographie. Dtsch. zahnärztl. Z. 43 (1988) 1104–1106

Hedegard, B., H. Landt: Funktionelle Gesichtspunkte beim Einfügen von Prothesen. In: Hauenfelder, D., L. Hupfauf, W. Ketterl, G. Schmuth: Praxis der Zahnheilkunde, Bd. III C2. Urban & Schwarzenberg, München 1969, S. 1–19

Horn, R., H. Opitz: Untersuchungen zur Achsendifferenz bei Modellmontagen im Artikulator nach dem Bonwillschen Dreieck und nach Gesichtsbogenübertragung. Dtsch. zahnärztl. Z. 40 (1985) 218–220

Hupfauf, L.: Die Okklusions- und Artikulationsdiagnostik in der prothetischen Zahnheilkunde. In: Hauenfelder, D., L. Hupfauf, W. Ketterl, G. Schmuth: Praxis der Zahnheilkunde, Bd. III. Urban & Schwarzenberg, München 1969

Hupfauf, L.: Die Bedeutung der Bestimmung der Unterkieferlage und der Rotationsachse in retrudierter Kontaktposition. Zahnärztl. Welt 82 (1973) 605

Ingervall, B.: Retruds contact position of the mandible. A comparison between children and adults. Odont. Revy. 15 (1964) 130

Jerge, C. R.: Temporomandibular joints and centric relation. Pennsylvania dent. J. 61 (1957) 5, 12

Koeck, B.: Der Fischer-Winkel – eine klinisch-experimentelle Untersuchung. Dtsch. zahnärztl. Z. 30 (1975) 266–270

Koeck, B., G. Sander: Zahnbeweglichkeit in Abhängigkeit von der Belastung funktioneller Facetten. Dtsch. zahnärztl. Z. 32 (1977) 207

Körber, E.: Grundlagen der funktionellen Gebißanalyse. Dtsch. zahnärztl. Z. 2 (1971) 98

Körber, K. H.: Impulsform des Zahnkontaktes – dynamische Beanspruchung des Parodontiums. Dtsch. zahnärztl. Z. 24 (1969) 629

Kraft, E.: Raum und Ordnungsgefühl und Tastsinn in der Mundhöhle. Dtsch. zahnärztl. Z. 17 (1962) 365

Krogh-Poulsen, W.: Die Bewegungsanalyse. Dtsch. zahnärztl. Z. 21 (1971) 142

Lauritzen, A. G., G. H. Bodner: Variation in locating an arbitrary and true hinge axis joint. J. prosth. Dent. 11 (1961) 224

Lotzmann, U.: Die Prinzipien der Okklusion. Neuer Merkur, München 1981

Lotzmann, U., L. W. R. Kobes: Zum Einfluß von Gewicht und Schwerpunktlage des Unterkiefer-Registrierbogens auf den Verlauf axiographischer Spuren. Dtsch. zahnärztl. Z. 43 (1988) 67–70

Lucia, V. O.: The gnathological concept of articulation. Dent. Clin. N. Amer. 2 (1962) 183

Lückerath, W.: Die Bennettbewegung. Dtsch. zahnärztl. Z. 46 (1991) 189–193

Lückerath, W.: Zur Differentialdiagnostik elektronischer Aufzeichnungen der Gelenkbahnen funktionsgestörter Patienten. Dtsch. zahnärztl. Z. 46 (1991) 722–726

Lückerath, W., E.-H. Helfgen: Untersuchungen zur transversalen Bewegungskapazität des Kiefergelenkes. Dtsch. zahnärztl. Z. 46 (1991) 197–200

Lundeen, H. C.: Einführung in die Anatomie der Kauflächen. Lexington 1969

Lundeen, H. C.: Einführung in die okklusale Anatomie. Schöttl, Erlangen 1971

McCollum, B. B., C. E. Stuart: A research report. Scientific Press. South Pasadena Calif. 1955

Manly, R. S., C. Pfaffmann, D. D. Lathrop, J. Keyser: Oral sensory thresholds of persons with natural and artificial dentitions. J. dent. Res. 31 (1952) 305

Marxkors, R.: Propädeutik der zahnärztl. Prothetik. Hüthig, Heidelberg 1976

Motsch, A.: Die Approximalfüllung, ein kariesund parodontalprophylaktisches Problem. Dtsch. zahnärztl. Z. 23 (1968) 83

Motsch, A.: Funktionsorientierte Einschleiftechnik für das natürliche Gebiß. Hanser, München 1978

Payne, E.: Reproduction of tooth form. New techn. Bull. 1 (1961) 36

Posselt, U.: Studies in the mobility of the human mandible. Acta odont. scand. 10 (1952) 10

Posselt, U.: Physiology of Occlusion and Rehabilitation. Blackwell, Oxford 1966

Ramfjord, S. P., M. Ash: Occlusion. Saunders, Philadelphia 1966

Rehm, H.: Die angewandte Artikulationslehre. In: Häupl, K., H. Kirsten, H. Rehm: Zahnärztliche Prothetik. Barth, Leipzig 1951

Reiber, Th., U. Trbola: Vergleich der klinischen Okklusion und der Modellokklusion. Dtsch. zahnärztl. Z. 48 (1993) 170–173

Reiber, Th., A. Putz: Experimentelle Untersuchungen zur Präzision des Compugnath-Systems. Dtsch. zahnärztl. Z. 49 (1994) 321–323

Reiber, Th., F. Müller: Klinische Untersuchungen zur statischen Okklusion. Dtsch. zahnärztl. Z. 49 (1994) 363–366

Rossbach, A.: Auswirkungen von Fehlregistrierungen der Interkondylarachse auf die Reproduktionsgenauigkeit von Artikulationsbewegungen. Dtsch. zahnärztl. Z. 25 (1970) 222

Rossbach, A.: Untersuchungen über das okklusale Relief künstlicher Seitenzähne. Dtsch. zahnärztl. Z. 25 (1970) 848

Schröder, H.: Lehrbuch der technischen Zahnheilkunde. Meusser, Berlin 1927

Schuyler, C. H.: Evaluation of incisial guidance and its influence in restorative dentistry. J. prosth. Dent. 9 (1959) 374

Scott, W. R.: Manual of Occlusal Correction in Restorative Dentistry. A Practical Approach. Faculty of Dentistry UBC. Vancouver 1974

Shanahan, T. E. J., A. Lett: Mandibular and articular movements. Illusion of mandibular tracings. J. prosth. Dent. 12 (1962)

Shillingburg, H. T., E. L. Wilson, J. T. Morrision: Handbuch der Aufwachstechnik. Quintessenz, Berlin 1979

Siebert, G.: Disklusion und okklusionsbedingte Kinetik von Einzelzähnen. Hanser, München 1980

Siebert, G.: Die Funktion des Kauorgans. Stand der Funktionslehre. In Voss, R., H. Meiners: Fortschritte der Prothetik und Werkstoffkunde. Hanser, München 1982

Silvermann, M. M.: Okklusion in der Prothetik und im natürlichen Gebiß. Quintessenz, Berlin 1964

Slavicek, R., P. Lugner: Der schädelbezügliche teiladjustierbare Artikulator. Öst. Z. Stomatol. 73 (1976) 84–102, 122–142

Slavicek, R., H. Mack: Die funktionelle Morphologie der Okklusion. Dent.-Labor 28 (1980) 1307–1318

Stuart, C. E., H. Stallard: Concepts of occlusion. What kind of occlusions should recusped teeth be given. Dent. Clin. N. Amer. 7 (1963)

Tallgren, A.: An electromyographic study of the response of certain facial and jaw muscles to loss of teeth and subsequent complete denture treatment. Odont. T. 69 (1961) 383

Thomas, P. K.: Syllabus on Full Mouth Waxing Technique for Rehabilitation. Tooth-to-Tooth. Cusp-Fossa Concept of Organic Occlusion. Produced and Distributed by Stuart, Ventura/Ca. 1967

Weiskopf, J.: Kauflächengestaltung und die Bewegungsfunktion des orofazialen Systems. Dtsch. Stomat. 18 (1968) 148–152

Wilson, W. H., R. L. Lang: Partial Crown and Bridge, Prosthodontics. McGraw-Hill, New York 1962

3 Das funktionsgestörte Kausystem

Agerberg, G., G. E. Carlsson: Functional disorders of the masticatory system II. Symptoms in relation to impaired mobility of the mandible as judged from investigation by questionnaire. Acta. odont. scand. 31 (1973) 335

Albers, H. K., K. Weiße: Klinische Nachuntersuchungen zum Einfluß temporärer Wurzelfüllungseinlagen auf das entzündlich veränderte apikale Parodont. Zahnärztl. Welt 93 (1984) 482–487

Bhasbar, S. N., B. J. Orban: Experimental occlusal trauma. J. Periodont. 26 (1955) 270

Box, H. K.: Experimental traumatogenic occlusion in sheep. Oral Hlth 25 (1935) 9

Bratschko, R. O.: Okklusales Trauma und Parodontium. Öst. Z. Stomatol. 79 (1982) 278–283

Bratschko, R., F. Moser: Initiale Therapie bei Kiefergelenksdysfunktionen. Zahnärztl. Welt 86 (1977) 578–581

Brill, N., S. Schübeler, G. Tryde: Influence of occlusal patterns on movements of the mandible. J. prosth. Dent. 12 (1962) 255

Budtz-Jorgensen, E., U. Bertram: Denture stomatitis. I. The etiology in relation to trauma and infection. Acta odont. scand. 1 (1970) 71

Carlsson, G. E., B. Bergman, B. Hedegard: Changes in contour of the maxillary alveolar process under immediate dentures. Acta odont. scand. 25 (1967) 1

Eschler, J.: Die Resorption des Knochengewebes bei der Kieferorthopädischen Zahnverschiebung. Dtsch. zahnärztl. Z. 8 (1953) 169

Eschler, J.: Bruxism and function of the masticatory muscles. Parodontologie 15 (1961) 109

Eschler, J.: Die Funktion der Okklusalflächen bei totalen Prothesen. Dtsch. zahnärztl. Z. 28 (1973) 742

Ferger, P., A. Schreiner: Okklusion und Dysfunktionssymptome. Zahnärztl. Welt 100 (1991) 160–163

Findlay, J. A.: Mandibular joint pressures. J. dent. Res. 43 (1964) 140
Freesmeyer, W. B., M. Tobien: Phonognathographie in der Kiefergelenkdiagnostik. Dtsch. zahnärztl. Z. 44 (1989) 169–172
Franks, A. S. T.: The social character of temporomandibular joint dysfunction. Dent. Pract. 15 (1964) 94
Fröhlich, E.: Die Struktur des Desmodonts in Abhängigkeit von Richtung und Intensität seiner Beanspruchung. Dtsch. zahnärztl. Z. 22 (1967) 798
Fuchs, P.: Nachuntersuchungen und ihre Bedeutung für die Zahnheilkunde: Experimentelle elektromyographische Untersuchungen. Schweiz. Maschr. Zahnheilk. 81 (1971) 645
Garliner, D.: Myofunctional Therapy in Dental Practice. 2nd ed. Bartel Dental Book. Brooklyn 1974
Gasser, F.: Die Gaumenschleimhaut unter dem Einfluß zahnärztlicher Prothesen. Urban & Schwarzenberg, Wien 1954
Gerber, A.: Okklusionsdiagnostik bei defektem und prothetisch versorgtem Gebiß. Zahnärztl. Welt 87 (1978) 436, 488
Gernet, W., W. Reither, H. Gilde: Die Anwendung des Myo-Monitors im funktionsgestörten stomatognathen System. Dtsch. zahnärztl. Z. 35 (1980) 595–598
Glickmann, J.: Inflammation and trauma form occlusion, codestructive factors in chronic periodontal disease. J. Periodont. 5 (1963) 34
Gottlieb, B.: Traumatic occlusion and the rest position of the mandible. J. Periodont. 7 (1947) 18
Goldman, H. M.: Gingival vascular supply in induced occlusal traumatism. Oral Surg. 9 (1956) 939
Graber, G.: Kurzexpertise zum Problemkomplex der dysfunktionellen Erkrankungen im stomatognathen System. Zahnärztl. Mitt. 5 (1989) 502–508
Graber, G.: Der Einfluß von Psyche und Streß bei dysfunktionsbedingten Erkrankungen des stomatognathen Systems. In: Hupfauf, L. (Hrsg.): Praxis der Zahnheilkunde, Bd. VIII: Funktionsstörungen des Kauorgans, 2. Aufl. Urban & Schwarzenberg, München 1989
Graber, G.: Psychische Einflüsse auf die Funktion des Kausystems. Dtsch. zahnärztl. Z. 47 (1992) 155–156
Granger, E. R.: Occlusion in temporomandibular joint pain. J. Amer. dent. Ass. 56 (1958) 659
Helkimo, M.: Epidemiological surveys of dysfunction of the masticatory system. Oral. Sci. Rev. 7 (1976) 54
Hupfauf, L.: Symptomatik und Genese chronischer Kiefergelenkerkrankungen. Dtsch. zahnärztl. Z. 18 (1963) 225
Ingervall, B., B. Mohlin, B. Thilander: Prevalence of symptoms of functional disturbances of the masticatory system in Swedish men. J. oral Rehab. 7 (1980) 185
Iteiz, M. E., F. A. Carranza, R. L. Cabrini: Histologic and histometric study of experimental occlusal trauma in rats. J. Periodont. 34 (1963) 305
Jarabak, J. R.: An electromyographic analysis of muscular and temporomandibular joint disturbances due to imbalances in occlusion. Angle Orthodont. 26 (1956) 170
Kaaber, S., U. Bertram: Cytology of the inflammatory exsudate in denture stomatitis. Scand. J. dent. Res. 79 (1971) 91
Kerr, D. A.: The pathology of dramatic temporomandibular arthritis produced by traumatic occlusion. J. dent. Med. 4 (1957) 190
Komposch, G.: Die Reaktionsfähigkeit der temporo-mandibulären Strukturen auf kieferorthopädische Maßnahmen – Eine tierexperimentelle Studie. Med. Habil. Schrift. Freiburg 1978
Körber, K. H.: Electronic registration of tooth movement – biophysical analysis of the tooth supporting tissues. Int. dent. J. 21 (1971) 466
Kühl, W.: Die Funktion der Okklusalflächen bei totalen Prothesen. Dtsch. zahnärztl. Z. 28 (1973) 742
Kydd, W. L.: Psychosomatic aspects of temporomandibular joint dysfunction. J. Amer. dent. Ass. 59 (1959) 31
Lipke, E., U. Posselt: Parafunctions of the masticatory system (bruxism). J. West Soc. Periodont. 8 (1960) 133
McCall, J. O.: Traumatic occlusion. J. Amer. dent. Ass. 26 (1939) 519
Massler, M.: Changes in the lamina dura during tooth movement. Amer. J. Orthodont. 40 (1954) 364
Marxkors, R.: Myoarthropathien. Zahnärztl. Welt 86 (1977) 952–954
Motsch, A.: Kaufunktion und Kiefergelenkbeanspruchung. Dtsch. zahnärztl. Z. 23 (1968) 819
Motsch, A.: Die traumatisierende Okklusion – ihre Diagnose und Therapie. Zahnärztl. Praxis 29 (1978) 6

Mühlemann, H. R.: Zum Problem des okklusalen Traumas. Zahnärztl. Rdsch. 63 (1959) 640
Mühlemann, H. R., P. Wartmann, T. M. Marthaler: Zahnbeweglichkeit, intra-alveoläre Wurzellänge, biologischer Faktor. Parodontologie 9 (1955) 24
Müller, J., Ch. Schmid, G. Bruckner, Th. J. Vogl: Morphologisch nachweisbare Formen von intraartikulären Dysfunktionen der Kiefergelenke. Dtsch. zahnärztl. Z. 47 (1992) 416–423
Nadler, S. C.: Bruxismus, a classification: Critical review. J. Amer. dent. Ass. 54 (1957) 615
Niedermeier, W.: Okklusion und parodontale Reaktion. Dtsch. zahnärztl. Z. 48 (1993) 354–361
Orban, B. J.: Parodontologie. Quintessenz. Berlin 1955
Parfitt, G. J.: The dynamics of a tooth in function. J. Periodont. 32 (1961) 102
Posselt, U.: The Physiology of Occlusion and Rehabilitation. Davis, Philadelphia 1961
Rateitschak, K. H., A. F. Fistaraol. H. F. Wolf: Parafunktionen. Schweiz. Mschr. Zahnheilk. 76 (1966) 289
Reitemeier, G.: Erfolgsbewertung der chirurgischen Prothetik und Epithetik mittels phonetischer Funktionsanalysen. Stomatol. d. DDR 37 (1987) 10–16
Roßbach, A., H. Tschernitschek: Unilaterale Okklusionsstörungen im Oberflächenelektromyogramm. Dtsch. zahnärztl. Z. 49 (1994) 239–241
Roßbach, A., H. Tschernitschek, M. Wichmann, Y. Landeberg: Der Einsatz der Thermographie als erweiterte diagnostische Möglichkeit im funktionsgestörten Kauorgan. Dtsch. zahnärztl. Z. 48 (1993) 561–563
Schärer, P., R. E. Stallard, H. A. Zander: Occlusal interferences and mastication, an electromygraphie study. J. prosth. Dent. 17 (1967) 438
Siebert, G. K., N. Reuling: Symptomatologie und Differentialdiagnostik von Gesichts- und Kopfschmerzen. In Hupfauf, L. (Hrsg.): Funktionsstörungen des Kauorgans. Urban & Schwarzenberg, München 1989
Steinhardt, G.: Zur Arthropathia deformans des Kiefergelenkes. Z. Laryng. Rhinol. 30 (1951) 475

4 Behandlungsplanung

Albers, H.-K.: Stand und Methoden der endodontischen Behandlung. Zahnärztl. Mitt. 9 (1984) 986–994
Albers, H.-K., S. Jepsen, K. Jepsen, P. Böhme: Periodontal Screening and Recording. Ein neues parodontales Früherkennungssystem. Zahnärztl. Welt 103 (1994) 602–604
Bell, W. E.: Orofacial Pains. Differential Diagnosis. Year Book Medical Publishers, Chicago 1979
Besimo, Ch., C. Jaquiery, H.-P. Rohner: Implantatgetragene perioprothetische Suprastrukturen. Schweiz. Mschr. Zahnmed. 103 (1993) 581–590
Böttger, H.: Die prothetische Behandlung des stark reduzierten, parodontal geschwächten Gebisses. Dtsch. zahnärztl. Z. 16 (1961) 1099–1108
Breustedt, Lenz, Musil, Staegemann, Taege, Weiskopf: Prothetische Stomatologie. Barth, Leipzig 1981
Bumann, A., S. Kopp, M. Stangohr, B. Rahlf: Der Stellenwert der Aufbißschienentherapie bei Funktionsstörungen im stomatognathen System. Dtsch. zahnärztl. Z. 44 (1989) 14–16
Bumann, A., G. Groot Landeweer, U. Lotzmann: Die Bedeutung der Gelenkspieltechniken im Rahmen der Manuellen Funktionsanalyse. Zahnärztl. Welt 5 (1993) 338–342
Bumann, A., U. Lotzmann, K.-H. Dannhauer, F. Eggers: Vergleichende Untersuchungen zur Diagnostik einer „funktionellen Gelenkkompression". Dtsch. Zahnärztl. Z. 49, (1994) 544–548
Christensen, L. V.: Effects of an occlusal splint on integrated electromyography of masseter muscle in experimental tooth clenching in man. J. oral Rehab. 7 (1980) 281
Dawson, P. E.: Evaluation, Diagnosis and Treatment of Occlusal Problems. Mosby, St. Louis 1974
De Boever: Prinzipien der prothetischen Versorgung nach systematischer Parodontalbehandlung. Die Quintessenz 29. Ref. Nr. 5851 (1978) 101–105
Eichner, K.: Über eine Gruppeneinteilung der Lückengebisse für die Prothetik. Dtsch. zahnärztl. Z. 10 (1955) 1831
Eichner, K.: Handatlas der zahnärztlichen Prothetik, Bd. I u. II. Hanser, München 1962, 1967
Eichner, K.: Die prothetische Versorgung bei Dysgnathien. Hanser, München 1978
Eichner, K.: Konservierende und prothetische Wiederherstellungsverfahren im Gebiß alter Menschen (mit Füllungen, Kronen, Brücken und abnehmbaren Teilprothesen). Zahnärztl. Welt 88 (1979) 57–67

Eschler, J.: Die geweblichen Veränderungen mit Parodontium nach kontinuierlicher Belastung der Zähne nebst Bemerkung zur Ursache der Resorption des Knochengewebes. Z. mikr.-anat. Forsch. 58 (1952)

Fröhlich, E., E. Körber: Die Planung der prothetischen Versorgung des Lückengebisses. Hanser, München 1970

Fuchs, P.: Experimentelle Untersuchungen zur Behandlung von funktionellen Kiefergelenkbeschwerden. Med. Habil. Schrift, München 1970

Fuhr, K., Th. Reiber: Zur prothetischen Versorgung von Patienten mit Lippen-, Kiefer- und Gaumenspalten. Fortschr. Kieferorthop. 47 (1986) 558–567

Gaa, U., D. Kubein-Meesenburg, H. Nägerl, A. Hüls: Biomechanisch optimierte Aufbißbehelfe – Herstellung und subjektive Bewertung durch Probanden. Dtsch. zahnärztl. Z. 45 (1990) 18–21

Gerber, A.: Okklusionslehre, Okklusionsdiagnostik und Okklusionsbehandlung im Wandel unserer Aspekte. Schweiz. Mschr. Zahnheilk. 80 (1970) 447

Gernet, W.: Funktionsanalysen im stomatognathen System – Vergleichende Untersuchungen. Hanser, München 1982

Gernet, W.: Funktionsanalysen im stomatognathen System. Hanser, München 1982

Gernet, W., H. F. Kappert, Th. Beyer: In-vitro-Korrosionsuntersuchungen von Kronen verschiedener Legierungen über Amalgamaufbauten. Dtsch. zahnärztl. Z. 43 (1988) 429–433

Glickmann, J.: Clinical Periodontology. Saunders, Philadelphia 1958

Göpfert, H., C. Göpfert: Die Restaktivität in der ruhenden Muskulatur des Mundes und des Kauapparates. Dtsch. zahnärztl. Z. 9 (1954) 357

Graber, G.: Die Funktionsstörung im stomatognathen System und ihre Prophylaxe. Zahnärztl. Prax. 32 (1981) 282–284

Griesinger, H. R., M. Hannig, H.-K. Albers: Erfolgreiche Aufbereitung stark gekrümmter Wurzelkanäle – Die korono-apikale Technik. Zahnärztl. Welt 102 (1993) 842–850

Härle, F.: Funktionsverbessernde präprothetische Eingriffe am zahnlosen Kiefer. Zahnärztl. Mitt. 72 (1982) 2243

Härle, F.: Atlas der präprothetischen Operationen. Hanser, München 1989

Härle, F.: Chirurgische Vorbereitung der Kiefer. In Hupfauf, L. (Hrsg.): Praxis der Zahnheilkunde, Bd. VII: Totalprothesen, 3. Aufl. Urban & Schwarzenberg, München 1991

Haunfelder, D., L. Hupfauf, W. Ketterl, G. Schmuth: Praxis der Zahnheilkunde, Bd. III (Zahnersatzkunde). Urban & Schwarzenberg, München 1969

Hedegard, B., H. Land: Funktionelle Gebißanalyse aus skandinavischer Sicht, prothetische Gesichtspunkte. Dtsch. zahnärztl. Z. 26 (1971) 114

Holste, T., L. Joanni: Untersuchungen über okklusale Schliffacetten und pathologische Befunde im Kauorgan jugendlicher Patienten. Dtsch. zahnärztl. Z. 35 (1982) 175

Hupfauf, L.: Die Okklusionsdiagnostik im parodontal insuffizienten Gebiß. Dtsch. zahnärztl. Z. 22 (1967) 791–797

Hupfauf, L.: Klinische Funktionsdiagnostik als Suchverfahren. Zahnärztl. Mitt. 68 (1978) 701

Jepsen, A.: Root surface measurement and method for x-ray determination of root surface area. Acta odont. scand. 21 (1963) 35–46

Johnke, G.: Psychologische Einflußnahme auf den Patienten in der zahnärztlichen Praxis. Zahnärztl. Prax. 5 (1991) 165–173

Johnke, G.: Psychogene Prothesenunverträglichkeit. Schweiz. Mschr. Zahnheilk. 11 (1991) 1438–1443

Johnke, G.: Psychogen bedingte Prothesen-Unverträglichkeit. Phillip. J. 1–2 (1993) 29–32

Jung, T.: Die Panorama-Röntgenaufnahme in der Prothetik. Dtsch. zahnärztl. Z. 27 (1972) 970–971

Kerschbaum, Th., R. Voss: Der Einfluß der primären Verblockung des Restgebisses – Ergebnisse einer Nachuntersuchung an Teilprothesenträgern. Zahnärztl. Welt 86 (1977) 290–295

Kerschbaum, Th., R. Voss: Statistische Überlegungen zur Bewertung der klinischen Funktionsanalyse nach Krogh-Poulsen. Dtsch. zahnärztl. Z. 33 (1978) 439

Kerschbaum, Th., K. G. König, E. Stapf: Karies- und Parodontal-Prophylaxe. Hanser, München 1974

Ketterl, W.: Histologische Untersuchungen an vital-exstirpierten Zähnen. Stoma (Heidelb.) Heft 2 (1963)

Kobes, L.: Die mandibuläre Äquilibrierung bei der Versorgung des Lückengebisses. Dtsch. zahnärztl. Z. 22 (1967) 1303

Kobes, L.: Rekonstruktion der intermaxilliären Distanz als Initialtherapie im funktionsgestörten stomatognathen System. Dtsch. zahnärztl. Z. 35 (1980) 653

Koeck, B.: Zur Indikation der Aufbißschiene. Zahnärztl. Mitt. 68 (1978) 706

Koeck, B.: Untersuchung und Befunderhebung. In Hupfauf, L. (Hrsg.): Praxis der Zahnheilkunde. Bd. V: Festsitzender Zahnersatz, 3. Aufl. Urban & Schwarzenberg, München 1993

Körber, E.: Die zahnärztliche prothetische Versorgung des älteren Menschen. Hanser, München 1978

Körber, E.: Myoarthropathien: Befund und Therapie. Dtsch. Stomat. 29 (1979) 188–191

Körber, K. H.: Prothetische Planung in Konuskronen. 5. Aufl. Hüthig, Heidelberg 1983

Kraft, E.: Befunderhebung und Planung in der zahnärztlichen Prothetik. In Hannfelder, D.: Praxis der Zahnheilkunde. Urban & Schwarzenberg, München 1969

Kreusch, Th., J. Th. Lambrecht: Die Planung präprothetisch-chirurgischer Eingriffe mit Hilfe individueller Modellherstellung. Dtsch. Z. Mund-, Kiefer- u. Gesichtschir. 17 (1993) 205–206

Krogh-Poulsen, W.: Die Bewegungsanalyse. Dtsch. zahnärztl. Z. 21 (1966) 877

Krogh-Poulsen, W.: Management of the Occlusion of Teeth (Dental Clinics of North America). Saunders, Philadelphia 1968 (p. 236)

Kühl, W.: Geometrie der Scharniergelenkbezüglichen Modellorientierung. Dtsch. zahnärztl. Z. 22 (1967) 873

Lange, D. E.: Parodontologie in der täglichen Praxis, 3. Aufl. Quintessenz, Berlin 1986

Lehmann, K. M.: Defektprothesen in Zahn-, Mund- und Kieferheilkunde. Bd. III. Thieme, Stuttgart 1982

Lenz, E.: Zahnerhaltung durch präventive prothetische Betreuungsstrategie. Stomatol. d. DDR 39 (1989) 347–351

Lindhe, J.: Klinische Parodontologie. Thieme, Stuttgart 1986

Lindhe, J., E. Westfelt, S. Nyman, S. S. Socransky, A. D. Haffajee: Long term effect of surgical/non-surgical treatment of periodontal disease. J. clin. periodontol. 11 (1984) 448–458

Lotzmann, U.: Okklusionsschienen und andere Aufbißbehelfe – Grundlagen zur Theorie und Praxis. Neuer Merkur, München 1992

Ludwig, P.: Planung von abnehmbarem Zahnersatz. Zahnärztl. Prax. 12 (1985) 474–477

Marxkors, R.: Myoarthropathien. Zahnärztl. Welt 86 (1977) 952

Marxkors, R.: Lehrbuch der Zahnärztlichen Prothetik. Hanser, München 1991

Moser, F.: Die Funktionsanalyse in der Kieferorthopädie. Dtsch. zahnärztl. Z. 32 (1977) 90–92

Motsch, A.: Funktionsorientierte Einschleiftechnik für das natürliche Gebiß. Hanser, München 1978

Mühlemann, H. R.: Tooth mobility: A review of clinical aspects and research findings. J. Periodont. 38 (1967) 686

Musil, R.: Der prothetische Therapieerfolg in Abhängigkeit berufsspezifischer Belastung – Eine Analyse von Lückengebißinformation und -versorgung in Altersabhängigkeit. Dtsch. Stomat. 21 (1971) 494–502

Musil, R.: Die Befunderhebung als wichtigste Grundlage für den Therapieplan in der Kronen- und Brückenprothetik. Dtsch. Stomat. 25 (1975) 143–146

Musil, R.: Zahnerhaltung und Zahnextraktion im Rahmen präventiv orientierter Behandlungsplanung. Dtsch. Stomat. 26 (1976) 219–224

Niedermeyer, W., K. Kühlbeck: Faktorenerfassung zur Funktion enossaler Implantate. Dtsch. zahnärztl. Z. 46 (1991) 589–595

Pasler, F. A.: Zahnärztliche Röntgenologie. Thieme, Stuttgart 1981

Posselt, U.: Die systematische Untersuchung und Befunderhebung als Grundlage zur Frühdiagnose und Frühbehandlung. Dtsch. zahnärztl. Z. 14 (1959) 187

Rateitschak, K. H., H. H. Renggli, H. R. Mühlemann: Parodontologie. Thieme, Stuttgart 1978; 3. Aufl. 1984

Rateitschak, H., E. M. Rateitschak, M. F. Wolf: Parodontologie, 2. Aufl. Reihe: Farbatlanten der Zahnmedizin, Bd. I. Thieme, Stuttgart 1989

Reither, W.: Der marktote Zahn im Lückengebiß – prothetische Aspekte. Dtsch. zahnärztl. Z. 23 (1968) 1019–1028

Renggli, H. H., H. Schweizer: Splinting of teeth with removable bridges Biological effects. J. clin. Periodont. 1 (1974) 43–46

Schärer, P.: Fallanalyse und Planung: funktionelle Aspekte. Schweiz. Mschr. Zahnheilk. 88 (1978) 944

Scheller, H., H. Tschernitschek, M. Arjomand: Die provisorische Versorgung nach Implantatinsertion. Dtsch. zahnärztl. Z. 49 (1994) 252–254

Schubert, R., B. Endres: Elektromyographische Untersuchungen während des Schlafes zur Überprüfung von Aufbißplatten bei Patienten mit klinisch nachgewiesener Kompression des Kiefergelenkes. Dtsch. zahnärztl. Z. 36 (1981) 310

Schuyler, C. H.: Factors of occlusion to be observed in everyday practice. J. Amer. dent. Ass. 57 (1958) 221 von Schwanewede, H.: Zur prothetischen Behandlung angeborener und erworbener Kieferdefekte. Dtsch. zahnärztl. Z. 48 (1993) 470–474

Shore, N.: Temporomandibular Joint Dysfunction and Occlusal Equilibration. Lipincott, Philadelphia 1976

Slavicek, R.: Bedeutung der Funktionsanalyse für das parodontal gefährdete Kauorgan. Zahnärztl. Prax. 29 (1978) 506–510

Spiekermann, H.: Enossale Implantate. In Hupfauf, L. (Hrsg.): Praxis der Zahnheilkunde. Bd. VII: Totalprothesen, 3. Aufl. Urban & Schwarzenberg, München 1991

Steinhardt, G.: Untersuchungen über die Beanspruchung der Kiefergelenke und ihrer geweblichen Folgen. Thieme, Leipzig 1934

Thielemann, H.: Biomechanik der Paradentose. Barth, Leipzig 1956

Tschernitschek, H., H. Feistner: Untersuchungen zu kybernetischen Aspekten der Schienentherapie. Dtsch. zahnärztl. Z. 45 (1990) 595–596

Tschernitschek, H.: Der Einfluß von Alter und Zahnersatz auf die stomatognathen Bewegungen. Dtsch. zahnärztl. Z. 49 (1994) 174–176

Tschernitschek, H., M. Riedel: Die Beurteilbarkeit der Kiefergelenkregion bei zwei Röntgenschichtaufnahmetechniken. Dtsch. zahnärztl. Z. 49 (1994) 525–528

Voss, R.: Grenzen der prothetischen Therapie. Dtsch. zahnärztl. Z. 21 (1966) 80–92

Weiskopf, J.: Unterkieferhaltungen und -bewegungen in bezug auf das Schmerzdysfunktionssyndrom. Dtsch. Stomat. 29 (1979) 197–205

Wichmann, M.: Untersuchungen zur Analyse von Kiefergelenkgeräuschen. Teil I. Dtsch. zahnärztl. Z. 48 (1993) 583–586

Wichmann, M.: Untersuchungen zur Analyse von Kiefergelenkgeräuschen. Teil II. Dtsch. zahnärztl. Z. 49 (1994) 674–678

5 Kronen- und Brückenzahnersatz

Albers, H.-K., B. Dau: Der Einfluß gewindeschneidender parapulpärer Stiftsysteme auf die Dentinstruktur. Dtsch. zahnärztl. Z. 44 (1989) 466–469

Albers, H.-K., M. Hannig: Indikation und Verarbeitung von Kunststoffüllungs- Materialien im Seitenzahnbereich. In Hahn, W. (Hrsg.): Füllungswerkstoffe, Indikation und Verarbeitung neuer Füllungsmaterialien. Hanser, München 1990

Biffar, R.: Klinische Anwendung von pulvermetallurgisch hergestelltem Zahnersatz. Dtsch. zahnärztl. Z. 45 (1990) 495–498

Biffar, R., B. Bittner: Der Einfluß verschiedener Löffelformen auf das Abformergebnis. Dtsch. zahnärztl. Z. 44, (1989) 624–627

Boitel, R. H.: Präparation und Abdruck in der Kronen- und Brückenprothetik. Schweiz. Mschr. Zahnheilk. 88 (1978) 980

Breustedt, Lenz, Musil, Staegemann, Taege, Weiskopf: Prothetische Stomatologie. Leipzig 1981

DeBoever, J. A.: Prinzipien der prothetischen Versorgung nach systematischer Parodontalbehandlung. Quintessenz 11 (1978) 101

Egli, A. R.: Die Lage des Kronenrandes und parodontale Hygiene. Parodontologie 11 (1957) 27

Eichner, K.: Ausgeglichene Artikulation für Kronen, Brücken und Prothesen. Zahnärztl. Rdsch. 70 (1961) 381

Eichner, K.: Präparation und Drehzahl. Dtsch. zahnärztl. Z. 37 (1982) 422–426

Eichner, K.: Normal- und höchsttouriges Bohren und Schleifen von Zahnhartsubstanzen. Hanser, München 1966

Eichner, K.: Der Kronenrand und das marginale Parodontium. Dtsch. zahnärztl. Z. 24 (1969) 741

Eichner, K.: Einflüsse von Brückenzwischengliedern auf die Gingiva. Dtsch. zahnärztl. Z. 30 (1975) 639–648

Eichner, K.: Metallkeramik in der zahnärztlichen Prothetik. Hanser, München 1979

Eichner, K.: Zahnärztliche Werkstoffe und ihre Verarbeitung, Bd. I: Grundlagen und Verarbeitung. Bd. II: Werkstoffe unter klinischen Aspekten. Hüthig, Heidelberg 1981

Erpenstein, H., Th. Kerschbaum, H. Fischbach: Verweildauer und klinische Befunde bei Kronen und Brücken – eine Langzeitstudie. Dtsch. zahnärztl. Z. 47 (1992) 315–319

Fuchs, P.: Die Quintessenz des Brückenersatzes. Quintessenz, Berlin 1976

Fuhr, K.: Die Indikation für den Kronenersatz und für den Verschluß kleiner Lücken. Zahnärztl. Welt 64 (1963) 354

Fuhr, K.: Zur Frage der Gewebsverträglichkeit und Mundbeständigkeit von Porzellan unter Berücksichtigung der Indikation für den Einzelkronenersatz. Zahnärztl. Welt 66 (1965) 195

Fuhr, K., Th. Reiber: Festsitzende Brücken. In Hupfauf, L. (Hrsg.): Praxis der Zahnheilkunde, Bd. V: Festsitzender Zahnersatz, 3. Aufl. Urban & Schwarzenberg, München 1993

Gehre, G., C. Häßler: Plast-Metall-Verbund unter Einsatz eines silanisierbaren silikatischen Aufbrennmaterials. Dtsch. Stomatol. 41 (1991) 101–104
Graber, G.: Planungs- und Konstruktionsfehler in der Kronen-Brückenprothetik. Schweiz. Mschr. Zahnheilk. 87 (1977) 880–885
Gütschow, F.: Nachuntersuchung von kombiniert adhäsiv/konventionell fixierten Brücken. Dtsch. zahnärztl. Z. 47 (1992) 606–608
Häupl, K., J. Reichborn-Kjennerud, C. U. Fehr: Zahnärztliche Kronen- und Brückenarbeiten. Meisser, Leipzig 1938
Handel, G., R. Uhlmann: Untersuchungen von Kunststoffverblendkronen in Abhängigkeit von der Lagerung. Dtsch. zahnärztl. Z. 44 (1989) 877–878
Hofmann, M.: Der Korrekturabdruck (ein neues Abdruckverfahren für festsitzenden Zahnersatz). Zahnärztl. Welt 66 (1965) 160
Hofmann, M.: Zur Abformung von Ankerzähnen. Dtsch. zahnärztl. Z. 21 (1966) 925
Hofmann, M.: Ästhetische Langzeitwirkung von kunststoffverblendetem Zahnersatz. Dtsch. zahnärztl. Z. 35 (1980) 849
Hofmann, M.: Retention durch Wurzelkanalstifte. Dtsch. zahnärztl. Z. 43 (1988) 819–828
Hofmann, M., E. Seiler: Führungseigenschaften verschiedener Verbindungselemente im Hinblick auf die Kinematik von Freiendsätteln. Dtsch. zahnärztl. Z. 43 (1988) 497–503
Holste, Th., Th. Kerschbaum: Konsensus-Papier „Klebebrücken". Dtsch. zahnärztl. Z. 49 (1994) 213–216
Hupfauf, L.: Die provisorische Versorgung präparierter Kronen und Brückenpfeiler. In Deutscher Zahnärztekalender. Hanser, München 1977
Hupfauf, L.: Prinzipien für den festsitzenden Zahnersatz. Zahnärztl. Welt 87 (1978) 557
Johnston, J. F., R. W. Phillips, R. W. Dykema: Modern Practice in Crown and Bridge Prosthodontics. Saunders, Philadelphia 1960
Jüde, H. D., W. Kühl, A. Rossbach: Einführung in die zahnärztliche Prothetik. Deutscher Ärzte-Verlag. Köln 1977
Jüde, H. D.: Zahnersatz bei Dysgnathien: In: Voss, R., H. Meiners: Fortschritte der zahnärztlichen Prothetik und Werkstoffkunde. Hanser, München 1980
Jung, T.: Zur hygienischen Gestaltung des Brückenkörpers. Zahnärztl. Welt. Ref. 84 (1975) 59–63
Kappert, H. F.: Verarbeitungsprobleme bei Palladium- und NEM-Legierungen. In Siegbert, G. (Hrsg.): Dentallegierungen in der zahnärztlichen Prothetik. Technologie – Klinik – Biokompatibilität. Hanser, München 1989
Kappert, H. F.: Metallegierungen in der Zahnheilkunde. Zahnärztl. Mitt. 82 (1992) 46–54
Kern, M., H. Knode, J. R. Strub: The allporcelain, resin-bonded bridge. Quintess. int. 22 (1991) 257–262
Kern, M., J. R. Strub: Klinische Anwendung und Bewährung von Adhäsivbrücken aus der Aluminiumoxidkeramik In-Ceram. Dtsch. zahnärztl. Z. 47 (1992) 532–535
Kerschbaum, Th., R. Voss: Guß- und metallkeramische Verblendkrone im Vergleich – Ergebnisse einer Nachuntersuchung bei Teilprothesenträgern. Dtsch. zahnärztl. Z. 32 (1977) 200
Kerschbaum, Th., R. Voss: Zum Risiko durch Überkronung. Dtsch. zahnärztl. Z. 34 (1979) 740
Kerschbaum, Th., R. Voss: Die praktische Bewährung von Krone und Inlay. Dtsch. zahnärztl. Z. 36 (1981) 243
Kerschbaum, Th., Ch. Paszyna, S. Klapp, G. Meyer: Verweilzeit- und Risikofaktorenanalyse von festsitzendem Zahnersatz. Dtsch. zahnärztl. Z. 46 (1991) 20–24
Ketterl, W.: Erfolge und Mißerfolge bei prothetischen Maßnahmen im parodontal erkrankten Gebiß. Dtsch. zahnärztl. Z. 1 (1966) 87
Klötzer, W. T., K. Langeland: Tierexperimentelle Prüfung von Materialien und Methoden der Kronen- und Brückentechnik. Schweiz. Mschr. Zahnheilk. 83 (1973) 163–244
Körber, E.: Der Frontzahnersatz im jugendlichen Alter. In Deutscher Zahnärztekalender. Hanser, München 1962
Körber, K. H.: Parodontologische und technische Probleme der vollverblendeten Konuskrone. Dtsch. zahnärztl. Z. 24 (1969) 768
Körber, K. H.: Konuskronen-Teleskope. Einführung in Klinik und Technik, 5. Aufl. Hüthig, Heidelberg 1983
Kornfeld, M.: Mouth Rehabilitation – Clinical and Laboratory Procedures. Mosby, St. Louis 1967
Kraft, E.: Die Frontzahnkrone als Einzelkrone und Brückenanker. Planung, Indikation, Grenzen und Materialfragen. Dtsch. zahnärztl. Z. 22 (1967) 1131
Kühl, W.: Zur Präparationstechnik für Verblendkronen. Dtsch. zahnärztl. Z. 21 (1966) 916

Lehmann, K. M.: Abformmaterialien und Methoden. In Voss, R., H. Meiners: Fortschritte der zahnärztlichen Prothetik und Werkstoffkunde. Hanser, München 1980

Lehmann, K. M., J. Lindemann: Die Wiedergabe des Pfeilerabstandes bei der Abformung für festsitzenden Zahnersatz. Dtsch. zahnärztl. Z. 35 (1980) 537–539

Lehmann, K. M., H. Withelm: Die Änderung des Pfeilerabstandes bei Sägemodellen in Abhängigkeit von der Abbindeexpansion des Sockelgipses. Dtsch. zahnärztl. Z. 34 (1979) 691–693

Lehmann, K. M., R. Zettel, M. Gente: Die Paßgenauigkeit von Gußkörpern in Abhängigkeit von Abformung und Modell sowie gußtechnischen Parametern. Dtsch. zahnärztl. Z. 43 (1988) 473–476

Lenz, E., V. Lang: Vergleichende Untersuchungen biologischer Eigenschaften von Kunststoffen zur temporären Versorgung mit Kronen und Brücken. Stomatol. d. DDR 40 (1990) 100–102

Martinelli, N.: Dental Laboratory Technology. Mosby, St. Louis 1970

McCracken, W. L.: Partial Denture Construction, 2nd ed. Saunders, Philadelphia 1964

Marx, H.: Dental-Legierungen zur Goldeinsparung. In Deutscher Zahnärztekalender. Hanser, München 1981

Marxkors, R.: Moderne Abdruckmaterialien. Dtsch. zahnärztl. Z. 20 (1966) 516

Meiners, H.: Dentallegierungen. In Voss, R., H. Meiners: Fortschritte der zahnärztlichen Prothetik und Werkstoffkunde. Hanser, München 1980

Meyer, E.: Klinische Untersuchungen über die Auflage von Brückenzwischengliedern auf dem Kieferkamm. Dtsch. zahnärztl. Z. 30 (1975) 649–652

Motsch, A.: Funktionsorientierte Einschleiftechnik für das natürliche Gebiß. Hanser, München 1977

Musil, R., S. Ritschel, B. Ritschel: Zur Eignung des Silicoater-Verfahrens bei der Konditionierung von Adhäsivbrücken. Dtsch. zahnärztl. Z. 43 (1988) 1087–1089

Musil, R., H.-J. Tiller: Der Kunststoff-Metall-Verbund. Hüthig, Heidelberg 1989

Owen, M. M.: New approach to the full crown preparation. Dent. Dig. 64 (1958) 256

Pfeiffer, P.: Haftung von Kunststoff an Legierungen abhängig von der Korngröße bei tribiochemischer Beschichtung. Dtsch. zahnärztl. Z. 48 (1993) 692–695

Pfeiffer, P., M. Ch. Sommer, R. Knopf: Zur Eignung des In-Ceram-Systems für Inlays. Dtsch. zahnärztl. Z. 48 (1993) 419–422

Reichenbach, E.: Die Bewertung der verschiedenen Brückenanker auf vitalen Pfeilern. In Bericht des IX. Internat. Zahnärztekongresses, Wien 1936

Reither, W.: Sofortversorgung nach Kronen- und Brückenpräparation – I. Teil. Zahnärztl. Welt 86 (1977) 835–893

Rossbach, A.: Kronen und Brücken. In Schwenzer, N., G. Grimm: Prothetik und Werkstoffkunde. Bd. III. Zahn-Mund-Kieferheilkunde. Thieme, Stuttgart 1982

Sauer, G.: Das Arbeitsmodell für fest eingliederbaren Zahnersatz – Gestaltung und Anforderungen (I)+(II). Dent.-Labor 25 (1977) 1021–1028, 1147–1151

Sauer, G.: Vergleichende Untersuchung über die Gestaltung und labortechnische Ausführung prothetischer Kronen. Zahnärztl. Welt 87 (1978) 1114–1119

Schärer, P., J. Strub, U. Belser: Schwerpunkte der modernen kronen- und brückenprothetischen Behandlung. Quintessenz, Berlin 1979

Scheller, H., M. Wichmann: Vergleichende Untersuchungen zur klinischen Eignung vollkeramischer Einzelkronen auf Implantaten. Dtsch. zahnärztl. Z. 47 (1992) 616–618

Schmeissner, H.: Die Quintessenz der Einzelkrone. Quintessenz, Berlin 1972

Schmeißner, H.: Die stiftverankerte Krone aus prothetischer Sicht. Dtsch. zahnärztl. Z. 40 (1985) 1089–1093

Schön, F., F. Singer: Europäische Prothetik heute. Quintessenz, Berlin 1978

Schreiber, S.: Die Prothesenkonstruktion als Ergebnis biologischer, technischer und psychologischer Überlegungen. Zahnärztl. Rdsch. 2 (1961)

Schröder, A.: Die Verblendkrone (Allgemeine Einführung). Schweiz. Mschr. Zahnheilk. 70 (1960) 795

Shillingsburg, H. T., S. Hobo, L. D. Whitstett: Grundlagen der Kronen- und Brückenprothetik. Quintessenz, Berlin 1977

Smith, G. P.: Full crown preparation. N. Y. J. Dent. 26 (1956) 307

Spiekermann, H.: Zur marginalen Paßform von Kronen und Brücken. Dtsch. zahnärztl. Z. 41 (1986) 1015–1019

Strub, J. R., H. Linter, C. P. Marinello: Die Versorgung des Lückengebisses mit Extensionsbrücken: Eine Retrospektivstudie. Int. J. Parodontal. Restaurat. Zahnheilk. 9 (1989) 365–375

Strub, J. R.: Vollkeramische Systeme. Dtsch. zahnärztl. Z. 47 (1992) 566–571
Swenson, M. G., L. G. Terkla: Partial Dentures. Mosby, St. Louis 1955
Thierfelder, C., I. Fuhrmann, M. Knappe: Vergleichende Untersuchung zur Paßgenauigkeit des Kompositinlays „Estilux posterior CVS". Die Quintessenz 9 (1991) 1399–1407
Tylman, St. G.: Crown and Bridge Prothesis, 3rd ed. Mosby, St. Louis 1954
Utz, K.-H., M. Grüner, M. Büscher: Haftkraft von Vollgußkronen in Abhängigkeit vom Befestigungszement. Dtsch. zahnärztl. Z. 45 (1990) 767–769
Valderhaug, J.: A 15-year clinical evaluation of fixed prosthodontics. Acta. odontol. scand. 49 (1991) 35–40
Vest, G.: Lehrbuch der zahnärztlichen Kronen- und Brückenprothetik, Bd. I. Birkhäuser, Basel 1951
Vest, G.: Lehrbuch der zahnärztlichen Kronen- und Brückenprothetik, Bd. II. Birkhäuser, Basel 1951
Voss, R.: Rationalisierung der Überkronung von Zähnen. Dtsch. zahnärztl. Z. 21 (1966) 454
Voss, R., H. Meiners: Fortschritte der Zahnärztlichen Prothetik und Werkstoffkunde, Bd. I. Hanser, München 1980
Weber, H.: Edelmetallfreie (NEM) Kronen-, Brücken- und Geschiebeprothetik. Quintessenz, Berlin 1985
Weber, H.: Präparation und temporäre Versorgung. In: Hupfauf, L. (Hrsg.): Praxis der Zahnheilkunde. Bd. 5: Festsitzender Zahnersatz. 3. Aufl. Urban & Schwarzenberg, München 1993
Weber, H., L. Netuschil: Biokompatibilität und Plaquewachstum bei unterschiedlichen Restaurationsmaterialien. Dtsch. Zahnärztl. Z. 47 (1992) 278–281
Weber, H., L. Pröbster, J. Geis-Gerstorfer: Titan als prothetischer Werkstoff. Dtsch. zahnärztl. Z. 47 (1992) 473–481
Wichmann, M., A. Roßbach, G. Fust: Der Einfluß provisorischen Zementierens auf die Haftung definitiver Befestigungszemente an Dentin- und Metalloberflächen. Dtsch. zahnärztl. Z. 49 (1994) 245–249
Wilson, W. H., R. L. Lang: Practical Crown and Bridge Prosthodontics. McGraw-Hill, New York 1962
Windecker, D.: Möglichkeiten und Grenzen der Therapie mit festsitzendem Brückenzahnersatz. Methodik und Alternativlösungen. In Schön, F., F. Singer: Europäische Prothetik heute. Quintessenz, Berlin 1978
Wirz, J.: Die zahnprothetische Versorgung des jugendlichen Invaliden. Quintessenz 4 (1981) 1
Wirz, J.: Korrosionserscheinungen an Schrauben und Stiften bei Zahnaufbauten – eine In-vitro-Studie. Schweiz. Mschr. Zahnheilk. 92 (1982) 5
Yamamoto, M.: Factors affecting the strength of metal-ceramics. In Yamamoto, M. (Hrsg.): Metal-Ceramics, Chapter I. Quintessence, Chicago 1985

6 Partielle Prothetik

Bauer, E., H. Langer: Mißerfolge mit abnehmbaren Teilprothesen. Zahnärztl. Welt 82 (1973) 115–123
Böttger, H.: Bewährte Halte- und Stützelemente der Teilprothese. Zahnärztl. Rdsch. 77 (1968) 107–112
Böttger, H., H. Gründler: Die Praxis des Teleskopsystems. Neuer Merkur, München 1970
Breustedt, Lenz, Musil, Staegemann, Taege, Weiskopf: Prothetische Stomatologie. Barth, Leipzig 1981
Brunner, Th., M. Kundert: Gerüstprothetik. Karger, Basel 1979
Dolder, E.: Steg-Prothetik. Hüthig, Heidelberg 1971
Eichner, K.: Funktionelle Gesichtspunkte zur Basisgestaltung von Modellgußprothesen. Dtsch. zahnärztl. Z. 29 (1974) 930–937
Elbrecht, A.: Systematik der abnehmbaren partiellen Prothese. 4. Aufl. Barth, München 1950
Fuhr, K.: Modellgußprothesen. In Hupfauf, L. (Hrsg.): Praxis der Zahnheilkunde, Bd. VI: Teilprothesen. Urban & Schwarzenberg, München 1988
Gasser, F.: Die Prothetische Behandlung des Lückengebisses. Zahnärztl. Prax. 32 (1981) 414–416
Graber, G.: Partielle Prothetik. In Rateitschak, K. H. (Hrsg.): Farbatlanten der Zahnmedizin, Bd. III. Thieme, Stuttgart 1986
Gütschow, F.: Möglichkeiten der Beeinflussung des Verschleißes von Teleskopkronen durch TiN-Beschichtung. Dtsch. zahnärztl. Z. 49 (1994) 444–448
Graber, G.: Partielle Prothetik. Farbatlanten der Zahnmedizin, Bd. III, 2. Aufl. Thieme, Stuttgart 1992
Hofmann, M., P. Ludwig: Die teleskopierende Totalprothese im stark reduzierten Lückengebiß. Dtsch. zahnärztl. Z. 28 (1973) 2–17

Jüde, H. D.: Partielle Prothesen. In Schwenzer, N., G. Grimm: Zahn-Mund-Kiefer- Heilkunde. Prothetik und Werkstoffkunde. Bd. III. Thieme, Stuttgart 1982

Jüde, H. D., W. Kühl, A. Rossbach: Einführung in die zahnärztliche Prothetik. Deutscher Ärzte-Verlag, Köln 1977

Kennedy, E.: Partial Dental Construction. Kompton, New York 1942

Kerschbaum, Th.: Nachuntersuchungsergebnisse zur Abstützung von Teilprothesen. Dtsch. zahnärztl. Z. 32 (1977) 971

Kerschbaum, Th.: Langzeitergebnisse und Konsequenzen. In Hupfauf, L. (Hrsg.): Praxis der Zahnheilkunde, Bd. VI: Teilprothesen. Urban & Schwarzenberg, München 1988

Kobes, L.: Möglichkeiten und Grenzen der prothetischen Versorgung der reduzierten Zahnreihe. Dtsch. zahnärztl. Z. 34 (1979) 622

Kobes, L. W. R., L. Kaiser, K. Weritz: Untersuchungen zur Paßgenauigkeit von Modellgußarbeiten. Dtsch. zahnärztl. Z. 43 (1988) 515–519

Körber, K.-H.: Konuskronen-Teleskope, 5. Aufl. Hüthig, Heidelberg 1983

Körber, K. H.: Dynamischer Mechanismus von Parodontium und Gewebsstrukturen unter herausnehmbarem Zahnersatz. Dtsch. zahnärztl. Z. 38 (1983) 975–985

Kühl, W.: Kieferrelationsbestimmung beim teilbezahnten Patienten. In Hupfauf, L. (Hrsg.): Praxis der Zahnheilkunde, Bd. VI: Teilprothesen. Urban & Schwarzenberg, München 1988

Lauer, H.-Ch., P. Ottl, E. Ficker, P. Weigl: Kaukraftmessungen an unterschiedlich verankerten Teilprothesen. Dtsch. zahnärztl. Z. 47 (1992) 482–485

Lehmann, K.: Die Verbindung der Teilprothese. Dtsch. Zahnärztebl. 24 (1970) 161–168

Lenz, P., J. Reitz: Untersuchungen zur verkürzten Zahnreihe. Dtsch. zahnärztl. Z. 41 (1986) 8–10

Lenz, P., K. Wietheger: Abnehmbare Brücken mit Konuskronen. Dtsch. zahnärztl. Z. 41 (1986) 207–209

Ludwig, P.: Einfluß des Ortes und der Art der Abstützung auf die Sattelkinematik und die Belastungsverteilung Pfeiler – zahnloses Prothesenlager. Dtsch. zahnärztl. Z. 31 (1976) 612–615

Ludwig, P.: Einfluß der Sattelfläche auf die Sattelkinematik und die Belastungsverteilung Pfeiler – zahnloses Prothesenlager. Diskussion der Ergebnisse. Dtsch. zahnärztl. Z. 31 (1976) 774–778

McCracken, W. L.: Partial Denture Construction, 2nd ed. Mosby, St. Louis 1964

Marinello, C. P., P. Schärer: Preliminary report of resin-bonded etched cast attachments for removable partial dentures. J. dent. Res. 65 (1986) 855

Marxkors, R.: Der funktionell zweckmäßige Zahnersatz. Hanser, München 1975

Marxkors, R.: Die Gußklammerverankerung. Hanser, München 1977

Ney Company, J. M.: Die gegossene partielle Prothese. Degussa, Frankfurt/Main

Niedermeier, W.: Prothesenkinematik. In Hupfauf, L. (Hrsg.): Praxis der Zahnheilkunde, Bd. VI: Teilprothesen. Urban & Schwarzenberg, München 1988

Niedermeier, W., E.-M. Rießner: Beweglichkeit von Prothesenpfeilern unter dem Einfluß verschiedenartiger Konstruktionselemente. Dtsch. zahnärztl. Z. 49 (1994) 25–29

Ott, R. W.: Interokklusalabstand und Bißlageänderung beim Bezahnten und Zahnlosen. Dtsch. zahnärztl. Z. 46 (1991) 762–765

Roßbach, A.: Abformung teilbezahnter Kiefer. In Hupfauf, L. (Hrsg.): Praxis der Zahnheilkunde, Bd. VI: Teilprothesen. Urban & Schwarzenberg, München 1988

Schön, F., F. Singer: Europäische Prothetik heute. Quintessenz, Berlin 1978

Schreiber, S.: Untersuchungen über die Änderung der Tragfähigkeit von oberen, schleimhautgetragenen Prothesen durch stufenweises Ausschneiden der Gaumenplatte. Zahnärztl. Welt Ref. 15, 1959

Schreiber, S.: Die Prothesenkonstruktion als Ergebnis biologischer, technischer und psychologischer Überlegungen. Zahnärztl. Rdsch. 2 (1961) 40

von Schwanewede, H., K. Kasiske, P. P. Hahn: Die Immediat-Modellguß-Prothese – ein Mittel oraler Strukturerhaltung. Dent. Lab. 11 (1989) 1611

Spiekermann, H.: Konstruktionsprinzipien der Einstückgußgerüste. Zahnärztl. Mitt. 67 (1977) 393–398

Spiekermann, H., H. Gründler: Die Modellgußprothese – Ein Leitfaden für Zahnärzte und Zahntechniker. Quintessenz, Berlin 1977

Spiekermann, H., H. Gründler: Die Modellguß-Prothese, 2. Aufl. Quintessenz, Berlin 1983

Strub, J. R., M. B. Hürzeler, M. Kern: Prothetische Versorgung des Lückengebisses – Behandlungskonzept der 90er Jahre. Die Quintessenz 12, 2193–2217

Stüttgen, U.: Kombiniert festsitzend-abnehmbarer Zahnersatz. In Hupfauf, L. (Hrsg.): Praxis der Zahnheilkunde, Bd. VI: Teilprothesen. Urban & Schwarzenberg, München 1988

Stüttgen, U.: Das Teleskopsystem in Wissenschaft, Lehre und Praxis. Dent. Lab. 5 (1993) 793796

Taege, F., D. Hoffmann: Der Einsatz eines neuen Weichplastes in der prothetischen Stomatologie. Zahn-, Mund- u. Kieferheilk. 74 (1986) 21–23

Voss, R.: Untersuchungen über die Zweckmäßigkeit der Überkronung von Klammer-Zähnen. Deutsch. zahnärztl. Z. 19 (1964) 945–951

Voss, R.: Mißerfolge bei partiellen Prothesen. Zahnärztl. Welt 69 (1967) 302–307

Voss, R., H. Meiners: Fortschritte der Zahnärztlichen Prothetik und Werkstoffkunde, Bd. I. Hanser, München 1980

Weiskopf, J.: Zur Sicherung des Therapieerfolges bei der gegossenen abnehmbaren Teilprothese. Dtsch. Stomat. 27 (1977) 591–600

Windecker, D.: Die abnehmbare Brücke. In Haunfelder, D., et al.: Praxis der Zahnheilkunde, Bd. III. Urban & Schwarzenberg, München 1969

7 Totalprothetik

Appenrodt, G. J., K. Beyele, F. Herbst, A. Hromatka, E. Jahn, F. Singer sen., F. Singer jr.: Die prothetische Versorgung des zahnlosen Unterkiefers. Banaschewski, München 1964

Ascher, F.: Der totale Zahnersatz unter den Bedingungen des Gesichtsschädelaufbaus. Urban & Schwarzenberg, München 1971

Besimo, Ch., G. Graber, F. Stutz: Abform- und Übertragungsmethode für schwierige totalprothetische Fälle. Schweiz. Mschr. Zahnmed. 7 (1993) 874–880

Breustedt, A., E. Lenz, R. Musil. G. Staegemann, F. Taege, J. Weiskopf: Prothetische Stomatologie. Barth, Leipzig 1981

Dette, K.-E.: Die Funktionsbedingungen totaler Prothesen. Zahn-Mund-Kieferheilkd. 76 (1988) 409–412

Dette, K.-E., F. Stawitz, F. Tage: Untersuchungen über die Funktionsbedingungen totaler Prothesen anhand ausgewählter Kriterien. Zahn-, Mund- u. Kieferheilkd. 75 (1987) 137–142

Eichner, K.: Theoretische Erwägungen und praktische Erfahrungen über die „individuelle Kalottenartikulation" nach Fehr. Dtsch. zahnärztl. Z. 8 (1953) 264–271

Engelhardt, J. P.: Die intraorale Registrierung der zentralen Relation beim zahnlosen Kiefer in Verbindung mit der geschlossenen Mundabformung der SR-Ivotray-Methode. Zahnärztl. Welt 79 (1970) 191–197

Fish, W.: Principles of Full Denture Prosthesis, 6th ed. Staples, London 1964

Frenkel, G.: Immediatersatz und präprothetische Chirurgie. Hanser, München 1970

Fuhr, K., M. Mainitz: Vergleichende klinische Untersuchungen zur Paßgenauigkeit von Unterkiefer-Totalendoprothesen mit Kunststoffbasen und mit Metallbasen. Zahnärztl. Welt 87 (1978) 530–536

Gasser, F.: Geriatrische Probleme in der Prothetik. In Schön, F., F. Singer: Europäische Prothetik heute. Quintessenz, Berlin 1978

Gausch, K.: Faktoren, die den Halt einer Totalprothese bestimmen. Z. Stomatol. 85 (1988) 335–342

Gerber, A.: Entwicklung auf dem Gebiet der Vollprothese. Dtsch. zahnärztl. Z. 14 (1959) 118

Gerber, A.: Ästhetik, Okklusion und Artikulation der totalen Prothese. Ost. Z. Stomat. 61 (1964) 46

Gernet, W.: Primäres und sekundäres Remotieren, In Hupfauf, L. (Hrsg.): Praxis der Zahnheilkunde, Bde. VII: Totalprothesen, 3. Aufl. Urban & Schwarzenberg, München 1991

Gernet, W., A. Puff, Ch. Steinkrauss: Röntgenkinematographische Untersuchungen zur Gelenkmechanik. Funktion des Kiefergelenkes bei Totalprothesenträgern, Radiologie 18 (1978) 464

Göpfert, H., C. Göpfert: Beobachtungen über die mechanischen Schwingungen an Kiefer und Zähnen während der Behandlung mit funktionskieferorthopädischen Apparaten. Fortschr. Kieferorthop. 16 (1955) 331

Gysi, A.: Modifikation des Artikulators und der Aufstellregeln für Vollprothesen. Huber, Bern 1958

Haase, G.: Indikation myodynamischer und myostatischer Abformmethoden, Zahnärztl. Mitt. 20 (1982) 2250–2257

Henkel, G., A. Hromatka: Die totale Prothese. Taschenbücher für die zahnärztliche Praxis, Bd. II. Barth, München 1962

Herbst, F.: Die Herstellung von Extensionsprothesen unter Verwendung von Adheseal als Abdruckmaterial. In: Schriften zur Praxis des Zahnarztes, Bd. II. Münch-Banaschewski, München 1964
Hiltebrand, C.: Die Gestaltung der totalen Prothese. Hüthig, Heidelberg 1956
Hofmann, M.: Zur Frage der funktionellen Beziehungen zwischen Prothesenbasis und Muskulatur. Dtsch. zahnärztl. Z. 12 (1968) 1383
Hofmann, M.: Das All-Oral-System. Hanser, München 1978
Hofmann, M.: Totale Prothese nach dem All-Oral-Verfahren. Hanser, München 1979
Hofmann, M.: Der Einfluß der akzessorischen Kaumuskulatur auf den Halt der Totalprothese. Die Quintessenz 3 (1982) 509
Hofmann, M.: Zum Standard der Versorgung des zahnlosen Unterkiefers. Dtsch. zahnärztl. Z. 49 (1994) 660–666
Horn, R.: Das Nachregistrieren zur Okklusionskorrektur eingegliederter Totalprothesen. In: Schön, F., F. Singer: Europäische Prothetik heute. Quintessenz, Berlin 1978
Horn, R.: Auswahl und Aufstellung der Frontzähne. In Hupfauf, L. (Hrsg.): Praxis der Zahnheilkunde, Bd. VII: Totalprothesen, 3. Aufl. Urban & Schwarzenberg, München 1991
Horn, R., J. Stuck: Zahnaufstellung in der Totalprothetik, Quintessenz, Berlin 1980
Hromatka, A.: Der Schluckabdruck. In: Schriften zur Praxis des Zahnarztes, Bd. II. Münch-Banaschewski, München 1964
Jüde, H. D.: Anatomische Untersuchungen über den Ursprung des M. mylohyoideus. Dtsch. zahnärztl. Z. 28 (1973) 809–814
Jüde, H. D.: Die Gestaltung retromolarer Flügel am unteren totalen Zahnersatz. Hanser, München 1975
Jüde, H. D.: Der Halt des totalen Zahnersatzes in Abhängigkeit von anatomischen und funktionellen Grundlagen. Zahnärztl. Prax. 28 (1977) 190–193
Jüde, H. D.: Befunderhebung. In Hupfauf, L. (Hrsg.): Praxis der Zahnheilkunde, Bd. VII. Totalprothesen, 3. Aufl. Urban & Schwarzenberg, München 1991
Jüde, H. D., W. Kühl, A. Rossbach: Einführung in die zahnärztl. Prothetik. Deutscher Ärzte-Verlag, Köln 1977
Kobes, L.: Kritik der Abformmethoden des zahnlosen Unterkiefers. Dtsch. zahnärztl. Z. 18 (1963) 459
Kobes, L.: Untersuchungen zur Konstanz der Kiefergelenkbeziehungen beim Zahnlosen. Dtsch. zahnärztl. Z. 34 (1979) 603
Kobes, L. W. R.: Abformung. In Hupfauf, L. (Hrsg.): Praxis der Zahnheilkunde, Bd. VII. Totalprothesen, 3. Aufl. Urban & Schwarzenberg, München 1991
Koeck, B., J. T. Bierwirth: Die Veränderung der Ruheschwebe des Unterkiefers in Abhängigkeit von Schwerkraft, Kopf- und Körperhaltung. Dtsch. zahnärztl. Z. 41 (1986) 1161–1165
Körber, E.: Die Belastung des zahnlosen Kiefers durch Prothesen, zugleich ein Beitrag zur Physiologie der Kaumuskulatur. Habil.-Schr. Tübingen 1963
Körber, E.: Totalprothesen. In Schwenzer, N., G. Grimm: Zahn-Mund-Kiefer-Heilkunde. Prothetik und Werkstoffkunde, Bde. III. Thieme, Stuttgart 1982
Körber, K.: Paßgenauigkeit der Prothesenbasis in Abhängigkeit unterschiedlicher Kieferkammformen. Dtsch. zahnärztl. Z. 46 (1991) 112–118
Körber, K., K. Ludwig: Zahnärztliche Werkstoffkunde und Technologie. Thieme, Stuttgart 1982
Kraft, E.: Über eine experimentelle Prüfung der Lagestabilität totalen Unterkieferersatzes nach unterschiedlichen Abformverfahren. Dtsch. zahnärztl. Z. 20 (1965) 1122
Kühl, W.: Das Bestimmen der vertikalen und horizontalen Kieferrelation. In Haunfelder, D., et al.: Praxis der Zahnheilkunde, Bd. III. Urban & Schwarzenberg, München 1969
Kundert, E., S. Palla: Mundhygiene beim älteren Patienten. Schweiz. Zahnmed. 98 (1988) 654–660
Landt, H., B. Hedegard: Funktionelle Gesichtspunkte beim Einfügen von Prothesen. In Haunfelder, D., et al.: Praxis der Zahnheilkunde, Urban & Schwarzenberg, München 1969
Lauer, H.-Ch.: Die Versorgung des zahnlosen Unterkiefers – Aspekte zur Therapieplanung. Dtsch. zahnärztl. Z. 49 (1994) 667–670
Lehmann, K. M.: Die Herstellung von totalen Prothesen im Mittelwertartikulator. Dent.-Labor 25 (1977) 185
Lehmann, K. M.: Abformung und Modellherstellung, In Hupfauf, L. (Hrsg.): Praxis der Zahnheilkunde, Bd. V. Festsitzender Zahnersatz, 3. Aufl. Urban & Schwarzenberg, München 1993
Lehmann, K. M., M. Gente, A. Grützner: Ein neues antiseptisches Alginat. Dtsch. zahnärztl. Z. 44 (1989) 207–208

Ludwig, P.: Quantitative Untersuchungen über die Haltemechanismen der Totalprothese I. und II. Dtsch. zahnärztl. Z. 31 (1976)

Ludwig, P.: Die Totalprothese. In Voss, R., H. Meiners: Fortschritte der zahnärztlichen Prothetik und Werkstoffkunde. Hanser, München 1980

Ludwig, P., B. Rarisch: Zur Frage der Kalottenartikulation. Dtsch. zahnärztl. Z. 33 (1978) 634

Marx, H.: Neuere Untersuchungen über Formveränderungen von Vollprothesen in Abhängigkeit vom Herstellungsverfahren. Quint. d. Zahntechn. 1 (1978) 336

Marxkors, R.: Die totale Prothese im Biokop-Orthomaten bei Verwendung der Vivodent-Frontzähne und der Orthotyp. Backenzähne. Zahnärztl. Welt 67 (1966) 196

Marxkors, R.: Funktion und Ästhetik der Vollprothese. Zahnärztl. Welt 80 (1971) 551

Palla, S.: Vertikale Kieferrelation und Totalprothetik. Schweiz. Mschr. Zahnmed. 5 (1993) 596–600

Palla, S.: Bestimmung der Kieferrelation. In Hupfauf, L. (Hrsg.): Praxis der Zahnheilkunde, Bd. VII. Totalprothesen, 3. Aufl. Urban & Schwarzenberg, München 1991

Rehm, H.: Vermeidung und Behebung von Mißerfolgen in der Totalprothetik. Hüthig, Heidelberg 1968

Reichenbach, E.: Epithesen bei Gesichtsdefekten. In: K. Häupl et al.: Die Zahn-, Mund- und Kieferheilkunde. Bd. III. Urban & Schwarzenberg, München 1959

Schreiber, S.: Ein neues Gerät zur Messung und Registrierung von Kaukräften. Zahnärztl. Rdsch. 12 (1957) 127

Schreinemakers, J.: Die vollsaugende Clan-Tray-Prothese. Begründung, Herstellung. Tholen NV, Utrecht 1962

Schreinemakers, J.: Die Logik in der Totalprothetik. Quintessenz, Berlin 1979

Slavicek, R.: Die Okklusionskonzepte in der Totalprothetik – Neue funktionsbezogene Hilfsmittel (I). Quintess. Zahntechn. 15 (1989) 743–753

Slavicek, R.: Die Totalprothese in der Sozialpraxis. Z. Stomatol. 5 (1992) 257–265

Spiekermann, H.: Implantologie. In Rateitschak, K. H., H. F. Wolf (Hrsg.): Farbatlanten der Zahnmedizin. Thieme, Stuttgart 1994

Utz, K.-H., N. Bernard, U. Wegmann, W. Hunterbrinker: Reproduzierbarkeit der Pfeilwinkelregistrierung bei der Remontage von Totalprothesen. Schweiz. Mschr. Zahnmed. 101 (1991) 438–444

Utz, K.-H.,N. Bernard, R. Hültenschmdit, U. Wegmann, R. Kurbel: Reproduzierbarkeit der Handbißnahme bei Totalprothesenträgern. Schweiz. Mschr. Zahnmed. 103 (1993) 561–566

Voss, R.: Über die Abdruckgenauigkeit. Dtsch. zahnärztl. Z. 15 (1960) 1066–1072

Voss, R.: Die Funktionssteigerung der totalen Unterkieferprothese durch ein hydraulisches Kissen. Dtsch. zahnärztl. Z. 16 (1961) 364–367

Windecker, D., R. Bickert-Müller, W. Hermanns: Funktionell zweckmäßige Rekonstruktion von Frontzahnreihen beim totalen Zahnersatz. Dtsch. zahnärzt. Z. 37 (1982) 217–222

Sachverzeichnis